W0072916

Beziehungen zwischen SI-Einheiten und alten Einheiten in der Radiologie

Größe	SI-Einheit	alte Einheit
Ionendosis	1 C/kg	= 3876 R
	$2{,}58 \times 10^{-4}$ C/kg	= 1 R
Energiedosis	1 Gy	= 110 rad
	0,01 Gy	= 1 rad
Äquivalentdosis	1 Sv	= 100 rem
	0,01 Sv	= 1 rem
Aktivität	1 Bq	= $2{,}7 \times 10^{-11}$ Ci
	37 Mbq	= 1 mCi
	$3{,}7 \times 10^{-10}$ Bq = 37 Gbq	= 1 Ci

Als einzige, nicht SI-konforme Einheit wird weiterhin in der Radiologie das Produkt aus elektrischer Ladung eines Elektrons und elektrischer Spannung (eV) zur Beschreibung der Energie quantenhaft ablaufender Prozesse (z. B. Photonenenergie) benutzt.

Größe	alte Einheit	SI-Einheit
Strahlungsenergie	1 eV	= $1{,}6022 \times 10^{-19}$ J

Vielfache und Teile von Einheiten
(Beispiel: 1 MV = 1 Megavolt = 1 Million Volt)

E	Exa-	= 10^{18}	= 1 Trillion
P	Peta-	= 10^{15}	= 1 Billiarde
T	Tera-	= 10^{12}	= 1 Billion
G	Giga-	= 10^{9}	= 1 Milliarde
M	Mega-	= 10^{6}	= 1 Million
k	Kilo-	= 10^{3}	= 1000
h	Hekto-	= 10^{2}	= 100
da	Deka-	= 10^{1}	= 10
d	Dezi-	= 10^{-1}	= 0,1
c	Zenti-	= 10^{-2}	= 0,01
m	Milli-	= 10^{-3}	= 0,001
µ	Mikro-	= 10^{-6}	= 0,000001
n	Nano-	= 10^{-9}	= 0,000000001
p	Pico-	= 10^{-12}	
f	Femto-	= 10^{-15}	
a	Atto-	= 10^{-18}	

Das Kapitel 5 wurde unter Mitarbeit
von C. Wunsch und B. Schneider erstellt

Günter Kauffmann, Ernst Moser, Rolf Saue

Radiologie

Kauffmann/Moser/Sauer

Radiologie

Grundlagen der Radiodiagnostik, Radiotherapie und Nuklearmedizin

Mit 302 zum Teil farbigen Abbildungen und 44 Tabellen
sowie Fragen und Antworten zu jedem Kapitel

Urban & Schwarzenberg
München – Wien – Baltimore

Anschrift der Autoren:

Prof. Dr. med. Günter Kauffmann
Ärztlicher Direktor der Abteilung Radiodiagnostik
Radiologische Universitätsklinik
Ruprecht-Karls-Universität Heidelberg
Im Neuenheimer Feld 110
69120 Heidelberg

Prof. Dr. med. Dr. rer. nat. Ernst Moser
Ärztlicher Direktor der Abteilung Nuklearmedizin
Radiologische Universitätsklinik
Albert-Ludwigs-Universität Freiburg
Hugstetter Straße 55
79106 Freiburg

Prof. Dr. med. Rolf Sauer
Ärztlicher Direktor der Klinik und
Poliklinik für Strahlentherapie
Universität Erlangen-Nürnberg
Universitätsstraße 27
91054 Erlangen

Dr. med. Bernhard Schneider
Radiologische Universitätsklinik
Ruprecht-Karls-Universität Heidelberg
Abteilung Radiodiagnostik
Im Neuenheimer Feld 110
69120 Heidelberg

Dr. med. Cornelia Wunsch
Radiologische Universitätsklinik
Ruprecht-Karls-Universität Heidelberg
Abteilung Radiodiagnostik
Im Neuenheimer Feld 110
69120 Heidelberg

Lektorat: Dr. med. Dorothea Hennessen
Redaktion: Ingrid Fritz (Dipl.-Med.-Päd.), Adriane Andreas (Dipl.-Biol.)
Herstellung: Christine Zschorn
Zeichnungen: Dr. med. Katja Dalkowski, Mary Anna Barrat-Dimes,
Jonathan Dimes, Lob & Partner
Umschlaggestaltung: Dieter Vollendorf

Die Deutsche Bibliothek – CIP-Einheitsaufnahme

Radiologie : Grundlagen der Radiodiagnostik, Radiotherapie
und Nuklearmedizin ; mit 44 Tabellen sowie Fragen und
Antworten zu jedem Kapitel / Kauffmann/Moser/Sauer. [Das
Kap. 5 wurde unter Mitarb. von C. Wunsch und B. Schneider
erstellt. Zeichn.: Katja Dalkowski ...] – München ; Wien ;
Baltimore : Urban und Schwarzenberg, 1996
ISBN 3-541-18851-0
NE: Kauffmann, Günter; Moser, Ernst; Sauer, Rolf

Die in diesem Buch enthaltenen Angaben zu diagnostischen und
therapeutischen Maßnahmen sind durch die Erfahrung der Autoren
und den aktuellen Stand der Wissenschaft bei Drucklegung begründet. Dies entbindet den Benutzer jedoch nicht von der Pflicht,
die Indikation für therapeutische Interventionen für jeden Patienten
sorgfältig abzuwägen. Die Gabe von Medikamenten erfordert in jedem Fall die Beachtung der Herstellerinformationen und die Prüfung
von Zweckmäßigkeit, Dosierung und Applikation.

Gebrauchsnamen, Handelsnamen, Warenbezeichnungen und dergleichen, die in diesem Buch ohne besondere Kennzeichnung aufgeführt sind, berechtigen nicht zu der Annahme, daß solche Namen
ohne weiteres von jedem benutzt werden dürfen. Vielmehr kann es
sich auch dann um gesetzlich geschützte Warenzeichen handeln.

Alle Rechte sind dem Urheber und Verleger vorbehalten. Es ist ohne
schriftliche Genehmigung des Verlages nicht erlaubt, das Buch oder
Teile daraus auf fotomechanischem Weg (Fotokopie, Mikrokopie) zu
vervielfältigen oder unter Verwendung elektronischer bzw. mechanischer Systeme zu speichern, systematisch auszuwerten oder zu
verbreiten (mit Ausnahme der in § 53 Abs. 3 UrhG ausdrücklich
genannten Sonderfälle).

Satz: Typodata GmbH, München
Druck: Appl, Wemding
Bindung: Monheim, Monheim

© Urban & Schwarzenberg 1996

ISBN 3-541-18851-0

Für die Einheit der Radiologie

Vorwort

In den ersten klinischen Semestern soll der Student die Grundlagen der Radiologie erlernen: Strahlenphysik, Strahlenbiologie, Röntgendiagnostik, Strahlentherapie, Nuklearmedizin und Strahlenschutz. Die künftigen Ärztinnen und Ärzte werden mit den ungeahnten Möglichkeiten konfrontiert, die ionisierende Strahlung bietet, aber auch mit deren Gefährdungspotential. Später werden sie täglich mit Strahlung direkt oder indirekt zu tun haben. Leider weisen aber die Kenntnisse praktizierender Ärzte, was den kritischen Vergleich von Nutzen und Risiko (das ist Strahlenschutz) betrifft, häufig große Lücken auf.

Zu Beginn des klinischen Studienabschnitts werden den Studenten unterschiedliche radiologische Lehrveranstaltungen angeboten, als wichtigste die Pflichtveranstaltung »Kursus der Radiologie einschließlich Strahlenschutz«. Die Studenten sollten die ihnen gebotene Chance nutzen, sie bietet sich in dieser konzentrierten Darstellung kein zweites Mal.

Erfahrungsgemäß kommt im studentischen Unterricht das Praktische häufig zu kurz, dies gilt leider auch für den Radiologiekurs. Dem Studierenden müssen komplizierte technische Grundlagen der Computer- und Magnetresonanztomographie sowie der radiotherapeutischen und nuklearmedizinischen Verfahren ebenso vermittelt werden wie die konventionelle Röntgendiagnostik. Dabei sind Vereinfachungen nicht zu vermeiden. Über die technischen Grundlagen hinaus müssen aber auch die Prinzipien der Anwendung ionisierender Strahlung verständlich gemacht werden. Übungen sollen die klinischen Bezüge des oft trockenen Unterrichtsstoffs aufzeigen. Wer in Zukunft beispielsweise bildgebende Diagnostik verordnen wird, muß schon zu Beginn des klinischen Studienabschnitts Einblick in Organisation, praktischen Strahlenschutz und wirtschaftliche Kosten-Nutzen-Abwägungen erhalten haben.

Diese ganze Stofffülle kann der Unterricht nicht abhandeln. Die Dozenten sind darauf angewiesen, daß die Studenten das Kursangebot anhand eines begleitenden Lehrbuchs vertiefen und sich weiterführende Kenntnisse im Selbststudium aneignen. Das vorliegende Buch will mit diesem Ziel dem Studierenden ein hilfreicher Begleiter und dem späteren Arzt ein willkommenes Nachschlagewerk sein. Es soll nicht nur Grundwissen vermitteln, sondern auch Appetit machen, die Möglichkeiten der klinischen Radiologie in ihrer geradezu stürmischen Entwicklung kennenzulernen und vielleicht auch selbst anzuwenden.

Wir, die Autoren, verzichteten auf eine alles umfassende Abhandlung zugunsten einer gestraffter Form und prägnanter Diktion
- mit illustrierenden Abbildungen, die komplizierte technische Details vereinfachen,
- mit zusammenfassenden Tabellen,
- mit röntgenmorphologischen und nuklearmedizinischen Befundbausteinen und Grundprinzipien,
- mit notwendigen klinischen Bezügen und Ausblicken (z.B. wird nach jedem Kapitel der Röntgendiagnostik eine kurze Wertung der konkurrierenden diagnostischen Verfahren gegeben, um diagnostische Sicherheit, Schnelligkeit und Kosten-Nutzen-Aspekte frühzeitig einzubeziehen),
- mit Merksätzen, die den Text unterteilen und zum Vertiefen des Gelesenen auffordern,
- mit einem abschließenden Fragen- und Antwortteil am Ende jedes Kapitels zur Selbstkontrolle des Studenten.

Wir sind uns bewußt, daß die Grundlagen der Radiologie in einem Studienabschnitt vermittelt werden müssen, wo die Studenten noch sehr verschult sind, kaum einen Patienten gesehen haben und die Problematik klinischen Denkens noch nicht wirklich nachvollziehen können. Trotzdem hoffen wir, daß unsere Darstellung in dieser speziellen Situation den Bedürfnissen der Studierenden entgegenkommt. Wir hoffen weiterhin, daß es uns, obwohl aus drei verschiedenen radiologischen Schulen stammend, gelungen ist, ein integriertes Radiologielehrbuch vorzulegen, das ohne standespolitischen Partikularismus die Möglichkeiten der drei radiologischen Disziplinen vorurteilsfrei darstellt.

Wird danken dem Verlag für die stete Übereinstimmung in den didaktischen Intentionen und für das gemeinsame Bemühen, insbesondere Frau Dr. Hennessen, Frau Fritz und Frau Andreas im Lektorat und Frau Zschorn in der Herstellung.

Erlangen, Freiburg, Heidelberg,   Rolf Sauer
im Juli 1996   (für die Autoren)

Inhalt

1 Einführung

G. KAUFFMANN, E. MOSER und R. SAUER

1.1 Geschichte der Radiologie

1895	WILHELM CONRAD RÖNTGEN	Professor an der Universität Würzburg, entdeckt am 8. November 1895 »eine neue Art von Strahlen«, von ihm als **X-Strahlen** bezeichnet. Am 22. Dezember 1895 fertigt er die **erste Röntgenaufnahme** an (die Hand seiner Frau).

RÖNTGEN wurde am 27. März 1845 in Lennep bei Remscheid geboren, verbrachte seine Kindheit und Jugend in Apeldoorn und Utrecht (Niederlande), studierte an der ETH Zürich, promovierte an der Universität Zürich, habilitierte in Straßburg und wurde 1875 Professor in Hohenheim, 1876 in Straßburg, 1879 in Gießen, 1888 in Würzburg und 1900 in München, wo er am 10. Februar 1923 starb.

RÖNTGEN erhielt im Jahre **1901** als erster den **Nobelpreis für Physik**.

Im selben Jahr Beginn der **Skelettdiagnostik**, u.a. durch den Frankfurter Physiker W. König

1896 HENRI ANTOINE BECQUEREL

Professor in Paris, entdeckt die Eigenstrahlung von Uranerzen. Für diese Entdeckung der **ersten radioaktiven Substanz** wurde ihm 1903 der **Nobelpreis für Physik** zugesprochen.

Erste **therapeutische Anwendung** von Röntgenstrahlen etwa gleichzeitig in den USA, Deutschland, Österreich, England und Frankreich, u.a. durch

E. H. GRUBBÉ — Brustkrebs
E. VOIGT — Nasopharynxkarzinom
L. FREUND — Tierfellnävus

O. LEPPIN — Der Ingenieur teilt die erste **Radiodermatitis** (seiner eigenen Hand) mit. Sonnenbrandähnliche Hautreaktionen werden auch in England von L. G. STEVENS berichtet.

Y. B. PERRIN — Entwicklung des ersten **Dosimeters**

1898 MARIE CURIE, geb.SKLODOWSKA, und PIERRE CURIE

entdecken in Paris gemeinsam die **radioaktiven Elemente Polonium** und **Radium**, sowie zusammen mit G. C. SCHMIDT die Radioaktivität des **Thoriums**. Sie erhalten 1903 gleichzeitig mit BECQUEREL den **Nobelpreis für Physik**.

MARIE CURIE erhält 1911 zusätzlich den **Nobelpreis für Chemie** für die 1903 gelungene Reindarstellung des Radiums aus Joachimsthaler Pechblende und die Bestimmung der Eigenschaften dieses Elementes.

Gründung der RÖNTGENVEREINIGUNG ZU BERLIN

1899 H. SJÖGREN und T. STENBECK

veröffentlichen die ersten Heilungen von Wangen- bzw. Basalzellkarzinomen.

1900 MAX PLANCK

begründet die **Quantentheorie** und führt Energiequanten anstelle der Gleichverteilung der Energie ein (**Nobelpreis für Physik** 1918).

1

1902	G. Holzknecht	Entwickung des Radiometers
	H. Frieben	Erstbeschreibung eines Hautkrebses auf dem Boden einer Strahlendermatitis
1903	S. W. Goldberg und E. S. London	Erste erfogreiche **Brachytherapie** in St. Petersburg
	H. Strebel	Erste interstitielle Radiumtherapie
	G. C. Perthes	Beschreibung von Wachstumsstörungen des Skeletts durch Röntgenstrahlen bei Hühnerkücken
1904	H. Rieder	Darstellung der **Magen-Darm-Passage** mit Wismut als Kontrastmittel
	G. C. Perthes	führt die Filterung in die Strahlentherapie ein.
1905	F. Völcker und A. v. Lichtenberg	Erste **Nierendarstellung** durch aszendierende Pyelographie und Zystographie
		Gründung der Deutschen Röntgen-Gesellschaft in Berlin
1906	J. Bergonié und L. Trébondeau	stellen die strahlenbiologische Grundregel auf: Die Strahlensensibilität ist während der Teilungsphase am größten.
1907	G. Krönig	berichtet über die Strahlentherapie des Gebärmutterkrebses.
1910	P. Krause, C. Bachem und H. Günther	Einführung von **Bariumsulfat als Kontrastmittel**
1911/ 1912	B. Sabat, T. Gött und J. Rosenthal	Entwicklung der Herzkymographie
1911	Ernest Rutherford	beschreibt einen aus **Protonen** bestehenden, positiv geladenen Atomkern und stellt sein **Atommodell** vor. Rutherford weist bereits 1898/99 zwei unterschiedliche Strahlenqualitäten des Urans, nämlich die Alpha- und die Betastrahlung, nach und stellt 1903 die Atomzerfallshypothese gemeinsam mit Frederick Soddy auf. Er erhält 1908 den **Nobelpreis für Chemie**. Soddy führt den Begriff Isotop ein und erhält 1921 den **Nobelpreis für Chemie**.
	O. und G. Herwig	stellen fest, daß die Zellkerne strahlenempfindlicher sind als das Zytoplasma.
	Max von Laue	weist nach, daß Röntgenstrahlen **elektromagnetische Wellen** sind.
1913	Niels Bohr	Erstellung des Rutherford-Bohrschen Atommodells (**Nobelpreis für Physik** 1922)
1918	C. Jackson	Bronchographie mit Wismutpulver
	W. A. Dandy	Ventrikulographie und Enzephalographie
1919	C. Regaud	berichtet über die Bedeutung des **Zeitfaktors** für die Strahlentherapie.
	A. Schönberg	Erster ordentlicher Lehrstuhl für Röntgenologie
1921	A. Bocage	Konventionelle **Tomographie**
1923	J. A. Sicard und J. E. Forestier	Myelographie mit Lipiodol
	J. Berberich und W. S. Hirsch	Erste Röntgenuntersuchung der Venen am lebenden Menschen (an der Armvene, mit Strontiumbromid als Kontrastmittel)
	G. von Hevesy	Einführung der **Tracertechnik** (radioaktive Markierung) für biologische Untersuchungsmethoden (**Nobelpreis für Chemie** 1943)
	Arthur Holly Compton	entdeckt die Streuabsorption der Röntgenstrahlen, den sog. **Compton-Effekt** (**Nobelpreis für Physik** 1927).

1924	H. BEHNKEN	Er definiert das **Röntgen (R)** als Einheit für die Ionendosis. Auf dem 2. Internationalen Kongreß für Radiologie in Stockholm 1928 wird es als erste physikalische Größe in der Röntgenologie international anerkannt.
	E. A. GRAHAM und W. H. COLE	**Cholegraphie**
		Verabschiedung von Facharztrichtlinien auf dem Bremer Ärztetag (einschließlich Facharzt für Röntgenologie)
1927	E. MONIZ und A. LIMA	Erste zerebrale Angiographie
	H. J. MULLER	Nachweis der **mutagenen Wirkung** ionisierender Strahlen
1928	H. GEIGER und W. MÜLLER	Entwicklung des **Geiger-Müller-Zählrohrs**
	R. WIDERÖE	Erster Hochfrequenzlinearbeschleuniger
1929	R. DOS SANTOS, A. C. LAMAS und J. P. CALDAS	Abdominelle Aortographie mit Abrodil
	W. FORSSMANN	führt sich im Selbstversuch einen **Katheter in das Herz** ein.
1930	H. COUTARD	Einführung der **Fraktionierung** in der klinischen Strahlentherapie
1931	P. L. MIRIZZI	Erste intraoperative Cholangiographie
1932	H. SCHAEFER und E. WITTE	stellen die unipolare, geerdete Körperhöhlenröhre vor.
	JAMES CHADWICK	Durch seine Entdeckung des **Neutrons** kann die Zusammensetzung des Atomkerns befriedigend erklärt werden (**Nobelpreis für Physik 1935**).
	C. ANDERSON	Nachweis der **Positronen**
	E. O. LAWRENCE	baut in Berkeley das erste Zyklotron.
1934	FREDERIC JOLIOT und IRÈNE JOLIOT CURIE	Entdeckung der künstlichen Radioaktivität (**Nobelpreis für Chemie** 1935)
	E. FERMI	Herstellung von ^{128}Iod
	H. CHAOUL	Weichstrahltherapie von Hautveränderungen
1937	R. JANKER	Entwicklung der Pneumoenzephalotomographie
	H. C. MEYER	Herausgeber eines Ehrenbuches der Röntgenologen und Radiologen aller Nationen
1938	OTTO HAHN	Direktor des Kaiser-Wilhelm-Instituts für Chemie in Berlin, entdeckt zusammen mit F. STRASSMANN die **Kernspaltung** bei dem Versuch, Uranatome mit Neutronen zu beschießen (**Nobelpreis für Chemie 1944**).
		Entwicklung der Neutronentherapie in Kalifornien
	S. HERTZ, A. ROBERT und R. EVANS	Studien zur Schilddrüsenphysiologie unter Verwendung von **Radiojod**
1939	J. LAWRENCE	Einführung von künstlichen radioaktiven Isotopen (^{32}P) in die Therapie
	A. KOHLER	Pendelbestrahlung

1940	J. Hamilton und M. Soley	**Radiojoddiagnostik** von Schilddrüsenerkrankungen
1940	D. W. Kerst	baut den ersten betriebsfähigen Kreisbeschleuniger und führt die Bezeichnung **Betatron** ein.
	E. Fermi	errichtet den ersten Nuklearversuchsreaktor in Chicago (**Nobelpreis für Physik** 1938)
1942	S. Hertz und A. Robert	**Radiojodbehandlung** der Hyperthyreose
	A. de Treadwell et al.	Untersuchung von Knochentumoren mit Radiostrontium
1944	L. Veksler und R. McMillan	entwickeln unabhängig voneinander in der Sowjetunion bzw. in den USA das **Elektronensynchrotron**.
1946	E. Purcell und F. Bloch	entdecken unabhängig voneinander das Prinzip der **Kernspinresonanz**.
	S. M. Seidlin L. D. Marinelli und E. Oshry	**Radiojodbehandlung** von metastasierten Schilddrüsenmalignomen
1947	M. Ruiz Rivas	Pneumoretroperitoneum
1948		Erste klinische Anwendung eines Betatrons in Göttingen
1949	D. H. Howry und W. R. Bliss	Aus militärischen Restbeständen wird ein erstes Impulsechosystem hergestellt (Vorläufer des **Ultraschalls**)
1951	B. Cassen	Entwicklung des Rektilinear-Scanners
		Erstes **Telekobaltgerät** im Saskatoon Cancer Center, Kanada
1952	R. Carter und G. M. Saypol	Erste röntgenologisch kontrollierte Gallengangsdrainage nach außen
	J. B. Kinmonth	führt die erste **Lymphographie** durch.
1953	S. I. Seldinger	**Perkutane Angiographie**
	L. G. Rigler	Indirekte arterielle Splenoportographie
		Das **Rad (rd)** als international verbindliche Einheit für die Energiedosis wird auf dem Internationalen Radiologenkongreß in Kopenhagen eingeführt.
1954	N. Lassen und O. Munck	Messung der Hirndurchblutung mit radioaktiven Edelgasen
1956	G. Taplin et al.	Entwicklung der **Isotopennephrographie** (Renographie)
	I. Donald und T. Brown	Pionierleistungen in der Entwicklung des **Ultraschalls**
		Einführung des Facharztes für Radiologie und Strahlentherapie in Deutschland
1958	I. Donald	Erste Untersuchung eines Fetus mit Ultraschall
	H. Anger	Entwicklung der Szintillationskamera
1960	Rosalyn Yalow	Entwicklung des **Radioimmunoassays** zur Bestimmung von Insulin zusammen mit S. Berson (**Nobelpreis für Medizin** 1977)
	U. K. Henschke	Nachladeverfahren (**Afterloading**) für die intrakavitäre Brachytherapie
1962	P. Harper und K. Lathrop	Einführung des Generatorsystems zur Herstellung von ^{99m}Tc

1962		Endoskopie und Herzgefäßchirurgie verändern die Anwendung etablierter radiologischer Verfahren und stimulieren die Entwicklung neuer Methoden.
	L. Heilmeyer	Gründung der Deutschen Gesellschaft für Nuklearmedizin
1963	A. J. Lüssenhop	Durchführung der ersten Embolisation; Geburtsstunde der **Interventionellen Radiologie** als einer Form der minimal invasiven Therapie
	D. E. Kuhl	Entwicklung des Transversalschichtscannings (**SPECT**, Single-Photon-Emissions-Computertomographie)
1965	K. R. Rabinov und M. Simon	Entwicklung der **ERCP** (endoskopische retrograde Cholangiopankreatographie)
1965	W. Wenz	Selektive Darstellung der leberversorgenden Gefäße nach Verfeinerung der Kathetertechniken
1970	C. L. Edwards und R. L. Hayes	Tumordiagnostik mit Galliumcitrat
1971	G. N. Hounsfield	Entwicklung der **Computertomographie** (**Nobelpreis für Medizin** 1979)
	G. Subramian und J. G. Mc Afee	**Knochenszintigraphie** mit ^{99m}Tc-Polyphosphat
1973	P. C. Lauterbur	Entwicklung der **Magnetresonanztomographie** (**MRT**, auch Kernspintomographie)
	W. Hach	Einführung der aszendierenden Preßphlebographie in die Routinediagnostik der Phlebographie
		Moderne Strahlenschutzgesetze in Deutschland
1975	M. M. Ter-Pogossian et al.	**Positronen-Emissions-Tomographie (PET)**
	P. R. Bradley-Moore et al.	Myokarduntersuchung mit ^{201}Thallium-Chlorid
1976		Einführung der neuen SI-Einheiten **Gray (Gy)** statt Rad und **Becquerel (Bq)** statt Curie
1977	L. Sokoloff et al.	Anwendung von Fluordeoxyglukose für die PET im Hirnbereich
1978	C. A. Mistretta	Einführung der **digitalen Subtraktionsangiographie** (**DSA**)
		Einführung des Facharztes für Nuklearmedizin in Deutschland
1979		Erste Ganzkörperbilder mit der Magnetresonanztomographie (MRT)
1981	D. M. Wieland et al.	Einführung von Radiojod-MIBG (Meta-Iodo-Benzyl-Guanidin) zur Nebennierenmarks-Szintigraphie
1983		Durchbruch der **MRT zur klinischen Routine** durch Verkürzung der Aufnahmezeiten von 1 Stunde auf wenige Minuten
		Entwicklung paramagnetischer Kontrastmittel für die MRT
1986	A. D. Taylor et al.	Einführung von ^{99m}Tc-MAG3 zur Renographie
1988		Einführung der Fachärzte für Radiologische Diagnostik und für Strahlentherapie in Deutschland
		Sektionen für Radiologische Diagnostik, Radioonkologie, Nuklearmedizin, Strahlenbiologie, Strahlenphysik und Strahlentechnik in der Deutschen Röntgen-Gesellschaft
1995		Gründung der Deutschen Gesellschaft für Radioonkologie

5

1.2 Organisation der Klinischen Radiologie

Die Arbeitsgebiete der Klinischen Radiologie werden üblicherweise durch die vier Schwerpunkte **Strahlenschutz, Strahlentherapie, Nuklearmedizin** und **Radiologische Diagnostik** beschrieben (Tab. 1.1). Diese Einteilung wird allerdings den tatsächlichen Organisationsstrukturen im Fach Radiologie nicht mehr gerecht.

So versteht sich der **Strahlentherapeut** heute vor allem als Radioonkologe, da er das gesamte Spektrum onkologischer Maßnahmen vertritt, das in der Praxis einem Tumorkranken angeboten werden muß.

Der **Nuklearmediziner** ist gleichzeitig auch **Radiologischer Diagnostiker**, obwohl dieser Begriff vielfach auf die Röntgendiagnostik beschränkt wird, und er ist darüber hinaus auch Radiotherapeut.

Der Begriff **Röntgendiagnostik** wiederum hat heute in Teilbereichen mit Röntgenstrahlung nichts mehr zu tun, denkt man an die Sonographie und Magnetresonanztomographie. Die Röntgendiagnostik ist auch in manchen Schwerpunkten des klinischen Alltags keine reine Diagnostik mehr, da sie sich z.B. bei der Gefäßdilatation oder der Abszeßdrainage längst weit auf therapeutisches – minimal invasives, eigentlich chirurgisches – Territorium begeben hat.

Diese Widersprüche sind nur dadurch verständlich, daß das Fach Radiologie im Laufe eines Jahrhunderts durch die Dynamik ihrer Untergebiete geprägt wurde, die eine relative Eigenständigkeit entwickelt haben. Immer wieder sind von Berufspolitikern Begriffe neu definiert worden, um das eigene Fach von dem des Nachbarn abzugrenzen. Die so gefundenen Kompromisse sind nicht immer ganz logisch (→ Tab. 1.1). In der sogenannten Weiterbildungsordnung, die von den Ärztekammern verabschiedet wird, werden z.B. die Diagnostische Radiologie, die Nuklearmedizin und die Strahlentherapie als parallele Arbeitsgebiete aufgeführt. Gleichzeitig werden als Schwerpunkte der Diagnostischen Radiologie u.a. die Kinderradiologie und die Neuroradiologie genannt.

Auch die in der Gliederung unseres Buches gewählte Einteilung, die von der berufspolitischen abweicht, ist ein Kompromiß: Der von der Deutschen Röntgen-Gesellschaft festgelegte Begriff »Radiologische Diagnostik« wird in diesem Buch durch den

Tab. 1.1 Die Arbeitsgebiete der Klinischen Radiologie

Schwerpunkte der Radiologie	Arbeitsgebiete der Radiologie
Strahlenschutz	Strahlenphysik Strahlenbiologie
Radiologische Therapie	Strahlentherapie Onkologie (z.B. Chemotherapie, Hyperthermie, Strahlenpathologie, Supportive Care)
Nuklearmedizin	Diagnostik (z.B. Skelett, Schilddrüse) Therapie (z.B. Schilddrüsentherapie)
Radiologische Diagnostik	Konventionelle Röntgendiagnostik (z.B. Nativdiagnostik, Kontrastmitteluntersuchung, Angiographie) Schnittbildverfahren (z.B. Sonographie, Computertomographie, Magnetresonanztomographie) Interventionelle Radiologie (z.B. Angioplastie, Biopsie, Embolisation)

gängigeren Ausdruck »Röntgendiagnostik« ersetzt, um dem Studierenden aufzuzeigen, daß auch in der Nuklearmedizin radiologische Diagnostik betrieben wird.

Der Fortschritt in der Medizin wäre jedoch bald durch kleinliches Territorialdenken blockiert, würden Abgrenzungen der Organisationsstrukturen unser Denken dominieren. Die Tabelle 1.1 ist demnach als Überblick und vereinfachende Orientierungshilfe für den ersten klinischen Studienabschnitt gedacht.

Zur Ergänzung noch einige Begriffsklärungen: Die Berufsbezeichnung **Radiologe** ist der Oberbegriff für Strahlenphysiker, Strahlentherapeut, Nuklearmediziner und Radiologischen Diagnostiker. Die Begriffe **Röntgenologe** und Radiologe als Synonyma zu verwenden ist inkorrekt, da z.B. Sonographie und Magnetresonanztomographie nicht mit Röntgenstrahlen arbeiten.

Im vorliegenden Buch wird der Schwerpunkt Radiologische Diagnostik als **Röntgendiagnostik** bezeichnet, um eine klare Unterscheidung zur **Nuklearmedizinischen Diagnostik** zu treffen, die strenggenommen ebenfalls Radiologische Diagnostik ist.

Zu dem relativ neuen Gebiet der **Interventionellen Radiologie** rechnen Eingriffe wie Angioplastien, Biopsien und Drainagen, Embolisationen und andere.

2 Strahlenphysik

ROLF SAUER

2.1 Strahlenarten

Die medizinische Radiologie nutzt die ionisierende Strahlung. Diese Strahlung ist im Gegensatz zu anderen Strahlenarten (Sonnenstrahlen, Wärmestrahlen) in der Lage, Elektronen aus einem Atom herauszulösen (**Ionisierung**).

Innerhalb der ionisierenden Strahlung kann man
- zwischen direkt und indirekt ionisierender Strahlung oder
- zwischen Korpuskularstrahlung (Teilchenstrahlung) und Photonenstrahlung (Wellenstrahlung)

unterscheiden.

⚠ **Korpuskularstrahlung** besteht aus Teilchen mit Ruhemasse; sie sind geladen oder ungeladen. **Photonenstrahlung** ist elektromagnetische Strahlung, die aus Teilchen ohne Ruhemasse und ohne Ladung besteht.

- **Direkt ionisierende Strahlung**
  Elektrisch geladene Teilchen (z.B. Elektronen, Protonen, Deuteronen, Alphateilchen) geben ihre Energie unmittelbar durch Stöße an die Materie entlang ihrer Bahn ab.
- **Indirekt ionisierende Strahlung**
  erzeugt zunächst durch Wechselwirkung mit einem Atom des absorbierenden Materials ein geladenes Teilchen, das seinerseits durch Stöße Energie abgeben kann.

Eine Übersicht der ionisierenden Strahlenarten zeigt Tabelle 2.1.

Tab. 2.1 Einteilung der ionisierenden Strahlenarten.

Strahlenart	direkt ionisierend (geladene Teilchen)	indirekt ionisierend (ungeladene Teilchen)
Korpuskular-strahlung	Elektronen Protonen Deuteronen Alphateilchen schwere Ionen π-Mesonen (Pionen)	Neutronen π-Mesonen (Pionen)
Photonen-strahlung		Röntgenstrahlen Gammastrahlen

2.1.1 Photonenstrahlung

Zur Photonen- bzw. **elektromagnetischen Wellenstrahlung** gehören
- die Röntgen- und Gammastrahlung,
- die UV-Strahlung,
- das sichtbare Licht,
- die Wärmestrahlen,
- die UKW-, TV- und Radiowellen (Abb. 2.1).

Strahlung ist Energietransport. Dieser **Energietransport** erfolgt nicht kontinuierlich, sondern sprunghaft: Die Emission (Ausstrahlung) und Absorption (Verschluckung) von Licht durch Atome, die Zu- oder Abnahme der Energie eines Elektrons beim Stoß auf ein angeregtes Atom sowie Ionisations- und Kernzerfallsvorgänge und dergleichen sind **Quantensprünge**. Dabei ändert sich die Energie um kleine, unteilbare Beträge, die **Quanten** oder **Photonen**. Bei der elektromagnetischen Wellenstrahlung spricht man vom Transport solcher Energiepakete. Deshalb bezeichnet man sie als **Photonenstrahlung** oder als **Quantenstrahlung**.

Die Ausbreitungsgeschwindigkeit c aller elektromagnetischen Wellenstrahlen ist gleich und beträgt recht genau 300 000 km/s im Vakuum. Sie ist gleich dem Produkt aus Wellenlänge λ und Frequenz ν:

$$c = \lambda \times \nu$$

Dabei verhalten sich Wellenlänge und Frequenz reziprok, d.h. mit zunehmender Wellenlänge nimmt bei gleichbleibender Energie die Frequenz ab und umgekehrt.

Die Energie E eines Photons (Quants) errechnet sich nach der »Quantentheorie« von MAX PLANCK (1899/1900) aus dem Produkt der Frequenz ν und einer Konstante h, der sogenannten PLANCKschen Wirkungskonstante:

$$E = \nu \times h$$

Diese Energie wird in eV (Joule/s) gemessen. Ein Elektron, das durch die Spannung von 1V beschleunigt wird, besitzt die Energie von 1 eV (Elektronenvolt).

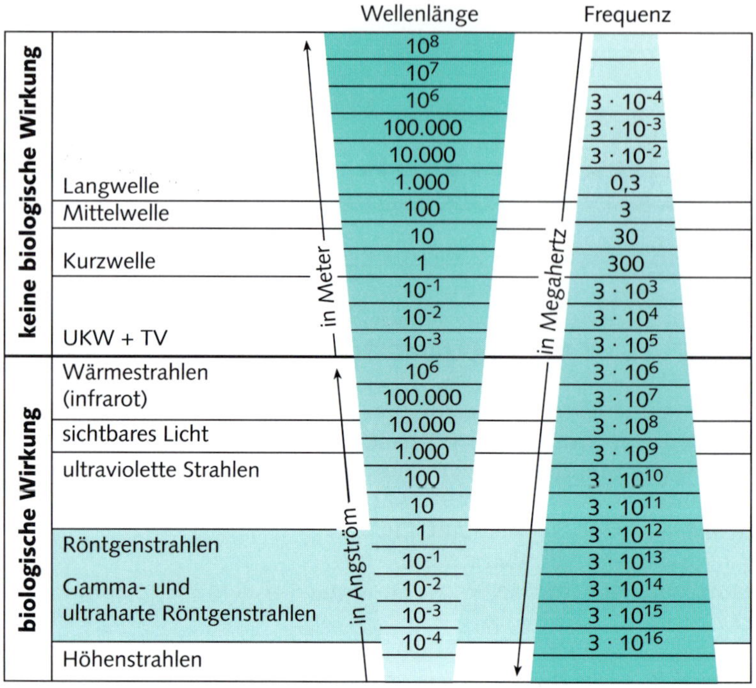

		Wellenlänge	Frequenz
keine biologische Wirkung		10^8	
		10^7	
		10^6	$3 \cdot 10^{-4}$
		100.000	$3 \cdot 10^{-3}$
		10.000	$3 \cdot 10^{-2}$
	Langwelle	1.000	0,3
	Mittelwelle	100	3
		10	30
	Kurzwelle	1	300
		10^{-1}	$3 \cdot 10^3$
		10^{-2}	$3 \cdot 10^4$
	UKW + TV	10^{-3}	$3 \cdot 10^5$
biologische Wirkung	Wärmestrahlen (infrarot)	10^6	$3 \cdot 10^6$
		100.000	$3 \cdot 10^7$
	sichtbares Licht	10.000	$3 \cdot 10^8$
		1.000	$3 \cdot 10^9$
	ultraviolette Strahlen	100	$3 \cdot 10^{10}$
		10	$3 \cdot 10^{11}$
	Röntgenstrahlen	1	$3 \cdot 10^{12}$
		10^{-1}	$3 \cdot 10^{13}$
	Gamma- und	10^{-2}	$3 \cdot 10^{14}$
	ultraharte Röntgenstrahlen	10^{-3}	$3 \cdot 10^{15}$
		10^{-4}	$3 \cdot 10^{16}$
	Höhenstrahlen		

(Wellenlänge: in Meter / in Ångström; Frequenz: in Megahertz)

Abb. 2.1 Spektrum elektromagnetischer Wellenstrahlung (Photonenstrahlung): links die Wellenlänge, rechts die Frequenz.

- **Röntgenstrahlung** ist ionisierende Photonenstrahlung, die im Coulombschen Feld von Atomkernen oder in der Atomhülle entsteht.
- **Gammastrahlung** ist ionisierende Photonenstrahlung, die von angeregten Atomkernen beim Übergang in einen Zustand niedrigerer Energie ausgesandt wird oder die bei Elementarteilchenprozessen entsteht.

 Gammastrahlung unterscheidet sich von der Röntgenstrahlung nur durch die Art ihrer Entstehung und nicht durch die Photonenenergie.

2.1.2 Korpuskularstrahlung

Korpuskularstrahlung besteht entweder aus
- geladenen Teilchen (Elektronen, Protonen, Deuteronen, Alphateilchen, π-Mesonen) oder
- ungeladenen Teilchen (Neutronen, π-Mesonen) (→ Tab. 2.1).

Elektronen lassen sich in Teilchenbeschleunigern (Linear- oder Kreisbeschleunigern) erzeugen; Elektronen entstehen aber auch im Körper nach Wechselwirkung mit der einfallenden Strahlung.

Als **Betastrahlung** bezeichnet man die **Elektronenstrahlung**, die bei der Umwandlung von Atomkernen vom Kern ausgesandt wird. Elektronen können negativ (Negatronen) oder positiv (Positronen) geladen sein.

 Mit der Quantendynamik wurde der Dualismus zwischen Teilchen und Welle erkannt. Strahlung gleich welcher Art besteht somit aus Teilchen. Wir unterscheiden nur noch zwischen
- **Teilchen mit Ruhemasse** m_0 (Korpuskeln), die auch ein ganzes Vielfaches der Elementarladung e beider Vorzeichen besitzen können und in der Geschwindigkeit die Lichtgeschwindigkeit nicht erreichen (v < c), und
- **Teilchen ohne Ruhemasse** (Photonen), die sich im Vakuum mit Lichtgeschwindigkeit c ausbreiten.

In Röntgendiagnostik und Strahlentherapie wird Strahlung mit einer Erzeugungsspannung von ca. 8 kV bis 45 MV verwendet. Man spricht von weicher Strahlung (im Energiebereich bis 100 keV), harter (100–1000 keV) und ultraharter Strahlung (über 1 MeV).

2.2 Wechselwirkung von Strahlung mit Materie

2.2.1 Aufbau eines Atoms

Ein Atom ist der kleinste Baustein eines Elements, der noch dessen Eigenschaften besitzt und chemisch nicht weiter zerlegt werden kann. Nach NIELS BOHR

(1913) besteht jedes Atom aus einem positiv geladenen **Kern** und einer negativ geladenen **Hülle** aus Elektronen (Abb. 2.2).

Der Atomkern besteht aus Nukleonen (**Protonen** und **Neutronen**). Heute ist man der Meinung, daß Protonen und Neutronen lediglich zwei verschiedene Zustände desselben Nukleons sind, nämlich der positiv geladene bzw. der elektrisch neutrale Zustand.

Die **Ordnung**- oder **Kernladungszahl** (**Z**) gibt die Anzahl der Protonen eines Kerns an und ist die Grundlage des Periodensystems der Elemente (DIMITRIJ I. MENDELEJEW und LOTHAR MEYER, 1869). Sie charakterisiert die chemischen Eigenschaften eines Atoms und damit auch eines Elements.

Die Summe der Protonen und Neutronen bildet die Masse des Atomkerns (= Massenzahl A ≈ **Atomgewicht**). Die Zahl der Neutronen (N) entspricht bei leichten Elementen etwa der Zahl der Protonen. Schwere Elemente enthalten wesentlich mehr Neutronen als Protonen. Eine Atomart, die durch die

Kernladungszahl (Z) und Massenzahl (A), also durch eine bestimmte Protonen- und Neutronenzahl, eindeutig festgelegt ist (A = Z + N), bezeichnet man als **Nuklid**. Im periodischen System trägt jedes Nuklid links oben die Massenzahl A und links unten die Kernladungszahl Z (^A_ZElement$_N$).

Um den Atomkern kreisen in großem Abstand **Elektronen**. Es sind negativ geladene Elementarteilchen mit einer im Vergleich zum Kern verschwindend kleinen Masse (etwas mehr als 1/2000). Die Zahl der Hüllelektronen entspricht der Kernladungszahl. Damit ist das Gesamtatom nach außen elektrisch neutral. Die Elektronen kreisen auf unterschiedlichen Bahnen, die von innen nach außen als K-, L-, M-, N-, O-, P- und Q-Schale bezeichnet werden. Die K-Schale ist mit zwei Elektronen besetzt, die L-Schale mit 8 und die M-Schale mit 18 Elektronen (→ Abb. 2.2).

Weitere Elementarteilchen sind:
- **Positron**: gleiche Masse wie Elektron, aber positiv geladen
- **π-Meson**: Pion, 270mal schwerer als ein Elektron, Ladung positiv, negativ oder ungeladen
- **κ-Meson**: Kaon, 970mal schwerer als ein Elektron, Ladung positiv oder negativ
- **Neutrino**: Ruhemasse wahrscheinlich 0, keine Ladung

Änderungen im Kern oder in der Hülle führen zu folgenden Ergebnissen:
- Abgabe oder Aufnahme eines Neutrons: **Isotop**
- Änderung der Kernladungszahl durch Abgabe oder Aufnahme eines Protons: **anderes Element**
- Änderung der Zahl der Hüllelektronen: **Ion**

> ⚠ Ein **Isotop** ist ein Nuklid, das dieselbe Protonenzahl, aber eine unterschiedliche Neutronenzahl hat wie ein anderes Nuklid des gleichen Elements.
> **Radionuklid** ist ein Nuklid mit radioaktiven Eigenschaften.
> **Radioisotop** ist das Isotop eines betrachteten Elements mit radioaktiven Eigenschaften.

2.2.2 Elementarprozesse der Ionisation

Anregung und Ionisation

Anregung

Durch von außen zugeführte Energie gelangt ein Atom vom Zustand niedriger Energie in einen solchen höherer Energie. Das kann
- durch Absorption eines Photons,
- durch Zusammenstoß mit einem energiereichen Elektron oder

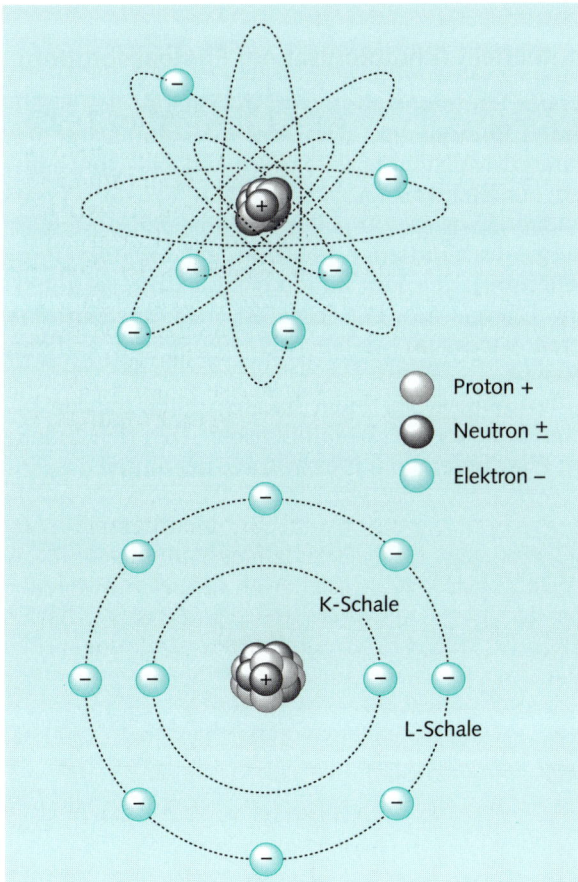

Proton +
Neutron ±
Elektron –

K-Schale
L-Schale

Abb. 2.2 Atommodell nach NILS BOHR. Der Atomkern besteht aus positiven Protonen (entsprechend der Anzahl der Hüllelektronen) und Neutronen, ist also positiv geladen. Die negativen Hüllelektronen kreisen auf unterschiedlichen Bahnen. Die K-Schale, als die innerste von ihnen, ist mit 2 Elektronen besetzt, die L-Schale mit 8 Elektronen und die M-Schale mit 18 Elektronen.

• durch Kontakt mit einem anderen angeregten Atom erfolgen. Dabei wird ein Hüllelektron aus einer inneren Schale des Atoms auf eine höhere Schale gehoben. Die Gesamtzahl der Elektronen bleibt dabei gleich. Der **angeregte Zustand** ist für gewöhnlich sehr kurz (im Mittel 10^{-8} s). Dann springt das Elektron in den Urzustand unter Abgabe von Energie (meist als elektromagnetische Wellenstrahlung) zurück.

Angeregte Atome sind reaktionsfreudiger als Atome im Grundzustand, weshalb sie chemische Reaktionen eingehen können, an denen sich nichtangeregte Atome nicht beteiligen.

Ionisation

 Wenn das Gleichgewicht der Ladungen zwischen Atomkern und Atomhülle durch Aufnahme oder Abgabe eines Elektrons gestört wird, bezeichnet man dies als Ionisation.

Ionisation kann geschehen durch
• Stoßionisation: Ein geladenes Teilchen stößt auf ein Atom und gibt dabei einen Teil seiner Energie ab (**direkte Ionisation**).
• Absorption: Elektromagnetische Wellenstrahlung oder Neutronen werden zunächst von einem Atom absorbiert. Dabei löst sich ein Elektron, das seinerseits ein anderes Atom durch Stoß ionisiert (**indirekte Ionisation**).

Wechselwirkung elektromagnetischer Strahlung mit Materie

Schwächung

Ionisierende Photonenstrahlung erfährt beim **Durchtritt durch Materie** eine Schwächung. Die durchgelassene Strahlung wird um den Betrag reduziert, der bei der Wechselwirkung mit Materie absorbiert und gestreut wird. Schwächung bedeutet also Absorption plus Streuung.

Grundsätzlich ist das Maß der Schwächung bei gleichbleibender Energie der Photonen von
• der Körperdicke,
• der Körperdichte und
• der Kernladungszahl der Atome
abhängig. Umgekehrt nimmt mit steigender Strahlungsenergie die Schwächung ab.

Absorption

Absorption betrachtet lediglich die von der Strahlung auf die Materie übertragene Energie. Energetisch gesehen unterscheiden sich Absorption und Schwächung durch den Anteil an Streuung (Compton-Streuung und elastische Streuung, s.u.).

 Schwächung = Absorption + Streuung

Photoeffekt (Photoionisation, Photoabsorption)

Bei der Photoionisation wird die Energie des einfallenden Photons von dem Atom des durchstrahlten Materials vollständig absorbiert, und das Atom emittiert ein Elektron (Abb. 2.3a). Ein Teil der Photonenenergie wird zur Überwindung der Bindungsenergie des emittierten Elektrons aufgewendet (**Photoelektron**), den Rest nimmt das Elektron als kinetische Energie mit. Die losgelösten Photoelektronen treten wiederum in Wechselwirkung mit anderen Atomen.

Photoionisation findet hauptsächlich an den inneren Schalen der Atomhülle statt. Den freiwerdenden Platz besetzt ein Elektron aus der äußeren Scha-

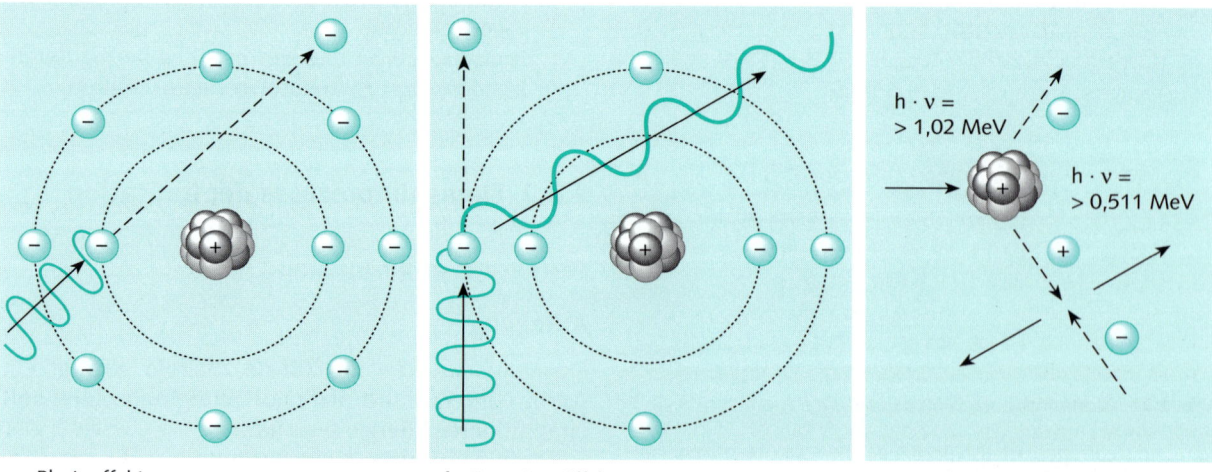

a Photoeffekt   **b** Compton-Effekt   **c** Paarbildungseffekt

Abb. 2.3   Veranschaulichung der verschiedenen Ionisationsvorgänge.

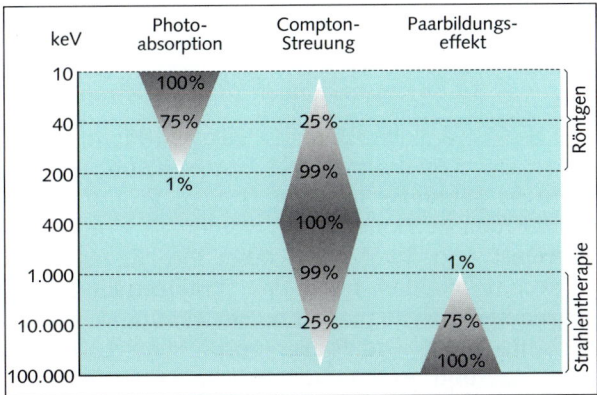

Abb. 2.4 Absorptions- und Streuungsvorgänge der Photonenstrahlung (Photoabsorption, Compton-Streuung, Paarbildungseffekt) in Abhängigkeit vom Energiebereich der Strahlung.

le. Die bei der Wiederbesetzung der inneren Elektronenschale frei werdende Energie wird
- entweder in Form eines oder mehrerer Quanten emittiert (als für das jeweilige Atom **charakteristische Strahlung**),
- oder die Energie wird auf ein Elektron einer weiter außen liegenden Schale übertragen, welches dann ebenfalls das Atom verläßt (**Auger-Effekt**).

Der Photoeffekt spielt v.a. im niedrigen Energiebereich der Röntgendiagnostik, d.h. bis etwa 200 keV, eine Rolle (Abb. 2.4). Eine hohe Ordnungszahl des durchstrahlten Gewebes und niederenergetische, weiche Strahlung begünstigen ihn. In der Röntgendiagnostik ist die Photoabsorption unter dem Gesichtspunkt der Bildqualität erwünscht, da sie **ohne Streuung** abläuft. Praktisch bedeutet dies, daß Materialien mit hoher Ordnungszahl (Knochen, Kontrastmittel) auf einem Röntgenfilm als stark absorbierend sichtbar werden.

 Der Photoeffekt spielt praktisch nur in der Röntgendiagnostik eine Rolle. Je höher die Ordnungszahl des durchstrahlten Materials, desto stärker die Absorption.

Compton-Effekt (Compton-Streuung)

Das einfallende Photon löst ein schwach gebundenes äußeres Hüllelektron aus einem Atom ab, übergibt an dieses einen Teil seiner kinetischen Energie und wird in einem Winkel von 0–180° gestreut (Abb. 2.3 b). Das Photon ist anschließend entsprechend energieärmer. Das Elektron (**Compton-Elektron**) entfernt sich in einem Winkel von 0–90° aus dem Atom und löst – ebenso wie die gestreute Primärstrahlung – **weitere Ionisationen** aus. Da seine Bindungsenergie nur schwach war, bleibt diese bei der Energiebilanz außer Betracht.

Der Compton-Effekt spielt im Energiebereich von Röntgendiagnostik und Röntgentherapie, d.h. ab etwa 30 keV, eine große Rolle; bei hohen Energien nimmt er wieder ab (→ Abb. 2.4). Im Gegensatz zum Photoeffekt wird er durch die Ordnungszahl des durchstrahlten Materials kaum beeinflußt.

In der Röntgendiagnostik mindert der Compton-Effekt Kontrast und **Bildgüte** wegen der auftretenden Streustrahlung. Der Strahlenschutz für den Patienten gebietet es, härtere (höherenergetische) Strahlenqualitäten zu verwenden, da weiche (niederenergetische) Strahlen zwar eine ausgezeichnete Bildgüte erbringen, aber in viel stärkerem Ausmaß vom Patienten absorbiert werden und so den Film nicht erreichen. Sollen Organe mit großen Dichtesprüngen (Lunge) untersucht werden, empfiehlt sich die Verwendung harter, energiereicher Strahlung, da die Schwächung durch den Compton-Effekt in erster Linie von der Dichte des Absorbers Patient und weniger von der Ordnungszahl der einzelnen Körpergewebe abhängt. Um die negative Auswirkung der Compton-Strahlung auf die Bildgüte zu vermindern, werden in der Röntgendiagnostik sog. Streustrahlenraster eingesetzt (→ Kap. 2.3.4).

 Der Compton-Effekt spielt sowohl in der Röntgendiagnostik als auch in der Röntgentherapie eine große Rolle. Die Schwächung der Strahlung hängt (im Gegensatz zum Photoeffekt) nicht von der Ordnungszahl, sondern von der Dichte des durchstrahlten Materials ab.

Paarbildung / Paarvernichtung

Der Paarbildungseffekt beruht auf einer vollständigen **Energieabsorption** der einfallenden Photonenstrahlung. Er kann erst bei Photonenenergien von mehr als 1,022 MeV auftreten. Das bedeutet, daß er im Bereich der Röntgendiagnostik und der Röntgentherapie (Orthovolt-Therapie bzw. Weichstrahl- oder Hartstrahltherapie) nicht vorkommt.

 Wichtig ist die Paarbildung in der Hochvolt-Therapie. Sie bildet auch die Grundlage der Positronen-Emissions-Tomographie (PET).

Das einfallende Quant tritt in der Nähe des Atomkerns mit dem elektrischen Kernfeld in Wechselwirkung. Dabei wandelt sich seine Strahlungsenergie in ein Teilchenpaar um, nämlich in ein Negatron (negativ geladenes Elektron) und in ein Positron (positiv geladenes Elektron). Beide regen sie weitere Atome an oder ionisieren sie.

Trifft das Positron auf ein freies Elektron, so geht es mit diesem wieder in Strahlung über (»Paarvernichtung«). Es entstehen zwei Photonen (Quanten) von jeweils 0,511 MeV (= Ruhemasse eines Elektrons), die sich diametral, in entgegengesetzter Richtung, von ihrem Entstehungsort entfernen (Abb. 2.3c), die sogenannte **Vernichtungsstrahlung**.

> ⚠ Vernichtungsstrahlung ist Gammastrahlung, die bei der Wechselwirkung eines Positrons mit einem Elektron entsteht.

Die Wahrscheinlichkeit für das Auftreten von Paarbildung nimmt mit der Photonenenergie und der Ordnungszahl der durchstrahlten Materie zu.

Wechselwirkung geladener Teilchen mit Materie

Geladene Teilchen, die in Materie eindringen, treffen auf einen Wald von Ladungen, verlieren einen Teil ihrer Energie und werden abgebremst. Über das Coulomb-Feld können sie Impuls und Energie mit der Materie austauschen, was zu einer Reihe von Wechselwirkungseffekten führt. Bei **Elektronenstrahlung** spricht man von

- **Stoßbremsvermögen** (S_{col}): inelastische Streuung der Strahlung an Hüllelektronen,
- **Strahlungsbremsvermögen** (S_{rad}): Erzeugung von Bremsstrahlung,
- **elastischer Streuung** im Kernfeld: einfache Richtungsänderung der Teilchen ohne Energieübertragung; elastische Streuung trägt also nicht zur Dosis bei;
- **inelastischen Zusammenstößen** mit dem Kern (Kernreaktion) mit Energieübertragung an den Stoßpartner.

Die weitaus wichtigsten Effekte für die Strahlentherapie sind das Stoßbremsvermögen und das Strahlungsbremsvermögen, da bei elastischer Streuung keine Energie übertragen wird und inelastische Kernreaktionen in diesem Energiebereich nicht wahrscheinlich sind.

Das gesamte Bremsvermögen S ist die Summe:

$$S = S_{col} + S_{rad}$$

S entspricht dem **Energieverlust pro Wegstück** und wird deshalb auch lineare Energieübertragung (linear energy transfer, **LET**) genannt. Für den Energietransfer am Ort der Wechselwirkung mit der Materie ist nur S_{col} verantwortlich. Die erzeugte Röntgenstrahlung wird erst in weiterer Entfernung vom Ort der Wechselwirkung absorbiert. S_{rad} ist ein Maß für den Wirkungsgrad von Röntgenröhren.

> Von den Wechselwirkungen geladener Teilchen mit Materie spielen für die Radiologie das **Stoßbremsvermögen** und das **Strahlungsbremsvermögen** die weitaus wichtigste Rolle.

Schwere geladene Teilchen (Ionen, Protonen, Alphateilchen, schwere Ionen) werden v.a. durch **Stoß gebremst** und übertragen dabei ihre Energie. Bei schweren Teilchen spielt das Strahlungsbremsvermögen keine Rolle mehr, und sie werden weit weniger aufgestreut. Die Ionisationsdichten (LET) von Protonen und Alphateilchen liegen um 100- bzw. 1000mal höher als bei Elektronen.

Wechselwirkung neutraler Korpuskeln mit Materie

Neutronen können mangels Ladung nur mit dem Atomkern durch direkte Stöße (Radius ca. 10^{-15} m) in Wechselwirkung treten. Bei der Wechselwirkung von Neutronen mit Materie ergeben sich folgende Effekte:
- elastische Streuung,
- inelastische Streuung,
- Neutroneneinfang mit Gamma-Emission bei thermischen Neutronen,
- Neutroneneinfang mit Emission geladener Teilchen,
- Neutroneneinfang mit Mehrteilchen-Emission,
- neutroneninduzierte Kernspaltung.

In wasserstoffreichem Material, wozu die gesamte Biomasse zählt, überwiegt die **Streuung** der Neutronen **an den Wasserstoffkernen**. Die dosimetrische Größe bei Neutronen ist die sog. »Kerma« (kinetic energy released in material), die auch in Energiedosis überführt werden kann.

2.2.3 Radioaktivität

Radioaktivität beruht auf Instabilität von Atomkernen infolge eines Mißverhältnisses von Protonen- und Neutronenzahl. Radioaktive Atomkerne verfügen potentiell über Energie. Diese kann entweder als **kinetische Energie** mit geladenen Teilchen abgegeben werden, oder sie liegt in Form **elektromagnetischer Strahlungsenergie** als Photonenstrahlung vor (Gammastrahlen, charakteristische Röntgenstrahlen).

Radioaktiver Zerfall

Beim radioaktiven Zerfall, d.h. beim Übergang des instabilen Kerns in eine **stabile Konfiguration**, werden im allgemeinen ein Teilchen und ein oder mehrere Photonen emittiert. Die potentielle Energie hängt

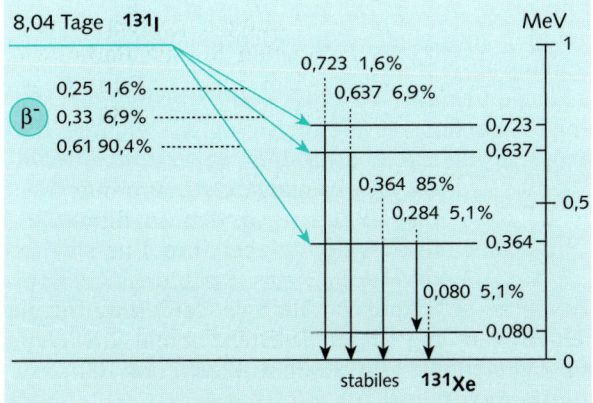

Abb. 2.5 Physikalisches Zerfallsschema für ^{131}I. Wichtige Angaben sind: das Mutternuklid (^{131}I), das stabile Tochternuklid (^{131}Xe), die physikalische Halbwertszeit (8,04 Tage), der β⁻-Zerfall (schräge Pfeile) mit Angabe der Energie (MeV) und der Ausbeute (%) und medizinisch wichtige Gammastrahlungsübergänge zwischen verschiedenen Energieniveaus (senkrechte Pfeile), ebenfalls mit Angabe der Energie (MeV) und der Ausbeute (%). Zur heute in der Regel nicht mehr üblichen Diagnostik mit ^{131}I wurde die Gammastrahlung mit der Energie von 364 keV verwendet.

vom Niveau des Anfangs- und des Endzustandes ab. Sie läßt sich durch sogenannte **Energieschemata** (oder auch **Zerfallsschemata**) darstellen. In Abbildung 2.5 ist das Energieschema für ^{131}I wiedergegeben.

> ⚠ Die Radioaktivität einer Substanz ist definiert als die mittlere Anzahl der Zerfälle pro Zeiteinheit. Die im SI-System gültige Einheit ist das **Becquerel**: 1 Bq = 1 Zerfall/s.

Eine heute nicht mehr zulässige, aber immer noch übliche Einheit ist das **Curie** (Ci). Ein Curie ist definiert als die Aktivität von 1 g ^{226}Ra, in dem pro Sekunde $3,7 \times 10^{10}$ Umwandlungen stattfinden. Damit ergeben sich folgende Zusammenhänge:

$$
\begin{aligned}
1\ \text{Ci} &= 3{,}7 \times 10^{10}\ \text{Bq} = 37\ \text{GBq} \\
1\ \text{mCi} &= 3{,}7 \times 10^{7}\ \text{Bq} = 37\ \text{MBq} \\
1\ \mu\text{Ci} &= 3{,}7 \times 10^{4}\ \text{Bq} = 37\ \text{kBq} \\
27\ \text{mCi} &= 1\ \text{GBq} \\
27\ \mu\text{Ci} &= 1\ \text{MBq}
\end{aligned}
$$

> ⚠ Eine Radioaktivitätsangabe ohne Nennung des zerfallenen Radionuklids ist sinnlos, da für die biologische Wirkung nicht nur die Anzahl der Zerfälle pro Zeiteinheit, sondern auch die physikalische Halbwertszeit entscheidend ist.

Angeregte Kerne gehen in der Regel nach kurzer Dauer durch Gamma-Emission wieder in ihren Grundzustand über. Bei einigen Radionukliden be-

trägt die Lebensdauer bis zu einigen Stunden. Man bezeichnet solche Zustände als **metastabil** und den Übergang von einem instabilen Ausgangsniveau in einen metastabilen Zustand als **isomeren Übergang**. Ein Beispiel ist der Zerfall von ^{99}Mo (Molybdän)

$$
^{99}\text{Mo} \ \xrightarrow[\text{67 h}]{\beta^-} \ ^{99m}\text{Tc} \ \xrightarrow[\text{6 h}]{\gamma} \ ^{99}\text{Tc}
$$

> ⚠ Isomere Übergänge spielen in der Nuklearmedizin eine große Rolle, da sich auf diese Weise Radionuklide mit Gammastrahlung und kurzer physikalischer Halbwertszeit aus Radionuklidgeneratoren gewinnen lassen (s.u.).

Die **physikalische Halbwertszeit** (HWZ$_{ph}$ oder T$_{1/2}$) definiert die Zeitspanne, nach der nur noch die Hälfte der ursprünglich vorhandenen Atomkerne (N$_0$) vorhanden und die ursprüngliche Radioaktivität auf die Hälfte abgeklungen ist.

Die Anzahl der radioaktiven Atomkerne zum Zeitpunkt t wird durch das radioaktive Zerfallsgesetz beschrieben:

> $$N = N_0 \times e^{-\lambda t}$$
>
> N$_0$ Anzahl der radioaktiven Kerne zu Beginn
> N   Anzahl zum Zeitpunkt t
> λ   Zerfallswahrscheinlichkeit/Zerfallskonstante

Der Zusammenhang zwischen der Halbwertszeit T$_{1/2}$ und der Zerfallskonstante λ lautet:

> $$\lambda = \frac{\ln 2}{T_{1/2}}$$

Die **effektive Halbwertszeit** (HWZ$_{eff}$) ist eine für die Dosimetrie wichtige Größe. In ihr ist neben der physikalischen Halbwertszeit (HWZ$_{ph}$) auch die **biologische Halbwertszeit** (HWZ$_{biol}$) berücksichtigt. Sie ist diejenige Zeitspanne, innerhalb derer eine radioaktive Substanz (z.B. eine markierte Substanz = Tracer) aus einem Lebewesen, einem Organ oder einem Kompartiment zu 50% wieder eliminiert ist.

Zwischen diesen drei Halbwertszeiten besteht folgender Zusammenhang:

> $$\frac{1}{HWZ_{eff}} = \frac{1}{HWZ_{ph}} + \frac{1}{HWZ_{biol}}$$

Diagnostische Anwendung in der Nuklearmedizin

In der **nuklearmedizinischen Diagnostik** sollten nur Radionuklide mit einer Gammastrahlung verwendet werden. Gleichzeitige Alpha- und Betastrahlung erhöht die Strahlenexposition für den Patienten und ist der Abbildungsqualität abträglich. Beispielsweise emittiert das früher für Diagnostik häufig verwendete ^{131}I neben Gammastrahlung (349 keV) auch Betastrahlung. Wegen dieser Betastrahlung ist der diagnostische Einsatz von ^{131}I mit einer überflüssigen, zusätzlichen Strahlenexposition verbunden, und es sollte daher nicht mehr verwendet werden.

Andererseits eignet sich ^{131}I hervorragend zur **nuklearmedizinischen Therapie**: Die Wirkung ist örtlich eng begrenzt, da Betastrahler im Gewebe nur eine Reichweite von wenigen Millimetern besitzen.

⚠ Gammastrahlung besitzt eine hohe Durchdringungsfähigkeit und läßt sich somit durch externe Detektoren nachweisen.

Eine besondere Stellung haben Positronenstrahler, die in der **Positronen-Emissions-Tomographie** (PET) angewendet werden. Bei Positronenstrahlern handelt es sich um Atomkerne, die ein positiv geladenes Elektron (Positron, β⁺) emittieren. In unmittelbarer Nähe zum Entstehungsort vereinigt sich das Positron mit einem Elektron (β⁻) (Abb. 2.6). Dabei wird die Masse beider Teilchen in Strahlungsenergie umgewandelt (**Paarvernichtung**). Die Vernichtungsenergie von 1022 keV wird in zwei Gammaquanten

(Photonen) von je 511 keV umgesetzt, die sich diametral in entgegengesetzter Richtung von ihrem Entstehungsort entfernen.

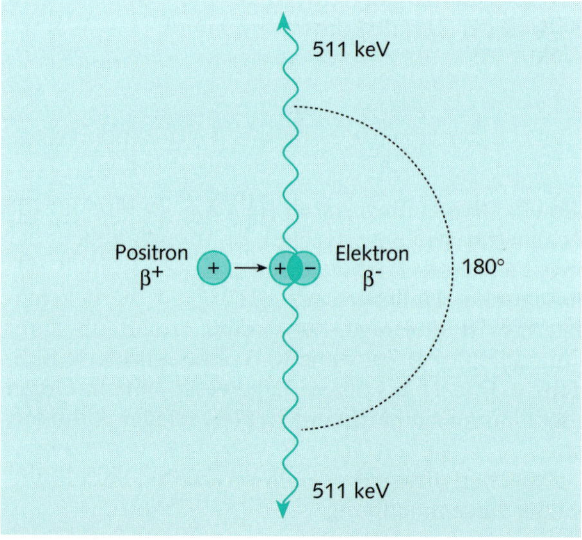

Für den Einsatz von PET war es bedeutsam, daß einige biochemisch und physiologisch wichtige Elemente (Kohlenstoff, Stickstoff, Sauerstoff) β⁺-emittierende Radioisotope besitzen:

^{11}C   20,3 min HWZ$_{ph}$
^{13}N   9,96 min HWZ$_{ph}$
^{15}O   2,03 min HWZ$_{ph}$

Die kurze physikalische Halbwertszeit setzt für die PET-Anwendung dieser Substanzen ein Zyklotron zur Herstellung von Radionukliden am Untersuchungsort voraus (s.u.).

Herstellung von Radionukliden

Radionuklide werden entweder in **kerntechnischen Anlagen** (Kernreaktor, Zyklotron) hergestellt oder können in Generatorsystemen erzeugt werden.

⚠ Durch Beschuß eines Ausgangsnuklids mit Protonen, Deuteronen oder Alphateilchen im **Zyklotron** bzw. mit Neutronen im **Kernreaktor** entstehen unterschiedliche Radionuklide.

Eine ökonomische Verwendung der kerntechnisch hergestellten Radionuklide abseits des Herstellungsortes hängt von der physikalischen Halbwertszeit und der Synthesedauer des Radiopharmazeutikums ab. Gerade noch vertretbar ist eine physikalische Halbwertszeit von 13,3 Std. für das Reaktorprodukt ^{123}I.

⚠ Ein routinemäßiger und flächendeckender Einsatz von Radionukliden zur nuklearmedizinischen Diagnostik wurde erst durch die Verfügbarkeit von **Generatorsystemen** möglich.

Generatorsysteme erzeugen Radionuklide mit einer kurzen physikalischen Halbwertszeit. Dabei macht man sich die unterschiedlichen physikalisch-chemischen Eigenschaften eines **Mutternuklids** und die des für die Untersuchung benutzten metastabilen **Tochternuklids** zunutze. Wichtig ist, daß die Halbwertszeit der Muttersubstanz wesentlich größer ist als die des Tochternuklids.

Ubiquitär eingesetzt wird der Molybdän-Technetium-Generator; Abbildung 2.7 zeigt das Prinzip. Hierbei ist das Mutternuklid ^{99}Mo an eine **Anionenaustauschersäule** gebunden. Aufgrund unterschiedlicher Affinitäten von ^{99}Mo und ^{99m}Tc kann das in der Chromatographiesäule entstehende ^{99m}Tc z.B. mit physiologischer Kochsalzlösung eluiert werden.

511 keV

Positron
β⁺ + → + − Elektron
β⁻   180°

511 keV

Abb. 2.6 Paarvernichtung bei Positronenstrahlern. Bei der Vereinigung eines Positrons (β⁺) mit einem Elektron (β⁻) wird die Masse beider Teilchen in zwei Gammaquanten von je 511 keV umgewandelt.

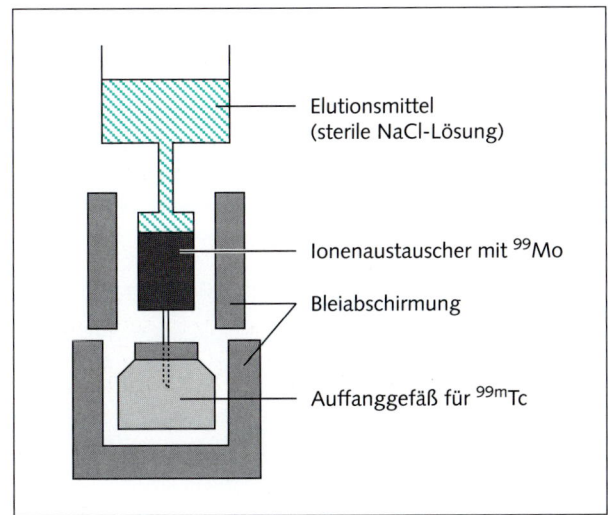

Abb. 2.7 Schematischer Aufbau eines Molybdän-Technetium-Generators.

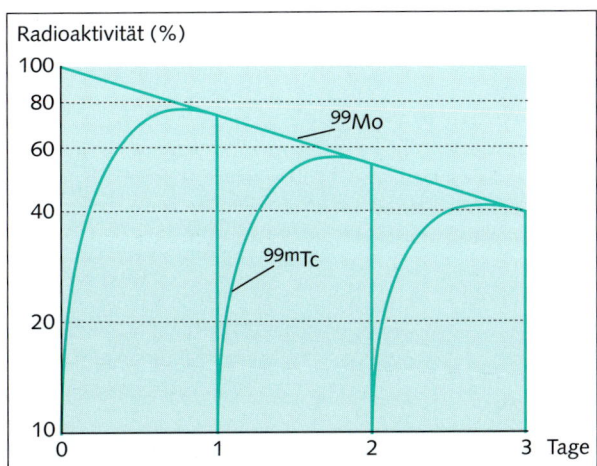

Abb. 2.8 Aktivitätsverlauf von ^{99}Mo und ^{99m}Tc bei täglicher Elution des Generators (halblogarithmische Darstellung). Bezugsgröße (100%) ist die Aktivität des Mutternuklids ^{99}Mo zum Lieferzeitpunkt des Generators.

Die physikalische Halbwertszeit der Muttersubstanz ist mit 67 Stunden um den Faktor 11 größer als die von ^{99m}Tc (6 Std.). Eine erneute Elution nach 4–5 Halbwertszeiten der Tochtersubstanz ist empfehlenswert, weil dann das radioaktive Gleichgewicht zwischen ^{99}Mo und ^{99m}Tc wieder hergestellt ist (Abb. 2.8).

Solche Generatorsysteme sind kommerziell verfügbar, sie sind zum Zeitpunkt der Lieferung mit 5–15 GBq beladen und lassen sich ca. 14 Tage eluieren. Die anschließende radioaktive Markierung einer organspezifischen Trägersubstanz mit ^{99m}Tc übernimmt ebenfalls der Anwender. Die **Elutionsausbeute** hängt vom Eluatvolumen und vom Zeitpunkt der Elution nach Lieferung ab. Sie beträgt bei den modernen ^{99}Mo-^{99m}Tc-Generatoren 90% ± 10%, bezogen auf die aktuelle ^{99}Mo-Aktivität.

Tabelle 2.2 zeigt eine Zusammenstellung der wichtigsten klinisch genutzten Radionuklide (ohne Positronenstrahler).

2.2.4 Entstehung von Röntgenstrahlen

In der Elektronenhülle können sich die Elektronen nur auf ganz bestimmten Bahnen aufhalten. Wird aus einer inneren Schale ein Elektron entfernt, entsteht dort ein »**Elektronenloch**« (Abb. 2.9a). Da das Atom in diesem Zustand nicht existieren kann, wird das Loch sofort mit einem Elektron aus einer höheren Schale wieder aufgefüllt. Dieses »Herunterfallen« eines Elektrons aus einer höheren Schale ist der entscheidende Vorgang. Hierbei gibt das »fallende« Elektron Energie ab, und zwar in Form von elektro-

Tab. 2.2 Die wichtigsten klinisch genutzen Radionuklide.

Radionuklid	Strahlenart	γ-Energie (keV)	Halbwertszeit (HWZ$_{ph}$)	Anmerkungen
^{99m}Tc	γ	140	6 h	Generatorprodukt
^{201}Tl	γ	77, 135, 167*	73 h	
^{111}In	γ	172, 247*	2,8 d	
^{67}Ga	γ	90, 185, 300, 394*	78 h	
^{123}I	γ	159	13,6 h	
^{125}I	γ	30	60,2 d	nur für RIAs
^{131}I	β+γ	364	8 d	zur Diagnostik obsolet
^{32}P	β	–	14,3 d	nur zur Therapie
^{90}Y	β	–	2,6 d	nur zur Therapie
^{89}Sr	β	–	52,2 d	nur zur Therapie

* Es sind nur die üblicherweise verwendeten Energien genannt

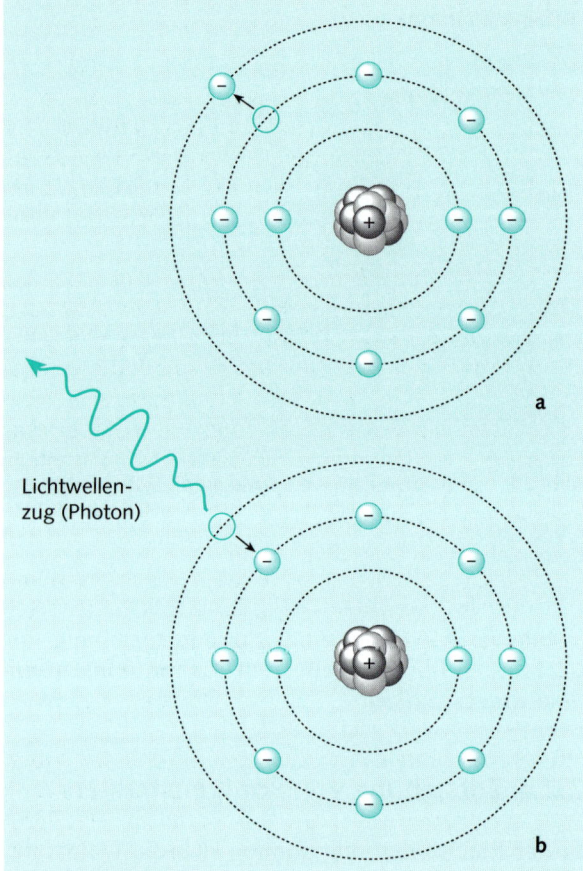

Abb. 2.9 Entstehung von charakteristischer elektromagnetischer Wellenstrahlung.
a) Wird ein Elektron aus einer inneren Schale entfernt, entsteht ein »Elektronenloch«.
b) Das »Elektronenloch« wird aus einer höheren Schale aufgefüllt. Hierbei gibt das Elektron Energie in Form elektromagnetischer Wellenstrahlung (Photonen) ab.

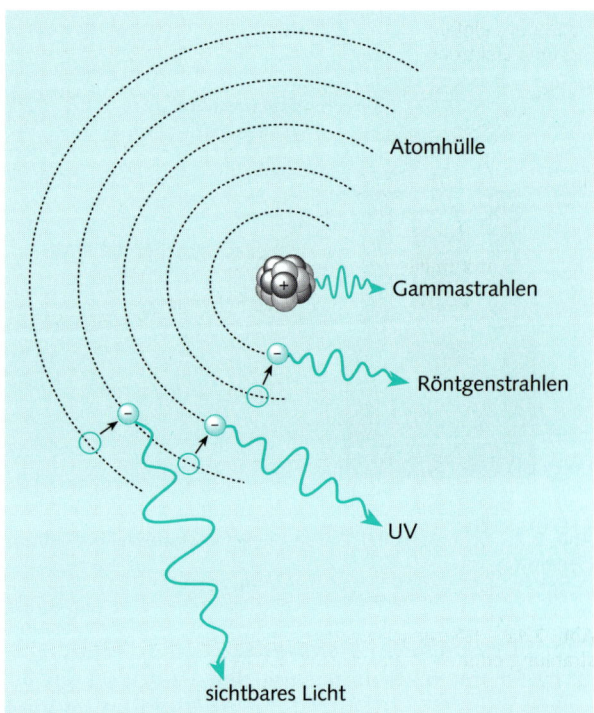

Abb. 2.10 Entstehungsorte verschiedener elektromagnetischer Strahlen innerhalb eines Atoms.

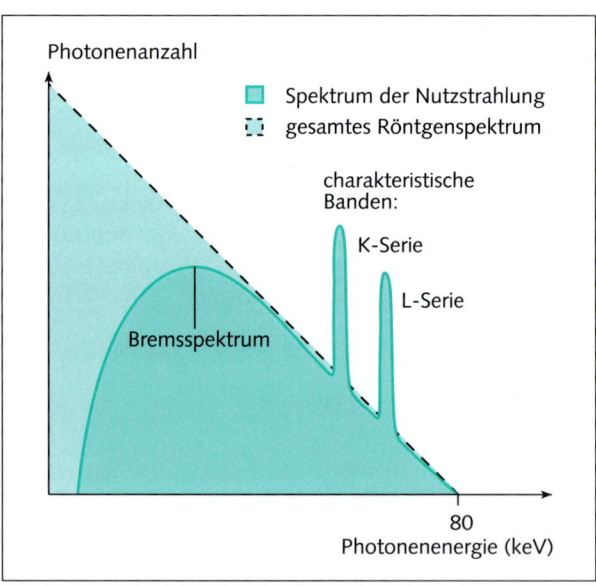

Abb. 2.11 Die Spektren von Röntgenbremsstrahlung und charakteristischer Röntgenstrahlung. Die unterbrochene Linie stellt das Gesamtspektrum der ursprünglich in der Anode entstehenden Bremsstrahlung dar. In der Anode selbst, in der Rückwandung und im Gehäuse werden die niederenergetischen Anteile absorbiert, es verbleibt die Nutzstrahlung (durchgezogene Linie). Die charakteristische Strahlung entsteht durch Herausschießen von Hüllelektronen aus den Atomen des Anodenmaterials. Die fehlenden Hüllelektronen werden durch thermische Elektronen wieder aufgefüllt, wobei ein für jedes Anodenmaterial charakteristischer Energiebetrag als Röntgenstrahlung frei wird (schmale Kurvenmaxima).

magnetischen Wellenquanten (Abb. 2.9b). Die Wellenlänge der so entstandenen Strahlung hängt vom Abstand der beiden Schalen ab. Da unterschiedliche Atome unterschiedliche »Abstände« haben, entstehen für jedes Element **charakteristische Strahlungen**.

Findet der Elektronensprung in den äußeren Schalen statt, entsteht **sichtbares Licht** (Abb. 2.10). Erfolgt er weiter innen, entsteht **UV-Strahlung** und in den innersten Schalen **Röntgenstrahlung**. Wegen des unterschiedlichen Abstands ihrer Elektronenschalen werden für die einzelnen Elemente charakteristische Röntgenstrahlungen erzeugt. Ihr Energiespektrum ist diskontinuierlich und auch in den Röntgenröhren für jedes Anodenmaterial charakteristisch (Abb. 2.11).

Meistens entstehen Röntgenstrahlen jedoch nach einem zweiten Mechanismus: Gerät ein »fremdes« Elektron in die Nähe des Atomkerns, wird es als negativ geladenes Teilchen von dem positiv geladenen Atomkern abgebremst und gibt seine Bewegungsenergie teilweise oder auch ganz in Form von Strah-

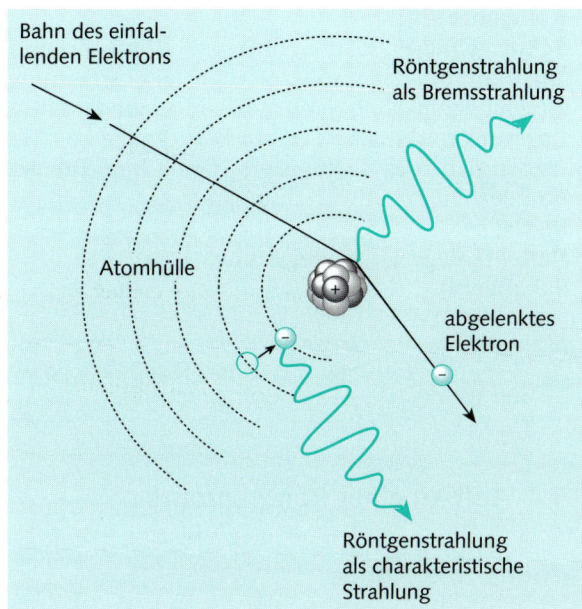

Abb. 2.12 Röntgenstrahlung entsteht entweder als Bremsstrahlung oder als charakteristische Strahlung (siehe Text).

lungsenergie ab, der sogenannten **Bremsstrahlung** (Abb. 2.12). Die Wellenlänge der Bremsstrahlung richtet sich nach dem Grad der Abbremsung: je stärker, desto kurzwelliger. Das Spektrum ist kontinuierlich mit einem Maximum im niedrigen Energiebereich der Röntgenröhre (→ Abb. 2.11).

 In der Röntgenröhre entstehen Röntgenstrahlen durch zwei Mechanismen: Entweder schlagen fremde Elektronen ein Elektronenloch in die innersten Schalen der Elektronenhülle mit der Folge einer **charakteristischen Röntgenstrahlung**, oder die Elektronen werden vom Atomkern abgebremst und übertragen ihre Bewegungsenergie in **Röntgenbremsstrahlung**. Die »fremden« Elektronen stammen aus der **Kathode**, die Röntgenstrahlen werden in den Atomen des **Anoden**materials erzeugt.

2.2.5 Aufbaueffekt

Sekundärelektronen, die durch Röntgen-, Gamma- und Korpuskularstrahlen im Gewebe ausgelöst werden, haben eine relativ große **Reichweite**. Sie hängt von der Energie der die Ionisation auslösenden Strahlung ab und beträgt z.B. in Wasser für ein 1-MeV-Elektron ca. 3 mm, für ein 10-MeV-Elektron ca. 3 cm.

Die Sekundärelektronen bewegen sich (v.a. bei harter Gamma- und ultraharter Röntgenstrahlung) ganz überwiegend in Richtung der einfallenden Photonenstrahlung weiter. Sie sind für die **Energieabgabe** (Dosis) an das Gewebe verantwortlich. Dabei treten zwei Prozesse miteinander in Konkurrenz: Einerseits werden mit zunehmender Eindringtiefe immer mehr Elektronen ausgelöst (Aufbaueffekt), andererseits »verarmt« die Primärstrahlung an Photonen.

Die Lage des **Dosismaximums** ist dabei bestimmt von der Reichweite der sekundär ausgelösten Elektronen im Gewebe und entspricht ihrer mittleren Reichweite (Abb. 2.13). Mit zunehmender Strahlungsenergie verlagert sich das Dosismaximum immer mehr in die Tiefe.

Die Energieabgabe im Gewebe steigt an der Oberfläche zunächst steil an und sinkt nach Erreichen des Dosismaximums wieder langsam ab. Das führt bei Photonenstrahlung zu einer Entlastung der Körperoberfläche. Die Verhältnisse bei Photonen- und Elektronenstrahlung sind in diesem Punkt unterschiedlich: Mit steigender Strahlungsenergie erhöht sich bei Elektronen die **Oberflächendosis**, während sie bei Photonenstrahlung abnimmt.

 Mit zunehmender Energie verlagert sich das Dosismaximum von Photonen- und Elektronenstrahlen tiefer ins Gewebe. Bei Photonenstrahlen kommt es dabei zu einer Entlastung, bei Elektronenstrahlen zu einer stärkeren Belastung der oberflächlichen Gewebsschichten.

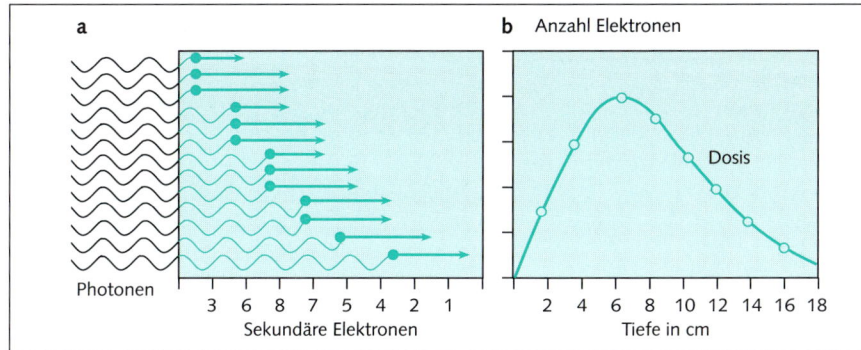

Abb. 2.13 Entstehung des Aufbaueffektes bei hochenergetischer Photonenstrahlung.
a) Die von dem einfallenden Quant (Photon) ausgelösten Sekundärelektronen bewegen sich in Richtung des Primärstrahls weiter, geben auf ihrer Bahn Energie ab (Dosis) und haben eine unterschiedliche Reichweite.
b) Somit wird die Lage des Dosismaximums von der mittleren Reichweite der Elektronen bestimmt.

17

2.3 Erzeugung von Röntgenstrahlen

Röntgenstrahlung oder Röntgenbremsstrahlung entsteht ganz allgemein dann, wenn schnelle geladene Teilchen (z.B. Elektronen) durch Wechselwirkung mit Feldern oder anderen Teilchen abgebremst oder beschleunigt werden (→ Kap. 2.2.5). Bremsstrahlung wird am effizientesten mit Elektronen erzeugt. Die **Röntgenverordnung** in Deutschland definiert folglich im § 1 die Röntgenstrahlung als durch beschleunigte Elektronen erzeugte Strahlung mit einer Energie von 5 keV bis 3 MeV. Die historisch älteste und immer noch einfachste Technik zur Erzeugung von Röntgenstrahlen ist die Röntgenanlage mit Röntgenröhre.

2.3.1 Röntgenanlagen

In einer Röntgenröhre wird elektrischer Hochspannungsstrom in Röntgenstrahlung umgewandelt. Die Beschleunigung der Elektronen geschieht nach demselben Prinzip wie in der Bildröhre eines Fernsehers, allerdings mit entsprechend höherer Energie bzw. Spannung (s.u.). Die gesamte Hochspannung liegt zwischen Kathode und Anode.

Röntgenanlagen bestehen aus folgenden Komponenten:
- **Generator** (zur Erzeugung der Hochspannung aus Netzstrom),
- **Röntgenröhre,**
- **Schutzgehäuse** (zum Schutz vor Röntgendurchlaßstrahlung, zur Isolation der Hochspannung, zum mechanischen Schutz der Röhre und zu ihrer Lagerung und Justierung, zur Befestigung von Tiefenblenden, des Lichtvisiers, der Filter, Tubusse und der Dosismeßeinrichtungen),
- **Stativ,**
- **Patientenlagerungsvorrichtung,**
- **Schaltgerät.**

> ⚠ Die Verbindung von Röntgenröhre und Schutzgehäuse ist ein Röntgenstrahler.

2.3.2 Aufbau einer Röntgenröhre

Kathode und Anode

Zweck einer Röntgenröhre ist die Erzeugung von Röntgenstrahlen. Dies geschieht in einem evakuierten Glasgefäß, in das zwei Elektroden eingeschmolzen sind, die Kathode und die Anode (Abb. 2.14). Da im **Vakuum** keine beschleunigungsfähigen Elektronen existieren, müssen sie zunächst erzeugt werden. Dazu wird die Kathode, die einer Lampenglühwendel vergleichbar ist, mit Strom beheizt, bis sie glüht. Dabei treten freie Elektronen aus der Metalloberfläche der Glühwendel in das Vakuum aus.

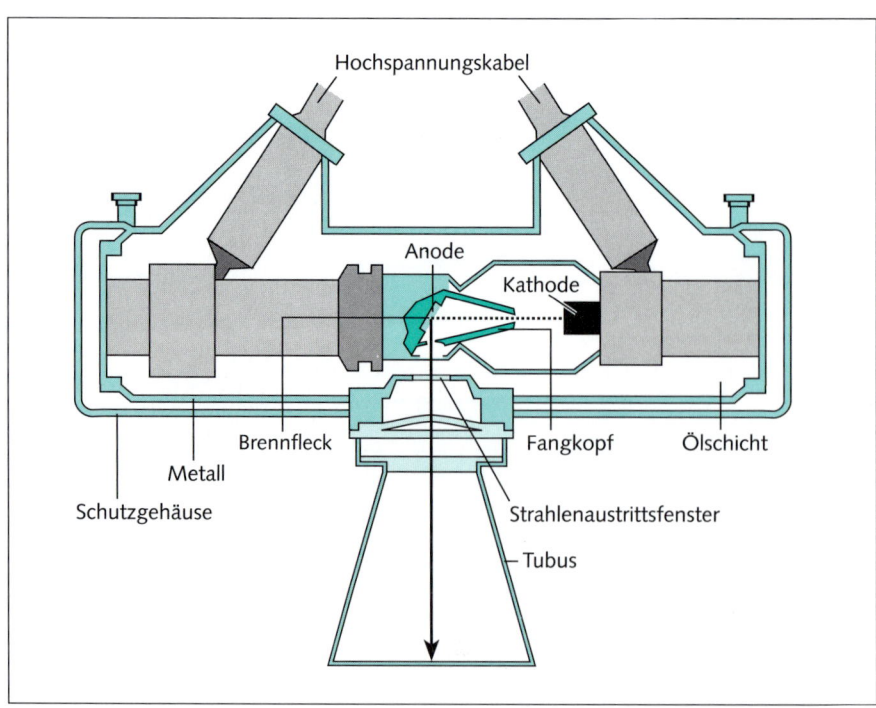

Abb. 2.14 Schematischer Schnitt durch einen Röntgenstrahler für die Tiefentherapie.

An Kathode und Anode wird nun Hochspannung angeschlossen: der Minuspol der hochtransformierten Gleichspannung an die (glühende) Kathode, der Pluspol an die Anode. Die negativ geladenen freien Elektronen erfahren im elektrischen Feld der Röntgenröhre eine **Beschleunigung** in Richtung Anode, bis sie auf die Anode auftreffen. Dort geben sie, schlagartig abgebremst, ihre Energie als Röntgenstrahlen ab.

 In der Röntgenröhre existieren zwei Stromkreise: der **Kathoden-** oder **Heizstrom**, der die freien Elektronen zur Verfügung stellt, und der **Anoden-** oder **Röhrenstrom**, der die Elektronen beschleunigt.

Röhrenstrom und Röhrenspannung

Der Kathodenstrom regelt indirekt den Röhrenstrom. Bei gleichbleibender Röhrenspannung führt eine Verdoppelung des Kathodenstroms zur Verdoppelung des **Röhrenstroms** und damit zur Verdoppelung der Menge der erzeugten Röntgenstrahlung (Abb. 2.15 a). Diese hängt also direkt vom Röhrenstrom ab. Das Strahlenspektrum (qualitative Zusammensetzung der Röhrenstrahlung) bleibt dabei aber gleich.

Der Anoden- oder Röhrenstrom läßt sich, wie erwähnt, über den Kathodenstrom, aber auch über die angelegte **Röhrenspannung** regeln. Eine Erhöhung der Röhrenspannung verändert

- den Röhrenstrom,
- damit die Strahlenmenge,
- die maximale Energie der erzeugten Röntgenstrahlung und
- die Zusammensetzung des Strahlspektrums.

Eine Verdoppelung der Röhrenspannung führt zur Vervierfachung des Röhrenstroms und damit zur Vervierfachung der Strahlenmenge und zur Verdoppelung der maximalen Strahlenenergie (Photonenenergie) (Abb. 2.15 b).

- Der Kathodenstrom regelt den Röhrenstrom, verändert aber bei gleichbleibender Röhrenspannung das Energiespektrum der Röntgenstrahlung nicht.
- Die Röhrenspannung regelt ebenfalls den Röhrenstrom, verändert aber auch das Energiespektrum der Röntgenstrahlung.

Kühlung der Röntgenröhre

Wegen der großen Wärmeentwicklung müssen Vorkehrungen getroffen werden, um die Anode vor dem Schmelzen zu schützen.

 99% der Abbremsenergie der Elektronen werden als Wärme abgegeben, nur 1% in Form von elektromagnetischer Strahlung als Licht oder Röntgenstrahlung.

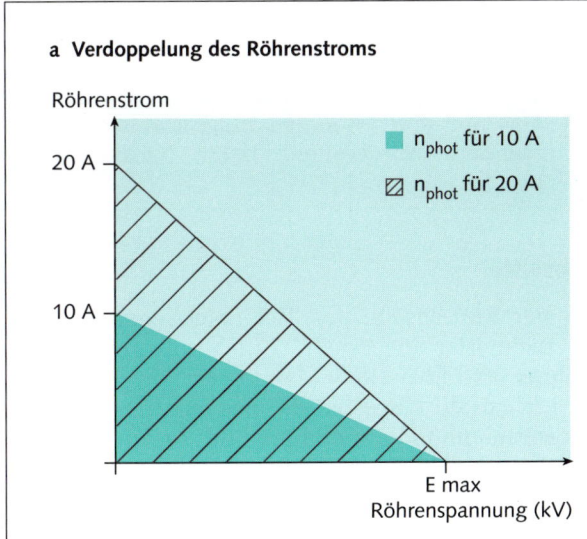

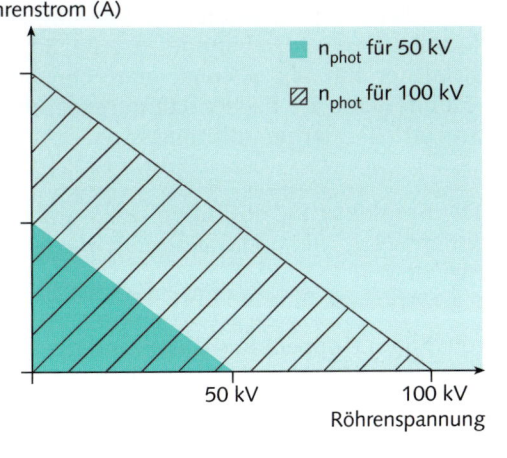

Abb. 2.15 Abhängigkeit der Menge der erzeugten Strahlen (n_{phot}) vom eingesetzten Röhrenstrom (= mAs-Produkt) und der eingesetzten Röhrenspannung (= maximale Photonenenergie, E_{max}). Die Fläche unter der jeweiligen Kurve entspricht der erzeugten Strahlenmenge.

a) Verdoppelung des Röhrenstroms führt zur Verdoppelung der erzeugten Strahlenmenge.
b) Verdoppelung der Röhrenspannung führt zur Vervierfachung der erzeugten Strahlenmenge.

Da sich die Anode im Vakuum befindet, kann kein Kühlmedium zur Anwendung kommen. Moderne Röntgenröhren verfügen deshalb über eine mit einem Elektromotor betriebene, scheibenförmige **Drehanode**, die während der Aufnahme mit 3000–9000 U/min rotiert, so daß während der Aufnahmezeit jeweils ein anderer, abgekühlter Anodenteil von den Elektronen getroffen wird.

Eine weiterere technische Möglichkeit, die thermische Belastbarkeit der Anode zu verbessern, ohne dabei die Strahlenausbeute zu verringern, ist der Einsatz einer **Verbundanode**. Hier sind verschiedene Anodenmaterialien (Wolfram, Rhenium, Graphit) sandwichartig fest übereinander verbunden. Die Wolfram-Rhenium-Legierung ist wärmestabiler als reines Wolfram, und der Graphit an der Unterseite des Anodentellers leitet die Wärme besonders gut ab.

Brennfleck/Fokus

Brennfleck oder Fokus heißt der Teil der Anode, der vom Elektronenstrahl getroffen wird, an dem also Röntgenstrahlung entsteht.

Aus Gründen der Abbildungsgeometrie sollte der Fokus möglichst klein sein. (Bei der Röntgentherapie spielt demgegenüber die Abbildungsschärfe keine Rolle, deshalb kann hier mit einem größeren Brennfleck als in der Röntgendiagnostik gearbeitet werden.) Der Verkleinerung des Fokus sind aber wegen der Gefahr der Anodenüberhitzung Grenzen gesetzt. Andererseits muß auch eine vernünftige Mindestleistung der Röhre gewährleistet sein, um praktikable Aufnahmezeiten sicherzustellen.

Die häufig eingesetzte technische Lösung dieses Problems ist der **Strichfokus**. Dabei macht man sich den Effekt der perspektivischen Verkürzung zunutze: Die tellerförmige Drehanode ist zum Strahlenaustrittsfenster hin abgeschrägt; zum Objekt (Patient) zu erscheint der flächenhaft ausgedehnte Fokus dann strich- oder punktförmig.

 Der Verkleinerung des Brennflecks sind Grenzen gesetzt, wenn die Röhrenleistung hoch bleiben soll.

In sogenannten **Doppelfokusröhren** sind die besprochenen konkurrierenden Einflußgrößen
- größtmögliche Abbildungsschärfe durch kleinen Fokus und
- große Röhrenleistung durch großen Fokus
je nach klinischem Erfordernis wahlweise umschaltbar. Zwei verschieden großen Glühwendeln an der Kathode liegen unterschiedlich angeschrägte Brennfleckbahnen am Anodenteller gegenüber.

2.3.3 Zubehör

Strahlenschutzgehäuse

Vom Fokus breitet sich die Röntgenstrahlung nach allen Seiten gleichmäßig aus. Das Schutzgehäuse schirmt die zur Diagnostik oder Therapie nicht benötigte, also unerwünschte Strahlung nach oben und zu den Seiten hin ab, so daß die Strahlung nur in eine Richtung austreten kann. Zusätzlich umgibt ein Mantel aus Blei und anderen Abschirmmaterialien die Röhre (→ Abb. 2.14).

Tiefenblendensystem

Auch zur Patientenseite hin ist eine Eingrenzung des Strahlenaustritts notwendig, da keinesfalls der ganze Patient durchstrahlt werden soll, sondern lediglich die interessierende Körperregion. Dazu dient das Tiefenblendensystem. In ihm sind mehrere strahlenundurchlässige Beiplatten kulissenartig in mehreren Ebenen übereinander angeordnet. Die horizontal bzw. vertikal angeordneten **Blenden** lassen sich mit Drehknöpfen am Blendenkasten unabhängig voneinander verschieben, so daß rechteckige **Nutzstrahlenbündel** beliebiger Dimension entstehen.

Daneben schirmt das Tiefenblendensystem auch die **extrafokale Strahlung**, die außerhalb des Fokus an der Glaswand der Röhre und an extrafokalen Anodenteilen entsteht und zu geometrischer Verzeichnung und Abbildungsunschärfe führen würde, ab. Durch diese Maßnahmen wird die ursprünglich erzeugte Röntgenstrahlung um den Faktor 100 vermindert: Nur 1% der erzeugten Strahlung findet sich im Nutzstrahlenbündel wieder, der Rest ist ausgeblendet oder abgeschirmt.

 Das auf den Patienten eingestrahlte, eingeblendete Strahlenfeld heißt Nutzstrahlenbündel.

Lichtvisier

Auf der Röhrenseite des Tiefenblendensystems ist das Lichtvisier angebracht. Zur korrekten **Feldeinstellung** wird über einen klappbaren Spiegel seitlich ein Lichtstrahl eingespiegelt, der das (unsichtbare) Nutzstrahlenbündel simuliert und so vor der Bestrahlung die Feldbegrenzung am Patienten sichtbar macht.

Filter

Unterhalb des Blendenkastens können zusätzlich **Ausgleichsfilter** zur Untersuchung von Körperregionen unterschiedlicher Strahlendurchlässigkeit angebracht werden. Sie schwächen bei inhomogen gestalteten Körperregionen die Unterschiede in der Strahlenabsorption ab.

Die Hilusfilterschicht für den Thorax ermöglicht z.B. eine homogene Belichtung sowohl des Mediastinums als auch der Lunge durch entsprechende Keilfilter über der Lunge. **Keilfilter** schwächen quer über das Nutzstrahlenbündel die Strahlung kontinuierlich ab. Dadurch entsteht eine Abwinkelung des Dosisverlaufs im Gewebe. Mit Keilfiltern kann z.B. auch eine homogene Belichtung der von proximal nach distal sich verjüngenden Weichteile der Hände erreicht werden (→ Filter, Kap. 6.3.1).

Flächendosis-Meßkammer

Die in Strahlenrichtung letzte Komponente des Röntgenstrahlers ist eine Kammer zur **Messung** der Flächendosis. Es handelt sich um eine durchsichtige Ionisationskammer aus Plexiglas, die immer vom gesamten Nutzstrahlenbündel durchstrahlt wird. Sie gibt die eingestrahlte Dosis in Gy × cm² an.

 Die Durchführungsrichtlinie zur Röntgenverordnung sieht monatliche Kontrollen der Röntgengeräte einschließlich der Röntgenröhre vor.

Generator

Der Generator liefert die zur Strahlenerzeugung notwendige Hochspannung. Im Prinzip besteht ein Generator aus einem Transformator und einem Gleichrichter, der die Netzspannung von 380 V/50 Hz Wechselstrom in hochgespannten Gleichstrom umformt. Der Generator ist die zentrale Einheit für die Einstellung und **Regelung der Strahlungsparameter**. Über ihn werden Röhrenspannung, Röhrenstrom und Schaltzeit gewählt und geregelt.

Moderne Generatoren zeichnen sich dadurch aus, daß sie über die gesamte Schaltzeit hinweg eine gleichmäßige Hochspannung ohne Spannungseinbrüche erzeugen (12-Puls-Generator, Konverter-Generator, Gleichspannungs-Generator). Bei älteren Generatoren kann sich durch einen unerwarteten Spannungsabfall das erzeugte Strahlenspektrum in einen unerwünschten Bereich mit geringerer Energie verschieben.

 Über den Generator werden Strahlenqualität (durch Röhrenspannung) und Strahlenmenge (durch Röhrenspannung und Röhrenstrom) geregelt.

2.3.4 Gesichtspunkte in der Röntgendiagnostik

Die Röntgendiagnostik verwendet Röntgenstrahlung mit einer Energie von 28–120 keV. Folgende Parameter spielen für die Qualität der Abbildung und den Schutz des Patienten zusätzlich eine wichtige Rolle:
- Energiespektrum,
- Filterung,
- Abstand,
- Brennfleckgröße,
- Streustrahlung,
- Halbwertschichtdicke.

Energiespektrum

Die zu diagnostischen Zwecken eingesetzte Röntgenstrahlung wird ausschließlich in Röntgenröhren erzeugt (→ Kap. 2.3.2). Dabei kommen zwei physikalische Prinzpien zum Tragen, die zur Entstehung von Bremsstrahlung bzw. charakteristischer Röntgenstrahlung führen (→ Kap. 2.2.5).

Das Energiespektrum der **Bremsstrahlung** ist kontinuierlich und hat sein Maximum im niederenergetischen Bereich. Da die so erzeugten Röntgenstrahlen ursprünglich beschleunigten Elektronen entstammen, entspricht die Energie des erzeugten Röntgenquants im Höchstfall der gesamten kinetischen Energie des beschleunigten Elektrons. Viel häufiger erfolgt jedoch die Übertragung der Bewegungsenergie schrittweise in mehreren Ereignissen, so daß vorwiegend niederenergetische Strahlung entsteht. Röntgenstrahlung sehr niedriger Energie wird bereits in der Anode absorbiert, da ihre Energie nicht ausreicht, die Anode zu verlassen.

Die **charakteristische Röntgenstrahlung** hat ein diskontinuierliches Energiespektrum und ist für das jeweilige Anodenmaterial charakteristisch (→ Kap. 2.2.5). Manche Spezialtechniken, z.B. die Mammographie, beruhen auf der Erzeugung der geeigneten charakteristischen Strahlung in speziellen Anodenmaterialien.

Filterung

Röntgenstrahlen enthalten einen relativ großen Anteil **energiearmer Strahlung**. Er verläßt zwar die Röntgenröhre und dringt in den Patienten ein, wird aber dort wegen seiner geringen Durchdringungsfähigkeit nahezu völlig absorbiert. Diese niederenergetische Strahlung trägt zur Bildinformation nichts bei.

 Um dem Patienten eine zusätzliche Strahlenbelastung durch sehr weiche, energiearme Anteile zu ersparen, wird die aus der Röntgenröhre austretende Strahlung durch spezielle Filter »aufgehärtet«.

Diese Filter absorbieren weiche, energiearme Strahlung in weit höherem Maße als harte und energiereiche. Es handelt sich um Aluminium- oder Kupferbleche von wenigen Millimetern Dicke (→ Kap. 8.3.2.). Die Röntgenverordnung schreibt je nach Gerätetyp und verwendeter Röhrenspannung Mindestfilterungen von 1,5–3,0 mm Aluminiumgleichwert vor (Sonderfall Mammographie).

Abstandsquadratgesetz

Röntgenstrahlen breiten sich wie alle elektromagnetischen Strahlen geradlinig aus. Dabei gelten die geometrischen Regeln der Zentralprojektion. Für ein rechteckiges Nutzstrahlenbündel gilt, daß sich in doppeltem Abstand die Kantenlängen verdoppeln und die Fläche des Strahlenfeldes sich vervierfacht (Abb. 2.16):

> **Abstandsquadratgesetz = $1 / r^2$**
>
> **r**   Fokus-Objekt-Abstand

Damit reduziert sich die Strahleneintrittsdosis bei einem Absorber (z.B. Patient) konstanter Fläche mit doppeltem Abstand auf ein Viertel. Dies ist für die Strahlenbelastung von Patient und Personal von großer Bedeutung (→ Kap. 8.3.1).

Auswirkungen der Brennfleckgröße

Die Tatsache, daß der Brennfleck (Fokus) eine endliche Größe hat und der Fokus-Objekt-(Patient)-Abstand ebenfalls begrenzt ist, hat zwei unerwünschte Folgen: eine Vergrößerung des abgebildeten Objekts auf dem Film und das Phänomen des Halbschattens (unscharfe Abbildung von Organkonturen und Nutzstrahlbegrenzung). Es gibt drei Möglichkeiten, diese unerwünschten Effekte zu vermindern:
- Verkleinerung des Röhrenfokus (= Brennfleckgröße),
- Vergrößerung des Fokus-Objekt-Abstands,
- Verkleinerung des Objekt-Detektor-(Film)-Abstands.

Insgesamt muß ein Kompromiß eingegangen werden, da alle drei Möglichkeiten ihre technischen Grenzen haben. Ganz läßt sich eine gewisse geometrische Verzeichnung nie umgehen.

Streustrahlung

Neben den beschriebenen geometrischen Effekten, die eine geradlinig sich ausbreitende Strahlung kennzeichnen, tritt im Absorber Patient infolge des **Compton-Effektes** (→ Kap. 2.2.3) eine Richtungsänderung der Strahlen, also Streuung, auf. Darunter leiden die Abbildungsschärfe und der Kontrast des Röntgenbildes. Streustrahlenraster sollen deshalb

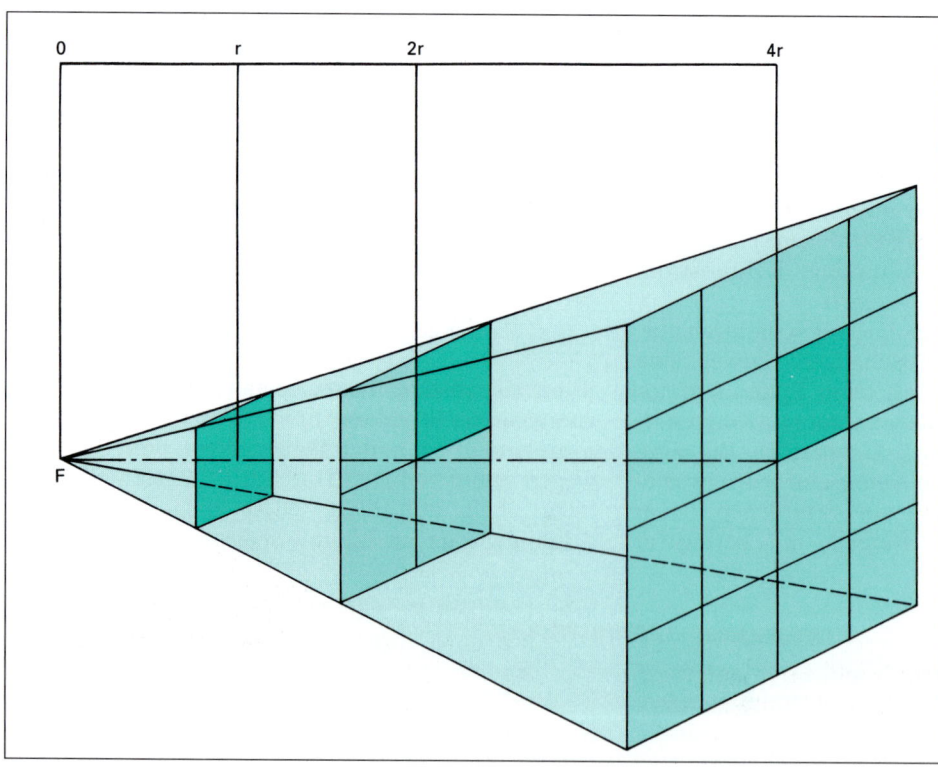

Abb. 2.16 Abstandsquadratgesetz. In der doppelten Entfernung verteilt sich die Strahlenintensität auf die vierfache Fläche, bei vierfacher Entfernung auf die 16fache Fläche. Die Intensität der Strahlung nimmt also im Quadrat der Entfernung ab.

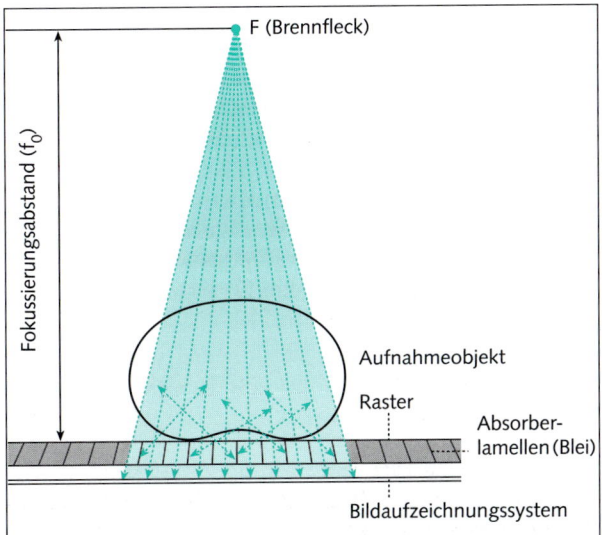

Abb. 2.17 Schematische Abbildung eines Streustrahlenrasters. Zwischen Patient und Film sind dünne Bleilamellen angeordnet, deren Zwischenräume sich in ihrer Verlängerung im Brennfleck der Röhre treffen. Dadurch können nur diejenigen Strahlen durch das Raster passieren, die direkt und ungestreut von der Röhre kommen. Strahlen, die im Patient gestreut wurden und quer zu den Bleilamellen einfallen, werden von den Bleilamellen absorbiert. Während der Aufnahme wird das Raster quer zu den Lamellen bewegt, so daß die Lamellen nicht als Schatten auf dem Film erscheinen.

die unerwünschte Streustrahlung vor dem Auftreffen auf dem Film absorbieren (Abb. 2.17). Die Streustrahlenraster befinden sich zwischen dem Patienten und dem Röntgenfilm, also in Untersuchungstischen und Wandstativen und ebenfalls in Durchleuchtungsgeräten.

 Streustrahlenraster halten die im Patienten entstandene Streustrahlung ab, indem sie nur Strahlen passieren lassen, die aus dem Fokus kommen und nicht gestreut sind.

Halbwertschichtdicke

Wenn man von einem einfallenden Strahlenbündel mit der definierten **Strahlenintensität** I_0 (vor Durchstrahlung des Absorbers) ausgeht, d.h. einer bestimmten Strahlenmenge pro Zeit, so läßt sich für die Intensität I (hinter dem Absorber) folgende Beziehung aufstellen:

$$I = I_0 \times e^{-\mu d}$$

μ linearer Schwächungskoeffizient, eine Materialkonstante
d durchstrahlte Schichtdicke

Die **Schwächung** der Strahlung im Absorber erfolgt exponentiell. Anschaulich heißt dies, daß es für jedes Absorbermaterial, also auch für den Körper des Patienten, eine gewisse Schichtdicke gibt, die die Strahlung auf die Hälfte vermindert. Diese Schichtdicke heißt **Halbwertschichtdicke**. Nach Durchgang durch zwei Halbwertschichtdicken beträgt I noch $\frac{1}{4} I_0$, nach drei Halbwertschichtdicken noch $\frac{1}{8} I_0$. Das heißt, daß es für Röntgenstrahlen – im Gegensatz zu Alpha- und Betastrahlen – keine exakt definierte endliche Reichweite gibt. Photonenstrahlung kann also nicht vollständig abgeschirmt, sondern nur mehr oder weniger wirksam geschwächt werden ($\rightarrow$ Kap. 8.3.1).

2.3.5 Gesichtspunkte in der Röntgentherapie

Auch für die Röntgentherapie bestehen die Röntgenanlagen aus
• Generator,
• Röntgenröhre,
• Röhrenschutzgehäuse,
• Stativ und
• Schaltgerät,
eventuell mit zugeordnetem Patienten-Behandlungstisch (Abb. 2.18). Die Röhrenspannungen variieren je nach Anwendungsgebiet sehr weit, nämlich zwischen 7 kV (Grenzstrahlen) und 300 kV. Der entsprechende Energiebereich von 7–300 keV läßt sich mit einer einzigen Therapieanlage nicht abdecken. Insbesondere muß die Konstruktion des Generators und der Röntgenröhre dem jeweiligen Verwendungszweck angepaßt sein. Röntgenröhren und Generatoren zur

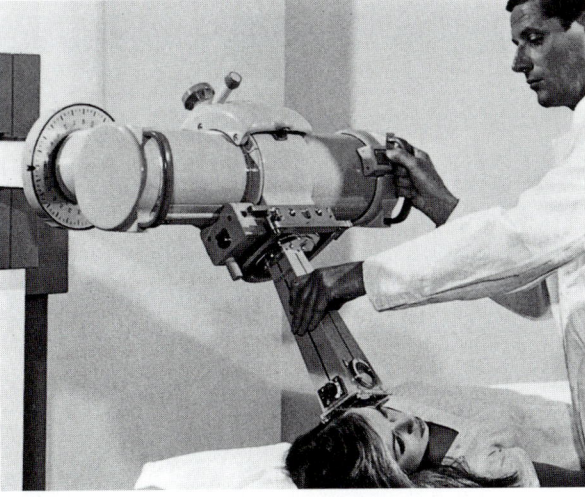

Abb. 2.18 Bestrahlungsgerät für die Halbtiefen- und Tiefentherapie. Die Röntgenröhre mit dem Schutzgehäuse läßt sich horizontal, vertikal und um die Trägerachse drehen, zusätzlich kann der Tubus um die Röhrenachse geschwenkt werden.

- Weichstrahltherapie,
- Oberflächentherapie und
- Hartstrahltherapie

unterscheiden sich jedenfalls wesentlich (Strahlentherapie → Kap. 6).

Eine Anforderung erfüllen die Therapieanlagen gemeinsam: Sie erzeugen konstant und reproduzierbar eine hohe Dosisleistung im Dauerbetrieb. Das erfordert leistungsstarke Generatoren, hohe Röhrenströme (bis 30 mA) und ausreichende Kühlung.

⚠ Da in der Röntgentherapie Abbildungsschärfe nicht gefordert ist, kann zur Erhöhung der Röhrenleistung mit einem größeren Brennfleck als in der Röntgendiagnostik gearbeitet werden.

2.4 Dosisbegriffe und Dosiseinheiten

Der **Dosisbegriff** in der Radiologie ist ähnlich definiert wie in der Pharmakologie, nämlich als verabreichte »**Menge« pro Gramm Materie**. Ziel ist es, mit der Dosis das Ausmaß der biologischen Wirkung vorhersehen zu können. Da die biologische Wirkung ionisierender Strahlung u.a. von

- der im Gewebe absorbierten Energie,
- der Dichte der Ionisierungsprozesse und
- modifizierenden Faktoren (z.B. der zeitlichen Verteilung der Dosisapplikation)

abhängt, sind verschiedene Dosisbegriffe notwendig. Weil die Dosis sich in einem Strahlenfeld örtlich rasch ändern kann, ist sie für kleine Massenbereiche (Massenelemente) definiert.

An der Dosis interessiert allein der **absorbierte Anteil**. Photonen, die ohne Wechselwirkung mit dem Gewebe den Körper wieder verlassen, tragen nicht zur Dosis bei. Die wichtigsten Dosisgrößen sind:

- Ionendosis
- Energiedosis
- Äquivalentdosis

2.4.1 Ionendosis

Einheit: Coulomb/kg

Die Ionisationsdosimetrie ist eine in der Praxis weit verbreitete Meßmethode. Dabei wird die Anzahl der Ladungen (positiv bzw. negativ) pro Gramm Luft bestimmt, d.h. diejenige Strahlenmenge, mit der ein Objekt **exponiert** wird. Die spezielle Einheit für die Ionendosis (früher R = Röntgen, heute Coulomb/kg) ist an die Meßmethode geknüpft. Den Unterschied zwischen Ionendosis und Energiedosis veranschaulicht die Abbildung 2.19.

$$\text{Ionendosis} = \frac{\text{Ladung}}{\text{Masse}_{(\text{Luft})}}$$

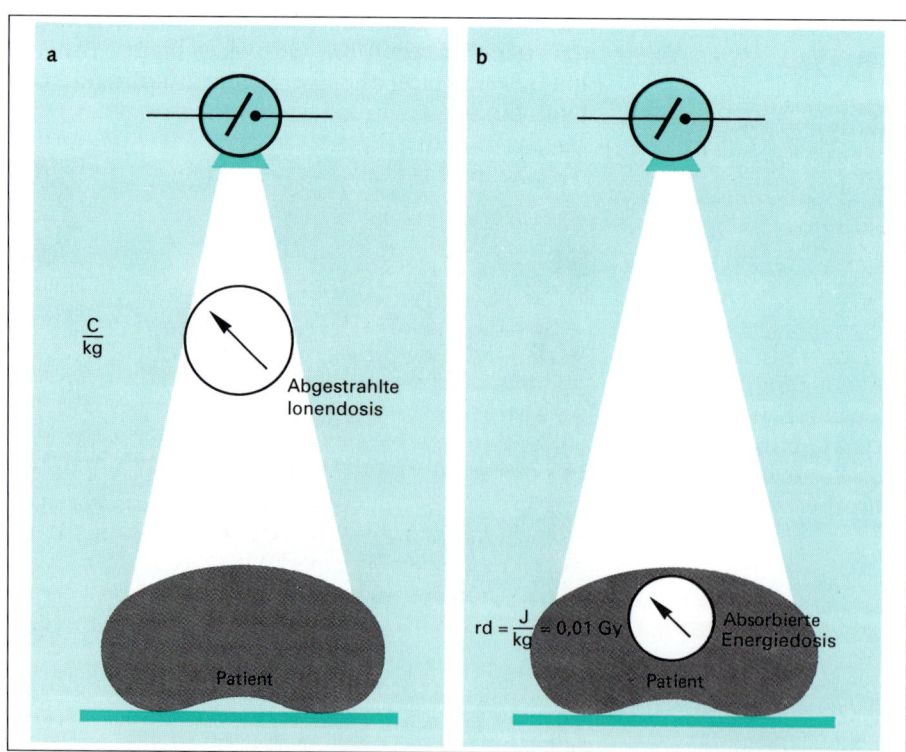

Abb. 2.19 Definition von Ionendosis und Energiedosis.
a) Die abgestrahlte Ionendosis bezeichnet die Ionisation pro Gramm Luft (in Coulomb/kg).
b) Die absorbierte Energiedosis ist nicht direkt meßbar und wird aus der Energiedosis in Luft (Ionendosis) umgerechnet. Heute geben alle Dosimeter auch für Messungen in Luft bereits die Energiedosis (in Gray) an.

Within figure:
$\frac{C}{kg}$
Abgestrahlte Ionendosis
Patient
$rd = \frac{J}{kg} = 0{,}01 \text{ Gy}$
Absorbierte Energiedosis
Patient

Da zur Bildung eines Ionenpaares eine bestimmte Menge Energie notwendig ist, läßt sich aus der Ionendosis die äquivalente Energiedosis berechnen (→ Kap. 2.4.2). Für die Beschreibung des Energiebetrags wurde der spezielle Begriff »Kerma« (kinetic energy released in material) eingeführt. Bremsstrahlverluste sollen hier außer acht gelassen werden.

Die Ionendosis verliert in der Praxis immer mehr an Bedeutung.

2.4.2 Energiedosis

Einheit: Gray (Gy)

Strahleneffekte sind proportional zur Energiedosis. Die Energiedosis beschreibt die in einem beliebigen Material **absorbierte** Energie, bezogen auf die Masse des Materials (das Material ist anzugeben).

$$\text{Energiedosis} = \frac{\text{Energie}}{\text{Masse}_{\text{(des absorbierenden Materials)}}}$$

Die Energiedosis (D) ist, von Ausnahmen abgesehen (Kalorimetrie), nicht direkt meßbar. Sie wird aus der Energiedosis in Luft (Ionendosis) unter Berücksichtigung der Absorptionskoeffizienten in den verschiedenen Materialien berechnet:

$$D_{\text{(Material 2)}} = D_{\text{(Material 1)}} \times K_{\text{(E,M)}}$$

D	Energiedosis
Material 1	Luft
Material 2	Gewebe
K	Umrechnungsfaktor, abhängig von Material und Strahlungsenergie

Der Dosisumrechnungsfaktor K ist dabei abhängig von den Materialsorten 1 und 2 und der Energie der Strahlung. Er unterscheidet sich für die einzelnen Körpergewebe erheblich (Abb. 2.20), vor allem bei Verwendung niedriger Strahlenenergien.

Oberhalb von etwa 1 MeV unterscheiden sich die Quotienten der Absorptionskoeffizienten (Gewebe : Luft) nur noch wenig. Hier beginnt der für die Strahlentherapie günstige Energiebereich der Hochvolttherapie (Abb. 2.21).

2.4.3 Äquivalentdosis

Einheit: Sievert (Sv)

Der Begriff Äquivalentdosis wird im **Strahlenschutz** verwendet (→ Kap. 8.2.2). Da sich gezeigt hat, daß dieselbe Dosis nicht immer die gleichen biologi-

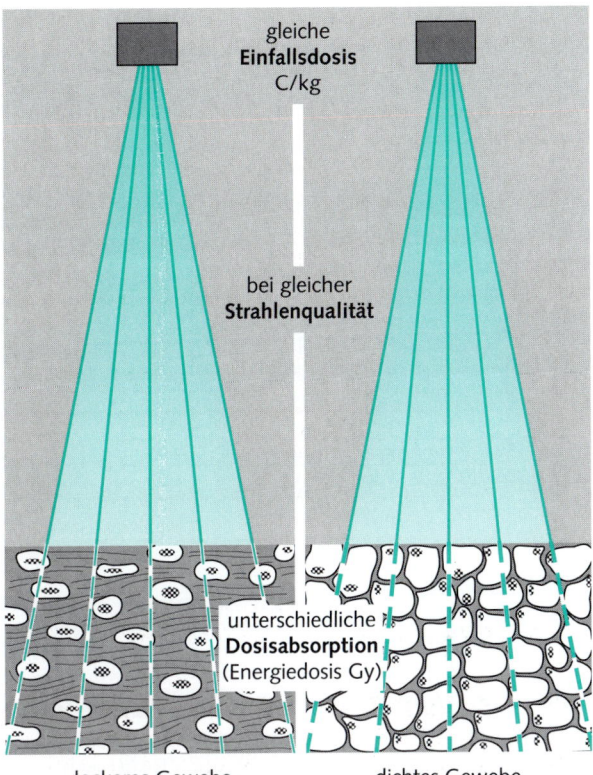

Abb. 2.20 Die gleiche Einfallsdosis bei gleicher Strahlenqualität führt zu unterschiedlicher Dosisabsorption in den verschiedenen Körpergeweben.

schen Veränderungen hervorruft, berücksichtigt die Äquivalentdosis die unterschiedlichen, von der jeweiligen Strahlenart abhängigen **Ionisationsdichten**. Nach der geltenden Strahlenschutzverordnung (1991) ist die Äquivalentdosis das Produkt aus der Energiedosis und einem effektiven Qualitätsfaktor q:

$$H = D \times q$$

H	Äquivalentdosis
D	Energiedosis
q	Qualitätsfaktor

Die Werte für den effektiven **Qualitätsfaktor q** tragen der unterschiedlichen biologischen Wirksamkeit dicht und locker ionisierender Strahlung Rechnung. Sie werden jeweils anhand neuer strahlenbiologischer Erkenntnisse durch entsprechende Übereinkunft in den Strahlenschutzkommissionen festgelegt.

Zwischen dem Qualitätsfaktor q und dem linearen Energietransfer (LET) besteht eine Beziehung. Mit steigendem Qualitätsfaktor nimmt auch der

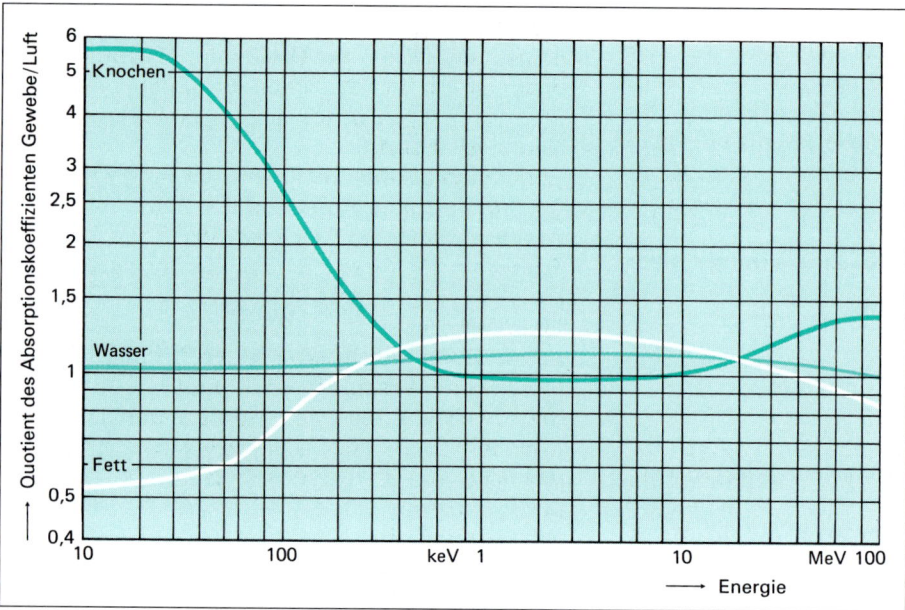

Abb. 2.21 Absorptions-charakteristika für verschiedene Gewebe als Funktion der Photonenstrahlungsenergie. Die für die Strahlentherapie optimale Energiespanne, bei der Wasser, Knochen und Fettgewebe in ähnlicher Weise Strahlung absorbieren, liegt zwischen 700 keV und 20 MeV.

LET zu. Beispiele für den effektiven Qualitätsfaktor sind:

- Röntgen- und Gammastrahlung, Betastrahlung, Elektronen- und Positronenstrahlung: q = 1
- Neutronenstrahlung nicht bekannter Energie: q = 10
- Alphastrahlung aus Radionukliden: q = 20

Das heißt in praxi: Die Äquivalentdosis für 10 Gy Elektronen ist 10 Sv, für 10 Gy Neutronen beträgt sie dagegen 100 Sv.

Eine Zusammenstellung der wichtigsten Dosis-einheiten findet sich in Tabelle 2.3.

2.4.4 Effektive Äquivalentdosis

Einheit: Sievert (Sv)

Um eine homogene Ganzkörperbestrahlung und eine Teilkörperbestrahlung hinsichtlich des gesundheitlichen **Risikos** vergleichen zu können, wurde das Konzept der effektiven Äquivalentdosis einge-

führt. Dabei wird berücksichtigt, daß einzelne Organe und Gewebe unterschiedlich empfindlich reagieren.

Die effektive Äquivalentdosis (H_{eff}) ist die Summe der Produkte sämtlicher Organdosen (H_T), jeweils mit einem dimensionslosen Wichtungsfaktor (W_T) multipliziert:

$$H_{eff} = \sum_T H_T \times W_T$$

T	Gewebe (tissue)
H_T	Äquivalentdosis am Gewebe
W_T	Wichtungsfaktor des Gewebes

Die **Wichtungsfaktoren** für die einzelnen Organe sind abgeleitet aus der Wahrscheinlichkeit für die maligne Entartung der Gewebe, wie sie bei den Überlebenden von Hiroshima und Nagasaki beobachtet wurde (→ Kap. 4.3.3).

Tab. 2.3 Die wichtigsten Einheiten in Dosimetrie und Strahlenschutz.

Dosisbegriff	neue SI-Einheit		alte Einheit		Beziehung
	Name	Einheit	Name	Einheit	
Ionendosis (I)	Coulomb/Kilogramm	C/kg	Röntgen	R	1 R = 2,58 × 10⁻⁴ C/kg
Energiedosis (D)	Gray	Gy	Rad	rd	100 rd = 1 Gy (1 R in Luft ≈ 8,7 mGy)
Äquivalentdosis (H)	Sievert	Sv	Rem	rem	100 rem = 1 Sv
effektive Äquivalentdosis (H_{eff})	Sievert	Sv	Rem	rem	100 rem = 1 Sv

Tab. 2.4 Übliche Organwichtungsfaktoren W_T zur Berechnung der effektiven Äquivalentdosis H_{eff} (nach ICRP 60, 1991).

Organ	Wichtungsfaktor	
Knochenoberfläche, Haut	je 0,01	gesamt 0,02
Schilddrüse, Brust, Speiseröhre, Leberund die hier nicht genannten restlichen Organe	je 0,05	gesamt 0,30
Rotes Knochenmark, Lunge, Magen und Dickdarm	je 0,12	gesamt 0,48
Keimdrüsen		gesamt 0,20
		Total 1,00

In Tabelle 2.4 sind heute übliche Wichtungsfaktoren zusammengestellt (siehe auch Strahlenschutz → Kap. 8.2.2).

2.4.5 Relative biologische Wirksamkeit

Die relative biologische Wirksamkeit (RBW) berücksichtigt, ähnlich wie der q-Faktor, die bei gleicher Dosis, jedoch verschiedener Energie beobachtete **unterschiedliche Wirksamkeit** einer Strahlenart. Die relative biologische Wirksamkeit wird experimentell bestimmt und ist die Grundlage für die Festlegung der q-Faktoren (→ Kap. 2.4.3).

Der RBW-Faktor ist der Quotient aus einer festgelegten Energiedosis unter Standardbedingungen und der Energiedosis der interessierenden Strahlung, die den gleichen biologischen Effekt auslöst.

$$RBW = \frac{D_{(Standardstrahlung)}}{D_{(Teststrahlung)}}$$

D   Energiedosis

Als Standardstrahlung (RBW-Faktor = 1,0) wird eine 200-kV-Röntgenstrahlung verwendet. Der RBW-Faktor für hochenergetische Elektronenstrahlung beträgt beispielsweise 0,75–0,85.

Der RBW-Faktor hängt allerdings nicht nur von der Strahlenart und der Strahlenenergie ab, sondern auch von der räumlichen und zeitlichen Dosisverteilung, vom Entwicklungszustand des bestrahlten Gewebes und der beobachteten Strahlenreaktion (→ Kap. 3.3.6).

2.4.6 Weitere Dosisbegriffe in der Radiologie

Weitere spezielle Dosisbegriffe, die in Normen und internationalen Empfehlungen festgelegt wurden oder weit verbreitet gebräuchlich sind, werden nachfolgend aufgeführt:

- **Dosisleistung**
  ist das Verhältnis von Dosis und Zeiteinheit. Bedeutungsvoll für den Patienten ist die absorbierte Energiedosis pro Zeiteinheit (Gy/min).
- **Kenndosisleistung**
  ist definiert als die Energiedosisleistung von Röntgen- und Gammastrahlen in der Achse des Nutzstrahlenbündels im Abstand von 100 cm von der Strahlenquelle (= Fokus) bei einer Feldgröße von etwa 200 cm².
- **Einfallsdosis**
  ist die Dosis, die im Zentralstrahl innerhalb des Fokus-Haut-Abstands »frei Luft« (also ohne irgendwelche streuenden Körper) und im Elektronengleichgewicht gemessen wird. Die Rückstreuung vom Körper des Patienten bleibt dabei außer Betracht.
- **Streuzusatzdosis**
  ist die zusätzliche, durch Streuung in der durchstrahlten Materie auftretende Dosis, die sich zur Direktstrahlung (Einfallsdosis) addiert.
- **Oberflächendosis**
  ist der auf der Hautoberfläche der Strahleneintrittsseite wirksame Dosisbetrag. Sie setzt sich aus Einfalls- und Streuzusatzdosis zusammen.
- **Maximaldosis (D_{max})**
  ist der höchste Energiedosisbetrag, der im durchstrahlten Volumen auftritt. Er liegt an einem bestimmten Punkt (»hot spot«), und zwar bei einem einzelnen Stehfeld auf oder unter der Haut (Hochvolttherapie), bei Mehrfeldertechnik oder Bewegungsbestrahlungen gewöhnlich im Zielvolumen (Isodosenplan erforderlich).
- **Herddosis** oder **Zielvolumendosis**
  ist die Energiedosis im Zielvolumen. Sie wird entweder an einem vom Arzt zu bestimmenden Punkt oder auf einer das Zielvolumen einschließenden Isodose kalkuliert. Sie bezeichnet die geringste/minimale Dosis im oder um das Zielvolumen (Minimaldosis D_{min}).
- **Referenzdosis (D_{ref})**
  bezeichnet die an einem bestimmten Punkt, dem **Referenzpunkt**, festgesetzte Energiedosis. Meist liegt der Referenzpunkt im Zielvolumen. Es gibt keine präzisere Dosisangabe, deshalb werden die einzelnen Isodosen (in Prozent) und die Maximaldosis (in Prozent) auf die Referenzdosis (gleich 100%) bezogen.
- **Isodosenlinien**
  verbinden im durchstrahlten Objekt alle Punkte mit gleicher Dosis. Isodosenkurven sind Schnitte durch das Strahlenbündel in verschiedenen Ebenen, die die räumliche Dosisverteilung darstellen. Sie werden entweder in Prozentwerten von der Referenzdosis (100%) angegeben, z.B. als 90%-Isodose, oder mit einem absoluten Dosiswert bezeichnet, z.B. 55-Gy-Isodose.

Tab. 2.5 Charakteristische Tiefendosisverläufe für verschiedene Strahlenarten in der Strahlentherapie. Angegeben sind die Gewebetiefe für $D_{rel} = 50\%$ und die Dosiswerte (%) in 10 cm Gewebetiefe. Die relative Tiefendosis D_{rel} errechnet sich aus dem Verhältnis zwischen der Dosis in einer bestimmten Gewebetiefe und dem Dosismaximum (D_{max}).

Strahlenart	Maximaldosis (D_{max})	D_{rel} 50%	D_{rel}/10 cm	FHA (Fokus-Haut-Abstand)
200-kV-Röntgenstrahlung	Oberfläche	6 cm	30%	40 cm
^{60}Cobalt-Strahlung	0,5 cm	10 cm	52%	60 cm
10-MV-Photonenstrahlung	2,5 cm	18 cm	72%	100 cm
30-MV-Photonenstrahlung	5 cm	26 cm	87%	100 cm
10-MeV-Elektronenstrahlung	2,5 cm	4–4,5 cm	0%	100 cm
14-MeV-Neutronenstrahlung	0,5 cm	11 cm	53%	100 cm

- **Tiefendosisverteilung**
  ist die Dosisverteilung entlang der Achse des Nutzstrahlenbündels im Körper. Die **relative Tiefendosis D_{rel} (z)** bezeichnet das Verhältnis einer bestimmten Tiefendosis zum Dosismaximum in Prozent (Tab. 2.5):

$$D_{rel}\,(z) = \frac{D_{(z)}}{D_0}$$

$D_{(z)}$ Energiedosis in der Tiefe z
D_0 Bezugswert, z.B. $D_0 = D_{max}$

- **Austrittsdosis**
  ist die an der Körperaustrittsseite noch wirksame Energiedosis. Sie nimmt mit steigender Strahlenenergie zu und kann unter Umständen die Oberflächendosis an der Körpereintrittsseite übersteigen.

- **Raumdosis** oder **Integraldosis**
  bezeichnet die Summe der gesamten, in den einzelnen Raumelementen des durchstrahlten Volumens absorbierten Energiebeträge. Die Integraldosis ist im physikalischen Sinn keine Dosis, sondern eine Energie.

- **Herdraumdosis**
  ist die Integraldosis im Herd (Zielvolumen). Sie ist das Produkt aus Masse und Energiedosis. Als **relative Herdraumdosis** bezeichnet man das Verhältnis der im Herd deponierten Energie zur gesamten, auf Herd und gesundes Gewebe übertragenen Energie in Prozent.

$$\text{relative Herd-}\atop\text{raumdosis} = \frac{\text{Herdraumdosis}}{\text{Raumdosis des bestrahlten Körpervolumens}} \times 100(\%)$$

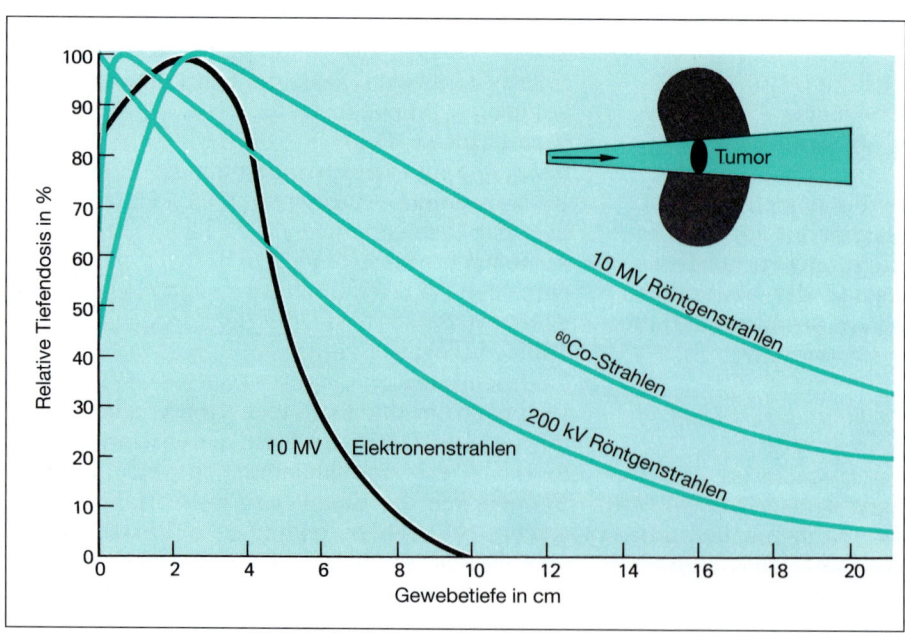

Abb. 2.22 Tiefendosisverläufe verschiedener Photonenstrahlen im Vergleich zu 10-MeV-Elektronenstrahlen in Wasser.

Je höher die relative Herdraumdosis, desto stärker ist die Belastung des Zielvolumens (Herd) und die Entlastung des gesunden Gewebes. Die Bestrahlungsplanung strebt hier einen möglichst großen Wert an.

2.4.7 Tiefendosisverläufe

Der Verlauf der Dosisleistung von der Körperoberfläche an der Strahleneintrittsseite bis in die Tiefe hinein läßt sich durch Tiefendosiskurven darstellen. Die relativen Tiefendosiskurven für die wichtigsten Strahlungen wurden in der Literatur veröffentlicht (z.B. WACHSMANN und DREXLER 1976). Tabelle 2.5 zeigt charakteristische Tiefendosiswerte in der Strahlentherapie, Abbildung 2.22 charakteristische Tiefendosisverläufe für verschiedene Strahlenarten in Wasser. Vier Fakten sind dabei für die Strahlentherapie wichtig:

- Zunehmende Energie der Photonenstrahlung bedeutet ein tiefer gelegenes Dosismaximum, der Tiefendosenverlauf wird günstiger.
- Ab einer Photonenenergie von 10 MeV wirkt sich eine weitere Erhöhung der Strahlenenergie zwar noch günstig auf den Aufbaueffekt aus (→ Kap. 2.2.6), kaum aber noch auf den Tiefendosenverlauf.
- Elektronenstrahlung zeigt nach Erreichen des Dosismaximums einen steilen Dosisabfall. Somit läßt sich durch den Einsatz von Elektronenstrahlen tiefer gelegenes Gewebe schonen. Der flachere Kurvenauslauf ist durch Bremsstrahlung verursacht, die von den Elektronen in der Materie erzeugt, aber nur gering geschwächt wird (»Bremsstrahlungsschwanz«).
- Neutronenstrahlen haben einen ähnlichen Tiefendosisverlauf wie konventionelle, harte Röntgenstrahlen.

Fragen zu Kapitel 2 Strahlenphysik

Strahlenarten

2.1 Was sagt die Quantendynamik über den Dualismus zwischen Teilchen und Welle?

2.2 Wie sind in diesem Zusammenhang Korpuskular- und Photonenstrahlen zu definieren?

2.3 Was ist ionisierende Strahlung?

2.4 Wird ionisierende Strahlung künstlich hergestellt, oder kommt sie natürlicherweise vor?

2.5 Was versteht man unter direkter und was unter indirekter Ionisation?

2.6 Welche ionisierenden Photonenstrahlen gibt es, und wie unterscheiden sie sich?

2.7 Wie verhalten sich Wellenlänge und Ausbreitungsgeschwindigkeit von Photonenstrahlen zueinander?

2.8 Nennen Sie den Unterschied zwischen Elektronen- und Betastrahlung.

2.9 Besteht Korpuskularstrahlung aus geladenen oder ungeladenen Teilchen?

2.10 Welche Bedeutung haben Neutronen-, Protonen- und Mesonenstrahlungen für die strahlentherapeutische Routine?

Wechselwirkung von Strahlung mit Materie

2.11 Nennen Sie den Unterschied zwischen der Ordnungs- bzw. Kernladungszahl (Z) und dem Atomgewicht.

2.12 Was ist ein Nuklid?

2.13 Was haben ein Radionuklid und ein Radioisotop gemeinsam?

2.14 Wie unterscheiden sich Isotop und Ion?

2.15 Wodurch ist ein Element charakterisiert?

2.16 Definieren Sie Absorption und Schwächung.

2.17 Welche Elementarprozesse der Ionisation sind Absorptions- und Streuungsvorgänge?

2.18 Welche Elementarprozesse sind in der Röntgendiagnostik von Interesse und welche in der Strahlentherapie?

2.19 Welchen Einfluß hat der Compton-Effekt auf die Bildgüte in der Röntgendiagnostik?

2.20 Was ist Vernichtungsstrahlung, und in welchen Bereichen der Radiologie ist sie von Bedeutung?

2.21 Laufen bei Photonenstrahlung und bei geladenen Teilchen die gleichen Interaktionen mit Materie ab?

2.22 Was versteht man unter linearem Energietransfer?

2.23 Definieren Sie Radioaktivität.

2.24 Wie heißt die Einheit für Radioaktivität, und wie ist sie definiert?

2.25 Welche Angaben sind für die Abschätzung der biologischen Wirkung von Radioaktivität entscheidend?

2.26 Was ist ein isomerer Übergang?

2.27 Welche Halbwertszeiten spielen in der Nuklearmedizin eine Rolle, und in welchem Zusammenhang stehen sie?

2.28 Welche Strahlenarten werden in der nuklearmedizinischen Diagnostik und Therapie verwendet?

2.29 Was ist die Voraussetzung zum Betrieb der Positronen-Emissions-Tomographie (PET)?

2.30 Woher stammen die in der Nuklearmedizin verwendeten Nuklide?

2.31 Was versteht man in der Nuklearmedizin unter einem Generatorsystem?

2.32 Welche Mechanismen laufen in der Röntgenröhre bei der Entstehung von Röntgenstrahlen ab?

Erzeugung von Röntgenstrahlen

2.33 Was ist der Unterschied zwischen Bremsstrahlung und charakteristischer Röntgenstrahlung?

2.34 Machen Sie sich die Begriffe Aufbaueffekt und Dosisaufbau vertraut.

2.35 Aus welchen Komponenten besteht eine Röntgenanlage?

2.36 Was ist ein Röntgenstrahler?

2.37 Welche Stromkreise existieren in einer Röntgenröhre, und welche Funktion haben sie?

2.38 Welchen Einfluß hat die Röhrenspannung auf das Energiespektrum der Röntgenstrahlung?

2.39 Wieviel Prozent der Abbremsenergie der Elektronen wird in Form von Röntgenstrahlen nutzbar?

2.40 Welche technischen Vorkehrungen verbessern die thermische Belastbarkeit der Anode in einer Röntgenröhre?

2.41 Wie beeinflußt die Größe des Brennflecks (Fokus) die Abbildungsschärfe und die Röhrenleistung?

2.42 Warum benutzt man für Röntgenröhren verschiedene Anodenmaterialien?

2.43 Was ist ein Nutzstrahlenbündel?

2.44 Wie hoch ist der Anteil der ursprünglich erzeugten Röntgenstrahlung, die sich im Nutzstrahlenbündel einer Röntgenröhre wiederfindet?

2.45 Welche Funktion hat die Flächendosis-Meßkammer?

2.46 Wie häufig muß eine Röntgenröhre überprüft werden?

2.47 Aus welchen Komponenten besteht ein Röntgengenerator?

2.48 Was regelt der Röntgengenerator?

2.49 Was ist die Aufgabe eines Strahlungsfilters?

2.50 Nach welcher Gesetzmäßigkeit reduziert sich die Dosis in einem divergierenden Nutzstrahlenbündel bei Veränderung des Abstands?

2.51 Auf welche Weise beeinflußt ein Streustrahlenraster die Abbildungsschärfe?

2.52 Was ist eine Halbwertschichtdicke?

Dosisbegriffe und Dosiseinheiten

2.53 Welche Dosis ist direkt meßbar, und wie lautet ihre Einheit?

2.54 Welche Dosis wird in Gray (Gy) angegeben?

2.55 Definieren Sie die effektive Äquivalentdosis im Vergleich zur Äquivalentdosis.

2.56 Was versteht man unter der Relativen biologischen Wirksamkeit?

2.57 Vergegenwärtigen Sie sich die Unterschiede zwischen Oberflächendosis, Einfallsdosis und Streuzusatzdosis.

2.58 Charakterisieren Sie die in der Therapie so wichtigen Dosisbegriffe: Referenzdosis, Zielvolumendosis und Maximaldosis.

2.59 Was ist eine Isodosenlinie?

2.60 Wie unterscheidet sich der Tiefendosisverlauf von konventioneller Röntgenstrahlung, Telekobaltstrahlung und Linearbeschleuniger-Photonenstrahlung?

3 Strahlenbiologie

ROLF SAUER

Energiereiche Strahlung tritt, das wurde in Kapitel 2 gezeigt, in physikalische Wechselwirkung mit der durchstrahlten Materie und überträgt dabei ihre Energie auf Atome und Moleküle. Dieser Vorgang benötigt etwa 10^{-18} bis 10^{-14} Sekunden. Dabei kann ein Minimum an Energie ein Maximum an Wirkung haben.

⚠ Vergleicht man die Energieäquivalente von verschiedenen Zellgiften miteinander – z.B. Gamma-Strahlen, ultraviolette Strahlung von 260 nm, Hitze von 70 °C, Zyanid, Wasserstoffperoxid, Chemotherapeutika, hier: Mitomycin C – so zeigt sich, daß zur Zellinaktivierung die weitaus geringste Energie mit ionisierender Strahlung benötigt wird [POLLARD, 1970].

Dem rasch abgeschlossenen physikalischen Primärvorgang folgen die Schritte auf molekularer, intrazellulärer und zellulärer Ebene. Sie benötigen mehr, u.U. erheblich mehr Zeit:
- **Radiochemische Vorgänge**
  Bildung von Radikalen,
  Dauer: ca. 1 Mikrosekunde.
- **Biochemische Reaktionen**
  Oxidationen, Reduktionen, Hydroxylierungen, Decarboxylierungen etc. mit Veränderungen am organischen Molekül,
  Dauer: weniger als 1 Sekunde bis etliche Minuten.
- **Biologische Folgen**
  Akut- und Spätfolgen, Mutationen,
  Dauer: Stunden bis Jahrzehnte.

Energiereiche Strahlung kann alle biologischen Funktionen und Strukturen verändern, Entwicklungsabläufe unterbrechen und den Tod einzelner Individuen herbeiführen. Der Weg vom physikalischen Primärereignis zum beobachteten Effekt kann kurz sein, nämlich ganz unmittelbar, meist aber länger über verschiedenste Zwischenreaktionen, die unter Umständen auch reversibel sind (Abb. 3.1). So wäre zwischen **direkten** und **indirekten Mechanismen** zu unterscheiden, auch zwischen **Akut-** und **Spätschäden**. Eine Besonderheit stellen Mutationen dar, weil sie gelegentlich erst nach Hunderten von Jahren in Erscheinung treten.

Bei der Feststellung eines biologischen Effektes zu einem bestimmten Zeitpunkt können alle vorausgegangenen Ereignisse nicht beurteilt werden, die bis dahin repariert worden sind. Umgekehrt kann sich eine biochemische Veränderung nachfolgend multiplizieren, und der **beobachtete Effekt** entspricht weniger Primärvorgängen, als zu vermuten wäre. Aus den manifesten Effekten läßt sich also nicht auf die Zahl der Primärereignisse schließen.

⚠ In der Strahlenbiologie sind die Ausgangssituation (Versuchsanordnung) und der Zeitpunkt der auswertenden Beobachtung entscheidend und müssen bei der Interpretation des Strahlenschadens immer berücksichtigt werden.

3.1 Strahlenchemie

Die chemischen Strahlenreaktionen sind die Ursache für die einzelnen, zum Teil komplizierten Reaktionsabläufe. Sie werden in G-Einheiten gemessen. G gibt die Zahl der veränderten oder gebildeten Einheiten, mehrheitlich Atome und Radikale, an (→ Kap. 3.1.5).
- **Direkte Strahlenwirkung**
  Verschiedene Primärprozesse, wie Anregung und Ionisation sowie Kernstöße, führen direkt zur chemischen Veränderung eines Biomoleküls bzw. zum DNA-Schaden. Die Energieabsorption und ihre Wirkung erfolgen **in derselben biologischen Struktur** (Abb. 3.2). Man spricht auch von Treffern [DESSAUER, 1923]. Es gibt Ein- und Mehrfachtrefferprozesse. Je höher die Dosis, desto mehr Treffer werden gesetzt.
- **Indirekte Strahlenwirkung**
  Die Schäden am Makromolekül DNA entstehen indirekt über chemische Reaktionen mit Produkten der Wasserradiolyse (Radikale) (→ Abb. 3.2). Dies ist bei in Wasser gelösten Biomolekülen besonders ausgeprägt, findet aber auch in trockenen Substanzen statt. Energieabsorption und biologische Wirkung erfolgen also **in unterschiedlichen Molekülen.**

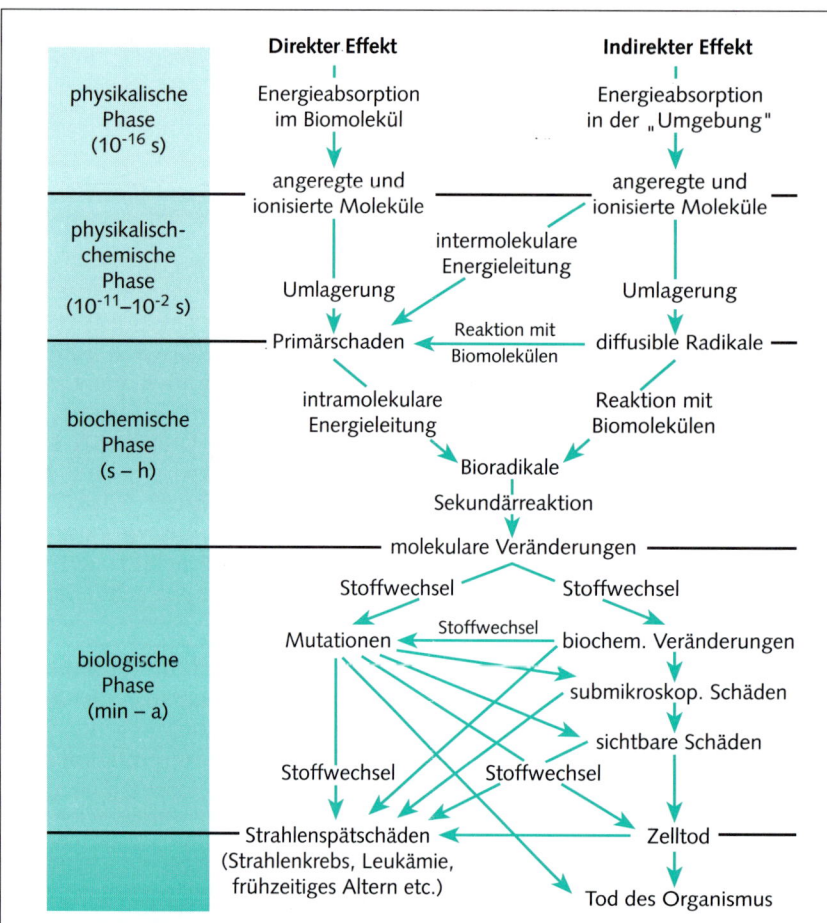

Abb. 3.1 Wechselwirkung ionisierender Strahlung mit biologischen Strukturen. Der Weg vom physikalischen Primärereignis zum beobachteten Effekt kann unmittelbar und kurz sein, verläuft meist aber länger über verschiedenste Zwischenstufen.

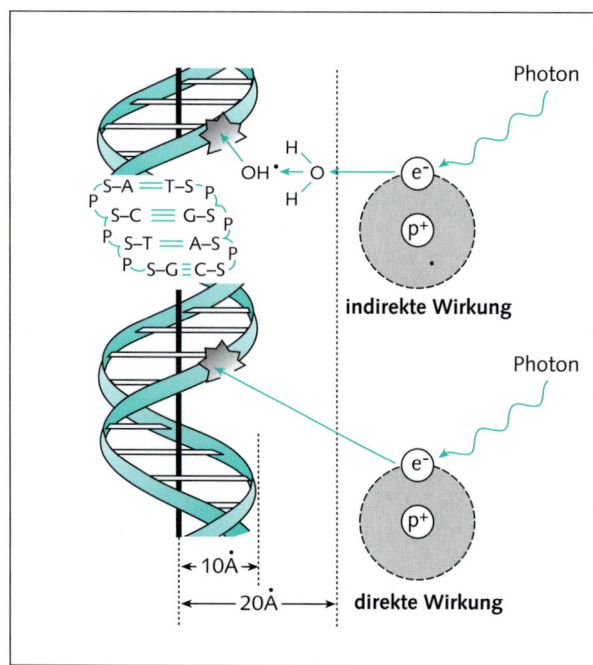

Abb. 3.2 Direkte und indirekte Strahlenwirkungen, die zur Veränderung eines Biomoleküls führen.

Nach Exposition mit **locker ionisierender Strahlung** (Photonen, Elektronen) rechnet man mit $1/3$ direkter und mit $2/3$ indirekter Strahlenwirkung. Für **dicht ionisierende Strahlungen** (α-Teilchen, Neutronen, Protonen) nimmt der Anteil der direkten Strahlenwirkung zu.

Für die klinische Strahlenbiologie ist die Unterscheidung zwischen direkter und indirekter Strahlenwirkung vermutlich bedeutungslos und nur von theoretischem Interesse. Denn eine Differenzierung beider Effekte gelingt im klinischen Experiment nicht. Allenfalls läßt sich die Radikalbildung beeinflussen.

3.1.1 Wasserradiolyse

Die lebende Säugerzelle besteht zu mehr als 80% aus Wasser. Der Rest verteilt sich auf Proteine, Membranen und DNA. So werden auch mehr als 80% der Strahlenenergie im Wasser absorbiert. Bei der Strahlenchemie des Wassers sind im wesentlichen zwei Effekte zu nennen, die Ionisation und die Anregung.

• Bei der **Ionisation** zerfällt ein Wassermolekül unter Abgabe eines Bindungselektrons:

(1) H_2O + Strahlungsenergie $\rightarrow$ H_2O^+ + e^-

»+« oder »−« kennzeichnen das Molekül als elektrisch geladen (Ion). Ein Punkt »•« kennzeichnet es als Radikal, d.h. als eine elektrisch zwar neutrale, aber chemisch sehr aktive Gruppe. H_2O^+ und e^- reagieren mit dem im Überschuß vorhandenen Wasser sofort weiter:

(2) $H_2O^+ + H_2O \rightarrow H_3O^+ + OH^\bullet$
      bzw.

(3) $e^- + H_2O \rightarrow H_2O^- \rightarrow H^\bullet + OH^-$

Das bei (1) frei gewordene Elektron e^- umgibt sich sofort mit einer Wasserhülle, d.h. es wird hydratisiert:

(4) $e^- + nH_2O \rightarrow e^-_{aq}$

- Bei der **Anregung** zerfällt das Wasseratom in zwei Radikale: $H^\bullet + OH^\bullet$

(5) H_2O + Strahlungsenergie $\rightarrow$ H_2O^*
(6) $H_2O^* \rightarrow H^\bullet + OH^\bullet$

Der Stern »*« kennzeichnet das angeregte Wassermolekül.

⚠ Bei der Reaktion von Strahlung mit Wasser entstehen drei sogenannte Primärradikale, nämlich $OH^\bullet$, $H^\bullet$ und e^-_{aq}.

Diese Radikale können nun untereinander reagieren und sich damit gegenseitig neutralisieren. Die entsprechenden Reaktionen werden als **Rekombinationen** bezeichnet:

(7) $H^\bullet + OH^\bullet \rightarrow H_2O$
(8) $e^-_{aq} + OH^\bullet \rightarrow OH^-$
(9) $H^+ + OH^- \rightarrow H_2O$
(10) $e^-_{aq} + e^-_{aq} \rightarrow H_2 + 2OH^-$
(11) $H^\bullet + H^\bullet \rightarrow H_2^\bullet$
(12) $OH^\bullet + OH^\bullet \rightarrow H_2O_2$

⚠ Die Wasserradiolyse durch locker oder dicht ionisierende Strahlung ist der Schlüssel für die weitaus meisten Strahlenwirkungen an den Biomolekülen.

3.1.2 Sauerstoffeffekt

Durch Anwesenheit von molekularem Sauerstoff wird die **Zahl der Peroxide** erhöht. Denn molekula-

rer Sauerstoff reagiert besonders schnell mit den Primärradikalen der Radiolyse e^-_{aq} und $H^\bullet$:

(1) $e^-_{aq} + O_2 \rightarrow O_2^-$
(2) $H^\bullet + O_2 \rightarrow HO_2^\bullet$ instabil
(3) $2HO_2^\bullet \rightarrow H_2O_2 + O_2$
(4) $HO_2^\bullet + H^\bullet \rightarrow H_2O_2$

Zum Schutz gegen unkontrollierte Reaktionen der instabilen Superoxidradikale ($HO_2^\bullet$) besitzen die Zellen atmender Lebewesen das Enzym Superoxiddismutase, das die Umwandlung der Radikale in Wasserstoffperoxid katalysiert.

Das ebenfalls in der Radiolyse entstehende Radikal **$OH^\bullet$** reagiert selbst nicht mit Sauerstoff. Es bewirkt aber an organischen Molekülen (RH) eine H-Abstraktion mit dem Ergebnis eines aktivierten Bioradikals ($R^\bullet$). Dieses bildet mit Sauerstoff ein Peroxidradikal ($RO_2^\bullet$), das wiederum in $R^\bullet$ und RO_2H übergeht. Nun ergibt sich durch die Anwesenheit von Sauerstoff eine Kettenreaktion, so daß immer neue »giftige« Peroxidradikale entstehen:

(1) $RH + OH^\bullet \rightarrow R^\bullet + H_2O$
(2) $+O_2$ (Kettenreaktion)
(3) $RH + RO_2^\bullet \longrightarrow R^\bullet + RO_2H$

⚠ Der Sauerstoffeffekt bezeichnet die Tatsache, daß Sauerstoff die Bildung von aktiven Produkten (Peroxidradikale und Wasserstoffperoxid) vermehrt. Dadurch ist der Bioeffekt locker ionisierender Strahlung im Sauerstoffmilieu 2–3mal höher als in Anoxie.

3.1.3 Radikale und Peroxide

Radikale und Peroxide sind Zellgifte. Radikale reagieren mit organischen Makromolekülen, den sogenannten Target-(Ziel-)Molekülen. Dabei werden lockere Elektronenbindungen aufgebrochen. Dies führt zu Strukturveränderungen der Moleküle und zu den verschiedenen DNA-Schäden.

Bei der Reaktion der Radikale ist ein **Temperatureffekt** festzustellen. Bei niedriger Temperatur, d.h. in erstarrtem Zustand, ist die Diffusion der strahlenerzeugten Wasserradikale behindert. Dadurch ist die indirekte Strahlungswirkung wesentlich temperaturabhängiger als die direkte.

Im Laborversuch, bei sehr verdünnten Lösungen, können die Primärradikale untereinander oder mit Verunreinigungen reagieren, bevor sie das Makromolekül erreichen. Dann inaktivieren sie das Makromolekül nicht. Jede Substanz, die der Lösung eines Biomoleküls zugesetzt wird und die mit den Wassermolekülen reagiert, erweist sich deshalb als **Schutzsubstanz**. Auch in vivo wirken Moleküle, die bevorzugt mit freien Radikalen reagieren, als **Radikalfänger** und **Strahlenschutzsubstanzen.**

3.1.4 Radiolyseprodukte und LET

Primärradikale und Sauerstoffradikale sind nicht ortsgebunden, sondern frei beweglich. Ihre Diffusionslänge liegt im nm-Bereich, ihre Überlebenszeit im µs-Bereich. Dies führt dazu, daß die beschriebenen Prozesse nicht zufällig überall im Raum auftreten, sondern lokal konzentriert in der Umgebung eines radioaktiven Strahls. Diese **Topographie** ist für die Bildung von Sekundärprodukten bedeutsam und vermutlich verantwortlich für das Entstehen der »Bulky Lesions« (→ Kap. 3.2.1).

Bei Strahlung mit großer Ionisationsdichte, also hoher **linearer Energieübertragung** (LET → Kap. 3.3.6), treten »Bulky Lesions« gehäuft auf, d.h. die Zahl der direkten Treffer (direkte Strahlenwirkung) nimmt zu. Außerdem werden vermehrt OH•-Radikale gebildet, die zu Wasserstoffperoxid rekombinieren:

$$OH^\bullet + OH^\bullet \rightarrow H_2O_2$$

Wasserstoffperoxid wird bei hohem LET also unabhängig von der Anwesenheit von Sauerstoff gebildet. Das bedeutet, daß bei hohem LET der Sauerstoff an Bedeutung verliert.

Neben der **Rekombination** von OH•-Radikalen rekombinieren auch H•-Radikale zu molularem Wasserstoff ($H^\bullet + H^\bullet \rightarrow H_2$) und werden dadurch neutralisiert. Mit steigendem LET nimmt also die Radikalausbeute ab.

⚠ Mit **steigendem LET** nimmt die direkte Strahlenwirkung, die Anzahl der »Bulky Lesions«, der OH•-Radikale und die H_2O_2-Ausbeute zu. Durch häufige **Rekombinationen** der Radikale nimmt jedoch die Radikalausbeute insgesamt ab und ebenso die Bedeutung des Sauerstoffs für die Strahlenwirkung.

3.1.5 G-Wert

Der **G-Wert** bezeichnet die Zahl der Moleküle, Ionen und Radikale, die durch 100 eV Strahlungsenergie entstehen oder verändert werden. Nach der Formel

$$H_2O + Strahlungsenergie \rightarrow e^-_{aq} + OH^\bullet + H^\bullet + H_2O_2$$

bilden sich durch 100 eV Strahlungsenergie in einem dm³ (1 Liter) 5,9 mol Radikale und 1,13 mol H_2- und H_2O_2-Moleküle. Die in der Radiotherapie häufig verwendete Dosis von 2 Gy pro Fraktion bildet 1 µmol/dm³ Radikale. Wichtig ist, daß der G-Wert (und damit auch die Zahl der erzeugten Moleküle bzw. Radikale) vom LET abhängt. Wie ausgeführt, nimmt mit steigendem LET die Ausbeute an e^-_{aq}-Radikalen ab, diejenige an H_2O_2-Peroxiden jedoch zu.

⚠ Bei der Radiolyse des Wassers ist die Produktion von Sekundär- und Tertiärprodukten abhängig vom Sauerstoff und von der linearen Energieübertragung (LET). Der Sauerstoffeffekt selbst hängt ebenfalls vom LET ab. Es werden auch Erholungseffekte beobachtet.

3.2 Strahlenbiochemie

Nach allgemeiner Übereinkunft werden hauptsächlich die Strahlenschäden an den Nukleinsäuren und am Genom für die zellulären Folgeprozesse verantwortlich gemacht. In der molekularen Strahlenbiologie werden auch Proteine und Aminosäuren, Kohlehydrate und energiereiche Phosphate, Lipide und Membranen, Hormone, Vitamine und Elektrolyte untersucht.

⚠ Die Strahlenschäden an der DNA sind verantwortlich für die genetischen, somatischen und teratogenen Strahlenfolgen beim Menschen.

3.2.1 DNA und ionisierende Strahlung

Folgende Schäden an der Desoxyribonukleinsäure lassen sich experimentell feststellen (Abb. 3.3):
- Einzelstrangbrüche
- Doppelstrangbrüche
- Basenschäden (Basenmodifikationen und Basenverluste)
- Zerstörung von Wasserstoffbindungen
- Vernetzungen innerhalb der DNA
- DNA-Protein-Vernetzungen
- »Bulky Lesions«.

Strangbrüche

Eine Spaltung der Phosphatesterbindung oder eine Zerstörung der Desoxyribose läßt **Einzel**- oder **Doppelstrangbrüche** entstehen. Doppelstrangbrüche kön-

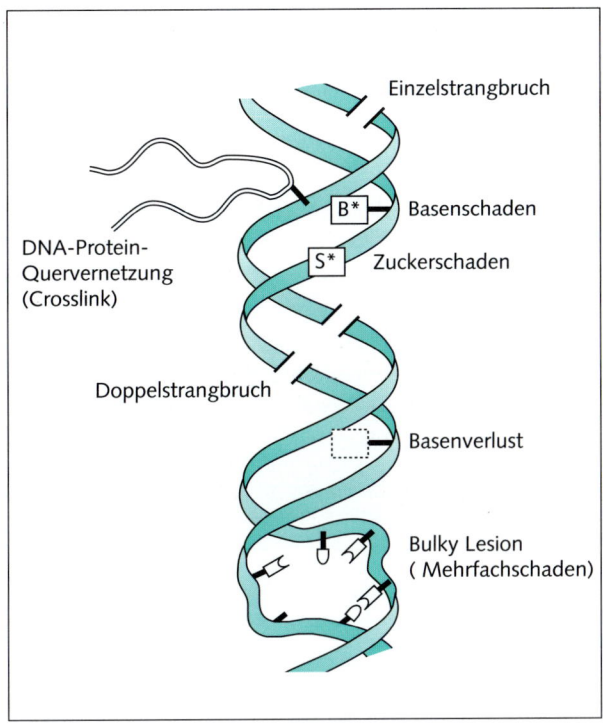

DNA-Protein-Quervernetzung (Crosslink)

Einzelstrangbruch

Basenschaden

Zuckerschaden

Doppelstrangbruch

Basenverlust

Bulky Lesion (Mehrfachschaden)

Abb. 3.3   DNA-Schäden durch ionisierende Strahlung.

nen durch den Durchgang eines Partikels durch die DNA verursacht sein oder durch die Kombination zweier benachbarter Einzelstrangbrüche, die aber durch verschiedene Einzelereignisse erzeugt wurden. Bei locker ionisierender Strahlung ist das Verhältnis von Einzel- zu Doppelstrangbrüchen etwa 20 : 1. Dicht ionisierende Strahlung verursacht häufiger Doppelstrangbrüche.

> ⚠ Die Zahl von Einzelstrangbrüchen nimmt mit dem Quadrat der Dosis zu. Die Doppelstrangbrüche nehmen linear mit der Dosis zu.

Einzelstrangbrüche und auch Doppelstrangbrüche können repariert werden: Einzelstrangbrüche werden durch enzymatische Verknüpfung (Polynukleotid-Ligase) behoben, Doppelstrangbrüche durch eine komplizierte Abfolge mehrerer abgestimmter Prozesse (Exzisions-Repair) (Abb. 3.4). Diese **Repair-Vorgänge** laufen z.T. sehr rasch ab. Innerhalb von 2 Stunden sind die meisten Repair-Vorgänge beendet, mindestens dauert es aber 6–8 Stunden bis zum vollständigen Abschluß aller möglichen Reparaturen.

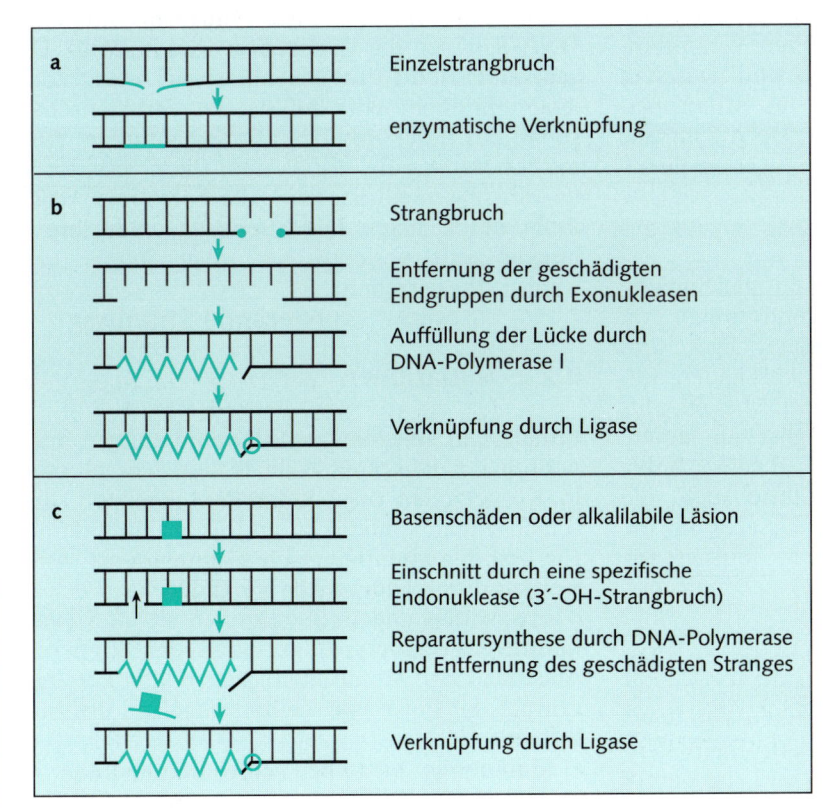

a   Einzelstrangbruch

enzymatische Verknüpfung

b   Strangbruch

Entfernung der geschädigten Endgruppen durch Exonukleasen

Auffüllung der Lücke durch DNA-Polymerase I

Verknüpfung durch Ligase

c   Basenschäden oder alkalilabile Läsion

Einschnitt durch eine spezifische Endonuklease (3´-OH-Strangbruch)

Reparatursynthese durch DNA-Polymerase und Entfernung des geschädigten Stranges

Verknüpfung durch Ligase

Abb. 3.4   Reparatur von Strahlenschäden an der DNA: Molekulare Mechanismen zur Heilung von Strangbrüchen oder Basenschäden.
a) Heilung eines Einzelstrangbruchs durch direkte enzymatische Verknüpfung.
b) Heilung eines Einzelstrangbruchs mit geschädigten Endgruppen.
c) Heilung von Basenschäden oder alkalilabilen Läsionen.

35

Noch vor wenigen Jahren hielt man Doppelstrangbrüche für irreparabel. Heute weiß man, daß vor allem die unten beschriebenen »Bulky Lesions« für **Letalschäden** verantwortlich sind. Dabei kann sich das DNA-Molekül verkleinern. Durch die Verbindung mehrerer Molekülfragmente können auch Makromoleküle entstehen.

Basenschäden

Direkte Treffer können Radikale der DNA-Basen Thymin und Guanin induzieren. Bei **indirekter** Strahlenwirkung schädigen $OH^\bullet$-Radikale das Thymin, zusätzlich $OH^\bullet$- und e^-_{aq}-Radikale das Guanin. So werden Basen verändert oder gehen verloren. Die Strahlenempfindlichkeit der Basen nimmt in folgender Reihenfolge ab: Thymin – Cytosin – Adenin – Guanin.

Das Wissen über diese wichtigen Basenschäden und mögliche Reparaturmechanismen ist leider noch sehr lückenhaft. Auf jeden Fall werden diejenigen Schäden, die bis zur nächsten Zellteilung nicht repariert worden sind, an die Tochterzellen weitergegeben.

Vernetzung der DNA-Ketten

Die sogenannten »DNA-Crosslinks«, die Vernetzung der DNA mit anderen Molekülen oder Vernetzungen innerhalb der DNA, treten bei sehr hohen Strahlendosen auf. Hauptsächlich entstehen Verbindungen zwischen Thymin und Thymin und zwischen Cytosin und Cytosin. Dies kann in Mikroorganismen zu einer Blockierung der DNA-Synthese führen, jedoch nicht unbedingt bei Säugetierzellen.

Bulky Lesions (Mehrfachschäden)

Da Ionisierungen im Gewebe nicht gleichmäßig erfolgen, ergeben sich lokale Konzentrationen von Radikalen, sogenannte Radikalnester. Dies sind Stellen am Biomolekül, wo Mehrfachschäden auftreten, also Strangbrüche plus Basenschäden plus Crosslinks. Die Synonyma im Englischen lauten: clustered damages = multiple damaged sites = bulky lesions. »Bulky Lesions« sind Letalschäden, die nicht reparabel und vermutlich die Ursache für die hohe Zellinaktivierungsrate durch ionisierende Strahlen sind [Ward, 1988] (Tab. 3.1).

⚠ Ionisierende Strahlung verursacht an der DNA Strangbrüche (z.T. reparabel), Basenschäden (fraglich reparabel), Brüche von Wasserstoffbrücken (z.T. reparabel), DNA-Vernetzungen (fraglich reparabel) und sogenannte Bulky Lesions (irreparabel).

Tab. 3.1 Geschätzte Anzahl von DNA-Schäden pro Zelle, die zum Absterben von 63% der exponierten Zellen in vitro führen. Bei der Exposition mit ionisierender Strahlung führen bedeutend weniger DNA-Schäden pro Zelle bereits zum Absterben als beim Kontakt mit anderen Zellgiften. Die Ursache ist eine höhere Anzahl irreparabler Schäden, z.B. sogenannter »Bulky Lesions«, durch ionisierende Strahlung.

Agens	DNA-Schäden	Schäden pro Zelle pro D_{37}*
Ionisierende Strahlung	Einzelstrangbrüche	1000
	Doppelstrangbrüche	50
	Basenschäden	200
	Protein-DNA-Quervernetzungen	150
	»Bulky Lesions«	450
UV-Licht	T=T-Dimere	400 000
	Einzelstrangbrüche	100
	Protein-DNA-Quervernetzungen	?
Aflatoxin, Benzpyren, Acetylaminofluoren, Methyl-Nitrosoharnstoff, H_2O_2 bei 0 °C		10 000 bis 2 600 000

* D_{37} = Dosis, die die Anzahl der überlebenden Zellen auf 37% vermindert

Da bei der **DNA-Replikation** der gesamte DNA-Strang »abgelesen« werden muß, beeinträchtigen DNA-Schäden die Replikation entscheidend. Demgegenüber ist die **Proteinsynthese** viel weniger strahlenempfindlich: Hier müßte der Strahlenschaden genau das Stück des DNA-Stranges treffen, das als mRNA-Vorlage für ein Protein dient. Da das sehr unwahrscheinlich ist, kann die Folge sein, daß die Zelle durch einen DNA-Schaden zwar ihre Teilungsfähigkeit verloren hat, aber immer weiter wächst (Riesenzellen).

3.2.2 Mutationen

Mutationen sind bleibende Veränderungen des genetischen Codes einer Zelle. Je nachdem, ob sie sich in Körperzellen oder Keimzellen ereignen, unterscheidet man **somatische** und **Keimzellmutationen.** Ein Teil der Mutationen bleibt unentdeckt. Andere werden durch bedeutende Veränderungen der Zelleigenschaften und Zellfunktionen sichtbar (**Veränderung des Phänotyps**), verändern den Stoffwechsel (**biochemische Mutationen**) oder bilden **Letalfaktoren** mit der Folge von Zelltod oder Tod des Individuums.

Mutationen entstehen entweder spontan oder werden durch chemische und physikalische Noxen ausgelöst. Die Ursache bzw. der auslösende Faktor ist einer Mutation nicht anzusehen. Strahleninduzierte Mutationen sind irreversibel. Während sich Zustände vor der Mutation beeinflussen lassen, bleibt die einmal fixierte Mutation im Erbgut erhalten, es sei denn, sie mutiert zufälligerweise spontan oder durch erneute äußere Einwirkung zurück. Im Gegensatz zu manchen spezifisch wirkenden Chemikalien erzeugt Strahlung ein breites Spektrum von Mutationen mit praktisch allen Möglichkeiten der Gen- und Chromosomenveränderungen.

⚠ Genetische und somatische Mutationen können spontan, durch Kontakt mit chemischen Agenzien, durch ionisierende Strahlung oder durch Krankheit entstehen. Die Ursache einer Mutation kann nicht festgestellt, sondern nur vermutet werden.

Zwischen der Zahl beobachteter Mutationen und der Strahlendosis besteht ein eindeutiger Zusammenhang. Das Maß ist die **Mutationsverdoppelungsdosis**. Damit ist diejenige Strahlendosis gemeint, die ebenso viele Mutationen induziert, wie natürlicherweise sowieso entstehen. Sie wird für den Menschen mit 0,2 bis 2 Gy (Mittelwert 0,6 Gy) angenommen.

Zum Vergleich: Die Strahlenschutzgesetzgebung legt als Grenzwert für eine beliebige Person aus der Bevölkerung eine Strahlendosis von 0,05 Sv (entspricht weitgehend 0,05 Gy) pro Jahr fest. Die Berechnung des Dosisgrenzwertes wurde vor 1977 von der Mutationsverdoppelungsrate abgeleitet. Die Dosis für die Mutationsverdoppelung sollte während

der Generationszeit (sie wird zwischen dem 18. und 30. Lebensjahr angesetzt) nicht überschritten werden (0,6 Sv : 12 Jahre = 0,05 Sv/Jahr). Heute wird der Grenzwert von 0,05 Sv als »akzeptables Risiko« eingestuft und in Bezug gesetzt zu den Risiken in anderen Bereichen, z.B. in verschiedenen Industriezweigen.

Nomenklatur

Somatische Mutationen (z.B. Krebsinduktion) mögen für ein Individuum von Bedeutung sein, sie sind aber auf Nachkommen nicht übertragbar. **Keimzellmutationen** hingegen können sich sowohl beim Individuum bemerkbar machen, als auch, da vererbbar, die gesamte Population Mensch betreffen. **Dominante** wie **rezessive** Keimzellmutationen können auf spätere Generationen übergehen und durch die Möglichkeit der Multiplikation zu einem Risiko werden.

Nach der betroffenen genetischen Struktur unterteilt man die Mutationen in Genommutationen, Chromosomenmutationen und Punktmutationen (Abb. 3.5):

- **Genommutation**
  Änderung der Chromosomenzahl oder der Zahl ganzer Chromosomensätze (z.B. Mongolismus, Turner-Syndrom, Klinefelter-Syndrom).
- **Chromosomenmutation**
  Änderung der Chromosomenstruktur, z.B. Brüche, die verlorengehen oder sich mit anderen zu Atypien wie Ringformen oder Translokationen verbinden. 60–80% solcher Atypien überstehen allerdings die nächste Zellteilung nicht.

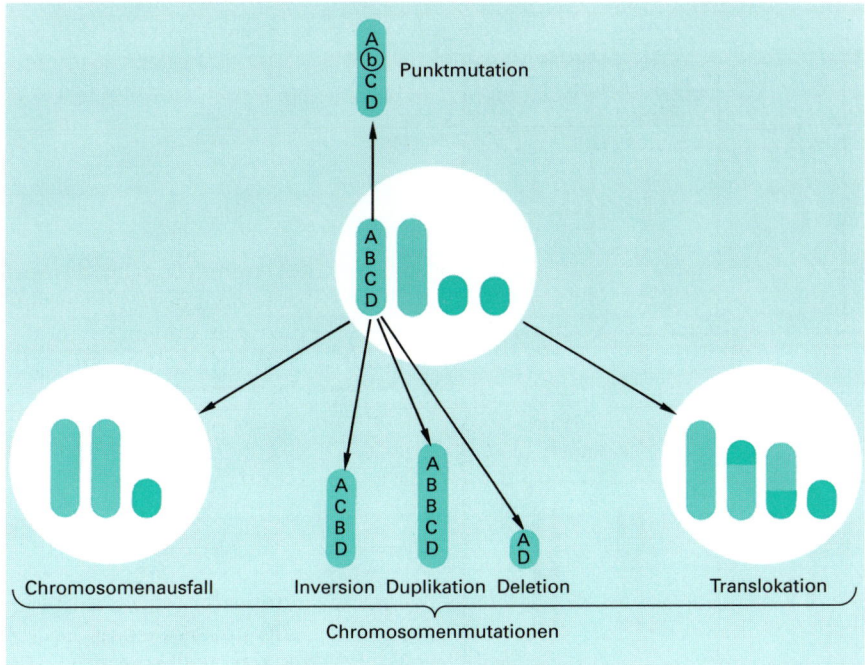

Abb. 3.5 Schematische Darstellung verschiedener Mutationstypen ausgehend von einer normalen somatischen Zelle (in der Mitte) mit zwei Chromosomenpaaren. In einem der Chromosomen ist die Genfolge angegeben.

37

- **Punktmutationen**
  Strukturelle Änderung der Gene (Genmutationen), die zumeist rezessiv vererbt werden. Sie sind im Mikroskop nicht festzustellen und bestehen aus subtilen chemischen Veränderungen der DNA bzw. minimalen Fehlern der Basenfolge.

Nach der Anzahl der **Chromosomensätze** unterscheidet man:

- **Euploidie**
  normaler Chromosomensatz
- **Aneuploidie**
  Veränderung der Chromosomenzahl, d.h. nicht ganzzahlige Vervielfachung oder Verminderung des Chromosomensatzes
- **Polyploidie**
  ganzzahlige Vervielfachung des Chromosomensatzes

Für die **Mutationsentstehung** gibt es drei Mechanismen:

- Direkte oder indirekte **DNA-Schäden** (→ Kap. 3.1)
- **Misrepair** (Falschreparatur): In Mikroorganismen sind die meisten Mutationen Folgen einer falschen Reparatur von Chromosomenschäden.
- **Transposable Elemente:** Diese beweglichen Chromosomenelemente können von einer Chromosomenstelle an eine andere wandern. Je nach ihrer neuen Lokalisation können sie die Aktivität von Genen verändern und damit mutagen wirken.

Erkrankungen mit eingeschränktem DNA-Reparaturvermögen

Biologische Systeme sind imstande, genetische Schäden zu reparieren (photoenzymatische Erholung, Exzisionsreparatur, Postreplikationsreparatur, SOS-Reparatur). Dieses Reparaturvermögen kann beeinträchtigt sein.

 Einige Krankheiten des Menschen beruhen darauf, daß
- ein geschwächtes Reparaturvermögen für DNA-Schäden oder
- eine erhöhte Sensibilität des Erbmaterials gegenüber DNA-schädigenden Noxen besteht.

Folgende Beispiele sind zu nennen:
- **Xeroderma pigmentosum (XP)**
  Autosomal-rezessiv vererbte Störung der Exzisionsreparatur; Symptome: Sonnenlichtüberempfindlichkeit, Hauttumoren, neurologische Defizite.
- **Cockayne-Syndrom**
  Autosomal-rezessiv vererbte Störung der Postreplikationsreparatur; Symptome: Zwergwuchs, Oligophrenie, Netzhautentzündung, Schwerhörigkeit, Sonnenlichtüberempfindlichkeit.
- **Bloom-Syndrom**
  Autosomal-rezessiv vererbte Erkrankung mit symmetrischen Chromosomenaberrationen (mitotische Rekombination) und Chromatinaustausch; Symptome: Sonnenlichtüberempfindlichkeit, proportionierter Minderwuchs.
- **Ataxia teleangiectatica (AT)**
  Autosomal-rezessiv vererbte, erhöhte Strahlensensibilität für ionisierende Strahlung; Symptome:

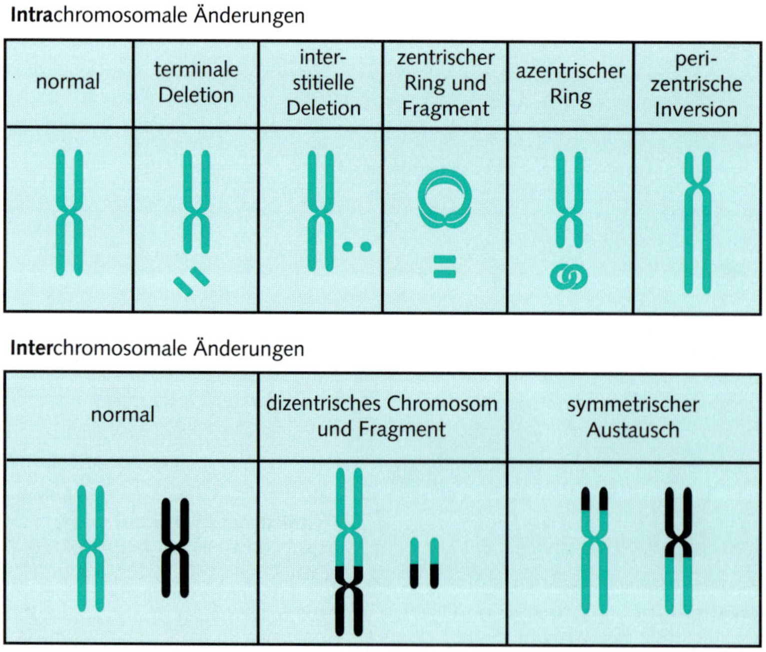

Intrachromosomale Änderungen

normal	terminale Deletion	inter-stitielle Deletion	zentrischer Ring und Fragment	azentrischer Ring	peri-zentrische Inversion

Interchromosomale Änderungen

normal	dizentrisches Chromosom und Fragment	symmetrischer Austausch

Abb. 3.6 Chromosomenaberrationen, die bei einer Chromosomenanalyse an Lymphozyten in der Mitose (Metaphase) sichtbar werden.

erweiterte oberflächliche Hautgefäße und Koordinationsstörungen der Bewegungen. Besonders wichtig in der klinischen Strahlentherapie ist, daß die Erkrankung rechtzeitig entdeckt wird, da das Gen oft unerkannt vorhanden ist.

- **Fanconi-Anämie**
  Autosomal-rezessiv vererbte Neigung zu vermehrten Chromosomenbrüchen und extreme Empfindlichkeit gegenüber chemischen Noxen. Symptome: Wachstumsverzögerung, Mikrozephalie, kindliche Knochenmarkserkrankungen.

Strahlenbedingte somatische Mutationen

Die Analyse von Mutationen in Körperzellen ist von besonderem Interesse. Sie lassen sich relativ leicht in Blutzellkulturen feststellen (meist Lymphozyten in der Metaphase). Dabei beruhen die im Mikroskop zu beobachtenden Strukturveränderungen der Chromosomen auf zwei Ereignissen, nämlich auf **Bruch** und **Fusion.** Verheilen die zusammengehörigen Fragmente wieder, bleibt der ursprüngliche Bruch unbemerkt (Restitution).

Bei falscher Bruchheilung entstehen die strahlentypischen **Ringchromosomen**, die **dizentrischen Chromosomen** und die **azentrischen Fragmente** (Abb. 3.6). Zu den intrachromosomalen, stabilen Aberrationen gehören **Inversionen** und **reziproke Translokationen** (→ Abb. 3.5).

Homologe Chromosomen können ebenfalls Stücke austauschen. Es entstehen zwar keine Chromosomenaberrationen, aber neue Genkonfigurationen, die u.U. bedeutungsvoll sind. Zellen, die für ein bestimmtes Merkmal heterozygot sind, können sich so zu homozygoten Linien verändern. Ursprünglich rezessive Merkmale können plötzlich manifest werden. Solche Umstellungen der Chromosomenstruktur entstehen auch durch Austausch von Schwesterchromatiden **(Schwester-Chromatid-Austausch = SCE).**

⚠ Es besteht eine eindeutige **Dosis-Effekt-Beziehung** zwischen der verabreichten Strahlendosis und den beobachteten somatischen Mutationen. Die Zahl der Zellen mit instabilen Chromosomenaberrationen nimmt in der Zeit nach der Bestrahlung zwar rasch ab. Aber eine kleine Zahl von Ringchromosomen, dizentrischen und azentrischen Chromosomen läßt sich noch Jahre später nachweisen.

Neben der Strahlendosis spielen auch die Qualität der Strahlung (ein höherer LET bewirkt eine höhere Mutationsrate) und der Zeitfaktor (Fraktionierung und Protrahierung senken die Mutationsrate) eine Rolle.

Die Chromosomen-Aberrations-Analyse am Lymphozyten in der Metaphase ist eine anerkannte Methode zur Abschätzung von Ganzkörperexpositionen. Man spricht geradezu von einem **biologischen Strahlendosimeter.** Aber auch nach einer Radiojodtherapie, nach einer Urographie und bei beruflich Strahlenexponierten werden zytogenetische Veränderungen gefunden. Vergleichende Analysen gestalten sich jedoch schwierig. Zudem nimmt die somatische Mutationsrate auch aus anderen Gründen **spontan** zu:

- mit dem Alter ($1,7 \times 10^{-4}$ pro Zelle pro 10 Jahre),
- nach vorausgegangenen Krankheiten, insbesondere nach Infektionen mit Influenza-, Hepatitis-, Masern- oder Windpockenviren,
- nach Einnahme bestimmter Medikamente und
- nach Exposition mit anderen mutagenen Agenzien.

⚠ Da somatische Mutationen schon durch relativ kleine Strahlendosen ausgelöst werden, bietet sich die **Zytogenetik** als biologisches Strahlendosimeter an. Keimzellmutationen lassen sich lichtmikroskopisch nicht nachweisen, sondern allenfalls an ihren Auswirkungen in den nachfolgenden Generationen erkennen.

Mutationen und Kanzerogenese

Mutationen können auf vielfältige Weise an der Krebsentstehung beteiligt sein (→ Kap. 4.3). Induziert werden:

- **Onkogene**, die zu malignen Zellveränderungen führen,
- **Genmutationen,** die die Reparatur von Strahlenschäden verhindern,
- **Proto-Onkogene**, die erst durch Translokation an eine andere Chromosomenstelle zu Onkogenen werden, und schließlich
- die **Prozession** der so transformierten Zellen über mehrere Zellteilungen zu Tumorzellen.

3.2.3 Strahleneffekte an der Ultrastruktur der Zelle

Die Absorption von Strahlungsenergie erfolgt prinzipiell in allen Molekülen. Welche **molekularen Veränderungen** dann schließlich den Zelltod bewirken, ist noch nicht genau bekannt. Der DNA-Schaden ist sicher der schwerwiegendste. Es werden aber auch Effekte an den übrigen Zellbestandteilen gefunden.

Veränderungen der Zellmembran treten bereits wenige Stunden nach einer Bestrahlung auf und äußern sich in Vakuolenbildung und Permeabilitätsstörungen. Die Zellkerne schwellen an, das Chromatin verklumpt, die Zellen werden pyknotisch.

Permeabilitätsveränderungen bewirken Elektrolytverschiebungen: Die Zellen verlieren Kaliumionen und nehmen Natriumionen auf.

Nach Bestrahlung mit hohen Dosen (8–10 Gy) kommt es zu **Störungen des Teilungsapparates** der Zellen. Dadurch entstehen die typischen pathologischen Riesenzellen.

Die **Mitochondrien** und das **endoplasmatische Retikulum** bleiben bei niedrigen Dosen zunächst unverändert. Erst ab 8 Gy erkennt man auch hier Schäden: Verlust der Cristae mitochondriales, Erweiterung des endoplasmatischen Retikulums und Verminderung des Ribosomenbesatzes der endoplasmatischen Membranen.

Stoffwechselprozesse, die im **Zellkern** ablaufen, zeigen im Gegensatz zum Zytoplasma eine deutlich höhere Strahlenempfindlichkeit. Ebenso wurde beobachtet, daß die DNA-Synthese strahlensensibler ist als die Proteinsynthese.

> ⚠ Strahleneffekte an der Ultrastruktur der Zelle treten erst nach insgesamt höheren Dosen auf als Schäden an der DNA. Sie sind nach allgemeiner Übereinkunft im Vergleich zu DNA-Schäden von geringerer Bedeutung.

3.2.4 Hormesis

Ionisierende Strahlung, besonders im kleinsten Dosisbereich, kann auch **Zellfunktionen anregen**. Dieser stimulierende Effekt, Hormesis genannt, ist die Grundlage der Entzündungs- und Reizbestrahlung von gutartigen Erkrankungen, z.B. der Rheumabehandlung in Erzbergwerkstollen, der wohltuenden Wirkung von radonhaltigen Bädern etc. Weitere bekannte Effekte sind die Wachstumsförderung von Pflanzen, die Vitalitäts- und Proliferationssteigerung bei Einzellern und Insekten, die Lebensverlängerung bei Säugetieren, die Resistenzsteigerung gegenüber Krankheiten usw. Das Phänomen der Hormesis könnte sich durch verschiedene Prozesse erklären lassen:
- regulatorische Überkompensation der Zelle
- Anregung von Abwehrmechanismen
- Anregung von Reparaturmechanismen
- Anpassungsprozesse an die ionisierende Strahlung.

3.2.5 Stochastische und deterministische Wirkungen

Namentlich im Bereich des Strahlenschutzes unterscheidet man bei den Strahleneffekten zwischen stochastischen (zufälligen) und nichtstochastischen (besser nach ICRP: deterministischen) Prozessen.

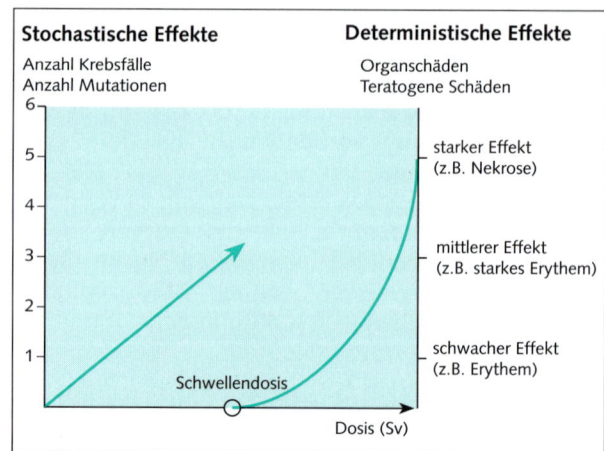

Abb. 3.7 Stochastische und deterministische Prozesse als Folge ionisierender Strahlung: Die Wahrscheinlichkeit stochastischer Effekte nimmt mit der Dosis zu, nicht ihr Schweregrad. Deterministische Prozesse treten erst nach Überschreiten einer Schwellendosis auf; ihr Schweregrad nimmt mit der Dosis zu.

Stochastische Prozesse ereignen sich nach dem Zufallsprinzip. Hierzu gehören die Induktion von Mutationen (also genetischer Defekte) und von Krebs (Kanzerogenese). Eine »unschädliche Dosis« gibt es nicht, auch kleine Dosen können Schäden verursachen. Allerdings ist dabei die Wahrscheinlichkeit des Auftretens von Schäden geringer. Mit steigender Dosis nimmt die Wahrscheinlichkeit zu. Es handelt sich stets um Entweder-Oder-Ereignisse: Entweder es tritt eine Mutation auf oder nicht (Abb. 3.7).

Deterministische Prozesse (nichtstochastische) treten erst nach Überschreiten einer Schwellendosis auf (→ Abb. 3.7). Früh- und Spätschäden an Organen und Geweben sowie die teratogenen Strahlenfolgen, jeweils ausgenommen die Krebsinduktion, gehören dazu (→ Kap. 4). Mit der Dosis nimmt der Schweregrad des Schadens zu.

> ⚠ Stochastische Effekte erfolgen zufällig, die **Wahrscheinlichkeit** ihres Auftretens ist dosisabhängig, nicht der Schweregrad. Im Gegensatz dazu treten deterministische (nichtstochastische) Effekte erst nach Überschreiten einer Schwellendosis auf. Die Dosis bestimmt den **Schweregrad** der Effekte, nicht die Wahrscheinlichkeit ihres Auftretens.

3.3 Zelluläre Strahlenbiologie

Von den Strahlenwirkungen auf die Zelle sind die **Proliferationshemmung** und der **Zelltod** die schwerwiegendsten. Den Zelltod in einem System exakt festzustellen, ist nicht einfach. Als Kriterien gelten

Kernpyknose, Zellverlust in den Organen (z.B. Knochenmark) und Unfähigkeit zur Koloniebildung.

Nach Ablauf der chemischen (→ Kap. 3.1) und biochemischen (→ Kap. 3.2) Prozesse kann der Strahleninsult auf zellulärer Ebene folgende Konsequenzen haben:

- **Erholung**
  Die Zelle gleicht durch Erholung den Strahleneffekt aus.

- **Mutation**
  Die Zelle überlebt die Bestrahlung und teilt sich weiter. Es kommt jedoch zu Veränderungen im genetischen Material. Beispiele sind die Induktion von Tumoren oder genetisch bedingte Erkrankungen.

- **Reproduktiver Tod**
  Die Zelle überlebt zwar die Bestrahlung und ist noch zu einer oder mehreren Zellteilungen fähig, stirbt dann aber ab. Ursache sind Schäden am genetischen Material oder von Zellorganellen in der Interphase.

- **Interphasetod**
  Die im intermitotischen Intervall getroffene Zelle stirbt innerhalb weniger Stunden ab und erreicht die nächste Mitose nicht.

- **Unveränderte Teilung**
  Die Zelle befindet sich in einer strahlenresistenten Phase und wird durch den Strahleninsult nur unwesentlich beeinträchtigt.

3.3.1 Dosis-Effekt-Kurven

Den Zusammenhang zwischen der Strahlendosis und den oben beschriebenen Ereignissen kann man in Zellkulturen und an lebenden Organismen untersuchen. Für ein Experiment wird z.B. eine bestimmte Zahl von Zellen auf einem Nährmedium ausgesät und anschließend mit einer festgelegten Dosis bestrahlt. Nach einigen Generationszeiten (abhängig von der Wachstumsgeschwindigkeit der Testzellen) werden die gewachsenen Kolonien ausgezählt. Sie sind ein Maß für die Zahl der überlebenden Zellen bzw. ein Maß für die Zahl der abgetöteten Zellen (Zellkill). Wiederholt man dieses Experiment mit verschiedenen Strahlendosen, ergeben sich **Überlebens-** bzw. **Inaktivierungskurven**, die sogenannten **Dosis-Effekt-Kurven** (Abb. 3.8).

Auf der Abszisse wird die Strahlendosis, auf der Ordinate der Prozentsatz der überlebenden Zellen aufgetragen, wobei die unbestrahlten Kontrollen definitionsgemäß einer Überlebensrate von 100% entsprechen. Bei linearer Darstellung erhält man eine sigmoidale Kurve, bei halblogarithmischer Darstellung eine sogenannte **Schulterkurve** (→ Abb. 3.8). Die Schulter entsteht dadurch, daß die Zellen im

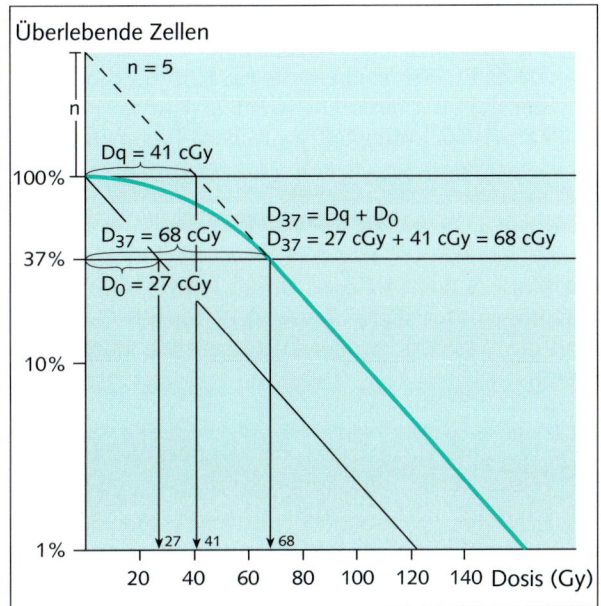

Abb. 3.8 Dosis-Effekt-Kurve und ihre Parameter (Erklärung siehe Text).

niedrigen Dosisbereich nur vorgeschädigt und subletal getroffen werden, so daß sie sich von den Schäden erholen können. Diese Schulter ist bei den einzelnen Zellsystemen – je nach Repair-Vermögen – unterschiedlich breit. Das **Repair-Vermögen** geht mit steigender Dosis verloren. Deshalb ist im höheren Dosisbereich der Kurvenverlauf exponentiell.

Beschreibung der Schulterkurve

Folgende drei Parameter charakterisieren die Schulterkurven (→ Abb. 3.8):

D_0 D_0 beschreibt die Steilheit des geraden Anteils der Dosis-Effekt-Kurve. Als D_0 wird diejenige Dosis bezeichnet, die im exponentiellen Teil der Kurve die Zahl der jeweils noch überlebenden Zellen auf $1/e = 37\%$ vermindert.

n   Extrapoliert man den linearen Anteil der halblogarithmischen Dosis-Effekt-Kurve bis zur Dosis 0, so gibt der Schnittpunkt mit der Ordinate die Extrapolationszahl n an. n beschreibt die Zahl der empfindlichen Bereiche in einer Zelle, also z.B. die G_2- oder Mitosephase der DNA. Die Extrapolationszahl n charakterisiert die Breite der Schulter. Anders ausgedrückt: Um die Zelle zu inaktivieren, müssen die n-Bereiche mindestens einmal getroffen werden. Ist n = 1, so erhält man in der halblogarithmischen Darstellung eine Gerade: Die Zellabtötung verläuft also exponentiell, d.h. es findet keine Reparatur statt. Ist n = 5, müssen 5 Treffer gesetzt werden, um die Zelle zu töten: die Reparaturleistung ist hoch (Schulter).

41

D_q Der Schnittpunkt der extrapolierten Geraden mit der 100%igen Überlebensrate ergibt die Dosis D_q. Sie ist ebenfalls ein Maß für die Breite der Schulter einer Dosis-Effekt-Kurve.

Folgende Beziehung verknüpft diese Parameter:

$$D_q = D_0 \times \log n$$

Bei Säugetierzellen liegen die D_0-Werte in dem relativ engen Dosisbereich von 0,75 bis 1,5 Gy, während die Werte für n oder D_q wesentlich stärker variieren.

 D_q und n drücken die **Reparaturfähigkeit** einer Zelle aus (charakterisiert durch die Schulter einer Überlebenskurve). D_0 bestimmt die **Strahlenresistenz** einer Zelle (charakterisiert durch die Steigung des linearen Kurvenanteils).

Linear-quadratisches Modell (α/β-Modell)

Das linear-quadratische Modell erklärt die klinischen Befunde heute am besten. Es geht davon aus, daß für die Zellabtötung mindestens eine Interaktion von zwei Subläsionen besteht. Die Schulterkurve (→ Abb. 3.8) setzt sich damit aus wenigstens **zwei Komponenten** zusammen: einer linearen Komponente α für geringe bzw. fehlende Reparatur und einer quadratischen Komponente β für höhere Reparaturkapazität (Abb. 3.9). Für die halblogarithmische Darstellung der beiden Komponenten ergibt sich

ein linearer Term:	$\log S = -\alpha D$
ein quadratischer Term:	$\log S = -\beta D^2$

S steht für den Anteil überlebender Zellen (survival), D für die Strahlendosis, α und β sind Konstanten, die – wie gesagt – den reparierbaren (β) sowie den nicht reparierbaren (α) Strahlenschaden beschreiben. Die Gesamtbeziehung lautet:

$$\log S = -(\alpha D + \beta D^2).$$

Durch diese Gleichung lassen sich insbesondere Kurven, die aus mehreren Fraktionen bestehen, ideal beschreiben.

Der sogenannte **α/β-Wert** bezeichnet diejenige Dosis in Gy, bei der in halblogarithmischer Darstellung die Zellabtötung im linearen Anteil ebenso groß ist wie im quadratischen Anteil. Er wird auf der

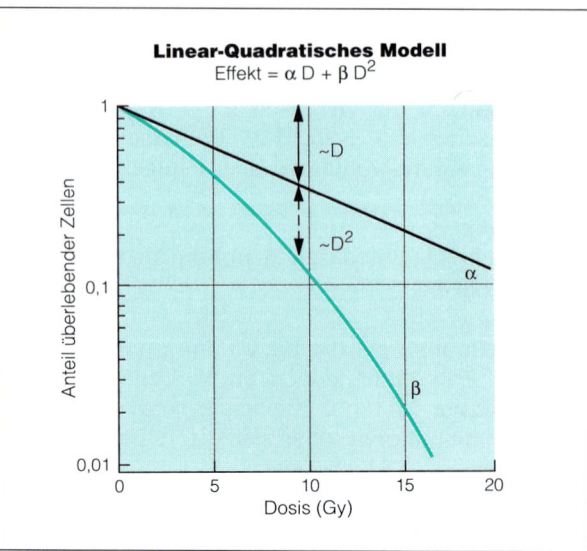

Abb. 3.9 Linear-quadratisches Modell der Zellüberlebenskurve. Die lineare Komponente α (geringe bzw. fehlende Reparatur) und die quadratische Komponente β (höhere Reparaturkapazität) stellen die Einzelkomponenten einer Schulterkurve dar. Die Kurvenverläufe sind für die einzelnen Gewebetypen unterschiedlich. Der α/β-Wert eines Gewebes bezeichnet die Dosis, bei der die Abtötung im linearen Anteil genauso groß ist wie im quadratischen Anteil. Früh reagierende Gewebe sind durch einen hohen, spät reagierende Gewebe durch einen niedrigen α/β-Wert gekennzeichnet.

Abszisse abgelesen (→ Abb. 3.9). Das α/β-Modell berücksichtigt allerdings den Zeitfaktor nicht.

In der Natur lassen sich die Gewebe in zwei große Gruppen unterteilen (Tab. 3.2), nämlich in solche mit hohem α/β-Wert (früh reagierende Gewebe) und solche mit niedrigem α/β-Wert (spät reagierende Gewebe).

 Früh reagierende Gewebe sind durch α/β-Werte von 7–20 Gy gekennzeichnet. Dazu gehören die malignen Tumoren, aber auch die akut reagierenden Normalgewebe wie Schleimhäute, Knochenmark und das Samenepithel. **Spät reagierende** Gewebe haben α/β-Werte von 1–5 Gy. Darunter fallen das Rückenmark, die Niere, die Lunge, die Blase und die Haut.

Bei **früh reagierenden Geweben** überwiegt im Verlauf der Schulterkurve der lineare Anteil α: Die Kurve nähert sich einer Geraden als Ausdruck einer relativ geringen Reparaturleistung. Die Dosisfraktionierung spielt hier eine nur untergeordnete Rolle. Bei Fraktionierung muß die Gesamtdosis nicht wesentlich erhöht werden, um denselben Effekt wie bei einer Einzeitbestrahlung zu erreichen. Auch hat die Fraktionierung/Protrahierung keinen Einfluß auf den Spätschaden des Gewebes.

Tab. 3.2 Früh und spät reagierende Gewebe, unterteilt nach den α/β-Werten des linear-quadratischen Modells.

Früh reagierende Gewebe	α/β (Gy)	Spät reagierende Gewebe	α/β (Gy)
Dünndarm	6–13	Rückenmark	1,6–5
Dickdarm	10–12	Niere	0,5–5
Haut	9–19	Leber	1,4–3,5
Kallus	9–10	Lunge	2,5–6,3
Knochenmark	9	Haut	2,5–4,5
Spermatogonien	13	Schilddrüse	2,5–4,5
Tumoren:			
Plattenepithelkarzinome	25		
Adenokarzinome	10–20		

Bei **spät reagierenden Geweben** überwiegt am Anfang der Schulterkurve bereits der quadratische Term β, d.h. die Kurve ist durch eine starke Krümmung charakterisiert als Hinweis auf eine hohe Reparaturkapazität. Hier sind die Protrahierungs- und Fraktionierungseffekte groß: Wird eine Dosis in viele kleine Fraktionen zerlegt bzw. protrahiert, können die spät reagierenden Gewebe vor Strahlenspätschäden geschützt werden.

⚠ Durch **Fraktionierung** oder **Protrahierung** lassen sich die spät reagierenden Normalgewebe vor Strahlenspätschäden schützen, also z.B. Gehirn, Rückenmark, Niere, Lunge, Bindegewebe. Das gelingt nicht bei früh reagierenden Geweben, z.B. Knochenmark und Dünndarmepithel, zu denen auch die meisten malignen Tumoren gehören.

Mit Hilfe des α/β-Modells läßt sich theoretisch berechnen, wie hoch für einen gewünschten Effekt die Gesamtdosis sein muß, wenn die Einzeldosis pro Fraktion geändert wird. Die entsprechende Formel lautet:

$$D_{neu} = D_{alt} \times \frac{(\alpha/\beta + d_{alt})}{(\alpha/\beta + d_{neu})}$$

D_{neu} neue Gesamtdosis
D_{alt} alte Gesamtdosis
d_{neu} neue Einzeldosis
d_{alt} alte Einzeldosis

3.3.2 Zelltod und Zellzyklus

Die Teilungsphase (Mitose, M-Phase) und die Intermitosephase, in der sich die Zelle auf die Mitose vorbereitet, bilden den **Zellzyklus** (Abb. 3.10). Der Intermitosezyklus ist ein sehr komplexes Geschehen mit – je nach Zellart – genau definiertem Zeittakt. Er gliedert sich in die G_1-Phase (präsynthetisches Intervall), die S-Phase (Synthesephase für die DNA) und die G_2-Phase (postsynthetisches Intervall). Zellen, die gerade nicht proliferieren, sind in der G_0-Phase geparkt. Die in den G_1-, S-, G_2- und M-Phasen proliferierenden Zellen bilden die **Wachstumsfraktion.**

Ionisierende Strahlung erzeugt eine passagere oder permanente Zellteilungsstörung, die zum Zell-

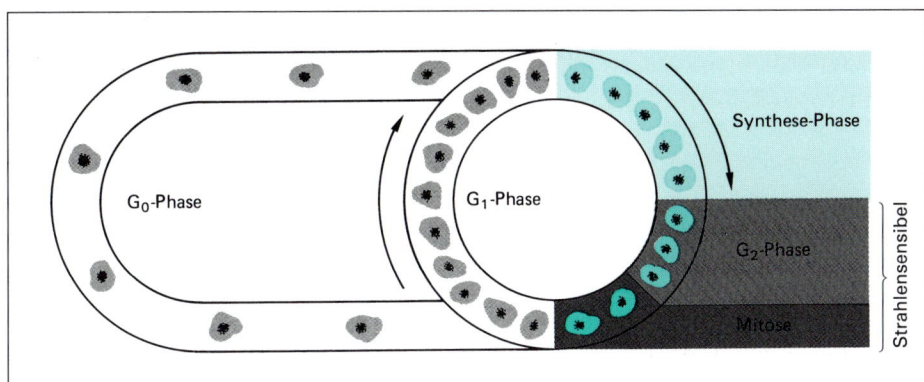

Abb. 3.10 Zellteilungszyklus und Strahlenempfindlichkeit der einzelnen Zyklusphasen. $G_0 + G_1 + S + G_2$ = Interphase oder Intermitosephase, Mitose = Zellteilungsphase.

tod führt. Mit dem **Koloniebildungstest** können die Auswirkungen der Strahlung auf den Zellzyklus untersucht werden. Dazu sät man bestrahlte und unbestrahlte, geschädigte und nicht geschädigte Zellen in Kulturen aus. Nach einigen Zykluszeiten (7–14 Tage) wird die Zahl der entstandenen Zellklone ausgezählt. Sie sind jeweils aus einer Einzelzelle entstanden. Letal geschädigte Zellen bilden keine Kolonien. Mit zunehmender Dosis bzw. mit zunehmendem Schaden nimmt die Zahl der Klone pro ausgesäter Zellzahl ab. Die Zahl der Klone ist also ein Maß für die Zahl der überlebenden Zellen (surviving fraction).

Abbildung 3.11 zeigt **Inaktivierungskurven** von chinesischen Hamsterzellen, deren Proliferation synchronisiert und die dann in verschiedenen Zellzyklusphasen bestrahlt wurden. Dabei findet sich für die einzelnen Phasen des Zellzyklus, gemessen am Zelltod, eine unterschiedliche Strahlensensibilität.

> ⚠ • In der M- und in der G_2-Phase sind die Zellen am strahlenempfindlichsten.
> • In einer langen G_1-Phase sind die Zellen zunächst strahlenresistent, es folgt dann eine strahlensensiblere Periode am Übergang von G_1/S.
> • In der S-Phase ist die Zelle am strahlenresistentesten (→ Abb. 3.10).

Bei Neutronenstrahlung hängt die Strahlensensibilität der Zelle ebenso vom Zellzyklus ab wie bei Photonenstrahlung. Allerdings sind die Dosisunterschiede zwischen der sensibelsten und der resistentesten Phase nicht so hoch. Bei sehr hohem LET (z.B. Helium- oder Argonstrahlung) findet sich sogar überhaupt kein Zusammenhang zwischen Zellzyklus und Radiosensibilität mehr.

3.3.3 Erholungsvorgänge

In den Anfängen der biologischen Wirkungskette sind die Schäden reversibel, sie können neutralisiert werden. Diese Erholung bzw. Reparatur (**recovery** und **repair**) erfolgt auf jeder Ebene, d.h. auf der physikalischen, der chemischen, der biochemischen und selbst noch auf der zellulären Ebene. Es sind dies Vorgänge wie Neutralisierung aktiver Radikale, Reparatur von Schäden in den Biomolekülen (z.B. Exzisionsrepair), Zelluntergang (Apoptose) und Zellersatz durch Proliferationsanreiz.

Zur Verdeutlichung, welche Reparaturleistungen von der Zelle erbracht werden müssen: Nach einer Dosis von 1 Gy dünn ionisierender Strahlung ist in **jeder** Zelle mit etwa 1000 Einzelstrangbrüchen, 50 Doppelstrangbrüchen, 200 Basenschäden, 150 DNA-Vernetzungen mit Proteinen und anderen Molekülen und etwa 450 Bulky Lesions zu rechnen. Zur Reparatur dieser Schäden sind also außerordentlich effektive Mechanismen erforderlich.

Reparaturprozesse

Die unterschiedlichen Reparatursysteme verlaufen, abhängig vom Schwierigkeitsgrad, mit verschiedenen Zeitkonstanten.
• Die sogenannte **schnelle Reparatur** läuft in 10 bis 20 Minuten ab.
• Die **langsame Reparatur** benötigt einige Stunden.
• **Interzelluläre Reparaturprozesse** dauern Stunden bis Tage.

Apoptose

Ein weiterer wichtiger Mechanismus zur Beseitigung von Strahlenschäden ist die Apoptose (Zelluntergang). Es ist quasi der programmierte Suizid der Zelle, wenn »die Zeit reif« ist, also wegen Alter oder irreparabler Schädigung. Apoptose sichert die Funktionstüchtigkeit eines Organismus: **Zelluntergang** als Voraussetzung für Zellerneuerung. Nur transformierte, immortale Zellen im Labor und manche Tumorzellen beherrschen die Technik des programmierten Zelltods nicht. Lichtmikroskopisch läßt sich die Apoptose vom »ungeordnet« verlaufenden Zelltod unterscheiden. Geschädigte Zellen, die sich

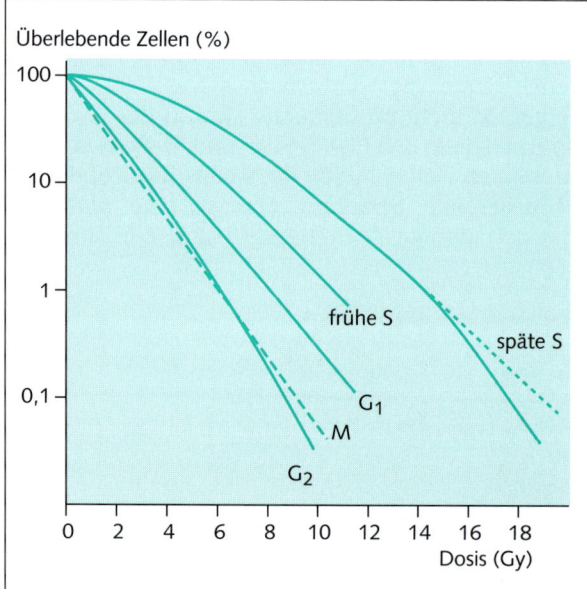

Abb. 3.11 Inaktivierungskurven von Zellkulturen chinesischer Hamsterzellen, deren Zellteilung synchronisiert und dann in verschiedenen Zyklusphasen bestrahlt wurden. G_1 = Präsynthesephase, S = DNA-Synthese, G_2 = Postsynthesephase, M = Mitose.

an der Apoptose vorbeimogeln, werden u.U. vom Immunsystem erkannt und vernichtet oder können der Ursprung für spätere Tumoren werden.

 Apoptose ist der programmierte Suizid der Zelle wegen Alter oder irreparabler Schädigung. Sie ist der **Reparaturmechanismus auf Organebene** und stellt die Funktion des Gesamtorganismus sicher.

Potentiell letale und subletale Strahlenschäden

Wir unterscheiden in bezug auf die Möglichkeit zur Reparatur von Strahlenschäden und den Zelltod zwei Schadensfälle, den potentiell letalen und den subletalen Strahlenschaden.

Der potentiell letale Strahlenschaden (PLD)

Potentiell letale Strahlenschäden (PLD) sind, wie subletale Strahlenschäden (SLD), grundsätzlich heilbar, doch wird die Fähigkeit zur Reparatur durch das extrazelluläre Milieu beeinflußt. In einem Milieu, in dem die Zellen **nicht proliferieren**, können sie potentiell letale Strahlenschäden besser reparieren. Dies wird darauf zurückgeführt, daß durch die Pause im Zellzyklus mehr Zeit für Erholungsvorgänge zur Verfügung steht, und erklärt auch die Strahlenresistenz nicht proliferierender Tumorzellen.

Andererseits haben die Zellen von Patienten mit bestimmten genetisch bedingten Erkrankungen, z. B. Ataxia teleangiectatica und Xeroderma pigmentosum, nicht die Fähigkeit, sich von potentiell letalen Strahlenschäden zu erholen. Nach Hoch-LET-Strahlung kann sich die Zelle ebenfalls nicht von potentiell letalen Strahlenschäden erholen.

Der subletale Strahlenschaden (SLD)

Die Reparatur des subletalen Strahlenschadens ist ablesbar an der »Schulter« in den Zellüberlebenskurven nach dünn ionisierender Strahlung. Fraktionierungsexperimente bestätigen, daß im niedrigen Dosisbereich subletale Schäden auftreten, die repariert werden können. Nach jeder Fraktion findet sich die **typische Schulterkurve**. Das heißt, der Gesamteffekt der Bestrahlung ist geringer als nach Applikation derselben Dosis in einer Sitzung. Diesbezüglich unterscheiden sich Tumorgewebe und Normalgewebe beträchtlich (→ Kap. 3.3.4).

Entscheidend ist der **zeitliche Abstand** zwischen den beiden Bestrahlungen. Die Reparatur ist bei Säugerzellen nach einigen Stunden beendet, eine Halbwertszeit von 1,5 Stunden wird angenommen.

Nach Neutronen- bzw. Hoch-LET-Strahlung gibt es dagegen keine Erholung von subletalen Strahlenschäden.

 Die Reparatur von subletalen Strahlenschäden zeigt sich in der »Schulter« der Zellinaktivierungskurven nach Bestrahlung.
Die Unterscheidung zwischen potentiell letalen und subletalen Strahlenschäden ist eher formaler Natur, da die sie verursachenden Mechanismen dieselben sind.
Die Erholungsvorgänge sind zeitabhängig.

Einfluß des Zeitfaktors

Die Möglichkeit der Erholung von potentiell letalen und subletalen Strahlenschäden und die Tatsache, daß die einzelnen Reparatursysteme dafür eine Zeitspanne von Minuten bis Tagen benötigen, bedingt konsequenterweise für die meisten Strahlenwirkungen eine **Abhängigkeit vom Zeitfaktor**. Sie ist bei locker ionisierender Strahlung besonders deutlich.

 • Dieselbe Dosis, **protrahiert** verabreicht, hat eine geringere biologische Wirkung als eine konzentrierte Bestrahlung.
• In gleicher Weise unterscheiden sich die Effekte der Bestrahlung, je nachdem ob sie als Einmaldosis (akut) oder **fraktioniert** in kleineren Dosen gegeben wird.
• Kleinste Dosen wirken – bezogen auf dieselbe wirksame Energie – meist geringer als größere Dosen.

Zusätzlich kompliziert werden die Betrachtungen zum Zeitfaktor durch die Tatsache, daß bei einer verdünnten oder fraktionierten Bestrahlung in vivo oder in der nicht synchronisierten Zellkultur die Zellen in jeweils anderen **Zyklusphasen** getroffen werden, im Gegensatz zu einer einmaligen Bestrahlung. Dadurch könnte der Zellzyklus verändert und strahlensensible durch strahlenresistente Phasen ersetzt werden. Die Folge wäre, daß die 1. Bestrahlungsfraktion eine Zellpopulation zurückließe, die mehr oder weniger strahlenresistent ist.

Bei hohen Dosen und Bestrahlung sehr sensibler Zellsysteme kann eine gewisse **Sättigung** eintreten. Dies bedeutet, daß für Strahlung mit hohem LET eine verdünnt gegebene Dosis oder eine Fraktionierung möglicherweise wirksamer ist.

Andererseits verschwindet bei Strahlungen mit hohem LET nach und nach der Fraktionierungseffekt, weil die entsprechenden Strahlenschäden irreversibel oder die Repairsysteme selbst geschädigt sind.

3.3.4 Fraktionierung und Protrahierung

Fraktionierung

Erholungsvorgänge laufen sowohl in normalen als auch in Tumorzellen ab. Stammzellen der germinalen Schicht der Haut und die Kryptenzellen des Dünndarms erholen sich beispielsweise rasch von einem Strahleninsult. Die hämatopoetischen Stammzellen des Knochenmarks brauchen schon länger. Demgegenüber benötigen die meisten Tumorzellen bedeutend mehr Erholungszeit bis zu ihrer Restitution. Diese **unterschiedliche Erhohlungszeit** von Normal- und Tumorgeweben ist die Begründung dafür, daß die ordinierte Dosis für die klinische Tumortherapie unterteilt wird. Das Prinzip der **Dosisfraktionierung** [COUTARD, 1922] zeigt Abbildung 3.12.

Fraktionierte Bestrahlungen in 24stündigen Abständen ergeben bei Zellkulturen folgendes Bild (Abb. 3.13):

- Mit Beginn jeder Bestrahlungsfraktion wird eine Schulterkurve durchlaufen.
- Soll eine bestimmte Zellabtötungsrate erreicht werden, ist bei Fraktionierung eine größere Gesamtdosis erforderlich als bei Einzeitbestrahlung.

Daraus läßt sich schließen, daß in den Bestrahlungspausen eine Erholung von subletalen Strahlenschäden stattfindet (ELKIND-Erholung).

Den Dosisunterschied zur Erzielung eines bestimmten Strahleneffektes quantifiziert der **Fraktionierungsfaktor**:

$$\text{Fraktionierungsfaktor} = \frac{\text{Dosis}_{\text{(fraktionierte Bestrahlung)}}}{\text{Dosis}_{\text{(Einzeitbestrahlung)}}}$$

- Fraktionierte Strahlentherapie benötigt für denselben Strahleneffekt eine **höhere Gesamtdosis** als eine Einzeitbestrahlung.
- Zur **Charakterisierung** einer fraktionierten Strahlentherapie müssen die Einzeldosis, Zahl und Abstand der Fraktionen, die Gesamtdosis und die Gesamtbehandlungsdauer angegeben werden.

Protrahierung

Die Protrahierung (Verdünnung) der Bestrahlung bietet eine weitere Möglichkeit, die **unterschiedliche Erholungsfähigkeit** von Normal- und Tumorgewebe auszunutzen. Gemeint ist damit ein mehrstündiger bis mehrtägiger kontinuierlicher Bestrahlungsvorgang. Der **Zeitfaktor** ist ausschlagebend für die biologische Wirkung:

$$\text{Zeitfaktor} = \frac{\text{Dosis}_{\text{(protrahierte Bestrahlung)}}}{\text{Dosis}_{\text{(einmalige Kurzzeitbestrahlung)}}}$$

Der Zeitfaktor gibt an, um wieviel die Dosis bei protrahierter Bestrahlung insgesamt erhöht werden muß, um denselben biologischen Effekt zu erzielen wie nach einmaliger Kurzzeitbestrahlung

Eine kurzfristig und konzentriert verabreichte Strahlung ist biologisch wirksamer als eine verdünnte Bestrahlung mit gleicher Dosis (SCHWARZSCHILD-Gesetz).

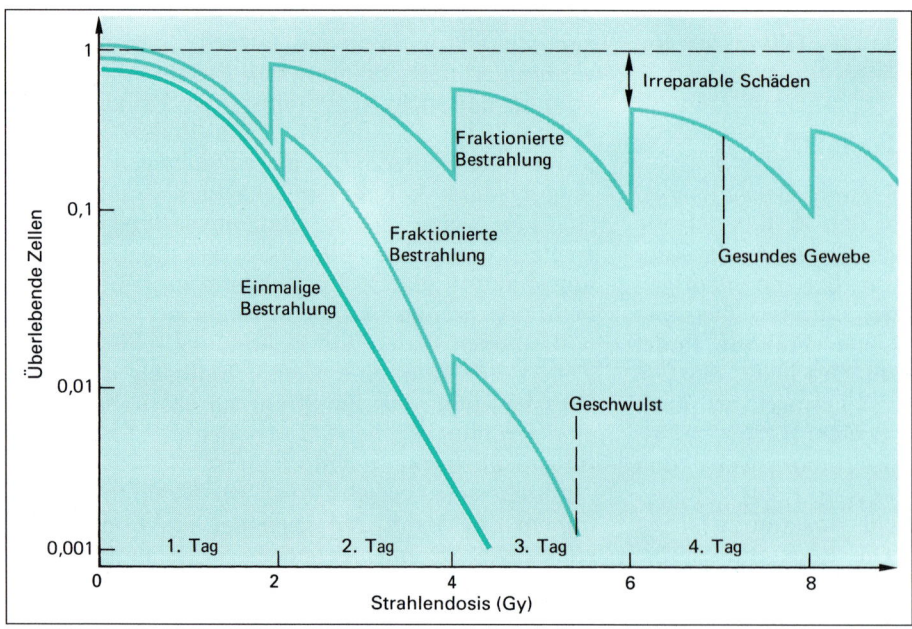

Abb. 3.12 Prinzip der Dosisfraktionierung. Das gesunde Gewebe kann subletale Schäden in der Pause zwischen zwei Bestrahlungssitzungen fast vollständig reparieren, das Tumorgewebe nicht. Man beachte die unterschiedlichen Schultern im Kurvenverlauf der nachfolgenden Tage.

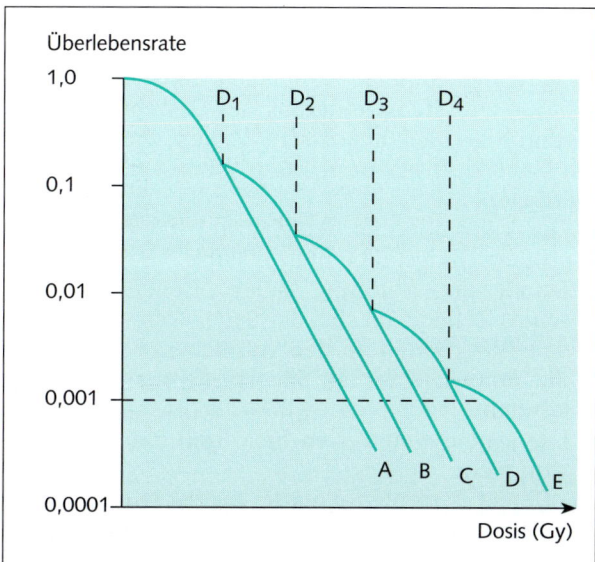

Abb. 3.13 Dosiseffektkurven nach fraktionierter Bestrahlung (D_1 bis D_4) einer Zellkultur. Kurve A entspricht der Überlebenskurve nach einer Einzeitbestrahlung, B bis E den Überlebenskurven nach fraktionierten Bestrahlungen. Zur Absenkung der Zellzahl von 1,0 auf 0,001 ist im Fall E eine fast doppelt so hohe Gesamtdosis nötig wie im Fall A, da in den Bestrahlungspausen Reparaturmechanismen zur Erhohlung führen.

Das SCHWARZSCHILD-Gesetz gilt für locker ionisierende Strahlung mit geringem linearem Energietransfer (LET).

Das Prinzip der **Dosisprotrahierung** findet in der Brachytherapie (intrakavitäre und interstitielle Kontaktbestrahlung) immer häufiger Anwendung. Dabei unterscheidet man drei Dosisleistungsbereiche:

- **Low dose rate (LDR)**
  Bis zu 100 cGy/h werden in der Gynäkologie bei der intrakavitären Therapie mit ^{226}Ra, ^{137}Cs und ^{60}Co eingesetzt sowie im nichtgynäkologischen Bereich in der interstitiellen Therapie mit ^{226}Ra, ^{198}Au, ^{192}Ir und ^{125}I.
- **Medium dose rate (MDR)**
  Die Dosisrate beträgt 100–1000 cGy/h und findet z. B. auch bei der Radiojodtherapie der Schilddrüse mit ^{131}I Anwendung.
- **High dose rate (HDR)**
  Mehr als 1000 cGy/h werden bei der Brachytherapie mit ^{192}Ir (im Afterloading-Betrieb) und bei der perkutanen Strahlentherapie mit Linearbeschleunigern und Telekobaltgeräten verwendet.

⚠ Fraktionierung und Protrahierung nützen die Reparaturfähigkeit des normalen Körpergewebes aus, ohne die Tumorzerstörung zu gefährden.

Zusammenfassend müssen folgende **Dosisleistungseffekte** bei der Strahlentherapie beachtet werden:
- Die Erholung des Normalgewebes vom subletalen Strahlenschaden kann mit abnehmender Dosisleistung deutlich gesteigert werden.
- Wird die Dosis allerdings zeitlich zu stark verdünnt, kann es während der Bestrahlung zu einer unerwünschten Proliferation von Tumorzellen kommen. Die Bestrahlung wird dann ineffektiv.
- Bei geringer Dosisleistung können Zellen aus der G_0-Phase in den Zellzyklus eintreten. Dies verstärkt u.U. den Bestrahlungseffekt.

3.3.5 Sauerstoffeffekt

Schon 1921 und 1923 stellten HOLTHUSEN und PETRI fest, daß Zellen, die in Gegenwart von Sauerstoff bestrahlt werden, deutlich **strahlensensibler** sind als Zellen in Hypoxie oder Anoxie (→ Kap. 3.1.2). Abbildung 3.14 zeigt die Zellinaktivierungskurven in Milieus mit verschiedenem Sauerstoffgehalt für locker ionisierende Strahlung.

Sauerstoffverstärkungsfaktor

Der **Sauerstoffverstärkungsfaktor OER** (oxygen enhancement ratio) quantifiziert das Phänomen des Sauerstoffeffektes:

$$\text{OER} = \frac{\text{Strahlendosis}_{\text{(anaerobe Bedingungen)}}}{\text{Strahlendosis}_{\text{(aerobe Bedingungen)}}}$$

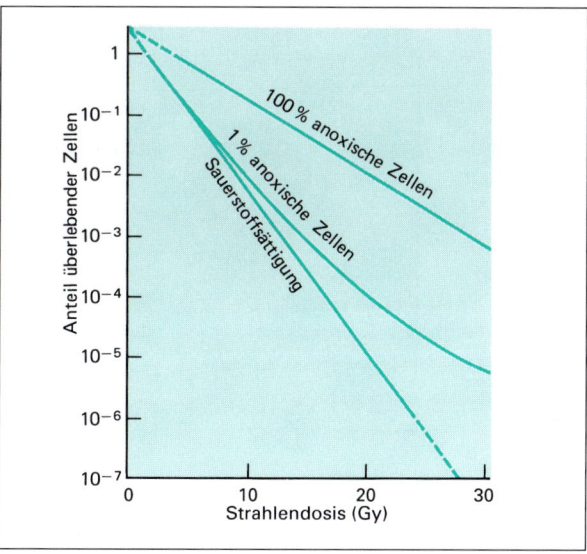

Abb. 3.14 Sauerstoffeffekt. Bei gleicher Strahlendosis überleben in einer Zellkultur weniger Zellen, wenn im umgebenden Milieu die Sauerstoffsättigung zunimmt.

Für verschiedene Säugetierzellen wurden in der Zellkultur Sauerstoffverstärkungsfaktoren von 2 bis 3 gefunden. Das bedeutet, daß für denselben strahlenbiologischen Effekt, wie er unter normalen Sauerstoffbedingungen auftreten würde (Euoxie), bei Fehlen von Sauerstoff die zwei- bis dreifach höhere Dosis benötigt wird. Die Ursache für den OER ist in den frühen strahlenchemischen Vorgängen zu suchen (→ Kap. 3.1.2).

> ⚠ In Gegenwart von Sauerstoff sind alle Gewebe um den Faktor 2 bis 3 strahlenempfindlicher als in Anoxie.

Die Abhängigkeit des Strahleneffekts vom Sauerstoffpartialdruck hat eminente klinische Bedeutung. Denn große Tumoren bei Mensch und Tier weisen schon primär 1-20% anoxische Zellen auf. Vor allem in schnell wachsenden Tumoren hält die Gefäßversorgung mit dem Tumorwachstum nicht Schritt. Der Diffusionsweg für Sauerstoff von den Kapillaren zu den einzelnen Zellen wird länger, und es bilden sich Nekrosezonen. Ein hoher Anteil hypoxischer Zellen gefährdet den Erfolg einer Strahlenbehandlung (Abb. 3.15).

> ⚠ Schlecht mit Sauerstoff versorgte Tumoren benötigen zur Sterilisierung 2–3fach höhere Strahlendosen als gut durchblutete. Umgekehrt zerstört eine für einen gut durchbluteten Tumor ausreichende Dosis nur 35–50% der Zellen in einem hypoxischen Tumorgewebe.

Reoxigenierung

Es wird angenommen, daß nach jeder Bestrahlungsfraktion eine **Reoxigenierung** des Gewebes einsetzt. Dadurch werden hypoxische Zellen wieder besser mit Sauerstoff versorgt. Dafür gibt es mehrere Erklärungen:
- Die Verminderung der Zellzahl hat eine relativ größere Blutgefäßdichte zur Folge.
- Durch die Abtötung sauerstoffreicher (euoxischer) Zellen baut sich der Sauerstoffgradient von den Blutgefäßen zu den verbliebenen Zellen ab, die damit leichter mit Sauerstoff versorgt werden können.
- Die abgetöteten Zellen benötigen keinen Sauerstoff mehr.

In Tierexperimenten konnte gezeigt werden, daß eine Reoxigierung erst nach 6–24 Stunden erfolgt. Das bedeutet, daß der Sauerstoffeffekt bei **fraktionierter Bestrahlung** keine so große Rolle spielt wie früher angenommen.

Therapeutische Optionen

Im Gewebe wird ab einem Partialdruck von 60–70 mmHg eine Sauerstoffsättigung erreicht. Eine weitere Erhöhung des Sauerstoffpartialdrucks steigert die Strahlensensibilität bei gesunden Körperzellen nicht mehr (Abb. 3.16). Diese Beobachtung eröffnet in der Klinik zwei neue therapeutische Ansätze:
- **Strahlentherapie im hyperbaren Sauerstoffmilieu**
  Die Atmung von hyperbarem Sauerstoff während einer Bestrahlung könnte theoretisch bewirken,

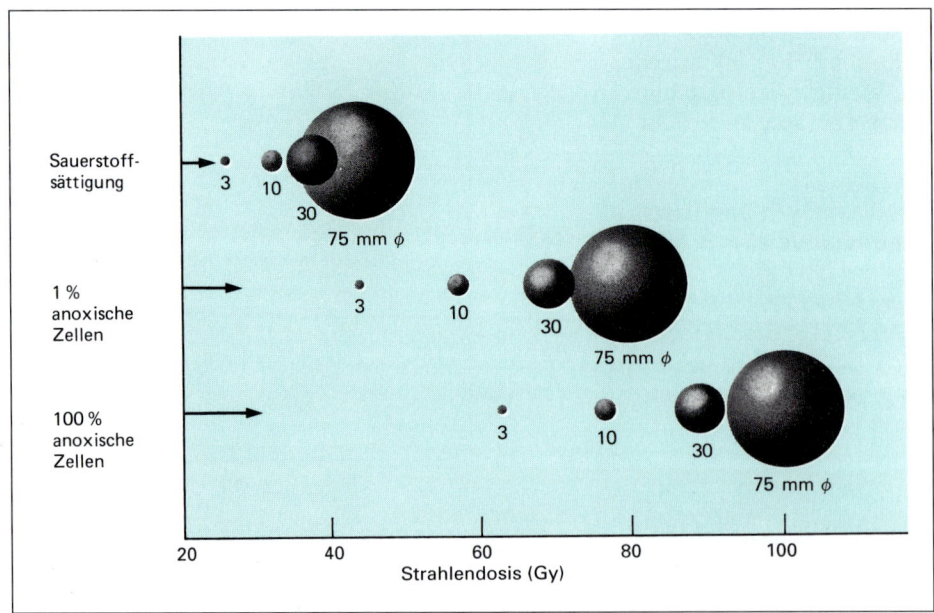

Abb. 3.15 Auswirkung des Sauerstoffeffekts bei der Strahlenbehandlung von Tumoren mit locker ionisierender Strahlung: Mit abnehmender Sauerstoffsättigung muß zur Abtötung desselben Tumorvolumens eine wesentlich höhere Strahlendosis aufgewendet werden.

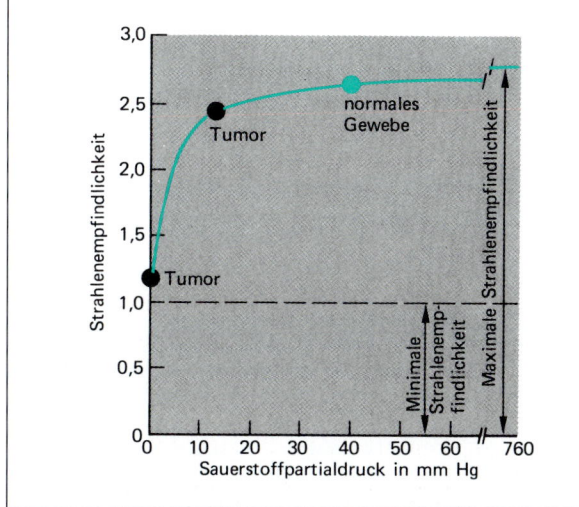

Abb. 3.16 Gesundes Gewebe ist normalerweise mit Sauerstoff gesättigt. Eine zusätzliche Steigerung der Sauerstoffzufuhr erhöht die Strahlenempfindlichkeit des Normalgewebes nicht.

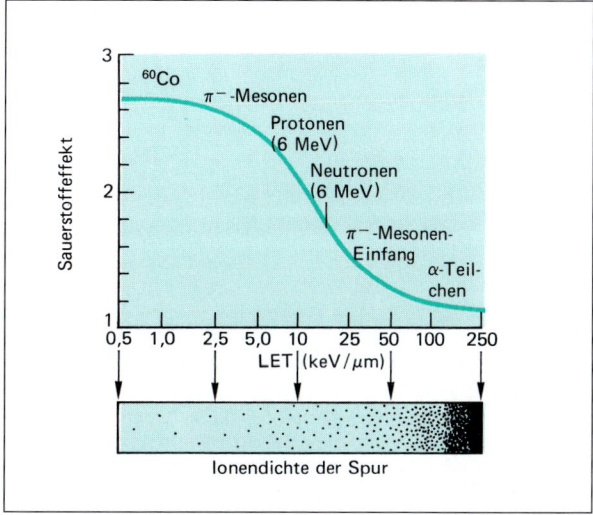

Abb. 3.17 Mit steigendem linearem Energietransfer (LET) nimmt der Sauerstoffeffekt ab.

daß im Tumor die Diffusionsstrecke zwischen Kapillaren und Tumorzellen durch ein erhöhtes Sauerstoffangebot überbrückt wird. Eine **Sensibilitätssteigerung** von hypoxischen Tumoren wäre die Folge. Der höhere Partialdruck führt im Normalgewebe, wie gesagt, zu keinen weiteren Nebenwirkungen. Leider sind die klinischen Ergebnisse bisher enttäuschend.

- **Strahlentherapie in Hypoxie**
Bei diesem Verfahren wird gesundes Körpergewebe vorübergehend in Hypoxie versetzt. Die Strahlung trifft also während der Therapie auf hypoxisches Normalgewebe. Eine Senkung der unerwünschten **Nebenwirkungen** der Strahlentherapie könnte die Folge sein und die Möglichkeit eröffnen, insgesamt höhere Strahlendosen an das Tumorgewebe zu bringen.

Unsere bisherigen Erfahrungen mit der **Hypoxie-Radiotherapie** ermutigen in dieser Beziehung. Drei Minuten vor Bestrahlungsbeginn atmet der Patient ein Stickstoff-Sauerstoff-Gemisch, in das nur 8% Sauerstoff gemischt sind. Tatsächlich läßt sich dadurch im gesunden Körpergewebe für wenige Minuten Hypoxie erzeugen, so lange nämlich, bis die Adaptation einsetzt. Nach den Ergebnissen scheinen die Nebenwirkungen der Radiotherapie trotz höherer Gesamtdosis tatsächlich abzunehmen.

Sauerstoffeffekt und LET

Der Sauerstoffeffekt hängt auch vom **linearen Energietransfer** (LET) der Strahlung ab. Während für locker ionisierende Strahlung ein OER von 2 bis 3 gefunden wird, beträgt er für Neutronen nur noch 1,6 und bei Alpha-Strahlung verschwindet er ganz.

Mit zunehmendem LET nimmt also die Bedeutung des Sauerstoffs immer mehr ab (Abb. 3.17).

> ⚠ Die Probleme des Sauerstoffeffektes betreffen anoxisches Gewebe, stellen sich aber für das gesunde, ausreichend durchblutete Körpergewebe nicht.
> Ausnahme ist die Anwendung von Hypoxie-Radiotherapie, wenn Strahlenreaktionen am gesunden Körpergewebe vermieden werden sollen.

3.3.6 Relative biologische Wirksamkeit

In diesem Zusammenhang ist allein die **Ionisationsdichte**, d.h. der lineare Energietransfer (LET), einer Strahlenart von Bedeutung. Es gilt die Regel, daß – bezogen auf die gleiche Dosis in Gray – die biologische Wirkung mit steigendem LET zunimmt. Die Gründe sind folgende:

- Die Ionisationspunkte liegen bei Strahlung mit hohem LET bis zu tausendmal dichter zusammen als bei dünn ionisierender Strahlung (wenige nm gegenüber ca. 1 µm).
- Es überwiegen multiple Schadensereignisse, also Reaktionen, zu deren Realisierung mehrere Ereignisse zusammentreffen müssen, und deren Reparatur schwierig, zeitraubend und vielleicht überhaupt unmöglich ist (»Bulky Lesions«).
- Es werden mehr Doppelstrangbrüche erzeugt als mit dünn ionisierender Strahlung.

Die Abhängigkeit vom LET wird mit dem Faktor der relativen biologischen Wirksamkeit (RBW) be-

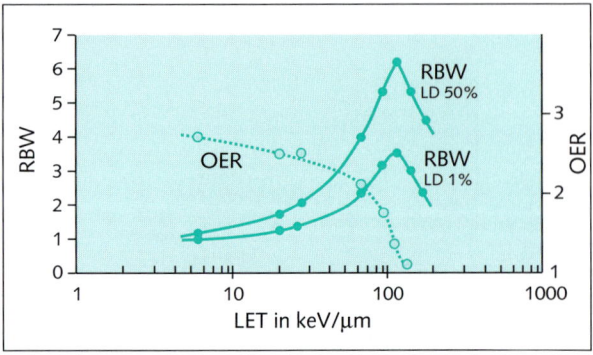

Abb. 3.18 Änderung der Relativen biologischen Wirksamkeit (RBW) und des Sauerstoffverstärkungsfaktors (OER) in Abhängigkeit vom Linearen Energietransfer (LET) (Überlebenskurven von Zellkulturen). Bezogen auf die gleiche Dosis steigt bei zunehmendem LET der RBW-Faktor zunächst an, fällt aber nach Erreichen der maximalen Energieaufnahmefähigkeit der Zellen wieder ab (overkill). Der OER spielt bei steigendem LET eine zunehmend geringere Rolle.

schrieben. Mit zunehmendem LET steigt der **RBW-Faktor** an

- im hypoxischen Milieu (fehlender Sauerstoffeffekt),
- bei kleinen Einzeldosen (z.B. 1 Gy),
- bei niedriger Dosisleistung und somit konsequenterweise
- bei Bestrahlung tieferer Gewebsschichten (Darm!).

Der Effektivitätszuwachs einer **Strahlung mit hohem LET** gilt aber nicht unbegrenzt: Bei gleicher Dosis steigt die Wirksamkeit bis zu einem Maximum, um dann bei weiter zunehmendem LET wieder ab-

zunehmen (Abb. 3.18). Der Grund ist, daß die Hoch-LET-Strahlung hierbei mehr Energie im Gewebe deponiert, als zur Zellaktivierung nötig ist (»overkill«).

Tabelle 3.3 faßt sämtliche Unterschiede der Hoch-LET-Strahlung gegenüber locker ionisierender Photonen- oder Elektronenstrahlung noch einmal zusammen.

> ⚠ **Hoch-LET-Strahlung** hat eine höhere biologische Wirksamkeit, weil mehr irreparable Primärläsionen gesetzt, Reparatursysteme geschädigt und mehr multiple Schäden erzeugt werden.
> Im Gegensatz zur **Niedrig-LET-Strahlung** spielen Erholungsphänomene, ebenso wie die Anwesenheit von Sauerstoff und die Abhängigkeit vom Zellzyklus, für die Strahlenempfindlichkeit des Gewebes nur eine geringe Rolle.

3.3.7 Strahlenwirkung auf Entzündungen und degenerative Prozesse

Die **Röntgenreizbestrahlung** nutzt niedrige Strahlendosen zur **Therapie** von Entzündungen und degenerativen Prozessen. Folgende Mechanismen kommen als Erklärung für die therapeutische Wirkung in Betracht:

- Im Bestrahlungsgebiet ändern sich die **Durchblutungsverhältnisse**. Die Kapillaren erweitern sich, ihre Durchlässigkeit nimmt zu.

Tab. 3.3 Zusammenfassung der Wirkungsunterschiede von Strahlung mit niedrigem und hohem LET (Linearer Energietransfer).

Niedriger LET (< 10 keV/µm) (z.B. Photonen- und Elektronenstrahlung)	Hoher LET (≥ 10 keV/µm) (z. B. Neutronen- und Protonenstrahlung)
• Intra- und extrazelluläre Erholung (Reparatur) möglich	• Intra- und extrazelluläre Erholung (Reparatur) gestört oder fehlend
• Zellüberlebenskurve mit »Schulter«, meist sigmoider Verlauf	• Zellüberlebenskurve meist ohne »Schulter«, oft exponentieller Verlauf
• Wirkungseinbuße durch Dosisfraktionierung und Protrahierung	• Fraktionierung bedeutungslos (fraktionierte Bestrahlung ≙ Einzeitbestrahlung)
• Protrahierung und Fraktionierung schützen Normalgewebe	• Protrahierung und Fraktionierung schützen Normalgewebe nicht
• Sauerstoffeffekt hoch (OER 3–5 oder mehr)	• Sauerstoffeffekt niedrig bis fehlend (OER 1–1,6)
• Strahlenwirkung abhängig vom Entwicklungszustand der Zellen und von den Zellzyklusphasen	• Strahlenwirkung unabhängig vom Entwicklungszustand der Zellen und von den Zellzyklusphasen
• RBW-Faktor niedrig (~1)	• RBW-Faktor hoch, nimmt mit Eindringtiefe ins Gewebe zu (wieder abnehmend bei sehr hohem LET)
• Einsatz wegen Strahlenresistenz bei einigen Tumortypen problematisch	• Strahlenresistenz spielt eine geringere Rolle
• Singuläre Realisationen überwiegen (ein Ereignistyp ändert das Biomolekül und leitet die biologische Wirkungskette ein)	• Multiple Realisationen möglich (verschiedene Ereignisse wirken auf drei Ebenen zusammen: molekulare Mikroebene, intrazelluläre Makroebene, multizelluläre Interaktionen)

- Im entzündeten Gebiet lagern sich anfänglich Leukozyten an. Ihre Abwanderung geschieht im bestrahlten Gewebe bedeutend rascher als im nichtbestrahlten. Bestrahlte Leukozyten altern rascher und zerfallen, in erster Linie die strahlensensiblen Lymphozyten, so daß **intrazelluläre Enzyme** in den extrazellulären Raum austreten.
- Ionisierende Strahlung verstärkt in niedriger Dosis die **Gewebsazidose,** die aber nach 6–24 Stunden in eine Alkalose umschlägt. Als Auslöser werden Abbauprodukte angesehen, die durch die Bestrahlung entstehen. Zusätzlich ergeben sich Wirkungen auf das vegetative Nervensystem und Änderungen der Durchlässigkeit von Zell- und Kernmembranen.
- **Stoffwechselprozesse,** die sonst durch eine hochdosierte Strahlenbehandlung gehemmt werden, erfahren durch Röntgenreizbestrahlung eine Aktivierung. Das betrifft vermutlich auch den Kohlenhydrat-, Fett- und Eiweißstoffwechsel und korrespondiert mit der Beobachtung, daß nach hohen Strahlendosen erhöhte Aktivitäten von Hydrolasen gefunden werden, die Makromoleküle abbauen.

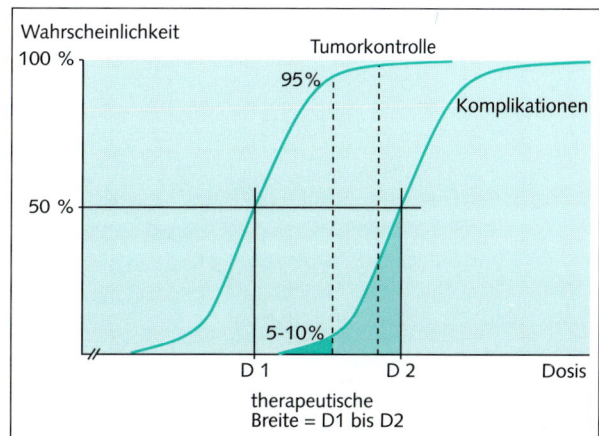

Abb. 3.19   Zusammenhang zwischen Tumorkontrolle und Komplikationsrisiko in Abhängigkeit von der Strahlendosis. Die Dosiseffektkurven verlaufen für die Tumorkontrollrate und die Nebenwirkungsrate sigmoidal. Beide überschneiden sich im therapeutischen Bereich (D1 bis D2). Will man in jedem Fall eine Tumorkontrolle (100%) erreichen, würden in bis zu 50% Strahlenspätfolgen auftreten (D2). Deshalb richtet man sich in der Klinik auf einen Wert ein, der 90–95% der Tumorzellen eines bestimmten Typs sterilisiert. In diesem Falle treten 5% bis allenfalls 10% Strahlenspätfolgen auf.

> ⚠ Die Entzündungs- und Röntgenreizbestrahlung drängt Entzündungs- und Erholungsvorgänge auf einen kürzeren Zeitraum zusammen, läßt sie also rascher abheilen.

> ⚠ Die Beziehung zwischen Tumorzerstörung einerseits und Gewebetoleranz andererseits bezeichnet man als Elektivität. Der Elektivitätsfaktor quantifiziert den Zusammenhang und ist für jede Tumorentität und jede individuelle Patientensituation anders.

3.4 Biologische Grundlagen der Strahlentherapie von Tumoren

Ziel der Strahlentherapie ist die Zerstörung des bösartigen Tumorgewebes. Die Wirksamkeit wird nicht allein davon bestimmt, wieweit es gelingt, profilierende Tumorzellen zu inaktivieren, sondern auch dadurch, welche Dosis dem gesunden Gewebe zugemutet werden kann, ohne daß es mit gravierenden Strahlenfolgen reagiert. Diesen Zusammenhang bezeichnet man als **Elektivität der Radiotherapie,** in Experimenten mit quantifizierbaren Ergebnissen auch als **Elektivitätsfaktor.**

$$\text{Elektivitäts-faktor} = \frac{\text{Straleneffekt am Tumorgewebe}}{\text{Straleneffekt am Normalgewebe}}$$

In der Praxis besteht insofern ein Dilemma, als die Dosis, die mindestens erreicht werden müßte, um jedes Karzinom zu zerstören, und die Dosis, die unterschritten werden sollte, um gesundes Gewebe nicht zu beeinträchtigen, sich überschneiden (Abb. 3.19).

3.4.1 Wachstum und Proliferation von Tumoren

Wachstumskurven

Zellen in der M-, G_1-, S- und G_2-Phase des Zellzyklus bilden die Wachstumsfraktion (→ Kap. 3.3.2). Die Größe dieser Fraktion bestimmt das Tumorwachstum. Zellen in der G_0-Phase tragen zum Wachstum nicht bei. Folgende Wachstumskurven von Tumoren sind zu unterscheiden (Abb. 3.20):
- **Lineares Wachstum:** Der Zellzuwachs pro Zeiteinheit bleibt gleich. Kommt bei Tumoren praktisch nicht vor.
- **Exponentielles Wachstum:** Verdoppelung der Zellzahl pro Zeiteinheit, z.B. alle 4–6 Stunden (d.h. T_{pot}, die potentielle Tumorverdoppelungszeit, beträgt 4–6 Stunden). Um das zu erreichen, müßten alle Tumorzellen am Tumorwachstum teilnehmen und Zelluntergänge dürften nicht stattfinden. Nur denkbar bei sehr kleinen, rasch proliferierenden Tumoren.

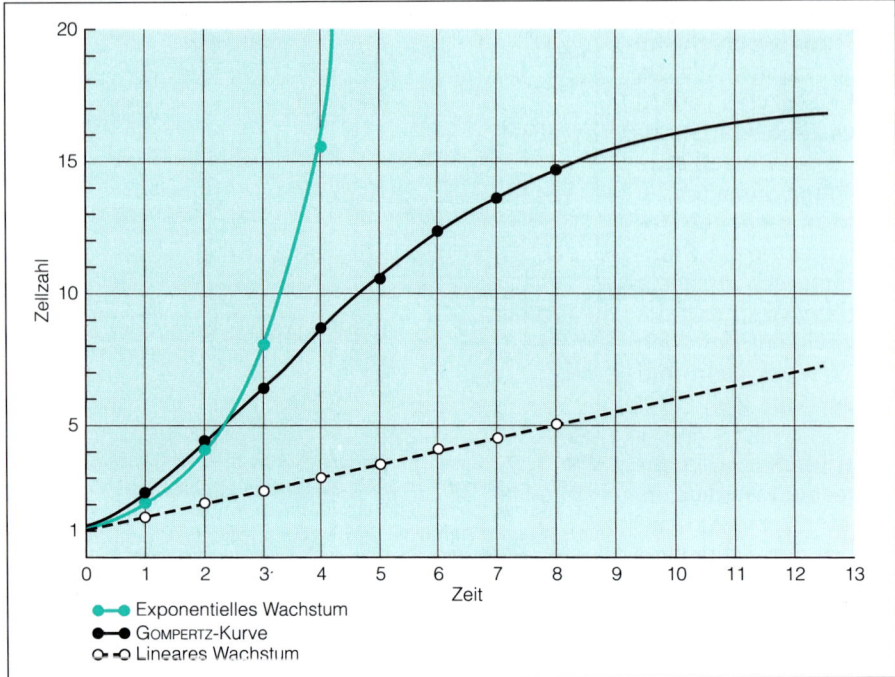

Abb. 3.20 Wachstumskurven von Tumoren. Lineares Wachstum: Der Zellzuwachs pro Zeiteinheit bleibt gleich. Exponentielles Wachstum: Die Zellzahl verdoppelt sich jeweils während eines bestimmten Zeitraumes, z. B. alle 4–6 Stunden. Gompertz-Kurve: anfänglich steiler, dann immer flacher werdender Verlauf der Tumorwachstumskurve. Die Tumorverdopplungszeit nimmt zu, der Zellzuwachs erfolgt immer langsamer. Menschliche Tumoren wachsen nach der Gompertz-Kurve.

• **Gompertz-Kurve:** Zunächst exponentielles Wachstum, dann geringer werdender Zellzuwachs infolge von Zelltod und Zellverlust. Typische Wachstumsform von klinischen Malignomen; auch im in-vitro- und in-vivo-Experiment nachweisbar.

 Das Tumorwachstum verläuft meist im Sinne einer **Gompertz-Kurve**, da nicht alle Zellen gleichzeitig proliferieren und bei größer werdenden Tumoren die Zelluntergänge häufiger und die nekrotischen Areale ausgedehnter werden.

Bestimmung der Proliferationsaktivität

Bösartige Tumoren weisen eine ganz unterschiedliche Proliferationsaktivität auf, die sich grundsätzlich vom Normalgewebe unterscheidet (Tab. 3.4).

Beim Menschen ist es nicht möglich, die Dauer des Zellzyklus von Tumoren bzw. die Dauer der G_1-, S-, G_2- und Mitose-Phase direkt zu messen. Als Maß für die Wachstumsrate eines Tumors stehen deshalb nur indirekte Methoden zur Verfügung:

³H-Thymidin-Markierungsindex
Frisch entnommenes Tumormaterial wird in vitro mit ³H-Thymidin inkubiert. Auf eine i.v.-Verabreichung wird aus Strahlenschutzgründen verzichtet. Nach einer Inkubationsdauer von 1–2 Stunden bauen alle Zellen, die sich in der **S-Phase** befinden, ³H-Thymidin in die DNA ein. Die so markierten Zellen können in histologischen Schnitten autoradiographisch ausgewertet werden.

S-Phase-Anteil
Die Bestimmung erfolgt mit Hilfe der **Durchflußzytometrie**. Einzelsuspensionen von Tumoren werden mit einem geeigneten Fluoreszenz-Farbstoff, der die

Tab. 3.4 Mittelwerte der Proliferationsaktivität histologisch unterschiedlicher Tumoren.

Histologie	Tumor-Verdopplungszeit (Tage)	Markierungsindex (%)	Wachstumsfraktion (%)	Zellverlustfaktor (%)
Embryonale Tumoren	30	30	90	93
Maligne Lymphome	29	29	90	93
Mesenchymale Sarkome	41	4	11	68
Plattenepithelkarzinome	58	8	25	89
Adenokarzinome	83	2	6	71

DNA spezifisch markiert, versetzt. Dann leitet man die Zellsuspension im laminaren Fluß an einem fokussierten Lichtstrahl vorbei. Das von jeder einzelnen Zelle emittierte Fluoreszenzlicht wird von einem Fotomultiplier gemessen. Da der **DNA-Gehalt** der Zellen in den einzelnen Zellzyklusphasen unterschiedlich ist (die G_2- und M-Phase-Zellen besitzen doppelt soviel DNA wie die G_1-Phase-Zellen; der DNA-Gehalt der S-Phase liegt dazwischen), läßt sich durch die Intensität der Fluoreszenz die Zahl der Zellen in den verschiedenen Zellzyklus-Phasen bestimmen.

BUdR-Markierungsindex

Bromdesoxyuridin und Joddesoxyuridin sind Pyrimidin-Analoga, die während der S-Phase in die DNA eingebaut werden. Zellen, die nach in-vivo- oder in-vitro-Applikation BudR inkorporiert haben, können anschließend durch **Anti-BUdR-Antikörper** markiert werden. Die Färbung erfolgt durch einen zweiten Antikörper, der mit einem fluoreszierenden Farbstoff gekoppelt ist. Die Auswertung erfolgt mit Hilfe eines Durchflußzytometers oder eines Fluoreszenzmikroskops. Werden zwei Proben zeitlich getrennt entnommen, läßt sich aus der Verschiebung des Anteils an BudR-markierten Zellen und unter der Annahme einer konstanten S-Phase die potentielle **Tumorverdoppelungszeit** (T_{pot}) berechnen.

Ki-67 und PCNA

Immunhistochemisch können bestimmte **Proteine**, die während der Wachstumsphase exprimiert werden (z.B. PCNA = proliferating cell nuclear antigen), mit Hilfe monoklonaler Antikörper nachgewiesen werden. Die bekanntesten Proliferationsmarker sind Ki-67 (in Kiel entwickelter Antikörper Nr. 67) und der Antikörper gegen das PCNA.

Alle diese Methoden haben Vor- und Nachteile. Deshalb kann man deren Ergebnisse nicht direkt miteinander vergleichen. Reicht es aus, die Proliferationsaktivität in »hoch« oder »niedrig« einzuteilen, so kann mit den genannten Methoden jedenfalls die Tendenz abgeschätzt werden.

3.4.2 Strahlenempfindlichkeit und Strahlenresistenz von Tumoren

Ein bösartiger Tumor gilt klinisch als strahlenempfindlich, wenn er ohne schwerwiegende Schäden des gesunden Gewebes – Gefäße, Bindegewebe, Organfunktionen – vernichtet werden kann. Hoch **strahlensensibel** sind lymphatische Leukämien, ein Großteil der malignen Lymphome, Thymome und Seminome (Tab. 3.5). Als **resistent** gelten Chondrosarkome, Fibrosarkome, Neurofibrosarkome, Osteosarkome und Glioblastome. Die Strahlensensibilität läßt sich genau erst nach Abschluß der Radithera-

Tab. 3.5 Strahlenempfindlichkeit von Tumoren: Kurative Bestrahlungsdosen für verschiedene bösartige Tumoren.

Dosis	Tumor
20–30 Gy	Seminom Leukämie
30–45 Gy	Wilms-Tumor (Nephroblastom) Morbus Hodgkin (Lymphogranulomatose) Non-Hodgkin-Lymphome Neuroblastom
50–60 Gy	Medulloblastom Ewing-Sarkom Dysgerminom Mammakarzinom (mikroskopischer Befall) Plattenepithelkarzinom (mikroskopischer Befall) Adenokarzinom (mikroskopischer Befall)
60–70 Gy	Plattenepithelkarzinom (1–3 cm großer Tumor) Mammakarzinom Prostatakarzinom Weichteilsarkome (mikroskopischer Befall)
≥ 75 Gy	Glioblastom Knochensarkome Weichteilsarkome

pie beurteilen: Erst im Verlauf der folgenden Wochen stellt sich heraus, ob eine komplette Remission eingetreten ist oder ein Tumorrest oder ein Rezidiv vorliegt.

Die **Geschwindigkeit** der Tumorrückbildung hat nichts mit der Strahlensensibilität oder Strahlenresistenz zu tun. Auch langsam sich verkleinernde Tumoren können durchaus strahlenempfindlich und radiokurabel sein.

Das **histologische Bild** eines Tumors läßt nicht auf sein Ansprechen auf eine Strahlenbehandlung schließen. Es gibt sowohl resistente Lymphome als auch sensible Weichteilsarkome. Gegenwärtig beschäftigt sich die Strahlenbiologie mit Testsystemen, die es erlauben sollen, im Einzelfall die Therapieantwort vorherzusagen (predictive assays).

Nach einer **Vorbehandlung** mit Radio- oder Chemotherapie wird Tumorgewebe u.U. strahlenresistenter. Als Gründe kommen in Betracht:
- Selektion von resistenten Tumorzellklonen: Resistente Zellen überleben die Vorbehandlung und formieren sich neu.
- Gesteigerte Repopulierung von verbliebenen Tumorzellen: durch Ausschüttung proliferationssteigernder Mediatoren infolge Zell- und Gewebsuntergangs, starker Tumorschrumpfung, Tumorteilentfernung, langer Behandlungsdauer.

Ursachen der Strahlenresistenz

Verschiedene Faktoren können als Ursache für Strahlenresistenz von Tumoren herangezogen werden (Abb. 3.21):

- **Tumorgröße**
- **Hypoxische** Zellen bzw. Tumorpartien, mangelnde Reoxygenierung während der Strahlentherapie.
- **Intrinsische** Strahlenresistenz durch gutes Reparaturvermögen der Tumorzellen, durch hohe Tumorproliferation und durch hohen Anteil von Zellen in strahlenresistenten Zyklusphasen.
- Suboptimale zeitliche und räumliche **Dosisverteilung** der Strahlentherapie.
- Individuelle **patientenbezogene** Faktoren, wie Allgemeinzustand, Alter, Begleitmedikation, exogene Noxen.

⚠ **Strahlenresistenz** von Tumoren ist entweder durch die Tumorart vorgegeben (intrinsische Resistenz) oder durch Tumorgröße und Hypoxie verursacht.
In der Klinik wird sie manchmal auch nur durch technisch-methodisches Unvermögen des Arztes vorgetäuscht.

Das **Gesetz von Bergonie und Tribondeau** (1906) besagt, daß die Strahlenempfindlichkeit einer Zelle bzw. eines Gewebes mit steigender **Proliferation** (Teilungs- und Zellneubildungsrate) zunimmt und mit höherer **Zelldifferenzierung** abnimmt. Unreife Gewebe sind demnach strahlensensibler als ausdifferenzierte und langsam wachsende Tumoren strahlenresistenter als rasch wachsende.

Das Gesetz von Bergonie und Tribondeau gibt nur eine **Faustregel** für die Strahlenempfindlichkeit von Geweben. Man begegnet durchaus auch rasch proliferierenden und undifferenzierten Malignomen, die strahlenresistent sind.

Beachtung verdient die Tatsache, daß eine **Hormonbehandlung**, die das Tumorwachstum aufhält, die proliferierenden Tumorzellen in die strahlenresistente G_0-Phase bringen kann. Als Beispiele seien angeführt:
- Antiöstrogene beim Mammakarzinom,
- Antiandrogene beim Prostatakarzinom,
- Dopamin-Agonisten bei Hypophysenadenomen.

Die Konsequenzen dieser möglichen Resistenzentwicklung sind bei der Strahlentherapie zu beachten. Unter Umständen muß die Hormonbehandlung abgesetzt werden.

Die »4 R's« in der Strahlenbiologie

Die vier R's in der Strahlenbiologie charakterisieren, wenn auch möglicherweise nicht vollständig, die **Ursachen für Strahlenresistenz** auf molekularer und zellulärer Ebene:
- **Repair**
  Hohes Reparaturvermögen für subletale und potentiell letale Schäden der Tumorzelle (intrinsische Strahlenresistenz).
- **Repopulierung**
  Starke Tumorproliferation, u.U. auch während der Bestrahlung und in den Bestrahlungspausen, so daß eine höhere Dosis benötigt wird, um alle Tumorzellen zu zerstören.

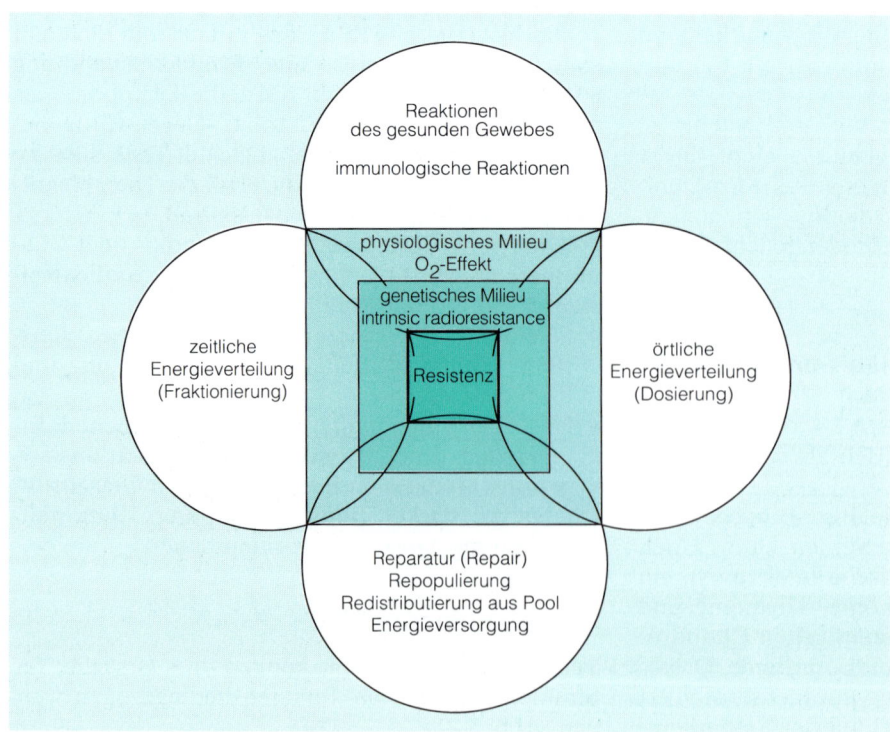

Abb. 3.21 Abhängigkeit der Strahlenresistenz von verschiedenen Einflußgrößen.

- **Redistribution**

  Nach einem Strahleninsult (und einem dadurch verursachten »Block« in der G_2-Phase) verteilen sich die partiell synchronisierten, noch überlebenden bzw. reparierten Zellen wieder auf alle (sensiblen und resistenten) Zyklusphasen. Unter Umständen trifft die Therapie dadurch eine resistente Zyklusphase.

- Fehlende **Reoxigenierung**

  Wenn bei Tumorzellen unter Strahlen- oder Chemotherapie keine Reoxigenierung stattfindet, besteht nur geringe Strahlensensibilität.

Das zur Radiosensibilität Gesagte gilt in gleicher Weise auch für die onkologische **Chemosensibilität** und **Chemoresistenz**.

 Hohes Reparaturvermögen, reaktive Steigerung der Tumorproliferation, Verteilung der Tumorzellen von sensiblen in resistente Zellzyklusphasen und mangelhafte Reoxigenierung verursachen Strahlen- und Chemoresistenz.

3.4.3 Möglichkeiten zur Wirkungssteigerung der Strahlentherapie

Einleitend sind in Tabelle 3.6 die wichtigsten Ursachen für klinische Strahlenresistenz den Möglichkeiten zu ihrer Überwindung gegenübergestellt.

Tab. 3.6 Ursachen für klinische Strahlenresistenz von Tumoren und mögliche therapeutische Ansätze.

Ursachen für Strahlenresistenz	Therapeutische Ansätze
Tumorvolumen	– Verkleinerung durch Operation, gegebenenfalls durch Chemotherapie – lokale Dosiserhöhung, u. a. durch interstitielle Strahlentherapie und Hoch-LET-Strahlung – Strahlensensibilisierung durch Radiosensitizer, Hyperthermie und onkologische Chemotherapeutika
Tumorhypoxie	– Sauerstoffzufuhr (Sauerstoff-Überdruckbehandlung) – Radiotherapie in Hypoxie (zur Schonung des Normalgewebes) – Einsatz elektroaffiner Substanzen, wie Nitroimidazole
Intrinsische Resistenz (durch hohen Repair)	– Repairhemmer, wie Hyperthermie oder onkologische Chemotherapeutika (z.B. Anthrazykline und Platinverbindungen)
Repopulierung	– angepaßte Fraktionierungsschemata
Individuelle Faktoren	– Nikotin- und Alkoholabstinenz – kritische Überprüfung der Arzneimitteleinnahme – Supportivtherapie

Zeitliche Dosisverteilung (Fraktionierung)

Wie wichtig die Optimierung der zeitlichen Dosisverteilung ist, folgt aus der Tatsache, daß die **Tumorproliferation** je nach Tumorhistologie innerhalb einer großen Bandbreite variiert: Es gibt Zellverdopplungszeiten von wenigen Stunden (HNO-Plattenepithelkarzinome 3–5 Tage) bis mehrere Wochen oder sogar Monate (Hypophysenadenome). Ideal wären individuell abgestimmte Bestrahlungsintervalle, in denen die Tumorzellen noch geschädigt sind, das gesunde Gewebe sich aber bereits erholen konnte.

Eines der wichtigsten Prognostika für die lokale Tumorkontrolle ist die **Gesamtbehandlungszeit** der Strahlentherapie. Sie sollte so kurz wie möglich sein, wobei die Reaktion des gesunden Gewebes Grenzen setzt.

Bei **konventioneller Fraktionierung** mit 1,8 bis 2,0 Gy pro Tag, an 5 Tagen pro Woche, ergeben sich Gesamtdosen von 9–10 Gy pro Woche bzw. 36–40 Gy in 4 Wochen, 45–50 Gy in 5 Wochen etc. Muß die vorgesehene Therapiedauer überschritten werden, so muß auch die verordnete Gesamtdosis entsprechend korrigiert, nämlich erhöht werden.

Bestrahlungspausen (»split course«) verlängern die Gesamtbehandlungszeit und haben eine Wirkungseinbuße der Strahlentherapie zur Folge. Die Tumorrückbildungs-Wahrscheinlichkeit sinkt, das Rezidivrisiko steigt an. Wenn überhaupt unterbrochen werden muß, sollte dies frühzeitig, nämlich bei 20–25 Gy geschehen. Bis dahin hat das Tumorgewebe für gewöhnlich noch nicht mit verstärkter Tumorzellproliferation reagiert, aber es gibt bereits eine rasche Repopulierung der gesunden Schleimhaut von Mundhöhle und Darm.

Beträgt z.B. die tägliche Einzeldosis 2 Gy, muß die benötigte Gesamtdosis für jeden »Pausentag« um 0,6–0,7 Gy erhöht werden. Wird am Wochenende nicht bestrahlt, müssen allein zwei Drittel der Montagsdosis aufgewendet werden, um den Wirkungsverlust durch das bestrahlungsfreie Wochenende auszugleichen.

- Die Gesamtbehandlungsdauer sollte so kurz wie möglich sein (Grenzen setzt die Reaktion des gesunden Gewebes).
- Bestrahlungspausen (»split course«) führen zu Wirkungsverlust und sind zu vermeiden.
- Unterbrechungen der Strahlentherapie müssen durch Dosiserhöhung ausgeglichen werden.
- Es sind Fraktionierungsschemata zu wählen, die die unterschiedlichen Erholungsvorgänge im Tumor- und im Normalgewebe ausnutzen.

Fraktionierungsmuster

Außer der konventionellen Fraktionierung bieten sich verschiedene andere Fraktionierungsschemata an, um die zeitliche Dosisverteilung der jeweiligen Tumorhistologie und Tumorproliferation optimal anzupassen (Abb. 3.22).

- **Konventionelle Fraktionierung**
  1,8–2,0 Gy Einzeldosis pro Tag, 5mal wöchentlich, Gesamt-Wochendosis: 9–10 Gy.
- **Akzelerierte Fraktionierung**
  Erhöhung der täglichen Bestrahlungsdosis durch höhere Einzeldosen oder durch mehrfach tägliche Fraktionen. Die Gesamtbehandlungszeit wird dadurch verkürzt.

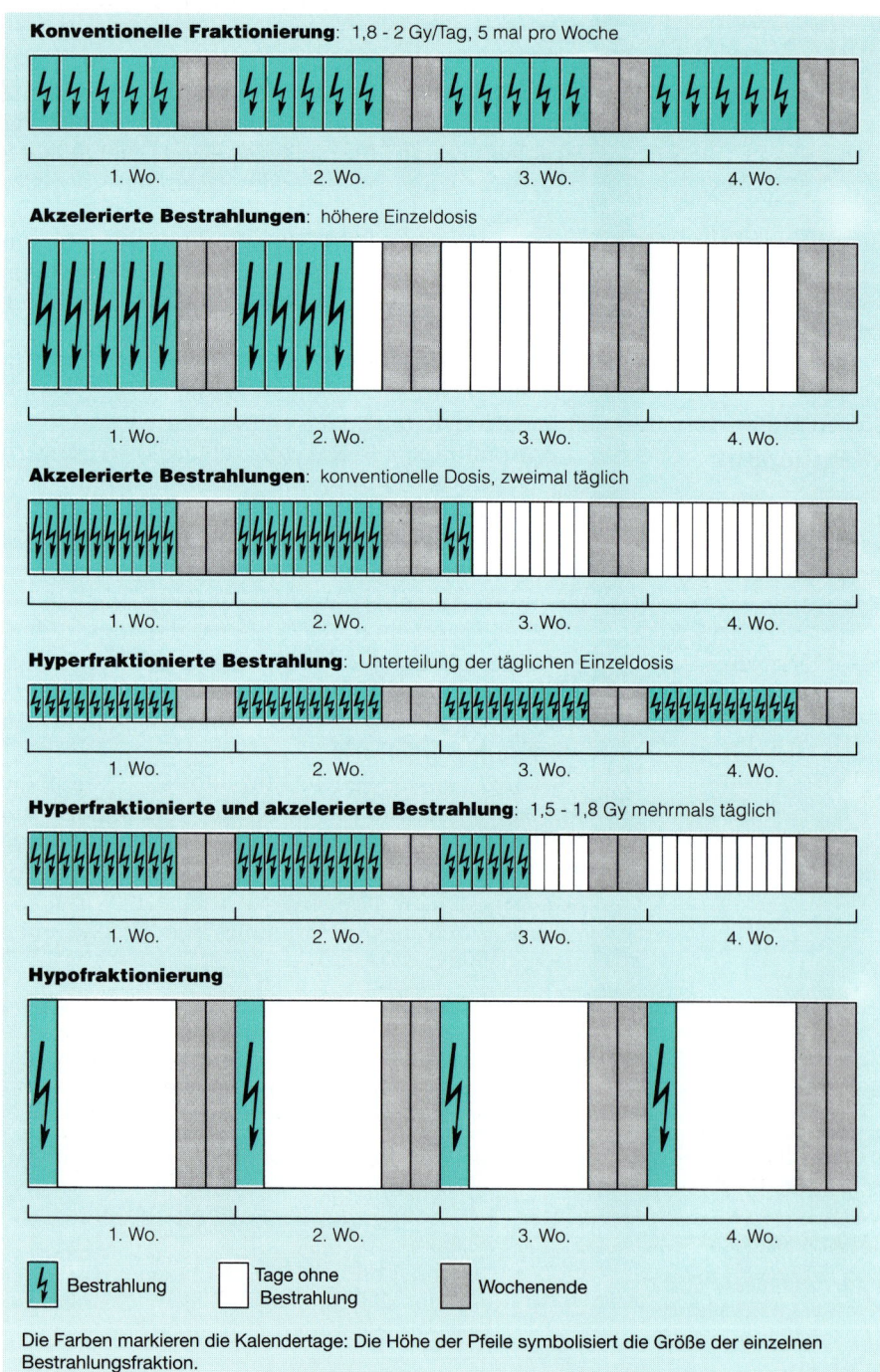

Abb. 3.22 Schematische Veranschaulichung verschiedener Fraktionierungsrhythmen. Zum Vergleich mit den unkonventionellen Schemata dient die übliche Fraktionierung mit fünf Bestrahlungen pro Woche (oberste Zeile). Man beachte die unterschiedliche Dosishöhe und die unterschiedlichen Behandlungszeiten.

- **Hyperfraktionierte Bestrahlung**
Die Zahl der Fraktionen pro Tag wird erhöht, die Einzeldosis auf 1–1,2 Gy vermindert, die Gesamtbehandlungszeit aber nicht verändert. Dieses Vorgehen soll helfen, alle Reparaturmechanismen des Normalgewebes auszunutzen, um gefahrlos die Gesamtdosis erhöhen zu können.
- **Hypofraktionierte Bestrahlung**
Erhöhung der Einzeldosis auf mehr als 2 Gy, Reduzierung der Bestrahlungsfraktionen aus ökonomischen Gründen für Patient und Klinikbetrieb, aber Beibehaltung der Gesamtbehandlungszeit.
- **Hyperfraktionierte und akzelerierte Bestrahlung**
Durch mehrere Einzeldosen pro Tag im Bereich von 1,2–1,8 Gy wird die tägliche Gesamtdosis erhöht und die Gesamtbehandlungszeit verkürzt.

Werden mehrere Bestrahlungen täglich gegeben, müssen die **Pausen** zwischen den Fraktionen 6 bis 8 Stunden betragen, damit im Normalgewebe auch die langsameren Komponenten des Repairs (→ Kap. 3.3.3) abgeschlossen werden können und das Normalgewebe sich erholt.

Theoretisch kann bei **rasch proliferierenden** Tumoren ein therapeutischer Gewinn von einer Hyperfraktionierung oder hyperfraktionierten Akzelerierung erwartet werden. Für **langsam proliferierende** Tumoren mit kleiner Wachstumsfraktion böte sich eine nicht tägliche Fraktionierung oder eine niedrige tägliche Gesamtdosis an (verlängerte Gesamtbehandlungszeit).

Dosisakzelerierung durch Hypofraktionierung gilt als unzeitgemäß und bedarf einer speziellen Begründung, da Einzeldosen von mehr als 2 Gy zu verstärkten Bestrahlungsfolgen am Normalgewebe führen.

Nur in **palliativen** Situationen kann die Dosisakzelerierung durch Hypofraktionierung gerechtfertigt sein, dann nämlich, wenn
- nur wenig gesundes Gewebe im Bestrahlungsvolumen liegt,
- die Liegedauer des Patienten im Krankenhaus verkürzt werden soll oder
- der Patient wegen kurzer Lebenserwartung die Spätfolgen am gesunden Gewebe vermutlich nicht mehr erleben wird.

⚠ Um ein geeignetes Fraktionierungsschema auswählen zu können, müssen die **Proliferationscharakteristika** eines Tumors bekannt sein. Dabei sind Einzeldosen von 2,5 Gy und mehr unstatthaft wegen der Gefahr von inakzeptablen Spätfolgen am gesunden Gewebe (jedenfalls bei kurativem Therapieansatz).

Hyperthermie

Die Hyperthermie ist der am besten bekannte Modulator der Strahlensensibilität und wirksam, sobald am Tumor mehr als 40,5 °C erreicht werden. Die Wirkung von Strahlung oder Chemotherapie wird verstärkt, ohne zwangsläufig auch die Nebenwirkungen am Normalgewebe heraufzusetzen.
- 40,5–42 °C sensibilisieren das Tumorgewebe für ionisierende Strahlung und onkologische Chemotherapeutika (**sensibilisierender Effekt**).
- 42,5 °C und mehr zerstören Tumorzellen ohne zusätzliche onkologische Maßnahmen (**tumorizider Effekt**). Dabei ist die Wirkung (Zahl der letalen Effekte) sowohl von der Höhe der Temperatur als auch von der Hyperthermiedauer abhängig (Abb. 3.23).

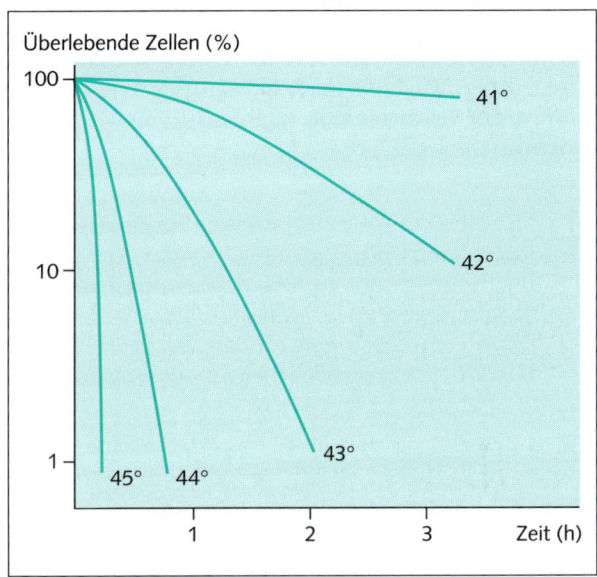

Abb. 3.23 Zelltod durch Hyperthermie in Abhängigkeit von Temperatur und Hyperthermiedauer (Mittelwerte verschiedener Experimente in der Zellkultur). Oberhalb von 42 °C kann – bei gleicher Wirkung – die Behandlungsdauer halbiert werden, wenn man die Temperatur um 1 Grad erhöht.

Heute wird angenommen, daß Hyperthermie die **Reparatur** von subletalen Strahlenschäden behindert und dadurch insbesondere an hypoxischen Tumorzellen die Strahlenwirkung verstärkt. Das zeigt sich bei Zellinaktivierungskurven am Verlust der breiten »Schulter«, die sonst für wenig radiosensible Tumorzellen typisch ist. Folgende **biologische Wirkungen** der Hyperthermie sind bekannt:
- Steigerung der Blutzirkulation im gesunden Gewebe und in den größeren Blutgefäßen
- Senkung der Mikrozirkulation in großen Tumoren mit nekrotischen bzw. hypoxischen Anteilen. Dadurch kommt es zum Wärmestau, bei sehr hohen Temperaturen sogar zu Gefäßverschlüssen

- Absenkung des Gewebe-pH (Azidose, wirkt als Gewebsgift)
- Hemmung der DNA- und Proteinsynthese in der Zelle
- Beeinträchtigung von Kern- und Zellmembranen
- Ausgeprägte Strahlensensibilisierung der S-Phase des Zellzyklus, die sonst eigentlich strahlenresistent ist.

Am effektivsten ist Hyperthermie dann, wenn sie unmittelbar vor, während oder spätestens innerhalb von 3 Stunden nach der Bestrahlung erfolgt. Auch die **Zeitdauer** der Wärmeeinwirkung spielt eine wichtige Rolle. Es besteht Übereinstimmung darin, daß therapeutische Temperaturen mindestens 30 Minuten, besser 45 Minuten, aufrechterhalten werden müssen.

Interessanterweise erzeugt Hyperthermie im Tumorgewebe **Thermotoleranz** (Wärmeunempfindlichkeit), die erst nach drei Tagen wieder abgeklungen ist. Somit erübrigt sich eine tägliche Hyperthermieanwendung. Die meisten Arbeitsgruppen hyperthermieren nur noch einmal, allenfalls zweimal in der Woche.

 Hyperthermie ist ein potenter **Radiosensibilisator**. Temperaturen von 41,5–42,5 °C müssen im Tumorgewebe für 30–45 Minuten aufrechterhalten werden. Die Temperatur wird dabei sowohl im Tumorgewebe als auch im umgebenden Normalgewebe invasiv gemessen.

Interaktion mit Medikamenten

Chemische Substanzen können die Strahlensensibilität des Gewebes sowohl steigern als auch schwächen (chemische Strahlenmodifikatoren). Im ersten Fall spricht man von Strahlensensibilisatoren (**Radiosensitizer**), im zweiten von Strahlenschutzsubstanzen (**Radioprotektiva**).

Strahlensensibilisatoren

Strahlensensibilisierende Substanzen im engeren Sinn steigern die biologische Wirkung ionisierender Strahlung, haben aber bei alleiniger Anwendung selbst keinen toxischen Effekt. Die bekanntesten Radiosensitizer, meist Nitroimidazole (Misonidazol, Metronidazol), agieren als Elektronenfänger und wirken offenbar ähnlich wie Sauerstoff.

Im weiteren Sinn werden unter dem Begriff der Strahlensensibilisatoren auch solche Medikamente verstanden, die einen ähnlichen oder gleichen Wirkungsmechanismus wie ionisierende Strahlung haben und deren Effekt sich mit demjenigen der Bestrahlung addiert. Gemeint sind onkologische Chemotherapeutika.

Folgende **Interaktionen** von chemischen Substanzen (A) mit ionisierender Strahlung (B) werden beobachtet:
- **Additiver Effekt:** Addition der Einzelwirkungen von Zytostatikum und Strahlung (C = A + B)
- **Subadditiver Effekt:** Gesamtwirkung geringer als die Summe der Einzelwirkungen (C < A + B)
- **Überadditiver Effekt:** Gesamtwirkung größer als die Summe der Einzelwirkungen (C > A + B). Nur hier ist richtig, von Sensibilisierung, gegebenenfalls Potenzierung, zu sprechen.
- **Hemmung:** Gesamtwirkung kleiner als die wichtigste Einzelwirkung (C < A / C < B).

 Sensibilisierung bedeutet, daß die Gesamtwirkung mehrerer Agenzien größer ist als die Summe der Einzelwirkungen.

Radiochemotherapie

Onkologische Chemotherapeutika und Bestrahlung werden in der Onkologie zunehmend häufiger miteinander kombiniert. Dies geschieht in unterschiedlicher Weise:
- **Adjuvante Chemotherapie**
  Nach einer Operation oder Bestrahlung erhält der Patient eine Chemotherapie, um mögliche Mikrometastasen in anderen Organen zu bekämpfen (systemischer Effekt).
- **Sequentielle Radiochemotherapie**
  Zunächst erhält der Patient mehrere Kurse einer Chemotherapie, anschließend folgt die Bestrahlung (systemischer Effekt, selten lokale Wirkungsverstärkung).
- **Alternierende Radiochemotherapie**
  Chemotherapie und Radiotherapie werden abwechselnd in sequentiellen Therapieblöcken verabfolgt (lokaler Effekt gesichert, systemische Wirkung in Diskussion).
- **Simultane Radiochemotherapie**
  Chemotherapie und Radiotherapie werden sorgfältig aufeinander abgestimmt und simultan appliziert (lokaler Effekt gesichert, systemische Wirkung in Diskussion).

Als die derzeit erfolgversprechendste Therapieform gilt die **simultane Radiochemotherapie**. Dabei muß allerdings durch Auswahl geeigneter Substanzen sichergestellt sein, daß sich die Wirkungen am Tumorgewebe addieren, nicht aber die Nebenwirkungen am Normalgewebe (Abb. 3.24). Der angestrebte überadditive Effekt scheint gesichert zu sein bei Reduktion der Einzeldosis auf weniger als 2 Gy und den Substanzen Cisplatin, Carboplatin, Gemcitabin, Paclitaxel, Topotecan u.ä. Folgende weitere Zytostatika werden ebenfalls eingesetzt: 5-Fluorouracil, Hydroxyurea, CCNU bzw. BCNU (beides Alkylanzien),

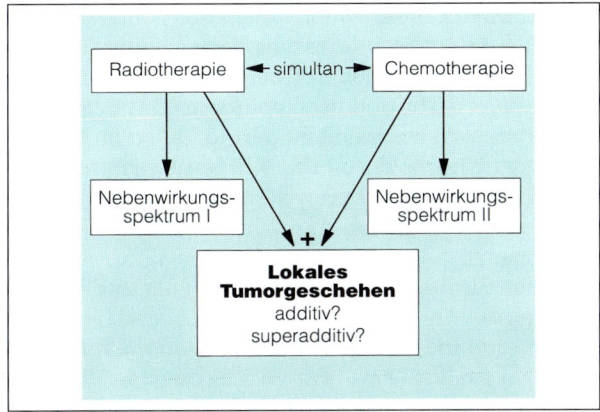

Abb. 3.24 Erstrebtes Wirkungsprinzip der simultanen Radiochemotherapie: Addition der Wirkungen von Radio- und Chemotherapie am Tumor, keine Addition der Nebenwirkungen am gesunden Gewebe (gespreizte Toxizität).

Adriamycin, Mitomycin C, Bleomycin, Vincristin und Vindesin. Am häufigsten werden in der Radiochemotherapie vier Substanzen eingesetzt:

- **Cisplatin** und **Carboplatin**
  führen zu **Quervernetzungen der DNA**, insbesondere bei Guanin-Cytosin-Anordnungen. In der Folge werden DNA-, RNA- und Proteinsynthese gestört. Im Gegensatz zu anderen Zytostatika wirken Cisplatin und Carboplatin Zellzyklus-unspezifisch. Das heißt, sie wirken auch auf ruhende G_0-Zellen einer Zellpopulation. Für Cisplatin wurde in vitro ein strahlensensibilisierender (überadditiver) Effekt nachgewiesen.
- **5-Fluorouracil**
  ist ein starker **kompetitiver Hemmer** der Thymidilat-Synthetase, eines für die DNA-Synthese notwendigen Enzyms. Von klinischer Bedeutung ist 5-Fluorouracil bei der Behandlung von kolorektalen Karzinomen, im Rahmen der Kombinationstherapie von Mammakarzinom, Ovarialkarzinom, Blasenkarzinom sowie bei Tumoren im Kopf-Hals-Bereich. Ein subadditiver Effekt zur Strahlenwirkung gilt als wahrscheinlich.
- **Mitomycin C**
  hemmt selektiv die **DNA-Synthese** und wirkt besonders in der späten G_1-Phase und der S-Phase des Zellzyklus. Es wird vermutet, daß Mitomycin C eine gewisse Selektivität gegenüber hypoxischen Zellen besitzt und hier eine Verstärkung der Strahlenwirkung erreicht. Tatsächlich verschlechtert der Verzicht auf Mitomycin C in einigen Therapieprotokollen die Behandlungsergebnisse der Radiochemotherapie.
- **Vindesin**
  hemmt die Bildung des **Spindelapparats**, an dem sich die Chromosomen während der Mitose bewegen. Es bewirkt damit eine Unterbrechung in der Metaphase.

Nahezu alle Zytostatika beeinträchtigen das **blutbildende Knochenmark**. Es muß mit einem Abfall der Erythrozyten, Leukozyten und Thrombozyten gerechnet werden. Dieser ist stärker ausgeprägt als nach Gabe des entsprechenden Zytostatikums allein. Besonders unangenehm bei der Radiochemotherapie ist die Thrombozytopenie (v.a. nach Carboplatin, Adriamycin, Mitomycin C, Vindesin, Ifosfamid).

⚠ Bei der Kombination von Radiotherapie und Chemotherapie sind die spezifischen **Toxizitätsspektren** zu beachten, die sich gegenseitig nicht verstärken dürfen.

Weitere Therapieansätze

Der Vollständigkeit halber sei auf weitere Möglichkeiten der Effizienzsteigerung der Radiotherapie verwiesen, die in anderen Kapiteln ausführlicher besprochen werden. Eine detaillierte Darstellung würde hier den Rahmen sprengen.
- Wahl geeigneter Strahlenarten ($\rightarrow$ Kap. 6.3.1)
- Intrakavitäre und interstitielle Brachytherapie ($\rightarrow$ Kap. 6.2.5)
- Therapie mit offenen radioaktiven Stoffen ($\rightarrow$ Kap. 7.7)
- Hyperbare Sauerstofftherapie und Radiotherapie in Gewebehypoxie ($\rightarrow$ Kap 3.3.5).

Geeignete Strahlenarten

Das Ziel ist eine begrenzte, maximale Energiedeposition im Tumorbereich unter Ausnutzung biologischer Vorteile, wie z.B. der Hoch-LET-Strahlung.
- **Hochvolttherapie**
  Ultraharte Photonen- oder Elektronenstrahlung ist die Standardstrahlung zur Behandlung tiefliegender Prozesse in kurativer und palliativer Absicht.
- **Neutronentherapie**
  Attraktiv wegen der biologischen Vorteile der Hoch-LET-Strahlung ($\rightarrow$ Kap. 3.3.6). Der Nutzen wird relativiert wegen des ungünstigen Tiefendosisverlaufs (entspricht 250-keV-Röntgenstrahlung), hoher Nebenwirkungsrate und noch nicht etablierter Indikationsstellung.
- **Pionentherapie**
  Negative π-Mesonen haben einen interessanten Tiefendosisverlauf, geben im durchstrahlten Gewebe eine Strahlung mit niedrigem LET und im Zielgewebe des Tumors eine Strahlung mit hohem LET ab. 273mal schwerer als Elektronen, aber 6,7mal leichter als Nukleonen, dringen sie unter geringer Energieabgabe in den Körper ein, werden gebremst, von positiven Atomkernen eingefangen

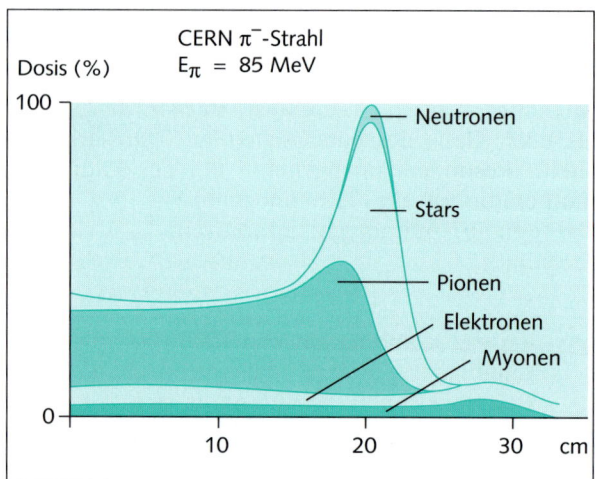

Abb. 3.25 Berechnete Tiefendosiskurve in Wasser für den CERN-π^--Strahl (kumulatives Diagramm). Abszisse: Tiefe in cm. Zusammensetzung des Strahls: 63% π^-, 14% μ^-, 23% e^-.

In the figure: CERN π^--Strahl, $E_\pi = 85$ MeV, Dosis (%), labels: Neutronen, Stars, Pionen, Elektronen, Myonen

und geben am Ende ihrer Bahn ihre ganze Ruheenergie ab. Vom Kern werden daraufhin Protonen, α-Teilchen, Neutronen und Photonenstrahlen ausgesandt (Abb. 3.25). Die Energie bleibt dabei auf ein bestimmtes, vorher festgelegtes Volumen beschränkt. Allerdings ist dieser sog. »Bragg Peak« sehr schmal, schmaler als die in der Radiotherapie üblichen Tumorvolumen.

Wegen der geringen Verfügbarkeit dieser Strahlen (in einer »Handvoll« Institutionen auf der ganzen Welt) sind die klinischen Erfahrungen noch begrenzt und Gegenstand hochspezialisierter Forschungsprogramme.

- **Protonentherapie**
  Sie ist ebenfalls interessant wegen der Möglichkeit der umschriebenen Energiedeposition auf ein genau vorherbestimmtes Volumen. Die Belastung gesunden Gewebes bleibt gering, da beim Durchtritt des Strahls durch das Körpergewebe nur wenig Energie abgegeben wird.
  Die relative biologische Wirksamkeit (RBW) ist nur wenig höher als diejenige von dünn ionisierender Strahlung. Besonders geeignet zur Radiotherapie von Aderhautmelanomen und von Tumorvolumina, die sich nicht für eine Konformationsbestrahlung (→ Kap. 6.3.2) eignen. Nachteile: geringe Verfügbarkeit wegen hoher Kosten, ebenfalls sehr schmaler »Bragg Peak«.

- **Neutroneneinfang**
  Thermische Neutronen werden durch das nicht radioaktive ^{10}B-Isotop eingefangen, wobei Alpha-Teilchen und Lithium-Atome emittiert und auf das Gewebe übertragen werden. Voraussetzung dafür ist, daß das inkorporierte Bor selektiv im Tumorgewebe angereichert wird.

⚠ **Neutronen, Pionen** und **Protonen** bieten wegen ihres hohen LET interessante Möglichkeiten für die Radiotherapie. In die Klinik werden sie wegen vorhandener Nachteile (hohes Schadensrisiko für Normalgewebe) und aus physikalischen Gründen (Neutronen: ungünstiger Tiefendosisverlauf; Pionen und Protonen: »Bragg Peak« für übliche Tumorvolumina zu schmal) nur für sehr begrenzte Indikationen Eingang finden.

Fragen zu Kapitel 3 Strahlenbiologie

Strahlenchemie

3.1 Wie unterscheiden sich direkte und indirekte Strahlenwirkung?

3.2 Was sind Radikale?

3.3 Welches sind die Primärradikale des Wassers?

3.4 Herrscht bei locker ionisierender Strahlung die direkte oder die indirekte Strahlenwirkung vor?

3.5 Was versteht man unter dem Sauerstoffeffekt?

3.6 Wie äußert sich die Temperaturabhängigkeit der indirekten Strahlenwirkung?

3.7 Welchen Einfluß hat der LET auf die Radiolyseprodukte?

3.8 Was versteht man unter dem G-Wert?

Strahlenbiochemie

3.9 Welche Schäden verursacht ionisierende Strahlung an der DNA?

3.10 Wie ist der Zusammenhang zwischen Dosis und Strangbrüchen?

3.11 Wie lange dauert die Reparatur von subletalen Strahlenschäden?

3.12 Was sind »Bulky Lesions«?

3.13 Was versteht man unter Mutationen?

3.14 Wie unterscheiden sich spontane von radiogenen Mutationen?

3.15 Wie hoch ist beim Menschen die Mutationsverdoppelungsdosis?

3.16 Nennen Sie den Unterschied zwischen Genom-Mutationen und Punkt-Mutationen.

3.17 Was ist der Unterschied zwischen Aneuploidie und Polyploidie?

3.18 Welche Mechanismen führen zu Mutationen?

3.19 Welche Krankheiten beruhen auf dem Unvermögen des Organismus, genetische Schäden zu reparieren?

3.20 Nennen Sie intrachromosomale und interchromosomale Chromosomenaberrationen.

3.21 Welchen Einfluß hat Hoch-LET-Strahlung auf die Mutationsrate?

3.22 Nennen Sie ein biologisches Strahlendosimeter.

3.23 Wie stellt man sich den Mechanismus der Kanzerogenese vor?

3.24 Was ist Hormesis?

3.25 Nennen Sie den Unterschied zwischen stochastischen und deterministischen Prozessen.

Zelluläre Strahlenbiologie

3.26 Wie reagiert eine Zelle auf einen Strahleninsult?

3.27 Nennen Sie den Unterschied zwischen reproduktivem Zelltod und Interphasetod.

3.28 Wie ist der Zusammenhang zwischen Repair-Kapazität und Dosis?

3.29 Welcher Term in einer Überlebenskurve beschreibt die Reparaturfähigkeit der Zelle?

3.30 Welcher Term in einer Inaktivierungskurve beschreibt die Strahlenresistenz?

3.31 Was bezeichnet der α/β-Wert eines Gewebes nach dem linear-quadratischen Modell?

3.32 In welchem Bereich liegen die α/β-Werte von früh reagierenden Geweben?

3.33 Schonen Fraktionierung und Protrahierung früh oder spät reagierendes Normalgewebe?

3.34 Nennen Sie einige spät reagierende Gewebe.

3.35 Welche Phasen im Zellteilungszyklus sind am strahlenempfindlichsten?

3.36 Wieviele Einzelstrangbrüche, Doppelstrangbrüche und Bulky Lesions verursacht in etwa 1 Gray dünn ionisierender Strahlung in jeder Zelle?

3.37 Wie lange dauern intrazelluläre Reparaturprozesse?

3.38 Was versteht man unter Apoptose?

3.39 Was ist ein potentiell letaler Strahlenschaden?

3.40 Wie wirkt sich der Zeitfaktor auf die biologische Strahlenwirkung aus?

3.41 Welche Rolle spielt der Zeitfaktor bei der biologischen Strahlenwirkung durch Hoch-LET-Strahlung?

3.42 Was versteht man unter ELKIND-Erholung?

3.43 Was versteht man unter dem Fraktionierungsfaktor?

3.44 Was besagt das SCHWARZSCHILD-Gesetz?

3.45 Wie hoch ist die Dosisrate bei der Medium dose rate?

3.46 Was versteht man unter dem Sauerstoffverstärkungsfaktor?

3.47 Wie hoch ist der Sauerstoffverstärkungsfaktor bei locker ionisierender Strahlung und bei dicht ionisierender Strahlung?

3.48 Wie ist der Zusammenhang zwischen LET und Sauerstoffverstärkungsfaktor?

3.49 Wie stellt man sich die Reoxigenierung nach einer Bestrahlungsfraktion vor?

3.50 Was sind die wichtigsten Ergebnisse der Strahlentherapie im hyperbaren Sauerstoffmilieu im Gegensatz zur Strahlentherapie in Hypoxie?

3.51 Welcher Zusammenhang besteht zwischen LET und der Schulter in einer Zellüberlebenskurve?

3.52 Nennen Sie den Zusammenhang zwischen LET und Protrahierung bzw. Fraktionierung.

3.53 Welche Mechanismen spielen bei der Strahlenwirkung auf Entzündungen und degenerative Prozesse eine Rolle?

Biologische Grundlagen der Strahlentherapie von Tumoren

3.54 Was versteht man unter dem Elektivitätsfaktor?

3.55 Wie ist die ideale Dosierung in der klinischen Strahlentherapie vor dem Hintergrund des Zusammenhangs zwischen Tumorkontrolle und Komplikationsrisiko?

3.56 Welcher Wachstumskurve folgt das Tumorwachstum?

3.57 Warum wächst ein Tumor nicht exponentiell?

3.58 Wie läßt sich die Proliferation eines Tumors bestimmen?

3.59 Wie unterscheidet sich die Tumorverdopplungszeit bei malignen Lymphomen und bei Adenokarzinomen?

3.60 Wie hoch ist die Wachstumsfraktion bei malignen Lymphomen und bei Adenokarzinomen?

3.61 Welcher Zusammenhang besteht zwischen der Geschwindigkeit einer Tumorrückbildung und der Strahlensensibilität?

3.62 Gibt das histologische Bild eines Tumors Aufschluß über seine Strahlensensibilität?

3.63 Wie wirken sich eine vorangegangene Radio- oder Chemotherapie auf die Strahlensensibilität eines Tumors aus?

3.64 Nennen Sie die Ursachen für die Strahlenresistenz eines Tumors.

3.65 Worauf beruht intrinsische Strahlenresistenz?

3.66 Was besagt das Gesetz von BERGONIÉ und TRIBONDEAU?

3.67 Wie wirken sich Anti-Östrogene, Anti-Androgene und Dopamin-Agonisten auf die Strahlensensibilität aus?

3.68 Nennen Sie die vier R's in der Strahlenbiologie?

3.69 Wie wirkt sich die Repopulierung auf die Strahlensensibilität aus?

3.70 Was hat Reoxigenierung von Tumorzellen mit Strahlenresistenz zu tun?

3.71 Wie sieht die konventionelle Fraktionierung einer Strahlenbehandlung aus?

3.72 Was ist Hyperfraktionierung und was akzelerierte Fraktionierung?

3.73 Welchen Einfluß haben Gesamtbehandlungsdauer, Bestrahlungspausen und akzelerierte Fraktionierungsrhythmen auf die Tumorkontrolle?

3.74 Welche Einzeldosis sollte bei kurativem Therapieansatz nicht überschritten werden?

3.75 Welche Temperaturen wirken strahlensensibilisierend?

3.76 Welche biologischen Wirkungen der Hyperthermie sind bekannt?

3.77 Wie lange muß Hyperthermie bei welcher Temperatur aufrechterhalten werden, um radiosensibilisierend zu wirken?

3.78 Was sind strahlensensibilisierende Substanzen im engeren Sinn?

3.79 Was ist der Unterschied zwischen additiven Strahleneffekten und Strahlensensibilisierung?

3.80 Welches ist die lokal effektivste Kombinationsform von Chemotherapie und Radiotherapie?

3.81 Welches sind die Hauptziele der Kombination von Radiotherapie und Chemotherapie?

3.82 Welchen Vorteil hat die Neutronentherapie gegenüber einer dünn ionisierenden Strahlung?

3.83 Welche therapeutischen Möglichkeiten bieten Pionen und Protonen?

4 Strahlenpathologie

ROLF SAUER

Der menschliche Organismus kann radioaktiver Strahlung von außen ausgesetzt sein und radioaktives Material mit der Atmung oder der Nahrung aufnehmen. Entsprechend unterscheidet man folgende drei **Expositionspfade**:

- **Externe Exposition:**
  - durch natürliche Strahlenexposition aus Kosmos und Erdboden (terrestrische Strahlung),
  - aus künstlichen Strahlenquellen (inklusive Medizin und Forschung),
  - Strahlenbelastung durch Reaktorunfälle, Kernwaffenversuche etc.
- **Inhalation:**
  - von natürlichem ^{222}Rn (Radon) und ^{220}Rn (Thoron) in gemauerten Häusern, in Bädern, Radonquellen etc.,
  - von ^{210}Pb und ^{218}Po (Polonium) durch Tabakrauchen,
  - von ^{14}C, ^{131}I, ^{137}Cs und ^{134}Cs nach Strahlenunfällen.
- **Ingestion:**
  - von natürlichem ^{14}C in der Nahrung,
  - von ^{137}Cs, ^{90}Sr (Strontium), ^{131}I etc. nach Strahlenunfällen bzw. Kernwaffentests.

Welche Körperorgane von der Strahlenexposition besonders betroffen sind, richtet sich nach den chemischen Eigenschaften des Radioisotops bzw. der Art und Partikelgröße. Man spricht von der **speziellen Organaffinität**. Die Art der ausgesandten Strahlung spielt dabei keine Rolle. Jod reichert sich in der Schilddrüse an, Strontium und Plutonium im Knochen, Cäsium und Kalium im ganzen Körper. Plutonium und das ebenfalls radioaktive Zerfallsprodukt ^{90}Y (Yttrium) des ^{90}Sr gehen nach Inkorporation in eine kolloidale Form über und werden vom retikuloendothelialen System der Leber, der Milz und des Knochenmarks gespeichert.

Besondere Vorsicht ist beim Verzehr von landwirtschaftlichen Produkten geboten, die zum Zeitpunkt des radioaktiven Niederschlags noch nicht geerntet oder zubereitet waren. Innerhalb der sogenannten **Nahrungskette** können sich durch Stoffwechselprozesse ursprünglich unbedenkliche Konzentrationen des radioaktiven Materials in Pflanze und Tier bzw. in einzelnen Pflanzenbestandteilen und Tierorganen anreichern.

Tab. 4.1 Strahlenexposition der Bevölkerung der Bundesrepublik Deutschland im Jahre 1986.

Mittlere effektive Dosis	ca. 4 mSv	
Natürliche Strahlenexposition: 61%		
Kosmische Strahlung	0,3	mSv
Terrestrische Strahlung	0,5	mSv
Aufenthalt in Häusern (Radoninhalation)	1,3	mSv
Körpereigene Strahlung	0,3	mSv
	Summe ca. 2,4	mSv
Künstliche Strahlenexposition: 39%		
Medizin	ca. 1,5	mSv
Forschung/Technik	< 0,02	mSv
Fallout	< 0,01	mSv
Kerntechnische Anlagen	< 0,01	mSv
Beruf	< 0,01	mSv
	Summe ca. 1,55	mSv

Tabelle 4.1 gibt die **Strahlenexposition** in der Bundesrepublik Deutschland wieder. Sie beträgt ca. 4 mSv pro Jahr. 60% davon oder 2,4 mSv entfallen auf die natürliche Strahlenexposition, 40% auf die künstliche Strahlenexposition, wobei die Medizin mit 1,5 mSv den weit überwiegenden Teil ausmacht.

Die Folgen bzw. Schäden einer Exposition mit ionisierender Strahlung lassen sich in **stochastische** (zufällige) und **deterministische** (nicht stochastische, die jenseits einer Schwellendosis auftreten) Folgen einteilen (→ Kap. 3.2.5). Auf stochastischer Gesetzmäßigkeit beruhen

- genetische Defekte und
- die Kanzerogenese.

Deterministisch bedingt sind

- die Akut- und Spätschäden an Organen und
- teratogene Schäden (mit Ausnahme der Krebsinduktion).

4.1 Genetische Strahlenfolgen

Genetische Strahlenfolgen beruhen auf Mutationen des genetischen Materials in Körperzellen und Keimzellen. Je nach der betroffenen Struktur kennt man

- Genmutationen (Klein- oder Punktmutationen an der DNA),

- Chromosomenmutationen (Stückausfälle, Translokationen, Inversionen an einzelnen Chromosomen) oder
- Genommutationen (Änderung der Chromosomenanzahl).

Man unterscheidet zwischen **somatischen Mutationen** (an den Körperzellen) und **Keimzellmutationen**. Somatische Mutationen haben nur Bedeutung für das betroffene Individuum; sie werden nicht weitervererbt. Anders die Keimzellmutationen: Da sie das Erbgut verändern, betreffen sie weniger das jeweilige Individuum als vielmehr die nachfolgenden Generationen, also auch die Population Mensch (→ Kap. 3.2.2).

Glücklicherweise können biologischen Systeme in großem Umfang genetische Schäden reparieren. Dies garantiert die hohe Stabilität des Erbmaterials. So sind allein schon 60–80% der Mutationen nach der nächsten Zellteilung nicht mehr vorhanden. Man geht davon aus, daß allenfalls 6% der Keimzellmutationen bis zur Geburt erhalten bleiben.

Genetische Strahlenfolgen an den Keimzellen werden international seit etwa den dreißiger Jahren erwogen, und ein entsprechender Strahlenschutz (Gonadenschutz) wurde durchgesetzt. Die Abschätzungen des **genetischen Risikos** beruhen allerdings auf Untersuchungen an der Fruchtfliege Drosophila, wo Erbgutschäden beobachtet wurden. Entsprechende Daten von strahlenexponierten Menschen fehlen. Bei 63034 *Kindern* von Überlebenden aus Hiroshima und Nagasaki, systematisch untersucht zwischen 1948 und 1962, wurde keine Häufung von genetischen Effekten bzw. genetisch bedingten Krankheiten einschließlich Krebs gefunden (→ Kap. 4.3.2). Auch eine Versuchsserie in den USA mit etwa 7 Millionen Mäusen (»Megamausprojekt«) brachte keine greifbaren Hinweise auf genetische Risiken an den Keimzellen für Säugetiere.

> ⚠ Genetische Strahlenschäden an den **Keimzellen** sind – obwohl vermutet – bei Säugetieren nicht bekannt. Trotzdem wird im Strahlenschutz angenommen, daß 1 Sv die Rate spontaner Keimzellmutationen verdoppelt.

Diese Dosis ist als zusätzliche Strahlenbelastung der Keimdrüsen unrealistisch hoch. Zum Vergleich: Die Rate an spontanen Mutationen nimmt allein schon mit dem Alter des Vaters (über 40 Jahre) um das Mehrfache zu. Eine nur geringe Zunahme von Kindern älterer Väter würde die Zahl spontaner Mutationen in der Bevölkerung stärker ansteigen lassen als jede unter vernünftigen Annahmen denkbare Strahlendosis.

4.2 Teratogene Schäden

Je nachdem auf welcher Entwicklungsstufe der Embryo oder Fetus bestrahlt wird,
- stirbt er ab,
- entwickelt sich ganz normal oder
- zeigt Fehlbildungen, Funktionsstörungen, Mehrfachbildung oder entwickelt eine bösartige Geschwulst (Tab. 4.2).

> ⚠ Vom Alter der Schwangerschaft hängt ab, welcher teratogene Strahlenschaden am Embryo bzw. Fetus zu erwarten ist und ob überhaupt ein solcher befürchtet werden muß (Abb. 4.1).

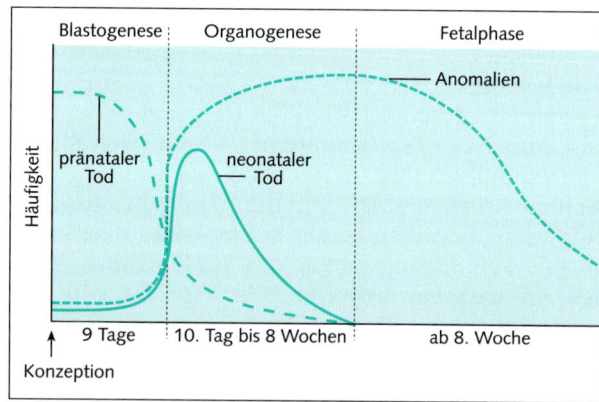

Abb. 4.1 Häufigkeit teratogener Schäden in Abhängigkeit vom Zeitpunkt der Strahlenexposition während der Schwangerschaft.

Tab. 4.2 Teratogene Schäden: Wachstums- und Entwicklungsstörungen.

Entwicklungsstadium	Zeitraum	Effekt
Blastogenese (Präimplantationsperiode)	8.–9. Tag	intrauteriner Fruchttod (Resorption) oder ungeschädigte Embryonen
Organogenese (Organdifferenzierung)	10.–60. Tag	Anomalien, Kleinwuchs, Skelettanomalien, geistige Retardierung, Mikro- und Anenzephalie, Hydrozephalus, Mikro- und Anophthalmus, Karzinogenese, pränataler Fruchttod
Fetalperiode (Wachstumsperiode)	ab 8. Woche	geistige Retardierung, Minderwuchs, Mikroenzephalie, Gleichgewichtsstörung, Sterilität, neonataler Fruchttod
Postnatalperiode	postnatal	Wachstumsverzögerung, Fehlbildungen von Augen, Zähnen und weiblicher Brust

Blastogenese (Präimplantationsperiode)

In den ersten acht bis neun Tagen nach der Konzeption ist der Embryo am strahlenempfindlichsten. Bereits nach 0,05 Gy Schwellendosis wurden an der Maus Todesfälle festgestellt. Stirbt der Embryo nicht, so entwickelt er sich ganz normal weiter (**Alles-oder-nichts-Gesetz**). Beim Menschen liegen verständlicherweise keine Beobachtungen vor.

Organogenese (Periode der Organbildung)

Eine Strahlenexposition 10–60 Tage nach der Konzeption verursacht Fehlbildungen der Organe, in erster Linie Entwicklungsstörungen des **zentralen Nervensystems** (→ Tab. 4.2). Mit dem Einsetzen der Organbildung – also in den ersten zwei Wochen – ist die Empfindlichkeit für Fehlbildungen und für die Neugeborenensterblichkeit am größten, nimmt dann aber stetig ab. Weniger als 0,05 Gy gelten als unbedenklich. Im Strahlenschutz rechnet man mit einem Risiko von 50%, wenn der Embryo mit 1 Gy bestrahlt wurde.

Fetogenese (Wachstumsphase)

Nach dem 61. Tag nimmt die Fehlbildungsgefährdung der Feten drastisch ab. Eine Ausnahme bildet die **Hirnentwicklung**. Überhaupt ist die Hirnentwicklung für teratogene Wirkungen wesentlich empfindlicher als die Entwicklung der meisten anderen embryonalen und fetalen Gewebe. Das Schadensrisiko des Vorderhirns (mit der Gefahr schwerer geistiger Retardierung) ist zwischen der 8. und 15. Schwangerschaftswoche am höchsten, vor der 8. Woche offenbar noch gering, hält aber bis zur 25. Woche an (→ Tab. 4.2 und → Abb. 4.1).

Postnatale Periode

Bis zum Abschluß des Wachstums bleiben das zentrale Nervensystem, das Skelett, die Augen, die Zähne und die Brustdrüse weiterhin gefährdet, allerdings mit ständig abnehmender Empfindlichkeit.

 Neben dem differenzierten Risiko für Fehlbildungen wird vermutet, daß ionisierende Strahlung während der ganzen Embryonal- bzw. Fetalentwicklung das Risiko des Kindes erhöhen kann, im postnatalen Leben einen bösartigen Tumor zu entwickeln. Für diese Vermutung fehlen allerdings Belege (z.B. aus Hiroshima und Nagasaki).

4.3 Somatische Strahlenfolgen

4.3.1 Stochastische somatische Schäden

Kanzerogenese

Es gibt offensichtlich keine unschädliche Schwellendosis. Jedenfalls fördert Bestrahlung die Entwicklung bösartiger Tumoren in allen Organen. Dabei sind Magen-Darm-Trakt, Lunge, weibliche Brust und Knochenmark gefährdeter als Schilddrüse, Speiseröhre, Leber und Niere (Tab. 4.3).

 Das **wichtigste Strahlenrisiko** für den Menschen ist die Kanzerogenese. Es ist in der Röntgendiagnostik, Strahlentherapie und Nuklearmedizin gleichermaßen zu bedenken. Ursache ist eine Transformation der Somazelle.

Die Kenntnisse über die **Strahlenkanzerogenese** beim Menschen stammen aus Beobachtungen an unfreiwillig exponierten Personen: Atombombenopfer in Japan, Bewohner der Marshall-Inseln (Kernwaffenversuche), vielfach geröntgte Patienten, Radiologen der Pionierzeit, Uran-Bergleute etc. Die dabei aufgetretenen Strahlenbelastungen waren ungewöhnlich hoch, ein medizinischer Strahlenschutz existierte praktisch nicht.

In realistischen Dosisbereichen müssen die Strahlenschutzbehörden sich deshalb mit Berechnungen behelfen, die möglicherweise das Risiko viel zu hoch angeben.

Man nimmt an, daß die Ganzkörperexposition von 1 Mio. Einwohnern mit 0,01 Sv 500 zusätzliche

Tab. 4.3 Geschätzte Lebenszeitrisiken für somatische Spätschäden, gemittelt über die deutsche und amerikanische Bevölkerung (bei einer angenommenen Exposition von 1 Mio. Einwohnern mit 0,01 Sv). Bei Lunge, Gastrointestinaltrakt und Schilddrüse geringfügig abweichende Risikoschätzung (linearer Ansatz, ICRP 1990).

Organ	Risikoschätzung zusätzlicher Krebsfälle	
	Deutsche Bevölkerung	Amerikanische Bevölkerung
Rotes Knochenmark	52	48
Knochenhaut	1	2
Brust	80	87
Lunge	90	138
Gastrointestinaltrakt	224	189
Schilddrüse	17	7
Andere	38	96
Summe (pro 0,01 Sv/1 Mio.)	**502**	**567**

Krebstodesfälle hervorrufen könnte (Risikokoeffizient $5\% \times Sv^{-1}$) ($\rightarrow$ Tab. 4.3). Das wäre ein Anteil von 0,13% am natürlichen Risiko, an Krebs zu erkranken (35 000 Krebsfälle pro 1 Mio. Einwohner lebenslang). Statistisch faßbar ist eine solch geringe Anhebung der **Inzidenz** allerdings nicht.

Durch ionisierende Strahlung induzierte Tumorarten

Einen typischen Strahlenkrebs gibt es nicht. Ionisierende Strahlung vermehrt lediglich die Inzidenz der natürlicherweise schon vorkommenden Malignome. Die mittlere Latenzzeit für Strahlenkrebs beträgt nach neuesten Erkenntnissen mehr als 40 Jahre.

Bereits durch verhältnismäßig **kleine Strahlendosen** entstehen:

- **Leukämien**
  Vorwiegend akute und chronische myeloische Leukämien, *keine* chronisch lymphatischen Leukämien; höchste Empfindlichkeit bei unter 15jährigen; Latenzzeit 2–25 Jahre (Maximum nach 7–8 Jahren); nach 25 Jahren sinkt das Risiko auf das natürliche Niveau ab.
- **Brustkrebs**
  Bei 10–19jährigen Frauen besteht das höchste Risiko; Latenzzeit mehr als 15 Jahre.
- **Schilddrüsenkrebs**
  Entsteht nur durch externe Bestrahlung, wurde nach Radiojodtherapie bisher *nicht* beobachtet; Latenzzeit mehr als 10 Jahre.
- **Lungenkrebs**
  Das durch ionisierende Strahlung verursachte Krebsrisiko besteht vor allem in der mit dem Zigarettenrauch verbundenen Radoninhalation; Interaktion mit Tabakrauch möglich; Latenzzeit mehr als 15 Jahre.

Nach lokaler **hochdosierter Radiotherapie** wurden Osteosarkome, Fibrosarkome, Myosarkome und Chondrosarkome beschrieben. Ihre Inzidenz ist bei mit 30–70 Gy bestrahlten Personen allerdings deutlich unter 1%.

Risikobewertung des Einsatzes ionisierender Strahlen in der Diagnostik

Die Diskussion um unerwünschte Wirkungen ionisierender Strahlung mündet zwangsläufig in eine Risikobewertung. Diese muß für die diagnostische Anwendung von anderen Bewertungskriterien ausgehen als in der Strahlentherapie, wo die Applikation im allgemeinen bei malignen Erkrankungen erfolgt. Über das **Nutzen-Risiko-Verhältnis** bei der Diagnostik mit ionisierender Strahlung herrschen bei einem großen Teil der Öffentlichkeit Unwissenheit und Fehlinformationen, die leider immer wieder zur Verunsicherung von Patienten und deren Angehörigen führen.

Risikokoeffizient für das Lebenszeit-Krebsrisiko

Eine Neubewertung des Strahlenkrebsrisikos wurde von der ICRP (International Commission on Radiological Protection) auf der Basis aktueller Erhebungen bei den Überlebenden der Atombombenabwürfe von Hiroshima und Nagasaki durchgeführt. Diese statistische Metaanalyse führte zu dem Ergebnis, daß der individuelle **Risikokoeffizient** für das zusätzliche Lebenszeit-Krebsrisiko mit tödlichem Ausgang (Mortalität) mit 0,05 pro Sv Strahlenbelastung angegeben werden kann. Wendet man diese Abschätzung zunächst auf die natürliche Strahlenbelastung an (Schwankungsbreite 1–6 mSv pro Jahr, Mittelwert 2,4 mSv pro Jahr in Deutschland mit 80 Mio. Einwohnern), so ergeben sich

$(0,05 / Sv) \times (2,4 \times 10^{-3}\ Sv) \times 80\,000\,000 = 9600$ zusätzliche Krebstote pro Jahr durch **natürliche Strahlenexposition**.

Da schätzungsweise 220 000 Bundesbürger jährlich einem Krebsleiden erliegen, läßt sich somit ein Anteil von 4,4% der natürlichen Strahlenexposition zuschreiben.

Erhebungen des Bundesministeriums für Umwelt, Naturschutz und Reaktorsicherheit beziffern die Summe der **zivilisatorischen Strahlenexposition** mit 1,6 mSv pro Jahr, die überwiegend auf die Anwendung von Röntgenstrahlen (1,2 mSv) und radioaktiven Stoffen in der Nuklearmedizin (0,2 mSv) zurückgeht. Wendet man die Risikobewertung nach ICRP an, so resultiert die röntgendiagnostische bzw. nuklearmedizinische Anwendung ionisierender Strahlen in

$(0,05 / Sv) \times (1,2 \times 10^{-3}\ Sv) \times 80\,000\,000 = 4800$ zusätzlichen Krebstoten pro Jahr durch röntgendiagnostische Strahlenexposition, bzw.

$(0,05 / Sv) \times (0,2 \times 10^{-3}\ Sv) \times 80\,000\,000 = 800$ zusätzlichen Krebstoten pro Jahr durch nuklearmedizinische Strahlenexposition.

Es gibt umfangreiche epidemiologische Erhebungen, nach denen die Hälfte aller röntgendiagnostischen und nuklearmedizinischen Untersuchungen an Patienten über 65 Jahre durchgeführt werden. Da die Latenzzeit des strahleninduzierten Karzinoms im allgemeinen länger ist als die Lebenserwartung dieses Kollektivs, würde sich die hypothetische Zahl an strahleninduzierten Karzinomtoten von 5600 auf etwa die Hälfte reduzieren.

Die medizinische Anwendung ionisierender Strahlung ist demnach für weniger als 1,5% aller tödlich verlaufenden Krebsfälle in Deutschland verantwortlich. Die Richtigkeit dieser Berechnungen wird sich niemals nachprüfen lassen. Es ist nicht möglich, einen solch kleinen Anteil durch eine statistische Methode exakt zu erfassen.

Zur besseren Einschätzung des mit einer diagnostischen Anwendung möglicherweise verbundenen Risikos wurden die **effektiven Dosen** der Unter-

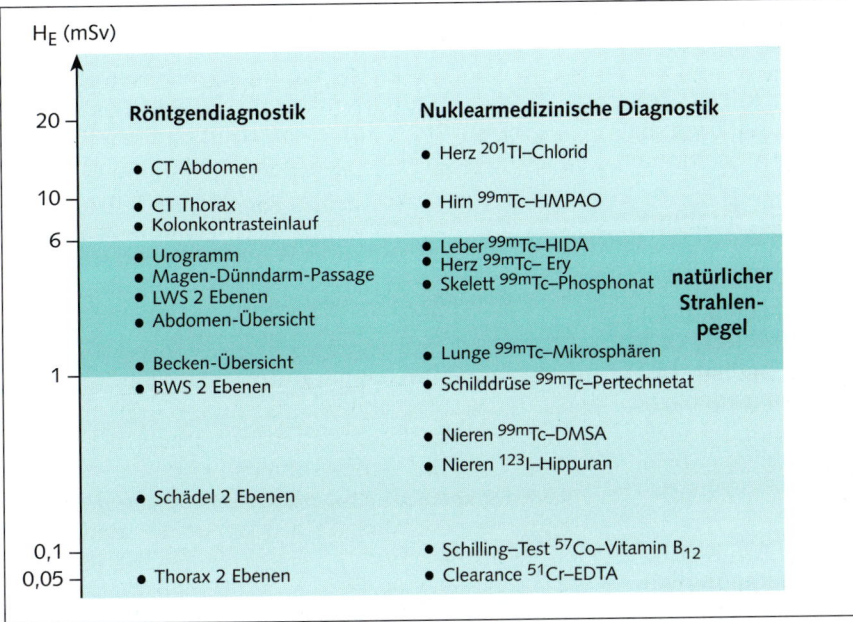

Abb. 4.2 Effektive Dosen von Untersuchungen in der Röntgendiagnostik und Nuklearmedizin (in mSv), nach Reiners. Die natürliche Strahlenbelastung beträgt 1–6 mSv (dunkelgrüner Bereich).

suchungen in der Röntgendiagnostik und der Nuklearmedizin der **natürlichen Strahlenexposition** gegenübergestellt (Abb. 4.2). Ein großer Teil dieser Untersuchungen liegt im schraffiert dargestellten Schwankungsbereich der natürlichen Strahlenexposition, nur wenige darüber.

Verlust an individueller Lebenserwartung

Der Erwartungswert des mit einer röntgendiagnostischen bzw. nuklearmedizinischen Untersuchung verbundenen Risikos der strahleninduzierten Malignominduktion mit tödlichem Ausgang (0,05 pro Sv) läßt sich rein rechnerisch zu Risiken des täglichen Lebens in Beziehung setzen. Hierzu bietet sich ein Risikokatalog an, der von US-amerikanischen Versicherungsgesellschaften erarbeitet wurde und verschiedene Risiken des täglichen Lebens in »Verlust an Lebenserwartung in Tagen« ausdrückt (Tab. 4.4).

Diese Zahlen machen deutlich, wie wenig eine diagnostische Anwendung ionisierender Strahlen für den individuellen Verlust an Lebenserwartung verantwortlich ist. Die hypothetische Zahl von einem einzigen Tag an verlorener Lebenserwartung durch die Strahlenbelastung einer Magen-Darm-Passage bzw. eines Skelettszintigramms (jeweils 3 mSv) muß dem erwiesenen Nutzen dieser diagnostischen Maßnahmen im Rahmen einer Therapie gegenübergestellt werden.

⚠ Die hypothetische und durch keine statistische Methode beweisbare Zahl von Krebstoten durch die Anwendung ionisierender Strahlung in der **medizinischen Diagnostik** steht in keinem Verhältnis zum erwiesenen Nutzen dieser Maßnahmen.
Die Untersuchungen werden zudem zum großen Teil an Patienten über 65 Jahre durchgeführt, die wegen der langen Latenzzeit strahleninduzierter Malignome von den hypothetischen Spätfolgen nicht betroffen sind.

Tab. 4.4 Vergleich der statistischen Änderung an individueller Lebenserwartung (LE) durch ionisierende Strahlung mit anderen Risiken des täglichen Lebens.

Ursache	Δ LE (Tage)
Alkoholismus	– 432
Ledig bleiben ♂	– 350
Rauchen ♂	– 240
Ledig bleiben ♀	– 1600
Rauchen ♀	– 1425
30% Übergewicht	– 130
Passiv Rauchen	– 50
Strahlung	
1 mSv pro Jahr, lebenslang	– 19
10 mS einmalig	– 3
3 mS einmalig	– 1
1 mS einmalig	– 0,5
Anlegen von Sicherheitsgurten	+ 50
Verfügbarkeit von Notarztwagen	+ 125

4.3.2 Deterministische somatische Schäden

Hier interessieren in erster Linie die akuten und chronischen Strahlenfolgen nach einer Radiotherapie. Die Wahrscheinlichkeit und das Ausmaß ihres Auftretens hängen von folgenden Faktoren ab:

- **Bestrahlungsvolumen:** Großvolumige Bestrahlungen erzeugen mehr Nebenwirkungen als kleinvolumige.
- **Dosis-Zeit-Verhältnis:** Eine hohe, in kurzer Zeit verabfolgte Dosis zeigt eine stärkere Wirkung als eine niedrige oder über einen längeren Zeitraum protrahierte Dosis.
- **Strahlenqualität:** Hochenergetische Strahlung belastet das Gewebe weniger – wegen ihrer geringeren Absorption in Knochen und Weichteilen, ihrer größeren Eindringtiefe und geringeren Streustrahlung – als niederenergetische Strahlung (z.B. Röntgenstrahlen). Strahlungen mit hohem LET sind biologisch effektiver als elektromagnetische Wellenstrahlen.
- **Bestrahlungstechnik:** Einzelfeldtechniken belasten stärker als Mehrfelder- oder Bewegungsbestrahlungen.
- **Organsensibilität:** Die Tabellen 4.5, 4.6 und 4.7 zeigen die unterschiedliche Strahlenempfindlichkeit von Organen.
- **Individuelle Faktoren:** Hier wirken sich Lebensalter, Ernährungszustand, Durchblutungsverhältnisse, Blutdruck, Entzündungen und endokrine Faktoren aus.
- **Exogene Noxen:** Die Strahlenwirkung am Gewebe wird durch Arzneimittel (z.B. onkologische Chemotherapeutika, Folinsäure, Antibiotika, Koffein, Verapamil), durch Alkohol und Nikotin verstärkt.

Akute und chronische Strahlenfolgen

Bezogen auf den Zeitpunkt ihres Auftretens lassen sich akute und späte Strahlenfolgen unterscheiden. Es sind dies Strahlenreaktionen an früh oder spät reagierenden bzw. rasch oder langsam proliferierenden Geweben.

Tab. 4.5 Hoch strahlensensible Zellsysteme (Schwellendosis < 5 Gy).

Gewebe	Betroffene Zellart	TD 5/5*
Embryo, Fetus	embryonale (fetale) Zellen	5 cGy
Gonaden: Testis, Ovar	Interphase-Gonozyten primäre Oozyten	20 cGy 200–600 cGy
Lymphatisches System	Lymphozyten	70–80 cGy
Hämatopoetisches System	determinierte Stammzellen des Knochenmarks	100–200 cGy
Dünndarmepithel	Stammzellen des Dünndarmepithels	150–300 cGy

* Toleranzdosis TD 5/5: Effekt bei 5% der Individuen innerhalb von 5 Jahren

Tab. 4.6 Mäßig strahlensensible Organe (Schwellendosis ≤ 25 Gy).

Organ	Betroffene Zellart	TD 5/5*
Augenlinse	Linsenepithel	3–5 Gy
Kindliche Brust	Drüsenepithel	3–6 Gy
Haarfollikel	Stratum germinativum	3–6 Gy
Talg- und Speicheldrüsen	Drüsenepithel	3–6 Gy
Schweißdrüsen	Drüsenepithel	6–8 Gy
Haut	Stratum basale und Stratum spinosum	8–10 Gy
Gefäße	Endothelzellen	10 Gy
Kindlicher Knorpel	Chondroblasten	10 Gy
Lunge	Alveolarepithel	17,5 Gy
Kindlicher Knochen	Osteoblasten	20 Gy
Niere	Tubulusepithel	24 Gy
Leber	Leberzellen	25 Gy

* Toleranzdosis TD 5/5: Effekt bei 5% der Individuen innerhalb von 5 Jahren

Tab. 4.7 Gering strahlenempfindliche Organe (bei fraktionierter Bestrahlung Schwellendosis 40–50 Gy).

Organ	Betroffene Zellart	TD 5/5*
Herz	Herzmuskelzellen	40 Gy
Dünndarm	Dünndarmepithel	40 Gy
Dickdarm, Magen	Schleimhaut	45 Gy
Schilddrüse	Thyreozyten	45 Gy
Stammhirn, Rückenmark	Gliazellen/Gefäßendothel	45 Gy
Blutgefäße	Gefäßendothel	45 Gy
Hornhaut	DESCEMET-Membran	50 Gy
Speiseröhre, Harnblase	Schleimhaut, Gefäßendothel	50 Gy

Weitgehend strahlenresistent:
Knorpel, Knochen, Enddarm, Fett, Bindegewebe, Gefäßwände, periphere Nerven

* Toleranzdosis TD 5/5: Effekt bei 5% der Individuen innerhalb von 5 Jahren

Akute Strahlenfolgen

Die Veränderungen entsprechen einer sterilen Entzündung. Sie treten wenige Minuten bis Tage nach der Strahleneinwirkung auf und betreffen die **rasch proliferierenden** und akut reagierenden Gewebe wie Knochenmark, Lunge, Mund- und Darmschleimhaut (Mausergewebe). Angriffspunkte sind die Stammzellen der Gewebe, die Arteriolen und Venolen bzw. ihre Innervation (Tab. 4.8). Kennzeichen dieser Gewebe sind ein hoher α/β-Wert von 9 bis 13

Tab. 4.8 Pathophysiologie akuter Strahlenfolgen.

Betroffenes Gewebe	Schädigung
Stammzellen (und strahlensensible Endzellen)	Stammzellverlust und Verlust strahlensensibler Endzellen in Mausergeweben
Kleine Gefäße	Mikrozirkulationsstörungen durch Vasodilatation der Kapillaren und Konstriktion der Venolen Permeabilitätssteigerung von Kapillaren und postkapillären Venolen

Tab. 4.9 Pathophysiologie chronischer Strahlenfolgen.

Betroffenes Gewebe	Schädigung
Stammzellen (und strahlensensible Endzellen)	Stammzell- und Endzellschaden an Dauergeweben
Bindegewebe	Vermehrung (Fibrose) durch beschleunigte Ausreifung der Fibroblasten
Kapillaren und post-kapilläre Venolen	Atonie, Teleangiektasien
Kleine und mittlere Arterien	Intimafibrose, Lipidablagerung, Wandsklerose und Lumeneinengung
Sekundäreffekte	Nekrosen und Ulzera

(→ Kap. 3.3) und ein rasches Repopulierungsvermögen, ähnlich wie bei Tumoren. Allein die **Behandlungsdauer** entscheidet über die Ausprägung der akuten Strahlennebenwirkungen und nicht die Höhe der Einzeldosis. Durch Protrahierung, Fraktionierung und durch Bestrahlungspausen (»split course«) lassen sich akute Strahlenreaktionen vermindern. Dies hat allerdings keinen Einfluß auf die Strahlenspätfolgen.

Chronische Strahlenfolgen (Spätfolgen)

Spätfolgen erscheinen Monate, ja oft erst Jahre nach der Strahlenexposition. Angriffspunkte sind die Stammzellen der **spät reagierenden** Gewebe, die Fibroblasten und das Gefäßsystem (Tab. 4.9). Betroffen sind z.B. Gehirn, Rückenmark, Niere, Leber, Darmwand, Haut, Bindegewebe, Muskulatur und Knochen.

Kennzeichen dieser Gewebe sind ein kleiner α/β-Wert von 0,5 bis 5 (→ Kap. 3.3), eine geringe Repopulierungs- und Proliferationsaktivität sowie ein hohes Reparaturvermögen für subletale und potentiell letale Strahlenschäden. Entscheidender Faktor für die Ausprägung der Strahlenspätfolgen ist die **Höhe der Einzeldosis** pro Fraktion, weniger die Gesamtbehandlungszeit. Durch Verminderung der Einzeldosis auf 2 Gy und weniger können Strahlenspätfolgen abgeschwächt werden.

⚠️ Eine kurze Gesamtbehandlungszeit erhöht die Wirkung am Tumor, aber auch die Strahlenfolgen an den rasch proliferierenden Normalgeweben.
Niedrige Einzeldosen schonen das spät reagierende Gewebe und vermindern die gefürchteten Strahlenspätschäden.

Akutes Strahlensyndrom (Strahlenkrankheit)

Werden mehr als 30% des Körpers mit mehr als 1 Gy bestrahlt, kommt es zur akuten Strahlenkrankheit. Dieser **Schwellenwert** von etwa 1 Gy ist für den Menschen typisch. Die Strahlenkrankheit wurde erstmals nach den Atombombenabwürfen auf Hiroshima und Nagasaki 1945 einer breiten Bevölkerung in ihrer ganzen Tragweite bewußt und dann auch systematisch untersucht. Aber auch bei der friedlichen Nutzung der Kernenergie können wir durch Unfälle mit der Strahlenkrankheit konfrontiert werden (z.B. nach dem Reaktorunfall in Tschernobyl am 26. April 1986).

Etwa 5 bis 15 Minuten nach einem Strahleninsult treten unspezifische Reaktionen auf wie Übelkeit, Erbrechen, Schweißausbrüche und Flüssigkeitsverlust (**Prodromal-Syndrom**). Die weitere Krankheitsentwicklung und die Überlebenswahrscheinlichkeit hängen von der verabreichten Ganzkörperdosis ab (Tab. 4.10).

Tab. 4.10 Klinik und Verlauf des akuten Strahlensyndroms.

Typ	Schwellen-dosis	Latenz-periode	Morphologische Ursache	Charakteristisches Krankheitsbild	Todeszeitpunkt nach Exposition (ohne Therapie)
Hämatopoetisches Syndrom	1 Gy	2–3 Wochen	Hypoplasie des Knochenmarks	Erbrechen, Übelkeit, Blutungen, Purpura, Infektionen	20–60 Tage
Gastrointestinales Syndrom	5 Gy	3–5 Tage	Schäden des Darmepithels mit Ulzera	Fieber, Durchfall, Erbrechen Elektrolytverlust, Infektionen	10–14 Tage
Zentralnervöses Syndrom	20 Gy	0,25–3 Stunden	Gefäßveränderungen, Nekrosen der Neuronen, Ödem	Krampfanfälle, Somnolenz Tremor, Koma	14–36 Stunden

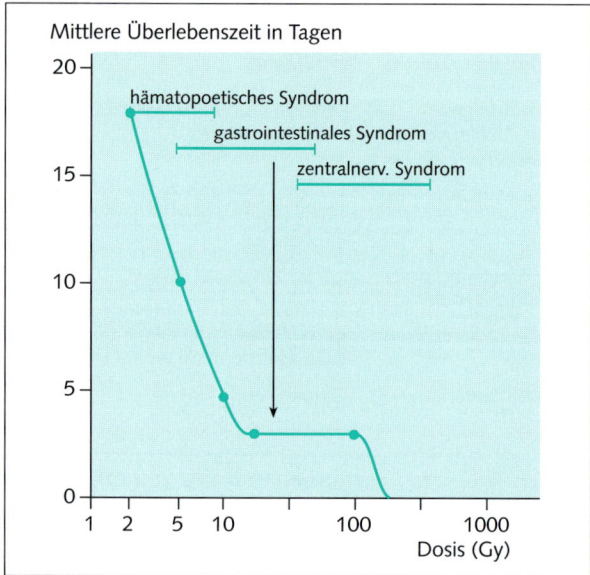

Mittlere Überlebenszeit in Tagen

hämatopoetisches Syndrom

gastrointestinales Syndrom

zentralnerv. Syndrom

Dosis (Gy)

Abb. 4.3 Mittlere Überlebenszeit totalbestrahlter adulter Mäuse in Abhängigkeit von der Dosis.

Im Bereich zwischen 2 und 10 Gy nimmt die **Überlebenszeit** mit der Dosis rasch ab, bedingt durch hämatologische und gastrointestinale Symptome. Nach 10 bis 100 Gy sterben alle Betroffenen nach 3 bis 4 Tagen (»3,5-Tage-Phänomen«). Nach 1000 Gy tritt der Tod innerhalb weniger Sekunden infolge von ZNS-Schäden ein (Abb. 4.3).

Hämatopoetisches Syndrom (Dosis > 1 Gy)

Durch Schädigung der sehr strahlenempfindlichen Knochenmarkstammzellen (Vorläuferzellen der Erythrozyten, Leukozyten und Thrombozyten) und der Lymphozyten fällt im peripheren Blut die Zahl der Granulozyten und Lymphozyten (Leukopenie), der Thrombozyten (Thrombopenie) und gelegentlich auch der Erythrozyten (Anämie) ab (→ Kap. 4.4.1).

Gastrointestinales Syndrom (Dosis > 5 Gy)

Zusätzlich zum hämatopoetischen Syndrom wird das Darmepithel geschädigt. Resorptionsstörungen für Mineralien, Wasser und Nährstoffe sowie Flüssigkeits- und Elektrolytverlust, Erbrechen und Blutungen sind die Folge.

Zentralnervöses Syndrom (Dosis > 20 Gy)

Zusätzlich zu den hämatopoetischen und gastrointestinalen Syndromen werden die Nerven- und Gliazellen sowie das Gefäßsystem so geschädigt, daß mannigfaltige neurologische Ausfälle wie Konfu-

sion, Somnolenz, Erbrechen, Tremor und Konvulsionen auftreten. In diesem Krankheitsstadium besteht keine Heilungsaussicht mehr.

 Nach 4 Gy Ganzkörperdosis sterben 50% der unbehandelten Erwachsenen innerhalb von 30 Tagen an der akuten Strahlenkrankheit (mittlere **Letaldosis**). Die Letaldosis beträgt 6 Gy.
(Mittlere Letaldosis LD 50/30 : 50% der Individuen sterben innerhalb von 30 Tagen; Letaldosis: alle Betroffenen sterben)

4.3.3 Beobachtungen nach den Atombombenabwürfen auf Hiroshima und Nagasaki

Am 6. August 1945 fiel die Atombombe auf Hiroshima (15 kt), am 9. August 1945 die Atombombe auf Nagasaki (21 kt). Die gesamte freigesetzte Energie entlud sich zu 50% als Druckwelle, zu 35% als Hitze und zu 15% als ionisierende Strahlung. 500 Meter vom Isozentrum wurden 35 Gy als Gammastrahlung und 6,04 Gy als Neutronenstrahlung geschätzt, 2 km vom Isozentrum entfernt 0,07 Gy bzw. 0 Gy. In Hiroshima waren 350 000 Bewohner direkt betroffen, 114 000 wurden unmittelbar bis zum Jahre 1947 getötet.

Wichtig für die Abschätzung eines jeden Strahlenrisikos sind die Befunde, die bei den Überlebenden bis heute erhoben werden konnten [Quelle: Hiroshima International Council for Medical Care of the Radiation-Exposed (ed.): A-Bomb Radiation Effects Digest. Bunkodo Co., Tokyo, 1993]:

- **Malignome**: Das relative Risiko für bestimmte Malignome erhöhte sich, z.T. dosisabhängig: Leukämie (außer CLL), Schilddrüsenkrebs, Brustkrebs, Lungenkrebs, Magenkrebs, Kolonkarzinom, Ovarialkarzinom (nicht Osteosarkom). Abbildung 4.4 zeigt die Dosisabhängigkeit, Abbildung 4.5 die Latenzzeiten der Kanzerogenese.
- **Organschäden**: Erhöht war die Rate an Katarakten, Chromosomenaberrationen (in Lymphozyten und in der granulozytären Reihe), Mikrozephalie (bei intrauterin Bestrahlten), gutartigen Schilddrüsenknoten, Hypothyreoidismus, Hypoparathyreoidismus und Wachstumsverzögerungen bei exponierten Kindern.
- **Nicht beobachtet** wurde eine erhöhte Rate an CLL, Osteosarkom, beschleunigtem Altern und Infertilität. Bei 63 034 Kindern strahlenexponierter Eltern (im Vergleich mit 55 870 Kontrollen) wurden weder genetische Defekte, chromosomale Aberrationen, Malignome und Todesfälle noch Eiweißveränderungen im Blut gehäuft gefunden.

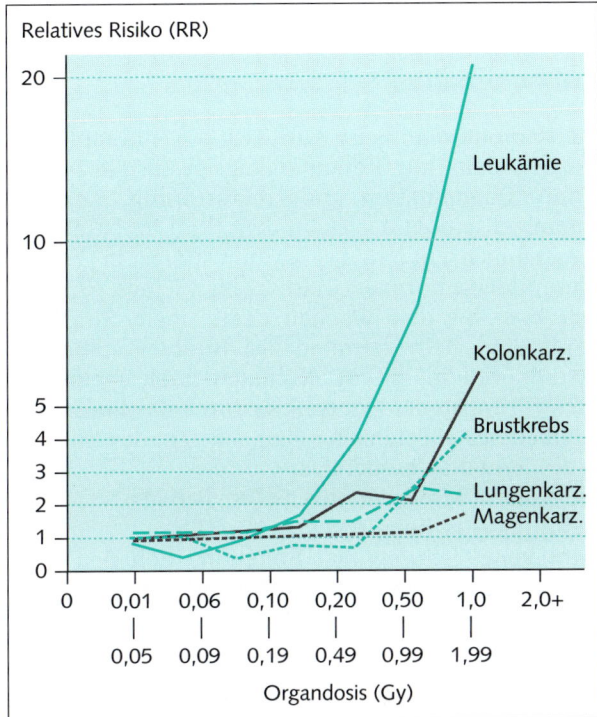

Abb. 4.4 Zu erwartendes relatives Risiko der Kanzerogenese nach Strahlenexposition in Abhängigkeit von der Dosis (Hiroshima und Nagasaki, 1993).

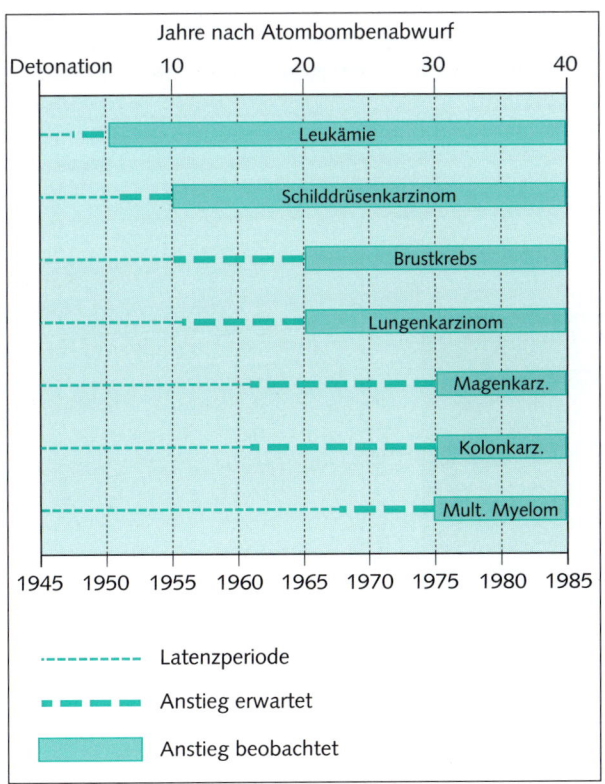

Abb. 4.5 Latenzperiode nach Strahlenexposition bis zur Entwicklung eines malignen Tumors (Hiroshima und Nagasaki, 1993).

4.4 Spezielle Organtoxizität

Auf ionisierende Strahlen reagieren die verschiedenen Normalgewebe unterschiedlich (→ Tab. 4.5 bis 4.7). Man spricht von spezieller Organtoxizität bzw. **Organsensibilität**. Auch innerhalb desselben Organs laufen unterschiedliche Prozesse ab. An der Niere reagieren z.B. die Stammzellen des Glomerulumendothels und des Tubulusapparats stärker auf ionisierende Strahlung als die kleinen und größeren Blutgefäße, das Bindegewebe und die Nierenkapsel.

- Am gefährdetsten sind solche Gewebe, deren **Stammzellen** und deren **reife Endzellen** strahlenempfindlich sind, wie das lymphatische System.
- An zweiter Stelle stehen Organe mit sensiblen Stammzellen und relativ unempfindlichen Endzellen, wie Hoden und Knochenmark.
- Zellsysteme mit kurzlebigen Endzellen (z.B. Dünndarmepithel) brechen ebenfalls nach Strahlenexposition rasch zusammen.
- Gefährdet sind auch Systeme, die sich nicht mehr erneuern können, wie die Oozyten im reifen Ovar.

Die Gewebetoxizität wird durch die Schwellendosis bzw. die Toleranzdosis beschrieben.

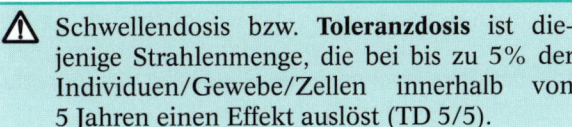 Schwellendosis bzw. **Toleranzdosis** ist diejenige Strahlenmenge, die bei bis zu 5% der Individuen/Gewebe/Zellen innerhalb von 5 Jahren einen Effekt auslöst (TD 5/5).

4.4.1 Hämatopoetisches System

Knochenmark

Im Knochenmark ist die pluripotente Knochenmarkstammzelle als Ausgangszelle für die Erythro-, Granulozyto-, Thrombozyto- und Lymphopoese hoch sensibel. Mit der Determinierung (Zweckbestimmung) und weiterer Differenzierung der Vorläuferzellen nimmt die Strahlensensibilität ab. Die Zellen im peripheren Blut sind mit Ausnahme der Lymphozyten weitgehend strahlenresistent.

⚠ Die Knochenmarkstammzellen und die mittelgroßen Lymphozyten sind die strahlensensibelsten Zellen des hämatopoetischen Systems.

Lymphozyten

Die Lymphozyten aus Thymus, Knochenmark, Milz und Lymphknoten sind unterschiedlich strahlenempfindlich. Bereits 0,05 Gy haben Zelluntergänge

71

zur Folge. Mittlere Lymphozyten reagieren empfindlicher als kleine und diese wiederum sensibler als große. Die Proliferation immunkompetenter Lymphozyten wird durch 0,7–0,8 Gy gehemmt.

Veränderungen im peripheren Blut

Die Veränderungen im Blutbild nach einer Ganzkörperbestrahlung bzw. einer intensiven Strahlentherapie sind charakteristisch (Abb. 4.6):

- Lymphopenie
- Linksverschiebung der Granulozyten (Vermehrung der unreifen Zellen)
- Granulozytopenie (Risiko: erhöhte Infektanfälligkeit)
- Thrombozytopenie (Risiko: Blutungen)
- Anämie; wegen der langen Lebensdauer (100 Tage) und der praktischen Strahlenresistenz sinkt die Zahl der Erythrozyten im peripheren Blut erst sehr spät oder gar nicht ab.

 Die Entwicklung weißer Blutzellen und ihre Ausschwemmung aus dem Knochenmark dauert mindestens 4–6 Tage. Erst danach zeigen sich die Auswirkungen eines Strahleninsults im **peripheren Blut.**
Umgekehrt vergeht ungefähr eine Woche, bis nach der Erhohlung des Knochenmarks (z.B. nach Chemotherapie oder Strahlentherapie) peripher wieder reife Blutzellen erscheinen und das Blutbild sich normalisiert.

4.4.2 Haut und Schleimhäute

Radiodermatitis

Die Radiodermatitis ist Ausdruck eines komplizierten Schadens aus Zelluntergang, gestörtem Nachschub, Repopulation und Gefäßstörung. Aus der Stammzellschicht der Haut, dem Stratum basale, ist der Zellnachschub in das Stratum spinosum gestört. Dieser dauert normalerweise 21 bis 45 Tage. So zeigt sich zwei bis drei Wochen nach einem Strahleninsult eine Zellverarmung des Stratum spinosum (Radiodermatitis sicca). Kommen noch Permeabilitätsstörungen der Hautgefäße durch das Freisetzen gefäßaktiver Substanzen hinzu, entsteht das Bild der Radiodermatitis exsudativa.

Die **akute Radiodermatitis** äußert sich als:

- Rötung (Erythem) nach ca. 8 × 2 Gy,
- trockene Schuppung, Epilation, Schaden von Talg- und Schweißdrüsen (Radiodermatitis sicca) nach ca. 20 × 2 Gy,
- feuchte Epitheliolyse (Radiodermatitis exsudativa) nach ca. 30 × 2 Gy,
- Blutungen, Nekrosen (Radiodermatitis gangraenosa) nach ca. 35 × 2 Gy.

Nach einer Einzeitbestrahlung mit 6–8 Gy beobachtet man einen typischen dreiphasigen Verlauf des Erythems (**3-Wellen-Erythem**): Früherythem nach 1–4 Tagen, Mittelerythem nach 8–22 Tagen, Spät- oder Haupterythem nach 24–50 Tagen. Ursache ist der Mechanismus der Vasodilatation, der wellenförmig verläuft.

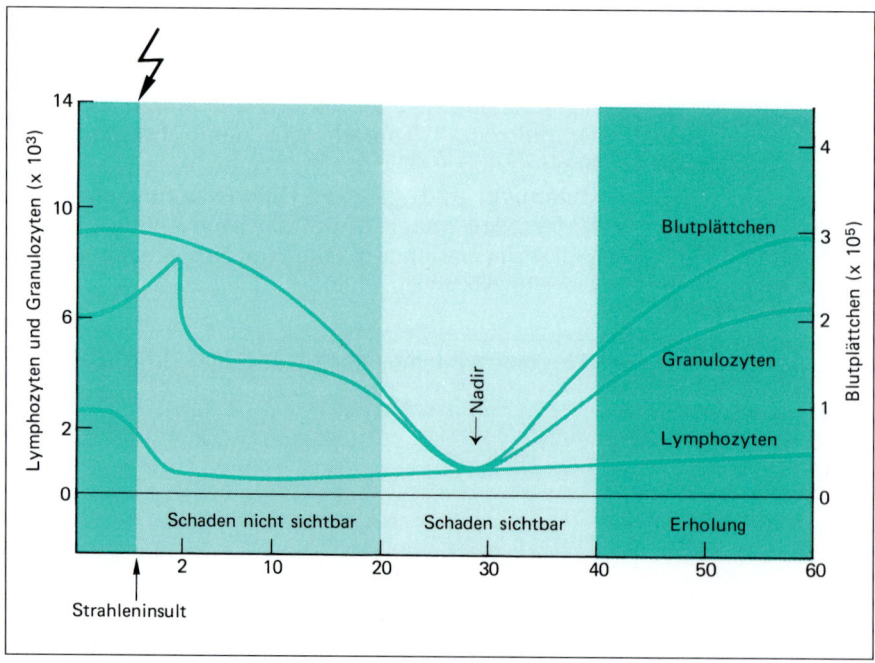

Abb. 4.6 Blutbildveränderungen nach Ganzkörperexposition mit ca. 3 Gy.

Die **chronische Radiodermatitis** (Strahlenspätfolge) ist gekennzeichnet durch:
- Pigmentverschiebung (Hyperpigmentierung oder Depigmentierung)
- Dauerepilation
- Hautatrophie (dünne, leicht verletzbare, trockene und unelastische Haut mit wenig oder keinen Talg- und Schweißdrüsen)
- Teleangiektasien (weitgestellte, nicht mehr reagierende Blutgefäße der Haut)
- subkutane Fibrose, Elastizitätsverlust und Schrumpfung (durch Verminderung des subkutanen Fettgewebes und Vermehrung des Kollagens)
- Ulzera und Narben.

 Pigmentverschiebungen, Hautatrophie, Teleangiektasien, Fibrose und Narben/Ulzera sind die Merkmale des **chronischen Radioderms.**

Mundhöhle und Rachen

Die **akute Mukositis** in Mundhöhle und Rachen hat denselben Pathomechanismus wie die akute Radiodermatitis. Sie äußert sich in Geschmacksverlust, Mundtrockenheit, Verschleimung, schmerzender Schleimhautrötung (Enanthem) und oberflächlichen Schleimhautdefekten. Häufig ist die akute Mukositis superinfiziert, z.B. mit Pilzen (Soor-Stomatitis).

Bei der **chronischen Mukositis** bleiben durch einen irreversiblen Speicheldrüsenschaden ($^2/_3$ der Speichelproduktion stammen aus der Glandula submandibularis und Glandula sublingualis) als Spätfolgen Mundtrockenheit, Parodontose und Karies zurück sowie als Zeichen der Lymphabflußstörung (infolge subkutaner Fibrosierung) ein Mundbodenödem.

 Die Strahlenspätfolgen im Mund-Hals-Bereich sind charakterisiert durch Schleimhautatrophie, irreversiblen Speicheldrüsenschaden, Zahnfleischretraktion und nachfolgende Parodontose und Karies.

Darm

Die Schleimhaut von Zwölffingerdarm und Dünndarm weist eine hohe Strahlenempfindlichkeit auf (Strahlenenteritis). Die Sensibilität ist geringer bei Dickdarm (Strahlenkolitis), Magenschleimhaut (Strahlengastritis) und Ösophagusschleimhaut (Strahlenösophagitis).

Die **Strahlenenteritis** äußert sich in Übelkeit, Durchfällen, Erbrechen, Meteorismus (Blähungen), Tenesmen sowie Blut- und Schleimabgängen. Besonders ausgeprägt ist sie bei großvolumigen Abdominalbestrahlungen. In der Folge nimmt die Resorption von Fetten und Kohlenhydraten ab und sistiert schließlich. Zusätzlich gehen Wasser, Elektrolyte und Eiweiß über den Darm verloren. Histologisch zeigt sich auf dem Grund der Darmkrypten eine Teilungshemmung bzw. ein **Verlust von Stammzellen.** Der Zellnachschub für die Darmzotten reicht nicht mehr aus, die Zellabstoßung überwiegt, die Zotte wird atrophisch. Auch die Becherzellen entleeren sich, so daß reichlich Schleim ins Darmlumen austritt.

Abbildung 4.7 zeigt schematisch die chronische Enteritis: Zottenatrophie, Fibrose von Submukosa und Darmwand und Gefäßschaden.

 Die akute Strahlenenteritis wird durch Tonus- und Motilitätsstörungen der Darmwand sowie durch den Stammzellschaden des Kryptenepithels bestimmt. Die Folgen sind Schleimabgänge, Resorptionsstörungen sowie Wasser-, Eiweiß- und Elektrolytverlust.
Bei Radioenteritis rechtzeitig an parenterale Ernährung denken!

Die **Strahlenproktitis** (Strahlenreaktion des Rektums) äußert sich in häufigen, schleimigen und u.U. blutigen Stuhlentleerungen. Die Toleranzdosis beträgt 45 Gy. Spätfolgen sind Geschwüre und Strikturen. Sie treten fraktionsabhängig und volumenabhängig nach 60–65 Gy auf.

4.4.3 Akute und chronische Strahlenpneumopathie

Die Lunge wird bei der Radiotherapie von Lungenkarzinomen, Ösophaguskarzinomen, Mammakarzinomen, Mediastinaltumoren und der Lymphogranulomatose mitbestrahlt. Dabei können u.U. eine Strahlenpneumopathie und 1 bis 2 Jahre später eine Lungenfibrose auftreten. Die TD 5/5 beträgt 25 Gy, die TD 50/5 (50% Schäden innerhalb von 5 Jahren) 35 Gy. Diese kritischen Dosen hängen von der verwendeten Dosisleistung und der Einzeldosis ab. Bei Einzeitbestrahlung beträgt die TD 5/5 nur noch 12 Gy.

Vom **bestrahlten Volumen** hängt ab, ob die Strahlenpneumopathie klinisch symptomatisch wird. Von allen Strahlenpneumopathien bzw. Strahlenfibrosen (= Spätform) treten nur 20% im Röntgenbild in Erscheinung, nur 1% ruft klinische Symptome hervor.

Die **akute Strahlenpneumopathie** (fälschlich auch: Strahlenpneumonitis) tritt 4 bis 6 Wochen nach einer Strahlentherapie auf; damit ist sie keine eigentliche Frühreaktion. Ihr Verlauf gleicht einer

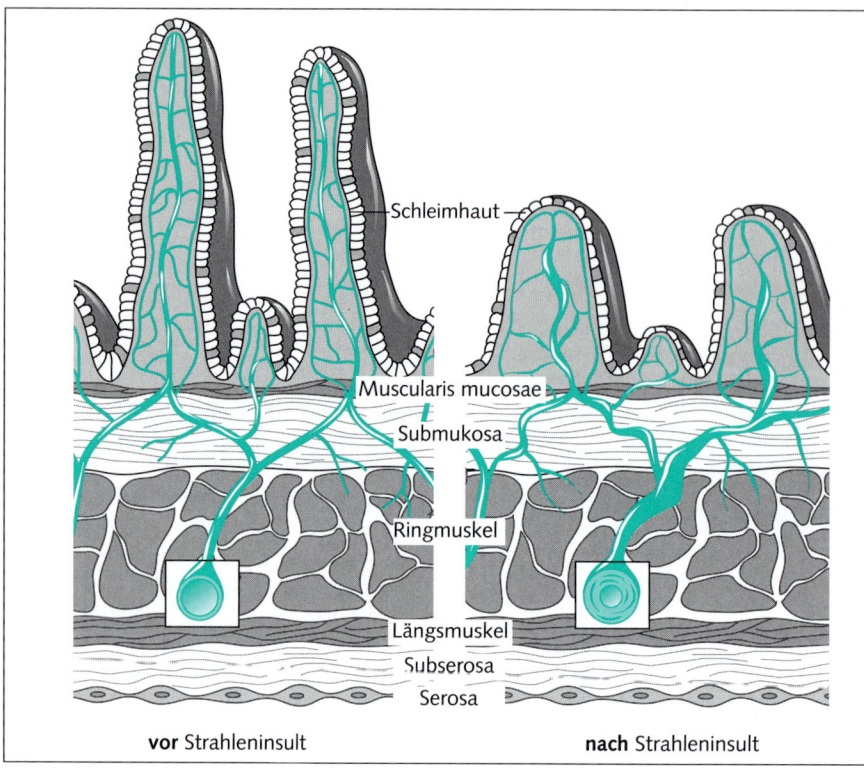

Abb. 4.7 Strahlenspäteffekte am Dünndarm betreffen hauptsächlich Veränderungen am Gefäßapparat: Die kleinen Arterien und Arteriolen sind sklerosiert, später sekundär erschlafft. Durch den Verlust an Kapillaren entsteht Blutarmut, die differenzierten epithelialen Zellen gehen unter, Fibrose entsteht. Die atrophische Schleimhaut ist durch Geschwürbildung gefährdet.

Schleimhaut

Muscularis mucosae

Submukosa

Ringmuskel

Längsmuskel

Subserosa

Serosa

vor Strahleninsult   **nach** Strahleninsult

atypischen viralen Pneumonie mit unproduktivem Husten, subfebrilen Temperaturen und Kurzatmigkeit. Auf dem Röntgenbild zeigt sich eine streifig-fleckige Verdichtung, die auch das Bestrahlungsfeld überschreiten kann.

Pathomorphologischer Angriffspunkt sind die Pneumozyten 2. Ordnung und die Kapillarendothelzellen mit typischen Akut- und Spätveränderungen (Abb. 4.8). Die Pneumozyten 2. Ordnung fungieren zum einen als Stammzellen für die die Alveolen auskleidenden Pneumozyten 1. Ordnung, stellen aber auch eine oberflächenaktive Substanz zur Verfügung, den Surfactant-Faktor, der für die Oberflächenspannung der Alveolen verantwortlich ist.

Ein Strahlenschaden verursacht deshalb – neben Gefäßveränderungen – einerseits eine Depletion des Alveolarepithels (fehlender Nachschub an Pneumozyten 1. Ordnung), andererseits einen Kollaps der Alveolen und einen Funktionsverlust der Membranen mit Ödem und Eiweißexsudation.

Die **chronische Strahlenpneumopathie** ist eine **Lungenfibrose.** Sie ist irreparabel und von einer Fibrose der Interalveolarsepten, einer Degeneration des Alveolarepithels und chronischer Gefäßsklerose und -obstruktion bestimmt.

Kapillarendothelien und Pneumozyten 2. Ordnung haben die Charakteristika spätreagierender Zellen, nämlich eine Zellzykluszeit von etwa 80 Ta-

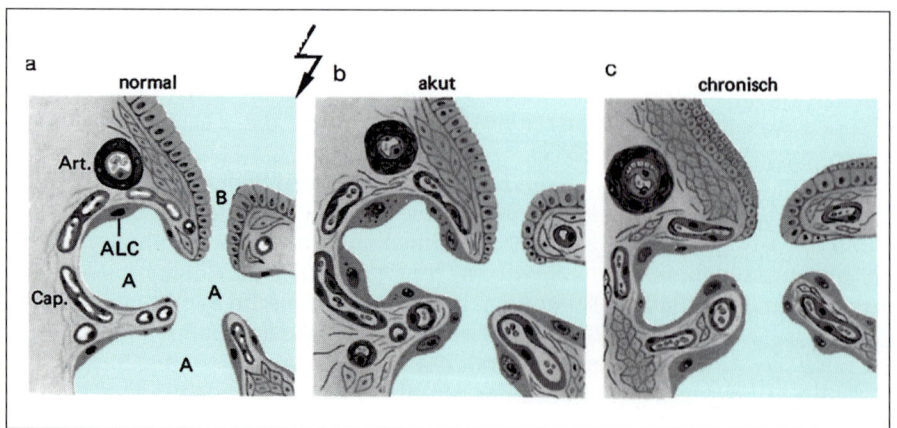

a   normal   b   akut   c   chronisch

Art.

ALC

Cap.   A   A

A

B

A

Abb. 4.8 Strahlenspätschäden am Lungenparenchym.
a) Normalgewebe: Alveole (A), Alveolarepithelzelle (ALC), Kapillare (Cap), Bronchiolus (B).
b) Akute Pneumopathie: Kapillarerweiterung, Endothelschwellung, interstitielles Ödem. Eiweißverlust in den Alveolen führt zu hyalinen Membranen.
c) Chronische Pneumopathie (= Lungenfibrose): ausgeprägte Sklerose der Arteriolen, schwere Fibrose der Alveolarsepten, Metaplasie des Bronchusepithels.

gen und eine gute Reparaturkapazität. Somit kann die Lunge durch Fraktionierung und Verkleinerung der Einzeldosis (nicht mehr als 1 Gy) sehr effektiv geschont werden.

 Die einzige zuverlässige Prävention der Strahlenpneumopathie bzw. Strahlenfibrose besteht in einer Beschränkung des Bestrahlungsvolumens, der Dosis und der Dosis pro Fraktion.

4.4.4 Niere

Auf die Niere achtet der Radiotherapeut bei abdominellen Bestrahlungen ganz besonders. Die TD 5/5 wird mit 10–12 × 2 Gy angegeben. Zwei Angriffspunkte kommen für einen Strahlenschaden in Betracht:

- Veränderungen des Gefäßbindegewebes, bedeutungsvoll vor allem am Glomerulum; Endstadium ist die interstitielle Fibrose.
- Zellschäden am Tubulusapparat, wobei der distale Tubulus der sensiblere ist. Mitochondrien und Zellmembranen werden zuerst beeinträchtigt.

Das klinische Bild der **Strahlennephritis** besteht aus:

- Proteinurie,
- Zylindrurie,
- Polyurie,
- Isosthenurie und
- Hypertonie.

4.4.5 Hoden und Ovar

Erwachsene männliche und weibliche Keimdrüsen reagieren ganz unterschiedlich auf ionisierende Strahlung (Tab. 4.11). Auch zwischen den verschiedenen Entwicklungsstadien bestehen große Empfindlichkeitsunterschiede.

 Die strahlenbedingten Beeinträchtigungen des Keimepithels, des genetischen Materials und der Hormonbildung unterliegen eigenen Gesetzmäßigkeiten und müssen nicht parallel verlaufen.

Hoden

Das **Samenepithel** des Hodens ist extrem strahlenempfindlich. Bereits nach 1,5 bis 2,0 Gy Gesamtdosis wird dauerhafte Sterilität beobachtet. Dabei ist – im Gegensatz zu nahezu allen anderen biologischen Strukturen – die fraktionierte Bestrahlung wirksamer, d.h. für das gesunde Gewebe gefährlicher, als die Einzeitbestrahlung. Denn erst 5 bis 6 Gy Einzeitbestrahlung erzeugen eine dauerhafte, 2,5 Gy eine noch vorübergehende Sterilität.

Am empfindlichsten sind die **frühen Entwicklungsstufen**, nämlich die Gonozyten kurz vor ihrer Teilung zu Spermatogonien (kritische Dosis: 0,2 Gy), weniger die Spermatozyten (Abb. 4.9). Spermatiden und **reife Spermien** sind dagegen relativ strahlenresistent, hier sieht man bis zu 500 Gy praktisch keinen Effekt. Die Zeugungsfähigkeit kann also nach einem Strahleninsult noch eine Zeitlang erhalten bleiben, so lange nämlich, bis sich der Nachschub aus den geschädigten Spermatogonien und Spermatozyten erschöpft hat.

Anders verhält es sich mit dem **genetischen Material**. Es erreicht seine größte Strahlenempfindlichkeit im Spermatidenstadium, während Spermatogonien und Spermien sehr widerstandsfähig gegen strahlenbedingte Mutationen sind (→ Abb. 4.9).

Die Spermatogenese weist eine beachtliche Erholungsfähigkeit auf. Eine strahlenbedingte Azospermie kann deshalb erst nach 3 Jahren als irreversibel eingestuft werden. Hinsichtlich der **Beratung von Männern** mit Kinderwunsch ist folgendermaßen vorzugehen:

Tab. 4.11 Unterschiedliche Reaktion männlicher und weiblicher Keimdrüsen auf ionisierende Strahlung.

	Hoden	Ovar
Schwellendosis der sensibelsten Zellen	0,2 Gy	2–6 Gy
Einfluß der Fraktionierung/Protrahierung	z.T. Förderung der Strahleneffekte	Schutzwirkung
Empfindlichstes Fertilitätsstadium	Interphase-Gonozyten (vor Spermatogonienbildung), Fetus und Säugling	primäre Oozyten, Fetus ab 5. Monat, Beginn der Pubertät
Empfindlichkeit des genetisches Materials	Abnahme mit dem Reifungsprozeß	Zunahme mit dem Reifungsprozeß
Zusammenhang von Sensibilität und Lebensalter	unbekannt	Anstieg mit dem Alter
Nachproduktion aus frühen Entwicklungsstadien	möglich	nicht möglich
Hormonbildung	weitgehend resistent, unabhängig von der Keimzellschädigung	hoch sensibel, abhängig von der Keimzellschädigung

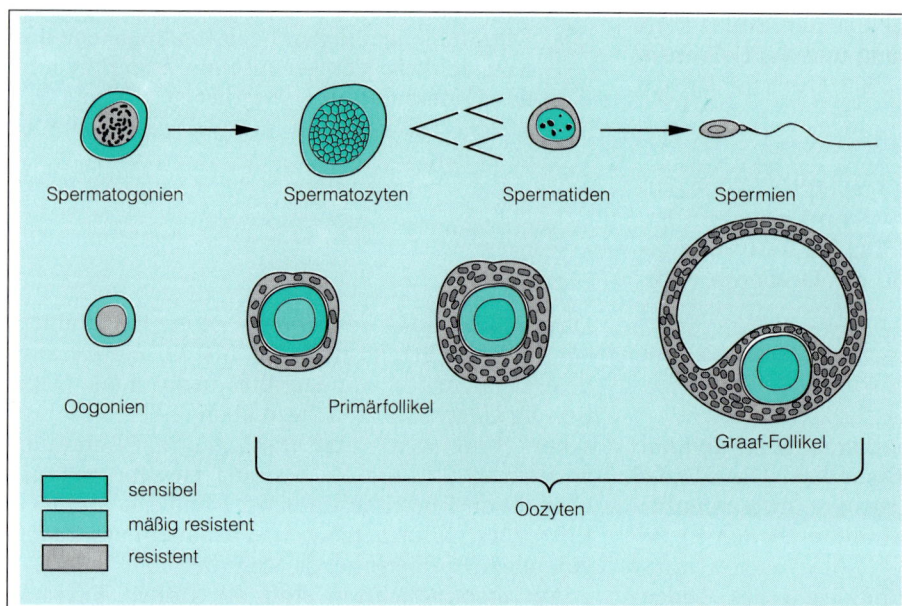

Abb. 4.9 Strahlensensibilitäts-muster der männlichen und weiblichen Keimzellen (Außen-kreis) und ihrer genetischen Materialien (Innenkreis).

- Während der Strahlenbehandlung ist eine Befruchtung unbedingt zu vermeiden. Die Spermien könnten, wenn sie aus bestrahlten Spermatiden hervorgegangen sind, genetisch verändertes Material enthalten.
- Es reicht aus, sich über einen Zeitraum von 6 Wochen nach einer Strahlentherapie gegen ungewollte Konzeption zu schützen.
- Nach temporärer Sterilität ist gegen eine Konzeption nichts einzuwenden. Die wiedereinsetzende Spermienproduktion stammt aus Spermatogonien, die, als sie bestrahlt worden sind, gegen Mutationen weitgehend resistent waren.

Im Vergleich zum Samenepithel sind die Sertoli-Zellen und die Leydig-Zellen selbst im therapeutischen Dosisbereich strahlenresistent. Daraus folgt eine weitgehend strahlenresistente **Hormonproduktion**: volle Erhaltung des Geschlechtstriebes und der Geschlechtskraft trotz strahlenbedingter Sterilität (Impotentia generandi).

Ovar

Weniger strahlenempfindlich als das Samenepithel des Hodens sind die Ovarien. Aber im Gegensatz zur Spermatogenese sind die **reifen Eizellen** (Oozyten) strahlensensibler als die Oozyten in reifenden Follikeln (→ Abb. 4.9). Die Schwellendosis beträgt bei Einzeitbestrahlung 1,7 Gy (temporäre Störungen) bis 6,25 Gy. Bei Fraktionierung sind die Auswirkungen geringer. Auch das **genetische Material** zeigt, anders als beim Mann, eine zunehmende Sensibilität mit dem Reifungsprozeß.

Da die Oozytenbildung bereits mit dem 5. Fetalmonat abgeschlossen ist und der Oozytenvorrat sich im Verlaufe des Lebens erschöpft, sinkt mit dem Alter auch die Fähigkeit, einen Strahlenschaden durch das Nachreifen unbeteiligter Oozyten zu kompensieren. Die Strahlenempfindlichkeit der Eierstöcke nimmt also mit dem Alter zu. Unter Umständen können bei jungen Frauen noch nach einer Dosis von 20 Gy Konzeptionen eintreten. Das wäre bei einer 40jährigen nicht der Fall (→ Tab. 4.11).

Im Gegensatz zum Mann gehen bei der Frau Infertilität und Sistieren der **Hormonproduktion** Hand in Hand. Darauf beruht die Radiomenolyse, mit der aus onkologischen Gründen die Ovarialfunktion mit Hilfe von Bestrahlungen ausgeschaltet werden kann.

> ⚠ Hoden und Ovar reagieren auf ionisierende Bestrahlung unterschiedlich. Schwellendosis, empfindlichstes Fertilitätsstadium, Fraktionierungseffekt, Einfluß des Lebensalters und die Sensibilität des genetischen Materials unterscheiden sich.
>
> Mit Dosen im therapeutischen Bereich läßt sich bei der Frau die Hormonproduktion stoppen, nicht aber beim Mann.

4.4.6 Herz und Gefäßsystem

Herz

Das Herz galt lange Zeit als strahlenunempfindlich. Heute sieht man nach großvolumigen **Mediastinalbestrahlungen** bemerkenswerte Störungen: Intimafibrose der Herzkranzgefäße mit der Gefahr des Herzinfarkts, dazu Kardiomyopathie und Myokardfibrose, Schädigungen des Reizleitungssystems (Extrasystolie und Tachykardie), Perikarderguß und fibröse

Perikarditis. Nach 10 × 2 Gy können erste EKG-Veränderungen beobachtet werden, nach 20 × 2 Gy (TD 5/5) Perikarditis und Kardiomyopathie.

Verschiedene **Chemotherapeutika**, z.B. Anthracycline, sind gleichzeitig kardiotoxisch und verstärken die unerwünschten Strahlenfolgen am Herzmuskel und Perikard.

Gefäße

Die **großen Gefäße** werden von therapeutischen Dosen kaum beeinträchtigt. Histologisch finden sich zwar Intimafibrosen und Wandsklerosen, doch fallen sie für gewöhnlich funktionell nicht ins Gewicht.

Die **kleineren Gefäße** und **Kapillaren** reagieren dagegen ausgeprägt mit Früh- und Spätveränderungen, die die **Hauptursache** für die mannigfaltigen Organschäden nach Bestrahlungen darstellen. So sind Haut- und Schleimhauterythem auf eine Gefäßerweiterung und die erhöhte Permeabilität der Gefäßwände zurückzuführen. Folgende Veränderungen werden beobachtet:

- Störung der Gefäßinnervation; es folgt eine Weitstellung (Erythem),
- Endothelschwellung und erhöhte Kapillarpermeabilität, Eiweißaustritt ins Interstitium, Ödem,
- Austritt von Blutzellen in die Umgebung durch Instabilität der Kapillarwände.

Erste Effekte sieht man nach 6–8 Gy, Spätveränderungen nach 25–30 × 2 Gy.

Die **Strahlenspätfolgen** an den kleinen Blutgefäßen sind Endothelschaden, Intimafibrose, Wandsklerose und Fibrose der Adventitia (Abb. 4.10), die im Zusammenspiel mit Thromben das Gefäßlumen stark einengen und sogar verschließen können. Arterien verschließen eher als Venen.

⚠ Die Strahlenspätfolgen an Gehirn, Rückenmark, Darmlumen und manchen anderen Organen lassen sich primär durch den **Gefäßschaden** mit nachfolgender Minderdurchblutung erklären.

4.4.7 Nervensystem

Bei den Strahlenfolgen am Nervensystem unterscheidet man zwischen verschiedenen Formen der
- Strahlenenzephalitis (Gehirn),
- Strahlenmyelitis (Rückenmark) und
- Strahlenneuritis (peripherer Nerv).

Die **Strahlensensibilität** der einzelnen ZNS-Abschnitte ist unterschiedlich. Es handelt sich um spät reagierende Gewebe mit ausgeprägtem Fraktionierungseffekt. Da aber Nervengewebe nicht repopu-

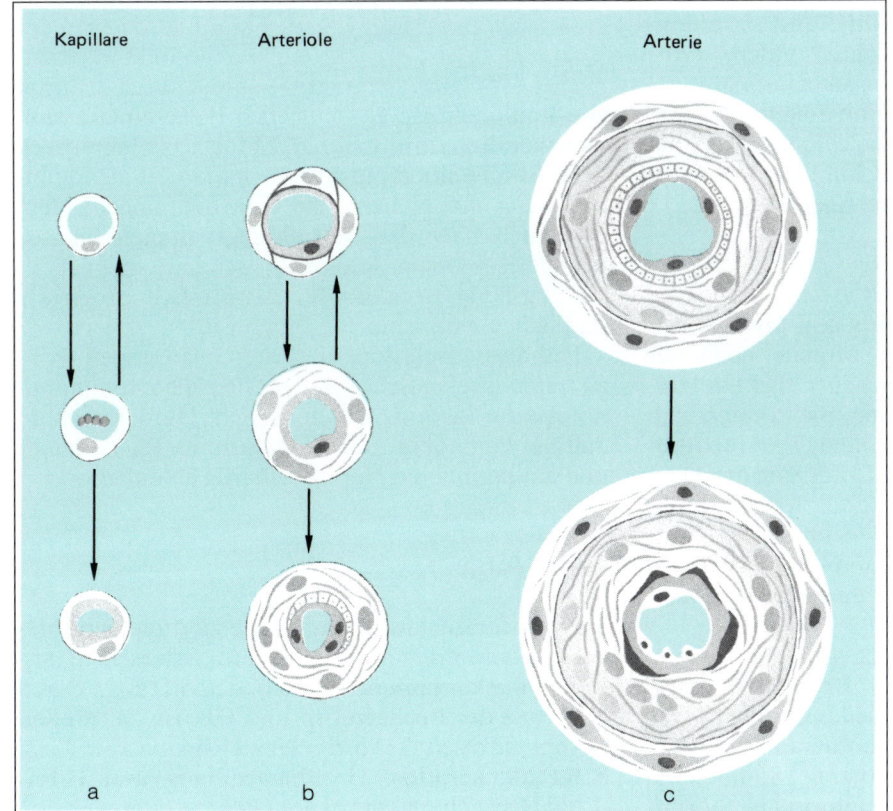

Abb. 4.10 Strahlenfolgen am Gefäßsystem.
a) Kapillaren: Gefäßverengung durch Schwellung der Endothelzellen, Sklerose der Gefäßwand. Später kann ein Thrombus das Lumen komplett verschließen.
b) Arteriolen: Grundsätzlich die gleichen Veränderungen wie an den Kapillaren.
c) Kleine Arterien: Frühveränderungen nicht sehr ausgeprägt. Später Endothelschaden und Sklerose sowie Elastizitätsverlust der Gefäßwand. Fibrose der Adventitia.

liert, sind Bestrahlungspausen sinnlos. Die Toleranzdosis (TD 5/5) für das **Gehirn** beträgt 50 Gy in 25 Fraktionen über 5 Wochen oder 54 Gy in 30 Fraktionen über 7 Wochen. Für das **Rückenmark** wird eine TD 5/5 von 45 Gy angenommen, wobei allerdings kleine Abschnitte, die nicht mehr als fünf Rückenmarksegmente betragen, bis 55 Gy in 7 Wochen tolerieren können. Die TD 5/5 für die **peripheren Nerven** liegt etwa im Bereich von 60–65 Gy in 7 Wochen.

 Außer in palliativen Situationen mit sehr begrenzter Lebenserwartung darf die Einzeldosis an Gehirn, Rückenmark und peripheren Nerven 2 Gy nicht überschreiten.

Die Strahlenschäden am Nervensystem treten in drei Phasen auf: einer akuten Frühphase (wenige Stunden nach Strahleneinwirkung), einer frühen Spätreaktion (Wochen bis Monate später) und einer späten Spätreaktion (nach Monaten bis Jahren).

Akute Frühphase

Akute Strahlenreaktionen treten 3 bis 4 Stunden nach der Bestrahlung auf. Die Symptome sind uncharakteristischer Kopfschmerz und Zeichen des erhöhten Hirndrucks, wie Somnolenz, Übelkeit und Erbrechen.

Die **akute Strahlenenzephalitis** und **Strahlenmyelitis** sind hauptsächlich durch ein Ödem verursacht und vollständig rückbildungsfähig.

Eine **akute Strahlenmyelopathie** äußert sich nur, wenn eine extra- oder intraspinale Raumforderung vorliegt. Ein beginnender Querschnitt kann dann in eine komplette Querschnittläsion übergehen.

Frühe Spätreaktionen

Durch eine **subakute Enzephalitis** und **Myelitis** zeigen sich mehrere Wochen bis Monate nach der Strahlentherapie uncharakteristische, nicht lokalisierbare neurologische Symptome. Sie können sich nach Monaten klinisch zurückbilden. Neuropathologisch finden sich ein örtlicher Untergang der Myelinscheiden in der weißen Substanz, lymphozytäre und plasmazelluläre Infiltrationen um die Gefäße, Schäden des Gefäßendothels und der Blut-Hirn-Schranke, ferner ein Ödem und umschriebene kleine Blutungen und Nekrosen.

Bei Kleinkindern tritt schon nach 20–25 Gy eine **Leukoenzephalopathie** auf, beim Erwachsenen erst nach 35–40 Gy. Ein erhöhtes Risiko besteht, wenn vorher oder nachher auch chemotherapiert wurde. Die üblichen Symptome sind Lethargie, Somnolenz, intellektuelle Defizite, psychomotorische Störun-

gen und (wenn das hypothalamisch-hypophysäre System bestrahlt wurde) Störungen der hypothalamisch-hypophysären Regulation der endokrinen Organe. Zusätzlich können Übelkeit, Erbrechen, Gangunsicherheit, horizontaler Nystagmus und Gliederschmerzen auftreten.

 Eine Leukoenzephalopathie ist die Ursache für intellektuelle, psychosomatische und hormonelle Defizite nach einer Strahlentherapie im **Kindesalter** (meist nach Radio- und Chemotherapie).

Die typische subakute Strahlenreaktion des **Rückenmarks** ist das sogenannte **Lhermitte-Zeichen:** Am Schultergürtel und an den Extremitäten treten Mißempfindungen wie Kribbeln und Elektrisieren auf, wenn das Rückenmark und die dort austretenden Nervenwurzeln durch Rumpfbeugen, Kopfbeugen oder durch Anheben der Beine gestreckt werden.

⚠ Das Lhermitte-Zeichen ist eine subakute Strahlenreaktion des Rückenmarks und seiner Nervenwurzeln, die nach Mitbestrahlung langstreckiger Rückenmarkabschnitte auftritt. Die Symptome bilden sich nach Wochen bis Monaten vollständig zurück.

Späte Spätreaktion

Die **Radionekrose** als schwerste Folge einer Strahlenbehandlung tritt mehrere Monate bis Jahre nach einer Strahlentherapie auf. Sie imponiert als Raumforderung mit weitem, die Nekrose umgebendem und auch über das Bestrahlungsvolumen hinausreichendem Ödem. Radionekrosen sind nicht rückbildungsfähig, sondern für gewöhnlich progressiv und haben eine schlechte Prognose.

Pathogenetisch dominiert der Gefäßprozeß. Hinzu treten direkte Schäden der Gliazellen und immunologische Veränderungen. Es gibt Hinweise dafür, daß die Veränderungen im Gehirn, im Rückenmark und am peripheren Nerv gleichartig ablaufen.

4.4.8 Auge

Bei den Strahlenfolgen am Auge sind die verschiedenen anatomischen Abschnitte zu unterscheiden:
- **Strahlenkonjunktivitis:** Conjunctivitis sicca durch Verlust der Becherzellen und Fibrose der großen Tränendrüsen (TD 5/5 = 20 × 2 Gy)
- **Strahlenkeratitis:** Hornhauttrübung und Hornhauterweichung (ab 25 × 2 Gy)

- **Strahlenkatarakt**: degenerative Veränderungen des Linsenepithels, dadurch grobvakuoläre Aufquellung der Fasern. Die Strahlenkatarakt beginnt peripher und schreitet subkapsulär fort (TD 5/5 = 3–5 Gy bei Einzeitbestrahlung).
- **Glaskörperschrumpfung**: durch Permeabilitätserhöhung (ab 25 × 2 Gy)
- **Strahlenretinopathie**: Auslöser ist wahrscheinlich der Gefäßschaden, aber ebenso direkte Strahlungseinflüsse auf die Sinneszellen (TD 5/5 = 25–28 × 2 Gy in 6 Wochen).

4.4.9 Skelett

Reifer Knorpel und **ausgewachsener Knochen** gehören zu den strahlenresistentesten Körpergeweben überhaupt. Deshalb sind Radionekrosen des reifen und intakten Knochens oder Knorpels ungewöhnlich. Sie beruhen auf einem Gefäßschaden und werden durch Infektionen, traumatische Läsionen und Operationen begünstigt. Dabei werden die Osteoblasten stärker als die Osteozyten und Osteoklasten geschädigt. Das Mesenchym differenziert nicht mehr zum Osteoblasten, sondern stattdessen zum Fibroblasten bzw. Fibrozyten.

Die TD 5/5 für Hüftkopfnekrosen und radiogene Schenkelhalsfrakturen beträgt 50–52 Gy, auch für pathologische Rippenfrakturen nach Brustwandbestrahlungen. Im Tierexperiment zeigt sich ein ausgesprochener Fraktionierungseffekt (Abb. 4.11).

Wachsender Knorpel und **wachsender Knochen** sind verhältnismäßig sensibel, wobei proliferierende Chondroblasten empfindlicher sind als Osteoblasten. Bereits nach 4–6 Gy treten Störungen auf. Für die Epiphysenfugen und die wachsende Wirbel-

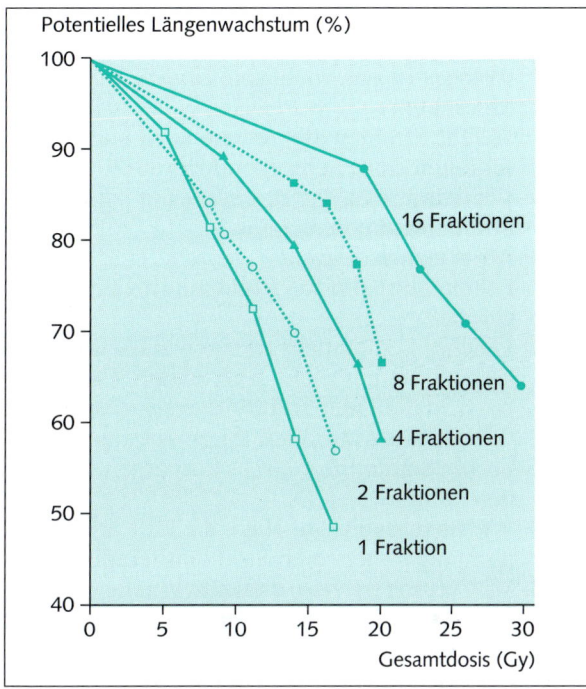

Abb. 4.11 Wachstumsstörungen von bestrahlten Rattenoberschenkeln in Abhängigkeit von der Dosis und Fraktionierung. Bei gleicher Dosis ist die Inhibition durch mehrere Fraktionen geringer als durch wenige.

säule wurden je nach Lebensalter kritische Dosen von 15–25 Gy ermittelt.

⚠ Im Gegensatz zum adulten Knorpel und Knochen sind die Epiphysenfugen und der wachsende Knochen hoch strahlensensibel. Das muß bei Strahlenbehandlungen im **Kindesalter** bedacht werden.

Fragen zu Kapitel 4 Strahlenpathologie

Einführung – Genetische und teratogene Strahlenfolgen

4.1 Nennen Sie die Expositionspfade des Menschen für Radioaktivität, und unterscheiden Sie nach natürlicher und künstlicher Strahlenexposition.

4.2 Welcher Anteil entfällt auf die natürliche und welcher auf die künstliche Strahlenexposition?

4.3 Welche genetischen Strahlenfolgen sind beim Menschen bekannt?

4.4 Auf welchen Tatsachen beruht die Abschätzung des genetischen Risikos?

4.5 Sind alle Phasen der Schwangerschaft gleich strahlenempfindlich?

4.6 Wie lange kann die Hirnentwicklung des Feten durch ionisierende Strahlung beeinträchtigt werden?

Somatische Strahlenfolgen

4.7 Welches ist das wichtigste Strahlenrisiko des Menschen?

4.8 Welche Strahleneffekte treten erst nach Überschreiten einer Schwellendosis auf?

4.9 Wie kann man das stochastische somatische Strahlenrisiko berechnen?

4.10 An welchen Organen besteht das höchste Lebenszeitrisiko für strahleninduzierte Malignome?

4.11 Welche Leukämien können u.U. strahlenbedingt sein, welche auf keinen Fall? Wie hoch ist die Latenzzeit?

4.12 Gibt es Hinweise, daß durch Radiojodtherapie ein Schilddrüsenkrebs hervorgerufen werden kann?

4.13 Wie hoch ist alles in allem die Rate an Sekundärmalignomen nach Strahlentherapie?

4.14 Wie verändert sich die individuelle Lebenserwartung durch den Einsatz ionisierender Strahlen in der Medizin im Vergleich zu anderen Risiken des täglichen Lebens?

4.15 Was sind deterministische somatische Strahlenfolgen?

4.16 Welche Zellsysteme sind für ionisierende Strahlen im Hinblick auf eine deterministische Strahlenfolge besonders sensibel?

4.17 Was ist TD 5/5?

4.18 Wie hoch ist die TD 5/5 bei den Gonaden, am Dünndarmepithel und an der Augenlinse?

4.19 Nennen Sie das pathologisch-anatomische Substrat von akuten und chronischen Strahlenfolgen ganz allgemein.

4.20 Wie wirken sich bei einer Strahlenbehandlung die Höhe der Einzeldosis und die Gesamtbehandlungszeit auf die Ausprägung von akuten und chronischen Strahlenfolgen aus?

4.21 Was ist ein akutes Strahlensyndrom, und wann tritt es auf?

4.22 Wann haben wir in jüngster Zeit ein akutes Strahlensyndrom in größerem Ausmaß erlebt?

4.23 Welches ist die Schwellendosis für das akute Strahlensyndrom? Welches ist die LD 50/30?

4.24 Wie hoch war der Anteil ionisierender Strahlung an der Gesamtenergie, die sich am 6. August 1945 infolge des Atombombenabwurfs auf Hiroshima entlud?

4.25 Wie hoch schätzen Sie die Zahl der zusätzlichen Krebserkrankungen infolge des Atombombenabwurfs auf Hiroshima?

4.26 Welche Strahleneffekte wurden nach dem Atombombenabwurf bei den Überlebenden und ihren Kindern *nicht* beobachtet?

Spezielle Organtoxizität

4.27 Welche Körpergewebe sind von ihrem Aufbau und ihrer Funktion her grundsätzlich am gefährdetsten?

4.28 Welches sind die strahlenempfindlichsten Zellen der Hämatopoese?

4.29 Wie lange dauert es, bis sich die Auswirkungen eines Strahleninsults (auch Strahlentherapie) im peripheren Blut zeigen?

4.30 Nennen Sie die Zeichen der akuten Radiodermatitis.

4.31 Was ist das 3-Wellen-Erythem?

4.32 Nennen Sie die Zeichen der chronischen Radiodermatitis.

4.33 An welchen Organen tritt eine Radiomukositis auf?

4.34 Wie kommt es zu radiogener Parodontose und Karies nach Strahlentherapie?

4.35 Worauf müssen Sie bei einer ausgeprägten Strahlenenteritis achten?

4.36 Was ist der Unterschied zwischen einer Strahlenpneumopathie und einer Strahlenfibrose der Lunge? Welches ist das pathologisch-anatomische Substrat?

4.37 Welches ist die strahlensensibelste Struktur der Lunge?

4.38 Wie äußert sich eine Strahlennephritis? Wie hoch ist die TD 5/5 für die Niere?

4.39 Welche unterschiedlichen Reaktionen auf ionisierende Strahlung zeigen Hoden und Ovar des Erwachsenen?

4.40 Nennen Sie strahlenresistente Strukturen im Hoden.

4.41 Wie hoch ist die Sterilisierungsdosis am Ovar?

4.42 Nennen Sie die strahlensensiblen Strukturen des Herzens.

4.43 Welches sind die Strahlenspätfolgen an den kleinen Blutgefäßen?

4.44 In welchen Phasen läuft die Strahlenreaktion des Nervensystems ab?

4.45 Welches ist das pathologisch-anatomische Substrat des Strahlenspätschadens am zentralen Nervensystem?

4.46 Nennen Sie frühe Spätreaktionen am Gehirn und Rückenmark.

4.47 Welche Vorkehrungen trifft der Strahlentherapeut, um Spätreaktionen am zentralen Nervensystem soweit als möglich zu verhindern?

4.48 Nennen Sie Strahlenreaktionen am Auge.

4.49 Wann sind Strahlenspätfolgen am Knochen zu erwarten, und wie sehen sie aus?

5 Röntgendiagnostik

G. KAUFFMANN, C. WUNSCH und B. SCHNEIDER

5.1 Gerätekunde

Zu den in der Röntgendiagnostik (Radiologische Diagnostik → Kap. 1.2) eingesetzten Geräten gehören neben dem **Röntgengerät** (Grundgerät, Durchleuchtung, Geräte zum konventionellen Schichten, zur Mammographie, Angiographie und Computertomographie) auch Geräte, die ohne Röntgenstrahlen arbeiten: Sonographie, Magnetresonanztomographie.

Im Abschnitt 5.1.2 (Grundgerät) werden die Grundprinzipien erläutert, die zur Funktion einer Röntgenanlage gehören, wie die Arbeitsweise eines Bucky-Tisches oder eines Thoraxwandstativs, mit denen die meisten der Röntgenuntersuchungen bewerkstelligt werden. Das Funktionsprinzip der Röntgenröhre, wie sie in der Strahlentherapie, der konventionellen Diagnostik, aber auch der Computertomographie eingesetzt wird, ist im Kapitel 2 (Strahlenphysik) erläutert.

5.1.1 Bildempfängersysteme

Seit Beginn der Anwendung von Röntgenstrahlen in der Medizin ist das Prinzip der Sichtbarmachung unsichtbarer Strahlung durch Silberhalogenide – wie in der herkömmlichen Fotografie – nach wie vor das am häufigsten verwendete Verfahren. Folienlose Filme haben den höchsten und Film-Folien-Kombinationen einen deutlich niedrigeren Dosisbedarf (Abb. 5.1).

Film-Folien-Kombinationen

Filme werden heute nicht mehr durch Röntgenstrahlen selbst geschwärzt, sondern durch dem Film anliegende **Leuchtstoffe**, die durch Absorption der Röntgenstrahlung sichtbares Licht aussenden und so den Film schwärzen. Dieses bereits 1896 von THOMAS A. EDISON beschriebene Prinzip nutzt die weit höhere Empfindlichkeit der Filme für sichtbares Licht gegenüber den Röntgenstrahlen, so daß sich ein Verstärkungseffekt ergibt. Die Filmschwärzung allein durch Röntgenstrahlung würde neben hoher Strahlenbelastung für den Patienten unpraktikabel lange Belichtungszeiten erfordern.

Diese Leuchtstoffe sind in Folien eingearbeitet, die in der Regel von beiden Seiten dem Film anliegen, sie heißen daher **Verstärkungsfolien**. Früher wurde als Leuchtstoff Kalziumwolframat ($CaWO_4$) eingesetzt. Moderne Verstärkungsfolien verwenden wegen ihrer besseren Verstärkungswirkung Verbindungen aus der Gruppe der **Seltenen Erden**, sie heißen daher Seltene-Erden-Folien (Gadolinium-, Lanthan-, Barium-, Yttriumverbindungen).

Der Nachteil dieser Leuchtstoffe ist eine Zunahme der Unschärfe. Die Folien liegen dem Film zwar eng an, es existiert aber noch eine gewisse Distanz zwischen Lichtentstehung an der Folie und Lichtregistrierung auf dem Film. Dadurch treten wiederum Streuung und Unschärfe auf. Daneben ist eine Verstärkung des Röntgensignals auch immer mit einer Zunahme der Körnigkeit des Signals verbunden, folglich sinkt die Auflösung. Um den verschiedenen klinischen Fragestellungen mit unterschiedlichen Anforderungen an Auflösung und Schärfe Rechnung zu tragen, hat man Folien mit verschiedenen Verstärkungswirkungen entwickelt. Sie sind zur besseren Vergleichbarkeit zwischen den Herstellern in Verstärkungsklassen eingeteilt, wobei eine höhere Zahl höhere Verstärkungswirkung anzeigt. Entspre-

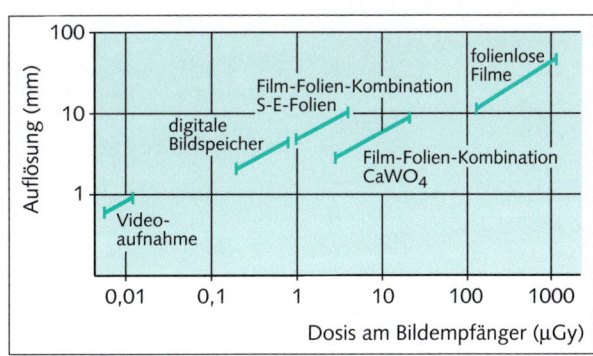

Abb. 5.1 Dosisbedarf verschiedener Bildempfängersysteme in Abhängigkeit von ihrem Detailauflösungsvermögen. Beachte die logarithmische Darstellung! Höchste Auflösung, bei allerdings maximalem Dosisbedarf, haben folienlose Filme, gefolgt von den Film-Folien-Kombinationen. Geringsten Dosisbedarf mit geringer Auflösung hat die Videoaufnahme. Mittleren Dosisbedarf bei mittlerer Auflösung haben digitale Bildspeicher.

chend der Zahlenwerte unterscheiden sich die Verstärkungsklassen etwa jeweils um das Doppelte. Gebräuchlich sind heute **Folien der Klassen 50, 100, 200, 400 und 800.** Daneben werden noch sogenannte Plus-Minus- oder Verlaufsfolien verwendet, die z.B. von einem Ende der Kassette zum anderen eine zunehmende Verstärkungswirkung aufweisen. Sie dienen zur Aufnahme von Körperregionen mit großen Strahlendurchlässigkeitssprüngen, z.B. LWS seitlich (mit Abbildung von lufthaltigem Thorax oben und weichteilhaltigem Abdomen unten).

In der Praxis befinden sich Filme und Folien in lichtdichten aber strahlendurchlässigen Kassetten, die in beleuchteten Untersuchungsräumen gut zu handhaben sind. Dabei sind die Verstärkungsfolien, die sich ja kaum verbrauchen, fest in die Kassetten eingeklebt. Nur die Filme werden nach jeder Aufnahme gewechselt.

Abbildung 5.2 zeigt den schichtweisen Aufbau der kompletten Filmkassette von oben nach unten in Richtung des Strahlenbündels. Man verwendet doppelseitig mit lichtempfindlicher Emulsion beschichtete Filme mit Vor- und Rückfolie, um die Verstärkungswirkung zu verbessern. In der Kassette befindet sich eine Schaumgummieinlage, um ein planes Anliegen der Filme und der Folien zu gewährleisten.

Nach der Belichtung muß das latent auf dem Film vorhandene Bild sichtbar gemacht – also entwickelt – werden. Genauer spricht man von **Filmverarbeitung**, da dieser Prozeß aus:
- **Entwicklung** (Reduktion des Silberhalogenids zu Silbermetall)
- **Fixierung** (Herauslösen des unbelichteten Silberhalogenids aus dem Film)
- **Wässern** (Auswaschen der Chemikalienrückstände)
- **Trocknen**

besteht.

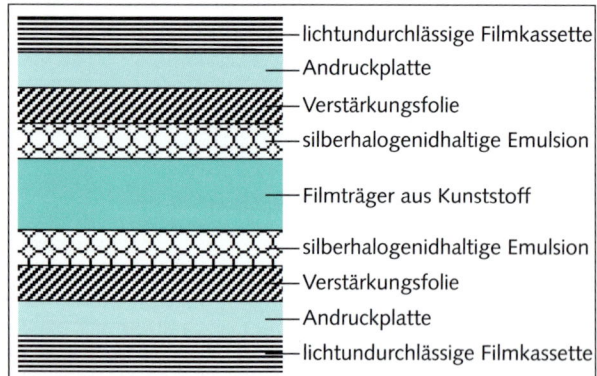

Abb. 5.2 Schematischer Aufbau eines doppelseitig beschichteten Films.
Von außen nach innen folgen aufeinander: lichtundurchlässige Filmkassette, Andruckplatte, Verstärkungsfolie, silberhalogenidhaltige Emulsion (der eigentliche Bildempfänger) und Filmträger aus Kunststoff. In der Regel befindet sich derselbe Aufbau auf der Rückseite. Für spezielle Zwecke gibt es auch einseitig oder asymmetrisch beschichtete Film-Folien-Kombinationen.

Beschriftung der Abbildung:
- lichtundurchlässige Filmkassette
- Andruckplatte
- Verstärkungsfolie
- silberhalogenidhaltige Emulsion
- Filmträger aus Kunststoff
- silberhalogenidhaltige Emulsion
- Verstärkungsfolie
- Andruckplatte
- lichtundurchlässige Filmkassette

Auch der Prozeß der Filmverarbeitung ist zur Erzielung einer guten Bildqualität entscheidend. Überwiegend finden heute Entwicklungsmaschinen Verwendung, die primär eine gute Filmverarbeitung gewährleisten. Trotzdem können auch hier Temperaturschwankungen, Chemikalienverunreinigungen oder Algenwachstum in den Becken die Bildqualität mindern.

⚠ Die Durchführungsrichtlinie zur Röntgenverordnung von 1987 sieht daher mindestens wöchentliche Kontrollen der Filmverarbeitung mit kontrolliert belichteten Filmen und densitometrischer (d.h. mit einem Meßgerät objektivierter) Auswertung vor.

Im Gegensatz zu den Entwicklungsmaschinen in der Dunkelkammer bieten Tageslichtentwickler den Vorteil, daß sie im beleuchteten Raum automatisch die Kassette unter Lichtabschluß öffnen, den belichteten Film der Filmverarbeitung zuführen und die Kassette mit einem neuen Film beschicken.

Digitale Lumineszenzradiographie (DLR)

Eine moderne Alternative zum Filmfoliensystem stellt die digitale Lumineszenzradiographie dar. Hierbei befindet sich in der Röntgenkassette keine Filmfolienkombination, sondern eine aus speziellen **Phosphorkristallen** aufgebaute **Speicherfolie**. Diese Folie absorbiert, ähnlich wie die Verstärkungsfolien, die Röntgenstrahlung. Sie gibt dabei sichtbares Licht (50% der zugeführten Energie) ab. Die Phosphoratome **speichern** die restliche **Energie**, sie liegen in Form eines angeregten Zustands vor. In einer Auswerteeinheit wird die Kassette ähnlich wie in einer Entwicklungsmaschine geöffnet, und die Speicherfolie wird zeilenweise mit einem **Laserstrahl** abgetastet.

⚠ Durch das Laserlicht gehen die angeregten Phosphoratome in den Grundzustand über und emittieren dabei ihrerseits (blaues) Licht, das quantitativ elektronisch registriert wird und – entsprechend der Position des Laserstrahls – ortskodiert ist.

So wird die Speicherfolie in eine **Bildmatrix** zerlegt und jedem Bildpunkt, **Pixel** genannt, entsprechend der Menge des emittierten Lichts ein Wert zugeordnet. Diese Bildinformation wird dann elektronisch (digital) gespeichert und kann auf einem Monitor sichtbar oder sekundär wieder auf Film belichtet werden. Der Hauptvorteil dieser Technik liegt im großen Belichtungsspielraum der Speicherfolie.

Auch bei extrem unter- bzw. überbelichteten Aufnahmen kann durch elektronische Manipulation ein für diagnostische Zwecke noch interpretierbares, ja sogar einwandfreies Bild erzielt werden.

Nachteilige Faktoren, die mit der DLR zumindestens teilweise ausgeglichen werden können, sind:

- mobile und damit in bezug auf die Strahlenqualität vielfach nur eingeschränkt leistungsfähige Röntgengeräte
- ein fehlender Untersuchungstisch, dadurch keine Belichtungsautomatik und Gefahr der fehlerhaften (z.B. schrägen) Projektion
- Aufnahmen im Liegen mit allen – insbesondere für die lebensnotwendige – Thoraxdiagnostik relevanten Nachteilen (Zwerchfellhochstand: dadurch und durch a.p.- statt p.a.-Strahlengang projektionsbedingte Mediastinalverbreiterung sowie Herzvergrößerung)
- schließlich die mangelnde Kooperationsfähigkeit seitens des Patienten (kein Atemanhalten bei Bewußtlosen oder schmerzintensives Einschieben der Aufnahmekassette mit verständlichen, aber für die Aufnahmequalität unzulässigen Kompromissen).

Dies spielt vor allem bei Bettaufnahmen, insbesondere auf der Intensivstation, eine wichtige Rolle. Die Aufnahmebedingungen sind von primär notwendigen Rahmenbedingungen einer Intensivstation wie Lagerung, Pflege, Beatmung und Monitoring des lebensgefährlich Erkrankten abhängig.

All dies rechtfertigt im Hinblick auf den breiteren Belichtungsspielraum den im Augenblick noch sehr teuren Einsatz der digitalen Lumineszenzradiographie auf der Intensivstation, in Ambulanzen und im Operationssaal. Ferner sind nachträgliche Bildmanipulationen wie Vergrößern oder Kontrastanhebung zur Herausarbeitung entscheidender Details möglich (z.B. einmal für Rippen-, einmal für Lungenparenchymdiagnostik durch geeignete Einstellung der Bildparameter).

Ein Nachteil der Methode liegt im großen apparativen Aufwand sowie im begrenzten Auflösungsvermögen. Herkömmliche Filmbilder sind zur Zeit in Detailerkennbarkeit und Strukturwiedergabe ca. 5fach besser. Dagegen ist die **Bildarchivierung** stark vereinfacht, da die Informationen primär digitalisiert vorliegen. Eine kontinuierliche Verbesserung dieser Techniken, preisgünstigere Entwicklungen und abnehmende Silbervorräte werden die digitale Lumineszenzradiographie an Bedeutung zunehmen lassen. Damit wären die Voraussetzungen für eine einheitliche digitale Bildarchivierung (bisher nur Sonographie, DSA, CT, MRT) gegeben.

Bildbelichtung

Jedes Bildempfangssystem ist darauf angewiesen, daß die registrierte Strahlung quantitativ innerhalb vorgegebener Grenzen liegt, sonst resultieren über- bzw. unterbelichtete Aufnahmen.

Eine Möglichkeit besteht in der **festen Vorwahl** der Aufnahmeparameter wie Strahlenqualität (Röhrenspannung in kV), Strahlenintensität (Röhrenstrom in mA) und Belichtungszeit (in ms). Diese entsprechen der freibelichteten Aufnahme. In der Praxis werden dabei die Röhrenspannung und das Produkt aus Röhrenstrom und Belichtungszeit, das mAs-Produkt, vorgewählt, da der Röhrenstrom technisch bedingten Schwankungen während der Aufnahme unterworfen ist. Die für die Belichtungsqualität entscheidende Strahlenmenge errechnet sich aus diesem mAs-Produkt.

Zuverlässiger ist die zweite Möglichkeit der Verwendung einer **Belichtungsautomatik**. Sie besteht aus mehreren strahlentransparenten Ionisationskammern, die vor der Filmkassette im Kassettenfach zwischen Streustrahlenraster und Film angebracht sind. Für die verschiedenen verwendeten Filmfoliensysteme sind die Strahlendosen zur optimalen Filmbelichtung programmiert. Zusätzlich können je nach zu untersuchendem Organsystem eine oder mehrere Meßkammern angewählt werden.

 Nach Auflaufen der entsprechenden Dosis unterbricht die Belichtungsautomatik die Hochspannungszufuhr des Generators zur Röhre und schaltet somit die Röntgenstrahlung ab.

Bildverstärker

Ein ebenfalls häufig verwendetes Bildempfängersystem ist der Bildverstärker. Er findet in Durchleuchtungs- und Angiographieuntersuchungsplätzen Verwendung.

Ein Bildverstärker ist ein großer, evakuierter Glas- oder Aluminiumzylinder mit einer Eingangsseite, die der ankommenden Strahlung, also dem Patienten, zugewandt ist, und einer Ausgangsseite, an der eine Videokamera installiert ist, die das entstehende Bild aufnimmt und über einen Fernsehmonitor an den Betrachter weitergibt.

Auf die Eingangsseite ist innen eine Leuchtschicht aufgedampft, die die ankommende Röntgenstrahlung primär in sichtbares Licht umwandelt. Unmittelbar dahinter befindet sich ebenfalls in flächenhafter Ausdehnung über die ganze Eingangsseite eine Fotodiode, die je nach Leuchthelligkeit der Leuchtschicht Elektronen emittiert. Diese Elektronen werden in einem 25-kV-Hochspannungsfeld im Bildverstärker in Richtung Ausgangsseite beschleunigt. Mittels Ablenkspulen werden sie wie im Fernseher elektronenoptisch fokussiert und treffen vor der Videokamera erneut auf einen Leuchtschirm, dessen Bild die Kamera aufnimmt.

5.1.2 Grundgerät
(Bucky-Tisch, Rasterwandgerät)

Zu der sogenannten diagnostischen Röntgeneinrichtung gehören:
- Strahler
- Generator
- Untersuchungsgerät

Der **Röntgenstrahler** besteht aus der Röntgenröhre (→ Kap. 2) zur Erzeugung der diagnostischen Röntgenstrahlung und dem Gehäuse zur Abschirmung im Sinne des Strahlenschutzes.

Zum **Röntgengenerator** rechnen alle elektrischen Teile der diagnostischen Röntgeneinrichtung, die der Röhre die erforderliche **Stromstärke** (sehr hoch mit **3–5 A**) und **Hochspannung** (ebenfalls sehr hoch mit **30–150 kV**) liefert. Zum Generator rechnen: der Hochspannungstransformator, der die entsprechenden Ampère und Kilovolt liefert; der Gleichrichter, der den erforderlichen Gleichstrom erzeugt; das Hochspannungskabel, das den Strom vom Generator an die Röhre liefert; eventuell ein Hochspannungsschalter, der bei Betrieb mehrerer Röhren mit demselben Generator die gewünschte Röhre anwählt; der Schalttisch mit dem die Hochspannungswerte (kV) und Röhrenstromwerte (mAs) eingestellt und die Aufnahme ausgelöst wird. Moderne Schalttische haben eine Belichtungsautomatik integriert (→ Kap. 5.1.1).

Bucky-Tisch[1]

Mit dem sogenannten **Bucky- oder Rasteraufnahmetisch** werden sämtliche Aufnahmen des Skeletts, des Abdomens (Nativaufnahmen), die Infusionsurographie, die Cholegraphie und die Thoraxaufnahme im Liegen angefertigt.

Der Patient (oder z.B. seine obere Extremität) wird auf dem strahlendurchlässigen Tisch gelagert und durch Bewegung von Röhre (über dem Tisch am Stativ aufgehängt) und/oder Tisch (schwimmende Tischplatte) die zu untersuchende Region eingestellt. Das im Kapitel 2 beschriebene Streustrahlenraster (→ Abb. 2.17) ist integraler Bestandteil des Röntgenaufnahmegerätes. Beim Auslösen der Aufnahme wird das Streustrahlenraster aktiviert. In einem Kassettenwagen werden die unterschiedlich großen (Formate z.B. in cm: 18×24/24×30/18×43/ 30×40/35×35) Kassetten mechanisch fixiert und nach der Aufnahme zum Entnehmen herausgefahren. Die Kassetten enthalten die Verstärkungsfolien (→ Kap. 5.1.1) und den Röntgenfilm, der meist automatisch in einem entsprechenden Gerät (Entwicklungsautomat bei Tageslichtsystem) entladen und

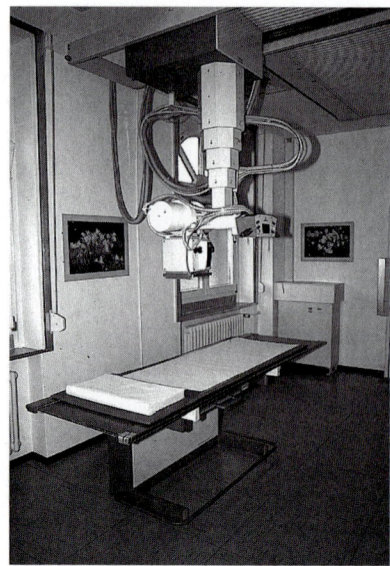

Abb. 5.3 Bucky-Arbeitsplatz für Skelettaufnahmen, Abdomen, IUG.

entwickelt wird. Für Liegendaufnahmen im Bett existieren Rasterkassetten ähnlich dem schon genannten Grundprinzip (Abb. 5.3).

Rasterwandgerät

Rasterwandgeräte werden vor allem für Routinethoraxaufnahmen (p.a/seitlich) und Aufnahmen des Abdomens im Stehen oder Liegen im horizontalen Strahlengang (z.B. Frage nach freier Luft, Spiegel) genutzt. Wie beim Bucky-Tisch handelt es sich um ein sehr häufig genutztes Gerät, dessen Bausteine prinzipiell dieselben sind. Während jedoch beim **Bucky-Tisch** der **Strahlengang vertikal** verläuft (Untersuchung am Liegenden), ist der Strahlengang beim **Wandgerät horizontal** (Untersuchung am Stehenden), Abbildung 5.4. In modernen Thoraxaufnahmeplätzen ist zu den Bestandteilen der Röntgen-

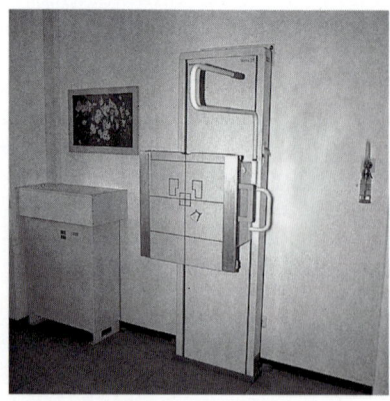

Abb. 5.4 Rasterwandstativ für Thorax und Abdomen im Stehen.

---

[1] G. Bucky: deutscher Röntgenologe

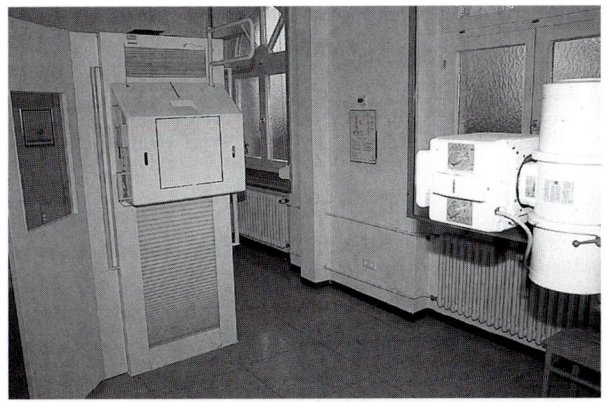

Abb. 5.5 Thoramat, eine automatische Form des Gerätes von Abbildung 5.4 mit einem Filmvorrat von 100 Filmen und integrierter Entwicklung.

untersuchungsgeräte die Entwicklungsmaschine integriert. Solche Automaten (Thoramaten) gestatten 100 Aufnahmen nach jedem Filmladevorgang (Abb. 5.5).

Die sogenannten digitalen Techniken machen auch vor der Thoraxaufnahme nicht halt und sind im Abschnitt 5.1.1 kurz beschrieben. Wegen erheblicher Kosten haben solche Anlagen jedoch noch keine weite Verbreitung gefunden.

Eine Thoraxaufnahme in gewohnter Qualität zur sicheren Diagnose, z.B von interstitiellen Prozessen, benötigt ein Vielfaches an Informationen (Matrixgröße 2048) gegenüber beispielsweise der CT (Matrix 512). Zur Veranschaulichung der verschiedenen Datendimensionen → Pixel unter DSA in Kapitel 5.1.5.

5.1.3 Durchleuchtung

Mit diesem Gerät werden alle Durchleuchtungsuntersuchungen durchgeführt, wie Thoraxdurchleuchtung, Ösophagusbreischluck, Magen-Darm-Passage, Dünndarmdarstellung nach SELLINK, Kolonkontrasteinlauf, Phlebographie, Fistelfüllung, Bronchographie, Arthrographie, Myelographie. Arteriographien werden an eigens hierfür definierten Anlagen erstellt, die dem raschen Blutfluß auch eine entsprechend rasche Bildfolge entgegensetzen.

Ein Durchleuchtungsgerät gestattet (im Gegensatz zur Angiographieanlage) eine Kippung des Tisches, so daß Aufnahmen im **Stehen, Liegen** und in **Kopftieflage** angefertigt werden können.

Das Durchleuchtungsgerät besteht wie das Grundgerät (→ Kap. 5.1.2) aus:
- Strahler
- Generator
- Untersuchungsgerät
- Bildverstärker-Zielaufnahmegerät.

Dem Strahler entspricht die Durchleuchtungsröhre. Sie erlaubt die Kontrolle von Bewegungsabläufen und ist somit zum Studium funktioneller Vorgänge geeignet. Um die Bewegungen optimal verfolgen zu können, ist das Zielaufnahmegerät, das die Durchleuchtungsröhre trägt, frei beweglich. Zielaufnahmegerät und Abbildungssystem sind so gekoppelt, daß der Zentralstrahl immer die Mitte der Aufnahme trifft. Der Untersucher wird die entscheidenden Szenen der Bewegungsabläufe mit Aufnahmen dokumentieren. Dies geschieht entweder mit analogen oder digitalen Aufnahmen (Abb. 5.6 und 5.7).

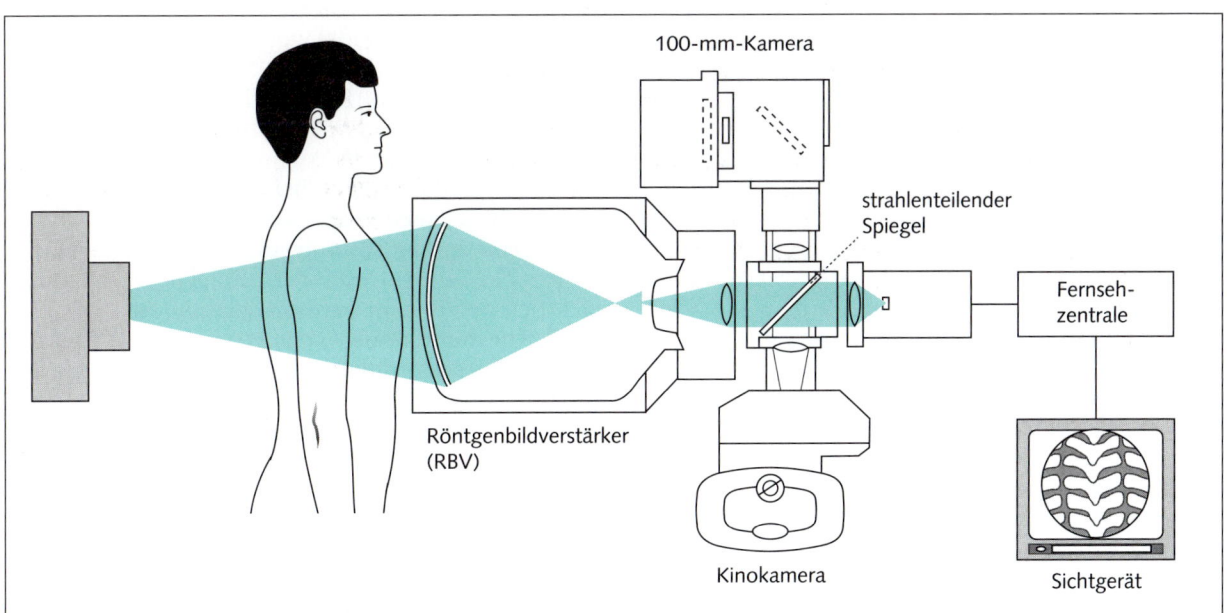

Abb. 5.6 Schemazeichnung eines Durchleuchtungsarbeitsplatzes.

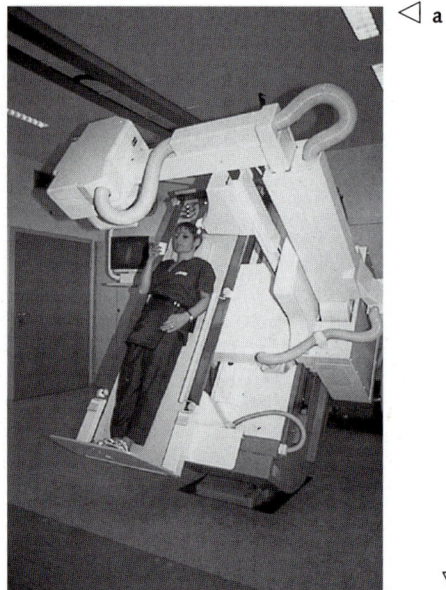

◁ **a**

▽ **b**

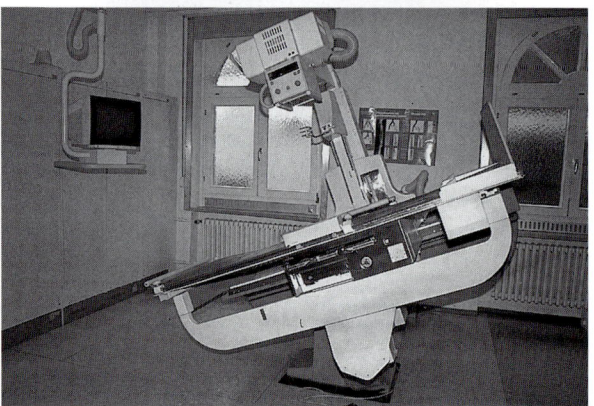

Abb. 5.7 Multifunktioneller Durchleuchtungsarbeitsplatz mit Übertischröhre und integrierter Bildwandler-Fernseh-Kette. Die Vakuumröhre befindet sich über dem Tisch.
a) Untersuchung im Stehen.
b) Untersuchungsmöglichkeit in Kopftieflage (Kipptisch).

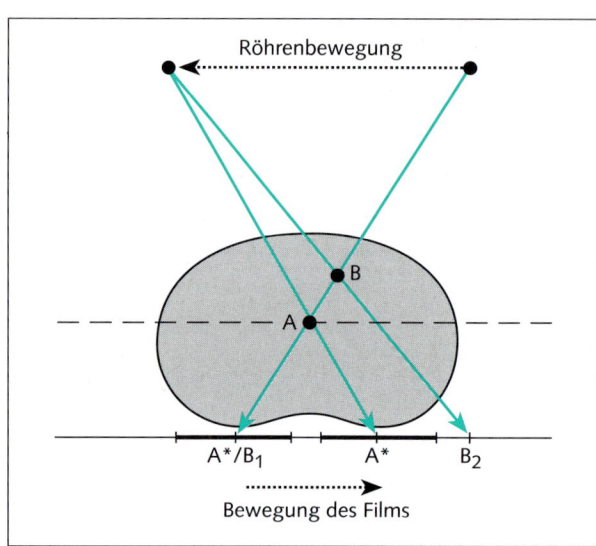

Abb. 5.8 Funktionsprinzip der konventionellen Tomographie. Röhre und Film werden während der Aufnahme gegensinnig bewegt. Der Bildpunkt A, der in der Schichtebene liegt, wird immer nach A* auf dem Film, also scharf abgebildet. Der Bildpunkt B liegt außerhalb der Schichtebene und wird nach B_1, B_2 usw. auf dem Film abgebildet, also auf viele Bildpunkte verwischt.

5.1.4 Konventionelle Tomographie

Als konventionelle Tomographie wird ein Röntgenschichtverfahren bezeichnet, bei dem durch mechanische Bewegungen in einer Ebene (meist frontal) in beliebiger Körpertiefe Gewebestrukturen hervorgehoben und fast isoliert dargestellt werden. Sie unterscheidet sich von der Computertomographie dadurch, daß letztere axiale Schnitte mit Hilfe aufwendiger Rechnertechniken erstellt, deren Schnitte überlagerungsfrei sind. Aus Gründen der Wirtschaftlichkeit werden immer weniger konventionelle Tomographiegeräte aufgestellt und somit viele klinische Fragestellungen mit der CT abgeklärt. Um so wichtiger ist eine klare **Indikationsstellung:** Schichtaufnahmen des Skeletts beim Trauma, bei kompliziertem Frakturverlauf und Knochenentzündung.

Die konventionelle Tomographie erzeugt Bilder einer bestimmten Schicht des Körpers. Dazu werden Bildempfänger (meist eine Filmkassette oder ein Bildverstärker mit digitaler Aufzeichnungseinheit) und Röhre während der Aufnahmezeit um einen zentralen Projektionspunkt gegenläufig verschoben. (Abb. 5.8). Dadurch wird die Körperschicht, in der die Drehachse des Röhren-Bildempfänger-Pendels liegt, scharf abgebildet. Die darüber und darunter liegenden Gewebeanteile werden verwischt und dadurch unscharf gezeigt. Das abzubildende Objekt sollte möglichst parallel zum Film liegen, überlagernde Strukturen (z.B. Metallteile) quer zur Verwischungsrichtung. Die Schichtdicke ist abhängig vom Schichtwinkel, d.h. der Amplitude des Röhren-Bildempfänger-Pendels. Je kleiner der Schichtwinkel um so dicker die Schicht, bei kleinem Schichtwinkel spricht man auch von Zonographie. Die Verwischungsbewegung kann linear, kreisförmig, spiralig, hypozykloidal oder elliptisch erfolgen. Optimal hinsichtlich der Belichtungshomogenität auf dem Film sind Konstanthaltung von Fokus-Objekt-Abstand und Bahngeschwindigkeit. Dies erfordert jedoch vermehrten technischen Aufwand, daher bieten nicht alle Geräte diese Option (Abb. 5.9a, b und 10a, b).

Klassische Indikationen sind ossäre Läsionen (z.B. Frakturen, Entzündungen), fragliche Lungen- oder Mediastinalprozesse. Ferner kommt dies Verfahren bei der Infusionsuro- und -cholegraphie zum Einsatz. Die i.v.-Cholegraphie erfordert meist Schichtaufnahmen, da die schwach kontrastierten Gallenwege in der weichteildichten Leber kaum ab-

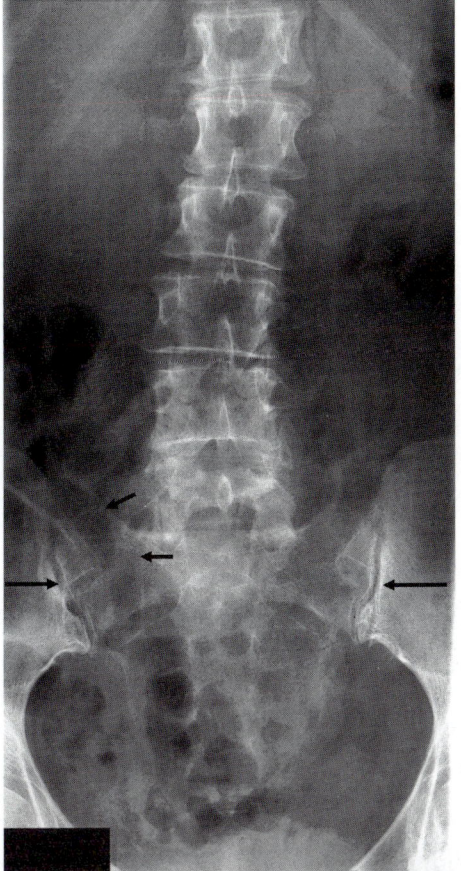

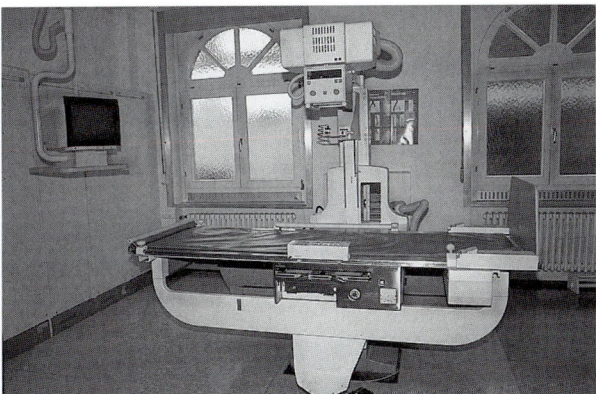

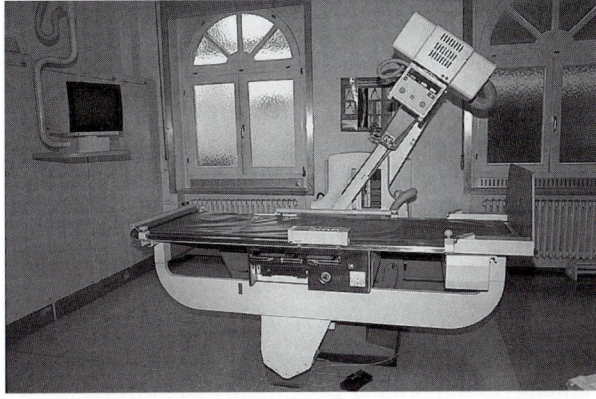

Abb. 5.9 Konventioneller Tomographiearbeitsplatz, integriert in einen multifunktionellen Arbeitsplatz in verschiedenen Röhrenpositionen.
a) a.p.-Strahlengang.
b) Röhre und Filmkassette zur Schichtaufnahme ausgelenkt.

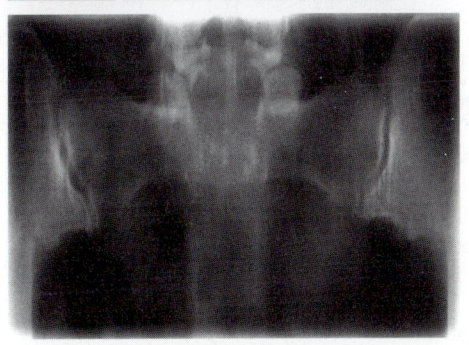

Abb. 5.10 Prinzip der Schichtaufnahme.
a) Iliosakralfugen (———⟶), bei üblicher Technik durch Gas überlagert (⟶).
b) Schichtaufnahme. Beide Iliosakralfugen scharf abgrenzbar.

zugrenzen sind. Eine konventionelle Tomographie ist in der Regel mit einer im Vergleich zur Aufnahme in zwei Ebenen höheren Strahlenbelastung verbunden, da viele Körperschichten hintereinander durchstrahlt werden müssen. Die korrekte **Belichtung** kann nicht ohne weiteres Tabellen entnommen, sondern muß individuell ermittelt werden. Zur Minimierung der Strahlendosis wird die suspekte Körperregion unter sorgfältiger Einblendung zunächst in großen Abständen untersucht. Der pathologische Prozeß wird dann mit kleineren Abständen und dünnen Schichtdicken genauer abgebildet.

5.1.5 Arteriographie

Mit der Arteriographie werden Gefäße dargestellt. Bei der Arteriographie (inkorrekt auch Angiographie) werden vorwiegend die Arterien kontrastiert, die Darstellung der Venen (→ Venographie) und des

Lymphsystems (→ Lymphographie) werden gesondert beschrieben. Es wird zwischen invasiver (meist Einführung eines Katheters in die Arterien) und nichtinvasiver Gefäßdiagnostik (→ Dopplersonographie, Farbdoppler, MR-Angiographie, venöse DSA [digitale Subtraktionsangiographie]) unterschieden. Die im Folgenden beschriebenen technischen Grundlagen beziehen sich auf invasive Verfahren. Die Bilderfassung erfolgt entweder in konventioneller (analoger) oder digitaler (→ DSA) Form.

87

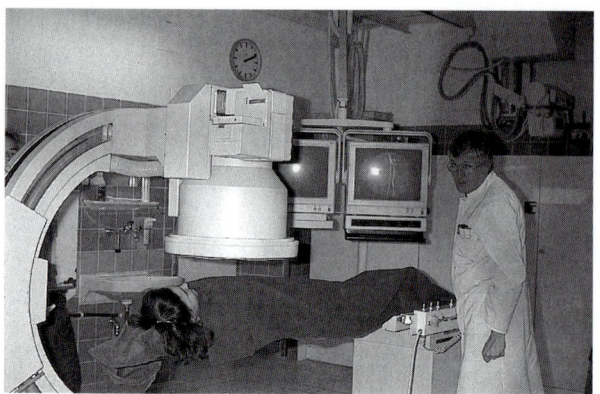

Abb. 5.11 Angiographiearbeitsplatz mit C-Bogen zur Durchleuchtung und Anfertigung von Aufnahmeserien in verschiedenen Ebenen. Der zweite Monitor dient zur Darstellung eines elektronisch gespeicherten Bildes (wichtig bei superselektivem Arbeiten).

Bestandteil einer Angiographieanlage ist eine Bildwandlerfernsehkette zur durchleuchtungsgesteuerten Kontrolle aller Kathetermanipulationen und einer Aufnahmeeinheit, die in der Lage ist, mit ausreichender Geschwindigkeit (Blutfluß !) Aufnahmen zu erstellen (Abb. 5.11). Im allgemeinen sind das 1–2 Bilder pro Sekunde.

Konventionelle Angiographie

Hier sind Durchleuchtungs- und Bildaufnahmefunktion streng voneinander getrennt. Die meisten Anlagen sind in der Lage, bis zu 4 Bilder pro Sekunde anzufertigen, allerdings lassen sich die meisten Fragestellungen (Ausnahme sind a.v.-Fisteln) mit niedrigeren Bildfrequenzen beantworten. Der hierzu erforderliche rasche Bildwechsel wird durch automatische Filmwechsler bewerkstelligt. Der Filmwechsel ist automatisch mit der Belichtung (Aufnahmeröhre) gekoppelt, so daß nach der Belichtung eines Filmes in den Belichtungspausen der nächste Film transportiert wird. Das Kontrastmittel wird über eine elektrische Druckspritze injiziert. Druckspritze, Aufnahmeröhre und Filmtransport sind gekoppelt. In Abhängigkeit von der Strömungsgeschwindigkeit des Blutes sind jedoch die einzelnen Parameter in Grenzen wählbar. Für die viszerale Gefäßdarstellung wird nach arterieller Gefäßinjektion eine Aufnahmeserie gewählt, die die Darstellung von Arterien, Parenchym und Venen in einem Untersuchungsgang erlaubt. Für die Becken-Bein-Arteriographie wird während und nach der Kontrastinjektion der Aufnahmetisch bewegt (mit in gewissen Grenzen frei wählbarer Verschiebegeschwindigkeit), so daß in einem Untersuchungsgang die Arterien vom Becken bis zum Fuß erfaßt werden können. Der Blattfilmwechsler war als bildgebendes System in den 80er Jahren Standard in der Angiographie, wird jedoch zunehmend von digitalen Techniken abgelöst. Grundsätzlich bietet die konventionelle Technik die Vorteile einer höheren räumlichen Auflösung (gegenüber 1024×1024 noch ca. um den Faktor 3; → digitale Subtraktionsangiographie).

Digitale Subtraktionsangiographie (DSA)

Bei der DSA sind Durchleuchtungs- und Aufnahmeeinheit miteinander gekoppelt. Das Prinzip der photographischen Subtraktion ist seit Jahrzehnten bekannt. Es wird eine Aufnahme der zu untersuchenden Region vor Gefäßdarstellung angefertigt, ein sogenanntes Leerbild (oder besser **Maske**). Subtrahiert man Gefäßfüllungsbild und Maske voneinander, werden alle gemeinsamen Bildinformationen gelöscht (z.B. Skelett), nur die kontrastgefüllten Gefäße kommen überlagerungsfrei zur Darstellung. Bei der DSA wird die Subtraktion von Computern übernommen (Abb. 5.12).

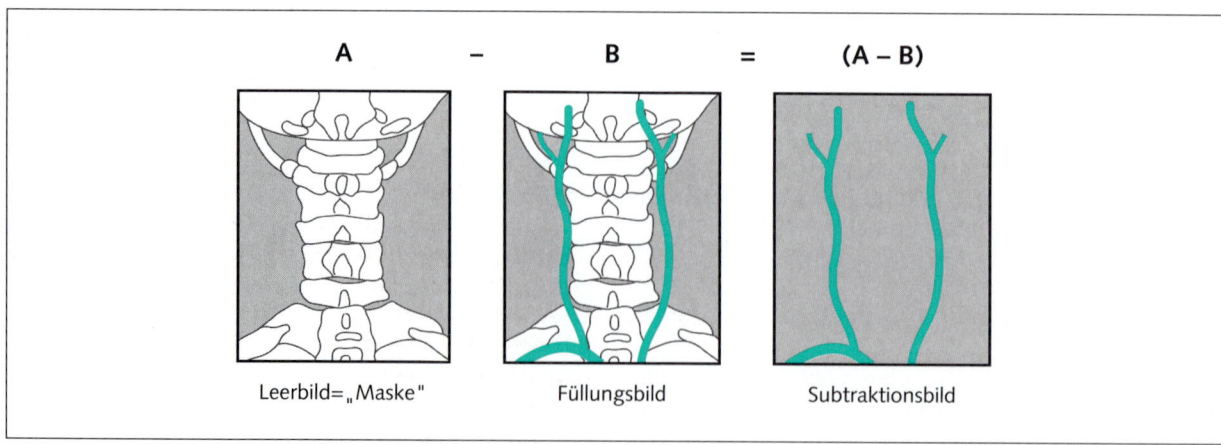

Leerbild=„Maske"   Füllungsbild   Subtraktionsbild

Abb. 5.12   Schematische Entstehung eines DSA-Bildes.

Um ein Bild digital zu speichern und zu verarbeiten, wird es in einzelne Bildelemente, sogenannte Pixel (picture elements), zerlegt. Die Darstellung eines Bildes in Zeilen und Spalten nennt man Matrix. Eine »512er« Matrix z.B. besteht aus 512 Zeilen und 512 Spalten, also 262 144 Pixeln. Je größer die Matrix, desto feinauflösender kann ein Bild dargestellt werden.

Eine 1024er Matrix ist für die hochauflösende Angiographie geeignet. Höhere Auflösungen sind jedoch für Thorax- und Skelettdiagnostik erforderlich. Sehr hohe Auflösungsgrade sind allerdings mit sehr hohem finanziellem Aufwand verknüpft!

In einem digitalen Aufnahmesystem wird das Bildverstärkerfernsehsignal in einem Analog-/Digitalwandler Zeile für Zeile abgetastet und in einzelne Pixel zerlegt. Moderne Digitalsysteme arbeiten mit einer Abtastfrequenz von 30 MHz, einer 512^2- und 1024^2-Matrix. Einer Bildtiefe (Speichertiefe) von 8 Bit entsprechen 256 Graustufen und von 10 Bit 1024 Graustufen. DSA-Systeme bieten eine Vielzahl von Bildnachbearbeitungsfunktionen, wie z.B. Korrektur von Bildkontrast und Helligkeit, oder zur Korrektur von Bewegungsartefakten die Wahl einer neuen Maske.

Die Subtraktion ist naturgemäß sehr anfällig für Bewegungsartefakte. Der Rechner kann Maske und Füllungsbild nicht zur Deckung bringen, das Bild ist ge- oder zerstört. Hierzu genügt selbst die Darmperistaltik, sie muß medikamentös unterdrückt werden.

Dem Rückgang diagnostischer Arteriographien steht eine kontinuierliche Zunahme interventioneller, also minimal invasiver Therapieverfahren gegenüber, so daß moderne Angiographiegeräte für diagnostische und interventionelle Eingriffe in gleicher Weise ausgerüstet werden. Dazu gehören C-Bogen mit isozentrischer Deckenaufhängung, Infrarot-Fernbedienung aller wichtigen Funktionen, freie Maskenwahl, Zoom, Durchleuchtungsvergrößerung, Speicherung des letzten Bildes auf einem zweiten Monitor. Auch die Becken-Bein-Arteriographie mit Tischverschiebung ist bei modernen DSA-Anlagen realisiert.

5.1.6 Computertomographie

Mit der Computertomographie (CT) wird der menschliche Körper »in Scheiben zerlegt«, und eine, im Gegensatz zur Übereinanderprojektion bei der konventionellen Röntgenaufnahme, projektionsfreie Darstellung der Organe erreicht. Das Verfahren wird vor allem in der Onkologie und Traumatologie zur Erkennung von Organläsionen eingesetzt.

Bei der 1967 von dem englischen Physiker HOUNSFIELD (Nobelpreis 1979) entwickelten und Anfang der 70er Jahre in die Praxis eingeführten Computertomographie handelt es sich um ein Röntgenschichtverfahren, das zum Bildaufbau einen Computer verwendet. Wie in der konventionellen Radiologie passiert Strahlung einer Röntgenröhre den menschlichen Körper und wird von Organen unterschiedlich geschwächt. Das resultierende Bild des Körpers wird bei der Computertomographie jedoch dreidimensional rekonstruiert, anstatt – wie bei der konventionellen Tomographie – nur zweidimensional auf eine Oberfläche projiziert zu werden. Dazu werden Körperquerschnitte mit einem Fächer von Röntgenstrahlen abgetastet. Für jeden Querschnitt rotiert die Röntgenröhre um die Körperlängsachse. Ein gegenüberliegender Kranz von elektronischen **Strahlendetektoren** mißt die Intensitätsminderung der Röntgenstrahlung hinter dem Patienten. Von einem Computer werden Millionen von Messungen verschiedener Absorptionen in kleinen Volumenelementen des Körpers errechnet und zu einem Schnittbild zusammengefügt (Abb. 5.13 und 5.14).

Nach jedem Schnittbild wird der Tisch mit dem zu untersuchenden Patienten um einige Millimeter in Längsrichtung verschoben und nach demselben Prinzip eine neue Aufnahme angefertigt. Die so erhaltenen Querschnittsbilder (→ Kap. 5.2.4) entsprechen Scheiben von z.B. zwei, acht oder zehn Millimetern Dicke. Diese Technik gestattet eine überlagerungsfreie Abbildung aller Organe. Statt der aus der konventionellen Röntgen-Nativdiagnostik bekannten drei Dichtegruppen (Luft/Fett, Wasser, Knochen) sind über 2000 verschiedene Dichtewerte unterscheidbar, die in bis zu 20 verschiedenen Graustufen abgebildet werden.

Die **Strahlendosis in der Computertomographie** ist nur sehr schwer mit der in der konventionellen Röntgendiagnostik zu vergleichen. Die unterschiedlichen zur Verfügung stehenden Dosisbegriffe (z.B. Eintrittsdosis, Organdosis, effektive Dosis) sind nicht sämtlich für solche Vergleiche geeignet. Die im Folgenden genannten Dosen sind Organdosen, weil diese am engsten zu Fragen einer etwaigen Erhöhung der Tumorhäufigkeit in Beziehung stehen (→ Kap. 4). An einem Organ in der Körpermitte werden im Schnitt 2 mGy, höchstens einmal 5 mGy, also 0,002 Gy pro Röntgenaufnahme, appliziert. Das gleiche gilt für 1 min Fernsehdurchleuchtung. In der Computertomographie liegt die Dosis pro Schnitt etwa bei 5 bis 10 mGy.[2], die Streustrahlung ist jedoch wesentlich geringer als in der konventionellen Röntgendiagnostik.

Der Vergleich eines CT-Schnittes mit einer Nativaufnahme des Abdomens ist wegen der geringen Streustrahlung beim CT nicht korrekt.

[2] Frik, W.: Das Strahlenrisiko zwischen Fakten und Annahmen, Fortschr. Röntgenstr. 160 (1994) 189–190.

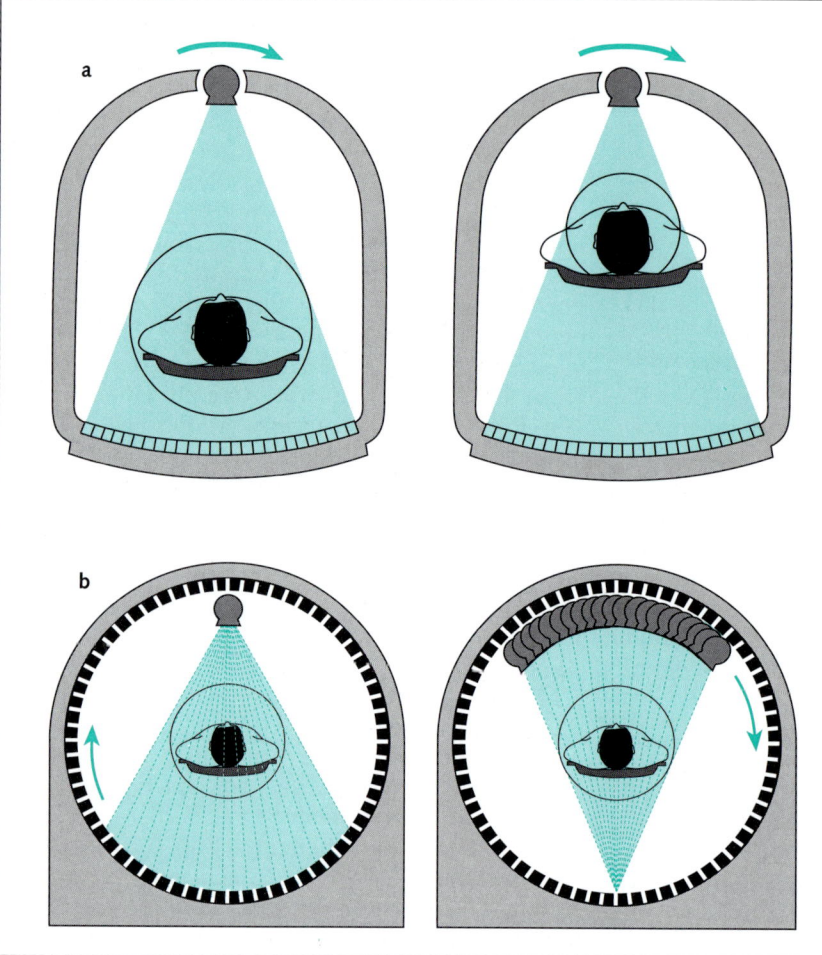

Abb. 5.13 Funktionszeichnung der Computertomographie. Die wichtigsten Bestandteile eines CT-Gerätes sind eine schnell rotierende Röntgenröhre, eine Vielzahl von elektronischen Strahlendetektoren und ein Computer. Der Patient liegt auf einem Tisch zwischen Röntgenröhre und Detektor, und die Röntgenröhre rotiert um den Patienten.
a) CT-Scanner der dritten Generation.
b) CT-Scanner der vierten Generation.

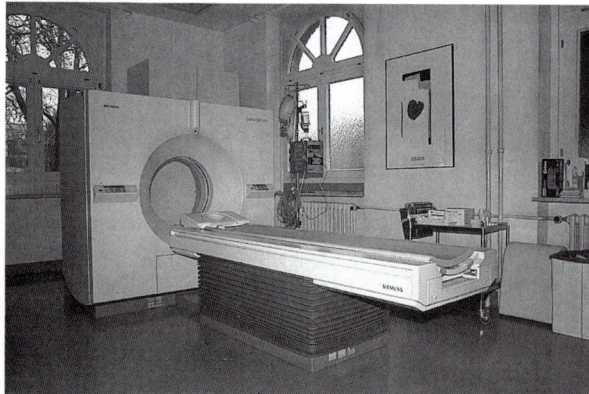

Abb. 5.14 CT-Gerät mit Untersuchungstisch und Gantry (enthält die Öffnung, durch die der Patient während der Untersuchung in definierten Schritten transportiert wird).

Technische Grundlagen

Scanner. Je nach technischem Stand wird zwischen Geräten der ersten bis vierten Generation unterschieden. Bei den Scannern der dritten Generation ist z.B. der Winkel des Strahlenfächers so groß, daß er den gesamten Körperquerschnitt erfaßt. Das ihm gegenüberliegende Detektorensystem (mit Xenon unter hohem Druck gefüllte Ionisationskammern oder Halbleiterdetektoren) umfaßt 200–1000 Detektoren. Die notwendige Rotation beträgt hier 30–45°, die Untersuchungszeit pro Bild 2–10 Sekunden, die Zahl der Bewegungsartefakte (besonders Atmung) ist gegenüber den Scannern der älteren Generation ganz wesentlich gemindert.

Die Scanner der vierten Generation arbeiten mit einem Ring von 600–3000 Szintillationsdetektoren, so daß nur noch ein rotierender Fächerstrahl, jedoch kein rotierendes Detektorensystem mehr nötig ist. Die Untersuchungszeit pro Bild beträgt hier ca. 1–5 Sekunden. Bei einigen Scannern der 4. Generation ist es möglich, die Untersuchung in der sogenannten **Spiraltechnik** durchzuführen (Abb. 5.15). Hierbei wird die schrittweise Tischverschiebung durch eine kontinuierliche Tischbewegung ersetzt, so daß insgesamt eine spiralförmige Bewegung resultiert. Der zeitliche Ablauf der Datenakquisition ist so rasch, daß in einem wenige Sekunden

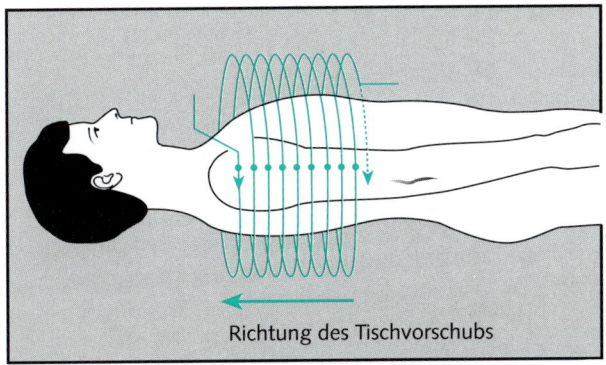

Abb. 5.15 *Skizze des Bildaufbaus bei der Spiralcomputertomographie.*

anhaltenden Atemstillstand ganze Blöcke (z.B. gesamter Thorax) aufgenommen werden. Als Bilder werden vom Computer wiederum Scheiben errechnet. Ihre Abstände sind konstant und nicht von unterschiedlichen Atemexkursionen der Patienten abhängig. Aus den so gewonnenen Daten läßt sich ein lückenloses dreidimensionales Bild rekonstruieren.

Außerdem gibt es bei den neueren Geräten die Möglichkeit, bei bestimmten Fragestellungen (insbesondere pulmonale und pleurale sowie knöcherne Veränderungen) einzelne Schnitte in **HRCT-Technik** (high resolution CT), ein hochauflösendes CT, durchzuführen. Hierbei wird die Schichtdicke auf 1 bis 2 mm reduziert. Durch Anwendung eines kantenanhebenden Algorithmus, Verminderung der Abtastbreite und Verschmälerung der Detektorenabstände werden die Pixel und Voxel verkleinert und die Auflösung des Bildes verbessert.

Wie bereits erwähnt, wird die während der Röhrenrotation aus dem Patienten austretende Strahlung von den der Röntgenröhre gegenüberliegenden Detektoren registriert. Der **Schwächungskoeffizient** kann nach einer Gleichung berechnet werden:

$$I = I_0 \cdot e^{-\mu \cdot E \cdot d}$$

Die **Röntgenstrahlungsintensität** I_0 der monoenergetischen Strahlung E wird beim Passieren einer Materialschicht der Dicke d auf die Intensität I geschwächt, so daß man für jede Strahlenrichtung zwischen Röhre und Detektor eine Gleichung erhält, aus der ein Schwächungskoeffizient errechnet werden kann.

Über einen Analog-Digital-Konverter (setzt analoge Signale in digitale Zahlenwerte um) werden die erhaltenen Meßwerte in digitale Zahlenwerte umgewandelt.

⚠ Für jedes Volumenelement (Voxel) wird ein Intensitätswert errechnet, der den in diesem Volumenelement wirksamen Schwächungskoeffizienten μ gegenüber der verwendeten Röntgenstrahlung charakterisiert. In einer planaren Ebene entsprechen den Voxels sogenannte Pixels, so daß das CT-Bild einem Mosaik aus vielen quadratischen Bildpunkten entspricht. Dem errechneten Schwächungskoeffizienten wird eine CT-Zahl zugeordnet, deren Einheit nach HOUNSFIELD Hounsfield-Einheit (HE) genannt wird.
Die Skala der Hounsfield-Einheiten wird folgendermaßen festgelegt:
- Der erste Fixpunkt der Skala entspricht dem Dichtewert von Wasser, dem ein Wert von 0 HE zugeordnet wird.
- Als zweiter Fixpunkt wurde der Dichtewert von Luft gewählt und mit minus 1000 HE festgesetzt.

Alle anderen anhand der Schwächungskoeffizienten errechneten Dichtewerte werden mit Hilfe folgender Formel in diese Skala eingeordnet:

$$\text{CT-Zahl} = 1000 \cdot (\mu\,x - \mu\,\text{Wasser}) / (\mu\,\text{Wasser})$$

5.1.7 Sonographie

Mit Hilfe der Sonographie werden Querschnittsbilder vor allem des Bauchraumes erzeugt. Dieses Verfahren wird sehr häufig am Beginn der Diagnostik und zur Verlaufsbeurteilung von Erkrankungen (z.B. Abszeß, Trauma im Abdomen mit freier Flüssigkeit, Lebermetastasen), aber auch während der Schwangerschaft herangezogen.

In der Sonographie werden Reflexionen von Schallwellen zur bildgebenden Diagnostik verwendet. Es entstehen transversale Bildscheiben, so daß diese Methode wie die Computer- und Magnetresonanztomographie zur Querschnittsbildgebung gerechnet wird. Die Sonographie ist vielfach Ausgangspunkt der bildgebenden Diagnostik insbesondere bei Erkrankungen des Abdomens und Retroperitoneums.

Das Signal in der Sonographie kommt durch eine hochfrequente, an der Körperoberfläche applizierte Schallwelle zustande. Diese Schallwelle wird von den unterschiedlichen Organen modifiziert und reflektiert. Das reflektierte Signal wird vom Schallkopf registriert, der auch die Schallwellen aussendet. Das nach elektronischer Bearbeitung entstehende Bild ist entweder statisch oder wird als bewegtes Bild während der Untersuchung dargestellt (**Real-time-Sonographie**). Im Gegensatz zum konventionellen

Röntgenbild, auf dem alle Strukturen des untersuchten Körperabschnitts (z.B. das gesamte Abdomen) zweidimensional aufeinander projiziert werden, wird in einem Ultraschallbild – ganz ähnlich wie in der Computertomographie – eine ganz bestimmte, vom Untersucher ausgewählte Ebene (Schicht) des Körpers dargestellt. Die Schicht kann transversal, sagittal und schräg – ganz nach Befund – gewählt werden. Am häufigsten angewendet werden: **Real-time-Sonographie** mit sogenannten **Linear-** oder **Sektorscannern (zweidimensionales B-Bild)**, z.B. in der Abdominaldiagnostik, die **Dopplersonographie,** z.B. zur Quantifizierung von Stenosen der A. carotis, und neuerdings die **Endosonographie** (transösophageal, transrektal, transvaginal) in Kombination mit entsprechenden Sonden, z.B. zur Bestimmung der Tiefenausdehnung von Tumoren des Gastrointestinaltrakts oder der weiblichen Genitalorgane.

Technische Grundlagen

Ultraschallwellen entstehen, wenn ein **hochfrequentes Wechselfeld** an eine polykristalline Substanz (**piezoelektrischer Kristall**) angelegt wird. Ein solcher Kristall besteht z.B. aus Quarz, Bariumtitanat, Bleizirkonattitanat, Lithiumniobat oder Blei-Metaniobat und hat die Eigenschaft, sich bei Anlegen eines elektrischen Wechselfeldes auszudehnen bzw. zusammenzuziehen. Hierdurch kommt es zur räumlichen Ausbreitung von Schallwellen, die bei akustischer Ankopplung an die Haut des Patienten in den Körper eindringen.

Eine Welle entsteht durch Anstoßen eines Teilchen (Zuführen von Energie), Schwingen desselben um seine Ruhelage (kein Weitertransport eines Teilchens!), Anstoßen eines Nachbarteilchens und damit Weitergabe von Energie, Schwingen dieses Teilchens usw. (Abb. 5.16 und 5.17).

> ⚠ Ultraschall entsteht durch Umwandlung elektrischer Schwingungen in mechanische Schwingungen, seine Ausbreitung ist an Materie gebunden.

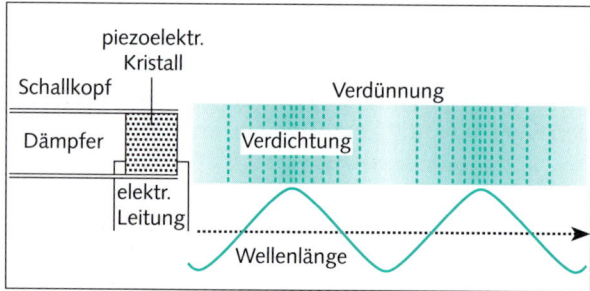

Abb. 5.16   Funktionszeichnung der Ultrasonographie.

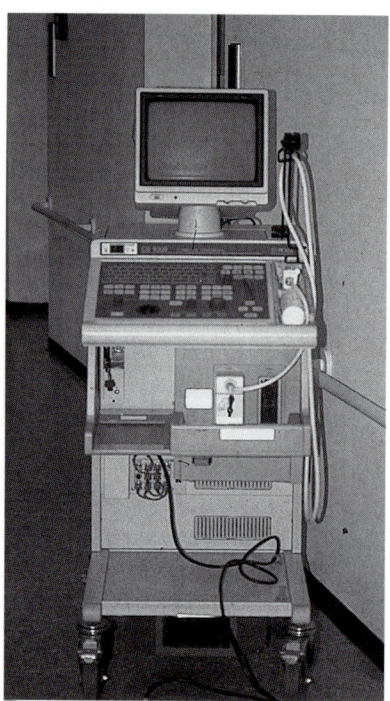

Abb. 5.17   Ultraschallgerät.

Die Schallwellen werden durch ihre Periode (Schwingungsphase des Materieteilchens) und ihre Frequenz (Zahl der Perioden pro Zeiteinheit, gemessen in Hertz [Hz]) charakterisiert.

Je nach Frequenz unterscheidet man **vier** verschiedene **Schallbereiche:**
- Infraschall: < 16 Hz, damit unterhalb der menschlichen Wahrnehmungsgrenze
- hörbarer Schall: 16–20 000 Hz, im menschlichen Wahrnehmungsbereich
- Ultraschall: > 20 000 Hz, oberhalb der menschlichen Wahrnehmung
- Hyperschall: > 10 000 000 000 Hz.

Im diagnostischen Ultraschall werden Frequenzen zwischen 1 und 15 MHz verwendet, ein Frequenzbereich, der **keine biologischen Nebenwirkungen** erwarten läßt.

Die Ausbreitung der Ultraschallwellen ist von den Eigenschaften des untersuchten Gewebes abhängig:

$$c = \sqrt{\frac{E}{\rho}}$$

Schallwellengeschwindigkeit c ist abhängig von der Dichte ρ und den Elastizitäts- bzw. Kompressibilitätseigenschaften (E) des Trägermediums.

$$Z = c \cdot \rho$$

Schallwellenwiderstand Z (akustische Impedanz) hängt von der Schallwellengeschwindigkeit c und der Dichte ρ der Trägersubstanz ab.

Darüber hinaus kommt es aus verschiedenen Gründen im Gewebe zu **Energieverlust:**

- **Absorption**
  Wie bereits oben erwähnt, schwingen Materieteilchen nach Anregung um ihre Ruhelage. Hierbei wird Energie durch »innere Reibung« in Wärme umgewandelt, die Folge ist ein Abnehmen der Schwingungsamplitude. Die Absorptionsmenge ist von der Schallwellenfrequenz abhängig. Absorption und Frequenz sind zueinander proportional.
- **Brechung** und **Streuung** hängen eng miteinander zusammen. Trifft die Schallwelle auf Inhomogenitäten bzw. Grenzflächen im Ausbreitungsgebiet, so kommt es zu einer ungerichteten Reflexion, d.h., der Schall wird nicht in den Schallkopf zurückreflektiert und registriert, sondern nach dem Gesetz Einfallswinkel = Ausfallswinkel gebrochen. **Die Streuung ist um so stärker, je kleiner die Wellenlänge ist.**
- **Reflexion**
  Die Schallwellen, die senkrecht auf eine Grenzfläche fallen, werden reflektiert und treffen wieder auf den Schallkopf, wo sie im Kristall einen elektrischen Impuls erzeugen, der dann weitergeleitet wird. Die Dichtesprünge zwischen verschiedenen Geweben, die verschiedene Schallreflexionen hervorrufen, werden Impedanzsprünge genannt.

> ⚠ Je höher der Impedanzsprung zwischen zwei Geweben, desto mehr Energie wird reflektiert und desto weniger Energie pflanzt sich fort.

Zwischen Geweben mit sehr hohen Impedanzunterschieden ist fast keine Weiterleitung des Ultraschalls möglich (z.B. Luft/Wasser, Weichteilgewebe/Knochen), so daß Knochen und gasgefüllte Organe (gut belüftete Lunge, gasgefüllter Darm) nicht durchschallt werden können. Auch zwischen Schallkopf und Haut eingeschlossene Luft erzeugt einen Impedanzsprung, der die Schallweiterleitung behindern würde. Aus diesem Grund muß der Ultraschallkopf mit **Gel** versehen werden, der die **akustische Ankopplung** erlaubt. Da Absorption und Frequenz zueinander proportional sind, aber auch das Auflösungsvermögen mit steigender Frequenz steigt, muß ein Kompromiß zwischen Auflösung und Eindringtiefe des Schalls gefunden werden. Man arbeitet heute mit Frequenzen zwischen 3,5 und 20 MHz (also 3,5–20 Millionen Schwingungen pro Sekunde), wobei je nach erforderlicher Eindringtiefe für das Abdomen Schallköpfe mit 3,5 MHz, für den Hals mit 7 MHz bevorzugt werden. Die Dauer der vom Ultraschallkopf ausgesendeten Impulse beträgt ca. 2–3 Wellenlängen (0,57–0,2 µs). In der Endosonographie kommen Frequenzen zwischen 10 und 20 MHz zur Anwendung.

Das **Auflösungsvermögen** ist ein Gütemaß, das den minimalen Abstand zweier getrennt dargestellter Punkte bestimmt.

Man unterscheidet:

- **Axiales Auflösungsvermögen** (Tiefenauflösung), bestimmt die Trennbarkeit zweier Punkte in Schallausbreitungsrichtung und ist besser als das laterale Auflösungsvermögen. Es ist abhängig von der Dauer und Länge des Ultraschallimpulses, da die Zeit vom Aussenden des Impulses bis zum Eintreffen zweier getrennter Echos mindestens eine Impulsdauer betragen muß. Dies entspricht mindestens zwei Wellenlängen. Bei einer Frequenz von 2,5 MHz liegt das axiale Auflösungsvermögen bei 1 mm, bei 10 MHz bei 0,2 mm.
- **Laterales Auflösungsvermögen,** beschreibt den Mindestabstand zweier Punkte senkrecht zur Schallausbreitungsrichtung. Es ist abhängig von der Breite des Ultraschallstrahls und letztendlich von der Breite der piezoelektrischen Elemente.

Das **Schallfeld** wird unterteilt in Nahfeld und Fernfeld (Abb. 5.18). Im **Nahfeld** verlaufen die Schallwellen parallel zueinander. Da die Schallwellen jedoch einen unterschiedlich weiten Weg von ihrer Austrittsstelle am Schallkopf zurückzulegen haben und es dadurch zu Phasenverschiebungen der Schallwellen kommt, überschneiden sich einzelne Wellen, und es kommt zu Inhomogenitäten und somit einer schlechten Auflösung im Nahfeld. Bei niedrigen Frequenzen verlängert sich das Schallfeld, während bei hohen Frequenzen die Auflösung im Nahfeld steigt. Auch große Kristalle verlängern das Nahfeld, so daß für schallkopfnahe Untersuchungen Schallköpfe mit kleinen Kristallen und hohen Frequenzen ideal sind.

Das divergierende **Fernfeld** hat relativ homogene Schalldruckverhältnisse. In den Randbereichen nehmen die Schallintensität und das laterale Auflösungsvermögen jedoch ab. Je kleiner ein Kristall, desto größer ist die Divergenz des Fernfeldes, so daß für schallkopfferne Untersuchungen Schallköpfe mit großen Kristallen und niedrigeren Frequenzen (größeres Eindringvermögen) ideal sind.

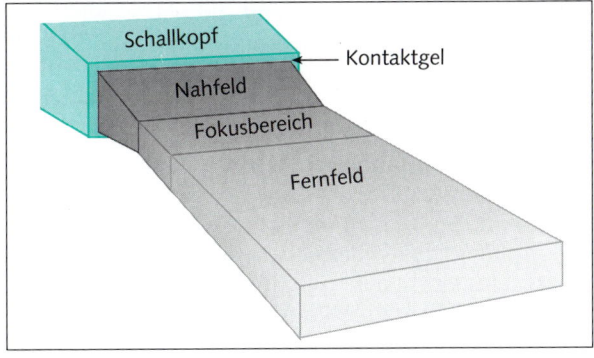

Abb. 5.18 Aufbau eines Schallfeldes.

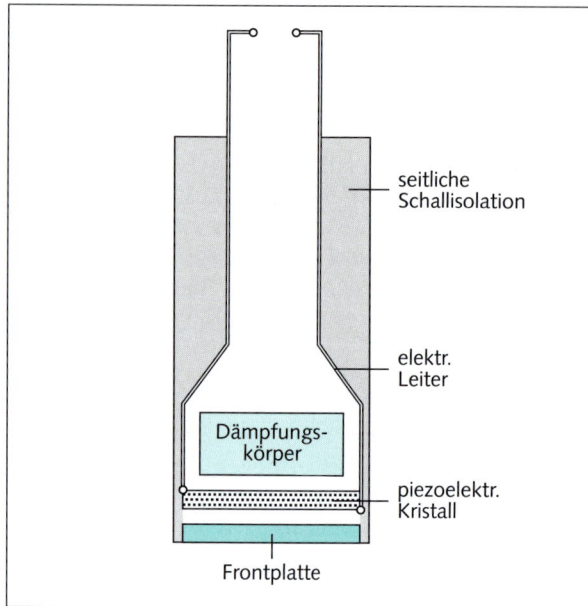

Abb. 5.19 Aufbau eines Schallkopfes.

Bildunterschriften im Bild:
- seitliche Schallisolation
- elektr. Leiter
- Dämpfungskörper
- piezoelektr. Kristall
- Frontplatte

$$d = \frac{T \cdot c}{2}$$

c Schallwellengeschwindigkeit
T Zeitdauer

Da der Energiegehalt einer Ultraschallwelle aus oben genannten Gründen mit zunehmender Tiefe abnimmt, würden Echos, die in großer Tiefe reflektiert werden, am Empfangskristall viel schwächer sein als Echos, die schallkopfnah reflektiert werden. Auf dem Bild würden dann die schallkopfnahen Strukturen sehr viel heller als die schallkopffernen Strukturen dargestellt werden. Um alle gleichartigen Echos, unabhängig davon, in welcher Tiefe sie reflektiert werden, im gleichen Grauton darzustellen, werden die aus den schallkopffernen Anteilen des Untersuchungsgebietes ankommenden Echos mit Hilfe der sogenannten **TCG-Verstärkung (time compensated gain)** verstärkt, so daß Strukturen gleicher Echogenität aus unterschiedlicher Tiefe auch gleich abgebildet werden.

Die Darstellung der registrierten Echos ist auf verschiedene Arten möglich.

> ⚠ Wichtig in der bildgebenden Diagnostik ist vor allem die zweidimensionale B-Bild-Darstellung[3].

Ein ausführlicheres Eingehen auf alle anderen Verfahren würde den Rahmen dieses Buches sprengen.

Eindimensionale A-Mode-Darstellung

Hierbei wird mit einem Oszilloskop gearbeitet. Die registrierten Echos werden als vertikale Auslenkung des Elektronenstrahls einer horizontal schreibenden Oszillographenröhre sichtbar gemacht. Die Leuchtpunktbewegung am seitlichen Bildschirmrand beginnt im Moment der Aussendung der Schallimpulse. Die Amplitudenhöhe entspricht der Intensität des Echos, die Breite der Kurve der Tiefe des Entstehungsortes.

Die A-Mode-Technik wird bei der **Echoenzephalographie** zum Nachweis von Raumforderungen im Schädel eingesetzt, in der HNO zur transossären Untersuchung der **Nasennebenhöhlen** und in der Ophthalmologie zur Diagnostik von Erkrankungen des Augapfels (z.B. Netzhautablösung, Netzhauttumoren).

Die Ankopplung geschieht durch einen **Schallkopf** (Abb. 5.19), der aus einem oder mehreren piezoelektrischen Elementen aufgebaut ist. Ein Dämpfungskörper und eine seitliche Schallisolation sorgen für den Austritt der Schallwellen in die erwünschte Richtung. Die Ankopplung an die Körperoberfläche des Patienten wird durch eine Frontplatte mit gewebeähnlichen Schalleitungseigenschaften und Verwendung von **Ultraschallgel** ermöglicht.

Der **Schallkopf** arbeitet als **Sender,** indem sein Kristall durch das oben erwähnte elektrische Wechselfeld zur Schwingung gebracht wird und Ultraschallwellen (mindestens zwei Wellenlängen lang) aussendet (negativer piezoelektrischer Effekt), aber auch als **Empfänger.** Reflektierte Schallwellen, sogenannte Echos, erzeugen am Kristall des Schallkopfes eine elektrische Spannung (positiver piezoelektrischer Effekt), die gemessen werden kann. Man spricht von der **Puls-Echo-Methode.**

Entfernungsmessungen sind möglich, weil der Schallkopf nicht etwa ein kontinuierliches Schallsignal aussendet, sondern jeweils nur kurze **Ultraschallimpulse.** In der Pause nach Aussenden eines Impulses ist der Schallkopf empfangsbereit, wobei die Dauer der Empfangsbereitschaft tausendmal so lang wie die ausgesendete Impulsdauer ist. Die Zeitdauer vom Aussenden eines Impulses bis zum Wiedereintreffen des reflektierten Impulses wird registriert. Anhand der Schallwellengeschwindigkeit und dieser Zeitdauer kann die Tiefe des Entstehungsortes d des Echos im Gewebe errechnet werden.

---

[3] Die Begriffe »Bild« und »Mode« sind Synonyme.

Eindimensionale B-Mode-Darstellung

Auch beim B-Mode wird eine horizontal schreibende Oszillographenröhre eingesetzt, wobei hier allerdings die Intensität der registrierten Echos nicht durch die Höhe des Amplitudenausschlags, sondern durch die Helligkeit (**b**rightness, daher **B**-Mode) von auf der X-Achse liegenden Punkten dargestellt wird. Diese Form der Darstellung wird heute kaum mehr verwendet.

M-Mode-Technik

Ein B-Bild bewegt sich mit konstanter Geschwindigkeit von links nach rechts. Der Schallkopf bleibt unbewegt. Änderungen auf dem Bildschirm kommen durch Bewegungen innerhalb des durchschallten Körperabschnittes zustande, so daß sich bewegende Objekte (z.B. Herzklappen) als Wellenlinien dargestellt werden, unbewegte Objekte als Strich. Die M-Mode-Technik (M: motion) wird z.B. bei der **Echokardiographie** eingesetzt.

Zweidimensionale B-Mode-Darstellung

Ein zweidimensionalen B-Bild entsteht durch Aneinanderreihen vieler eindimensionaler B-Bild-Zeilen. Möglich wird das zweidimensionale B-Bild-Verfahren durch den Einsatz verschiedener Scannertypen. Erfolgt der Bildaufbau der zweidimensionalen Querschnittsbilder so schnell, daß 20mal pro Sekunde ein Bild entsteht, so kommt es zu bewegten Bildern, man spricht von der **Real-time-Sonographie**. Der Vorteil dieser Methode ist die Möglichkeit, Bewegungsvorgänge zu beobachten.

Die wichtigsten Scanner in der Real-time-Sonographie sind:
- **Linearscanner (Parallelscanner)**
Bei diesem Scanner sind mehrere piezoelektrische Kristalle nebeneinander angeordnet. Diese Kristalle (z.T. in Gruppen) werden nacheinander angesteuert und zwar immer dann, wenn die zuvor angeregten Kristalle die entsprechenden Echos wieder empfangen haben. Das resultierende Bild ist rechteckig. Klassische Anwendung sind oberflächennahe Prozesse, z.B. der Schilddrüsenschall.
- **Sektorscanner**
Das piezoelektrische Element wird durch Schwenken oder Rotieren bewegt, so daß ausgehend von der Ankopplungsstelle an der Körperoberfläche, ein sektorförmiger Körperabschnitt mit einem Winkel zwischen 30 und 100° dargestellt wird. Das resultierende Bild ist sektorförmig. Vorteil: Untersuchung von einem kleinen Ausschnitt der Körperoberfläche aus möglich. Sektorscanner werden in der Echokardiographie eingesetzt und postoperativ, wenn wegen Verbänden

nur wenig Raum zur Verfügung steht. Nachteile sind der schmale Bildausschnitt im Nahbereich und eine mäßige Bildqualität in der Tiefe.
- **Curved-array-Scanner**
Bei diesem Scanner sind die piezoelektrischen Elemente zwar nebeneinander – wie beim Linearscanner – angeordnet, jedoch auf einer gebogenen Fläche und nicht auf einer Geraden. Daher ist die Auflagefläche relativ klein.

Doppler-und Farbduplexsonographie

 Mit der Dopplersonographie ist eine Messung von Strömungsgeschwindigkeiten in Gefäßen aufgrund des Dopplereffektes möglich. Dieser beschreibt die Frequenzänderung, die ein reflektierter Schallstrahl an einer Grenzfläche (einem Körper) erfährt, wenn diese eine Relativbewegung zur Schallquelle ausführt. Untersucht man dopplersonographisch den Fluß in Gefäßen, so dienen die Erythrozyten als Grenzfläche.

Sie kennen sicher den akustischen Effekt des vorbeifahrenden Autos: hoher Ton bei Annäherung, tieferer Ton bei Entfernung. Anstelle der Autos fungieren hier die Erythrozyten.

Die Farbduplexsonographie stellt eine Kombination zwischen B-Bild und Doppler-Ultraschall dar (Abb. 5.20). Bei dieser Untersuchungstechnik wird dem B-Bild eine farbliche Kodierung der Flußrichtung und -geschwindigkeit in Gefäßen hinzugeführt. Die Farbkodierung (blau und rot) gibt die Flußrichtung des Blutes an und kann prinzipiell willkürlich gewählt werden. Nach Konvention wählt man Rot für den auf den Schallkopf zufließenden Blutfluß und Blau für den vom Schallkopf wegfließenden Fluß.

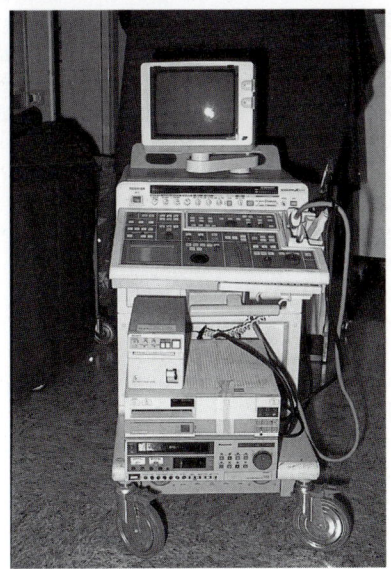

Abb. 5.20 Farbdopplergerät.

Die Frequenzänderung ist von der ausgesandten Schallfrequenz und der Geschwindigkeit des sich bewegenden Körpers abhängig und wird als **Dopplerfrequenz** bezeichnet.

Der Dopplereffekt wird mit folgender Gleichung beschrieben:

$$F = 2f_0 \cdot v/c \cdot \cos f$$

F entspricht der Dopplerverschiebefrequenz, also der Differenz zwischen der vom Schallkopf ausgesandten Frequenz (Sendefrequenz f_0) und der Frequenz der Schallwellen, die von den Blutkörperchen reflektiert wurden (Empfängerfrequenz)

f_0 bezeichnet die Sendefrequenz des Schallkopfes

v Blutströmungsgeschwindigkeit

c Schallausbreitungsgeschwindigkeit, die im menschlichen Weichteilgewebe mit konstant 1540 m/s angenommen wird

f Winkel zwischen einfallendem Dopplerstrahl und dem untersuchten Blutgefäß

Anhand dieser Formel kann die meist interessierende Blutströmungsgeschwindigkeit errechnet werden.

Man unterscheidet zwei verschiedene Dopplerarten:
- **cw (continuous wave)-Doppler**
- **gepulsten (pw: pulsed wave)-Doppler**

Beim **cw-Doppler** sind Sende- und Empfangskristall, im Gegensatz zur Real-time-Sonographie, voneinander getrennt. Der Sendekristall sendet kontinuierlich Schallwellen aus, die vom Empfangskristall registriert werden. Entscheidender Nachteil dieser Methode ist eine fehlende Differenzierbarkeit verschiedener im Schallstrahl liegender Gefäße, da das Dopplersignal unabhängig von der Tiefe des Blutgefäßes registriert wird.

Beim **pw-Doppler** werden, ähnlich wie bei der Real-time-Sonographie, kurze Ultraschallimpulse ausgesendet, denen jeweils eine Empfangspause folgt. Anhand des Zeitpunktes des eintreffenden Signals kann anhand der festliegenden Schallausbreitungsgeschwindigkeit im Gewebe die Tiefe, in der das empfangene Signal reflektiert wurde, errechnet werden.

Umgekehrt kann der Untersucher jedoch auch einen Untersuchungspunkt in einer bestimmten Tiefe festlegen. Liegt dieser Untersuchungspunkt sehr tief, so dauert es eine gewisse Zeit, bis das ausgesendete Signal reflektiert worden ist und empfangen werden kann. Das Zeitintervall bis zum Aussenden des nächsten Signals muß also größer sein als bei einer Untersuchung eines Gefäßes in geringerer Tiefe. Man spricht von der **Pulsrepetitionsfrequenz,** die somit bei Messungen in tiefer liegenden Gewebeschichten geringer ist als in weniger tiefen Schichten.

 Die Pulsrepetitionsfrequenz ist umgekehrt proportional zur Tiefe des untersuchten Gefäßes.

Die oben beschriebene Gleichung zeigt darüber hinaus, daß der **Dopplerwinkel,** d.h. der Winkel zwischen einfallendem Dopplerstrahl und Längsachse des zu untersuchenden Gefäßes, ebenfalls die Untersuchung beeinflußt. Untersucht man beispielsweise senkrecht zum Gefäß (d.h. Dopplerwinkel 90°), so kann keine Strömung abgeleitet werden: $\cos 90 = 0$.

Die **Schallkopffrequenz** muß je nach Eindringtiefe gewählt werden. Bei Untersuchungen am Hals und an oberflächlichen Gefäßen werden meist Schallköpfe mit 7,5 MHz gewählt, bei Untersuchungen abdomineller Gefäße Schallköpfe mit 3,5 oder 3,75 Mhz (Abb. 5.21).

Fehlerquellen

Die beschriebenen Frequenzverschiebungen können jedoch nicht nur durch strömendes Blut hervorgerufen werden, sondern an Gefäßwänden auch durch mitgeteilte Herzpulsationen und Atembewegungen. Diese artifiziell auftretenden Frequenzverschiebungen sind jedoch meist geringer als die durch die Blutströmung hervorgerufenen Frequenzverschiebungen. Sie können daher durch entsprechende **Wandfilter** herausgefiltert werden, die nur ein Passieren von Dopplerfrequenzen oberhalb einer bestimmten Frequenz zulassen.

Das durch den Untersucher gewählte **Meßvolumen (sample volume)** sollte einen möglichst großen Gefäßquerschnitt erfassen, um einen repräsentativen Querschnitt des Blutflusses zu erhalten und eine fehlerhafte Messung durch Erfassen von Teilen des

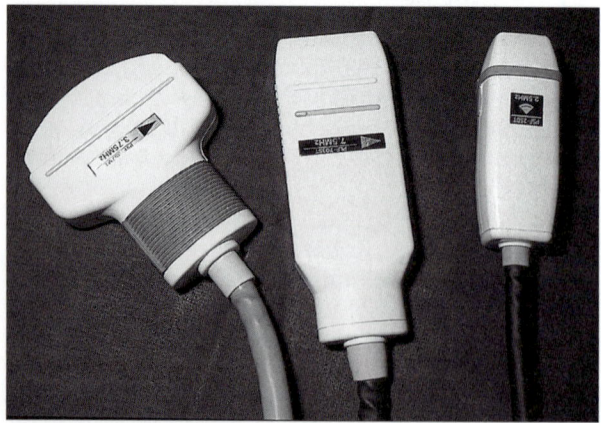

Abb. 5.21 Verschiedene Schallköpfe. Von links nach rechts: Sektorschallkopf (3,75 MHz), Linearschallkopf (7,5 MHz), Sektorschallkopf für Echokardiographie (2,5 MHz).

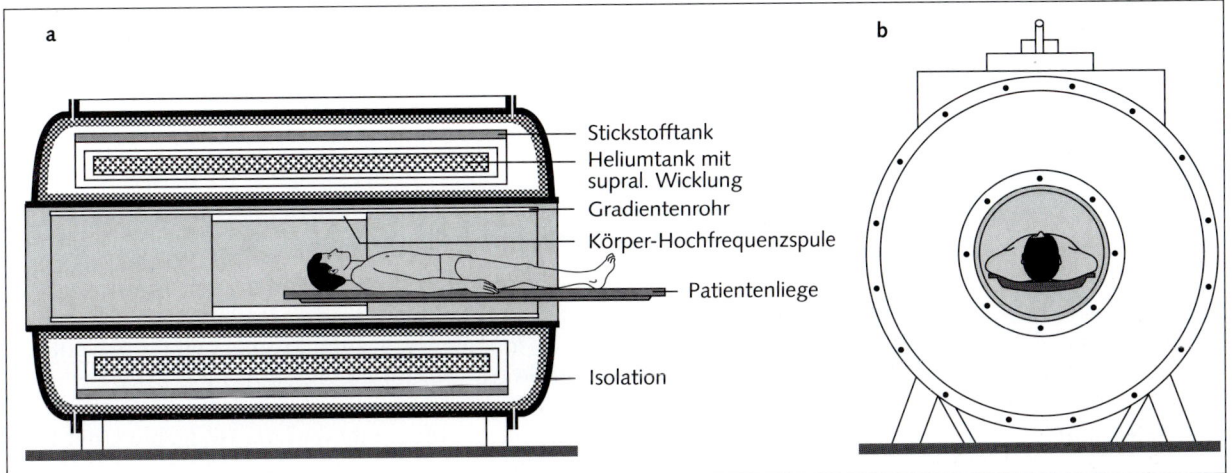

Abb. 5.22 Funktionszeichnungen zur Magnetresonanztomographie.

a) Längsschnitt.
b) Querschnitt.

Flußprofils bei Vorliegen von Turbulenzen (z.B. hinter Stenosen) auszuschließen.

5.1.8 Magnetresonanztomographie

Bei der Magnetresonanztomographie werden ähnlich wie bei der Computertomographie Querschnittsbilder erzeugt. Im Unterschied zur CT kommen keine Röntgenstrahlen zur Anwendung, und die Schnittebenen können in frei wählbarer Raumrichtung gelegt werden. Das Verfahren ist besonders in der Neuroradiologie und der Diagnostik von Weichteiltumoren etabliert (Abb. 5.22 und 5.23).

Wirkungsweise der MRT

Magnet

1. Phänomen: Wasserstoff (H^+) ist ein schwach positiver Magnet. Das Zufallsprinzip bewirkt, daß die Milliarden dieser »Magnete« im menschlichen Körper keine geordnete Richtung haben (Prinzip: Chaos), der Körper ist als Ganzes daher nicht magnetisch. Ein von außen einwirkendes Magnetfeld größter Stärke ordnet diese Felder in eine Richtung aus (Abb. 5.24).
2. Phänomen: Die Protonen (H^+) drehen sich mit unterschiedlicher Geschwindigkeit (beeinflußt von ihrer unmittelbaren Umgebung) wie ein Kreisel um ihre eigene Achse (Spin).

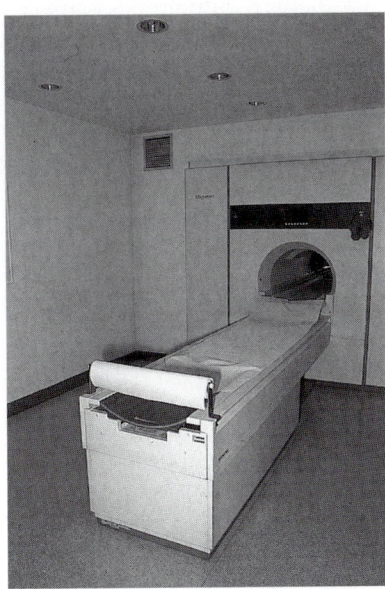

Abb. 5.23 Magnetresonanztomographiegerät.

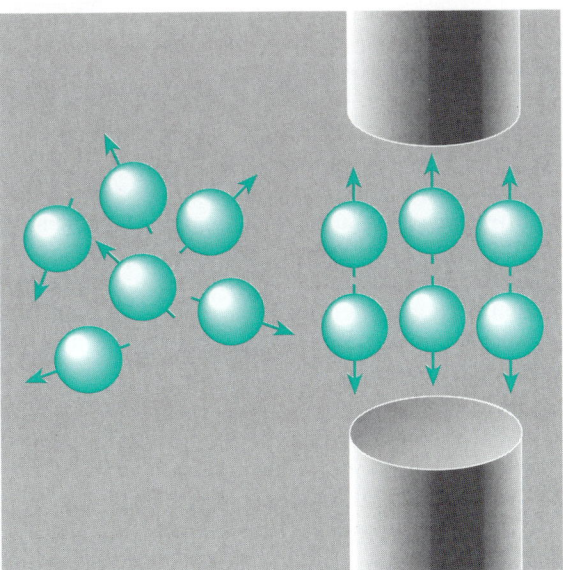

Abb. 5.24 Die willkürliche Ausrichtung (links) der Protonen ändert sich im starken externen Magnetfeld (rechts), sie richten sich parallel oder antiparallel aus (nach SCHILD).

Das starke äußere Magnetfeld bewirkt eine Beschleunigung und Gleichschaltung dieser Drehungen auf ca. 42 Millionen Umdrehungen/sec (42 MHz). Dieser Zustand physikalischer Ordnung ist Voraussetzung für das Auftreten weiterer Phänomene wie das der Resonanz.

Resonanz

3. Phänomen: Impulse, die mit genau derselben Frequenz (42 MHz) auf die **Protonen** einwirken (Prinzip des Radiosenders), lösen das 3. Phänomen, die Resonanz, aus.

Dieses Phänomen ist vergleichbar mit der Vibration in der Nähe von Maschinen. Gläser klirren bzw. zerspringen durch Geräusche mit geeigneter Frequenz.

 Die Protonen werden ihrerseits registrierbare Schwingungen aussenden, es findet eine Art Energieaustausch statt (Abb. 5.25).

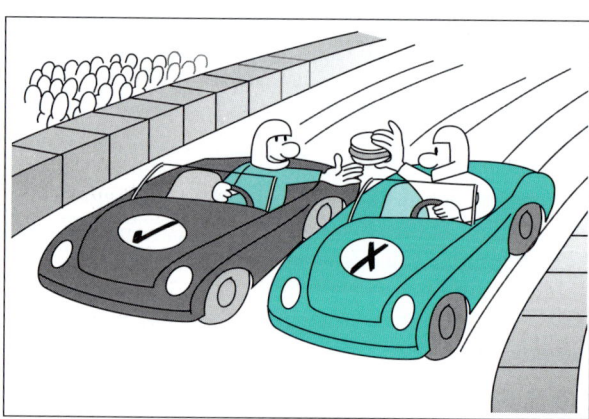

Abb. 5.25 Ein Energieaustausch kann erfolgen, wenn Protonen und Hochfrequenzimpuls dieselbe Frequenz haben (nach Schild).

Tomographie

Nach einer Anregung verlieren die angeregten Objekte ihre eingestrahlte Energie wieder und bewegen sich auf ihren Gleichgewichtszustand (Chaosprinzip) zurück, sie strahlen dabei Energie in Form elektromagnetischer Wellen ab. Dieser Vorgang wird Relaxation genannt und durch die **Zeitkonstanten T1** und **T2** beschrieben.

 T1 (auch longitudinale Relaxationszeit: Bereich ca. 500 msec) ist die Zeitkonstante, die die Dephasierung der Magnetisierung beschreibt T2 (auch transversale Relaxationszeit: Bereich ca. 40–50 msec) wird auch Spin-Gitter-Relaxation genannt. Das Gitter stellt dabei die chemische Umgebung der Protonen dar.

Je nach Charakter dieser Umgebung erfolgt ein unterschiedlicher Austausch von (thermischer) Energie und damit ein unterschiedlicher Einfluß auf T2. Die so abgestrahlte Energie wird als schwaches Radiosignal empfangen, verstärkt und zu Schnittbildern verrechnet.

Technische Grundlagen

Die wichtigsten Komponenten der Bilderzeugung sind:

- Ein im Vergleich zum Erdmagnetfeld wesentlich stärkeres (Faktor ca. 10 000), möglichst homogenes äußeres Magnetfeld zur Ausrichtung der magnetischen Momente (bei der Bildgebung der Protonen).
- Ein System zur Erzeugung von Hochfrequenzimpulsen, die über eine Sendespule in das Untersuchungsobjekt eingestrahlt werden. Die Atomkerne (Protonen) werden dadurch angeregt.
- Ein System zur Erzeugung einer zeitlichen und in der Stärke variablen Änderung des lokalen Magnetfeldes durch sogenannte Gradientenspulen. Diese Komponente hat eine wichtige Funktion bei der Ortskodierung.
- Ein System zu Empfang, Verstärkung und Speicherung der vom Patienten wieder ausgesendeten Signale (Radiowellen) und der Rückrechnung der den Signalen aufgeprägten Ortskodierung.
- Ein System zur Verarbeitung der errechneten Daten zu Schwarzweißbildern.

Aufbau eines MRT-Gerätes

Wichtigster Teil eines MRT-Gerätes ist der Magnet. Er ist heute meistens als Ringmagnet ausgeführt, der den ganzen Patienten aufnehmen kann. Es gibt verschiedene Magnetsysteme, wobei hier nur auf die sogenannten supraleitenden Magnete eingegangen werden soll. Die supraleitenden Spulen werden mit Hilfe von flüssigem Helium bis nahe an den absoluten Nullpunkt abgekühlt. Der Heliumbehälter wiederum wird mit flüssigem Stickstoff vorgekühlt.

Im Inneren des Hauptmagneten liegen die Gradientenspulen, die so konstruiert sind, daß Magnetfeldgradienten in zueinander orthogonalen Achsen (X-, Y-Achse und Z-Achse, letztere bezeichnet vereinbarungsgemäß die Achse parallel zum Hauptfeld) erzeugt werden können. Die Hochfrequenzspulen können sowohl als Sende- und Empfangsspule zusammen (z.B. Kopfspule) als auch getrennt (viele Oberflächenspulen) ausgeführt sein. Die eingehenden Signale werden digitalisiert und zwischengespeichert. Die Rohdatenflut stellt erhebliche Anforderungen an den Rechner, wenn die Bilder mit nur geringer Zeitverzögerung dem Arzt zur Verfügung stehen sollen.

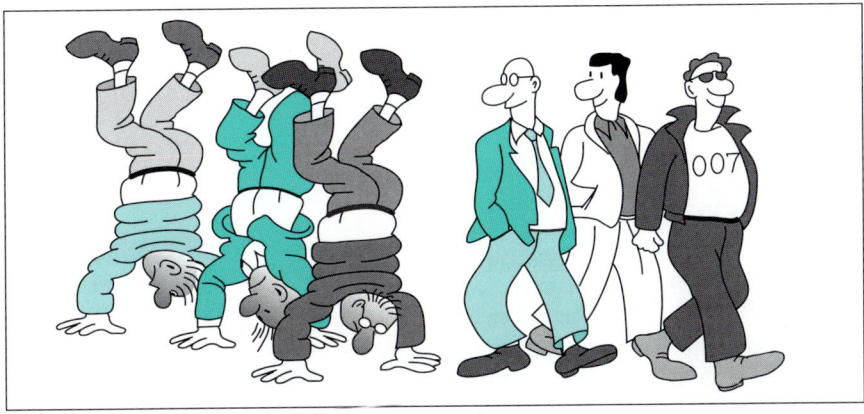

Abb. 5.26   Wenn man sich auf zwei verschiedene Arten ausrichten kann, bevorzugt man den Zustand, der weniger Energie verlangt, der auf einem niedrigeren Energieniveau liegt (nach SCHILD).

Wird ein Körper in ein magnetisches Feld gebracht (→ **MRT**), so tritt das äußere Magnetfeld (B_o) mit den magnetischen Momenten in Wechselwirkung, und die zuvor zufällig verteilten Spins richten sich parallel oder antiparallel zum magnetischen Hauptfeld aus. Der antiparallele Zustand ist der energiereichere Zustand, so daß die Kerne im Magnetfeld in zwei verschiedenen Energiezuständen vorliegen. Dabei wird der **energiereichere, antiparallele Zustand** geringfügig seltener als der **energieärmere, parallele Zustand** eingenommen (Boltzmann-Verteilung, temperaturabhängiger Gleichgewichtszustand, Abb. 5.26).

Die Spins rotieren um die magnetische Hauptfeldachse. Man kann diese Bewegung mit der eines Kreisels im Schwerefeld der Erde vergleichen. Das Gravitationsfeld entspricht dem B_o, die Summe der Drehimpulse führt zur Kreiselbewegung. Diese Kreiselbewegung wird auch **Präzession** genannt (Abb. 5.27) Die Frequenz der Rotation um die Hauptfeldachse heißt Präzessionsfrequenz. Sie wird auch **Larmor-Frequenz** genannt. Sie ist der Stärke des Magnetfeldes proportional. Der Zusammenhang wird durch die **Larmor-Gleichung** beschrieben:

$$w = g \cdot B_o$$

w   Präzessionsfrequenz

B_o   Stärke des äußeren Magnetfeldes, gemessen in Tesla

g   sogenanntes gyromagnetische Verhältnis, welches für die einzelnen Substanzen charakteristisch ist und für Protonen 42,5 MHz/T beträgt.

Zur Veranschaulichung: 63 MHz (entsprechen 1,5 Tesla) ist die Frequenz eines typischen UKW-Senders. 1 Tesla ist etwa die 20000fache Stärke des Erdmagnetfeldes.

Bei der Beschreibung des Meßvorganges bezieht man sich nicht mehr auf die »kleinen Stabmagnete«, sondern auf die gemessene resultierende Gesamtmagnetisierung M (Vektor). Strahlt man elektromagnetische Energie in Form von Hochfrequenzimpulsen ein, wird diese Energie zum Teil absorbiert, wenn die eingestrahlte Frequenz der Larmor-Frequenz entspricht. Genau dann ist die Resonanzbedingung erfüllt. Auf der Ebene der Protonen gehen netto mehr Spins in den energiereicheren antiparallelen Zustand über (Abb. 5.28).

Die Gesamtmagnetisierung wird aus der zu B_0 parallelen Z-Richtung geklappt. Der Winkel, um den die Gesamtmagnetisierung ausgelenkt wird, beschreibt die eingestrahlte Energie. Wird die Gesamtmagnetisierung z.B. um 90° ausgelenkt, spricht man von einem **90-Grad-Puls**. Die Projektion der Gesamtmagnetisierung auf die Z-Achse repräsentiert den aktuellen Wert der Längsmagnetisierung Mz. Sie ist z.B. unmittelbar nach einem 90-Grad-Puls Null. Nach der Anregung erholt sich die Längsmagnetisierung wieder (Längsrelaxation = Spin-Gitter-Relaxation). Die charakteristische Zeitkonstante dieses Prozesses heißt T1.

Die Projektion der Magnetisierung auf die XY-Ebene (senkrecht zur Z-Achse) ist die Quermagnetisierung (Transversalmagnetisierung). Sie ist für das in der Antenne gemessene Signal entscheidend und hat (im Unterschied zur Längsmagnetisierung) Amplitude und Phase. Die Komponenten der Gesamtmagnetisierung sind nach der Anregung in Phase. Durch lokale Un-

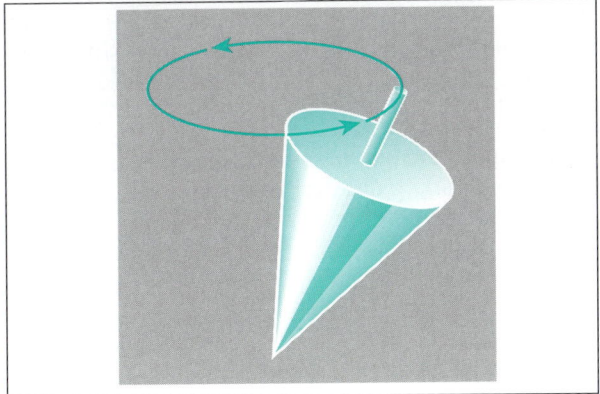

Abb. 5.27   Ein rotierender Kreisel fängt an zu taumeln, wenn er angestoßen wird. Die Protonen in einem starken Magnetfeld führen dieselbe Art von Bewegung aus, die als Präzession bezeichnet wird (nach SCHILD).

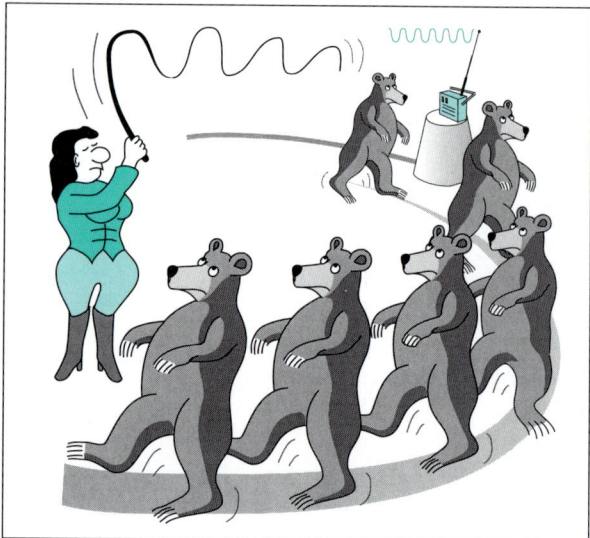

Abb. 5.28 Die bildliche Darstellung von Radiowellen erinnert an eine Peitsche. Die in der MRT verwendeten Radiowellen weisen eine Art Peitschenwirkung auf (nach SCHILD).

terschiede in der Präzessionsfrequenz geht diese Phasenkohärenz aber schnell verloren, und das meßbare Signal nimmt entsprechend ab. Dieser Vorgang heißt Querrelaxation oder transversale Relaxation = Spin-Spin-Relaxation. Seine Zeitkonstante ist T2.

Nach der Anregung führen also (relativ unabhängig) zwei Vorgänge wieder zum Ausgangszustand zurück. Die Wechselwirkung mit der Umgebung (dem Gitter) führt über thermischen Energieaustausch zur Rückkehr der Gesamtmagnetisierung in die zu B_0 parallele Richtung (longitudinale Relaxation/Spin-Gitter-Relaxation). Die Zeitkonstante T1 ist somit gewebeabhängig. Sie ist z.B. bei Fett sehr viel kürzer als bei Wasser. Der zweite Prozeß läuft ohne Energieaustausch ab. Auch seine Zeitkonstante T2 ist gewebeabhängig.

Der **Detektor** (analog einem Rundfunkempfänger) ist der Teil des Empfängers, der das hochfrequente MR-Signal demoduliert und es in ein Signal niederer Frequenz umwandelt. Die Aufgaben der eingesetzten **Computer** sind vielfältig. Der Meßvorgang muß an das gegebene Objekt angepaßt und nach präzisen Zeitvorgaben gesteuert werden. Dazu gehören auch viele Sicherheitsvorgaben, die dafür sorgen, daß die erlaubte Energiedeposition im Gewebe des Patienten nicht überschritten wird, daß die Bilder nicht auf den Namen des letzten Patienten eingetragen werden u.ä. Bei der Datenverarbeitung gibt es über die Schnittbilderstellung hinaus viele weitere Möglichkeiten wie Maximum Intensity Projektion, 3D-Rekonstruktionen, Zeit-Signal-Kurvenberechnungen für Kontrastmittelstudien usw.

Wie bereits erwähnt, stehen nur Kerne mit ungerader Anzahl von Nukleonen für die Kernspintomographie zur Verfügung: Wasserstoff (^{1}H), Kohlenstoff (^{13}C), Sauerstoff (^{17}O), Fluor (^{19}F), Natrium (^{23}Na), Phosphor (^{31}P). Das Element, das von den aufgezählten Isotopen die größte Häufigkeit im menschlichen Körper hat, ist der Wasserstoff. Die Darstellung seiner Dichte im Körper bzw. seines Relaxationsverhaltens bei Anregung mit elektromagnetischer Strahlung eignet sich daher besonders.

Spektroskopie

Die Resonanzfrequenz verschiedener Atomkerne wird von dem lokalen Magnetfeld und dieses von der chemischen Bindung beeinflußt. Damit zeigen Atomkerne in unterschiedlichen Bindungen leicht unterschiedliche Resonanzfrequenzen. Das Frequenzspektrum aus einem Gewebevolumen läßt daher (semi-)quantitative Aussagen über das Vorkommen verschiedener Bindungen (Substanzen) in diesem Volumen zu. Untersucht wird vor allem Phosphor in seiner Bedeutung als Energieträger in seinen Verbindungen ATP (Adenosintriphosphat) und PKr (Phosphorkreatin). Stellt man mit Hilfe der Spektroskopie Verteilung und Menge der Phosphorverbindungen in einem bestimmten Körperabschnitt fest, so kann der Energiestoffwechsel der untersuchten Region näher gekennzeichnet werden.

Bildgebung mit Hilfe der Kernresonanz

Die Bilder in der Kernspintomographie (Magnetresonanztomographie) entstehen durch Hochfrequenzsignale, die von verschiedenen Geweben mit unterschiedlichem Signalzeitverhalten abgegebenen werden. Die abhängig von der Sequenzpräparation unterschiedlichen Signalintensitäten der Gewebe und Organe des menschlichen Körpers werden als Bild wiedergegeben. Dabei wird in der Regel auf die Signalcharakteristika der Sequenz Bezug genommen.

 Man spricht von verschiedenen Signalintensitäten:
- weiß entspricht einer hohen Signalintensität
- schwarz einer geringen Signalintensität.

Die **Signalintensität** in einem MR-Bild wird vom Zusammenwirken der **drei Faktoren:**
- Gewebeparameter (r, T1, T2)
- Sequenztyp
- Parameterwahl

bestimmt.

Die Gewebeparameter r (Protonendichte), T1 und T2 zeigen trotz ihrer Komplexität recht regelhafte Beziehungen zum Wassergehalt des Gewebes. Sie nehmen mit zunehmendem Wassergehalt zu.

Die apparativen Parameter TR und TE (→ Grundlagen der Interpretation von MRT-Bildern) müssen vom Arzt so gewählt werden, daß der für die Zwecke der Fragestellung optimale Kontrast erreicht wird.

Bewegung von Flüssigkeiten hat einen sehr komplexen Einfluß auf die Signalintensität. Sie kann durch Einstrom ungesättigter Spins zunehmen oder dadurch, daß die Spins zwischen Anregung und Auslese aus dem gemessenen Voxel ausströmen, abnehmen. Man spricht von »flow related enhancement« oder »high velocity signal void«. Jede Bewegung des untersuchten Objektes oder Wechsel seiner Intensität während der Messung kann durch Dephasierung zu Signalverlusten und »Verschmieren« des Objektes im Bildraum führen (→ Magnetresonanzangiographie).

Prinzip der Ortskodierung

Das in der Antenne empfangene Signal stammt prinzipiell immer aus dem gesamten angeregten Volumen. Um **Magnetresonanztomographien** berechnen zu können, muß dem Signal Ortsinformation aufgeprägt werden. Dazu macht man sich die Larmor-Beziehung zunutze.

 Die selektive Anregung kommt dadurch zustande, daß während des Hochfrequenzpulses ein Schichtselektionsgradient brennt.

Daduch werden nur die Protonen angeregt, an deren Ort die durch den Gradienten erzeugte Feldstärke und damit Larmor-Frequenz einer in dem Hochfrequenzpuls enthaltenen Frequenz entspricht (→ Resonanzbedingung). Wenn während der Auslese ein Gradient z.B. in X-Richtung geschaltet ist, werden die Spins längs der X-Achse verschieden schnell präzedieren, und es wird ein Frequenzgemisch empfangen (**Frequenzkodierung**), das alle ortsabhängigen Frequenzen enthält. Nach einem analogen Prinzip wird die dritte Achse phasenkodiert (**Phasenkodierung**).

 Mit Hilfe eines mathematischen Verfahrens, der sogenannten Fourier-Transformation wird die Ortsinformation dekodiert.

Neuere Entwicklungen in der MRT

Durch Verkürzung des oben kurz umrissenen Untersuchungsablaufs der Bildakquisition können Bilder oder Bildfolgen im Sekundenbereich (Gradientenecho-Technik) oder zum Teil noch klinisch-experimentell im Millisekundenbereich (Echo-Planar-Imaging) angefertigt werden. Hierdurch sind Aufnahmen von Thorax und Abdomen in Atemstill-

stand, d.h. ohne respiratorische Bewegungsartefakte, möglich. Untersuchungen an Kindern können so deutlich verkürzt werden. Durch diese Verbesserungen der zeitlichen Auflösung lassen sich auch Funktionen darstellen (Bewegungsabläufe des Herzens, Gelenkbewegungen, Aktivierung der Hirnrinde, Perfusion von Organen).

Magnetresonanzangiographie (MRA)

Mit Hilfe der MRA lassen sich kontrastreiche Gefäßbilder erstellen, ohne daß intravasale Kontrastmittel verwendet werden. Die Verfahren nutzen allein die unterschiedlichen Eigenschaften von Blut und stationärem Gewebe aus. Vor allem die Bewegung und auch die wasserähnliche Relaxation von Blut dienen zur Kontrastverstärkung. Unter den zahlreichen Ansätzen und Modifikationen soll hier nur die zur Zeit in der Praxis gebräuchlichste Technik, die sogenannte **Time-of-Flight(TOF)**-Magnetresonanzangiographie, kurz beschrieben werden.

Das Prinzip der TOF-Magnetresonanzangiographie besteht darin, durch Sequenztyp und Parameterwahl die Magnetisierung des ruhenden Gewebes in einen niedrigen Gleichgewichtszustand (Sättigung) zu bringen. Den stationären Spins wird keine Zeit gelassen, zwischen den Anregungen ausreichend zu relaxieren. Ihr Signal ist entsprechend niedrig. Spins dagegen, die frisch in das Untersuchungsvolumen einfließen und noch keine Anregungen erfahren haben, geben ein entsprechend hohes Signal. Die Methode kann als zwei- oder dreidimensionale Messung angewandt werden. Der Hauptvorteil der 3D-Technik besteht darin, daß dünnere Schichten definiert werden können und keine bewegungsbedingten Verwerfungen an den Schichtgrenzen auftreten. Dagegen muß eine gewisse Sättigung auch der fließenden Spins, die sich länger als bei der 2D-Technik im Meßvolumen aufhalten, in Kauf genommen werden. Bei beiden Verfahren wird nach der Messung der multiplen Querschnittsbilder durch ein mathematisches Verfahren (**maximum intensity projection – MIP**) das angiographische Bild erzeugt. Die Gefäße können in beliebigen Projektionen dargestellt werden, auch in Ansichten, die der konventionellen Angiographie nicht zugänglich sind.

Gegenwärtig ist die magnetresonanztomographische Angiographie auf keinem Gebiet ein vollwertiger Ersatz für die Katheterangiographie. Höchste Qualität wird z.Z. bei der Untersuchung der zerebralen Gefäße erreicht, bei der die Bedingungen für die MRA besonders günstig sind (ruhendes Organ, hohe Flüsse, ausreichende Gefäßkaliber). Bei den meisten Anwendungen am Körper ist die MRA noch von eingeschränktem Wert bzw. als experimentell anzusehen.

Fragen zu Kapitel 5.1 Röntgendiagnostik – Gerätekunde

5.1 Wodurch wird der Photoeffekt begünstigt (2 Faktoren), und was ist sein Hauptnachteil?

5.2 Welche (2) Faktoren begünstigen den Comptoneffekt. Beschreiben Sie den Vorteil und Nachteil des Comptoneffekts?

5.3 Was ist ein Schachtverhältnis?

5.4 Erklären Sie, wie die Streustrahlung zustande kommt.

5.5 Was bedeutet die Streustrahlung für die Bildqualität?

5.6 Wozu und warum werden in der Diagnostik Strahlen mittlerer Energie benötigt?

5.7 Wo und warum wird harte, energiereiche Strahlung benötigt?

5.8 Was besagt das Abstandsquadrat-Gesetz?

5.9 Welche Strahlung wird bei der Mammographie eingesetzt – harte oder weiche; und welche lokale Dosis – hohe oder niedrige?

5.10 Welche Strahlung wird bei der Thoraxaufnahme verwendet – harte oder weiche – und welche Dosis?

5.11 Wozu dient eine Belichtungsautomatik? Erkläre das Wirkungsprinzip.

5.12 Sie sind PJ-Student in einer internistischen Ambulanz. Ihre Kollegen sind gerade mit der Reanimation eines Drogensüchtigen beschäftigt. Der Radiologe ist außer Haus. Sie bekommen eine völlig unterbelichtete und damit unbrauchbare Thoraxaufnahme eines Obdachlosen mit Verdacht auf Pneumonie rechts. Auf der Aufnahme ist ein Teil des linken Lungenflügels abgeschnitten. Die MTRA erklärt, das Röntgengerät sei schon die ganze Nacht defekt. Was tun? Die Aufnahme mit dem defekten Gerät wiederholen oder ...? Ein Techniker ist nicht zu erreichen.

5.13 Erklären Sie das Wirkungsprinzip der Vakuumröhre, und wozu wird zusätzlich eine Fernseh-(Video-)Kamera benötigt?

5.14 Wie wird Röntgenstrahlung bei der digitalen Lumineszenzradiographie gespeichert, und wozu wird in diesem Zusammenhang Laserlicht benötigt?

5.15 Welche sechs Verfahren können oder müssen digitale Techniken bei der Bilderzeugung einsetzen?

5.16 Wodurch wird der Film in erster Linie belichtet? Erklären Sie das Wirkungsprinzip von Verstärkungsfolien!

5.17 Was versteht man unter PACS?

5.18 In welchem Zusammenhang steht der Begriff »seltene Erde«?

5.19 Welche (3) Komponenten gehören zu einer diagnostischen Röntgeneinrichtung?

5.20 Wozu gehört der Hochspannungstransformator?

5.21 Was liefert der Generator?

5.22 Was ist ein Bucky-Tisch, und wozu wird er eingesetzt?

5.23 Wo werden Rasterkassetten verwendet?

5.24 Wozu wird ein Rasterwandgerät verwendet? (Mindestens 2 Anwendungen!)

5.25 Nennen Sie die Bestandteile eines Durchleuchtungsgerätes?

5.26 Was versteht man unter Zonographie?

5.27 Nennen Sie die Hauptindikationen für die konventionelle Schichtaufnahme in abnehmender Häufigkeit!

5.28 Welches Verfahren hat z.B. bei der Metastasensuche in der Lunge die konventionelle Schichtaufnahme abgelöst?

5.29 Erkläre das Prinzip der DSA.

5.30 Wird bei der venösen oder arteriellen DSA mehr Kontrastmittel verwendet?

5.31 Was ist ein C-Bogen?

5.32 Was versteht man unter automatischer Tischverschiebung bei der Arteriographie, und wozu wird sie benötigt?

5.33 Nennen Sie die Fixpunkte der Houndsfield-Skala.

5.34 Ein Arzt verordnet eine konventionelle Schichtaufnahme (o.m./m.o.) der Kieferhöhlen bei Verdacht auf Pyozele. Eine CT-Untersuchung, die Sie wegen größerer Genauigkeit vorschlagen, wird wegen der hohen Strahlenbelastung (Strahlenkatarakt) abgelehnt. Stimmt das?

5.35 Bei der CT werden ionisierende Strahlen verwendet, das einzelne Querschittsbild entsteht jedoch nicht direkt durch ionisierende Strahlung. Erklären Sie das System der Bildakquisition bei der CT und wie viele Detektoren etwa eingesetzt werden. Beantworten Sie die Frage in bezug auf Geräte der 4. Generation.

5.36 Was versteht man unter HRCT, und wie ist hier die Schichtdicke?

5.37 Was versteht man unter Pixel, und wieviel Werte definieren ein Pixel?

5.38 Was versteht man unter Voxel, und wieviel Werte definieren ein Voxel?

5.39 Die **Abbildung** zeigt eine Computertomographie des Oberbauchs eines Patienten, der möglicherweise zuviel Alkhohol trinkt.

   a) Wurde Kontrastmittel gegeben, wenn ja, i.v. oder oral?

   b) Wofür steht das Kürzel ROI?

   c) Sie lesen folgende Angaben: ROI 1: 13,3 HE; ROI 2: 54 HE. Was schließen Sie hieraus?

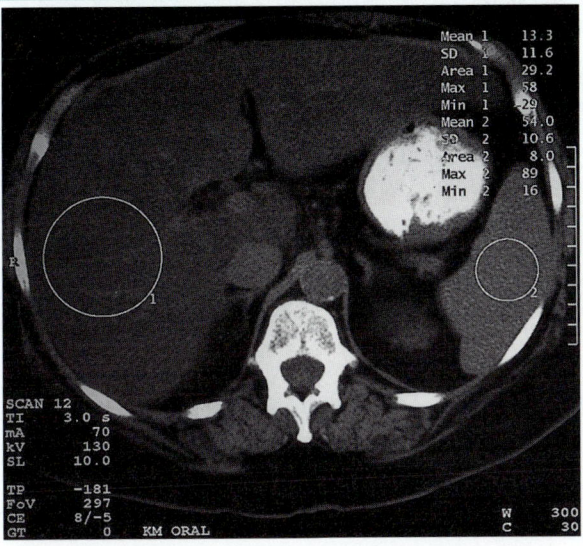

Abb. zu Frage 5.39

5.40 Nennen Sie die Frequenzbereiche von hörbarem Schall, Ultraschall, Hyperschall und diagnostischem Ultraschall.

5.41 Nennen Sie die Frequenzbereiche für Hals-, Mamma- und Abdomensonographie.

5.42 Erklären Sie das Prinzip der sonographischen Blutflußmessung an Hand des Dopplereffektes.

5.43 Wie lautet die Kurzdefinition der Farbduplexsonographie?

5.44 Zählen Sie die Kerne auf, die für die Kernspintomographie zur Verfügung stehen, welcher Kern sich für die Bildgebung am besten eignet und warum?

5.45 Erläutern Sie den Begriff Resonanz.

5.46 Um welchen Faktor liegt die Stärke des Magnetfeldes einer MRT-Anlage über der des Erdmagnetfeldes?

5.47 Wozu wird eine Sendespule benötigt?

5.48 Wozu werden Gradientenspulen eingesetzt?

5.49 Welche Signale führen zum Bildaufbau bei der MRT?

5.50 Wozu wird flüssiges Helium benötigt?

5.51 Welchem Verwendungszweck dient eine sogenannte Spule?

5.52 Was ist die charakteristische Zeitkonstante T1? Sekundenbereich?

5.53 Was ist die charakteristische Zeitkonstante T2? Sekundenbereich?

5.54 Wie schnell dreht (Spin) sich ein Proton (Umdrehungen pro sec), und welches Maß gilt?

5.55 Wie verhält sich die Zeitkonstante T1 für Fett gegenüber Wasser – ist sie kürzer oder länger?

5.56 Was passiert mit T1 und T2 bei zunehmendem Wassergehalt?

5.2 Methodik

Röntgendiagnostische Untersuchungen, Befundbausteine und klinische Beispiele

Im zweiten Teil des Kapitels röntgendiagnostische Gerätekunde wird auf die gesamten Methoden und Untersuchungen eingegangen, die mit diesen Geräten durchgeführt werden. Dieses Kapitel ist eingeteilt in:

- Nativdiagnostik
- Kontrastmittel
- Kontrastmitteluntersuchungen
- Schnittbildverfahren

Jeder Abschnitt enthält typische **röntgenmorphologische Befundbausteine,** orientiert an wichtigen klinischen Fragestellungen. Zur Röntgendiagnostik werden im Folgenden neben den klassischen Verfahren (z.B. Skelettröntgen usw.) auch nichtröntgenologische Verfahren gezählt, gleichgültig ob sie mit ionisierender Strahlung, Ultraschallwellen oder Magnetresonanz arbeiten. Vielfach hat sich deshalb der umfassendere Ausdruck **Diagnostische Radiologie** (Radiodiagnostik, bildgebende Diagnostik) eingebürgert, der nach der Definition des Faches im Sinne der Weiterbildungsordnung auch die interventionelle Radiologie einschließt. Die Diagnostische Radiologie im eigentlichen Sinn beinhaltet natürlich auch die diagnostischen nuklear-medizinischen Verfahren (→ Kap. 1.2). Im folgenden Text wird eine Reihenfolge gewählt, die mehr den praktischen Bedürfnissen im Untersuchungsablauf als einer apparatetechnischen Zuordnung entspricht. So werden zunächst konventionelle Verfahren abgehandelt (z.B. Thoraxröntgen, Skelettröntgen einschließlich konventioneller Tomographie), und erst danach werden die sogenannten Schnittbildverfahren wie Sonographie, Computertomographie und Magnetresonanztomographie beschrieben.

Nach jedem Abschnitt folgt eine kurze Wertung im Hinblick auf konkurrierende Verfahren, um schon frühzeitig Überlegungen wie diagnostische Sicherheit, Geschwindigkeit und Kosten-/Nutzenaspekte anzustoßen. Die Kosten der diagnostischen Radiologie stellen im gesundheitspolitischen Gesamtkonzept einen wichtigen Faktor dar. So sind die Kosten z.B. einer einzelnen Ultraschalluntersuchung wesentlich niedriger als die anderer radiodiagnostischer Untersuchungen, z.B. einer einzelnen Computertomographie. Die überwiegende Mehrzahl der Ultraschalluntersuchungen werden von Nichtradiologen vorgenommen. Sie sind vielfach Ausgangspunkt einer sogenannten Stufendiagnostik (d.h. vom Ultraschall zum CT und/oder MRT, dann zur Angiographie und für verbliebene Spezialfragen wiederum zum Ultraschall). Damit ist die Frage nach der Kostenrelevanz z.B. des Ultraschalls abhängig von seiner Stellung im medizinischen Gesamtkonzept, d.h., im Augenblick ist – so gesehen – der Ultraschall die teuerste Untersuchung. Der Arzt (meist ein Nichtradiologe), der eine radiologische Diagnostik startet, muß das Verfahren zuerst anordnen, das auf kürzestem Weg zum Ziel führt.

Die diagnostische Radiologie stellt den höchsten Anteil der zivilisatorischen Gesamtbelastung an Strahlendosis dar. Der verantwortliche Umgang mit dem »Medikament Röntgenstrahlen« ist deshalb selbstverständlich, auch wenn sich (individuell für den Patienten) keine unmittelbaren Nebenwirkungen im rein diagnostischen Bereich fassen lassen (→ Kap. 4).

5.2.1 Nativdiagnostik

Es werden **vier Dichtegruppen** bei der Nativdiagnostik unterschieden: Luft, Fett, Wasser und Knochen. Die **Luft** wird keine Röntgenstrahlung absorbieren und damit stark zur Bildschwärzung beitragen. Dies ist die wichtigste Grundlage für den hervorragenden Kontrast (gegen die wasserdichten Organe) bei Lungenaufnahmen (technisches Prinzip seit 100 Jahren praktisch unverändert).

Fett absorbiert so wenig Röntgenstrahlung, daß die Abbildungsqualität **praktisch** der von **Luft** entspricht (Grundlage der Mammographie: Fett gegen wasserdichten Drüsenkörper oder Tumoren).

Wasser ist im menschlichen Körper überall reichlich vorhanden. Die Nativdiagnostik kann allerdings nicht zwischen der Wasserdichte der Leber und gefüllten Darmschlingen unterscheiden, so daß Nativaufnahmen des Abdomens ausgesprochen kontrastschwach sind. Andererseits ist ein guter Kontrast gegenüber gashaltigen Strukturen und Fett gegeben. Der **Knochen** ist entsprechend der relativ hohen Atomzahl von Kalzium (starke Absorption der ionisierenden Strahlung) sowohl gegenüber Luft als auch Wasser gut abgrenzbar.

⚠ 4 Dichtegruppen: Luft
Fett
Wasser
Knochen

Besonderheiten der Terminologie in der Nativdiagnostik sind:
- Jedes Röntgenbild wird so betrachtet, als stünde der Patient leibhaftig vor ihm: **rechts und links sind grundsätzlich vertauscht!**
- Schwerer zu verstehen ist das Beharren auf Traditionen, die dazu führen, daß **schwarz als Aufhellung** und **weiß als Verschattung** bezeichnet wird. Röntgenpositive Bilder (analog der Fotografie) werden seit vielen Jahrzehnten nicht mehr verwendet, vielmehr wird heute direkt das »Negativ«, nämlich der Film, betrachtet (Abb. 5.29).

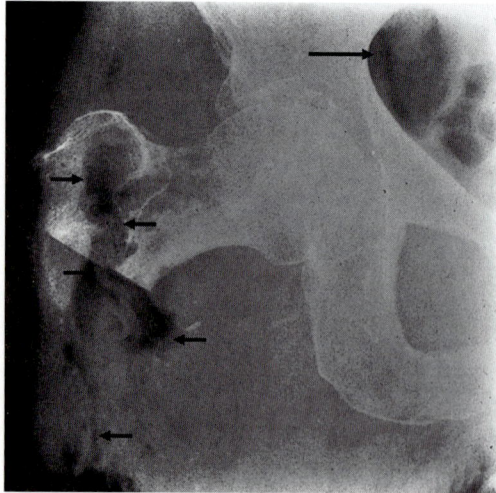

Abb. 5.29 Status nach Oberschenkelamputation rechts. Aufhellung (→) in Projektion auf den Oberschenkelknochen und auf die Weichteile, könnte durch Luft oder Fett bedingt sein. Diagnose Liposarkom. Beachte: Die Luft im Darm (im rechten kleinen Becken – Sigma) hat dieselbe Dichte wie das Fett (⟶).

Skelettdiagnostik

Zur Beurteilung von Röntgenaufnahmen des Skelettes sollte eine bestimmte **Reihenfolge** eingehalten werden:

1. Weichteile

Sind Verdichtungen, z.B. durch Schwellungen, Einblutungen oder Entzündungen, erkennbar?
Sind Fremdkörper, Verkalkungen oder Lufteinschlüsse abgrenzbar?
Erkennt man Vorwölbungen der Weichteilbegrenzung nach außen (z.B. durch Schwellungen, Tumoren, Verletzungen)?

2. Stellung der abgebildeten Skelettanteile zueinander

Liegen Dislokationen bzw. Fehlstellungen durch angeborene oder erworbene (z.B. traumatisch, rheumatoid) Veränderungen vor?

3. Kortikalis

Ist die Kortikalis unterbrochen (z.B. durch Frakturen oder Osteolysen)?
Ist die Dicke überall gleich? Beispiele für pathologische Abweichungen sind schmale Kortikalis an den Fingerknochen bei Osteoporose oder umschrieben verschmälert bei Osteolysen.
Ist die Kortikalis glatt, begrenzt (oder aufgesplittert, wie bei manchen Knochentumoren bzw. Anbauten, z.B. bei manchen entzündlichen Erkrankungen)?
Sind periostale Anbauten zu erkennen?

4. Spongiosa

Homogene Struktur? Rarefizierung der Trabekelstruktur? Verdichtungen innerhalb der Spongiosa?

5. Gelenkflächen

Sind die Gelenkflächen glatt und begrenzt?

6. Gelenkspalten

Erscheinen die Gelenkspalten verschmälert oder verbreitert? Ist der Gelenkknorpel verkalkt?
Bei der Beurteilung des Gelenkspaltes muß daran gedacht werden, daß der röntgenologisch sichtbare Gelenkspalt nicht dem anatomischen Gelenkspalt entspricht (Abb. 5.30).

> Da gesunder Knorpel und Synovia auf einem Nativbild nicht dargestellt werden, zeigt das Röntgenbild nur den Abstand der Knorpel-Knochen-Grenzen, so daß der röntgenologische Gelenkspalt weiter als der anatomische erscheint.

Da bei Säuglingen und Kleinkindern die Epiphysen noch nicht verknöchert sind (hier liegen zunächst nur langsam wachsende Epiphysenkerne vor), erscheint bei ihnen der röntgenologische Gelenkspalt noch breiter als beim Erwachsenen. Bei Jugendlichen im Wachstum liegt zunächst noch zwischen Epi- und Metaphyse die röntgenologisch darstellbare Epiphysenfuge vor, die mit Abschluß des Wachstums ebenfalls verknöchert.

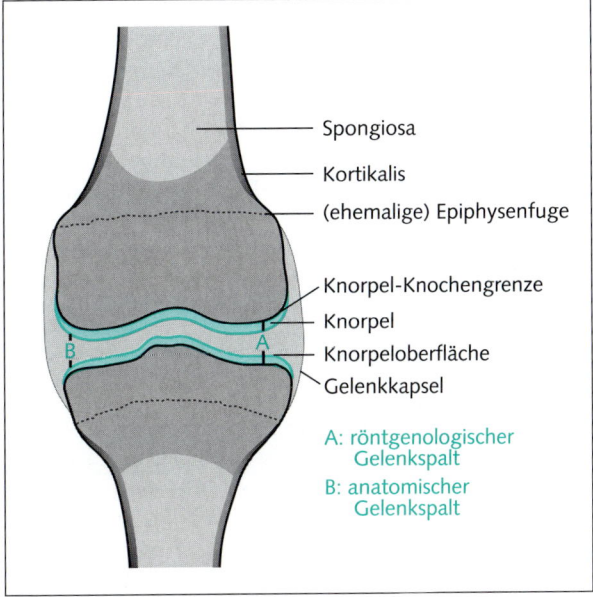

Spongiosa

Kortikalis

(ehemalige) Epiphysenfuge

Knorpel-Knochengrenze

Knorpel

Knorpeloberfläche

Gelenkkapsel

A: röntgenologischer Gelenkspalt

B: anatomischer Gelenkspalt

Abb. 5.30 Röntgenologischer Gelenkspalt.

Indikationen

Das Indikationsspektrum für Röntgenaufnahmen des Skelettes ist relativ breit:

- **Ausschluß bzw. Abklärung angeborener Fehlbildungen,** hier gilt allerdings, daß die Indikation bei Kindern und Jugendlichen wegen der Strahlenbelastung (→ Kap. 3 und 4) noch sehr viel strenger als bei Erwachsenen gestellt werden sollte. Eine Röntgenuntersuchung darf nur dann erfolgen, wenn sie eine zwingende therapeutische Konsequenz nach sich zieht und wenn sie durch kein diagnostisches Verfahren ohne ionisierende Strahlung (Sonographie, MRT) sinnvoll ersetzt werden kann. So erfolgt die Abklärung der Hüftluxation bei Säuglingen heute nur noch mit Hilfe der Sonographie und nicht mehr durch Röntgenuntersuchung.
- **Ausschluß einer traumatischen Veränderung,** z.B. Fraktur, Luxation, Bandruptur und **Kontrolle des Heilungserfolges.**
- Erkennen bzw. Verlaufskontrolle von:
  - entzündlichen
  - metabolischen
  - tumorösen
  - degenerativen
  Veränderungen.

Methodik

In der Skelettdiagnostik wird – mit wenigen Ausnahmen – der Knochen in 2 Ebenen geröngt, da manche Frakturen und Luxationen in einer Ebene übersehen werden können bzw. die Abweichung der Fragmente meist mehrdimensional ist und demnach auch in 2 Ebenen erfaßt werden muß. Nur das Becken und bei bestimmten Fragestellungen die Hand (z.B. Altersbestimmungen, Beurteilung der Knochenstruktur) werden häufig nur in einer Ebene untersucht. Zusätzlich werden mindestens ein, möglichst beide benachbarten Gelenke abgebildet. Bei Extremitäten ist es gelegentlich von Vorteil, die asymptomatische Gegenseite zum Vergleich ebenfalls zu röntgen, z.B. Vergleich der Knochendichte, der Weite der Gelenkspalten oder bei seltenen Normvarianten.

 Häufige Normvarianten dagegen sind der einschlägigen Literatur zu entnehmen und nicht durch zusätzliche Röntgenaufnahmen zu ersetzen.

Viele Fragestellungen sind nur in speziellen Ebenen (z.B. Schrägaufnahmen der HWS zur Beurteilung der Foramina intervertebralia) bzw. mit Zielaufnahmen zu beantworten.

Gefahren

Die theoretischen Gefahren der Skelettdiagnostik resultieren aus der Anwendung ionisierender Strahlung. Wie bereits erwähnt, muß die Indikation **bei Kindern** und Jugendlichen noch strenger als bei Erwachsenen gestellt werden, da die biologische Strahlenempfindlichkeit mit zunehmendem Alter abnimmt. Andererseits gibt es zur Erfassung, z.B. einer Fraktur, keine Alternative.

 Aufnahmen der gesunden Gegenseite bei Kindern sollten nur in zwingenden Ausnahmefällen angeordnet werden.

Ähnliches gilt für Schwangere. Die Indikation ist hier besonders strengen Kriterien unterworfen (→ Kap. 8.1). Grundsätzlich muß die Skelettdiagnostik – wie jede Röntgenuntersuchung – immer klar klinisch indiziert sein. Mehrere Zielaufnahmen zum Ausschluß von Rippenfrakturen (ohne wirkliche therapeutische Konsequenz) sind unsinnig.

Kontraindikationen

Kontraindikationen können sich bei Schwangeren im ersten Trimenon ergeben (→ Kap. 8.1).

Befundbausteine und klinische Fallbeispiele

Die die Röntgenstrahlen absorbierende Materie des Knochens (Kalzium) ist unterschiedlich verteilt. Je nach unterschiedlicher Belastung wird regional mehr Kalzium – als Sklerose, also weiß – sichtbar werden.

Zonen vermehrter Dichte sind **normalerweise:**

Kortikalis:	Stabilitätsprinzip der Röhre
Trabekel:	Hauptbelastungszonen
Gelenkflächen:	Druckbelastung
Wachstumsfuge:	Druckbelastung

 Je mehr Zeit der Knochen hat zu reagieren, desto mehr Sklerose wird gezeigt.

Zonen vermehrter Dichte mit **pathologischem Charakter** sind:

Kallus:	vermehrt Belastung
langsam wachsender Tumor:	Reaktion auf Druck
torpide verlaufende Osteomyelitis:	Reaktion auf Druck
Pseudarthrose:	Reaktion auf Dauerfehlbelastung
Arthrose:	Reaktion auf Dauerfehlbelastung
osteoblastische Metastasen:	pathologische Osteoblastentätigkeit
einige primäre Knochentumoren:	pathologische Osteoblastentätigkeit

 Hat der Knochen bei schnell wachsenden Prozessen (beginnende Osteomyelitis, maligner Tumor) keine Zeit zu reagieren, fehlt in der Umgebung der Raumforderung ein Sklerosesaum ganz oder teilweise.

Eine **Zone verminderter Dichte** ist **normalerweise:**

Markraum:	wenig Belastung

Zonen verminderter Dichte mit **pathologischem Charakter** sind:

Osteoporose:	diffuser Knochenabbau
Osteolyse:	regionaler Knochenabbau, z.B. bei akuter Osteomyelitis, bei malignen Tumoren und multiplem Myelom

Dasselbe gilt sinngemäß für Gelenkveränderungen. Das gemeinsame Kompartment wird durch die Gelenkkapsel (mit Synovia ausgekleidet) gebildet.

 Osteolytische Veränderungen sind am Gelenk meist entzündlich und spielen sich diesseits und jenseits des Gelenkspaltes ab. Die Osteolysen sind hier nicht rund oder landkartenförmig, sondern halbrund (da sie von außen nach innen vordringen).
Der Knochen kann nicht zwischen rheumatischer oder bakterieller Entzündung unterscheiden.

Klinische Symptomatik, Labordaten und gewisse röntgenmorphologische Befallsmuster lassen jedoch weitgehende diagnostische Schlüsse zu.

Degeneration (Arthrose): Bei Verlust von Gelenkknorpel übernimmt der Knochen die abfedernde Pufferfunktion (dafür nur begrenzt geeignet). Er reagiert auf diese unerwartete und für ihn unerfreuliche Belastung mit:

vermehrter	
Randsklerose:	Sklerosesaum verstärkt
Verbreiterung seiner	Randzacken oder
Gelenkoberfläche:	Osteophyten

> ⚠ **Osteolyse/osteolytische Veränderungen** sind Verluste von Knochengewebe und stellen sich im Röntgenbild als Aufhellung (dunkel) dar.
> **Osteoblastische Veränderungen** sind Verdichtungen von Knochengewebe und stellen sich im Röntgenbild weiß dar.
> **Sklerose/osteosklerotische Veränderungen** sind ebenfalls Verdichtungen des Knochengewebes und erscheinen damit auf dem Röntgenbild weiß.
> **Usuren** am Knochen sind tiefe Konturdefekte der Kortikalis (meist halbrund).
> **Erosionen** sind oberflächliche Konturdefekte der Kortikalis.
> **Zysten** stellen sich als rundliche Aufhellungen dar, sind zentral gelegen und treten im Röntgenbild dunkel in Erscheinung.

Schädel

Schädelaufnahmen werden in mindestens zwei Ebenen (anterior-posterior und seitlich) dargestellt. Bei speziellen Fragestellungen können Spezialaufnahmen angefertigt werden, die in Tabelle 5.1 dargestellt sind.

Traumatische Veränderungen

Grundsätzlich gilt: **Kein Schädel-Hirn-Trauma ohne CT!** Das rasche Ausschließen einer lebensbedrohlichen Hirnverletzung ist viel wesentlicher als die Diagnose einer zusätzlichen Schädelfraktur. Darüber hinaus erkennt man Schädelfrakturen im Knochenfenster der CT-Aufnahme meist mindestens genauso gut wie auf der konventionellen Schädelaufnahme!

Die klinische Untersuchung geht grundsätzlich der CT voraus. Eine Notwendigkeit, die gelegentlich in der Hitze der Ereignisse unterlassen wird. Immer erfolgt jedoch die Beurteilung von CT und klinischem Erscheinungsbild gemeinsam!

> ⚠ Der Ausschluß einer Schädelfraktur schließt eine intrakranielle Blutung nicht aus!

Tab. 5.1 Beispiele für Röntgenaufnahmen des Schädels bei besonderen Fragestellungen.

Aufnahme	Fragestellung
Schädelbasis-aufnahme (Schädel, axial)	Schädelbasisfrakturen, Erweiterung (z. B. durch Tumoren) oder Einengung einzelner Foramina (M. Paget)
Aufnahme nach TOWNE	Veränderungen des Os occipitale
Aufnahme nach SCHÜLLER	Veränderungen des Warzenfortsatzes (z. B. Entzündungen), des Kieferköpfchens (ist frei projiziert), des Porus acusticus internus und externus (projizieren sich ineinander)
Aufnahme nach STENVERS	Veränderungen des Felsenbeines (Längsachse parallel zum Film, freie Projektion der Felsenbeinspitze, unverkürzte Darstellung der Pyramide)
Aufnahme des Foramen opticum nach RHESE	Veränderungen des Foramen opticum (F. opticum muß im lateralen unteren bis mittleren Quadranten der Orbita zur Darstellung kommen)
Nasenneben-höhlenaufnahme	Sinusitis (chronisch: Schleimhautschwellung, akut: Spiegel), Tumoren (knöcherne Arrosionen)
Vergleichende Jochbogen-darstellung (»Henkeltopf«)	Veränderungen (Fraktur) eines Jochbogens oder beider Bogen

Bei **Kalottenfrakturen** ist die Frage wichtig, ob die Fraktur eine A. meningea media (Verlauf erkennbar an entsprechenden Sulci) kreuzt. Darüber hinaus ist eine **Impressionsfraktur** auszuschließen, da diese operativ zu versorgen ist. Nachweisbar sind Impressionsfrakturen nur durch Zielaufnahmen, auf denen die verdächtige Region tangential getroffen werden muß. Bei Wundrevision sind Impressionsfrakturen als Stufe tastbar!

> ⚠ Impressionsfrakturen sind röntgenologisch meist als Verdichtung (Sklerose) sichtbar, z. B. Schädelimpression, Wirbelkörperkompression, Kalkaneussinterung.

Frakturen des **Gesichtsschädels** werden auf den normalen Schädelübersichtsaufnahmen leicht übersehen. Zum Nachweis solcher Frakturen sollten **Spezialaufnahmen (**z. B. Nasennebenhöhlen), konventionelle Tomogramme oder eine **Computertomographie** (eventuell mit multiplanaren Rekonstruktionen) angefertigt werden.

Beim Schädelhirntrauma liegt ohnehin ein CT vor, aber ein Knochenfenster (→ Kap. 5.1.6.) muß eingestellt werden!

Der Nachweis von Verschattungen in den **Nasennebenhöhlen** von Patienten mit Kopfverletzungen kann ein Hinweis auf eine (okkulte) Fraktur mit Einblutung in die Nasennebenhöhlen sein.

⚠️ Da Schädelaufnahmen im Liegen angefertigt werden, stellen sich Einblutungen auf konventionellen Übersichtsaufnahmen nicht in Form von Spiegeln dar!

Erkannt werden sollten auch **Orbitabodenfrakturen (Blow-out-Fraktur).** Hierbei liegt eine Impressionsfraktur des Orbitabodens in Richtung Kieferhöhle vor. Radiologisch sieht man einen sogenannten **hängenden Tropfen** am betroffenen Orbitaboden, d.h. eine umschriebene Absackung des Orbitabodens nach kaudal. Klinisch fallen ein Absinken des Bulbus auf der betroffenen Seite und eventuell eine Einschränkung der Augenmotilität durch Einklemmung von Augenmuskeln im Frakturspalt auf.

Wie die Frakturen der Nasennebenhöhlen, so wird auch die Orbitabodenfraktur auf konventionellen Aufnahmen am besten durch eine Nasennebenhöhlenaufnahme im a.p.-Strahlengang dargestellt.

Die **Oberkieferfrakturen** treten auch im Zeitalter des Gurtes (Ausnahme Airbag) noch auf. Ihre wahren Ausmaße lassen sich erst seit Einführung der Computertomographie besser abschätzen und trotzen jeder Klassifizierung. Sie werden zweckmäßigerweise auf dem Computertomogramm einzeln beschrieben oder dort dreidimensional so rekonstruiert, daß der Operateur eine optimale Planung durchführen kann.

Die häufigste Gesichtsschädelfraktur ist die Mandibulafraktur, die am besten durch Panoramaaufnahmen dargestellt werden kann. Bei den Mandibulafrakturen unterscheidet man Frakturen des horizontalen und des aufsteigenden Mandibulaastes, der Frakturverlauf ist meist horizontal.

Tumoröse Veränderungen

Tumoren führen zur **intrakraniellen Drucksteigerung,** und je nach Lebensalter kann es zu unterschiedlichen Veränderungen des knöchernen Schädels kommen. Bei Säuglingen ist eine **Verbreiterung** der **Schädelnähte** zu beobachten. Bei Kindern kann bis zum 8. Lebensjahr eine **Diastase der Suturen,** insbesondere der Koronar- und der Sagittalnaht, innerhalb weniger Tage auftreten. Bei **chronischer Steigerung** des intrakraniellen Druckes können verstärkte **Impressiones digitatae** auftreten, die jedoch nicht nur bei gesteigertem Hirndruck auftreten, sondern auch beim Gesunden individuell unterschiedlich ausgeprägt sein können. Der Kopfumfang kann die Norm überschreiten.

Bei Erwachsenen kommt es bei **chronischer Drucksteigerung** vor allem zu einer **Drucksella,** d.h. zu einer Ausweitung der Sella, einer Verlagerung des – meist verkalkten – normalerweise in der Mittellinie liegenden Corpus pineale und einer Vergrößerung der Fissura orbitalis superior.

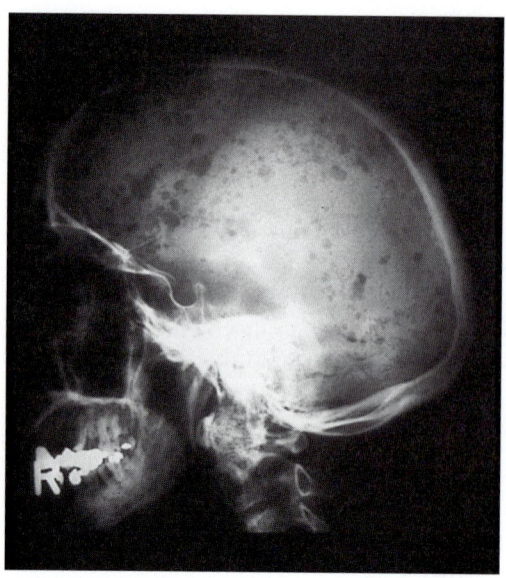

Abb. 5.31 Plasmozytom (Schädel). Multiple »Löcher« (sogenannter Schrotschußschädel), über die gesamte Kalotte verteilt.

Tumoröse Veränderungen am Schädelskelett können auch den Knochen selbst betreffen:

Osteolysen treten vor allem beim **Plasmozytom (Morbus Kahler: multiples Myelom)** auf, wobei die meist rundlichen, wie ausgestanzt wirkenden multiplen Osteolysen so zahlreich sein können, daß man vom **Mottenfraßschädel** oder **Lochschädel** spricht (Abb. 5.31). Das Fehlen von Osteolysen beim Plasmozytom spricht jedoch nicht gegen diese Diagnose und kommt auch bei sonst ausgeprägtem Knochenbefall vor.

Osteolysen können jedoch auch auf solide Tumoren wie Mamma-, Nierenzell- und Schilddrüsenkarzinome zurückzuführen sein, wobei diese Osteolysen jedoch meist weniger ausgestanzt, irregulärer und unschärfer als die des Plasmozytoms wirken.

Auch beim → Morbus Paget kann es in der osteolytischen Phase (Osteoporosis circumscripta) zu osteolytischen Veränderungen kommen.

Altersveränderungen

Insbesondere bei Frauen kommt es mit zunehmendem Alter zu einer nicht pathologischen Veränderung am Os frontale, zur **Hyperostosis frontalis interna.** Hierbei handelt es sich um eine über 10 mm betragende Verdickung der Lamina interna (normale Dicke ca. 0,5 mm).

Wirbelsäule

Bei der radiologischen Untersuchung der Wirbelsäule sollten folgende Punkte **grundsätzlich** berücksichtigt werden:
- Die Untersuchung ist immer in mindestens **zwei Ebenen** vorzunehmen.

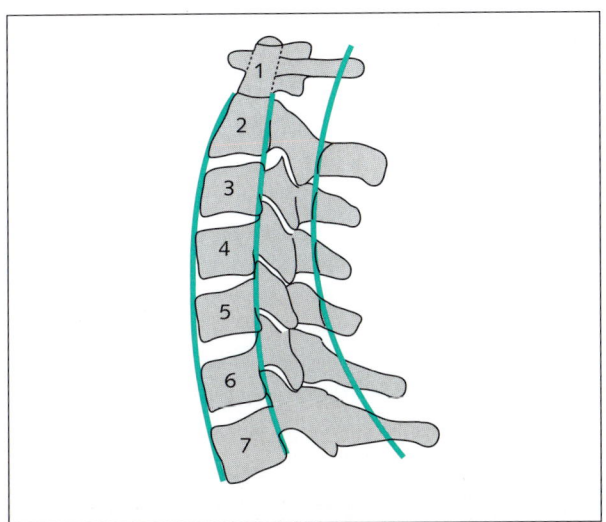

Abb. 5.32 Darstellung der Kontinuität der Linien der Vorder- und Hinterkanten der Wirbelkörper am Beispiel der Halswirbelsäule. Die imaginäre dick durchgezogene Linie stellt die optische Kontrollinie dar.

- Zur Beurteilung der **Foramina intervertebralia** der HWS, der **Bogenwurzeln** der LWS, einer **Spondylolisthesis** und der **Gelenkspalten** der **Intervertebralgelenke** sind zusätzliche **Schrägaufnahmen** wichtig.
- Deformierungen (z.B. Skoliosen) sind im Stehen besser zu erkennen als im Liegen.
- Bei der a.p.-Aufnahme der oberen HWS sollte der Patient rasche Unterkieferbewegungen durchführen, um ein »Verwischen« des Unterkiefers auf der Aufnahme zu erreichen. Damit ist eine relativ überlagerungsfreie Darstellung der oberen HWS und insbesondere des Dens zu erreichen (Autotomographie).
- Die Fragen nach Blockierungen, Bandläsionen oder sonstigen **diskoligamentären Verletzungen** werden unter ärztlicher Kontrolle am besten mit Hilfe von **Funktionsaufnahmen** in Flexion und Extension beantwortet.
- Bei der Beurteilung von Wirbelsäulenaufnahmen muß neben den zu Beginn des Kapitels genannten Punkten bei der Interpretation auch auf die Stellung der Vorder- und Hinterkanten sowie der Dornfortsätze zueinander geachtet werden. Sie sollten jeweils eine Linie bilden (Abb. 5.32).

Wirbelkörperveränderungen bzw. -anbauten

Osteophyten
Osteophyten sind degenerative Veränderungen, die sowohl an der Wirbelsäule als auch an jedem anderen Gelenk auftreten können. An der Wirbelsäule spricht man auch von **Spondylophyten.** Sie entspringen direkt oberhalb oder unterhalb der Grund- bzw. Deckplatten, verlaufen **bogenförmig** zunächst

leicht nach lateral, dann nach kranial oder kaudal zur benachbarten Grund- bzw. Deckplatte.

Syndesmophyten
Sie entsprechen einer **Ossifikation des Anulus fibrosus** und treten beim → Morbus Bechterew auf. Aus ihrer Genese läßt sich ihr Verlauf leicht herleiten. Sie verlaufen **senkrecht** auf **kürzestem** Weg zwischen Grund- und Deckplatten, sind **sehr dünn** und meist symmetrisch.

Angeborene Veränderungen
Zu den angeborenen Wirbelsäulenveränderungen gehört die **Skoliose**, die meist die **BWS** betrifft und auf **Wirbelfehlbildungen** (z.B. unilaterale Hypoplasie) beruhen kann. Auch eine **Myelomeningozele** ist meist mit einer Skoliose assoziiert, wobei hier dann auch noch eine **Bogenschlußanomalie** vorliegt. Bei der Diagnose einer Bogenschlußanomalie bzw. einer **Spina bifida** ist es wichtig zu wissen, daß der Bogenschluß erst im Laufe des Wachstums eintritt.

Traumatische Wirbelsäulenverletzungen
Man unterscheidet verschiedene Arten von Frakturen an der Wirbelsäule, die in Abbildung 5.33 dargestellt sind:

- **Impressionsfrakturen** nach axialer Kompression
- **Kompressionsfrakturen** mit Abnahme der Wirbelkörperhöhe, eventuell Verbreiterung des Quer- oder Tiefendurchmessers. Die Folge kann die Ausbildung eines Keilwirbels sein, der zu einer Kyphose (Gibbus) führt.
- **Querfrakturen**
- **Luxationsfrakturen**
- **Bogenfrakturen**
- **Frakturen oder Abrisse von Dorn- und Querfortsätzen**
- **Kantenabsprengungen**
- **Diskoligamentäre Verletzungen** können röntgenologisch nur an indirekten Zeichen erkannt werden, z.B. an einer Erweiterung oder Höhenminderung des Zwischenwirbelraumes und an einer vermehrten Aufklappbarkeit auf Extensionsaufnahmen. Sie sind genauso gefährlich wie Frakturen.

Um die von einer Fraktur der Wirbelkörper ausgehende Gefahr für das Rückenmark besser beurteilen zu können, teilt man nach DENIS und MCAFEE die Wirbelsäule in **drei Säulen** ein. Das **Dreisäulenmodell:**

Vordere Säule	Ligamentum longitudinale anterius, vordere zwei Drittel des Wirbelkörpers und der Bandscheibe
Mittlere Säule	hinteres Drittel der Wirbelkörper und der Bandscheibe, Ligamentum longitudinale posterius

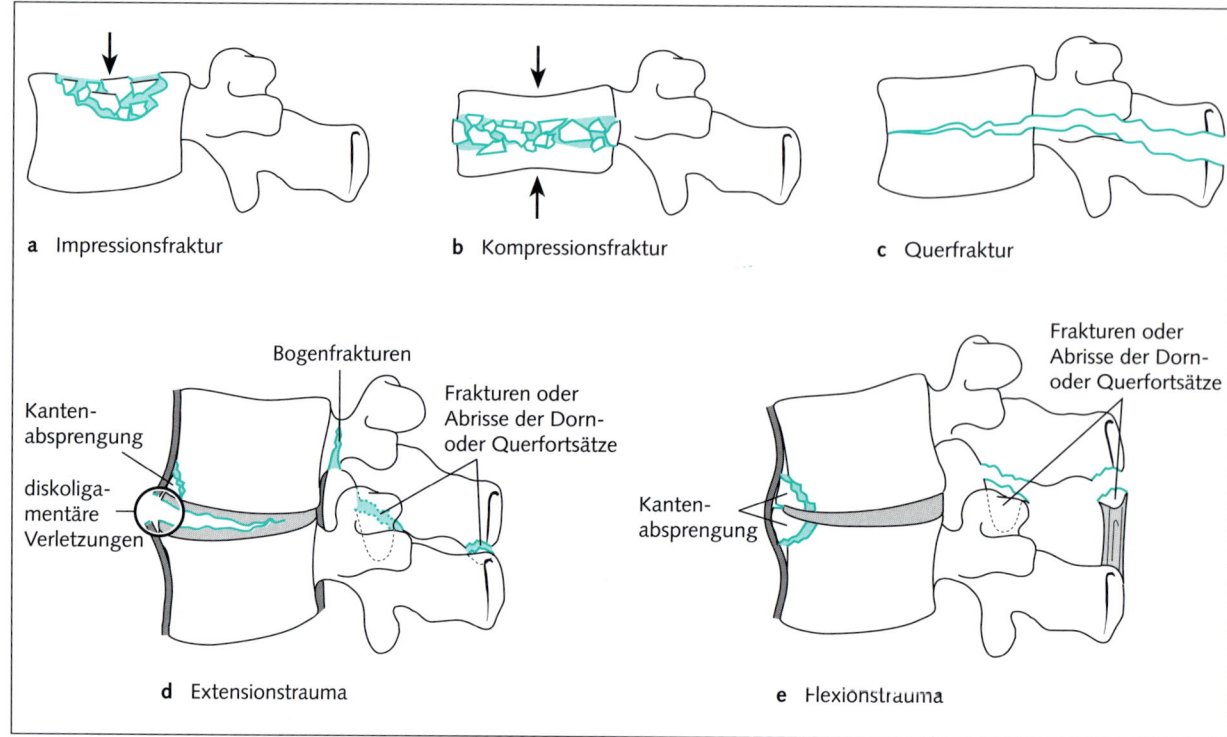

a Impressionsfraktur   b Kompressionsfraktur   c Querfraktur

Kanten-
absprengung

Bogenfrakturen

Frakturen oder
Abrisse der Dorn-
oder Querfortsätze

diskoliga-
mentäre
Verletzungen

d Extensionstrauma

Frakturen oder
Abrisse der Dorn-
oder Querfortsätze

Kanten-
absprengung

e Flexionstrauma

Abb. 5.33 Frakturformen an der Wirbelsäule.

Hintere Säule Wirbelbogen, Intervertebralgelenke, hinterer Bandapparat (Abb. 5.34)

 Eine Wirbelsäule wird so lange als stabil bezeichnet, wie die mittlere Säule intakt ist.

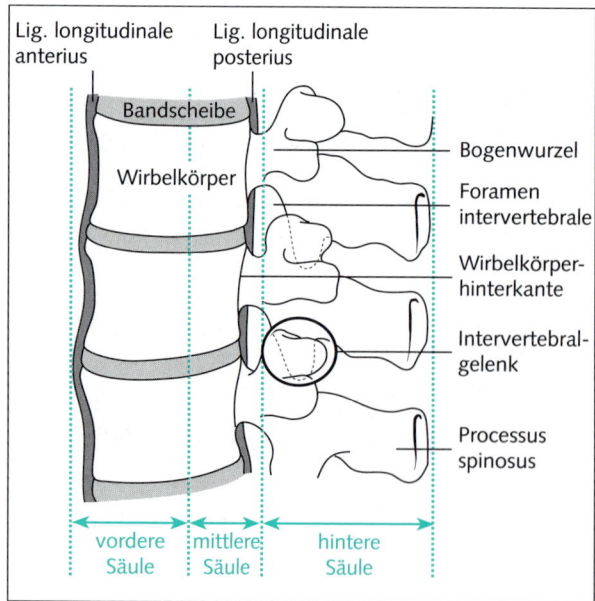

Lig. longitudinale anterius
Lig. longitudinale posterius

Bandscheibe
Wirbelkörper

Bogenwurzel
Foramen intervertebrale
Wirbelkörper-hinterkante
Intervertebral-gelenk
Processus spinosus

vordere Säule   mittlere Säule   hintere Säule

Abb. 5.34 Dreisäulenmodell nach Denis (1982) und McAfee (1983).

An der HWS gibt es verschiedene **Sonderformen** von Frakturen, von denen hier nur die **Densfrakturen** kurz erwähnt werden sollen. Oft schon als Querfraktur auf der Spezialaufnahme des Dens oder sogar auf der HWS-Aufnahme im a.p.-Strahlengang zu erkennen. Bei Dislokation des frakturierten Dens kann die Fraktur auf der Seitaufnahme meist durch Dislokation nach hinten erkannt werden. Zur weiteren Abklärung müssen eventuell Schichtaufnahmen (seitlich) angefertigt werden. Bei der CT können Densquerfrakturen übersehen werden, wenn die Fraktur zwischen zwei Schichten liegt. Eine sagittale Rekonstruktion ist beim Anfertigen einer CT dringend anzuraten (Abb. 5.35).

 Eine Densfraktur gilt als instabile Fraktur, die Pseudarthrosenrate liegt bei 25%.

Entzündliche Knochenveränderungen

Morbus Bechterew
Der M. Bechterew ist gekennzeichnet durch ein zunehmendes Einsteifen der Wirbelsäule durch **Ankylosieren der kleinen Wirbelgelenke** und Ausbildung sogenannter **Syndesmophyten.** Darüber hinaus bestehen oft eine Kalkaneodynie, eine Iritis und auch Arthritiden der peripheren Gelenke, die bei jungen Patienten oft erstes Symptom sein können. 95–98%

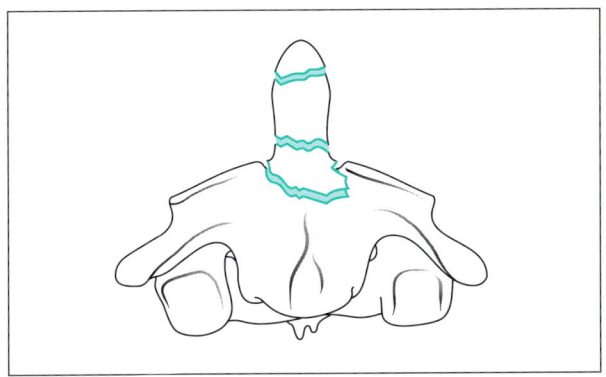

Abb. 5.35 Densfrakturen (verschiedene Formen der Impressions-, Kompressions- und Querfrakturen).

der Patienten sind HLA-B27-positiv. Männer sind häufiger als Frauen betroffen (Abb. 5.36).

> ⚠ Röntgenologisch zeigt sich beim M. Bechterew das sogenannte bunte Bild der bilateralen Sakroileitis, d.h. ein Nebeneinander von
> - entzündlich bedingten floriden Usuren
> - girlandenförmigen Pseudoerweiterungen und
> - Sklerosierungen an den Iliosakralfugen (in 10% zunächst einseitig), später sind sie verknöchert.
>
> Darüber hinaus sind oft **Muskelansatzsehnenverkalkungen** zu sehen.

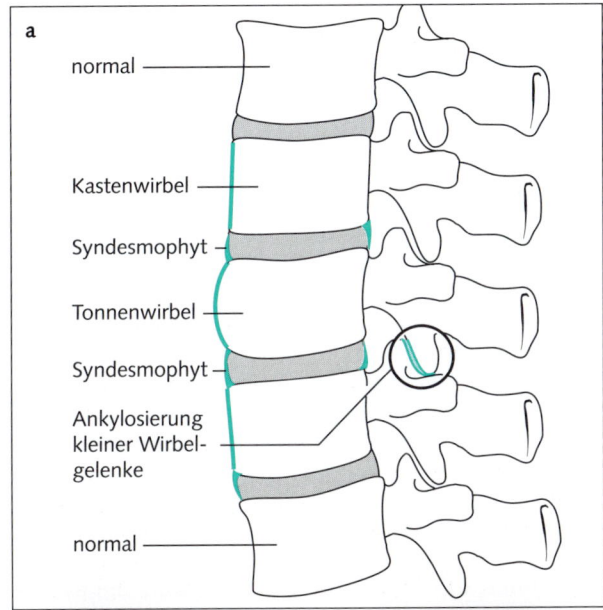

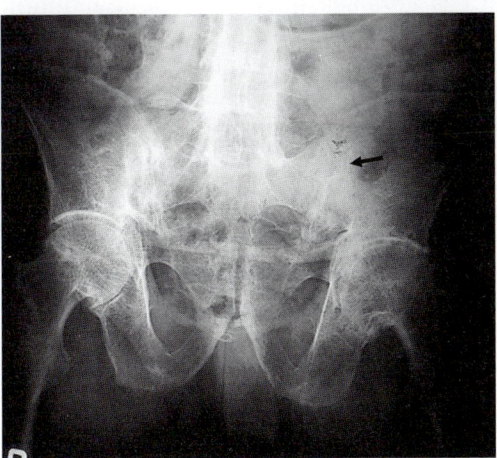

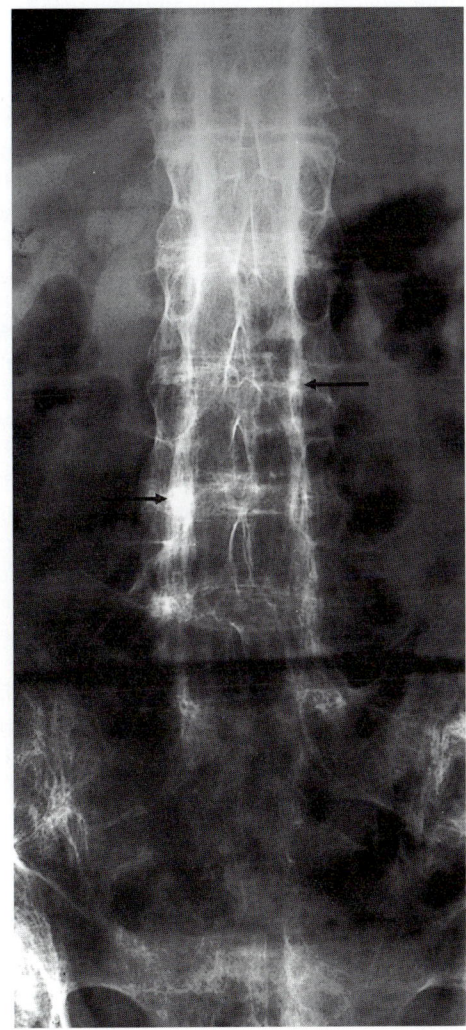

Abb. 5.36 Typische Wirbelsäulenveränderungen bei Morbus Bechterew.
a) Schemazeichnung.
b) Aufnahme (a.p.) des Beckens. Ankylosierung der Ileosakralfugen (→) mit Befall des linken Hüftgelenkes. Rechts ist die Fuge noch erkennbar.
c) Aufnahme (a.p.) der LWS. Verkalkungen des vorderen Längsbandes – ähnlich Eisenbahnschienen (⟶).

Die **wichtigsten Veränderungen** der Wirbelsäule sind:
- **Vorderkantenbegradigung** der normalerweise konkaven Wirbelkörper und Ausbildung sogenannter **Kastenwirbel**
- weitere Anbauten an der Vorderkante der Wirbelkörper und Ausbildung sogenannter **Tonnenwirbel**
- Ausbildung von **Syndesmophyten**
- im Endstadium eine **Bambusstabwirbelsäule**

Metabolische Knochenveränderungen

Osteoporose

Hierbei handelt es sich um einen pathologischen Verlust von Knochenmasse, der zu Wirbelkörperdeformierungen ohne adäquates Trauma führt. Röntgenologisch kann die Osteoporose erkannt werden, wenn die **Kalksalzminderung des Knochens mindestens 30%** beträgt.

Man unterscheidet eine **lokalisierte Osteoporose,** z.B. durch entzündliche Veränderungen bei → Arthritiden, Immobilisation und dadurch bedingten Knochenabbau, bei Paresen oder nach Operationen an Extremitäten, und eine **generalisierte Osteoporose.** Generalisierte Osteoporosen können die verschiedensten Ursachen haben, z.B. Alter, endokrinologische, hormonelle (z.B. Hypothyreose, Hyperkortizismus, Östrogenmangel), genetische, renale, alimentäre, medikamentöse (z.B. Steroide, Heparin), aber auch idiopathisch auftretend. Röntgenologisch erkennt man die Osteoporose an der Wirbelsäule oft am besten an der LWS. Hier ist eine **Vertikalisierung der Spongiosastruktur** nachweisbar (die horizontalen Trabekel werden wegen ihrer geringeren Belastung vor den vertikalen Trabekeln abgebaut) bei gleichzeitiger relativer Betonung der Rahmenstruktur (→ **Rahmenwirbel**), die Strahlentransparenz ist vermehrt. Die Struktur eines osteoporotischen Knochens erscheint **grobsträhnig,** (rarefiziert), da die noch vorhandenen Spongiosabälkchen verstärkt hervortreten. Auch Kompakta und Kortikalis sind verschmälert und erscheinen scharf begrenzt.

Wegen der herabgesetzten Stabilität der Wirbelkörper kommt es zu **Grund- und Deckplatteneinbrüchen,** so daß diese höhengemindert sind. Bei Vorliegen von Grund- und Deckplatteneinbrüchen liegen sogenannte **Fisch-, Keil-** oder **Plattenwirbel** vor (Abb. 5.37).

Tumoröse Wirbelsäulenveränderungen

Primäre Wirbelsäulentumoren

Hämangiom

Gutartiger Tumor der Wirbelsäule, der durch eine grobsträhnige vertikale Struktur und durch eine leichte Vergrößerung des Wirbelkörpers auffällt.

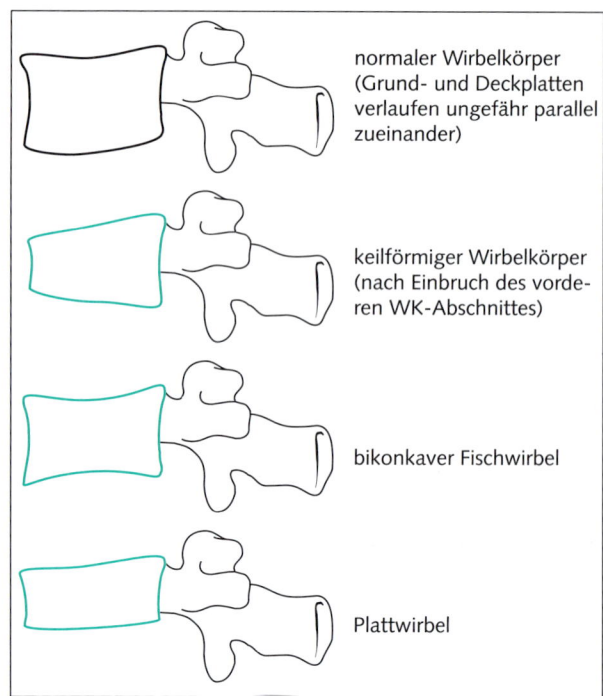

normaler Wirbelkörper (Grund- und Deckplatten verlaufen ungefähr parallel zueinander)

keilförmiger Wirbelkörper (nach Einbruch des vorderen WK-Abschnittes)

bikonkaver Fischwirbel

Plattwirbel

Abb. 5.37 Wirbelkörperformen bei Osteoporose.

Chondrom

Ein bösartiger primärer Wirbelsäulentumor, der glatt begrenzt erscheint, eventuell Kalkeinlagerungen hat und oft frakturiert.

Wirbelkörpermetastasen

Sie treten wesentlich häufiger auf, besonders beim Prostata-, Mamma- und Bronchialkarzinom. Auch Tumoren, die nicht vom Skelett selbst ausgehen, können knöcherne Veränderungen hervorrufen, die auf konventionellen Röntgenbildern abgrenzbar sind. So können z.B. Neurinome (bei M. Recklinghausen) durch das Foramen intervertebrale (Sanduhrneurinome) wachsen und sind auf Schrägaufnahmen durch Vergrößerung der Foramina zu erkennen.

Degenerative Wirbelsäulenveränderungen

Morbus Scheuermann

Die Genese dieser Erkrankung ist noch nicht restlos geklärt, so daß die Einordnung in den Abschnitt degenerative Erkrankungen nicht einwandfrei sein mag. Da es aber zu Veränderungen kommt, die degenerativen Veränderungen röntgenologisch ähnlich sehen bzw. frühzeitig zu solchen führen, wurde die vorliegende Einteilung gewählt.

Der M. Scheuermann tritt bei Jugendlichen auf. Es kommt zu einer aseptischen Nekrose der Grund- und Deckplatten mit Bandscheibeneinbrüchen in den Wirbelkörper **(Schmorl-Knötchen),** welliger, aber scharfer Konturierung der Grund- und Deckplatten, ventral verlängerten Wirbelkörpern und keilförmigen Wirbelkörperdeformierungen. Es liegt eine Kyphose der BWS vor **(Adoleszentenkyphose)**. Ist die LWS betroffen (seltener), entsteht ein fixierter Flachrücken.

Spätfolgen sind Osteophyten, Bandscheibenverschmälerungen, eine fortschreitende Kyphose und Keilform der Wirbelkörper.

Chondrose (Chondrosis intervertebralis)
Diskusdegeneration, röntgenologisch erkennbar an einer Höhenabnahme der Zwischenwirbelräume. **Keine knöcherne Reaktion.**

Osteochondrose (Osteochondrosis intervertebralis)
Bei Fortschreiten der **Diskusdegeneration** kommt es zu einer **reaktiven subchondralen Sklerosierung** der angrenzenden Gelenkflächen und Ausbildung von **marginalen Spondylophyten** (d.h. Spondylophyten, die direkt an der Wirbelkörperkante entspringen), beides als Reaktion des Knochens auf vermehrte Belastung nach Minderung der Diskusfunktion.

Spondylosis deformans
Ausbildung eines **submarginalen Spondylophyten** (d.h., der Spondylophyt entspringt etwas oberhalb der Grund- bzw. etwas unterhalb der Deckplatte) **ohne Verschmälerung** des **Bandscheibenraumes**.

Spondylarthrose
Die Arthrose der **Intervertebralgelenke** tritt bei Bandscheibendegeneration und der damit verbundenen Höhenminderung sowie bei Fehl-(Mehr-)belastung der Intervertebralgelenke auf.

Spondylolyse
Spaltbildung in der **Pars interarticularis** des Wirbelbogens, meist bei angeborener Wirbelbogendysplasie.

Spondylolisthesis
Gleiten eines **Wirbelkörpers** (z.B. LWK 4) auf dem darunterliegenden Wirbelkörper (LWK 5) nach ventral bei Vorliegen einer Spondylolyse. Folgen sind Osteochondrose, Deck- und Bodenplattensklerose, Osteophytenbildung sowie spondylotische Abstützreaktionen.

Pseudospondylolisthesis
Abgleiten des Wirbelkörpers bei erhaltener Kontinuität der Wirbelbogen und der Pars interarticularis aufgrund einer Lockerung des Bandapparates und einer Deformierung der kleinen Wirbelgelenke (vor allem L5/S1). Meist Folge einer Spondylarthrose.

Bandscheibenvorfall
Die konventionelle Röntgenaufnahme ist bei akutem Bandscheibenvorfall konsequenterweise häufig unauffällig, unter Umständen kann jedoch eine Höhenminderung des Intervertebralraumes abgrenzbar sein.

Extremitäten

Traumatische Veränderungen
Man unterscheidet verschiedene Arten von Frakturen, die nur durch das Anfertigen von Aufnahmen in zwei Ebenen erkannt werden können.

Neben der Beurteilung der Stellung der Fragmente einer Fraktur ist immer auch der Ausschluß bzw. der Nachweis einer **Gelenkbeteiligung** wichtig, da eine nicht behobene Stufenbildung in einer Gelenkfläche zu einer **sekundären, posttraumatischen Arthrose** führt.

Falls sich die Gelenkflächen zweier artikulierender Knochen nicht mehr berühren, spricht man von einer **Luxation,** wenn noch eine partielle Artikulation vorliegt von einer **Subluxation.** Bei einer **Luxationsfraktur** liegt eine Luxation vor, und im selben Gelenk ist auch noch eine Fraktur nachweisbar. Neben den direkten röntgenologischen Frakturzeichen (Nachweis des Frakturspaltes) gibt es noch **indirekte Frakturzeichen**, z.B. eine Weichteilschwellung oder eine Verlagerung der innerhalb der Weichteile als Aufhellungslinien erkennbaren paraartikulären Fettlinien (Seitenvergleich!).

Wichtig ist bei Frakturen in der Nähe des Ellenbogengelenkes (distaler Humerus, proximale Ulna mit Olekranon und proximales Radiusköpfchen) das **»posterior fat pad sign«**. Auf der Seitaufnahme erkennt man an der Dorsalseite des distalen Humerus normalerweise kein Fettpolster, da es in der Fossa olecrani eingebettet und somit röntgenologisch unsichtbar ist. Nur bei Vorliegen von Flüssigkeit im Ellenbogengelenk (in der Traumatologie durch Einblutung bei Vorliegen einer Fraktur des distalen Humerus oder des Radiusköpfchens) wird es dorsalseitig sichtbar.

Prinzipiell gleicher Befund auch beim entzündlichen Gelenkerguß, deshalb ist die Anamnese zu beachten!

Das **anteriore Fettpolster (anterior fat pad)** ist normalerweise nur als schmale dreieckige Aufhellung vor der distalen Humerusdiaphyse sichtbar. Bei einem (traumatischen) Gelenkerguß wird es nach oben und ventral verlagert und erscheint segelförmig (Abb. 5.38 und 5.39).

Sonderformen von Frakturen

Kindliche Frakturen

Grünholzfrakturen

Da der Periostschlauch beim Kind noch sehr dick ist, werden Frakturen der Kortikalis durch das Periost »geschient«, so daß der Bruch nur durch einen Knick oder einen Wulst und nicht durch größere Verschiebungen oder Aufhellungen auffällt.

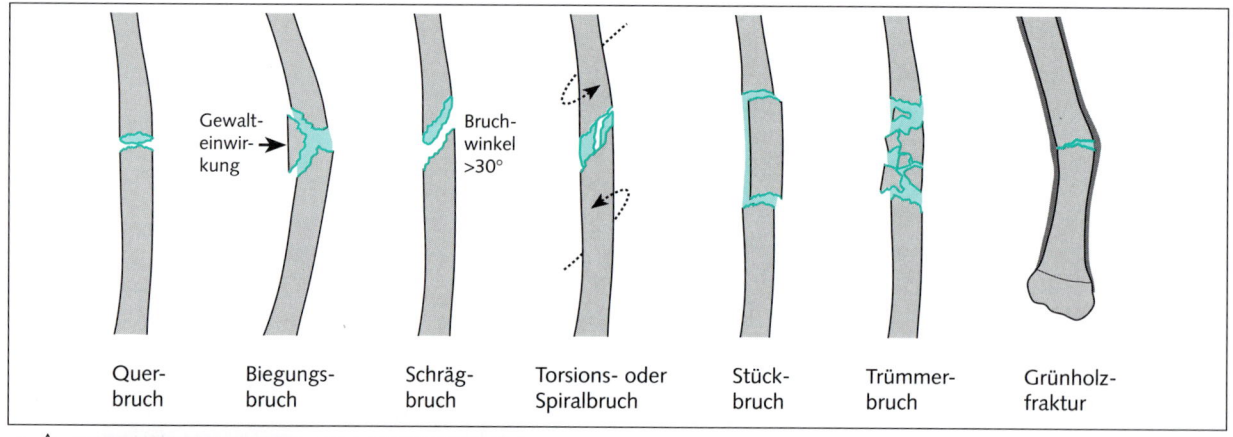

| Quer-bruch | Biegungs-bruch | Schräg-bruch | Torsions- oder Spiralbruch | Stück-bruch | Trümmer-bruch | Grünholz-fraktur |

Gewalt-einwir-kung

Bruch-winkel >30°

a) △

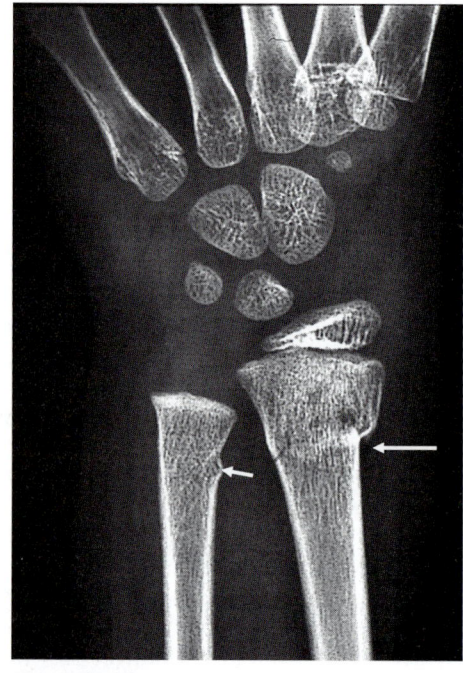

b) ▷

Abb. 5.38 Frakturformen.
a) Schemazeichnungen.
b) Unterarmfraktur, wulstförmiger Bruch mit Stauchung (Bruch-linien wie umgekehrtes V) am Radius (⟶) und Grünholz-fraktur der Ulna (→).

Brüche mit Epiphysenbeteiligung

Diese können zu Wachstumsstörungen führen.

Pathologische Frakturen

> ⚠ Man spricht von einer pathologischen Fraktur oder Spontanfraktur, wenn es bei einem in-adäquaten Trauma zu einer Knochenfraktur kommt.

Zugrunde liegen können zum einen generalisierte Knochenveränderungen wie Osteoporose, Osteo-malazie, Osteogenesis imperfecta, aber auch um-schriebene Knochenveränderungen wie osteolyti-sche und osteoblastische Metastasen (der Knochen

ist zwar osteoblastisch, aber trotzdem nicht so stabil wie gesunder Knochen!), primäre Knochentumoren (benigne, z.B. die juvenile Knochenzyste, und mali-gne, z.B. das Ewing-Sarkom) und Osteomyelitiden.

Streßfrakturen (Ermüdungsbruch)

Bei lange bestehenden, immer wiederkehrenden Mikrotraumen, die zu Mikrofrakturen führen, z.B. lange Märsche, extreme (auch allgemeine) sport-liche Betätigung wie Fußball, kann es zu sogenann-ten Streßfrakturen kommen (im genannten Beispiel meist an den Metatarsalknochen). Diese imponieren radiologisch durch eine (meist spindelförmige) Sklerosierung des Knochens, oft ohne daß man auf der Übersichtsaufnahme eine Frakturlinie abgren-zen kann. Diese ist meist erst auf Schichtaufnahmen nachweisbar.

Im Rahmen dieses Bandes können nicht sämt-liche Frakturformen der verschiedenen Körperab-schnitte aufgenommen werden. Exemplarisch sol-len hier nur einzelne, klinisch wichtige Frakturen, die übersehen werden können, erwähnt werden.

Frakturen des Os naviculare

Frakturen des Os naviculare können auf den norma-len Handaufnahmen im a.p.-Strahlengang leicht übersehen werden.

> ⚠ Da übersehene Navikularefrakturen zu schmerzhaften Arthrosen führen, sollten bei Verdacht auf eine Fraktur des Os naviculare (klinisch: Schmerzen bei Druck in die Tabatiè-re) Spezialaufnahmen (Navikulare-Quartett) oder Schichtaufnahmen angefertigt werden.
> Gut ist die Wiederholung der Aufnahme nach 8 Tagen. Die Persistenz der Beschwerden ist eine Garantie, daß der Patient auch kommt. Die Resorption des Knochens an eventuellen Frakturenden sorgt dafür, daß die Fraktur jetzt sichtbar wird!

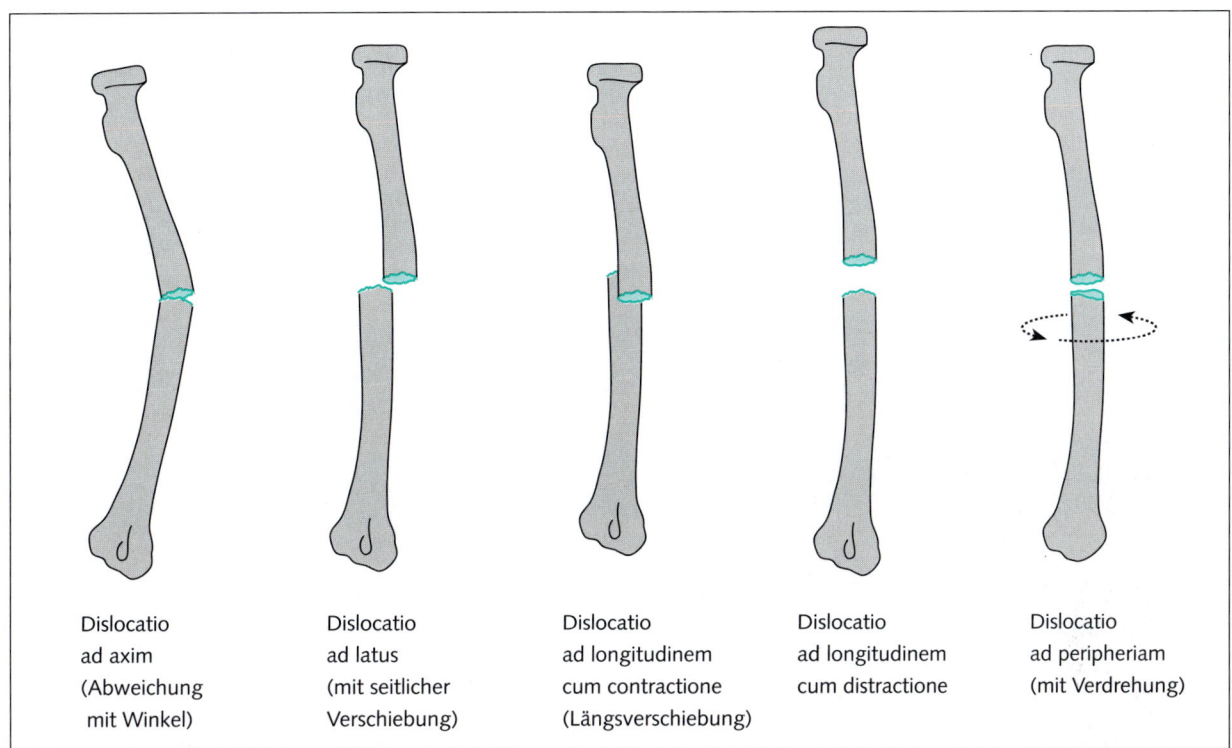

Dislocatio
ad axim
(Abweichung
mit Winkel)

Dislocatio
ad latus
(mit seitlicher
Verschiebung)

Dislocatio
ad longitudinem
cum contractione
(Längsverschiebung)

Dislocatio
ad longitudinem
cum distractione

Dislocatio
ad peripheriam
(mit Verdrehung)

Abb. 5.39   Frakturformen mit Verschiebung des peripheren Fragmentes.

Beckenfrakturen
Da das Beckenskelett im Grunde einem Ring entspricht und ein Ring nicht allein an einer Stelle brechen kann, muß bei Nachweis eines Beckenringbruches immer nach (mindestens) einem zweiten Bruch gefahndet werden. Bleiben die exakten Frakturverhältnisse unklar, sollte eine weitere Abklärung durch eine Computertomographie erfolgen. Hierbei sind dann gleichzeitig eventuelle **Blutungen** oder Organverletzungen nachweisbar und zu beachten. Beckenringfrakturen durch laterale Kompressionstraumen und die isolierte Beckenschaufelfraktur werden im Durchschnitt relativ selten mit schweren Blutungen vergesellschaftet sein. Dagegen ist bei einer anterior-posterioren Kompression, Einwirken vertikaler Scherkräfte und mechanischen Kombinationsverletzungen in bis zu 20% mit einer Massenblutung zu rechnen.

Obere Sprunggelenktorsionen und -frakturen
Nach **Supinationstraumen** kann es zu Bandrupturen oder sogar zu Frakturen kommen. Soll die Frage nach einem Bänderriß abgeklärt werden, so muß zunächst eine Fraktur mit Hilfe einer a.p.-Aufnahme in 15 bis 20 Grad Innenrotation ausgeschlossen werden. Anschließend werden dann sogenannte **gehaltene Aufnahmen** angefertigt. Nach Einspannen des Fußes in einen Halteapparat wird bei Innenrotation eine Kraft von 15 bis 20 kp oberhalb des medialen Knöchels ausgeübt und eine a.p.-Aufnahme gemacht. Eine Aufklappbarkeit zwischen unterer Tibiagelenkfläche und Talusrolle auf der **a.p.-Aufnahme** über 10 Grad wird als pathologisch gewertet **(Ruptur des Außenbandes)**. Beträgt die Aufklappbarkeit zwischen 5 und 10 Grad, so wird sie nur dann als pathologisch gewertet, wenn der Unterschied zur Gegenseite mehr als 3 Grad beträgt. Anschließend erneut Druck von 15 bis 20 kp auf die ventrale distale Tibia ausüben und eine **Seitaufnahme** machen. Diese untersucht den **Talusvorschub** (**Ruptur des Ligamentum fibulotalare anterius** und bei schwereren Traumen des **Ligamentum calcaneofibulare**). Die Grenze zwischen normal und pathologisch liegt bei 5 bis 10 Millimeter.

Knochenbruchheilung

Direkte primäre Knochenbruchheilung
Es handelt sich hierbei um eine Knochenheilung ohne Kallusbildung. Man beobachtet sie immer dann, wenn es bei der Heilung zu keinerlei Bewegung im Frakturbereich kommt (z.B. Osteosynthesen).

Indirekte sekundäre Knochenheilung
Sie ist typisch für die konservative Frakturbehandlung. Erstes Zeichen einer Knochenheilung ist ca. 1 bis 2 Wochen nach dem Trauma eine Entkalkung

115

der Fragmentenden. Nach 1 bis 4 Wochen Bildung des periostalen Kallus, der später wieder resorbiert wird, und des – röntgenologisch schlechter sichtbaren – endostalen Kallus. Zeichen der Heilung ist eine trabekuläre Spongiosazeichnung im Bruchgebiet. Bei Anlage von stabilen Osteosynthesen kommt es wegen der fehlenden Bewegung der Fragmentenden zueinander zu keiner Kallusausbildung, sondern zu einer direkten, primären Knochenheilung.

Liegt nach 4 bis 6 Monaten noch keine knöcherne Überbrückung des Frakturspaltes vor, spricht man von einer verzögerten Knochenbruchheilung.

Pseudarthrosen

> ⚠ Ausbleiben einer knöchernen Überbrückung eines Frakturspaltes auch noch 6 bis 8 Monate nach dem Trauma nennt man Scheingelenkbildung.

Ursachen von Pseudarthrosen sind:
- mangelnde Ruhigstellung
- schlechte Durchblutung
- Infektion
- Interposition
- Distraktion
- schlechte Stoffwechsellage

Je nach Situation der Fraktur treten verschiedene **Arten** von **Pseudarthrosen** auf:
- **Hypertrophe Pseudarthrose** (Elefantenfuß-Pseudarthrose): Die Fragmentenden sind verdichtet und durch Knochenanbau bzw. noch nicht verknöcherte Kallusmassen aufgetrieben. Die Markhöhle ist meist sklerotisch abgedeckt. Das Gewebe der Pseudarthrose hat eine gute osteogenetische Potenz und hat deshalb bei Stabilisierung eine gute Prognose und rasche Heilungstendenz.
- **Hypotrophe Pseudarthrose:** nur leichte Kallusbildung, meist bei instabiler Plattenosteosynthese.
- **Atrophische (avitale) Pseudarthrose:** Bei durchblutungsgestörten Fragmenten erscheint der Knochen reaktionslos, oft mit spitz zulaufenden Fragmentenden ohne Kontakt.
- **Defektpseudarthrose:** ebenfalls bei durchblutungsgestörten Knochen. Zusätzlich Verlust von Knochensubstanz, entweder durch das Trauma oder durch Infektion (Abb. 5.40).

Entzündliche Knochen und Gelenkveränderungen

Rheumatoide Arthritis (primär chronische Polyarthritis)

Wie schon zu Beginn des Kapitels erwähnt, ist bei der Beurteilung von Röntgenbildern ein systematisches Vorgehen von großer Wichtigkeit. Dies gilt

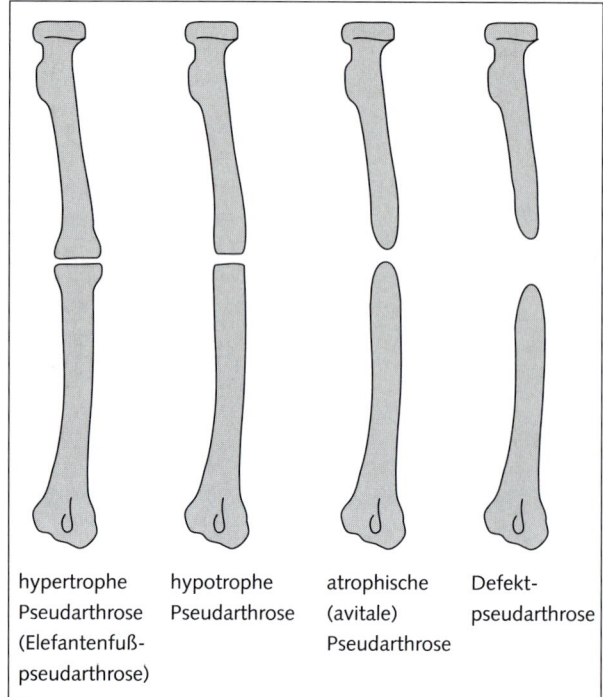

| hypertrophe Pseudarthrose (Elefantenfuß-pseudarthrose) | hypotrophe Pseudarthrose | atrophische (avitale) Pseudarthrose | Defekt-pseudarthrose |

Abb. 5.40 Pseudarthrosen.

insbesondere für die rheumatoide Arthritis, deren erstes röntgenologisches Zeichen die **periartikuläre Weichteilschwellung** ist. Eine Schwellung imponiert röntgenologisch als Zunahme der Dichte und der Dicke der Weichteilstrukturen. Diese steht zum einen im Zusammenhang mit einer Volumenvermehrung der Gelenkflüssigkeit und einer Durchtränkung der Synovialmembran, der fibrösen Gelenkkapsel und des periartikulären Gewebes sowie mit zellulärer Infiltration und Proliferation der Synovialmembran (Abb. 5.41).

Nächstes röntgenologisches Zeichen ist Folge **arthritischer Kollateralphänomene** und zeigt sich im subchondralen Knochen. Diese Kollateralphänomene sind die Folge der von der Arthritis im Knochenmark ausgelösten Kreislaufstörung, die zu Umbauvorgängen der Spongiosatrabekel und der Kompakta führt. Aber auch Schonung und Immobilisation des entzündeten Gelenkes tragen zur kollateral-arthritischen Entkalkung bei. Manche Autoren postulieren einen von der Synovialmembran ausgehenden Faktor, der bei der rheumatoiden Arthritis die Osteoklasten des gelenknahen Knochens stimuliert.

Röntgenologisch erkennt man eine scharf oder unscharf strukturierte, fleckige oder gleichmäßige, unmittelbar subchondral und metaphysär auch bandförmige, manchmal strähnige **Transparenzerhöhung** und bezeichnet sie als **juxtaartikuläre Osteoporose** oder **entzündliche Demineralisation.**

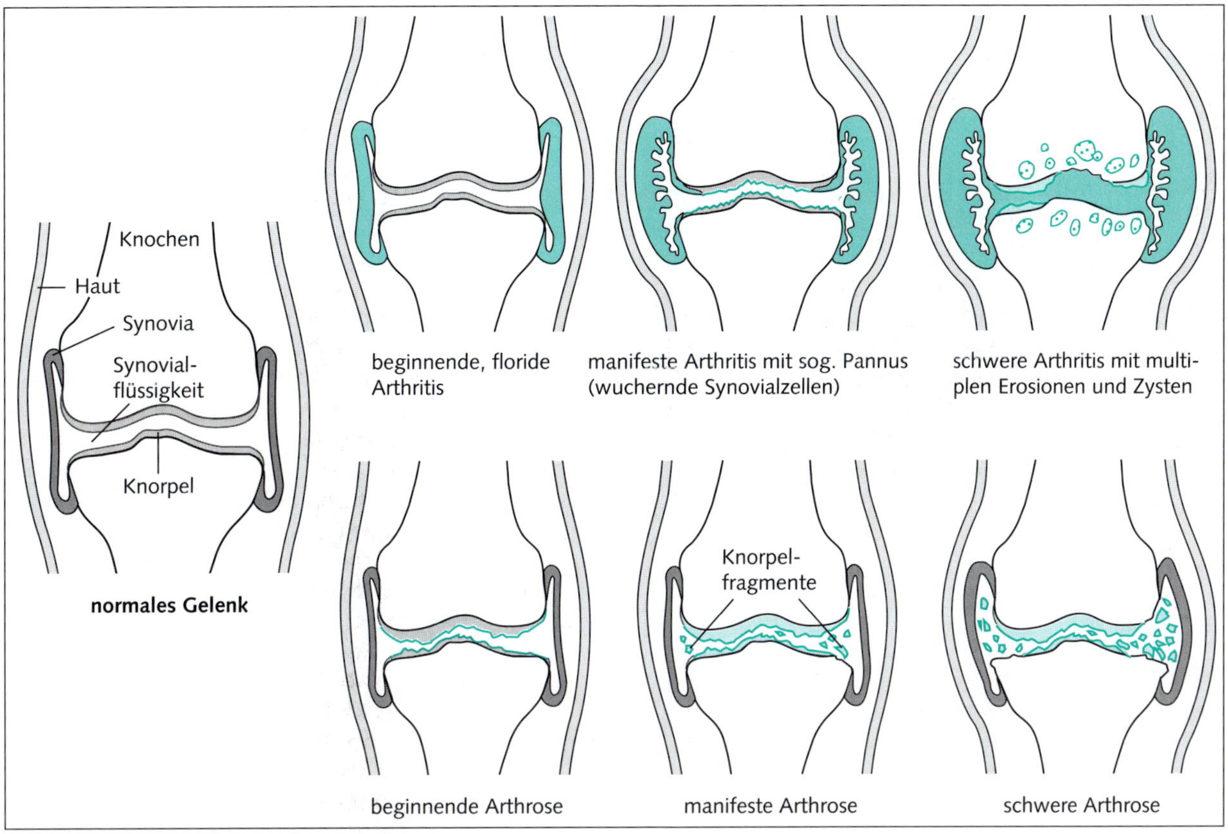

Abb. 5.41 Entwicklung der Polyarthritis und Polyarthrose im Vergleich.

Im weiteren Verlauf der Arthritis lassen sich dann die arthritischen Direktzeichen abgrenzen. Der schon eben erwähnte, als Folge einer entzündlichen Exsudation entstandene Erguß führt zusammen mit entzündlicher zellulärer Infiltration und mit dem in den Gelenkrezessus entstehenden und sich im gesamten Gelenkraum ausbreitenden Pannus zu chondroosteolytischen Vorgängen (Abb. 5.42).

Röntgenologisch erkennt man:

- **Schwund der subchondralen Grenzlamelle** (Knorpel-Knochen-Grenze, bestehend aus verkalktem Knorpel und Kortikalis)
- **Erosionen** und **Usuren** (im floriden Stadium ohne sklerotischen Rand, in einer Ruhephase eventuell mit Randsklerose)
- **Destruktionen**
- **Mutilationen**
- **Dissektionen**
- **Konzentrische Verschmälerung des Gelenkspaltes** durch die für die rheumatoide Arthritis charakteristische Art des Knorpelabbaus. Im Gegensatz dazu tritt die Gelenkspaltverschmälerung bei der Arthrosis deformans **exzentrisch,** d.h. an den Stellen der stärksten Belastung zuerst, auf.
- **Fehlen oder minimales Vorhandensein einer subchondralen Sklerose**
- fibröse oder ossäre **Ankylose**

- **resorptive Knochenveränderungen**
- **Gelenkfehlstellungen** durch Lockerung und Zerstörung des Kapsel-Band-Apparates, Sehnenrupturen und exzentrische Kapselschrumpfung. Die Richtung der Fehlstellungen ist durch statische Gelenkbelastung, Sehnen- und Muskelzug beeinflußt. Beispiele sind: Knopflochdeformität, Ulnardeviation, Schwanenhalsdeformität, Bajonettfehlstellung, Deviation der Zehen nach lateral.
- **Zystenbildung**

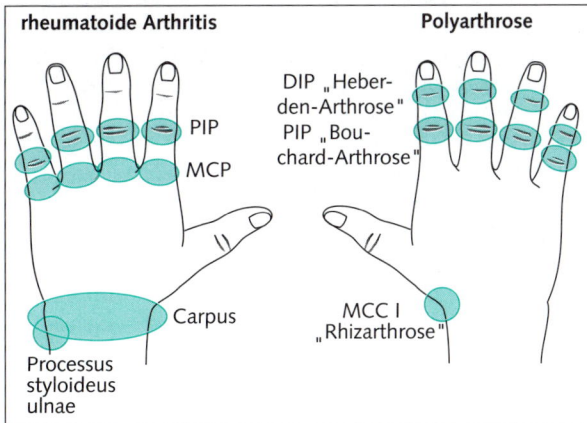

Abb. 5.42 Vergleich der Befallsmuster bei rheumatoider Arthritis und Polyarthrose.

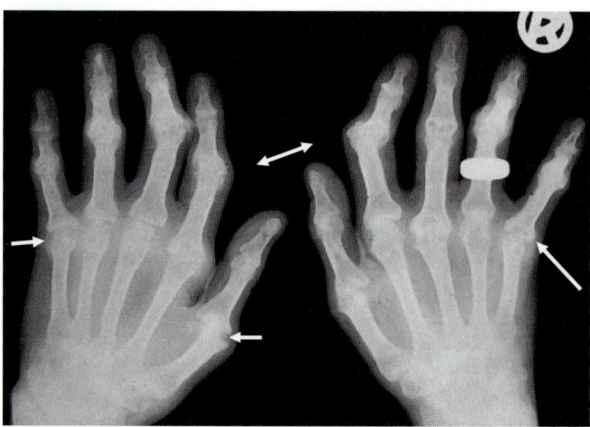

Abb. 5.43 Rheumatoide Arthritis. Ulnardeviation in MCP (⟷) und PIP-Gelenken (⟷), multiple Usuren (→) an allen Gelenken außer den DIP-Gelenken, fast völlige Destruktion der Handwurzeln und der PIP-Gelenke, massive Osteoporose, geringgradige Heberdenarthrose.

⚠ Periartikuläre Weichteilschwellung, entzündliches Kollateralphänomen und Usuren sind ein wichtiger Steckbrief für die längerdauernde Arthritis.

Die rheumatoide Arthritis kann prinzipiell jedes Gelenk befallen, typisch ist jedoch ein symmetrischer Befall der kleinen Gelenke (Abb. 5.43).

⚠ Ein typisches Befallsmuster der rheumatoiden Arthritis an den Händen ist:
- Metakarpophalangealgelenke (MCP-Gelenke)
- proximale Interphalangealgelenke (PIP-Gelenke)
- am Handgelenk vor allem Processus styloideus ulnae

An den Füßen sind besonders die **Metatarsophalangealgelenke (MTP-Gelenke)** betroffen. Bei den Rheumatikern wird die HWS oft als fünfte Extremität bezeichnet. Hier kommt es – neben einer **rheumatischen Spondylodiszitis** und einem Befall der Intervertebralgelenke – vor allem zum Befall des **Atlantodentalgelenkes** mit der Folge einer Bandlockerung und einer **atlantodentalen Distanzierung** oder auch zu einer **Arrosion des Dens.**

Da die **chronische Polyarthritis und die Polyarthrose** oft verwechselt werden, soll die Polyarthrose – obwohl keine entzündliche, sondern eine degenerative Erkrankung – aus didaktischen Gründen bereits hier behandelt werden.

Arthrose
Sie nimmt die **größte Gruppe aller Gelenkerkrankungen** ein. Sie stellt eine degenerative Erkrankung

des Knorpels dar (meist durch chronische Überlastung) und nimmt mit dem Alter zu. In erster Linie sind die Knie-, dann die Hüft- und Fingergelenke betroffen. Ätiologisch ist eine pathologische Lastübertragung auf den Knorpel durch Inkongruenz der Gelenkflächen, Achsenfehlstellungen, Instabilität und neuromuskuläre Imbalance verantwortlich, aber auch pathologische Veränderungen des Knorpels selbst durch mechanische und biologische Veränderungen an Knorpelmatrix und Chondrozyten.

Man unterscheidet **primäre Arthrosen** (meist Polyarthrose) und **sekundäre Arthrosen,** die z.B. als Folge von Frakturen mit Gelenkbeteiligung, Knochennekrosen, postarthritisch, iatrogen nach multiplen Kortikoidinjektionen vor allem monartikulär entstehen. Sekundäre Arthrosen können aber auch bei **Stoffwechselerkrankungen** (Hämochromatose, M. Wilson, Ochronose) und endokrinen Erkrankungen (Akromegalie, Cushing) oligoartikulär auftreten. Bei großen Gelenken ist die Diagnose der primären Arthrose meist eine Ausschlußdiagnose.

Röntgenologisch kommt es auch bei der Arthrose zu einer Verschmälerung des Gelenkspaltes durch Knorpelschwund. Da der gelenknahe Knochen jedoch nicht – wie bei der rheumatoiden Arthritis – durch die oben geschilderten Umbauvorgänge miterkrankt ist, kann und muß er auf die entstehende Fehlbelastung mit einer **subchondralen Sklerosierung** der angrenzenden Gelenkflächen und mit reaktiven Umbauvorgängen an den Rändern der Gelenkflächen (Entstehung sogenannter **Osteophyten**) reagieren. Die bei der Arthrose auftretenden **subchondralen Geröllzysten** entstehen durch lokale Knochendestruktion und Blutungen in den Druckaufnahmezonen und sind sklerotisch begrenzt.

An den **Händen** sind folgende Manifestationen der Polyarthrose häufig und charakteristisch:
- **Heberden-Arthrose:** distale Interphalangealgelenke (DIP-Gelenke)
- **Bouchard-Arthrose:** proximale Interphalangealgelenke (PIP-Gelenke)
- **Rhizarthrose:** Metakarpokarpalgelenk I

Arthritis urica (Gicht)
Bei der Gicht handelt es sich um einen Stoffwechseldefekt mit Ablagerung von Uraten in Gelenken, Sehnenscheiden, Schleimbeuteln, Subkutis und Nierenmark bei erhöhten Harnsäurewerten (Abb. 5.44).

Die Gicht manifestiert sich mono- oder oligoartikulär, manchmal polyartikulär. Prädilektionsstellen der Gelenke der unteren Extremität sind das Großzehengrundgelenk (Podagra) in 70%, die Fußwurzel mit den Intertarsalgelenken, Sprung- und Kniegelenke. Bei der akuten Gicht erkennt man röntgenologisch eine Weichteilschwellung und einen Gelenkerguß.

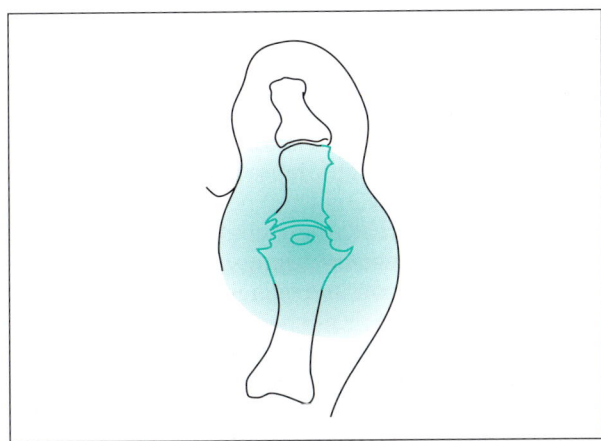

Abb. 5.44 Schematische Darstellung der Gichtarthritis.

Bei chronisch manifestierter Gicht kommt es zu einer exzentrischen, asymmetrischen Ablagerung von Uraten in den oben genannten Lokalisationen. Verkalkungen der Ablagerungen sind selten.

Die knöchernen Veränderungen treten erst sehr spät auf, man erkennt dann wie ausgestanzt wirkende, rundliche oder ovale, zystische Läsionen, begleitet von einem Weichteilschatten (Tophus). Eventuell

läßt sich ein sklerotischer Rand abgrenzen. In manchen Fällen haben die Erosionen »überhängende Ecken«, darüber hinaus kann sich ein charakteristischer Periostachel (»Gichtstachel«) bilden.

Bei fortgeschrittener Erkrankung kommt es zu einer Gelenkspaltverschmälerung. Eine gelenknahe Osteoporose ist hier jedoch im Gegensatz zur rheumatoiden Arthritis gar nicht oder nur sehr gering ausgeprägt, unter Umständen kann es jedoch zu einer Inaktivitätsosteoporose kommen.

Osteomyelitis

Die Osteomyelitis ist eine Knochenmarkentzündung, die folgende **Ursachen** haben kann:

- endogen (z.B. Bakteriämie mit Staphylokokken, Pseudomonas)
- exogen (z.B. posttraumatisch nach offenen Frakturen und anderen Verletzungen)
- iatrogen (nach Operationen)

Es wird zwischen hämatogen entstandener **Osteomyelitis** und per continuitatem fortgeleiteter **Osteitis** unterschieden, wenn auch beide Formen letztlich in den Markraum vordringen. Darüber hinaus unterscheidet man eine akute und eine chronische Form. Der **Verlauf** der Osteomyelitis ist je nach Lebensalter unterschiedlich (Abb. 5.45):

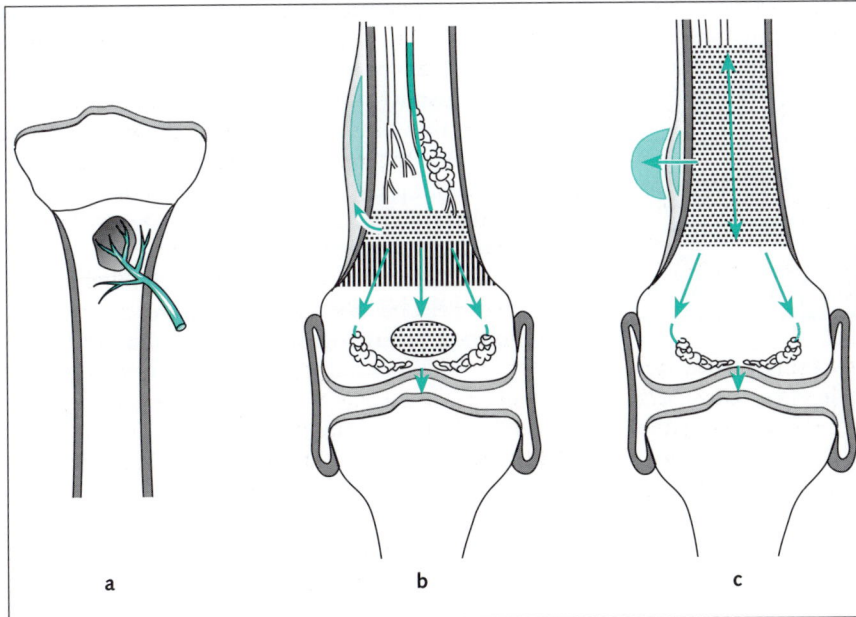

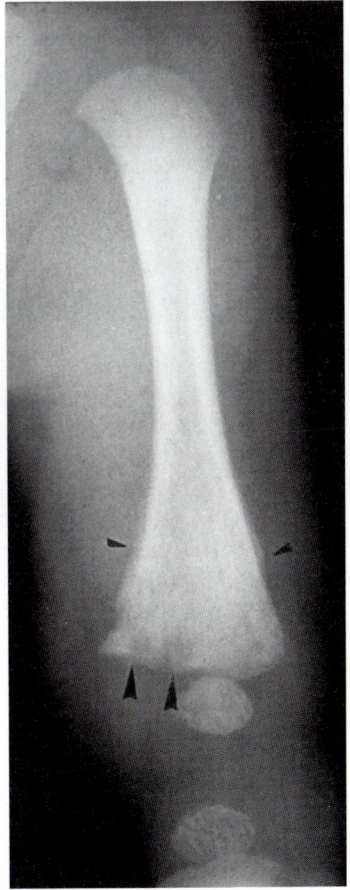

Abb. 5. 45 Entwicklung und Ausbreitung der hämatogenen Osteomyelitis in verschiedenen Lebensaltern.
a) Entwicklung
b) Schemazeichnung des Ausbreitungsweges beim Säugling (nach LENNERT).
c) Darstellung des Ausbreitungsweges beim Erwachsenen (nach LENNERT).
d) Oberschenkel (a.p.-Aufnahme) 6 Wochen nach Beschwerdebeginn. Beachte die metaphysäre reaktionslose Lyse (nach 2 Wochen zu sehen) und die später auftretenden Periostveränderungen (Pfeile).

- Bei **Säuglingen** überwiegt die hämatogene Osteomyelitis durch Staphylokokken (z.B. bei Nabelschnurinfektion). Da die Epiphyse arteriell durch die Wachstumsfugen hindurch von der A. nutritia versorgt wird, können Keime bei einer Bakteriämie aus den postkapillären Sinusoiden in die Epiphysenfuge und das Gelenk übertreten. Besonders betroffen sind die Hüftgelenke.
- Ab dem 12. Lebensmonat wirkt die Epiphysenfuge bei **Kindern und Jugendlichen** als Bakterienbarriere, so daß Keime, die in die postkapillären Sinusoide des Knochenmarks gelangen, hier bleiben und in der Regel nicht in das Gelenk gelangen.

Eine Ausnahme besteht bei den Gelenken, bei denen die Gelenkkapsel (wie beim Hüftgelenk) bis zur Metaphyse reicht und die Erreger unter Umgehung der Epiphysenfuge direkt in das Gelenk eindringen.

- Auch hier sind die häufigsten Erreger die koagulasebildenden Staphylokokken, die zu Thromben und ohne adäquate Antibiotikabehandlung zu einer Nekrose des Knochens führen. Der biegsame Periostschlauch (siehe auch Beispiel Grünholzfraktur!) verhindert ein Austreten des entstehenden Eiters, so daß ein **subperiostaler Abszeß** entsteht. Verlieren Teile des Knochens ihren Anschluß an die Ernährung und werden nekrotisch, spricht man vom **Sequester**. Der sich ausbildende **reaktive Mantelkallus** um diesen Herd wird auch als **Totenlade** bezeichnet.

> ⚠ Toter Knochen wird dicht, d.h., er sklerosiert durch Verseifungsvorgänge und lagert dabei Kalzium ein (z.B. bei aseptischer Knochennekrose, Nekrose des Knochens nach Strahlentherapie, Caissonkrankheit, Sequester).

- **Nach Abschluß des Wachstums** und Schluß der Epiphysenfuge kann es wieder leichter zu einem Gelenkbefall kommen, da nun wieder einzelne Gefäße in den subchondralen Epiphysenbereich ziehen. Da das Periost jetzt jedoch fest mit dem Knochen verbunden und nicht mehr so biegsam ist, kommt es nicht zu einem subperiostalen Abszeß, sondern eher zu einer Fistelbildung (Abb. 5.45 b und c).

Beim **Kind** lassen sich die ersten röntgenologischen Veränderungen nach ca. 10 Tagen erkennen. Zur Frühdiagnostik wäre und ist hier der **Ultraschall geeigneter**, der die ersten periostalen Veränderungen wesentlich früher zeigt. Beim Erwachsenen erkennt man die ersten röntgenologischen Veränderungen nach ca. 2 bis 3 Wochen. Die MRT zeigt Frühveränderungen der Osteomyelitis am ehesten. Auch mit Hilfe der Nuklearmedizin lassen sich erste Veränderungen eher erkennen als im konventionellen Röntgen. Bei kleinen Kindern erscheint die Klinik vor allem durch die Bewegungsverweigerung zunächst dramatisch und wird als traumatisch bedingt eingeschätzt. Die Kinder kommen nicht selten unter Frakturausschlußdiagnostik zum Röntgen.

Neben der Weichteilschwellung sieht man eine unscharf und irregulär begrenzte Aufhellung der Knochenstruktur, oft mit gleichzeitiger periostaler Knochenapposition (Knochenanbau). Abszesse zeigen sich als Aufhellungen mit sklerotischer Randzone. Sequester sind meist auf Schichtaufnahmen am besten zu erkennen und zeigen sich als oväläre Verdichtungen des Knochens mit umgebender Aufhellungszone.

Je besser die Abwehrlage des Körpers, auf den speziellen Keim bezogen, ist, um so größer ist die **sklerotische Reaktion** auf die Knocheninfektion. Bei **sehr guter Abwehrlage** des Körpers und geringer Virulenz der Erreger kommt es zu keiner Eiterbildung und zu keinem Sequester. Röntgenologisch erkennt man eine deutliche Verdichtung und Verdickung des Knochens: **Osteomyelitis sclerosans Garré**.

Bei **guter Abwehrlage** und wenig virulenten Keimen bildet sich um einen Abszeß ein deutlicher Sklerosesaum: **Brodie-Abszeß**.

Spezifische Osteomyelitis

Bei **tuberkulösen Knochenerkrankungen** ist oft erst nach 3 Monaten eine Osteoporose als Frühzeichen abgrenzbar, später kommt es bei Fehlen oder nur geringer Ausprägung von Sklerosen zu zentralen oder randständigen knöchernen Defekten, man spricht von **Knochenkaries**.

Nach Ausheilung der Osteomyelitis bleiben oft grobe sklerotische Knochenumbauten, Deformierungen und eine Einengung des Markraumes bestehen.

Chronische Osteomyelitis

Sie tritt meist im Gefolge einer Osteitis oder ungenügend anbehandelten Osteomyelitis auf. Das Hauptproblem der chronischen Osteomyelitis ist die Neigung des Organismus, die Entzündung zu begrenzen. Zum einen wird ein Sklerosesaum um den Herd der Entzündung herum aufgebaut, zum anderen wird minderwertiges, schlecht durchblutetes Narbengewebe (oft mit Sklerose) im Markraum selbst gebildet. Beides verschlechtert die natürlichen und antibiotischen Abwehrmöglichkeiten durch einen De-facto-Zusammenbruch der Durchblutung. Chronische Osteomyelitiden dauern Jahrzehnte, rezidivieren nach Jahren der scheinbaren Ruhe wie Vulkane und sind ausgesprochen therapieresistent. Frühe Erkennung und frühe adäquate (nach Austestung) Antibiotikatherapie müssen von vornherein – wenn möglich – die Chronifizierung verhindern.

 Ein Sequester wirkt wie ein nicht durchbluteter Fremdkörper. Kein Antibiotikum kann ihn erreichen. Er muß entfernt werden!
Auch Fremdkörper (z.B. Metalle) begünstigen die bakterielle Besiedlung und müssen deshalb unbedingt vom Radiologen erkannt werden (Schichten).

Metabolische Veränderungen

Osteoporose

Die Osteoporose zeigt sich in einer verminderten Quantität normalen Knochens → Abschnitt Wirbelsäule. An den Extremitäten fällt die Verschmälerung der Kortikalis auf. Die Dicke der Kortikalis eines Metakarpalknochens sollte z.B. ein Viertel bis ein Drittel der Gesamtdicke des Metakarpalknochens betragen. Bei Osteoporose ist diese Kortikalisdicke vermindert.

Osteomalazie

Bei der Osteomalazie ist eine normale Quantität des Knochens mit einem Überschuß nicht kalzifizierten Osteoids zu beobachten und wird auch als Rachitis des Erwachsenen bezeichnet.

Bei Störungen des Vitamin-D-Stoffwechsels, Störungen des Phosphatstoffwechsels sowie einer Hypophosphatasie oder einer langjährigen Phenytointherapie kommt es zu einer Verminderung des Mineralanteils der Knochengrundsubstanz und einer Vermehrung des Osteoids. Es entwickelt sich eine pathologische Weichheit und Biegsamkeit des Knochens.

Röntgenologisch ist die Dichte des Knochens gemindert, im Gegensatz zur Osteoporose erscheint die Knochenstruktur jedoch milchglasartig verwaschen. Es können **Deformierungen der Röhrenknochen**, eine **Kartenherzform** des **Beckens**, eine **Protrusio acetabuli, bikonkave Wirbelkörper,** eine **basilare Impression** und **Looser-Umbauzonen** auftreten. Hierbei handelt es sich um quer zur Längsachse des Knochens verlaufende **bandförmige Aufhellungen** (unverkalktes Osteoid), die durch Minimalfrakturen und immer wieder einsetzende Kallusbildung geprägt sind und so im Laufe der Erkrankung sklerotische Ränder bekommen.

Typische Lokalisationen der Looser-Umbauzonen sind: kaudale Anteile der Schulterblätter, Femurhälse und -schäfte, Schambeinäste und Rippen. Bei bilateral symmetrischem Auftreten der Looser-Umbauzonen spricht man vom **Milkman-Syndrom.**

 Steckbrief für die **Osteoporose** sind die Vertikalisierung der Spongiosa (im Wirbelkörper), Abnahme der Zahl der Trabekel, vermehrte Transparenz, Wirbelkörperfrakturen.
Steckbrief für die **Osteomalazie** sind die verwaschene, milchige Knochenstruktur, schleichende Frakturen am vorderen Beckenring (sehen aus wie Pseudarthrosen).
Bei **beiden** Abnahme der Knochendichte!

Rachitis (Osteomalazie vor Schluß der Epiphysenfugen)

Die röntgenologisch nachweisbaren Veränderungen sind durch die Biegsamkeit des Knochens geprägt: **Beindeformierungen** (meist Varusform), **Sitzbuckel** durch Deformierung der Wirbelkörper, **Harrison-Furche** (glockenförmiger Thorax mit beidseitiger Einziehung in Zwerchfellhöhe), **rachitischer Rosenkranz** (Auftreibungen an den Knorpel-Knochen-Übergängen durch verbreiterte Verkalkungszonen), **Caput quadratum = Craniotabes** (weiche Schädelkalotte und später Fontanellenschluß führen zu Verformungen). Auch bei der kindlichen Rachitis ist die Knochenstruktur verwaschen. Darüber hinaus kommt es zu einer **Verbreiterung** der **Wachstumsfugen, becherförmigen Auftreibungen** der **Metaphysen** und einer **Verbreiterung** der **Diaphysen.**

Sudeck-Atrophie

Vegetativ dystrophische Veränderungen an allen Geweben eines bestimmten Körperabschnittes infolge neurovegetativer Dysregulation, meist nach Verletzungen am Handgelenk, aber auch nach anderen Traumen und an anderen Körperabschnitten vorkommend. Röntgenologisch ist die Sudeck-Atrophie im akuten Stadium (nach 2 bis 3 Wochen) gekennzeichnet durch eine fleckige Demineralisation (Nebeneinander von Knochenabbau und Osteoideinbau) der Spongiosa des betroffenen Körperabschnitts. Im chronischen Stadium (nach 2 bis 3 Monaten) kommt es entweder zu einer Rückbildung der Veränderungen oder zu einer uniformen, grobwabigen Osteoporose von Spongiosa, Kortikalis und Kompakta.

Morbus Paget (Osteodystrophia deformans oder Ostitis deformans)

Beim M. Paget handelt es sich um eine **benigne, lokalisierte Knochendysplasie** unbekannter Ätiologie (diskutiert wird eine Virusosteomyelitis), die mit gesteigertem Knochenstoffwechsel einhergeht, mit zunehmendem Lebensalter häufiger wird (ca. 5% der über 60jährigen) und **mono-, oligo-** und **polyostotisch** (3% aller Fälle) auftreten kann. Es entsteht ein kalkreicher, wenig stabiler Faserknochen. Die

Erkrankung tritt im **Achsenskelett** auf: Wirbelsäule (75%), Schädel (65%), Becken (40%), proximaler Femur (75%). Im Knochenszintigramm speichern betroffene Knochen sehr stark.

Man unterscheidet drei verschiedene Stadien: das **aktive, osteolytische Stadium**, in dem man am Schädel eine **Osteoporosis circumscripta** im Os frontale und Os occipitale nachweisen kann. In den langen Röhrenknochen erkennt man gut abgrenzbare, V-förmige subartikulär beginnende Aufhellungszonen. Man spricht vom **osteolytischen Frontkeil,** der wie eine um 180 Grad gedrehte **Kerzenflamme** aussieht.

Im nächsten Stadium liegt ein Nebeneinander von osteolytischen und osteosklerotischen Veränderungen vor.

Im **osteosklerotischen Stadium** ist die Schädelkalotte wolkig verdickt, der Schädelumfang nimmt zu (**Watteschädel,** »der Hut paßt nicht mehr«). Bei Befall der Schädelbasis kann es sogar zu Hirnnerveneinklemmungen kommen, in einigen Fällen liegt eine **basilare Impression** vor (Abb. 5.46). An der Wirbelsäule ist besonders die LWS betroffen, es kommt zu einer Verbreiterung der Wirbelkörper, die häufig wie eingerahmt wirken (**Rahmenwirbel**), aber auch völlig sklerosiert sein können (**Elfenbeinwirbel**). Am Becken kommt es zu meist asymmetrischen Verdickungen einzelner Abschnitte, verbunden mit einer **Protrusio acetabuli**. Die langen Röhrenknochen deformieren unter der Last des Körperge-

wichtes und nehmen an Umfang zu. Die charakteristische Verformung des Femurs nennt man **Bischofsstabdeformität**.

 Das Nebeneinander von osteolytischen und raumfordernden, deformierenden sklerotischen Veränderungen (zusammen mit dem Kerzenflammenphänomen an den Röhrenknochen) sind die Kennzeichen für den M. Paget.

Nicht selten kommt es zu pathologischen Frakturen. In 2 bis 5% der Fälle entwickelt sich auf dem Boden eines M. Paget ein Osteosarkom.

Knocheninfarkt
Störungen der intraossären Durchblutung führen zu Veränderungen des Knochengewebes. Bei Unterbrechung der Blutzufuhr kommt es zur Ausbildung einer Knochennekrose oder eines Knocheninfarktes. Hierzu kommt es beispielsweise durch Abriß der versorgenden Arterie bei Schenkelhalsfrakturen (Femurkopfnekrose), bei Thrombosen (z.B. **Sichelzellanämie**), **Steroidtherapie,** bei der **Caissonkrankheit** der Taucher (anämische Knocheninfarkte durch Bildung intravasaler Stickstoffgasblasen bei zu schnellem Auftauchen) und **idiopathisch.** Röntgenologisch erscheint der betroffene Knochen dicht, bei Femurkopfnekrosen ist der Femurkopf deformiert, leicht abgeflacht und inhomogen durch Osteosklerose und unregelmäßige, fleckige Osteolysen.

 Toter Knochen ist dichter als gesunder Knochen!

Idiopathische Knochennekrosen finden sich z.B. am Femurkopf **(M. Perthes),** an der Tibiaapophyse **(M. Osgood-Schlatter)** und am Os lunatum **(M. Kienböck).**

Tumoröse Knochenveränderungen
Zu den solitären Knochenläsionen zählen »tumorlike lesions« (tumorähnliche Läsionen), benigne und maligne Knochentumoren.

Bei Vorliegen einer **solitären Knochenläsion** sind bei der **Beurteilung** des **Röntgenbildes** folgende Punkte zu berücksichtigen:
1. Begrenzung der osteolytischen oder osteosklerotischen Läsionen (scharf oder unscharf)
2. Kortikalis (intakt/zerstört)
3. Periost (periostale Reaktion)
4. Weichteilreaktion (Verkalkungen)
5. Lokalisation (epi-, meta-, diaphysär, Extremitäten, Stammskelett)

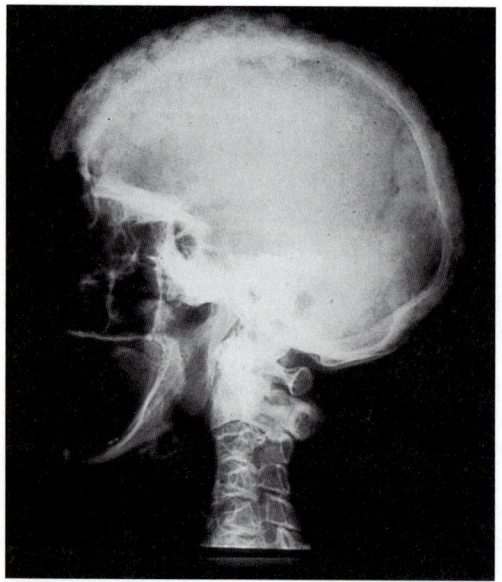

Abb. 5.46 Morbus Paget. Wattebauschähnliche Verdickung der Schädelkalotte (man kann sich leicht vorstellen, daß diesem Patienten ein alter Hut plötzlich nicht mehr paßt!), Verdickung der Schädelbasis (evtl. Hirnnervenkompression), Befall des HWK 2. Der Befall der Schädelbasis und des HWK 2 wird bei Vergleich mit Abbildung 5.31 deutlich!

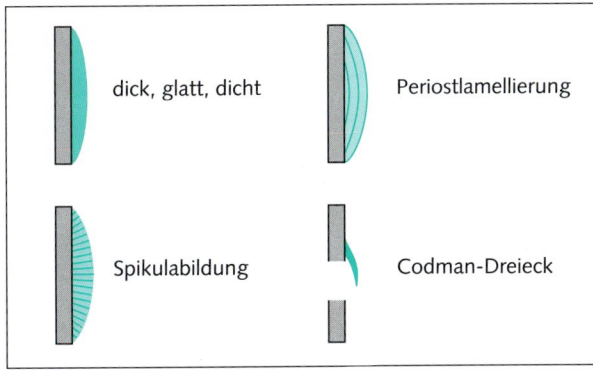

Abb. 5.47 Periostale Reaktionen.

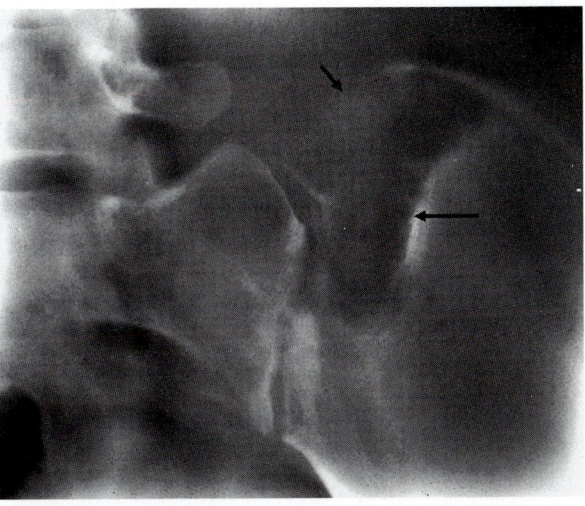

Abb. 5.48 Osteoklastom der Iliosakralfuge links, ausgehend von der Darmbeinschaufel links. Beachte das Nebeneinander von gut sklerosierter Läsion (⟶) und Durchbrechung der Kortikalis (→). Entscheidend für die Malignität ist der bösartigste Aspekt (→).

6. Alter des Patienten (viele Knochentumoren treten nur in bestimmten Lebensabschnitten auf)

Bemerkungen zu einzelnen Fragestellungen:

Punkt 1 und 2: Bei malignen osteolytischen Tumoren bleibt dem Knochen nicht genügend Zeit, auf seine Zerstörung zu reagieren, d.h., die Begrenzung der malignen Läsion ist unscharf (**mottenfraßartige Ausfransung**), und auch die Kortikalis wird arrodiert, z.T. nach außen vorgeschoben und zerstört. Bei osteosklerotischen Läsionen erscheint der befallene Knochenabschnitt ebenfalls unscharf begrenzt.

Punkt 3: Eine **periostale Reaktion** tritt immer dann auf, wenn das Periost irritiert wird, sei es durch einen malignen Tumor, einen benignen Tumor, eine Entzündung oder ein Trauma (Abb. 5.47). Man unterscheidet benigne und maligne periostale Reaktionen. Ein langsam wachsender **benigner Tumor** führt zu einer **dicken, welligen, uniformen** oder **dichten** periostalen Reaktion, da bei langsamem Wachstum Zeit genug bleibt, neuen Knochen und neue Kortikalis zu bilden. Bei **malignen Tumoren** mit schnellem Wachstum hingegen wird das Periost in Schüben abgehoben, es findet nur eine reaktive dünne Knochenneubildung statt, so daß das Periost lamelliert (**zwiebelschalenartig**) erscheint. Wird diese **Periostlamellierung** durch den schnell wachsenden Tumor arrodiert, so entsteht ein dreieckiger Schatten, das **Codman-Dreieck,** ein Periostsporn (typisch für das Osteosarkom). Darüber hinaus sind oft in die Weichteile reichende, senkrecht zum Schaft stehende, feine **Spiculae** (sonnenstrahlartige Knochenfädchen) abgrenzbar, die durch Verkalkung der Sharpey-Fasern entstehen (Abb. 5.48).

Punkt 4: Maligne Tumoren haben meist einen zusätzlichen großen **Weichteiltumor,** der mit der **Kernspintomographie** hervorragend dargestellt werden kann. Während sehr oft eine Verdichtung des an den knöchernen Defekt heranreichenden Weichteilgewebes zu sehen ist, führen manche Tumoren zusätzlich zu **Verkalkungen** (insbesondere knorpelbildende Tumoren wie z.B. Chondrosarkome).

⚠ Man unterscheidet osteoblastische, osteolytische und gemischt osteolytisch-osteoblastische Metastasen, wobei je nach Primärtumor eine bestimmte Form der Knochenmetastasierung überwiegt (Tab. 5.2).

Metastasen treten vor allem am Körperstamm auf, wobei je nach Tumor unterschiedliche Regionen unterschiedlich häufig betroffen sein können. So metastasieren Prostatakarzinome z.B. bevorzugt in das Beckenskelett und die Wirbelsäule. Knochenmetastasen treten solitär oder multipel auf, sind meist rundlich, unscharf begrenzt und ohne Sklerosesaum. Kommt das Metastasenwachstum (z.B. nach Chemotherapie) zur Ruhe, kann sich ein Sklerose-

Tab. 5.2 Formen der Knochenmetastasierung.

Formen der Knochenmetastasen	Primärtumor
osteoblastische Metastasen	**Prostatakarzinom** **Blasenkarzinom** Magenkarzinom (selten Kolonkarzinom)
osteolytische Metastasen	**Bronchialkarzinom** **Schilddrüsenkarzinom** **Mammakarzinom** Nierenzellkarzinom Wilms-Tumor Melanom Kolonkarzinom
gemischt osteolytisch-osteoblastische Metastasen	**Nierenzellkarzinom** (Mammakarzinom) (Magenkarzinom)

saum ausbilden. Da sowohl die Spongiosa als auch die Kompakta arrodiert sein können, treten → pathologische Frakturen auf. Als Methode der Wahl gilt nicht die Röntgenaufnahme, sondern die sensitivere Skelettszintigraphie (→ Kap. 7).

Gelenke

Gelenkdiagnostik

Auf einer konventionellen Röntgenaufnahme stellen sich Knorpel, Meniski, Diski und Bänder normalerweise nicht dar. Man kann lediglich feststellen, wie weit der → röntgenologische Gelenkspalt ist. Nur bei wenigen Erkrankungen, z.B. mit Kalziumpyrophosphatablagerungen, kann es zu Verkalkungen der Gelenkknorpel bzw. zu Verkalkungen der Disci intervertebrales oder Kalziumpyrophosphatablagerungen kommen. Zur Untersuchung der Gelenkinnenräume wäre eine Untersuchung mit intraartikulärer Instillation von Kontrastmittel (→ Arthrographie), eine Gelenksonographie, eine Arthro-CT oder eine MRT nötig, falls dies in Einzelfällen aus klinischer Sicht erforderlich wird.

Stellenwert der konventionellen Skelettdiagnostik gegenüber konkurrierenden Verfahren

Die Nativdiagnostik ist im Augenblick ein konkurrenzloses Verfahren. Selbst die MRT vermag wenig beizutragen (Kortikalis enthält nun einmal Kalzium und kein Wasser).

Eine Ausnahme bildet die mehrere Tage alte, konventionell nicht entdeckbare Fissur. Der Frakturspalt ist hier durch ein Ödem (Wasser!) markiert.

Computertomographie

In der Skelettdiagnostik wird die Computertomographie zum einen in der Traumatologie angewendet. Sie deckt beispielsweise bei Beckentraumen wesentlich mehr Frakturen auf und kann darüber hinaus die Lokalisation dislozierter Fragmente sehr viel genauer bestimmen als die konventionelle Diagnostik. Das gleiche gilt für frakturierte Wirbelkörper und für Frakturen des Gesichtsschädels. Da Densfrakturen oft horizontal verlaufen, werden diese oft besser konventionell seitlich geschichtet, oder es muß eine sagittale Rekonstruktion einer Computertomographie mit sehr dünnen Schichten (2 mm) durchgeführt werden.

Zum anderen erlaubt die Computertomographie eine quantitative Analyse des Mineralsalzgehaltes des Knochens bei Patienten mit metabolischen Knochenerkrankungen (vor allem Osteoporose). Alternativ gibt es sehr exakte nuklearmedizinische Methoden.

Bandscheibenvorfälle (Herniation des Nucleus pulposus) können ebenfalls in der Computertomo-

graphie, aber auch mit der Magnetresonanztomographie dargestellt werden.

Magnetresonanztomographie

Die Magnetresonanztomographie wird in der Bestimmung der intra- und extraossären Ausdehnung von Knochentumoren und bei Gelenkveränderungen (Meniskus-, Kreuzbandläsionen) eingesetzt.

Sonographie

Wie im Sonographiekapitel dargestellt, ist die Sonographie von Knochen nur sehr eingeschränkt möglich. Die Frühdiagnose der **kindlichen Osteomyelitis** sollte heute jedoch sonographisch erfolgen. Auch die Diagnose und Verlaufsbeobachtung von **Knochenmetastasen** ist sonographisch möglich.

Darüber hinaus wird die Sonographie zur **Gelenkdiagnostik** eingesetzt. An den großen Gelenken bei Fragen nach Ergüssen, Bandrupturen, Meniskusschäden, Sehnenveränderungen (z.B. Bizepssehne) usw.

Ganz wichtig ist die Sonographie außerdem bei der Frühdiagnose der **Hüftluxation im Säuglingsalter**. Diese Diagnose sollte heute wegen schlechterer Aussagekraft und Strahlenbelastung nicht mehr röntgenologisch erfolgen.

Arthrographie

Sie spielt eine immer geringere Rolle.

Skelettszintigraphie

Die Skelettszintigraphie ist sehr sensitiv, jedoch primär meist wenig artdiagnostisch. Heilende Knochenfrakturen, langsam wachsende, gutartige Knochentumoren (z.B. Osteoidosteom) und Metastasen des Skeletts sehen in ihrer vermehrten Speicherung zunächst sehr ähnlich oder gleich aus.

 Die Früherfassung von Knochenmetastasen erfolgt wegen der überlegenen Sensitivität ausschließlich nuklearmedizinisch.

Die Primärdiagnostik erfolgt gleichzeitig zur Erfassung der Befallstopik, d.h., bei der Frage nach Skelettmetastasen wird zunächst eine Szintigraphie durchgeführt, eventuelle Speicherherde werden dann anamnestisch (z.B. Fraktur) und schließlich röntgenologisch (bis zur CT) abgeklärt. Bei Osteomyelitis oder der Beurteilung unklarer primärer Knochenprozesse spielt die Szintigraphie ebenfalls eine entscheidende Rolle (ein florider Prozeß speichert stärker als ein ruhender) → Kap. 7.

Thoraxdiagnostik

Ungefähr die Hälfte aller Röntgenuntersuchungen sind Thoraxuntersuchungen. Der Thorax wird häufig in 2 Ebenen, nämlich im posterior-anterioren (p.a.-Aufnahme, Abb. 5.49a) und im seitlichen Strahlengang (Abb. 5.49b) in tiefer Inspiration geröntgt. In vielen Instituten wird bei Patienten unter 50 Jahren auf die seitliche Aufnahme verzichtet. Die Entfernung sollte 2 Meter betragen, um starke geometrische Vergrößerungen zu vermeiden. Es wird im allgemeinen die Hartstrahltechnik (120 bis 150 kV bei 5 mAs) angewandt.

Bei Säuglingen werden die Thoraxaufnahmen »im Hängen« im p.a.-Strahlengang angefertigt. Hierzu kommen die kleinen Patienten in eine Haltevorrichtung, um zu starke Bewegungsartefakte zu vermeiden.

Um in der Routine keine Befunde und insbesondere bei auffälligen Hauptbefunden keine, ebenfalls wichtigen, Nebenbefunde zu übersehen, muß **jeder Abschnitt** des **Röntgenfilms** sorgfältig gemustert werden. Die Reihenfolge ist dabei unwichtig, man sollte sich jedoch eine bestimmte Reihenfolge angewöhnen.

Beispiel der Reihenfolge bei einer p.a.-Aufnahme

1. Position des Patienten
Steht der Patient verdreht? Erkennbar an der Stellung der medialen Klavikulaenden. Bei schlechter Positionierung kann beispielsweise ein Hilus schlechter einsehbar sein oder die Herzform verändert erscheinen.

2. Belichtung
Die Wirbelsäule sollte noch gerade durch den Herzschatten hindurch erkennbar sein, bei falscher Belichtung können Transparenzminderungen oder -erhöhungen vorgetäuscht werden und zu Fehlinterpretationen führen.

3. Inspirationstiefe
Wichtig zur Beurteilung der Herzgröße (Herz ist bei schlechter Inspiration gestaucht und erscheint größer) und Beurteilung der Struktur der basalen Lungenabschnitte.

4. Peripherie
Hals
Abdomen
Weichteilmantel der Thoraxwand
(Transparenzunterschiede durch
Weichteildefekte, z.B. Mastektomie)

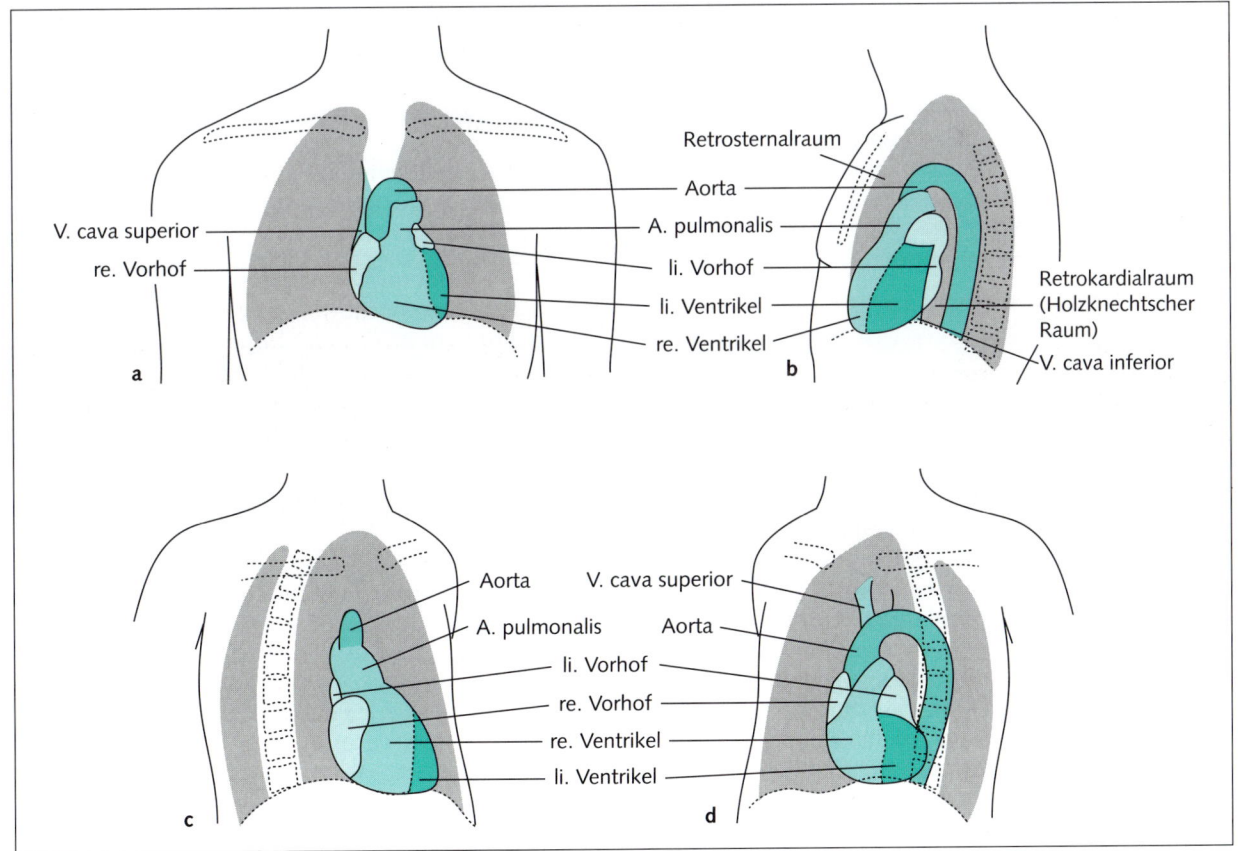

Abb. 5.49 Schemazeichnungen der Thoraxaufnahme.
a) Im p.a.-Strahlengang.
b) Seitliche Aufnahme.
c) Rechter vorderer Schrägdurchmesser.
d) Linker vorderer Schrägdurchmesser.

5. Knochen

HWS (soweit abgebildet)

Schultergürtel (Klavikula und Skapula)

Rippen (posteriorer Abschnitt: verläuft horizontal anteriorer Abschnitt: verläuft nach kaudal lateral)

6. Thoraxorgane

Zwerchfell: abgrenzbar?, einseitiger Hochstand? (das rechte Zwerchfell steht normalerweise bis zu 3 cm höher als das linke Zwerchfell), Verkalkungen? usw.

Recessus phrenicocostales: frei?, verschattet?

Pleura: allseits anliegend?, verdickt?

Mediastinum: Breite?

Trachea: verlagert?, imprimiert?

Aortenbogen und Aorta: verkalkt? Form? Größe?

Hili: Form, Größe, Lage, Verkalkungen?

Lunge: seitengleich belüftet? Kaliber der Lungengefäße? Verschattungen? Rundherde, andere pathologische Veränderungen

Herz: Form, Größe, Lage, Verkalkungen

Beispiel der Reihenfolge bei einer Seitaufnahme

1. Position (→ p.a.-Aufnahme)

2. Belichtung (→ p.a.-Aufnahme)

3. Inspirationstiefe (→ p.a.-Aufnahme)

4. Peripherie

Hals

Abdomen

Weichteilmantel der Thoraxwand

5. Knochen

HWS

BWS

Sternum

6. Thoraxorgan

Herz

Mediastinum

Retrosternalraum: Verschattungen

Retrokardialraum: Verschattungen

Zwerchfell

Recessus phrenicocostales frei oder verschattet?

Die Lungen sind mit Luft gefüllt, daher ist auf der Thoraxaufnahme Luftdichte dargestellt. Die Pulmonalarterien und -venen, Aorta und das Herz sind auf der Thoraxaufnahme sichtbar, da ihre wasserdichten Strukturen von den luftdichten Lungen umgeben sind. Die Lungenzeichnung beim Gesunden wird vornehmlich durch die Gefäße bedingt, Bronchien sind nicht sichtbar, da die Bronchialwände nicht genügend dicht sind und der Luftgehalt der Bronchien sich nicht von dem der Alveolen unterscheidet. Erst bei Zunahme der Dichte der Bronchialwände (Verkalkung) oder Verdickung derselben (Entzündung) können Bronchien in der Nativdiagnostik sichtbar werden (Tram-

linien). Die Dichte der Lunge dient also als Hintergrund, gegen den sich Veränderungen höherer Dichte (Pneumonien, Tumoren, Ödeme) abgrenzen. Lappenspalten sind beim Gesunden nur dann auf dem Röntgenbild sichtbar, wenn sie parallel zum Strahlengang verlaufen. Dies ist beim fast horizontal verlaufenden kleinen Lappenspalt (rechts, in der Mitte) der Fall, so daß er sowohl auf dem p.a.-Bild als auch auf der Seitaufnahme als Haarlinie abgrenzbar ist. Der beidseits von kranio-dorsal nach ventro-kaudal verlaufende große Lappenspalt ist im allgemeinen nur auf der Seitaufnahme abgrenzbar.

Indikationen

Die klassischen Indikationen zur Thoraxaufnahme sind:

- das Trauma (Pneumothorax mit oder ohne Rippenfrakturen)
- schwere Entzündung (Pneumonie)
- präoperative Diagnostik (anästhesiologische Fragestellungen wie Ausschluß von Herzvitien, Lungenstauung, Anomalien, Enge der Trachea)

Methodik

Grundsätzlich werden **zwei Formen** des Strahlenganges angewendet: **posterior-anterior (p.a.)** und **anterior-posterior (a.p.)**.

p.a.-Aufnahme

Sie wird beim stehenden Patienten angewendet, der Patient steht mit der Brust zur Filmkassette.

⚠ P.a.-Aufnahme: Strahlengang posterior-anterior (dorso-ventral). Dieser Strahlengang wird bevorzugt, da das im Thoraxraum vorn liegende Herz hierbei filmnah liegt, somit nicht vergrößert wird und nur geringe Teile des Lungenparenchyms überdeckt.

Folgende **Herz- und Gefäßabschnitte** sind **randbildend:**

rechts Vena cava superior

Aorta ascendens (wird im Alter und bei Hochdruck deutlicher)

rechter Vorhof

Vena cava inferior (nicht immer abgrenzbar)

links Arteria und Vena subclavia sinistra

Aortenbogen und Aorta descendens (Übergangsbereich)

A. pulmonalis (sogenanntes Pulmonalissegment, betont bei pulmonaler Hypertonie)

linker Vorhof (linkes Herzohr, betont bei Mitralfehlern)

linker Ventrikel

Der rechte Ventrikel ist also auf der p.a.-Aufnahme nicht randbildend (Abb. 5.49a)!

a.p.-Aufnahme

Sie wird beim liegenden Patienten angewendet. Der Grund hierfür ist, daß sich die Röntgenröhre bei Bettaufnahmen des Thorax aus praktischen Gründen nur über dem Bett plazieren läßt, der Abstand ist wesentlich kleiner, meist auch die Kilovoltzahl. Die Aufnahmekassette wird unter den Patienten geschoben. Hauptgründe für diesen Einstellungskompromiß sind Bewußtlosigkeit des Patienten, z.B. in der Notfallambulanz und auf Intensivstation, sowie Schwerkranke, Frakturen der Wirbelsäule oder der unteren Extremitäten.

> ⚠ Das Herz erscheint auf a.p.-Aufnahmen im Liegen aus verschiedenen Gründen größer als auf der p.a.-Aufnahme: Der Film liegt herzfern, dadurch kommt es – wegen des divergierenden Strahlenbündels – zu einer projektionsbedingten Vergrößerung des Herz- und Mediastinalschattens. Darüber hinaus stehen die Zwerchfelle im Liegen deutlich höher als im Stehen, das Herz ist deshalb gestaucht und erscheint größer. Falls der Patient außerdem noch bewußtlos ist und die Aufnahme nicht in Inspiration durchgeführt wird, liegt ein dritter Grund für die Vergrößerung der Herzsilhouette auf der a.p.-Aufnahme vor.

Der **Zwerchfellhochstand** im Liegen wurde bereits erwähnt. Die Zwerchfellkuppeln erscheinen deutlicher gewölbt als auf Aufnahmen im Stehen.

Bedingt durch die Aufnahme im Liegen ist der venöse Abfluß über die V.cava superior zum Herzen verlangsamt. Die V. cava superior ist dadurch breiter als im Stehen, das **obere Mediastinum erscheint verbreitert.**

Aus den genannten Punkten folgt:
- Die Herzgröße ist auf der Liegendaufnahme nur eingeschränkt beurteilbar.
- Pathologische Veränderungen in den basalen Lungenabschnitten können durch den Zwerchfellhochstand und die Projektion der breiten Herzsilhouette auf Teile der Lunge leicht übersehen werden.

Seitaufnahme

Linksseitlich, d.h., die linke Thoraxseite liegt filmnah, also der Röntgenplatte an. Somit kommt es zu keiner Vergrößerung des links liegenden Herzens durch Geometrie. Falls auf einer Seite ein patholo-gischer Prozeß bereits bekannt, und dessen maßstabgetreue Abbildung erwünscht ist, wird der Röntgenfilm auf der betroffenen Seite angelegt (Abb. 5.49b).

Folgende Herz- und Gefäßabschnitte sind randbildend:

ventral Aorta ascendens
Truncus pulmonalis
rechter Ventrikel

dorsal Aa. pulmonales, Aorta descendens
linker Vorhof
linker Ventrikel
V. cava inferior

Der rechte Vorhof ist also auf der Seitaufnahme nicht randbildend!

Wegen der engen Lagebeziehung zwischen linkem Vorhof und Ösophagus kommt es bei einer Vergrößerung des linken Vorhofs zu einer Dorsalverlagerung des Ösophagus. In der Herzdiagnostik wird dem Patienten direkt vor den Thoraxaufnahmen Bariumbrei zur Kontrastierung der Speiseröhre verabreicht, da dann eine Verlagerung besser erkennbar ist.

Rechter vorderer Schrägdurchmesser – RAO (right anterior oblique, Fechterstellung)

Patient ist 60 Grad gedreht, rechte Schulter filmnah, gute Beurteilung des linken Vorhofs (Abb. 5.49c).

Folgende **Herz- und Gefäßabschnitte** sind **randbildend:**

ventral Aorta ascendens
Truncus pulmonalis
linker Ventrikel

dorsal Gefäße (V. cava superior, distaler Aortenbogen, Aorta descendens, Hauptstamm der rechten A. pulmonalis)
linker Vorhof
rechter Vorhof
V. cava inferior

Eine Vergrößerung des linken Vorhofs bewirkt eine Einengung des Retrokardialraumes.

Linker vorderer Schrägdurchmesser – LAO (left anterior oblique, Boxerstellung)

Patient ist 60 Grad gedreht, linke Schulter filmnah, gute Beurteilung des linken Ventrikels (Abb. 5.49d).

Folgende **Herz- und Gefäßabschnitte** sind **randbildend:**

ventral Aorta ascendens
rechter Vorhof
rechter Ventrikel

dorsal Aorta descendens, Pulmonalgefäße
linker Vorhof
linker Ventrikel
V. cava inferior (ab und zu)

Bei fraglichem Pneumothorax wird eine Aufnahme in Exspiration (Exspirationsaufnahme) angefertigt.

In Exspiration bleibt das Volumen der Luft im Pneumothorax in der Regel konstant (Ausnahme: Spannungspneumothorax). Da sich beim Ausatmen das Volumen der belüfteten Lunge verkleinert, wird ein Pneumothorax in Ausatmung besser sichtbar.

Bei Ausatmung wird das Volumen des Pneumothorax auf einen kompakteren Raum konzentriert. Aus dem spaltförmigen (schwer sichtbaren) Pneumothorax ist ein kurzer, breiter, mit Luft besetzter Raum geworden. Er unterscheidet sich von lufthaltiger Lunge mit geringer Struktur durch völlige Strukturlosigkeit.

Aufnahme im Liegen mit horizontalem Strahlengang

Wenn ein **Pleuraerguß** röntgenologisch nachgewiesen werden soll, kann der Patient auf die betroffene Seite gelagert werden (möglichst 5 bis 10 Minuten vor der Aufnahme) und eine Aufnahme mit horizontalem Strahlengang (parallel zum Tisch) angefertigt werden. Ein Pleuraerguß läuft dann – falls er nicht gekammert ist – nach kranial aus. **Pleuraergüsse können jedoch empfindlicher mit Hilfe der Sonographie nachgewiesen werden.** Damit läßt sich gleichzeitig die relativ häufige Differentialdiagnose zur **Pleuraschwiele** bzw. zum seltenen Mesotheliom eingrenzen. Im Prinzip läßt sich die Differentialdiagnose Erguß/Schwiele mit Durchleuchtung stellen. Einfacher und ohne Strahlung ist jedoch die zumeist praktizierte **Sonographie**.

 Merke: Die Ergußdiagnostik wird mit der Sonographie durchgeführt (mit gleichzeitiger Markierung zur eventuellen Punktion).

Thoraxdurchleuchtung

Die Durchleuchtung des Thorax wird (nach technisch einwandfreien Röntgenaufnahmen) bei folgenden Fragestellungen durchgeführt:
- Abklärung funktioneller Phänomene (Mediastinalflattern bei Aspiration, Waagebalken-Phänomen bei Zwerchfellparese u.ä.)
- Abklärung unklarer Befunde, Zuordnung von röntgenologisch fraglichen Rundherden
  - zur Kutis (Mamille, Hautwarzen: Inspektion!)
  - zum Skelett (Knocheninseln, degenerative Wirbelsäulenveränderungen)
  - zum Lungenparenchym (Metastasen)

- **Nachweis von Verkalkungen** (Herzklappen, Koronarien)

 Der Grund für diese zwingende Reihenfolge ist eine höhere Strahlenbelastung für Personal und Patient bei schlechterer Auflösung. Die Thoraxdurchleuchtung sollte jedoch bei der Abklärung unklarer Befunde als informative und preiswerte Alternative der Computertomographie vorangehen.

Gefahren

Die Gefahren der Thoraxdiagnostik resultieren theoretisch aus der Strahlendosis (→ Kap. 4). Wie vielfach betont, muß die Indikation für Kinder, Jugendliche und Schwangere strenger als üblich gestellt werden. Die Strahlendosis ist durch sehr kurze Schaltzeiten bei fast allen in Betrieb befindlichen Geräten allerdings außerordentlich niedrig.

In die Diskussion, die präoperative Thoraxdiagnostik (Hauptkontingent!) ganz fallenzulassen, müssen Überlegungen über mögliche Schäden eingehen.

 Beachte, daß Infektion der Beatmungsgeräte durch offene Tuberkulose (selten), Operation in eine beginnende Pneumonie hinein mit deletären Folgen (nicht ganz so selten) sowie Herzinsuffizienz und Emphysem (häufig) auftreten können.

Eine subtile Anamnese und eine ebenso gründliche klinische Untersuchung sind die Grundlage, die Patienten herauszufiltern, bei denen eine klare Indikation zum präoperativen Thorax vorhanden ist.

 Gefahren gehen von einer unterlassenen Röntgenuntersuchung genauso aus wie von einer nachlässigen Anamnese.

Kontraindikationen

Sie ergeben sich aus den im Abschnitt **Gefahren** dargestellten Gesichtspunkten. Insbesondere ist darauf zu achten, daß bei Mehrfachuntersuchungen tatsächlich eine Indikation besteht und auch schriftlich formuliert ist.

Befundbausteine und klinische Beispiele

Ein hell wie das Herz erscheinender Lungenrundherd wird als Schatten bezeichnet, man spricht dementsprechend auch vom **Herzschatten** (Kap. → 5.2.1).

⚠ Es wird stark vereinfachend zwischen alveolären (großflächigen) und interstitiellen (punktförmigen bis streifigen, netzartigen) Verschattungen unterschieden:

- **alveolär:** Flüssigkeit (Wasser, Blut, Eiter) in den Alveolen, z.B. Pneumonie (→ mit Aerobronchogramm, Volumen auctum), Atelektase (Volumen diminutum), akute Lungenstauung. Vorliegen kleiner, rundlicher bis ovalärer Schatten, unscharfe Grenzen, konfluierende Verschattungen
- **interstitiell:** Vorkommen bei manchen Pneumonieformen vor allem bei Kindern (Pneumocystis carinii) oder immungeschwächten Patienten (Cortison, Transplantation, AIDS), chronische Lungenstauung, Lymphangiosis carcinomatosa, Miliartuberkulose, Sarkoidose, Kollagenosen.

Silhouettenphänomen: Liegen zwei Objekte gleicher Dichte (Herz und atelektatischer, ebenfalls anterior gelegener Mittellappen) einander an und in einer Ebene, werden keine Grenzen sichtbar. Ist jedoch der (posterior gelegene) Unterlappen verschattet, wird die Grenze zum (anterior gelegenen) Herz röntgenologisch sichtbar, obwohl sie bei der p.a.-Aufnahme direkt nebeneinander projiziert werden: positives Silhouettenphänomen (Abb. 5.50).

Euler-Liljestrand-Reflex: Wird ein Gewebe azidotisch und/oder hypoxisch, kommt es zu einer reflektorischen Vasokonstriktion. Die Lungengefäße des betroffenen Abschnittes erscheinen dann dünnkalibrig, man spricht auch von **Gefäßrarefizierung**. Dieser Effekt kann z.B. bei der Lungenembolie (Hypoxie durch Embolus), beim Bronchialkarzinom (Hypoxie, falls Tumor die Gefäße stenosiert), aber auch bei kardial bedingter Lungenstauung (→ Umverteilung) sichtbar werden.

Umverteilung: Beim kardiopulmonal Gesunden verhält sich, entsprechend der Schwerkraft, die **Summe der Gefäßquerschnitte** im Lungenunterfeld zum Oberfeld etwa wie **3 : 1**. Bei beginnender Linksherzinsuffizienz steigt der Anteil freier Flüssigkeit

im Interstitium an (manchmal als horizontale Linien sichtbar → Kerley-B-Linien) und verschlechtert damit den O_2-Austausch, es kommt zur Hypoxie. Dieser Prozeß läuft betont in den Unterfeldern ab (Schwerkraft). Durch reflektorische Vorgänge (→ Euler-Liljestrand-Reflex) und durch Verminderung der Elastizität der basalen Lungenabschnitte infolge des basal betonten Ödems nimmt die Summe der Gefäßquerschnitte im Lungenunterlappen kontinuierlich ab (Abb. 5.51).

⚠ Als eincs der Frühzeichen einer kardiopulmonalen Dekompensation (Stauung) gilt ein Verhältnis 1 : 1 (statt 3 : 1) bei den Gefäßen Unterlappen zu Oberlappen.

Kerley-Linien: Das sind **Interlobärsepten**, die durch Ödeme, Infiltrationen (z.B. bei Lymphangiosis carcinomatosa) oder Fibrose verdickt sind. Beim Gesunden sind sie nicht erkennbar.

Nur Kerley-B-Linien sind wichtig!

- **Kerley-A-Linien:** vom Hilus ausgehende, ca. 4 cm lange, zarte Linien, unabhängig vom Gefäßverlauf und sich nicht verzweigend, entsprechen einem Ödem der zentralen Septen. Seltener als Kerley-B-Linien.
- **Kerley-B-Linien:** 1 bis 2 cm lange, bis zu 1 mm dicke, parallel zueinander verlaufende horizontale Linien in den basalen peripheren Lungenabschnitten (**oberhalb des lateralen Recessus phrenicocostalis**).
- **Kerley-C-Linien:** diffus über das gesamte Lungenparenchym verteilte, feinmaschige Netzzeichnung, die durch Aufeinanderprojizieren verdickter interlobulärer Septen zustande kommt.

Air-Trapping: Die Luft wird im Alveolarraum gefangen, wenn ein Fremdkörper (z.B. Haselnuß oder Murmel, bewegliche Anteile eines endobronchialen Tumors) so unglücklich hin und her bewegt wird, daß eine Ventilfunktion entsteht. Luft geht hinein, kann jedoch nicht mehr heraus, sie ist gefangen. So kann zunächst eine lokale Lappenüberblähung, später eine Atelektase durch ein und denselben Prozeß entstehen. Überblähung als Dauerphänomen tritt bei chronischer Obstruktion (z.B. Asthma bronchiale) auf.

Pneumothorax: Tritt Luft in den Pleuraspalt ein, der normalerweise einen Unterdruck aufweist (z.B. bei Rippenfrakturen, Ruptur einer Emphysemblase, spontan bei jungen Männern), wird sich die Lunge gemäß ihrer Elastizität retrahieren. Der Pleuraspalt wird tiefschwarz – ohne Zeichnung durch Interstitium – erscheinen und die viszerale Pleura wird als **feine Linie** sichtbar. Dieser Effekt wird durch **Ausatmung** betont (Exspirationsaufnahme). Durch die

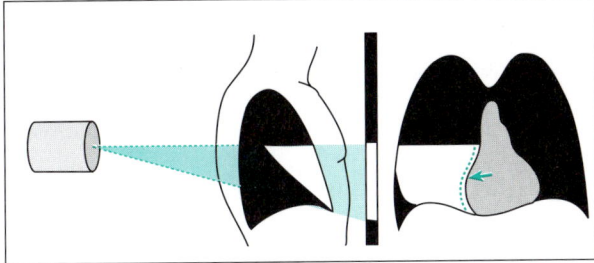

Abb. 5.50 Schematische Darstellung des Silhouettenphänomens der Lunge am Beispiel des Mittellappens.

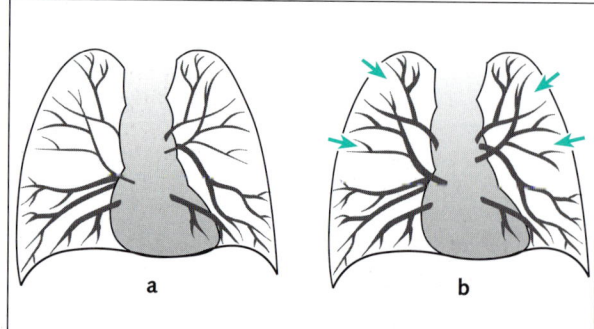

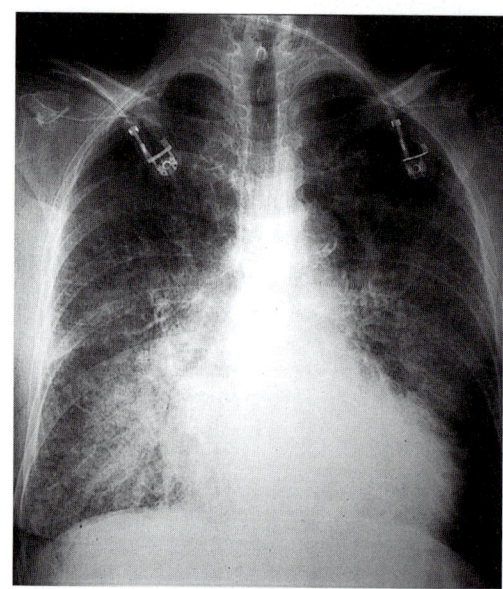

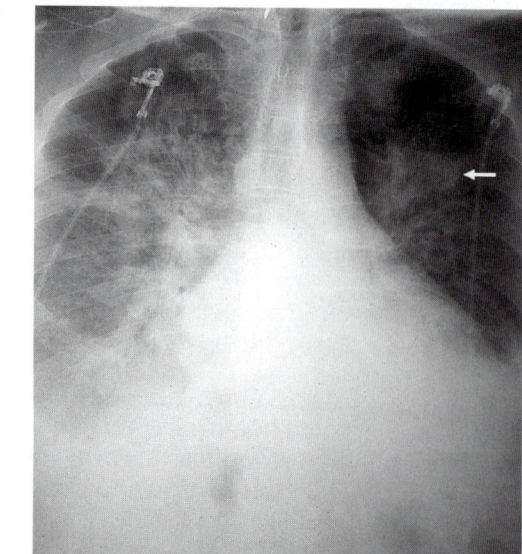

Abb. 5.51 Umverteilung.
a) Normalbefund. Apikale Gefäße : basale Gefäße = 1 : 3.
b) Stauung. Apikale Gefäße : basale Gefäße = 1 : 1.
c) Lungenödem. Überwiegend interstitielle Komponente.
d) Lungenödem. Überwiegend alveoläre Komponente, links oben Stauung der apikalen Gefäße (→), Umverteilung.

Abnahme des Lungenvolumens in der betroffenen Thoraxhälfte kommt es zu einer **Mediastinalverlagerung zur betroffenen Seite,** wobei die Verlagerung je nach Ausmaß des Pneumothorax unterschiedlich stark ausgeprägt ist. Bei einem kleinen Pneumothorax (**Mantel-, Spitzenpneumothorax**) ist die Mediastinalverlagerung ebenso wie der zusätzlich auftretende **Zwerchfellhochstand** auf der betroffenen Seite – meist nur sehr diskret oder gar nicht erkennbar.

⚠ Beim **Spannungspneumothorax** wird durch einen Ventilmechanismus Luft im Pleuraspalt gefangen und führt zu einer rasch lebensbedrohlichen Kompression des kardio-zirkulatorischen Systems. Auch hier erkennt man auf der betroffenen Seite die kollabierte Lunge und den tiefschwarzen Pleuraspalt. Im Gegensatz zum »normalen« Pneumothorax kommt es durch die ständige Volumenzunahme der Luft im Pleuraspalt aber zu einer Mediastinalverlagerung zur – gesunden – Gegenseite sowie zu einem ipsilateralen Zwerchfelltiefstand.

Pleuraerguß: Hierbei handelt es sich um eine Flüssigkeitsansammlung in der Pleurahöhle zwischen Pleura visceralis und Pleura parietalis. Auf der konventionellen Thoraxaufnahme stellt sich der Erguß als eine meniskusförmige, nach lateral bzw. dorsal ansteigende, homogene Verschattung des Recessus phrenicocostalis dar. Ein Erguß ist auf der Seitaufnahme meist eher (ab ca. 100 ml) erkennbar als auf der p.a.-Aufnahme (hier ab ca. 175 bis 500 ml), da dorsale Randsinus weiter kaudal liegen als die lateralen Randsinus. Falls der Erguß nicht gekammert ist, läuft er im Liegen nach kranial aus und ist dann erst ab einer Menge von ca. 500 ml durch eine Transparenzminderung der betroffenen Seite, Verschattung des lateralen Randsinus und eine Unschärfe des Zwerchfells erkennbar (Indikation zum »Bedside-Ultraschall« mit Markierung der Punktionsstelle!), Abbildung 5.52.

In Seitenlage mit horizontalem Strahlengang ist der Erguß früher nachweisbar.

Bei zusätzlich vorliegendem Pneumothorax erscheint der Pleuraerguß nicht als meniskusförmige Verschattung, sondern als Luft-/Flüssigkeits-Spiegel.

Leider stellt sich ein Pleuraerguß nicht immer wie beschrieben dar. Es gibt gekammerte Ergüsse, die wie Pleuratumoren imponieren können (Differenzierung durch Sonographie), Interlobärergüsse, die oft rundlich oder oval aussehen, und subpulmonale Ergüsse, die nur anhand einer Lateralisierung der Zwerchfellkuppel erkennbar sein können.

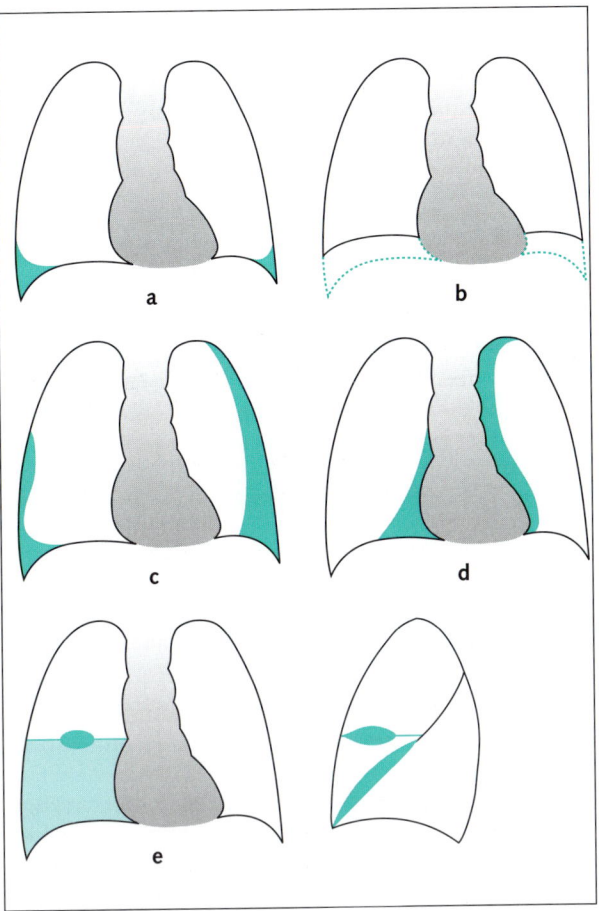

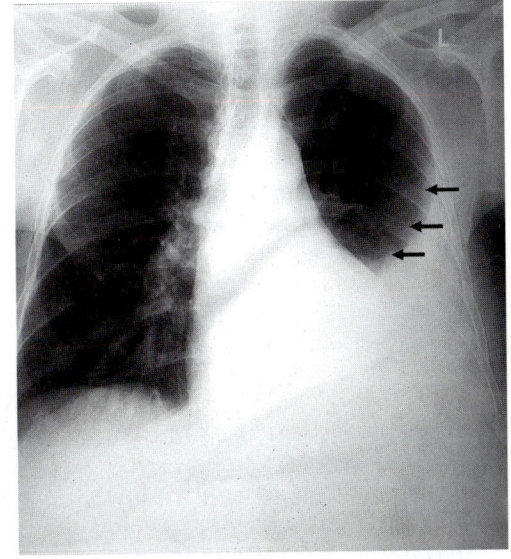

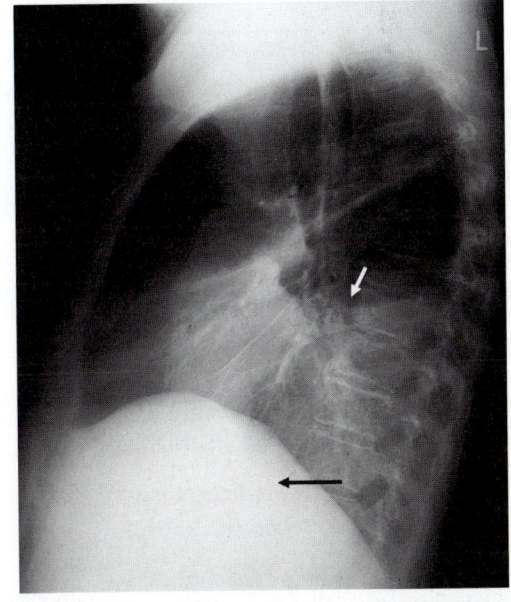

Abb. 5.52 Pleuraerguß.
a) Winkelerguß.
b) Subpulmonaler Erguß.
c) Nach apikal auslaufender Erguß (v.a. beim liegenden Patienten, aber auch bei großem Erguß und Verklebungen beim stehenden Patienten möglich).
d) Medialer Erguß.
e) Interlobärerguß.
f) p.a.-Aufnahme eines Pleuraergusses (→).
g) Seitliche Aufnahme. Beachte linkes Zwerchfell (auch p.a.) nicht mehr sichtbar (⟶). Oberrand des Pleuraergusses (→).

Zwerchfellstand und **Zwerchfellhochstand:** Bei tiefer Inspiration schneidet die Zwerchfellkuppel auf der p.a.-Aufnahme den dorsalen Anteil der 9.–10. Rippe. Bei Exspiration steigt das Zwerchfell um ca. 3–7 cm. Die rechte Zwerchfellkuppel steht physiologischerweise (Volumen der Leber) ca. 1–3 cm höher als die linke.

Stehen **beide Zwerchfellkuppeln hoch,** so kann dies verschiedene Gründe haben:

- Der Patient kann (ausnahmsweise!) dem Atemkommando nicht folgen (Schmerzen, schlechter Allgemeinzustand, nicht überwindbare Sprachprobleme, Schwerhörigkeit usw.).
- Eine **abdominale Masse** (Aszites, Tumor, Schwangerschaft, Fett) drückt gegen das Zwerchfell.

- Die **Dehnbarkeit der Lunge** ist durch Ödem, Pneumonie und Fibrose herabgesetzt.

Ein **einseitiger Zwerchfellhochstand** kann folgende Gründe haben:

- **Zwerchfellparese** durch **Phrenikusparese.** Nachweis: Unter **Durchleuchtung** bewegen sich die Zwerchfellhälften bei Inspiration nicht beide nach kaudal, sondern die paretische Seite wandert im Gegensatz zur gesunden Seite nach kranial = Waagebalkenphänomen)
- Pneumothorax
- Atelektase
- Lungenembolie
- pleurale Erkrankungen, die die Lunge fixieren
- Hemiplegie

131

- Zwerchfellruptur (assoziiert mit Rippenfrakturen, eventuell abdominelle Organe im Thorax)
- subpulmonaler Erguß
- subphrenischer Abszeß

Kaverne: Verschattung mit zentraler Aufhellung. Der Nachweis einer Kaverne innerhalb einer Lungenveränderung ist oft gleichbedeutend mit Verflüssigung und Entfernen des nekrotischen Materials durch Husten. Hierzu kann es bei entzündlichen Lungenerkrankungen (akut oder chronisch) oder Lungentumoren (primär oder sekundär) kommen. Die häufigsten **Ursachen** sind:

- **Abszeß** (v.a. Staphylococcus aureus: dickwandig, unregelmäßige Innenwand, eventuell mit Luft-/Flüssigkeits-Spiegel)
- **Tuberkulose** (dickwandig, Innenwand glatt)
- **Bronchialkarzinom** (dickwandig, exzentrische »Kaverne«, irreguläre Innenwand)
- **Metastasen** (dick- oder dünnwandig)
- Zustand nach **Lungeninfarkt**

> ⚠ Der Herdbefund (mit oder ohne Einschmelzung) ohne Satellitenherde (wie kleine Monde um den großen Planeten angeordnet) spricht sehr stark gegen die Tuberkulose und für das Bronchialkarzinom.

Bei der Tuberkulose sind durch lymphogene oder bronchogene Streuung fast immer kleine Herde in der Nachbarschaft noch nach Jahrzehnten zu sehen.

Lunge

Aero- oder **Pneumobronchogramm.** Wenn das die Bronchien umgebende Lungengewebe durch entzündliche Infiltration (z.B. Lobärpneumonie) oder Flüssigkeitseinlagerung verdichtet ist, die Bronchien aber lufthaltig bleiben, erkennt man ein positives Pneumobronchogramm, d.h., die Bronchien werden als Aufhellungslinien sichtbar. Dies gilt nur für Nativaufnahmen. Die hohe Auflösung beim Computertomogramm zeigt auch bei der Atelektase ein Aerobronchogramm (jedoch Volumen diminutum).

Atelektase

Bei einer Atelektase handelt es sich um einen luftleeren Lungenabschnitt (Lungenhälfte, Lungenlappen oder nur ein Segment; Abb. 5.53). Die **Ursachen einer Atelektase** können sehr unterschiedlich sein. Bedingt durch eine Stenose (z.B. Fremdkörper, Bronchialkarzinom, Schleimpfropf beim Beatmeten) kommt es zu einer **Obstruktionsatelektase** (Resorptionsatelektase). Nach Verschluß des zuführenden Bronchus wird die poststenotisch liegende Luft resorbiert. Durch Kompression der Lunge von außen, z.B. durch einen Pleuraerguß oder einen Pneumothorax, kann sich die Lunge nicht mehr entfalten. Folge sind eine Minderbelüftung und eine **Kompressionsatelektase**.

Je nach Ausprägung führt eine Atelektase **röntgenologisch** zu **folgenden Veränderungen:**

- **großflächige Verschattung** (alveolär) ohne Bronchoaerogramm
- **Volumenverkleinerung** des betroffenen, röntgenologisch dicht erscheinenden Lungenabschnittes (Volumen diminutum im Gegensatz zur Volumenzunahme bei Infiltration!) durch Luftverlust
- **konkavbogige Begrenzung** der Verschattung
- Verlagerung der Lappenspalten zum atelektatischen Abschnitt hin
- Zwerchfellhochstand auf der betroffenen Seite
- Mediastinalverlagerung zur betroffenen Seite (meist besonders gut an der Trachealverlagerung erkennbar)

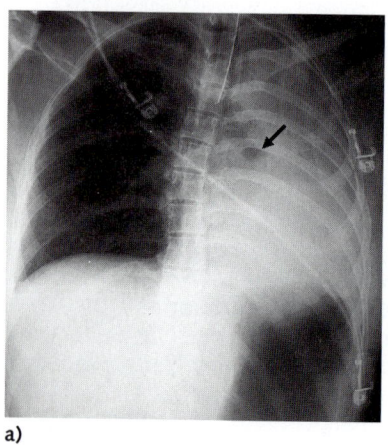
a)

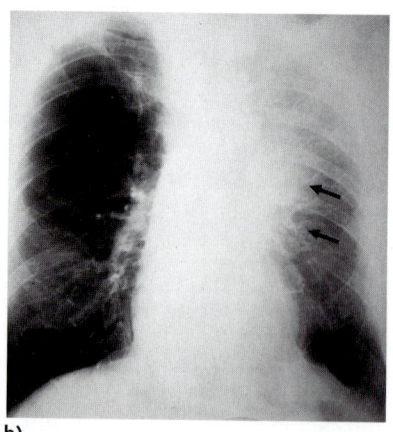
b)

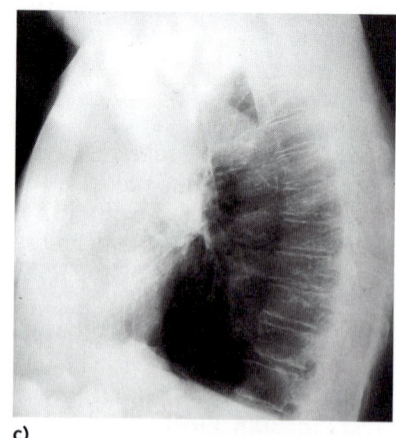
c)

Abb. 5.53 Atelektase.
a) In der linken Lunge Totalatelektase nach Aspiration. Beachte Abbruch des linken Hauptbronchus (→). Zusätzlich linker Herzrand nicht abgrenzbar.
b) Oberlappenatelektase links (→). Ursache ist ein Tumor.
c) Seitliche Aufnahme des Befundes von Abbildung b.

- Verkleinerung der Interkostalräume der betroffenen Seite
- kompensatorische Überblähung der nicht atelektatischen Abschnitte (Transparenzerhöhung der überblähten Abschnitte), deren Gefäße dadurch rarefiziert wirken.

Dystelektase

Eine Dystelektase ist ein minderbelüfteter Lungenabschnitt als Vorstufe einer Atelektase, deren Genese poststenotisch, tumorös oder ein Fremdkörper sein kann.

Emphysem

Das Emphysem stellt eine Erweiterung der Lufträume distal der Bronchioli terminales infolge Destruktion ihrer Wand dar. Die Ursachen sind **Asthma bronchiale** und andere obstruktive Lungenerkrankungen. Man unterscheidet **Narbenemphyseme** (in der Umgebung schrumpfender Lungenbezirke) und **Überdehnungsemphyseme** (nach Resektion in der Restlunge, bei starken Thoraxdeformierungen, z.B. starker Skoliose, Abb. 5.54).

In der Regel kommt es zu einer Verminderung des Gesamtquerschnitts der Lungenstrombahn. Durch die zusätzlich vorliegende hypoxiebedingte Engstellung der Gefäße (→ Euler-Liljestrand-Reflex) steigt der pulmonalarterielle Druck, der wiederum im weiteren Krankheitsverlauf zu einer Erweiterung der zentralen Pulmonalarterien und zu einer Rechtsherzhypertrophie (Cor pulmonale) führen kann.

Die **radiologischen Veränderungen** lassen sich aus dem ebengenannten ableiten:
- Lunge weniger dicht, d.h. **Transparenzerhöhung**
- **Rarefizierung** der peripheren Gefäßzeichnung
- dilatierte Stamm- und Lappenarterien
- **Kalibersprünge der Gefäße**
- Gefäß- und Bronchialbaum stärker aufgefächert, Teilungswinkel größer
- **Zwerchfellkuppeln abgeflacht** (erstes Zeichen eines Emphysems), auf der Seitaufnahme eventuell sogar kaudal-konvexe Wölbung
- **Interkostalräume verbreitert**
- dorsale Anteile der Rippen horizontal
- **Faßthorax**
- Bildung von **Bullae**
- später eventuell pulmonale Hypertension, → Cor pulmonale

Pneumonie

Die **Lobärpneumonie** ist eine Pneumonie des Alveolarraums, bei der sich die Erreger (Pneumokokken) im alveolären Ödem vermehren und über die Cohn-Poren ausbreiten, so daß der gesamte Lungenlappen verschattet ist, während die Bronchien weniger befallen sind.

a)

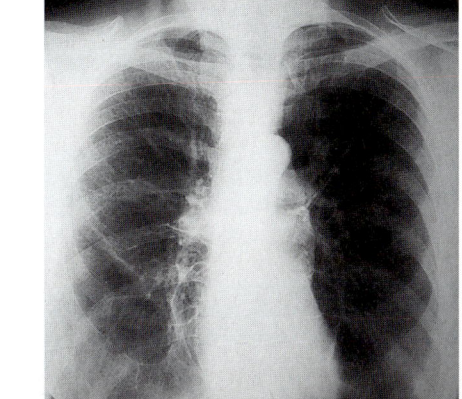

b)

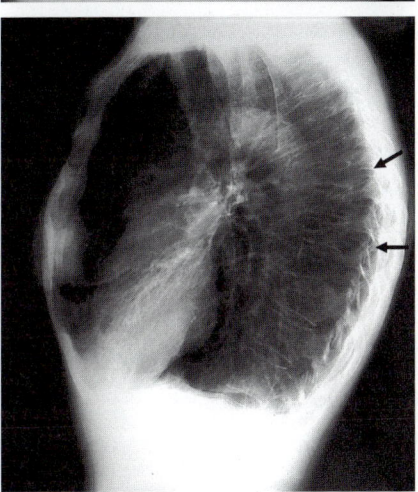

Abb. 5.54 Lungenemphysem.
a) p.a-Aufnahme: tiefstehende Zwerchfelle, kleiner Herzschatten, vermehrte Transparenz.
b) Seitliche Aufnahme: Faßthorax. Beachte auch nach Kortisontherapie Osteoporose mit Wirbelkörpereinbrüchen (→).

Radiologisch erkennt man:
- **großflächige Verschattung** (Typ alveolär) auf einen Lappen begrenzt
- **Aerobronchogramm**
- konvex-bogige Begrenzung der Verschattung – **Volumen auctum** durch Entzündung mit Ödem etc.
- Verlagerung der Lappenspalten vom betroffenen Lappen weg

Die **Bronchopneumonie** (**Herd-** oder **lobuläre Pneumonie**) ist besonders in den terminalen Bronchiolen lokalisiert. Radiologisch imponieren die exsudatgefüllten Lobuli als Fleckschatten, die konfluieren können. Zwischen befallenen Abschnitten sind aber auch normal belüftete Lungenareale abgrenzbar (Abb. 5.55).

a)

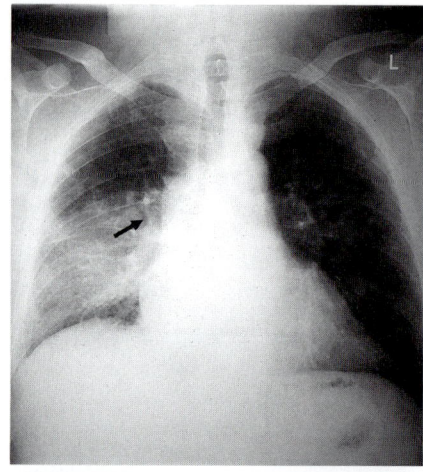

b)

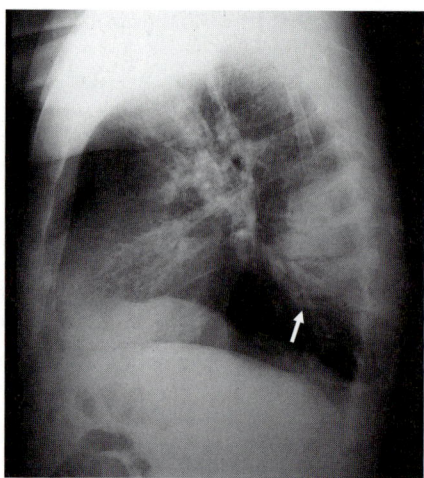

c)

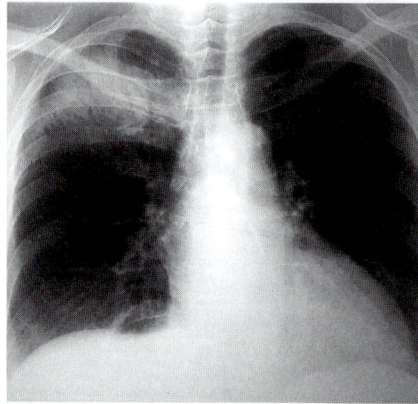

d)

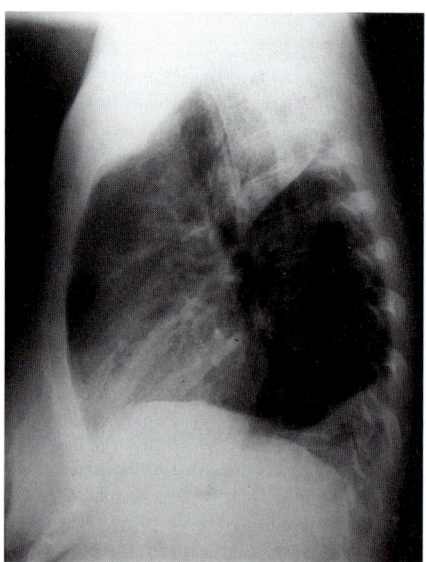

Abb. 5.55 Pneumonie.
a) Aufnahme im p.a.-Strahlengang. Lobärpneumonie (Typ alveoläre Verschattung), Volumen auktum, Aerobronchogramm (→).
b) Seitliche Aufnahme. Zuordnung zu Segment 6, Aerobronchogramm (→).
c) P.a.-Aufnahme: segmentale Pneumonie rechter Oberlappen mit Aerobronchogramm.
d) Aufnahme seitlich zur Segmentzuordnung: posteriores Oberlappensegment.

Bei der **interstitiellen Pneumonie** ist eine vermehrte Streifen- und Netzzeichnung, vor allem zentral, nachweisbar. Darüber hinaus treten jedoch auch fleckige, konfluierende Verschattungen auf (Mischbild).

Lungenfibrose

Interstitielle Lungenerkrankungen unterschiedlichster Art können zu einer Zunahme der Kollagenfasern im Interstitium und damit zu einer Lungenfibrose führen (Abb. 5.56).

Allgemeine **Röntgenzeichen** einer Lungenfibrose sind:

- **streifig-retikuläre Zeichnungsvermehrung** (Typ interstitiell)
- später **retikulo-noduläre** Zeichnungsvermehrung

- im Endstadium **Wabenlunge** mit zystischen Veränderungen vor allem basal (5 bis 10 mm Durchmesser), Schrumpfen der Lunge
- **Zwerchfellhochstand** durch Volumenminderung der Lunge
- im Endstadium führen die Hypoventilation und der gestörte Gasaustausch zu einem Absinken des Sauerstoffpartialdruckes, Zunahme des Lungengefäßwiderstandes (→ Euler-Liljestrand-Reflex), **pulmonale Hypertonie, → Cor pulmonale**

In Tabelle 5.3 sind abweichende röntgenmorphologische Befunde bei Lungenfibrose dargestellt.

Die **hochauflösende Computertomographie (HRCT)** ist der konventionellen Thoraxaufnahme und auch der Standardcomputertomographie in der Diagnose von pleuralen, subpleuralen und feinen parenchy-

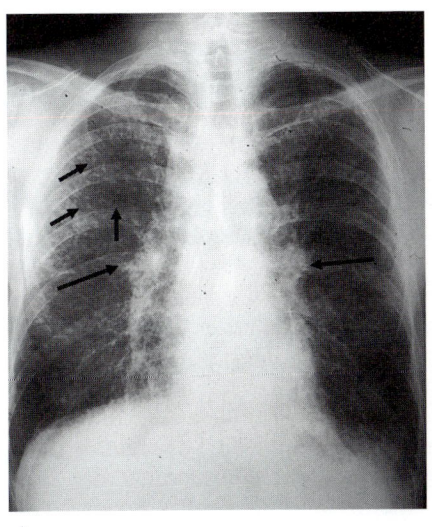

a)

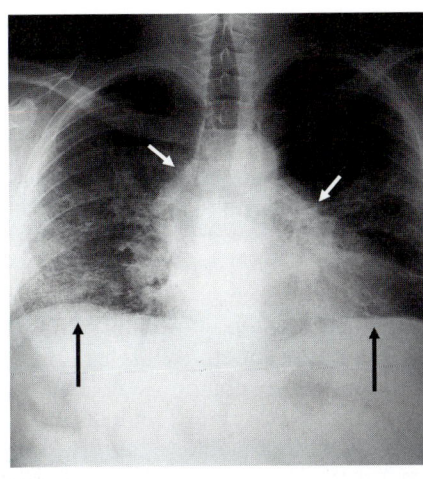

b)

Abb. 5.56 Fibrose.
a) P.a.-Aufnahme bei M. Boeck. Hiluslymphknoten (⟶) und mikronoduläre Lungenschatten (Stadium II, →).
b) Lungenfibrose unbekannter Ursache. Beachte Zwerchfellhochstand (verminderte Dehnbarkeit durch Besetzung des Interstitiums, ⟶) streifig retikuläre Zeichnung, dadurch gezackt erscheinende Herzkontur (→).

matösen Veränderungen bei Lungenfibrose überlegen. Der Grund dafür sind Summationseffekte und Belichtungsinhomogenitäten der konventionellen Thoraxaufnahmen, die pulmonale Veränderungen in der Peripherie oft nur mangelhaft darstellen lassen.

Tab. 5.3 Abweichende röntgenmorphologische Befunde bei verschiedenen Ursachen von Lungenfibrose.

Ursachen einer Lungenfibrose	Abweichende röntgenmorphologische Befunde
allergische Alveolitis	
Schocklunge	
Pneumonie (z.B. Mykoplasmen, Pneumocystis carinii)	
Systemerkrankungen:	
Kollagenosen (besonders Sklerodermie) und rheumatoide Arthritis	Fibrose ist vor allem dorsobasal lokalisiert
Morbus Boeck	**Stadium I** intrathorakale Lymphadenopathie ohne pulmonale Veränderungen
	Stadium II disseminierte pulmonale Granulome, Granulome vor allem zentral: interstitielles Muster mit verstärkter Netzzeichnung und mikronodulären Verschattungen, reversibel
	Stadium III Lungenfibrose mit streifigen Verschattungen besonders im Ober- und Mittelfeld, außerdem Honigwabenmuster (grobretikulär)
	Spätstadium Narbenemphyseme, Bronchiektasen, Pulmonale Hypertonie, Cor pulmonale
nach Radiatio	scharf begrenzt, Verdichtung erst als Strahlenpneumonitis, dann als Strahlenfibrose, begrenzt auf das Bestrahlungsfeld
medikamentös-toxisch (z.B. Zytostatika: Busulfan, Bleomycin)	
bei Pneumokoniosen: Asbestose	vor allem in den Unterfeldern lokalisierte Fibrose, außerdem: verkalkte Fibroseplatten, sogenannte Pleura- und **Zwerchfellplaques,** vermehrtes Auftreten von → Bronchialkarzinomen und Pleuramesotheliomen
Silikose	Befunde besonders im Mittel-(und Ober-)Lappen, »schneegestöberartig« als noduläre Fibrose, auch diffuse retikuläre Fibrose mit streifiger Netzzeichnung. Verkalkte Hiluslymphknoten **(Eierschalenhili)** bei gleichzeitiger Tuberkulose: Silikotuberkulose.
idiopathisch	

Tuberkulose

Die Tuberkulose ist seit Jahrzehnten durch Tuberkulostatika in Deutschland sehr selten geworden. Im letzten Jahrzehnt ist eine Trendwende durch Zuwanderer (BRD als Einwanderungsland), Verschiebung des Resistenzspektrums und Personen mit gestörtem Immunsystem zu verzeichnen. Da Tuberkulose zur Zeit ein seltener Befund ist, wird nicht ausführlich darauf eingegangen. Je nach Stadium und Verlauf kann die Tuberkulose unterschiedlichste röntgenologische Veränderungen hervorrufen.

Beim ersten Kontakt mit den Tuberkulosebakterien kommt es meist zu einer asymptomatischen unspezifischen, exsudativen Entzündung am Ort der **Primäraffektion.** Dieser Primärherd wird **Ghon-Herd** genannt und bildet mit dem zugehörigen, miterkrankten Lymphknoten den **Primärkomplex.** Da der Ghon-Herd oft im linken oder rechten Mittelfeld subpleural lokalisiert ist, kommt es nicht selten zu einer Mitreaktion der Pleura mit der Folge einer **fibrinösen Pleuritis.**

Aus dem Ghon-Herd entwickelt sich eine Verkäsungsnekrose, um die herum sich eine proliferativ produktive Reaktion bildet. Hierbei werden die typischen Granulome gebildet, deren Kapsel sich später bindegewebig verändert. Die Verkäsungszone kann später verkalken. Trotz der Verkalkung können jedoch Tuberkelbakterien in den Kalkherden persistieren, so daß es bei einer Resistenzminderung des Organismus auch nach Jahren zu einer erneuten Exazerbation kommen kann.

⚠ Radiologische Veränderungen bei einem frühen Untersuchungszeitpunkt sind Nachweis des Primärherdes (kleines, unscharf begrenztes, weiches und damit kaum sichtbares Infiltrat) und eines hilären Lymphknotenkomplexes.

In manchen Fällen erkennt man feine (lymphangitische) Verbindungsstreifen zwischen Ghon-Herd und Lymphknoten (Hantelzeichen). Eventuell ist der Primärherd bereits nicht mehr nachweisbar, und es stellt sich lediglich das hiläre und/oder mediastinale Lymphknotenpaket dar (typisch für Kinder). Die Lymphknotenvergrößerung kann monatelang nachweisbar sein, auch noch in der Postprimärperiode und bei einer sich entwickelnden akuten Miliartuberkulose. Bei Kindern können die Lymphknoten des Primärkomplexes so ausgeprägt sein, daß es zu einer Kompression eines Bronchus und nachfolgender Atelektase kommt (Epituberkulose).

Alte, verkalkte Primärherde sind oft als wenige Millimeter große Kalkherde in den Mittelfeldern ebenso nachweisbar wie die verkalkten Lymphknoten des Primärkomplexes.

Primäraffektionsperiode (Generalisation). Bleibt es nicht beim Primärkomplex, so kommt es zu einer hämatogenen Streuung der Bakterien in die Lungenspitzen **(Simon-Spitzenherde),** in die Nieren oder das Skelett (Generalisation). Nach Ausbildung dieser Herde kann die Krankheit bei guter Abwehrlage sistieren, wobei es aber auch von diesen Herden aus später zu einer Exazerbation kommen kann.

Bei schlechter Abwehrlage wird der Primärkomplex schlecht abgegrenzt und breitet sich verkäsend bis zu einem Bronchus aus, über den die verflüssigten Käsemassen abgehustet werden **(Drainagebronchus).** Zurück bleibt eine **Frühkaverne.** Oft findet man in diesem Stadium durch Befall der Pleura auch eine **Pleuritis exsudativa** mit Pleuraerguß, der sich röntgenologisch nicht von anderen Ergüssen unterscheidet.

Bei massiver Bakteriämie und schlechter Abwehrlage kann es zu einer Frühgeneralisation und zu einer **Miliartuberkulose** kommen. Eine Miliartuberkulose entsteht jedoch manchmal auch im Rahmen einer Exazerbation eines beliebigen (auch extrapulmonalen!) Herdes (Spätgeneralisation). Bei vollständigem Versagen der körpereigenen Abwehr kommt es zu einer **Sepsis tuberculosa gravissima Landouzy.**

⚠ **Radiologische Veränderungen:** Bei der **Miliartuberkulose** erkennt man disseminiert in beiden Lungenflügeln und über allen Lungenfeldern kleine, rundliche **(miliare) Verschattungen.**
Bei beginnender Miliartuberkulose sind die kleinen Knötchen oft noch nicht sichtbar, man erkennt dann ein feinretikuläres Muster.

Postprimärperiode. Bei Exazerbation alter, in den ersten beiden Krankheitsstadien durch hämatogene Streuung entstandener Herde. Die postprimäre Tuberkulose kann jedes Organ (vor allem Lunge, Nieren, Skelett, Haut) betreffen, in > 90% betrifft sie jedoch die Lungen.

Die chronische Lungentuberkulose geht von exazerbierten, in die Bronchien einbrechenden Spitzenherden aus, es bildet sich ein **infraklavikuläres Frühinfiltrat (Assmann-Frühinfiltrat).** Kommt es zu einer Ausbreitung über bronchogene Streuung, bilden sich eine **käsige Herdpneumonie** und **Kavernen.** Da hierbei Erreger abgehustet werden, spricht man von einer **offenen Lungentuberkulose.** Bei schlechter Resistenzlage wird das Lungengewebe zunehmend zerstört (fibrozirrhotische Tbc). Bei guter Resistenzlage werden die Prozesse abgekapselt.

Als **radiologische Veränderungen** bei exazerbierter Organtuberkulose sind neben den **weichen Fleckschatten** der aktiven, exsudativen Herde auch gut abgrenzbare Verdichtungen an den Stellen sichtbar, an denen bereits Granulationsgewebe vorliegt.

Kavernen sind wenige Millimeter bis mehrere Zentimeter groß und finden sich besonders in den kranialen, dorsalen und paravertebralen Lungenabschnitten. **Frische Kavernen** haben eine ganz irreguläre Innenwand und enthalten oft noch Gewebereste und verflüssigtes Material. Später ist die Innenwand geglättet **(gereinigte Kaverne).** Bei Durchführung einer konventionellen Tomographie kann man oft den **Drainagebronchus** als Doppellinie zwischen Kaverne und Hilus nachweisen. In der Umgebung von tuberkulösen Kavernen sind fast immer andere tuberkulöse Veränderungen abgrenzbar (z.B. kalkig-knotige spezifische **Satellitenherde**). Heilt eine chronische Kaverne ab, so hinterläßt sie eine **sternförmige Narbe** oder eine **gefüllte Kaverne** (abgekapselter, verkäster Herd) oder eine **offene Kaverne,** die bakteriologisch jedoch leer ist.

 Radiologische posttuberkulöse Veränderungen können sein:
- **Lymphknotenvergrößerungen** und **Lymphknotenverkalkungen**
- wenige Millimeter große, sehr dichte (verkalkte) **Granulome**
- größere, unregelmäßig verkalkte Rundherde (Größe bis zu 2–3 cm), auch **Tuberkulome** genannt
- streifige, fibröse Verdichtungen und Verziehungen in den Oberfeldern
- **Kranialraffung** der **Hili** durch Traktionswirkung der narbig veränderten Oberfelder
- **pleurale Schwarten** und **Schwielen,** im Extremfall »gefesselte« Lunge
- **Pleuritis** und/oder **Pericarditis calcarea**
- wandverdickte Bronchien (alte Drainagebronchien), die von veränderten Lungenarealen aus zum Hilus ziehen
- **Kavernen** (hier können sich Narbenkarzinome entwickeln!)
- Bei sehr starken narbigen **Veränderungen (fibrozirrhotische Tbc)** Ausbildung **von Narbenemphysem, Bronchiektasen, Gefäßverziehungen, pulmonaler Hypertonie, Cor pulmonale**

Bronchialkarzinom

Die meisten Bronchialkarzinome sind **zentral, hilusnah** lokalisiert (70–85%). Sie wachsen sowohl innerhalb des Bronchialbaumes als auch entlang den Lymphspalten, im Bronchiallumen und im Interstitium (vor allem kleinzellige und Plattenepithelkarzinome).

Darüber hinaus findet man aber auch **peripher wachsende Bronchialkarzinome** (Adenokarzinome). In der Lungenspitze wächst der **Pancoast-Tumor (Ausbrecherkarzinom),** der nach kranial infiltriert und typischerweise zu einer **Horner-Trias** führt und oft Rippen infiltriert.

Röntgenologisch lassen sich folgende Veränderungen nachweisen:
- Vergrößerung des **Hilusschattens lateral konvex**
- Tumorschatten
- unscharfe Begrenzung des Tumors und radiäre, vom Tumor ausgehende Streifen (**Corona radiata** – Krebsfüßchen) als Zeichen einer Ausbreitung entlang den Lymphangien
- **hilifugale Infiltration** der Lymphangien
- **Bronchusstenose** oder **Bronchusabbruch**
- **Dys-** oder **Atelektase** distal des Tumors durch Bronchusstenose
- **poststenotische Pneumonie**
- **poststenotisches Air-Trapping** (Überblähung)
- **Hilusparadoxon:** infolge des → Euler-Liljestrand-Mechanismus kommt es bei partieller Bronchialstenose oder Einengung einer Pulmonalarterie auf der Tumorseite zu einer Minderperfusion und zu einer kompensatorischen Hyperperfusion der Gegenseite. Daraus ergibt sich, daß der Hilus der gesunden Seite größer wirkt.
- Einschmelzung des Tumors: dickwandige Kaverne mit unregelmäßiger Innenwand, oft **exzentrische Einschmelzung**
- **Rigler-Nabel-Zeichen:** Einziehung der Außenkontur des Tumors in Höhe der Einmündung der Tumorgefäße
- **Zwerchfellparese:** einseitiger Zwerchfellhochstand durch Tumorinfiltration des N. phrenicus
- **Pleuraerguß** als Zeichen einer Pleuritis carcinomatosa oder einer durch einen zentralen Tumor bedingten Lymphabflußstörung
- mediastinale, hiläre, paratracheale, subcarinale oder parabronchiale **Lymphome** (»Der Tod lauert in der Kulisse«)

Lungenmetastasen

25% aller Lungenmetastasen sind solitär. Am häufigsten stammen Lungenmetastasen von folgenden Primärtumoren: Mamma-, Schilddrüsen- und Nierenzellkarzinome, Seminome, gastrointestinale Tumoren, Sarkome. Bei Kindern Wilms-Tumor, Ewing-Sarkom, Neuroblastom, Osteosarkom.

Metastasen imponieren **rund,** der Durchmesser der Metastasen kann sehr unterschiedlich sein. Die Rundherde sind **meist relativ scharf begrenzt.**

Prädilektionsstelle ist der Unterlappen. Periphere Verkalkungen sind selten und besonders bei Osteo- und Chondrosarkomen zu finden.

Lungenembolie

Eine Lungenembolie kommt nach größeren Operationen (z.B. gynäkologische Operationen und Hüftoperationen), nach Traumen oder bei anderen Gründen von Bettlägrigkeit, bei Vorliegen von Neoplasmen (die Lungenembolie führt unter Umständen zur Diagnose der Grunderkrankung), vor.

Auch bei schweren Embolien ist das **Thoraxbild in den meisten Fällen zunächst unauffällig**. Bei Vergleich mit vorher gemachten Thoraxaufnahmen fallen eventuell eine Minderperfusion auf der betroffenen Seite und eine Größenänderung des Pulmonalishauptstammes auf.

Bei kleineren Embolien erkennt man selten eine **segmentale Oligämie** (**Westermark-Zeichen**) bei gleichzeitiger Dilatation der entsprechenden Segmentarterie proximal der Obstruktion (**Kalibersprung**), meist ist das Thoraxbild zunächst unauffällig.

Im Verlauf fällt die Trias **einseitiger Zwerchfellhochstand – Dystelektase – kleiner Pleuraerguß** auf. Mehrere Stunden nach der Embolie kommt es in manchen Fällen zur Ausbildung eines **Lungeninfarktes** mit einer keilförmigen Verschattung (Spitze zeigt zum Lungenhilus, Basis reicht an die viszerale Pleura, Form entspricht dem Versorgungsgebiet der embolisierten Lungenarterie).

Der Nachweis gelingt einfach und nichtinvasiv durch die kontinuierliche **Perfusions-/Ventilationsszintigraphie** (→ Kap. 7). **Beweisend ist ein Perfusionsdefekt bei normaler Belüftung** (häufig nur tagsüber verfügbar)!

Am sichersten kann eine Lungenarterienembolie mit der invasiven **Pulmonalisangiographie** (auch nachts verfügbar) (Füllungsdefekt, Gefäßabbruch) nachgewiesen werden. Diese ist jedoch nur präoperativ oder zur interventionell-radiologischen lokalen Fragmentation und Lyse sinnvoll. Entscheidend für die Indikation zur Operation ist die Messung des pulmonalen arteriellen Druckes mit Hilfe der Katheterangiographie.

> ⚠ Im Nativbild finden sich oft Verdachtsmomente – nie Beweise – für die Lungenembolie. Diagnose durch Perfusions- und Ventilationsszintigraphie. Zur Indikation der invasiven Therapie wird die Katheterangiographie mit Druckmessung benötigt.

Lungenstauung und Lungenödem

Wie bereits unter **Umverteilung** erwähnt, steigt der Anteil freier Flüssigkeit im Interstitium durch intrakapilläre Drucksteigerung und Transsudation in das Interstitium bei beginnender Linksherzinsuffizienz und auch bei Mitralstenose an.

> Neben der Perfusionsumverteilung kommt es bei Fortschreiten der Stauung zu einem Lungenödem, das zunächst interstitiell ist und später in den Intraalveolarraum eindringt (dann alveoläres Ödem).

Röntgenologisch erkennt man folgende Veränderungen:
- **vermehrte Gefäßzeichnung** (bis zur Peripherie) bei gleichzeitiger Unschärfe der Gefäße durch **perivasales Ödem**
- Perfusionsumverteilung
- **unscharfe Hili**
- Akzentuierung der Lappenspalten
- Kerley-A- und -B-Linien
- **basale Schleierung** (durch basal betontes Ödem)
- eventuell **Pleuraerguß** (hier oft links eher und größer als rechts)
- **Zwerchfellhochstand** (durch verminderte Dehnbarkeit der Lunge)
- **Herzvergrößerung** (aus der Herzgröße allein kann man keine Rückschlüsse auf die Herzfunktion ziehen, z.B. großes suffizientes Sportlerherz!)
- eventuell perihiläres »**Schmetterlingsödem**«
- Verbreiterung der Wände der Oberlappenbronchien

Bei chronischer Stauung kann es zur Entwicklung einer Fibrose oder einer miliaren Hämosiderose kommen, die durch viele kleine (miliare) Fleckschatten gekennzeichnet ist.

Schocklunge

Nach einem Kreislaufschock (z.B. Unfall oder Sepsis), Inhalation von Reizgasen, Intoxikationen, Sauerstoff- und Druckbeatmung, Zustand nach Aspiration kann es zur Ausbildung einer Schocklunge kommen. Bei gesteigerter Permeabilität der Kapillarmembran kommt es zu einer Transsudation von Plasma und Zellelementen in das Lungeninterstitium (→ **interstitielles Lungenödem**), später zu Flüssigkeitsübertritt in die Alveolen (→ **alveoläres Lungenödem**), Bildung hyaliner Membranen und Mikroatelektasen, im Endstadium dann zu einer **Lungenfibrose.**

Röntgenologisch zeigen sich ca. 12 Stunden nach dem Trauma zunächst **perihiläre kleine Fleckschatten,** die konfluieren können. Auch → **Aerobronchogramme** sind oft abgrenzbar.

Morphologische Diagnose meist nur anhand des Verlaufs möglich.

Die Verschattungen erinnern an ein Lungenödem und betreffen die gesamte Lunge. Häufig auftretende zusätzliche Infektionen können leicht übersehen werden. Ungefähr eine Woche nach Krankheitsbeginn kann es zur Entwicklung einer → Fibrose kommen.

Mediastinum

Raumforderungen des Mediastinums werden oft auf Thoraxaufnahmen in 2 Ebenen entdeckt (Abb. 5.57) und können mit Hilfe der Computertomographie (oder MRT) näher klassifiziert werden:

Retrosternal liegende Raumforderungen des vorderen Mediastinums sind (5 mal T!):

- **T**hymoma (Thymom)
- **T**eratoma (Teratom)
- **T**hyroid (retrosternal liegende Schilddrüse, häufigste benigne Raumforderung des Mediastinums)
- (**T**errible) Lymphoma (Lymphome – »schornsteinförmige« Verbreiterung des oberen Mediastinums)
- **T**ortious artery (z.B. Aneurysma der Aorta ascendens)

Raumforderungen des **mittleren Mediastinums** erkennt man vor allem auf der Seitaufnahme an oder in der Nähe der Trachea:

- Non-Hodgkin-**Lymphome**
- Hodgkin-Lymphome
- Metastasen
- Lymphadenopathie anderer Genese, z.B. Sarkoidose
- **mesenchymale Tumoren**

Raumforderungen des **hinteren Mediastinums** sind ebenfalls oft auf der Seitaufnahme erkennbar, und zwar in der Nähe der Wirbelsäule. Meistens sind diese Raumforderungen **neurogenen Ursprungs,** z.B. Neuroblastome, Ganglioneurome, seltener sind: Lipome, Fibrome, Chordome, Lymphangiome.

Herz

Bereits zu Beginn des Thoraxkapitels wurde die Lage des Herzens und der Herzkammern schematisch dargestellt. Zur Wiederholung und Orientierung soll folgende Skizze (Abb. 5.58) des normalen Herzens dienen.

a)

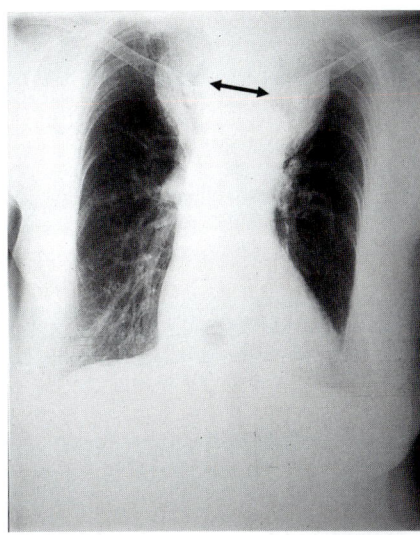

b)

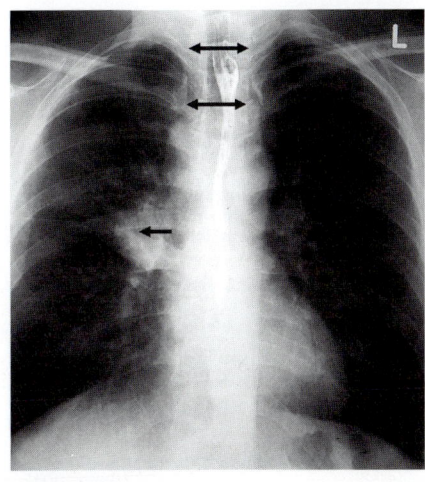

Abb. 5.57   Mediastinalverbreiterung.
a) Retrosternale Struma (⟷).
b) Mediastinale Verbreiterung (⟷) und Hilusraumforderung (→) sprechen für M. Boeck, die Einseitigkeit wäre ein gewisses Argument für M. Hodgkin.Abb. 5.57b

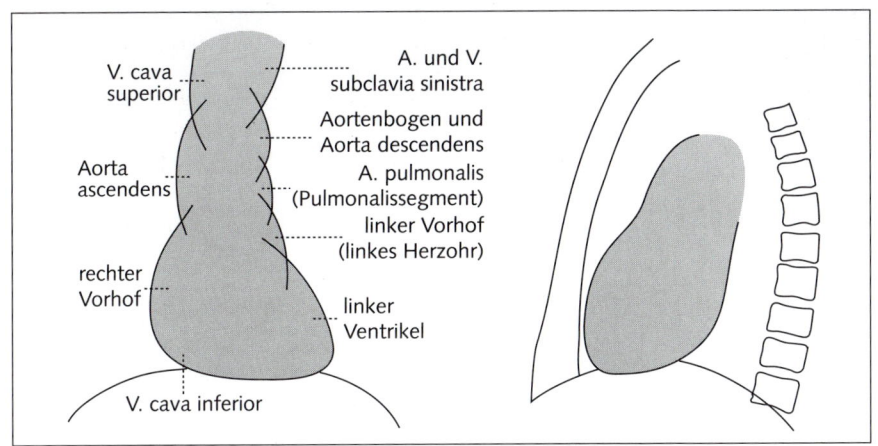

Abb. 5. 58   Normale Herzsilhouette (nach Squire, Fundamentals of Radiology).

Veränderungen der Herzform bei verschiedenen Herzfehlern:

Aortenklappenstenose (Abb. 5.59)	
Pathophysiologie	**Radiologischer Befund**
Aortenklappe ist in 80–90% verkalkt (unabhängig von der Ätiologie der Stenose)	eventuell **Aortenklappenverkalkung** sichtbar
Druckbelastung des linken Ventrikels → konzentrische Hypertrophie	meist noch unauffällig
beginnende myogene Dilatation	quere Herzdilatation, Herztaille ausgeprägt **aortale Konfiguration** (Schuhform)
poststenotische Dilatation der Aorta ascendens	**Aorta ascendens** wird rechts **deutlicher sichtbar**
bei fortschreitender Dilatation des linken Ventrikels entsteht eine relative Mitralklappeninsuffizienz → geringe Vergrößerung des linken Vorhofs, leichte Lungenstauung	**geringe Vergrößerung des linken Vorhofs,** leichte **Lungenstauungszeichen**

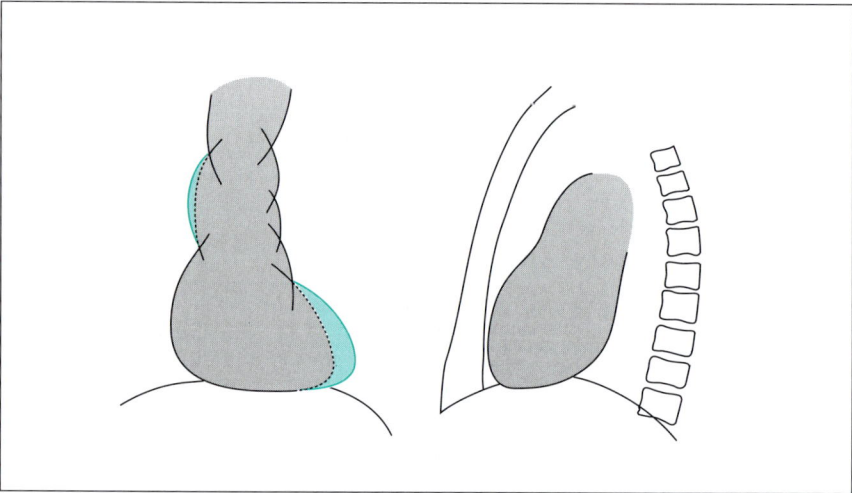

a)

Abb. 5.59 Aortenklappenstenose.
a) Schemazeichnung.
b) p.a.-Aufnahme bei Aortenklappenstenose. Beachte den großen linken Ventrikel (⟶), Schatten der Aorta ascendens nicht sichtbar, im Verhältnis zur Herzgröße kleiner Aortenknopf (→).
c) Seitliche Aufnahme.

b)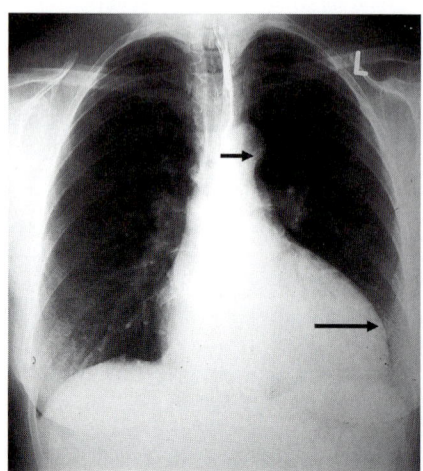

c)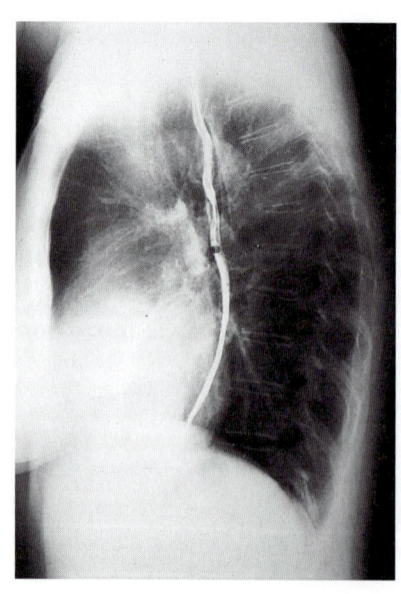

Aortenklappeninsuffizienz (Abb. 5.60)

Pathophysiologie	Radiologischer Befund
Volumenüberlastung des linken Ventrikels → Dilatation des linken Ventrikels zunächst nach dorsal und gleichzeitig Rechtsdrehung des Herzens	zunächst relativ lange Zeit unveränderte p.a.-Aufnahme durch Rechtsdrehung, mit zunehmender Dilatation, jedoch Verbreiterung des Herzens nach links, **aortale Konfiguration,** ausgeprägte Herztaille (**»Schuhherz«),** abgerundete, verstärkt in das Zwerchfell eintauchende Herzspitze
Dilatation der Aorta ascendens	**dilatierte Aorta ascendens**
Dilatation und Elongation des Aortenbogens	**Dilatation und Elongation des Aortenbogens** auf der Seitenaufnahme: Einengung des Retrokardialraumes
bei Dekompensation: Zeichen der relativen Mitralinsuffizienz und vergrößerter linker Vorhof sowie Lungenstauung (wie bei der Aortenstenose)	**Vergrößerung des linken Vorhofs, leichte Lungenstauungszeichen**

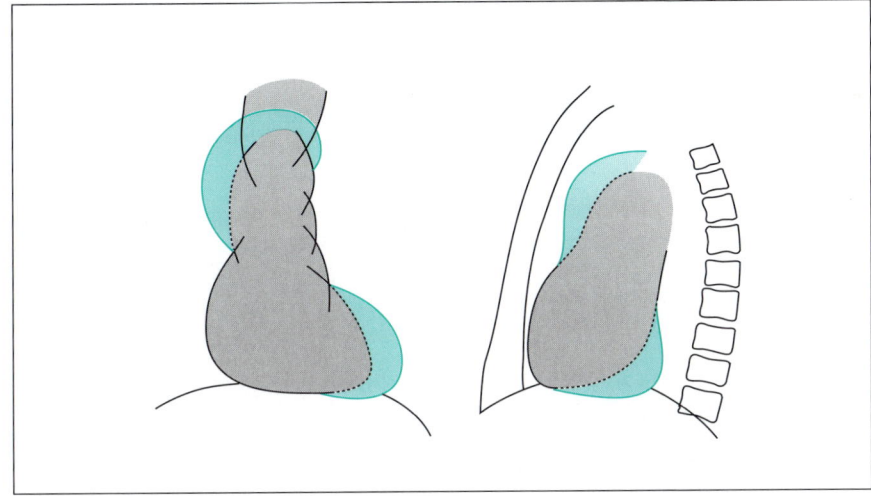

Abb. 5.60 Aortenklappeninsuffizienz. Linker Ventrikel geht über kontrastierten Ösophagus hinaus.

Radiologische Veränderungen bei **Linksherzinsuffizienz** sind:
- **Linksverbreitertes Herz** bei erhaltener Herzbucht
- **Dilatation** der **Lungenoberlappenvenen** (→ Umverteilung)
- **Kerley-A-** und → **Kerley-B-Linien**
- **Pleuraergüsse** (besonders rechts) → **Lungenödem**
- **Verbreiterung der rechten Pulmonalarterie** in Höhe des Bronchus intermedius auf **über 1,5 cm**
- auf der Seitaufnahme **Vergrößerung des linken Vorhofs** mit Verlagerung des (bariummarkierten) Ösophagus nach dorsal

⚠ Mit zunehmender Vergrößerung des linken Vorhofs entsteht aus der zunächst aortalen Konfiguration eine mitrale Konfiguration!

Die Diagnose der **Rechtsherzinsuffizienz** ist im Röntgenbild wesentlich unsicherer als die der Linksherzinsuffizienz. Radiologische Veränderungen sind:
- Verbreiterung des Herzens nach rechts durch **Dilatation** des **rechten Vorhofs**
- **Verbreiterung** der **V. cava superior** (oberes Mediastinum wirkt rechts breiter)
- **Verbreiterung** der **V. azygos** (normalerweise mandelförmige Verschattung in Höhe der Trachealbifurkation, dem rechten Hauptbronchus direkt oben anliegend)
- **Pleuraergüsse**
- **keine** venöse Lungenstauung

Die radiologischen Veränderungen bei **globaler Herzinsuffizienz** sind eine Kombination der Zeichen der Rechts- und Linksherzinsuffizienz.

Mitralklappenstenose (Abb. 5.61)

Pathophysiologie	Radiologischer Befund
Druckanstieg im linken Vorhof: Hypertrophie und Dilatation desselben	p.a.-Bild: Anhebung und Spreizung der Trachealbifurkation (normaler Trachealwinkel: ca. 60°) rechter Rand des linken Vorhofs ist als Doppelkontur am Rand des rechten Vorhofs, im weiteren Verlauf wird der linke Vorhof eventuell sogar rechts randbildend werden, Vorhof ist als Kernschatten unterhalb der Carina abgrenzbar Seitbild: **Vergrößerung des linken Vorhofs,** Verdrängung des (bariummarkierten) Ösophagus, V. cava inf. sichtbar
Lungenstauung	Lungenstauung
Blutzufluß in den linken Ventrikel etwas verringert	linker Ventrikel normal groß, eventuell sogar etwas verkleinert
Dekompensation: pulmonale Hypertonie, Druckbelastung des rechten Ventrikels → Hypertrophie und sekundäre Dilatation → relative Trikuspidalinsuffizienz mit Dilatation des rechten Vorhofs	**prominentes Pulmonalissegment, Vergrößerung des rechten Ventrikels,** Anhebung der pulmonalen Ausflußbahn (Pulmonalarterienstamm wird nach kranial verlagert), Pulmonalissegment wird stark betont → »stehende Eiform« des Herzens bei weiterer Vergrößerung des rechten Ventrikels: Links-rotation des Herzens. Querverbreiterung des rechten Ventrikels, so daß dieser links randbildend wird → »liegende Eiform« des Herzens

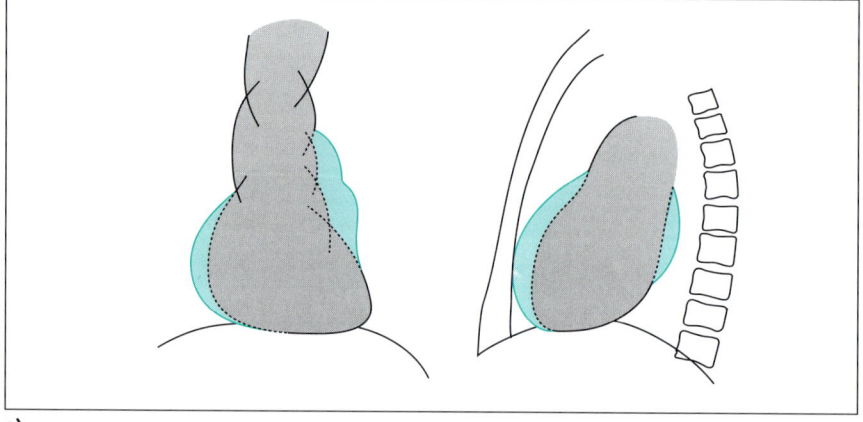

a)

Abb. 5.61 Mitralklappenstenose.
a) Schemazeichnung.
b) p.a.-Aufnahme. Beachte die verstrichene Herztaille (→).
c) Seitliche Aufnahme. Verlagerung des Ösophagus durch vergrößerten linken Vorhof (→).

b)
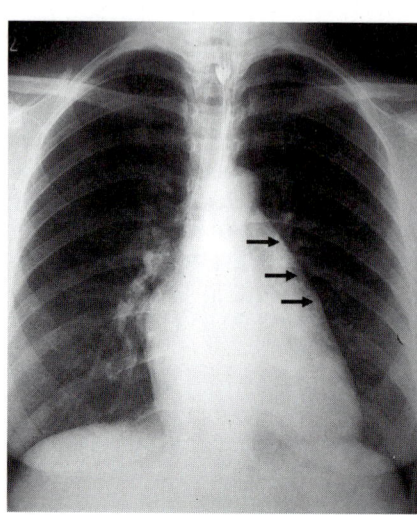

c
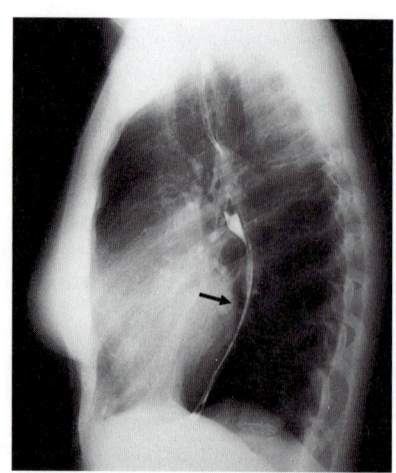

Mitralklappeninsuffizienz (Abb. 5.62)

Pathophysiologie	Radiologischer Befund
Pendelblut führt zu Volumenbelastung des linken Vorhofs → Hypertrophie und rasche Dilatation des linken Ventrikels	linker Vorhof erweitert, Ausfüllen der Herzbucht, Verlagerung des bariummarkierten Ösophagus
Dilatation des linken Ventrikels	Linksverbreiterung des Herzens, Seitenaufnahme: **linker Vorhof und linker Ventrikel vergrößert**
Fortleitung der linksventrikulären Druckwelle bis in die Lunge → Lungenstauung → pulmonale Hypertonie → Hypertrophie des rechten Ventrikels	**prominentes Pulmonalissegment, Hypertrophie und evtl. Erweiterung des rechten Ventrikels**

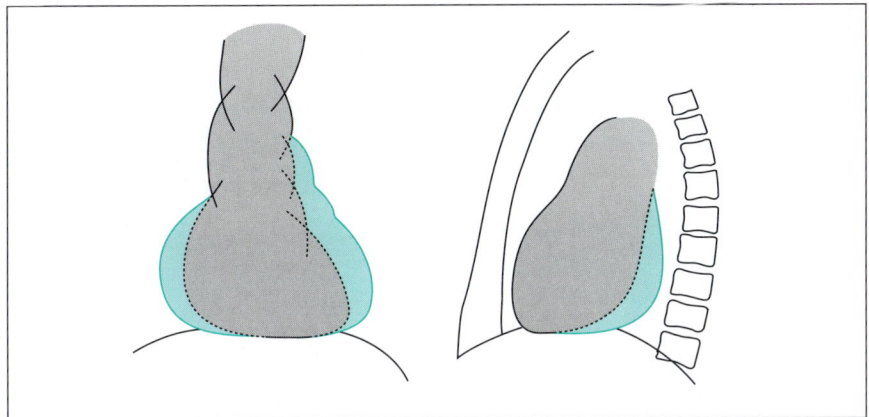

Abb. 5.62   Mitralklappen-insuffizienz.

Cor pulmonale (Abb. 5.63)

Pathophysiologie	Radiologischer Befund
Druckerhöhung im Lungenkreislauf → Druckbelastung der rechten Kammer steigt, Förderleistung des Herzens fällt → evtl. Inaktivitätsatrophie des linken Herzens	zu Beginn: röntgenologische Verkleinerung der Herzsilhouette
	prominenter Pulmonalisbogen
	Erweiterung der hilusnahen Lungenarterien, gleichzeitig Kaliberverengung in der Peripherie → **»Kalibersprung«** Rechtsherzvergrößerung mit Ausfüllung des Retrosternalraumes

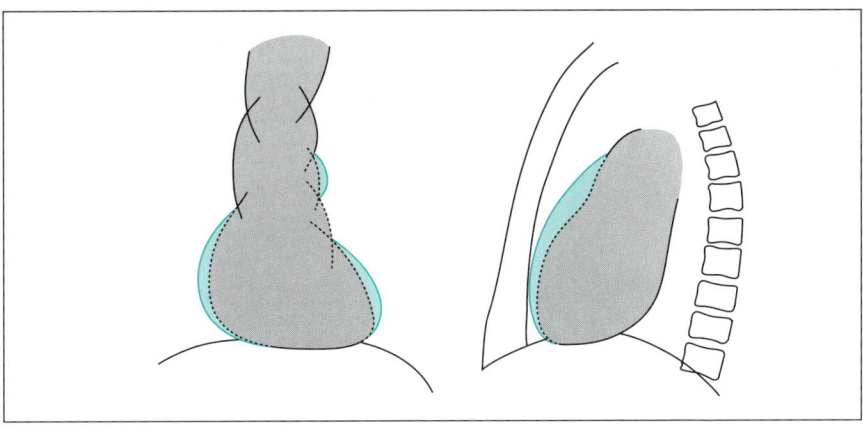

Abb. 5.63   Cor pulmonale.

Vorhofseptumdefekt (ASD) – Abb. 5.64

Pathophysiologie

Links-Rechts-Shunt → Volumenbelastung des rechten Vorhofs und des rechten Ventrikels damit auch der Lungenstrombahn → Sklerose der Lungengefäße und im Laufe der Zeit: pulmonale Hypertonie, Hypertrophie und Dilatation des rechten Ventrikels, mit zunehmender Rechtsherzhypertrophie Druckanstieg im rechten Herzen → Abnahme des Shuntvolumens → Shuntumkehr (rechts → links) **»Eisenmenger-Reaktion«**

Radiologischer Befund

kleiner ASD: unauffälliges Röntgenbild, **Verbreiterung der Herzsilhouette** auf der p.a.-Aufnahme: **re. Ventrikel evtl. links randbildend, re. Vorhof vermehrt gerundet, Pulmonalissegment betont** Seitenaufnahme: Anhebung der Ausflußbahn durch Vergrößerung des rechten Ventrikels, schmale Aorta, zunächst keine Vergrößerung des linken Vorhofs stark dilatierte Hilusgefäße: unter Durchleuchtung: starke Hiluspulsationen, **»tanzende Hili«**

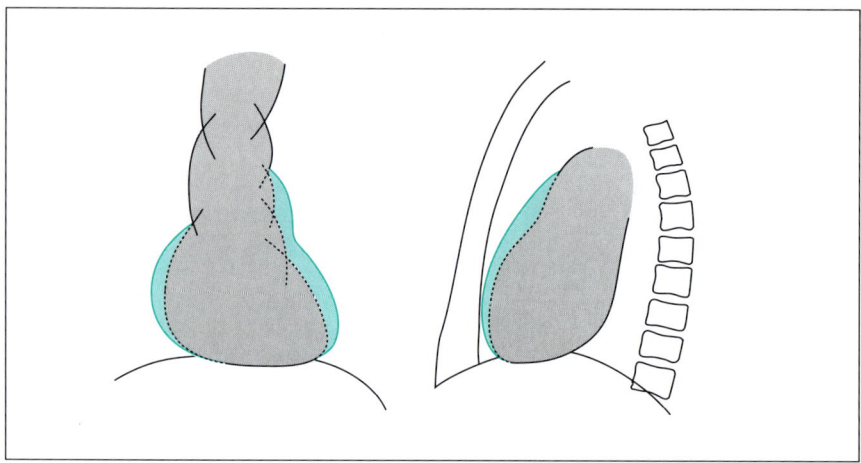

Abb. 5.64 Vorhofseptumdefekt (ASD).

Ventrikelseptumdefekt (VSD) – Abb. 5.65

Pathophysiologie

Links-Rechts-Shunt mit Druck und Volumenbelastung des rechten Ventrikels, der hypertrophiert, Volumenbelastung der Lungenstrombahn im Laufe der Zeit (→ ASD): pulmonale Hypertonie eventuelle Shuntumkehr Hypertrophie und Dilatation der linken Kammer

Radiologischer Befund

kleiner VSD: unauffälliges Thoraxbild,

prominentes Pulmonalissegment prominente (unter Durchleuchtung tanzende) **Hili**

linksbetontes Herz bei größerem Defekt, Aorta unauffällig

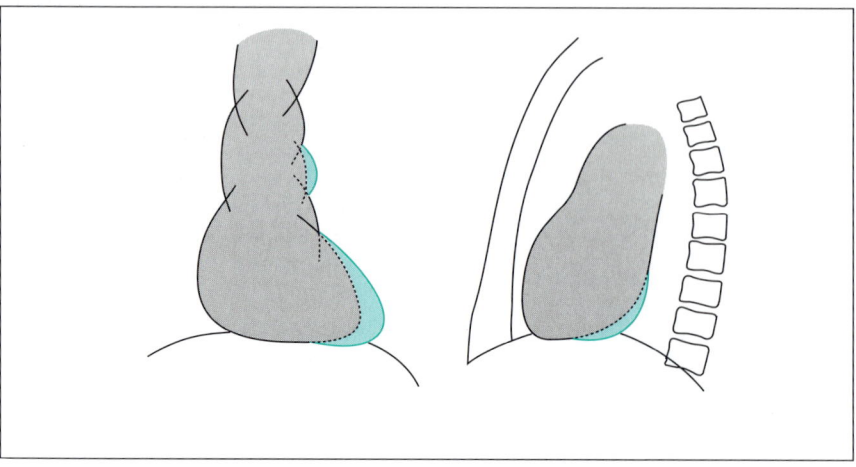

Abb. 5.65 Ventrikelseptumdefekt (VSD).

Aortenisthmusstenose (Abb. 5.66)	
Pathophysiologie	**Radiologischer Befund**
Einengung der Aorta descendens nahe der Einmündungsstelle des Ductus arteriosus Botalli nach Abgang der A. subclavia sinistra	3-Zeichen: Einkerbung der Aorta in Höhe der Stenose
→ prästenotischer Hochdruck, Hypertrophie des linken Ventrikels	Aorta ascendens oft erweitert
→ Kollateralkreislauf über Aa. mammariae internae und Interkostalarterien, die kaudal der Stenose in die Aorta einmünden	aortale Herzkonfiguration
	Druckusuren an den Unterkanten der posterioren Rippenanteile (3.–10. Rippe) (fehlen oft noch in der frühen Kindheit und bei schwach ausgeprägtem Kollateralkreislauf)

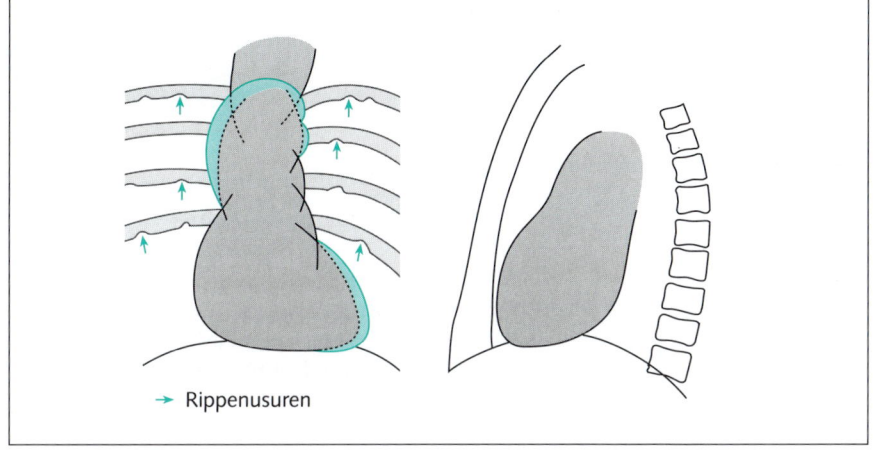

→ Rippenusuren

Abb. 5.66 Aortenisthmusstenose.

Veränderungen des Perikards

Perikarderguß

 Ein akuter Perikarderguß (Hämatoperikard) kann schon bei 150 ml tödlich sein. Entwickelt sich ein Perikarderguß dagegen langsam, so können sogar einige Liter toleriert werden (→ Abb. 5.67).

Röntgenologisch führen erst Ergußmengen von 300–500 ml zu Veränderungen der Herzsilhouette. Der Herzschatten ist nach links und rechts verbreitert, die Herzkonturen erscheinen abgerundet, die Herztaille ist verstrichen. Der Herzschatten hat eine sogenannte **Bocksbeutelform** (pralle Form des Perikardergusses) oder wirkt **zeltförmig** (schlaffe Form des Perikardergusses).

 Bei der Frage nach einem Perikarderguß ist die röntgenologische Diagnostik der echokardiographischen deutlich unterlegen (zuverlässig ist die Computertomographie).

Pericarditis calcarea
Röntgenologischer Nachweis **schalig verkalkter Perikardschwielen.** Oft liegt ein Zustand nach tuberkulöser Perikarditis vor, der Herzschatten ist oft nicht vergrößert; man spricht vom **Panzerherz.**

Stellenwert der konventionellen Thoraxdiagnostik gegenüber konkurrierenden Verfahren

Die Thoraxaufnahme stellt dank der hohen Luft-Wasser-Kontraste ein zuverlässiges Diagnostikum dar, das aufgrund seiner niedrigen Strahlendosis weniger konkurrierende als weiterführende Methoden kennt.

Tomographie: Überlagerungsfreie Darstellung auch tiefer gelegener Strukturen (Hiluslymphknoten, Kavernen, Bronchialstenosen, Abszesse). Bei der Tomographie der Hili muß wegen der Dichteunterschiede zwischen Lunge und Mediastinalstrukturen ein Ausgleichsfilter (**Hilusfilterschicht**)) eingesetzt werden.

Computertomographie: Sie ist besonders beim Staging wichtig, da mit ihrer Hilfe auch kleine **Lungenmetastasen** nachgewiesen werden können, die konventionell noch nicht erkennbar sind, und **Lymphknotenvergrößerungen** empfindlicher nachgewiesen werden können. Die Ausdehnung von

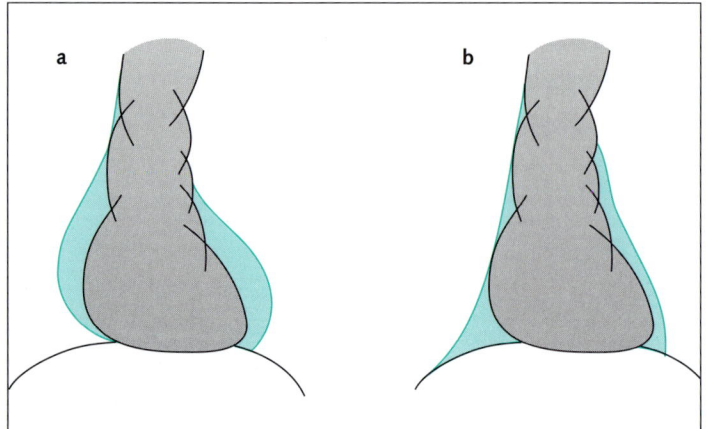

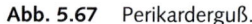

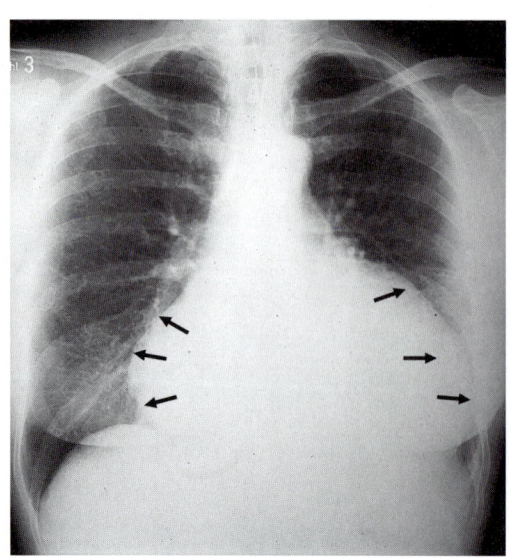

Abb. 5.67 Perikarderguß.
a) Bocksbeutelform (Schemazeichnung).
b) Zeltförmig (Schemazeichnung).
c) p.a.-Aufnahme eines Perikardergusses (Bocksbeutel, →).

Bronchialkarzinomen, Trachealtumoren, Tumoren unterhalb der Karina, Thymomen bei Patienten mit Myasthenia gravis und anderen Mediastinaltumoren wird besser computertomographisch dargestellt. Die Computertomographie ist hilfreich bei genauer Lokalisation von intrathorakalen Läsionen **vor Biopsie** und beim Nachweis von **Aortenaneurysmen** bzw. **dissezierenden Aneurysmen,** ohne daß eine intraaortale Kontrastmittelinjektion notwendig ist. Auch **diskrete pulmonale Veränderungen** (z.B. beginnende Lungenfibrose) und thoraxwandnahe Veränderungen können früher in der CT dargestellt werden. Auch die hier möglichen **Dichtemessungen** können zu einer genaueren Tumordifferenzierung (z.B. Diagnose von Pleuralipomen) beitragen.

Magnetresonanztomographie: Gegenüber der Computertomographie ist hier die variable Schnittführung von Vorteil. Dies kann z.B. bei der genauen Lokalisation **zwerchfellnaher Tumoren** (supra- oder infradiaphragmal?) von Vorteil sein.

⚠ Die Magnetresonanztomographie ist an den Thoraxorganen vor allem bei mediastinalen Prozessen und Thoraxwandprozessen einsetzbar, gegenüber der Computertomographie ist die Auflösung bei kleinen Lungenprozessen jedoch schlechter, so daß die MRT hier nicht eingesetzt wird.

Die Magnetresonanztomographie wird darüber hinaus bei der Frage nach **(dissezierenden) thorakalen Aneurysmen** eingesetzt.

Auch in der Diagnostik des Herzens und der großen Gefäße kann die Magnetresonanztomographie eingesetzt werden:

Die Magnetresonanztomographie erlaubt eine Unterscheidung zwischen Blutfluß und Gefäßwand (→ Magnetresonanzangiographie) und die Diagnose von Gefäßwandveränderungen sowie Veränderungen des Blutflusses (langsamer oder turbulenter Fluß).

Zur Untersuchung des Herzens ist eine EKG-Triggerung notwendig. Es können transversale, sagittale und koronare Schichten des Herzens dargestellt werden. Ohne Kontrastmittelapplikation können Vorhöfe, Ventrikel, Myokard, Perikard, Herzklappen, Koronargefäße, Bypasses und herznahe Gefäße dargestellt werden.

Sonographie: Sie kann sehr empfindlich schon kleine **Pleuraergüsse** nachweisen, eine günstige Punktionsstelle kann leicht festgelegt werden. Auch **pathologische Prozesse der Thoraxwand** (besonders bei der Fragestellung solider oder flüssiger, abgekapselter Prozeße) sind sonographisch beurteilbar. Darüber hinaus können **mediastinale Prozesse** von interkostal her geschallt werden.

Echokardiographie: Zur genauen Diagnose von Herzfehlern (Klappenveränderungen, Kontraktionsfähigkeit der Ventrikel, Ventrikelhypertrophien, Herzwandaneurysmen nach Infarkten, Shuntvitien) und Perikardergüssen ist die Echokardiographie meist besser geeignet als die Röntgendiagnostik.

Bronchographie: Wird heute fast nur noch zum Nachweis von **Bronchiektasen** eingesetzt.

Angiographie: An den Thoraxorganen ist die **Pulmonalisangiographie** wichtig. Sie wird eingesetzt bei Verdacht auf Pulmonalarterienembolie (Operationsindikation), bei Verdacht auf pulmonale AV-Malformationen, bei fraglicher Gefäßinfiltration von Tumoren präoperativ usw.

Herzkatheteruntersuchung: Sie erlaubt folgende Diagnosen und Untersuchungen:

- Stenosen, Verschlüsse, Dissektionen oder andere Veränderungen in Koronararterien, Bypasses, Pulmonalarterien, Aorta
- genaue Größe der Herzhöhlen
- Messung systolischer und diastolischer Drücke
- Messung des Sauerstoffgehaltes des Blutes in einzelnen Herz- und Gefäßabschnitten

Nuklearmedizin: An den Thoraxorganen sind folgende diagnostische Verfahren wichtig:

- **Perfusions- und Ventilationsszintigraphie** (z.B. zur Diagnose von Lungenembolien)
- **Myokardszintigraphie** zur Diagnose frischer Herzinfarktc und deren Lokalisation, vitaler poststenotischer Myokardbezirke vor geplanter Bypass-Operation, belastungsabhängiger Ischämiebereiche bei koronaren Herzerkrankungen, infiltrativen Myokardiopathien.

Abdomennativdiagnostik

Untersuchungsmethoden

Für die elektive bildgebende Diagnostik des Abdomens wird die Sonographie, für den Notfall die Abdomennativaufnahme zusammen mit dem Ultraschall bevorzugt. Die klassische Indikation zur **Nativaufnahme** (Abdomenleeraufnahme – ohne Kontrastmittelgabe) ist das akute Abdomen mit der Frage nach freier Luft (bei intestinaler Perforation) und/oder Luft-/Flüssigkeits-Spiegeln (bei Ileus).

Ist Flüssigkeit durch Luft überlagert und der Strahlengang parallel zu ihrer völlig geraden Grenzfläche, wird diese durch den guten Wasser-/Luft-Kontrast besonders deutlich zu sehen sein. Man spricht von einem Luft-/Flüssigkeits-**Spiegel**.

Eine Nativaufnahme geht jeder Ausscheidungsurographie voran (Steinnachweis). Zur bildgebenden Diagnostik des Abdomens in der Reihenfolge abnehmender Häufigkeit gehören:

- Abdomenübersicht im Stehen
- Ultraschall
- Abdomenübersicht in Linksseitenlage
- Abdomenübersicht im Liegen
- CT
- MRT
- Kontrastmitteluntersuchung

Als Basisdiagnostik im Notfall wird vielfach gefordert, alle drei Nativaufnahmen anzufertigen. In der Praxis wird meist nur die Aufnahme im Stehen angefordert. Der Ultraschall ist hier integraler Bestandteil des Aufnahmestatus.

Befundbausteine und klinische Diagnostik

Abdomennativaufnahme

Auf der Abdomennativaufnahme ist auf verschiedene Veränderungen zu achten, die man sich am einfachsten in folgender Reihenfolge merken kann:

- **A**ir
- **B**ones
- **D**ensities
- **O**rgans
- **M**uscels and masses
- **E**dges
- **N**itrogen

A – air. Bei der Beurteilung einer Abdomenübersicht ist zunächst auf sogenannte »freie Luft« zu achten. Das ist Luft, die nicht innerhalb eines Hohlorgans oder innerhalb anderer Organe (z.B. → Aerobilie) liegt, sondern sich in der freien Bauchhöhle befindet. Die Ursachen freier Luft sind vielfältig und können bedingt sein durch eine Perforation von Hohlorganen (z.B. perforiertes Magenulkus), durch einen Zustand nach abdominellen Operationen und laparoskopischen Eingriffen (bis zu 4–5 Wochen) und durch eine penetrierende Wunde der Abdominalwand. Am zuverlässigsten und empfindlichsten ist freie Luft auf einer **Abdomenübersicht in Linksseitenlage mit horizontalem Strahlengang** (Strahlengang parallel zum Tisch) nachweisbar: Die freie Luft steigt nach oben und ist zwischen Leberoberfläche und lateraler Abdominalwand zu erkennen. Ist eine Abdomenübersicht in Linksseitenlage aus technischen Gründen nicht möglich, sollte zum Nachweis freier Luft eine **Abdomenübersicht im Stehen** angefertigt werden. Freie Luft stellt sich hier **sichelförmig** zwischen Leberoberfläche und Zwerchfell dar. Wichtig ist, daß der Patient möglichst lange (mindestens 5 Minuten) vor der Aufnahme entsprechend gelagert werden sollte, um der Luft Zeit zum Aufsteigen zu lassen (dies ist bei der Aufnahme im Stehen dem Patienten mit akutem Abdomen vielfach nicht zuzumuten).

Der sonographische Luftnachweis ist prinzipiell (bei größeren Mengen) möglich.

Das Vorhandensein von Luft unter den Zwerchfellkuppeln beweist jedoch nicht das Vorhandensein von **freier** Luft, sondern kann auch auf ein **Chilaiditi-Syndrom** zurückzuführen sein. Hierbei liegt eine Interposition von Dickdarm zwischen Zwerchfellkuppel und Leberoberfläche (ohne pathologische Bedeutung) vor. Entscheidend für die Diagnose eines Chilaiditi-Syndroms ist der Nachweis der **Haustrierung der Darmschlingen,** im Gegensatz zu der **sichelförmigen freien Luft.**

Unter der linken Zwerchfellkuppel ist physiologischerweise die **Magenblase** (meist mit Luft-/Flüssigkeits-Spiegel) abgrenzbar. Erkennt man bei einem (fiebernden) Patienten – insbesondere nach abdominellen Eingriffen im Oberbauch – neben der Magenblase und der Luft innerhalb des (haustrierten!) Kolons eine weitere Luftblase, so muß an einen **subphrenischen Abszeß** gedacht werden (besonders nach Splenektomie). Die Diagnose erfolgt durch Ultraschall. Bei einer Abdomenübersicht im Stehen ist zusätzlich ein Luft-/Flüssigkeits-Spiegel (Luft/Eiter) zu sehen.

Luft wird in diesem Zusammenhang inkorrekterweise synonym mit Gas verwendet.

Auch in anderen Abschnitten des Abdomens können lokalisierte pathologische Luftansammlungen abgrenzbar sein, z.B. innerhalb von Abszessen (oft mit Spiegeln) oder nekrotisierenden Tumoren.

Luft im **rechten Oberbauch:**

- in den Gallenwegen **(Aerobilie),** z.B. nach Anlage einer biliodigestiven Anastomose, nach Papillotomie, nach Steinperforation in den Darm (am häufigsten ins Duodenum) – die Aerobilie hat die Form eines Hirschgeweihs
- in der Gallenblase bzw. innerhalb der Gallenblasenwand – **emphysematöse Cholezystitis**
- in den Portalvenen **(Gasembolie),** z.B. bei Darmgangrän als Folge einer Mesenterialvenenluftembolie. Die Luft sitzt dann in der Leberperipherie und nicht so zentral wie bei einer Aerobilie.

Bei Nekrose der Darmwand tritt intestinale Luft zunächst in die Darmwand, schließlich in das Venensystem ein.

Luftverteilung in den Darmschlingen: Es werden drei Kompartimente (Magen, Dünndarm, Dickdarm) unterschieden. Magen und Dickdarm enthalten bei Gesunden eine bestimmte Menge Luft. Die Menge kann von Tag zu Tag und von Individuum zu Individuum wechseln. Bei Erwachsenen ist Gas vor allem im Magen und im Kolon abgrenzbar. Luft im Dünndarm wird dagegen als krankhaft gewertet. Bei kleinen Kindern ist hingegen Luft im Dünndarm normal (lauter Protest gegen die Fixation der kleinen Patienten zur Aufnahme mit Luftschlucken [Aerophagie]). Kein Nachweis von Darmluft könnte hier eher Krankheitswert haben. Bei Erwachsenen stammt die Darmluft vom:

- Luftschlucken
- Gasproduktion des Darmes im Rahmen der Verdauung
- Gasdiffusion vom Blut in den Darm (Stickstoff)

> ⚠ Luft im Dünndarm (durch Aerophagie, Vergärung) wird unter normalen Bedingungen (beim Erwachsenen) rasch resorbiert und kommt erst bei krankhaften Störungen dieser Vorgänge zur Darstellung (raschere Produktion als Rückresorption bei Durchfallerkrankungen, Darmlähmung [Paralyse] durch Peritonitis oder Darmverschluß).
> Luft hat beim Erwachsenen nichts im Dünndarm zu suchen.

Der **Magen** ist bei der Thorax- und Abdomennativaufnahme im Stehen als Luft-/Flüssigkeits-Spiegel im linken Oberbauch fast immer zu erkennen.

Der **Dickdarm** läßt sich anhand folgender Charakteristika erkennen:
1. Lage – das Kolon liegt peripher, man spricht vom **Kolonrahmen.**
2. Haustren – tiefe Einschnürungen.
3. Fäzes – da Dünndarminhalt immer flüssig ist, muß Darm mit festem Inhalt Dickdarm entsprechen. Fäzes erkennt man an einer Mischung aus festem (geformtem) Material unter Einschluß von Gasbläschen.

Der **Dünndarm** hat folgende Charakteristika:
1. Lage: Dünndarm liegt zentral (um die Mesenterialwurzel), eine Verlagerung (z.B. durch große Tumoren) muß erkannt werden.
2. Kerckringsche Falten: Während die Einschnürungen der Haustren des Kolons mehrere Zentimeter auseinanderliegen, ist die Fältelung des Dünndarms (besonders gut im Jejunum erkennbar) sehr viel zarter und wird oft mit dem Aussehen eines Münzstapels verglichen. Bei starker Dehnung können die Kerckringschen Falten (besonders im Ileum) verstrichen sein.

Weitgestellte Darmschlingen: Dünndarmschlingen haben normalerweise einen maximalen Durchmesser von **3 cm,** die Dicke der Kerckringschen Falten beträgt maximal **3 mm.** Die Weitstellung einer einzelnen Dünndarmschlinge **kann** Hinweis auf einen akuten Krankheitsprozeß sein, da ihre Lokalisation häufig mit der eines akuten Krankheitsprozesses übereinstimmt. Man nennt eine solche Schlinge **Wächterschlinge** oder **»sentinel loop«,** die z.B. bei der akuten Appendizitis, dem perityphlitischen Abszeß, der akuten Cholezystitis, Divertikulitis, Pankreatitis auftritt.

Mechanischer Ileus: Wenn der Transport des Darminhaltes durch eine **mechanische Obstruktion** behindert ist (z.B. Tumor, inkarzerierte Hernie, Verwachsungen oder Fremdkörper), kommt es zu einer Dilatation des Darms proximal des Hindernisses mit Gasfüllung (→ gestörte Rückresorption). So ist der Nachweis gasgefüllter Dünndarmschlingen mit/ohne Spiegel (je nach Aufnahmetechnik) als morphologisches Leitsymptom für eine Erkrankung zu werten. Je nach Lokalisation der dilatierten Darmschlingen kann auf die Lokalisation des Verschlusses geschlossen werden. Man unterscheidet einen hohen Dünndarmileus, einen tiefsitzenden Dünndarmileus und einen → Dickdarmileus sowie die Paralyse. Beim **mechanischen Dünndarmileus** können beim stehenden Patienten sogenannte **dynamische Luft-/Flüssigkeits-Spiegel** nachgewiesen werden. Die Spiegel sind in Abdomenmitte lokalisiert, der **Kolonrahmen bleibt frei,** es ist nur eines der Kompartimente mit Luft/Gas gefüllt (gelegentlich mit Magen). Häufig sieht man innerhalb einer dilatierten Dünndarmschlinge im auf- und absteigenden Schenkel aufgrund der noch vorhandenen Rest-

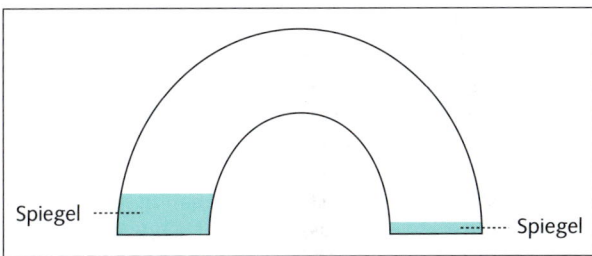

Abb. 5.68 Dynamische Dünndarmschlinge bei mechanischem Ileus. Beachte die unterschiedlichen Höhen der Spiegel.

dynamik zwei **Flüssigkeitsspiegel unterschiedlichen Niveaus** (Abb. 5.68).

Mechanischer Dickdarmileus (auskultatorisch hochgestellte Darmgeräusche): Der Dickdarm enthält meistens Luft. Bei einer Obstruktion, z.B. durch ein Sigmakarzinom (häufigste Lokalisation von Dickdarmtumoren), nimmt der Luftgehalt erheblich zu, die Rektumampulle ist häufig luftfrei und Luft-/Flüssigkeits-Spiegel treten bevorzugt im Bereich des **Kolonrahmens** auf. Im Einzelfall kann sich das prästenotische Sigmasegment über die Bildmitte (Kompartiment des Dünndarms) des Abdomens projizieren.

Paralytischer Ileus: Ein paralytischer Ileus (auskultatorisch Grabesstille) kann im Rahmen schwerer Erkrankungen (z.B. durch Schock, Peritonitis, Darmischämie, schwere Lobärpneumonien, Myokardinfarkt, Hypokaliämie, postoperativ, Nierenkoliken), medikamentös induziert (durch Morphine, Codein, Atropin, Psychopharmaka) und im Verlauf eines fortgeschrittenen mechanischen Ileus auftreten (Abb. 5.69). Die Darmschlingen sind meist stark

flüssigkeitsgefüllt, können aber auch Gas und damit Spiegel enthalten, die dann aber nicht den oben beschriebenen dynamischen Schlingen – mit versetztem Niveau – entsprechen. Alle drei Kompartimente (Magen, Dünndarm, Dickdarm, Abb. 5.70 und 5.71) sind mit Luft/Gas gefüllt.

Luft in der Darmwand: Kann im Rahmen einer Darmgangrän, bei Mesenterialinfarkt oder nekrotisierender Kolitis vorkommen.

Gas in den ableitenden Harnwegen: Ist zum Beispiel bei Fisteln (enterovesikale Fistel bei M. Crohn) oder nach instrumentellen Eingriffen zu finden.

B – bones. Nach Beurteilung der Luftverteilung folgt die Betrachtung der **knöchernen Strukturen.** Sind z.B. die mitabgebildeten Rippen, die Wirbelkörper und die Beckenknochen intakt? Liegen **Frakturen, Osteolysen oder andere Defekte** (→ Skelettdiagnostik) vor?

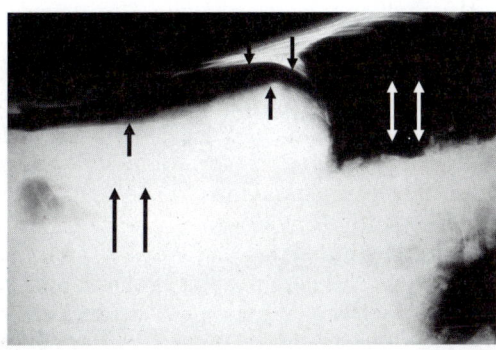

Abb. 5.70 Lateraler Dekubitus mit freier Luft zwischen Leber (⟷) und lateraler Thoraxwand (→), Thoraxraum mit Herz rechts im Bild (⟷).

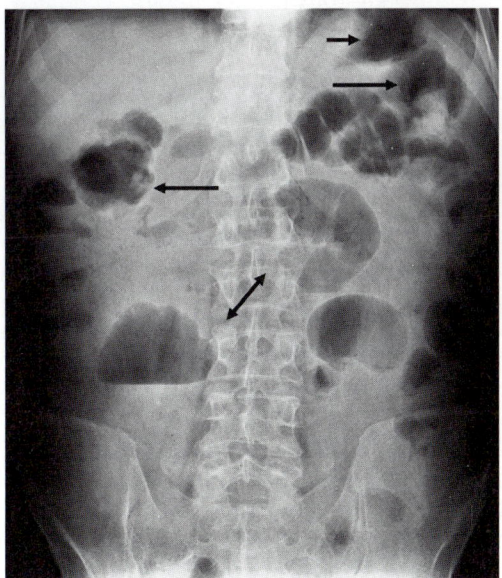

Abb. 5.69 Luft in allen drei Kompartimenten: Magen (→), Dünndarm (⟷) und Dickdarm (⟶): Paralyse.

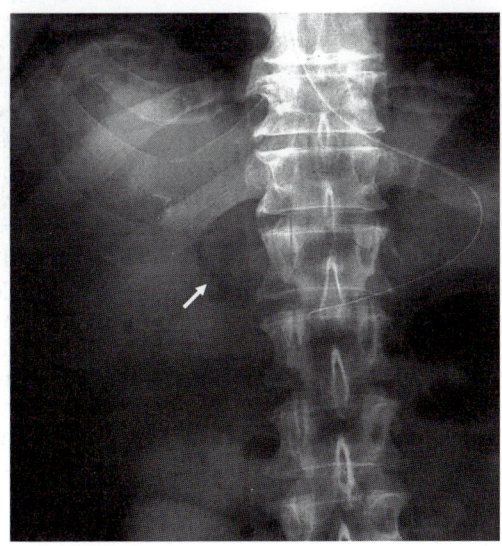

Abb. 5.71 Luft in Gallengängen (→) nach Gallensteinperforation.

D – densities. Darunter versteht man Verschattungen wie Verkalkungen und Fremdkörper.

Die häufigsten auf einer Abdomenübersicht erkennbaren Verkalkungen sind **Gefäßverkalkungen,** erkennbar an ihrer tubulären Form. **Aneurysmen** können oft anhand ihrer charakteristischen Form schon auf der Abdomenübersicht erkannt werden. Innerhalb des Verlaufs von Venen (insbesondere Beckenvenen) sind oft **Phlebolithen** erkennbar, kleine, verkalkte Venenthromben ohne pathologische Bedeutung.

Darüber hinaus können Verkalkungen in Projektion auf fast jedes Organ abgrenzbar sein. In der **Leber** Gallenblasen- und Gallengangkonkremente, Verkalkungen der Gallenblasenwand (Porzellangallenblase), Kalkmilchgallenblase. Erkennt man zystische Strukturen in Projektion auf die Leber, deren Wand verkalkt ist, so ist ein Echinococcus-cysticus-Befall der Leber wahrscheinlich. Auch alte Abszesse, Hämatome, kavernöse Hämangiome und bestimmte Metastasen (besonders von Kolontumoren) können verkalken, ebenso wie alte Thromben (z.B. der Pfortader).

Verkalkungen der **Milz** kommen beispielsweise nach **Milzinfarkten, Milzhämatomen,** nach einem Befall der Milz im Rahmen einer **Tbc** oder **Brucellose** und bei **Sichelzellanämie vor.** Auch parasitär oder posttraumatisch entstandene **Milzzysten** können verkalken.

In Projektion auf den Oberbauch können **Verkalkungen des Rippenknorpels** abgrenzbar sein. **Pankreasparenchymverkalkungen** werden z.B. bei chronischer Pankreatitis, Hyperparathyreoidismus und zystischer Fibrose (Mukoviszidose) beobachtet. Auch Pankreaspseudozysten als Residuen einer Pankreatitis können verkalken. **Nebennierenverkalkungen** werden bei **Phäochromozytomen** und bei einer alten **Nebennierentuberkulose** beobachtet.

In der **Niere** sind viele Nierenkonkremente röntgendicht **(röntgenpositiv),** z.B. Oxalat-, Phosphat-, Zystinsteine, während **röntgennegative** Urat- und Xanthinsteine nicht auf der Abdomennativaufnahme zur Darstellung kommen. Bei bestimmten Erkrankungen kann das Nierenparenchym selbst verkalken, so z.B. bei Tuberkulose und Nephrokalzinose. Auch Nierenzellkarzinome können Verkalkungen enthalten.

Bei Verkalkungen in Projektion auf die Harnblase kann es sich um **Blasensteine** handeln, bei bestimmten Erkrankungen (**Bilharziose**) ist eine verkalkte Harnblasenwand abgrenzbar. Am häufigsten sind allerdings klinisch meist völlig bedeutungslose Phlebolithen (Verkalkungen in Venen).

Bei Männern können Verkalkungen der **Samenblasen,** des **Ductus deferens** und der **Prostata** auftreten. Bei Frauen sind Verkalkungen von **Uterusmyomen,** aber auch von bestimmten Ovarialtumoren (**Dermoidzyste** mit Knochen und Zähnen) möglich, darüber hinaus kann ein Fetus auf der Abdomenübersicht zur Darstellung kommen.

Im gesamten Abdomen können verkalkte **Mesenteriallymphknoten** auftreten.

Appendikolithen sind im rechten Unterbauch zu sehen.

Andere röntgendichte Verschattungen können durch Fremdkörper (intraenterische und solche, die sich von außen auf das Abdomen projizieren), OP-Clips, Drahtcerclagen, Osteosynthesen und durch bariumhaltige Kontrastmittelreste hervorgerufen werden.

O – Organe. Zu beurteilen sind die Abgrenzbarkeit der Organe, ihre Form und ihre Lage. Ergeben sich bei der Beurteilung Abweichungen, sind die Ursachen zu suchen.

M – Muskeln und Massen. Bei Betrachten einer Abdomennativaufnahme ist die Abgrenzbarkeit des M. psoas wichtig. Falls er auf einer Seite oder sogar auf beiden Seiten deutlicher als üblicherweise hervortritt, kann dies durch Luft im Retroperitoneum (z.B. postoperativ, posttraumatisch, durch Perforation eines retroperitonealen Hohlorgans oder durch eine Entzündung mit Gasbildung) bedingt sein. Umgekehrt deutet auch die schlechtere Abgrenzbarkeit des M. psoas auf einer Seite (oder beiden Seiten) auf pathologische Veränderungen hin, z.B. auf retroperitoneale Tumoren, Abszesse (Senkungsabszesse), entzündliche oder tumoröse Infiltrationen, Einblutungen und bei einseitiger Kontraktion auf Prozesse der LWS, Perforationen, Koliken, Entzündungen oder andere schmerzhafte Prozesse.

Massen: Verlagerungen von Organen und/oder Darm durch **Tumormassen.** Ausgeprägter **Aszites** führt zu einer Verlagerung der gasgefüllten Darmschlingen in die Abdomenmitte oder zu einer Distanzierung der Darmschlingen voneinander.

E – »Ecken«. Das »E« für Ecken soll daran erinnern, daß auch die mitabgebildeten, nicht zum Abdomen gehörenden Körperabschnitte pathologische Veränderungen zeigen können, z.B. eine (**Lobär-)Pneumonie** der unteren Thoraxabschnitte, einen **Pneumothorax,** einen **Pleuraerguß,** Tumoren usw.

Bei polytraumatisierten Patienten sollte auch die Zwerchfellkontur erneut betrachtet werden. Eine **Zwerchfellruptur** kommt links häufiger als rechts vor und ist an einer Verlagerung von Hohlorganen in den Thoraxraum erkennbar.

Auch andere, nicht traumatisch bedingte Hernien können eventuell erkannt werden. Darüber hinaus sollte man die Begrenzungen des Abdomens betrachten, sind z.B. Hernien, Raumforderungen oder Defekte der lateralen Bauchwand zu erkennen?

N – Nitrogen. Erinnert, auf freie Luft zu achten.

Mammographie

Die Röntgendarstellung der Mamma unterscheidet sich aufgrund der anatomischen Besonderheiten von anderen Organen:

- Die weibliche Brust besteht ausschließlich aus Weichteilgewebe, die Strukturen unterscheiden sich in ihrer Strahlendurchlässigkeit nur gering.
- Pathologische Veränderungen sind oft sehr klein (Mikroverkalkungen bis 0,1 mm müssen abgebildet werden).
- Die Objektdickenunterschiede des Organs vom Brustansatz bis zur Mamille sind erheblich.

Daher müssen die Komponenten des röntgendiagnostischen Systems den Erfordernissen speziell angepaßt werden.

> ⚠ Röhre und Generator müssen weiche Strahlung erzeugen, um geringe Dichteunterschiede auch kleiner Strukturen erkennbar zu machen. Dazu verwendet man Röhrenspannungen zwischen 25 und 35 kV, eine Molybdänanode (wegen der weichen, charakteristischen Strahlung) mit einem Fokus von max 0,4 mm und einen Molybdänfilter, der die Strahlung nicht zu sehr aufhärtet.

Das Strahlenaustrittsfenster besteht aus gering absorbierendem Beryllium. Die Röhre ist so angeordnet, daß konstruktionsbedingt ein Dosisgradient mit einem Maximum an der Brustwand entsteht, der zur Mamille abfällt. In der Regel ist ein Tubus angebracht, der den Körperstamm aus dem Nutzstrahlenbündel ausblendet. Zur Teilkompensation der Dickenunterschiede wird die Mamma zur Aufnahme faltenfrei mit einer mechanischen Kompressionseinrichtung möglichst flach (bis zur Schmerzgrenze) gedrückt.

Die Verwendung einer Belichtungsautomatik und eines Spezialrasters sind obligatorisch.

Das Film-Folien-System muß feinzeichnend sein, d.h., der Kompromiß zwischen Dosisersparnis durch Verstärkung und Detailerkennbarkeit wird zugunsten der hohen Auflösung verlagert.

Die optimale Auswertung dieser hochqualitativen Aufnahmen kann nur an speziellen Schaukästen hoher Leuchtdichte in abgedunkelten Räumen erfolgen. Eine Lupe sollte zur Verfügung stehen. Erst der Vergleich mit Voraufnahmen im direkten Nebeneinander deckt viele pathologische Veränderungen auf, daher sollten auch für diesen Zweck die apparativen Einrichtungen vorhanden sein.

Ein diagnostisches Optimum wird erzielt, wenn klinische Untersuchung mit Palpation, Mammographie und Sonographie der Mammae von demselben Untersucher durchgeführt werden, der die Befunde entsprechend korreliert. Zumindest muß der Auswerter der Mammographie die Mammae palpieren.

Indikationen

Klinischer Verdacht auf Neoplasie der Mammae (Tastbefund, Sekretion außerhalb der Stillzeit, neu aufgetretene Asymmetrie, Hauteinziehung usw.). Regelhaft jährliche Vorsorgeuntersuchungen für Frauen ab dem 40. Lebensjahr mit Basismammographie als Vergleichsbefund ab dem 35. Lebensjahr und Kontrolle von Risikopersonen (Mammakarzinom in der Anamnese, fibrozystische Mastopathie, erbliche Disposition).

Gefahren und Kontraindikationen

Die Brustdrüse ist insbesondere bei jungen Frauen ein strahlensensibles Gewebe, und man muß zumindest unterstellen, daß wiederholte Strahlenexposition der Brust ein kanzerogenes Potential beinhaltet. Die genannten Altersrichtwerte zur Vorsorgemammographie stellen daher einen Kompromiß zwischen theoretischem Risiko und Nutzen dar.

Befundbausteine und klassische Fallbeispiele

> ⚠ Karzinome haben eine unscharfe Randkontur mit Krebsfüßchen und geben eine inhomogen dichte Verschattung. Gruppierter Mikrokalk (0,1–1 mm Durchmesser, > 5 pro Gruppe) kommt häufig vor und gilt als ein wichtiges mammographisches Frühzeichen der Malignität.

Die zirrhöse Invasion des Tumors (Abb. 5.72) in den Drüsenkörper führt zu Asymmetrien und zur Verdickung der Kutis auf dem Röntgenbild. Der geringste Malignitätsverdacht muß zur Exzision führen.

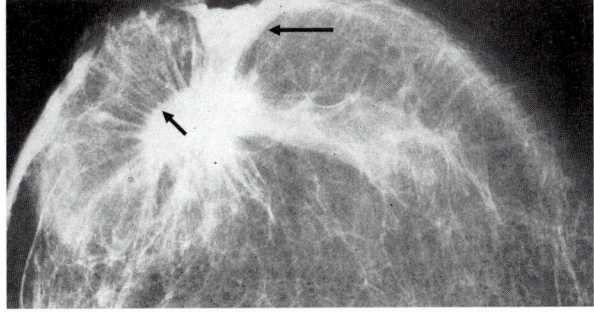

Abb. 5.72 Mammographie mit Verschattung und strahligen (→) Ausläufern in die Umgebung durch ein zirrhöses Mammakarzinom. Beachte die tumorbedingte Verschattung, zur Mamille weisend (⟶).

Auch Biopsien sind möglich. Da eine negative Biopsie den Malignitätsverdacht jedoch nicht ausräumt, muß im Zweifelsfall doch die Exzision erfolgen.

Gutartige Raumforderungen wie Zysten, Fibroadenome, Lipome, Entzündungen und Abszesse stellen sich als Verschattung mit glatter Randbegrenzung dar, meist haben sie einen **Halo**, d.h. eine schmale Randaufhellung. Grobschollige Verkalkungen im Tumor, sogenannter Makrokalk, sprechen ebenfalls für ein benignes Geschehen.

Der häufigste pathologische Befund in der Mammographie ist die Mastopathie. Ein Nebeneinander von Adenomen, Zysten und Fibromen kann in wechselnder Zusammensetzung fokal oder disseminiert vorliegen. Ein Karzinom kann sich in einer Mastopathie verbergen, zumal sie eine Präkanzerose darstellt.

Vor- und Nachteile

Der Hauptvorteil der Mammographie liegt in der feinen Detailerkennbarkeit auch sehr kleiner Strukturen. Pathologische Veränderungen können entsprechend früh diagnostiziert werden. Hauptnachteil ist die hohe Strahlenexposition, eine theoretisch mögliche Krebsinduktion muß in Rechnung gestellt werden, läßt sich aber statistisch für den Einzelfall nicht beweisen (→ Kap. 4).

Stellenwert gegenüber konkurrierenden Verfahren

Die Mammographie und die Sonographie der Mamma stellen eine komplementäre Untersuchungskonstellation dar, die durch andere Untersuchungen derzeit kaum zu übertreffen ist.

Mikroverkalkungen und diskret unscharfe Randbegrenzung von Tumoren sind weder in der Sonographie noch in der Kernspintomographie nachweisbar. Die Kernspintomographie ist mit großem Aufwand und hohen Kosten verbunden und ist derzeit in klinischer Prüfung. Von einer verbindlichen Indikationsstellung kann daher im Augenblick noch nicht ausgegangen werden. Der Nachteil der Mammographie ist die relativ hohe lokale Strahlendosis der Weichstrahltechnik. Die Ultraschalluntersuchung kann und soll parallel mit der Mammographie zusätzliche Informationen, z.B. bei der Differenzierung von soliden Tumoren und Zysten, erbringen. Wenn dies nicht möglich ist, kann die Pneumozystographie eingesetzt werden. Dazu wird eine Zyste abpunktiert, mit Luft gefüllt und überprüft, ob der Hohlraum glatt begrenzt ist. Die Kernspintomographie hilft – nach ersten Erkenntnissen – möglicherweise bei der Differenzierung von narbigen und tumorösen Prozessen und bei der Untersuchung von Prothesenträgerinnen weiter. Auch sehr junge Frauen können alternativ im MRT untersucht werden.

Außerhalb der Laktationsperiode sezernierende Mammae sollten einer Galaktographie unterzogen werden. Dazu wird wasserlösliches Kontrastmittel in den sezernierenden Milchgang eingespritzt, und Aussparungen in den Milchgängen werden als Zeichen zur Tumorlokalisation dargestellt. Eine Artdiagnose ist schwierig.

Die Thermographie als strahlenfreies Untersuchungsverfahren nutzt Temperaturunterschiede von Tumor und normalem Brustdrüsengewebe zur Diagnose. Dazu wird entweder eine Infrarotkamera oder in der Plattenthermographie eine cholesterinbeschichtete Folie verwendet. Kleine und tiefer als 2 cm liegende Strukturen werden nicht erkannt, die Thermographie konnte sich daher als Routineverfahren nicht durchsetzen.

5.2.2 Kontrastmittel

Im konventionellen Röntgenbild, der sogenannten Nativaufnahme, sind die weichteildichten Strukturen schlecht differenzierbar. Um die Gesamtheit der anatomischen Strukturen besser sichtbar zu machen, bringt man röntgendifferentes Material (Kontrastmittel) in Hohlorgane und Gefäße ein. Die Angiographie ist ohne Kontrastmittelgabe undenkbar. Die Computertomographie kommt zur Abgrenzung von normalem gegenüber pathologisch verändertem Parenchym und zur Gefäßdarstellung ebenfalls nicht ohne Kontrastmittel aus. Diese Entwicklung gilt auch zunehmend für die Magentresonanztomographie. Die Kontrastmittelanwendung in der Sonographie ist selten und eher Gegenstand experimenteller Protokolle.

Prinzipiell unterscheidet man röntgenpositive (z.B. jod- oder bariumhaltige) und röntgennegative (z.B. Luft, CO_2) Kontrastmittel. Am häufigsten werden jod- oder bariumhaltige Kontrastmittel verwendet, deren Atome – mit entsprechend hoher Ordnungszahl – für eine deutliche höhere Absorption von Röntgenstrahlen sorgen als das vorwiegend im Organismus vorhandene Wasser. Die meisten der in der Diagnostik mit Röntgenstrahlen verwendeten Kontrastmittel enthalten Jod, allerdings vorwiegend nicht in elementarer Form, sondern als organische Verbindung.

Das in geringer Menge freie (nicht an Kontrastmittelträger gebundene) Jodid ist für die thyreotoxische Krise bzw. für die Kontrastmittel-induzierte Hyperthyreose verantwortlich.

Je nach gewünschtem Einsatzzweck unterscheidet man bei **jodhaltigen Kontrastmitteln wasserlösliche** und **ölige** Kontrastmittel sowie **Kontrastmittelsuspensionen**. Die jodhaltigen Kontrastmittel zur **intravasalen Anwendung** werden in ionische und nichtionische differenziert. Bariumhaltige Kontrastmittel – zur **intestinalen Anwendung** – werden oft mit Luft mit dem Ziel eines Wandbeschlages (Doppelkontrast) kombiniert. Ölige Kontrastmittel kommen vor allem bei der – heute selten eingesetzten – Lymphographie zur Anwendung.

Alle Kontrastmittel gelten im Sinne des Arzneimittelgesetzes als Pharmaka. Sie müssen somit allen Anforderungen entsprechen, die an jedes Medikament in bezug auf Verträglichkeit gestellt werden. Von den meisten Medikamenten unterscheiden sie sich dadurch, daß sie meist in weitaus größeren absoluten Mengen (häufig einige hundert Gramm) in den Organismus eingebracht werden müssen, um einen ausreichenden Kontrast zu erzielen. Alle pharmakodynamischen Effekte der Kontrastmittel sind dabei im Prinzip unerwünscht und gelten als Nebenwirkung. Da Kontrastmittel in der Regel nur zu diagnostischen Zwecken eingebracht werden und somit meist keinen unmittelbaren therapeutischen Effekt haben, muß die Indikation zur Applikation mindestens ebenso streng gestellt werden wie bei der Anwendung therapeutisch wirksamer Medikamente. Die Applikation von Kontrastmitteln bringt eine Reihe von Risiken für den Patienten mit sich, die prinzipiell unberechenbar sind. Je nach Grund- oder Begleiterkrankungen des Patienten treten sie mehr oder weniger ausgeprägt auf. Für die Herstellung und Handhabung von Kontrastmitteln gelten dieselben Sterilitätsregeln wie für andere parenteral verabreichte Medikamente. Bei oraler oder rektaler Applikation müssen die Kontrastmittel nicht steril sein. Sie sollten (Ausnahme bei → Bronchographie) vor der Applikation auf Körpertemperatur angewärmt werden. Verträglichkeit für den Patienten und Fließfähigkeit bzw. bei Barium Stabilität der Suspension verbessern sich dadurch entscheidend.

Kontrastmittelarten

Jodhaltige, wasserlösliche Kontrastmittel

 Die meistverwendeten Kontrastmittel sind wasserlösliche Kontrastmittel. Sie dienen zur Kontrastierung von Gefäßen, Hohlorganen und Körperhöhlen. Sie leiten sich in der Regel von der Trijodbenzoesäure ab. Nach parenteraler Gabe (bzw. Resorption) werden sie über die Nieren wieder ausgeschieden (Prinzip der Ausscheidungsurographie). Je nach chemischer Verbindung kann man weiter ionische und nichtionische Kontrastmittel differenzieren.

Ionische/nichtionische Kontrastmittel

Ionische Kontrastmittel sind in der Herstellung billiger, allerdings schlechter verträglich. Nichtionische oder anionische Kontrastmittel sind komplizierter und teurer in der Fertigung, jedoch weisen sie weniger Nebenwirkungen wie Kontrastmittelunverträglichkeit, Kontrastmittelallergie und Schmerz bei intravasaler oder intrathekaler Applikation auf. Nichtionische Kontrastmittel haben eine geringere Osmolarität als ionische und rufen daher auch in geringerem Maße Endothelschäden, intravasale Schmerzen bzw. Schleimhautreizungen hervor (→Osmolarität Tab. 5.4). Myelographien und Hystero-

Tab. 5.4 Osmolarität von einigen wasserlöslichen Kontrastmitteln und ihre Haupteinsatzgebiete in abnehmender Häufigkeit ihrer quantitativen Verwendung unter Berücksichtigung wirtschaftlicher Gesichtspunkte.

Anwendungsbereich	Handelsname	Substanzname	Osmolarität in mosm/ml, bezogen auf 300 mg Jod/ml
CT, IUG, Angiographie, Venographie		**nichtionische Kontrastmittel**	
	Omnipaque®	Iohexol	667
	Solutrast®	Iopamidol	616
	Ultravist®	Iopromid	586
	Optiray®	Ioversol	661
	Imagopaque®	Iopentol	683
Fistelfüllung		**ionische Kontrastmittel**	
Miktionszysturographie, retrograde	Urografin®	Amidotrizoesäure	1530
Pyelographie, Arthrographie,	Angiografin®	Amidotrizoesäure	1530
Hysterosalpingographie	Urovist®	Amidotrizoesäure	1530
	Hexabrix®	Ioxaglat	1577
		nichtionische Kontrastmittel	
Myelographie und Gastrointestinaluntersuchungen bei Kindern	Isovist®	Iotrolan	294
Bronchographie	Hytrast®	Iopydo/Iopydon	Suspension nicht osmotisch wirksam!
	Isovist®	Iotrolan	294
i.v.-Cholegraphie	Biligrafin®	Iodipaminsäure	
	Endomirabil®	Iodoxamninsäure	

salpingographien werden in der Regel mit nichtionischen Kontrastmitteln durchgeführt, da die Gewebereizung und damit das Schmerzempfinden geringer sind. (Nebenwirkungen → Tab. 5-6.)

Kontrastmittel zur Computertomo-, Uro- und Angiographie

In der Computertomographie benutzt man nichtionische Kontrastmittel, die leicht hyperosmolar sind (→ Tab. 5.4). Dieselben Substanzen werden auch zur intravenösen Infusionsurographie (IUG) und zur Angiographie verwendet.

Kontrastmittel bei Kindern

Die günstigsten Voraussetzungen bietet grundsätzlich Iotrolan (z.B. Isovist®), das **isoosmolar** zu Körperflüssigkeiten ist. Nebenwirkungen bei intravasaler Anwendung (z.B. bei Schmerzen, Endothelschäden usw.) oder bei peroraler Applikation (Lungenödem nach Aspiration) sind somit minimiert. Die Anwendung beschränkt sich also auf Sonderfälle wie Untersuchungen bei Kindern oder postoperative Anastomosenkontrollen des oberen Gastrointestinaltraktes bei Hochrisikopatienten mit erhöhter Aspirationsgefahr.

Anwendung ionischer Kontrastmittel

Für die retrograde Pyelographie, Zystographie, Miktionsurethrographie, Arthrographie, Sialographie, Dakryographie und die Darstellung von Fisteln genügt die Anwendung preiswerterer ionischer Kontrastmittel, da keine bzw. nur eine geringe systemische Aufnahme erfolgt.

Kontrastmittel für den Magen-Darm-Trakt

Für die Kontrastierung des Magen-Darm-Trakts wird in erster Linie **Bariumsulfat** in wäßriger Suspension verwendet. Bariumsulfat ist eine nicht resorbier- und verstoffwechselbare Substanz. Das schwerlösliche Bariumsulfat wird in einer wäßrigen Suspension aufgeschlämmt. Oberflächenaktive Zusätze in der Zubereitung dienen als Stabilisator und vermitteln eine gleichmäßige Benetzung der Schleimhaut, so daß auch feine Reliefveränderungen im Millimeterbereich sichtbar werden. Je nach Einsatzzweck enthält die Suspension 1–2 g Barium/ml. Das Bariumsulfat wird vom Körper nicht resorbiert und passiert den Gastrointestinaltrakt per Via naturalis. Gelegentlich klagen die Patienten über Durchfall. Bei chronisch obstipierten Patienten können Kontrastmittelreste im Kolon inkrustieren und regelrechte Steine bilden. Für elektive Untersuchungen wird eine Doppelkontrasttech-

nik bevorzugt. Dazu wird der Schleimhautbeschlag medikamentös durch einen Stop der natürlichen Sekretion verbessert (oral meist durch Atropin und parenteral durch Buscopan®). In den Fällen, in denen die Gabe von Bariumsulfat kontraindiziert ist (z.B. wenn die Möglichkeit der Perforation gegeben ist), wird in der Regel wasserlösliches, hyperosmolares, ionisches Kontrastmittel (Amidotrizoesäure und ihre Derivate, wie z.B. Gastrografin®, Telebrix®-Gastro, Peritrast®) verwendet, damit auch bei Austritt in die freie Bauchhöhle keine schwerwiegenden Nebenwirkungen zu erwarten sind.

Zum Beispiel macht Barium in der Peritonealhöhle schwerste toxisch-entzündliche Reaktionen, die prinzipiell lebensgefährlich sind.

 Bei Kleinkindern sollte jedoch wegen der Gefahr der lebensgefährlichen Flüssigkeitsverschiebungen in den Darm niedrig- oder sogar isoosmolares Kontrastmittel verwendet werden.

Kontrastmittel zur Cholegraphie

Für die intravenöse Cholegraphie werden Kontrastmittel benötigt, die aufgrund ihrer chemischen Struktur (Jodoxamat, → Cholegraphie) **über die Leber durch die Gallenwege** ausgeschieden werden. Sie haben eine hohe Plasmaeiweißbindung, die in der Regel eine renale Ausscheidung verhindert. Gegenüber anderen Kontrastmitteln besteht eine erhöhte Unverträglichkeitsrate von Übelkeit, Erbrechen bis hin zu lebensbedrohlichen Kreislaufreaktionen (Tab. 5.5). Eine langsame Infusion über 20 Minuten kann die Rate leichter und mittelschwerer Reaktionen zwar senken, es wird jedoch immer wieder von schwersten Komplikationen berichtet. Die Indikation sollte in jedem Fall sehr streng gestellt werden. Eine adäquate ärztliche Überwachung, die für die ersten 30 Minuten nach jeder Kontrastmittelgabe selbstverständlich ist, muß hier

Tab. 5.5 Häufigkeit der Kontrastmittelreaktionen bei ionischen/ nichtionischen Kontrastmitteln (K) sowie Vergleich zur Cholegraphie (nach Palmer 1988; Katayama 1990; Schrott 1986).

Kontrast-mittelart	Leichte körperliche Reaktionen	Mittlere körperliche Reaktionen	Schwere lebens-bedrohliche Reaktionen
ionische Kontrastmittel	4–12%	1–2%	0,05–0,1%
nichtionische Kontrastmittel	1–3%	0,02–0,05%	0,004–0,02%
i.v.-Chole-graphie	etwa 2faches Nebenwirkungsrisiko der ionischen KM		0,004–0,02%

mit erhöhter Aufmerksamkeit erfolgen. Die orale Cholegraphie wird wegen ihrer protrahierten und kontrastarmen Gallenwegsdarstellung nur noch sehr selten durchgeführt.

Kontrastmittel zur Bronchographie

Kontrastmittelsuspensionen (mit Jodverbindungen) werden vor allem zur Bronchographie verwendet. Die Suspension hat eine definierte Viskosität bei 30 Grad Celsius, die bei gleichzeitiger aktiver und/oder passiver Luftgabe einen Doppelkontrast auch peripherer Bronchien zuläßt, jedoch zu zähflüssig ist, um in die Alveolen vorzudringen.

Eine alveoläre Füllung wäre wegen der dort fehlenden natürlichen Abtransportmechanismen und der damit verbundenen anhaltenden Hypoxie sehr unerwünscht.

Röntgennegative Kontrastmittel

Negative Kontrastmittel finden in der Regel in der Magen-Darm-Diagnostik zusammen mit positiven Röntgenkontrastmitteln als sogenannte Doppelkontrasttechnik Anwendung. Dazu wird zusätzlich zur Kontrastierung per os oder rektal Luft oder CO_2 appliziert. Zur Arthrographie wird neben jodhaltigem Kontrastmittel noch Luft in den Gelenkraum eingebracht, um einen Kontrastbeschlag auf dem Gelenkknorpel zu erzielen und diesen von der lufthaltigen Gelenkhöhle differenzieren zu können. Bei der CO_2-Angiographie wird unter → DSA-Bedingungen als Kontrastmittel Kohlendioxid über den arteriellen Katheter injiziert. Durch die digitale Subtraktion resultieren Bilder minderer, aber meist akzeptabler Qualität.

MR-Kontrastmittel

Es handelt sich um sogenannte paramagnetische Substanzen. Sie besitzen durch ungepaarte Elektronen in der Elektronenhülle ein starkes magnetisches Moment. Durch Dipol-Dipol-Wechselwirkungen zwischen diesen ungepaarten Elektronen und den Protonen kommt es zu einer Verkürzung vor allem der longitudinalen Relaxationszeit. Der Zusatz einer kleinen Menge paramagnetischen Materials kann die Relaxationszeit von Wasser erheblich herabsetzen (von 2000 auf unter 100 ms). Prinzipiell sind Atome oder Ionen von Übergangselementen und Seltenen-Erden-Elementen sowie einige Metalle und Moleküle (z.B. molekularer Sauerstoff und freie Radikale) verwendbar.

⚠ Das derzeit gängigste MR-Kontrastmittel ist Gadolinium-DTPA, welches zu einer Verkürzung der T_1- und der T_2-Relaxationszeit führt.

Tab. 5.6 Nebenwirkungen (NW) bei Gadolinium-DPTA.

Schweregrad	Häufigkeit	Erscheinungsbild/Folgen
leichte NW	1,5%	Haut- und Schleimhautreaktionen, Erbrechen
mittelschwere NW	0,06%	kardiovaskulär (Hypotonie, Ohnmacht, Herzrasen)
schwere NW	10^{-6}%	lebensbedrohliches Herz-Kreislauf-Versagen

Die Verkürzung der T_1-Zeit ist ausgeprägter und wirkt sich im T_1-gewichteten Bild als Zunahme der Signalintensität aus. Bei hohen Konzentrationen kann die gleichzeitige Verkürzung der T_2-Zeit in den Vordergrund treten und das Signal herabsetzen, wie es man es z.B. oft in der kontrastmittelgefüllten Blase beobachten kann. **Nebenwirkungen** sind selten, jedoch prinzipiell nicht ausgeschlossen (Tab. 5.6).

Kontrastmittel in der Sonographie

In der Sonographie ist Kontrastmittel in der Diagnostik von Rechtsherzerkrankungen und Septumdefekten in der Echokardiographie von Bedeutung. Dazu werden in einer Suspension aus D-Galaktosegranulat und D-Galaktose-Lösung lufthaltige Galaktosemikropartikel erzeugt, die für ca. 5 Minuten in der Ampulle stabil bleiben, also vor jeder Anwendung frisch präpariert werden müssen. Nach intravasaler Injektion bleibt die kontrastgebende Eigenschaft der Lösung für wenige Sekunden erhalten. Eine Gefäßkontrastierung über die erste Lungenpassage hinaus ist bei intravenöser Injektion nicht möglich. Nebenwirkungen sind bislang nicht bekannt.

Kontrastmittelreaktionen und Nebenwirkungen

Kontrastmittelbedingte Nebenwirkungen, die sehr häufig auftreten, sind Schmerz und Hitzegefühl bei intravasaler, besonders intraarterieller Injektion und bedürfen meist keiner Therapie. Ohnmachtsanfälle (häufig bei der im Stehen durchgeführten Beinphlebographie) werden mehr von der Injektionsnadel (vasovagaler Reflex) als von der Injektion hervorgerufen. Die Trennung solcher häufigen wie harmlosen Nebenwirkungen vom sich anbahnenden großen Zwischenfall gelingt am ehesten in einer ruhigen Umgebung durch einen Besonnenheit und Kompetenz ausstrahlenden Arzt. Der Untersuchungsablauf sollte im steten Gespräch mit dem Patienten erläutert werden, um Ängste gar nicht erst aufkommen zu lassen.

Die intravasale Applikation von Kontrastmittel trägt jedoch auch eine Reihe **systemischer Risiken,** die den Patienten dauerhaft schädigen können. Sie sind **selten aber typisch** für Kontrastmittel und können nach primär als harmlos eingestuften Prodromi (z.B. Hitzegefühl, Brennen an den Fußsohlen) aber auch ohne jede Vorwarnung wie »**ein Blitz aus heiterem Himmel**« auftreten. Eine Vortestung ist wegen der erwiesenen Gefährlichkeit verboten.

Eine Testinjektion birgt die Gefahr der Sensibilisierung (Boostereffekt) mit nachfolgender katastrophaler Reaktion bei der diagnostischen Injektion.

Kontrastmittelallergie (Unverträglichkeit)

Es handelt sich hier um eine anaphylaktoide Reaktion, die über die Freisetzung von Mediatoren (Histamin, Kallikrein usw.) aus Zellen des Immunsystems vermittelt wird. Im Gegensatz zu allen anderen kontrastmittelbedingten Nebenwirkungen besteht keine echte Dosis-Wirkungs-Beziehung. Der genaue Mechanismus ist bislang nicht aufgeklärt. Die Schwere der Reaktion wird in vier Stadien eingeteilt (Tab. 5.7).

Ein höheres Risiko besteht für Atopiker und Patienten mit anamnestischer Kontrastmittelallergie. Diese Patienten müssen vor der Untersuchung obligatorisch mit Histaminrezeptorantagonisten (H_1- und H_2-Rezeptorantagonisten in Kombination) prämediziert werden. Bei Patienten mit anamnestischer Kontrastmittelallergie ist zusätzlich eine mehrtägige Kortikoidprämedikation obligat. Patienten über 70 Jahre, Patienten mit schweren Allgemeinerkrankungen, Störungen der Blut-Liquor-Schranke und unter Betablocker- oder nach abgebrochener Kortikoidmedikation sind vermehrt gefährdet. Für den Fall des Auftretens einer Unverträglichkeitsreaktion des Patienten muß während der Untersuchung die apparative (Notfallwagen mit Intubationsbesteck und Defibrillator) und personelle (Anwesenheit eines Arztes und geschulten Assistenzpersonals) Ausstattung unmittelbar greifbar sein. Eine ausreichende Überwachung des Patienten mindestens 30–45 Minuten nach Abschluß der Kontrast-

mittelinjektion muß gewährleistet sein. Die wichtigste Maßnahme bei Auftreten eines Kontrastmittelzwischenfalles ist die sofortige Unterbrechung der Injektion und Abbruch der Untersuchung. Nach Bewertung des Schwerebildes erfolgen geeignete Maßnahmen entsprechend der Symptomatik (z.B. beim Stadium III und IV Sauerstoffzufuhr, Infusionen, Intubation, externe Herzmassage).

 Bei der Medikation (im Stadium III und IV) steht die parenterale Adrenalingabe im Vordergrund.

Bei den Stadien I und II sind die Therapiemaßnahmen der klinischen Symptomatik entsprechend zu ergreifen. Nach dem Abschluß der therapeutischen Bemühungen müssen eine sorgfältige Dokumentation des Zwischenfalles und die subtile Aufklärung des Patienten erfolgen, um eine Wiederholung mit vielleicht tödlichem Ausgang zu vermeiden (Allergiepaß).

Kontrastmittelinduziertes akutes Nierenversagen

Parenteral applizierte jodhaltige Kontrastmittel werden in der Regel renal ausgeschieden. Daher werden die Patienten nach jeder parenteralen Kontrastmittelapplikation angewiesen, mehrere Liter Flüssigkeit zu trinken. Die erhebliche Menge der verabreichten Substanz kann insbesondere bei Patienten mit präexistenter Nierenerkrankung ein Nierenversagen verursachen. Auch eine laufende Medikation mit nephrotoxischen Substanzen (z.B. Zytostatika, Antibiotika, Analgetika) erhöht das Risiko.

 Vor jeder parenteralen Kontrastmittelanwendung ist das Serumkreatinin als ein Indikator der aktuellen Nierenfunktion zu bestimmen.

Damit werden die Patienten erfaßt, die eine bisher latente Nierenfunktionsstörung aufweisen. Weiterhin sollten das Vorliegen eines Diabetes, einer Leberzirrhose, einer Hyperurikämie und eines Plasmozytoms erfragt werden, da diese Erkrankungen zusätzliche Risikofaktoren für eine Nierenschädigung durch Kontrastmittel darstellen. Gegebenenfalls sind weitere Untersuchungen der Nierenfunktion nötig. Je nach Ausmaß der Funktionsstörung ist die Kontrastmittelapplikation kontraindiziert bzw. die Menge des eingesetzten Kontrastmittels entsprechend zu verringern. Zusätzlich zur oralen Flüssigkeitszufuhr sollte bei Patienten mit eingeschränkter Nierenfunktion eine parenterale Diurese mit Infusionstherapie und Gabe von Diuretika durchgeführt werden.

Tab. 5.7 Stadien der Unverträglichkeitsreaktionen nach Schweregraden.

Stadium	Körperliche Reaktionen
Stadium I	Hautreaktion mit Auftreten eines Exanthems und leichten Allgemeinbeschwerden
Stadium II	gastrointestinale Symptome und schwere Kreislaufreaktionen
Stadium III	ausgeprägter anaphylaktischer Schock
Stadium IV	Herz-Kreislauf-Stillstand

Die Möglichkeit eines Nierenversagens begrenzt in der Regel die Maximaldosis der Kontrastmittelmenge. Ein absoluter Höchstwert kann nicht angegeben werden und ist im Einzelfall unter Abwägung der vitalen Indikation und des individuellen Risikos zu prüfen. Ein Anhaltspunkt liegt bei etwa 3–4 ml nichtionischen Kontrastmittels (300 mg Jod/ml) pro kg Körpergewicht. Dies gilt für Patienten ohne bekannte oder meßbare Nierenfunktionsstörung. Alternativ kann auf MR-Kontrastmittel ausgewichen werden, wenn eine Magnetresonanztomographie als diagnostische Maßnahme in Frage kommt.

Jodinduzierte Hyperthyreose oder thyreotoxische Krise

Bereits geringe Mengen Jod (im Zehntelmilligrammbereich) reichen zur Synthese des Tagesbedarfs an Schilddrüsenhormon aus. Da die Nahrungszufuhr an Jod vor allem in Süddeutschland (und der benachbarten Alpenregion) oft nicht ausreichend ist, treten hier endemisch Schilddrüsenautonomien auf, d.h., das Schilddrüsengewebe produziert unabhängig vom Bedarf des Organismus Schilddrüsenhormone.

Auch beim Vorliegen einer Immunhyperthyreose wird Schilddrüsenhormon ungeregelt produziert. Wird einem latent oder manifest hyperthyreoten Patienten Jod in großer Menge in Form von Röntgenkontrastmitteln angeboten, so werden die vom Regelkreis abgekoppelten Zellen vermehrt Schilddrüsenhormon produzieren. In welchem Umfang dies geschieht, hängt von der Menge zugeführten **freien Jodids – das auch in modernen Kontrastmitteln immer vorhanden ist –,** der Krankheitsaktivität und der Menge autonomen Schilddrüsengewebes (z.B Struma!) ab. Dementsprechend kann es zu mehr oder weniger symptomatischen Hyperthyreosen bis zur thyreotoxischen Krise kommen.

⚠ Die thyreotoxische Krise stellt ein schweres Krankheitsbild dar, das trotz massiver intensivmedizinischer Maßnahmen in 20–30% letal verläuft. In der Regel tritt die kontrastmittelinduzierte Hyperthyreose nach einem Intervall von mehreren Wochen bis Monaten auf.

Dies ist bei der Information und Überwachung des Patienten zu berücksichtigen (eventuell Kontrolle des Schilddrüsenhormonstatus). Im allgemeinen sollte durch die **Anamnese** und erst dann in Einzelfällen durch die Bestimmung der Schilddrüsenhormonparameter (T_3, T_4, TSH basal) sichergestellt werden, daß keine Schilddrüsenerkrankung, insbesondere keine **latente** oder manifeste **Hyperthyreose,**

vorliegt. Bei entsprechender Indikation kann eine Prophylaxe durch die Gabe von **Perchlorat** (hemmt die Jodidaufnahme in die Schilddrüse kompetitiv) vor der Untersuchung betrieben werden (am besten über mehrere Tage). Manifest gewordene Hyperthyreosen müssen im Gefolge thyreostatisch behandelt werden.

⚠ Daneben muß man beachten, daß durch eine Kontrastmittelapplikation mit jodhaltigen Kontrastmitteln eine Radiojodtherapie über Monate unmöglich wird. Vor allem für Patienten mit Schilddrüsenkarzinom können sich daraus schwerwiegende Folgen ergeben.

Aufklärung vor Kontrastmitteluntersuchungen

Die kritische Prüfung der Indikation, eine sorgfältige Abwägung von Risiko und Nutzen der Kontrastmittelapplikation und die Frage nach alternativen Methoden sind Bestandteil des Aufklärungsgespräches mit dem Patienten (→ Tab. 5.5 und 5.6). Zur korrekten Aufklärung gehört auch die Information über die Konsequenzen im Falle einer Ablehnung der Untersuchung. Die Auffassungsgabe des Patienten muß bei der Führung des Aufklärungsgespräches unbedingt berücksichtigt werden. Einfache Kontrastmitteluntersuchungen (z.B. CT, Urographie, Fistelfüllung) werden am Tage der Untersuchung (außerhalb des Untersuchungsraumes) mit dem Patienten diskutiert. Invasive Eingriffe (Arteriographie, Lymphographie, i.v.-Cholegraphie), die durch besondere oder zusätzliche Risiken kompliziert sein können, werden am Vortag besprochen, so daß Gelegenheit für weitere Gespräche (Verwandtschaft, Hausarzt) besteht. Der Inhalt des Aufklärungsgespräches wird schriftlich festgehalten und signiert.

Prinzipiell sind drei Punkte wichtig:

- Mögliche **Unverträglichkeit,** wobei das Risiko beim Patienten (z.B. Atopiker, Alter), beim Kontrastmittel (Uro- versus Cholegraphie) und im Umfeld des Arztes (apparative Wiederbelebungsmöglichkeiten, Erfahrung mit Herz- Kreislauf-Stillstand) liegen kann und sehr differenziert eingeschätzt werden muß.
- Auf die Gefahr einer möglichen **Niereninsuffizienz** muß, je nach individuellem Risiko, hingewiesen werden.
- Die Gefahr der **thyreotoxischen Krise** ist dem Patienten zu erklären.

Darüber hinaus sind folgende **Spezialuntersuchungen** mit besonderen Risiken behaftet:

- **Lymphographie:** Bei der Lymphographie wird öliges Kontrastmittel in ein Lymphgefäß injiziert und passiert mehrere Lymphstationen. Hierbei besteht zusätzlich zur Unverträglichkeit das Risiko einer Fettembolie, da immer Kontrastmittel im Venenwinkel in die Blutbahn übertritt oder manchmal versehentlich bereits am Fußrücken intravenös injiziert wird. Daneben drohen die kontrastierten Lymphgefäße zu verkleben, so daß bestehende Lymphabflußstörungen[1] eine Kontraindikation darstellen. Das Kontrastmittel bleibt über Monate bis Jahre in den Lymphknoten liegen und verursacht ggf. bei folgenden CT-Untersuchungen Artefakte.

Magen-Darm-Diagnostik: Eine Einbringung von Barium in andere Hohlorgane oder Körperhöhlen ist wegen der Gefahr schwerer granulierender Entzündungen (z.B. Entwicklung einer Peritonitis bei Perforation des Magen-Darm-Trakts während oder kurz nach einer Kontrastmittelapplikation) unbedingt zu vermeiden. Es muß daher sichergestellt sein, daß der Patient keine drohende oder bestehende Perforation oder Nahtinsuffizienz hat. Bei bestehenden rektovaginalen Fisteln ist mit großer Vorsicht vorzugehen, da unter entsprechendem Druck das Kontrastmittel über den Uterus bis in die Tuben und von dort in die freie Bauchhöhle vorgetrieben werden kann.

Auch Patienten, bei denen Aspirationsgefahr besteht, sollten keinesfalls mit $BaSO_4$ untersucht werden. Gegebenenfalls sollte man die Schluckfähigkeit des Patienten durch einen Probeschluck Wasser testen. Bariumhaltige Kontrastmittel tragen bei peroraler Zufuhr und Aspiration das Risiko der Aspirationspneumonie. Werden hingegen hyperosmolare jodhaltige Kontrastmittel verwendet, tritt die Gefahr eines Lungenödems hinzu.

Bei der Kontrastierung des Dickdarms besteht die Gefahr einer Perforation in die freie Bauchhöhle, die bei Verwendung von Bariumsulfat eine schwere granulierende Peritonitis hervorrufen kann, die auch durch operative Intervention schwer beherrschbar ist.

5.2.3 Konventionelle Kontrastmitteluntersuchungen

In diesem Kapitel sind alle röntgenologischen Untersuchungen zusammengestellt, die ohne Kontrastmittel undenkbar wären, insbesondere die des Gastrointestinaltraktes und die Darstellung von Gefäßen. Die Schnittbildverfahren arbeiten zwar auch mit Kontrastmitteln, diese sind jedoch aus praktischen Gründen im Kapitel 5.2.4 abgehandelt.

---

[1] Meist angeborene Lymphgefäßdysplasien, die sich nicht selten erst im jugendlichen Erwachsenenalter anläßlich einer Bagatellinfektion (z.B. Wespenstich) manifestieren.

Gastrointestinaltrakt

Die Diagnostik des Gastrointestinaltraktes basiert primär auf der Endoskopie, außer am Dünndarm, der nicht endoskopierfähig ist. So kommt den hier beschriebenen Untersuchungsverfahren meist eine eher sekundäre Bedeutung zu (Ausnahme → Sellink).

Wie bereits im Kapitel 5.2.2 beschrieben, stehen zur Kontrastdarstellung des Magen-Darm-Traktes **zwei verschiedene Klassen von Kontrastmitteln** zur Verfügung. **Bariumsulfathaltige Kontrastmittel** stellen die Schleimhaut gut dar und sind möglichst für alle Untersuchungen der Hohlorgane des Gastrointestinaltraktes zu verwenden. Nur wenn Kontraindikationen (Verdacht auf Perforationen, Anastomoseninsuffizienzen, Ileus) bestehen und zur postoperativen Anastomosenkontrolle werden **jodierte, wasserlösliche Kontrastmittel** mit schlechterem Schleimhautbeschlag eingesetzt.

Ösophagus, Magen, Dünndarm und Bauhin-Klappe werden durch **oral** verabreichtes **Kontrastmittel** dargestellt. Beim Rektum, Sigma, Kolon und Zökum wird das Kontrastmitttel **retrograd** über einen Einlauf appliziert.

Die im Folgenden beschriebenen Untersuchungen sind dynamische Untersuchungen, d.h., der Radiologe muß sich **während** der Untersuchung ein Urteil über **Peristaltik** und eventuelle **Motilitätsstörungen, Passagezeit,** unbehinderte **Entfaltung** aller Anteile, uneingeschränkte **Verformbarkeit aller palpablen Darmabschnitte, Verlagerungen** durch extraintestinale Raumforderungen, **Fistelkanäle** und **Reflux** bilden. Funktionelle Veränderungen sind nur schwer im Bild erfaßbar und werden als Durchleuchtungsbefund protokolliert. Darüber hinaus abgrenzbare Veränderungen wie **Tumoren, Ulzera,** verändertes **Schleimhautrelief, Stenosen** usw. müssen in mindestens zwei Ebenen dokumentiert werden. Bestimmte Standardaufnahmen bei den einzelnen Untersuchungstechniken sollten angefertigt werden, da diese gewährleisten, daß alle untersuchten Darmabschnitt im **Doppelkontrast** und in **Prallfüllung** (→ Methodik) ausreichend dargestellt werden. Nur auf diese Art und Weise können Aufnahmen von Darmuntersuchungen auch später noch bewertet werden.

Bei der **Beurteilung einer Untersuchung des Magen-Darm-Traktes** sollten folgende Punkte beachtet werden:
- Passage (zeitgerecht)
- ösophagogastraler Übergang, Pylorus und Ileozökalklappe (Reflux, Hernie)
- Form des untersuchten Organs
- Lumenweite
- Kompression von außen
- Schleimhautoberfläche
- Wand (starr → Divertikel)

Die Untersuchungsindikationen für den Gastrointestinaltrakt sind je nach Abschnitt verschieden. Folgende Indikationen sind für die einzelnen Abschnitte im Magen-Darm-Trakt von Bedeutung.

Ösophagus

Erfassen morphologischer Veränderungen und funktioneller Störungen. Darstellung von Fisteln, Stenosen, Entzündungen, Ösophagusvarizen, Tumoren und Divertikeln. Funktionelle Störungen treten beim Schluckakt auf, können jedoch den gesamten Ösophagus betreffen. Eine Reihe von Veränderungen wie Hiatushernien, intramurale Raumforderungen, Fragen der Peristaltik und Motilität, Wechselbeziehungen zu Nachbarorganen sowie Fistelbildungen und -verläufe lassen sich mit Hilfe der Röntgendiagnostik **besser** darstellen als mittels Endoskopie.

Magen

Nachweis und Kontrolle entzündlicher, narbiger oder tumoröser Veränderungen, Lage- und Formvarianten, Verdrängung durch Nachbarorgane, atrophische oder hyperplastische Veränderungen.

Dünndarm

Die **hypotone Duodenographie** (Durchführung eher selten) kann bei klinischem, endoskopischem oder computertomographischem Verdacht auf einen pathologischen Prozeß im Pankreaskopf, an der Papilla Vateri oder an den extrahepatischen Gallenwegen ebenso diagnostisch weiterführen wie bei Verdacht auf einen pathologischen Prozeß im Duodenum selbst und bei endoskopisch nicht passierbaren Stenosen des Duodenums.

Eine Beurteilung der **Dünndarmschlingen** im einzelnen ist nur nach der Sellink-Methode möglich. Sie liefert eine Übersicht über Topographie, Funktion und Schleimhautverhältnisse des gesamten Dünndarms.

Mit endoskopischen Verfahren kann der Dünndarm nur in beschränktem Umfang untersucht werden, Saugbiopsie und Mesenterikographie können nur auf Teilaspekte Antwort geben. Indikationen zur Dünndarmpassage nach Sellink sind in der Reihenfolge abnehmender Häufigkeit: entzündliche Veränderungen (Morbus Crohn, postoperative Briden, Strahlenenteritis, Tuberkulose), Stoffwechselerkrankungen (Zöliakie), Tumoren und lymphatische Systemerkrankungen sowie Anomalien (Meckel-Divertikel, Stenosen usw.).

Dickdarm

Indikationen für eine **Kolonuntersuchung** sind:
- Nachweis und Kontrolle tumoröser oder entzündlicher Frühveränderungen (z.B. Karzinom, Polypen, Colitis ulcerosa, Morbus Crohn, Divertikulitis)
- Lageanomalien
- Fisteln
- Verdrängungen
- Verlagerungen bei Hernien
- postoperative Veränderungen

Die Zahl der Magen- und Kolonuntersuchungen ist mit zunehmender Verbreitung der **Endoskopie** immer weiter zurückgegangen. Die makroskopische Differenzierung von entzündlichen oder tumorösen Veränderungen ist zwar mit beiden Methoden gleich gut möglich, jedoch nur dann, wenn die Röntgenuntersuchung in Hypotonie und Doppelkontrasttechnik (→ Methodik) durchgeführt wird.

 Falls verschiedene Röntgenuntersuchungen geplant sind, sollte eine bestimmte Reihenfolge eingehalten werden:
1. Nativuntersuchungen des Abdomens, LWS in 2 Ebenen, Beckenübersicht
2. i.v.-Urographie
3. Kolonkontrasteinlauf
4. Untersuchungen mit oral verabreichtem Bariumsulfat

Nüchternheit ist Voraussetzung für Untersuchungen des oberen Gastrointestinaltraktes. Vor der Kontrastmitteluntersuchung muß eine kurze, **orientierende Durchleuchtung** des Abdomens erfolgen, um **freie Luft** und einen **Ileus** auszuschließen. Auch eine Palpation zum Ausschluß einer lokalen Peritonitis (→ Kontraindikationen) muß erfolgen.

Bei der Untersuchung des Magen-Darm-Traktes mit Bariumsulfat wird das zu untersuchende Hohlorgan auf drei verschiedene Arten dargestellt: in **Prallfüllung,** im **Doppelkontrast** und mit geringen Kontrastmittelmengen und **dosierter Kompression** zur Darstellung des **Schleimhautfaltenreliefs** oder eventueller Ulzera.

Die **Prallfüllung** erlaubt eine gute Beurteilung der Form und Außenkonturen des Organs sowie der Dehnbarkeit bzw. Rigidität und Peristaltik der Wand. Auch Impressionen von außen (z.B. von einem den Ösophagus imprimierenden Aortenaneurysma oder einem an den Ösophagus heranwachsenden Mediastinaltumor) werden gut in der Prallfüllung dargestellt.

Mit der Darstellung des Schleimhautfaltenreliefs können Ulzerationen und deren Umgebung, eventuelle Füllungsdefekte bei submukösen Raumforderungen und Faltenabbrüche bei Tumoren nachgewiesen werden.

Die nach der Prallfüllung erfolgende **Doppelkontrasttechnik,** die auf einer Entfaltung des untersuchten Organs bei bereits vorhandenem Schleimhautbeschlag beruht, ermöglicht die Diagnose diskreter Schleimhautveränderungen, von Polypen und anderen Veränderungen der Oberflächenstruktur.

Ösophagus

Bei der Untersuchung des Ösophagus kommen Bariumsulfat, Gastrografin®, Isovist® und Hytrast® in Frage. Nüchternheit ist empfehlenswert, jedoch nicht zwingend. Bei Verdacht auf Perforation, Ruptur oder Nahtdehiszenz sollte Gastrografin® eingesetzt werden. Sind Schluckstörungen und gelegentliche Aspiration bekannt, so sollte ein isoosmolares Kontrastmittel oder das auch in der → Bronchographie eingesetzte Hytrast® verwendet werden, da eine Aspiration von Bariumsulfat zu einer Bariumpneumonie und Aspiration von Gastrografin® zu einem Lungenödem führen kann. Auch bei Verdacht auf eine **ösophagotracheale Fistel** sollte z.B. Hytrast® eingesetzt werden.

Die **Prallfüllung** des Ösophagus wird nur erreicht, wenn die Zeitspanne von der Aufforderung zum Schlucken bis zur tatsächlichen Belichtung des Filmes dem individuellen Reaktionsvermögen des Patienten angepaßt ist. Der Film muß im Moment der Passage des Kontrastmittelbolus belichtet werden.

Für das **Schleimhautbild** des Ösophagus muß mit dem Auslösen der Aufnahme gewartet werden, bis der Kontrastmittelbolus passiert ist. Man erkennt dann das normalerweise longitudinal ausgerichtete Faltenrelief des Ösophagus.

Um einen **Doppelkontrast** zu erreichen, bittet man den Patienten, etwas Luft zu schlucken. Die dann störende Peristaltik wird durch Buscopan® unterdrückt.

Beim Verdacht auf **Ösophagusvarizen** erhält der liegende Patient ebenfalls intravenös eine Ampulle Buscopan®, um eine Hypotonie des Ösophagus zu erreichen. Wird er bei der anschließenden Untersuchung zum Pressen aufgefordert, so stellen sich Varizen dar.

Magen

Für eine **Magenuntersuchung** muß der Patient absolut nüchtern sein, d.h., er darf am Untersuchungstag weder gegessen noch getrunken, noch geraucht, noch seine Medikamente eingenommen haben. Es hat keinen Sinn, eine Magenuntersuchung nach 10 Uhr zu beginnen, da der Magen dann zu viel Nüchternsekret enthält, um einen akzeptablen Schleimhautbeschlag zu ermöglichen.

Die Technik der Wahl für die Darstellung des Magens ist die **Doppelkontrastmethode** in **Hypotonie.** Diese Hypotonie (erreicht durch Gabe von 1 bis 2 Ampullen Buscopan®) ist notwendig, um zu verhindern, daß das Bariumsulfat zu rasch aus dem Magen verschwindet (Überlagerung des Magens durch kontrastmittelgefüllten Dünndarm), und um starke Kontraktionen des Magen zu unterdrücken. Diese könnten eine vollständige Relaxation des Magens verhindern, und einzelne Kontraktionen können darüber hinaus Stenose, Engen und sogar Tumoren vortäuschen. Steht jedoch die Frage nach der Funktion im Vordergrund, wie beispielsweise bei der ulkusbedingten Magenausgangsstenose oder bei der postoperativen Anastomosenkontrolle, ist die Hypotonie kontraindiziert, weil sie die Realität verfälscht. Bestehen bei einem Patienten Kontraindikationen gegen Buscopan® (kardiale Erkrankungen, z.B. Neigung zu tachykarden Herzrhythmusstörungen oder zerebrale Erkrankungen, Glaukom, Prostatahypertrophie) muß Glukagon eingesetzt werden. Auch bei der Magenuntersuchung wird zunächst mit wenig Kontrastmittel das Schleimhautfaltenrelief dargestellt, anschließend trinkt der Patient zwei Becher mit Kontrastmittel, um eine Prallfüllung des Magens zur Beurteilung der Konturen der großen und kleinen Kurvatur zu erreichen. Die nun folgende Gabe von Brausepulver führt zur Darstellung des Magens im Doppelkontrast. Im Anschluß an die Magenuntersuchung muß noch eine Darstellung des Bulbus duodeni in Prallfüllung (und dosierter Kompression zum Ulkusausschluß) und des gesamten Duodenums erfolgen.

Die **hypotone Duodenographie** ist eine gezielte Darstellung des durch Buscopan® hypotonen Duodenums im Doppelkontrast. Hierbei wird auf eine volle Entfaltung des Duodenums Wert gelegt. Die Untersuchung erfolgt in Bauch- und in Rückenlage.

Dünndarm

Auch bei der **Dünndarmpassage nach Sellink** muß der Patient absolut nüchtern sein. Diese Methode stellt den Dünndarm von der Flexura duodenojejunalis bis zur Ileozökalklappe bzw. bei Zustand nach Ileozökalklappenresektion bis einige Zentimeter distal der ileokolischen Anastomose dar. Hierzu wird eine Sonde transnasal über Ösophagus, Magen und Duodenum bis zur Flexura duodenojejunalis vorgeschoben. Anschließend wird ein **Bariumsulfat-Wasser-Gemisch** über die Sonde verabreicht, welches zu einer Darstellung des Dünndarms im **Einfachkontrast** führt. Um einen **Doppelkontrast** zu erreichen, wird bei der Dünndarmdarstellung nicht mit Luft gearbeitet, sondern nach Kontrastierung der Dünndarmschlingen mit Bariumsulfat ein **Methylzellulose-Wasser-Gemisch** verabreicht (zur Entfaltung und Aufdehnung der Dünndarmschlingen). Dieses Gemisch wird so lange gegeben, bis das Kontrastmittel gerade in den Dickdarm übertritt. Hierdurch erreicht man eine Doppelkontrastdarstellung des gesamten Dünndarms, mit transparent erscheinenden Dünndarmschlingen. Besonders gründlich sollte bei dieser Untersuchung das **terminale Ileum** dargestellt werden, da hier besonders häufig pathologische Veränderungen zu erwarten sind (→ Klassische Dünndarmbefunde).

Alternativ kann dem Patienten auch fraktioniert bis zu 300 ml Kontrastmittel zu trinken gegeben werden. Durch die fehlende Darstellung des Magens bei der Sellink-Untersuchung ergibt sich jedoch eine überlagerungsfreie Darstellung der kranialen Dünndarmabschnitte, außerdem ist die Untersuchungszeit kürzer. Nachteil der Sellink-Methode gegenüber der fraktionierten Dünndarmpassage ist, daß das Einführen der Sonde oft als unangenehm empfunden wird und nur eine eingeschränkte Aussage über die normale Dünndarmpassagezeit möglich ist.

Passiert das Kontrastmittel im Anschluß das Kolon, so darf aus beobachteten Wandunregelmäßigkeiten keine differenzierte Diagnose erfolgen, sondern höchstens eine weitere Kolonabklärung empfohlen werden. Eine Beurteilung des Kolons darf nur durch eine retrograde Untersuchungstechnik erfolgen.

Dickdarm

 Bei der **retrograden Doppelkontrasttechnik des Kolons** ist eine gründliche Vorbereitung des Patienten wichtig, d.h., das Kolon muß durch sorgfältige Abführmaßnahmen am Vortag und am Untersuchungstag vollständig gesäubert sein. Hierbei ist eine reichliche Flüssigkeitszufuhr ebenso entscheidend wie Nahrungskarenz, da eine vollständige Dickdarmentleerung beim exsikkierten Patienten nicht möglich ist.

Darmverunreinigungen stellen sich als fleckige Wandunregelmäßigkeiten dar, die sich zwar bei Lagewechsel des Patienten bewegen, aber trotzdem Polypen vortäuschen und andere pathologische Befunde verdecken können!

Auch die Kolonuntersuchung erfolgt in Hypotonie. Vor Einführen eines Darmrohres muß der Untersucher den Anus inspizieren (Hämorrhoiden, Rhagaden) und das Rektum digital austasten. Damit werden tiefsitzende Karzinome erfaßt, die sonst beim Kontrasteinlauf übersehen werden könnten. Nach anschließendem ca. 5 cm tiefem Einführen eines Darmrohres wird das Kontrastmittel langsam in das Rektum gepumpt, und es erfolgt die Prallfül-

lung des Kolons. Der Doppelkontrast wird später (nach Ablassen des Kontrastmittels) durch Insufflation von Luft erreicht. Wichtig ist eine vollständige Füllung und Entfaltung des Kolons einschließlich des Zökums.

Gefahren und Kontraindikationen

Magen, Dünndarm

Kontraindikation für eine Kontrastuntersuchung ist das **akute Abdomen mit Zeichen der Peritonitis,** da selbst bei fehlendem Nachweis freier Luft auf einer → Abdomenleeraufnahme eine **Perforation** bei Vorliegen einer Peritonitis nicht ausgeschlossen werden kann. Besteht eine **Ileussymptomatik,** muß vor der Kontrastmittelgabe eine Rücksprache des Radiologen mit dem zuweisenden Kollegen erfolgen. Bei Konsens darüber, daß eine **komplette Paralyse** besteht (Grabesstille im Abdomen), ist **jede Kontrastmittelgabe kontraindiziert.** Handelt es sich um einen **inkompletten mechanischen Ileus,** sollte zur Lokalisation möglichst **kein Gastrografin®** verwendet werden, da die starke hygroskopische Wirkung eine zusätzliche Überdehnung der prästenotischen Darmschlingen bewirkt. Die Darstellung sollte dann mit stark verdünntem Bariumsulfat erfolgen. Zuviel und vor allem unverdünntes Barium kann in dieser Situation zementähnlich eindicken und zum Darmverschluß führen. Bei komplettem Dickdarmileus ist es sinnvoll, den aboralen Darm mittels Kontrasteinlauf zuerst darzustellen, da Ort und Dignität des Passagehindernisses oft schon hierdurch abgeklärt werden können.

Kolonkontrasteinlauf

Der Nachweis **freier Luft** ist selbstverständlich auch eine Kontraindikation für einen Kolonkontrasteinlauf. Auch die klinische Diagnose eines **toxischen Megakolons** (extreme Überblähung eines Kolonabschnittes mit oder ohne Luftansammlung in der Darmwand, Verlust der Haustrierung und eventuell sichtbare pflastersteinartige Schleimhautschwellung, → auch Colitis ulcerosa) verbietet wegen der hohen Perforationsgefahr die rektale Kontrastmittelgabe. Nach einer Koloskopie mit tiefer Biopsie oder nach einer Polypenabtragung darf erst nach 5–7 Tagen ein Kolonkontrasteinlauf durchgeführt werden, bei oberflächlichen Biopsien früher.

Pouchographie

Bei der Pouchdarstellung wird prinzipiell wie beim Kontrasteinlauf vorgegangen. Da der hier vorliegende Rektumersatz (zusammengefügte Dünndarmschlingen) durch besonders delikate Anastomosenverhältnisse gekennzeichnet ist, wird mit weichen,

161

sehr dünnen Kathetern und wasserlöslichem Kontrastmittel mit niedrigen Drücken gearbeitet.

Defäkographie

Darstellung des Defäkationsaktes mit eingedicktem (Kartoffelstärke) Barium zur Erfassung der meist inkompletten Stuhlentleerung (z.B. bei chronischen Entzündungen oder Tiefertreten des Beckenbodens). Klassischer Befund bei vorderer Rektozele.

> **Morphologische Befundbausteine und klinische Fallbeispiele**

Folgende klassische Befunde werden in fast allen Abschnitten des Gastrointestinaltraktes aufgeführt und sollen den speziellen Organbefunden vorangestellt werden.

Divertikel

Divertikel sind benigne **umschriebene Wandaussackungen,** die sich mit Kontrastmittel füllen und über das normale Lumen des Hohlorgans hinausragen (Abb. 5.73a, b). Klinisch bedeutsam können sie durch Blutungen und Entzündungen (Sigmadivertikulitis) werden. Im Falle einer Entzündung kann der Hals des Divertikels zuschwellen, so daß

sich die Divertikel nicht mehr als rundliche extraluminale Kontrastmitteldepots darstellen, sondern als Ausziehungen.

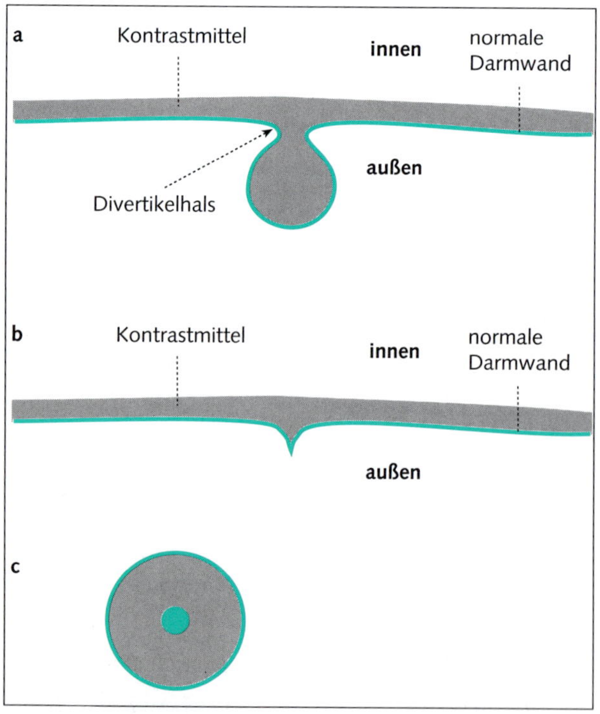

Erosion und erosive Veränderungen

Erosionen sind sehr kleine (< 5mm), oft nur punktförmige Schleimhautdefekte, die nicht die Muscularis mucosae penetrieren (Abb. 5.73c). Oft sind diese Erosionen von einem **ödematösen Wall** umgeben, so daß sie röntgenologisch als **rundliche Erhabenheit mit zentraler Einsenkung** imponieren. Man spricht dann auch von **varioliformen Erosionen.** Erosionen können mit der Doppelkontrasttechnik dargestellt werden. Man findet sie z.B. bei der erosiven Gastritis.

Ulkus

Ein Ulkus ist dagegen ein Defekt, der mehr als die Mukosa betrifft. Auch hier liegt eine entzündliche Begleitreaktion vor. Röntgenologisch erscheint das Ulkus als kleines Kontrastmitteldepot, als Nische. Ulzera können bei Vorliegen eines submukösen Ödems des Ulkusrandes tiefer aussehen, als sie sind. Bei Aufsicht auf ein solches Ulkus im Doppelkontrast erscheint der kontrastmittelgefüllte Defekt, bei Kompression von einem Halo umgeben. Man unterscheidet zwischen **benignen** (entzündlich bedingt) und **malignen Ulzera** (z.B. zentral nekrotisierender Tumor). Unterscheidungskriterien des benignen und malignen Magenulkus sind im Abschnitt → Klassische Befunde des Magens aufgeführt.

Fistel

Eine Fistel ist ein über das Lumen des Hohlorgans hinausreichender, meist feiner Gang zwischen einzelnen Darmabschnitten, zwischen Darm und einem anderen Organ (z.B. kolovesikale Fistel) oder blind endend (Abb. 5.74). Fisteln können sich verzweigen und fuchsbauähnliche Fistelsysteme bilden (typisch für Morbus Crohn).

Abb. 5.73 Verschiedene Formen von Divertikel und entzündlicher Erosion.
a) Unauffälliges Divertikel.
b) Entzündlich verändertes Divertikel.
c) Entzündliche Erosion (Schemazeichnung).

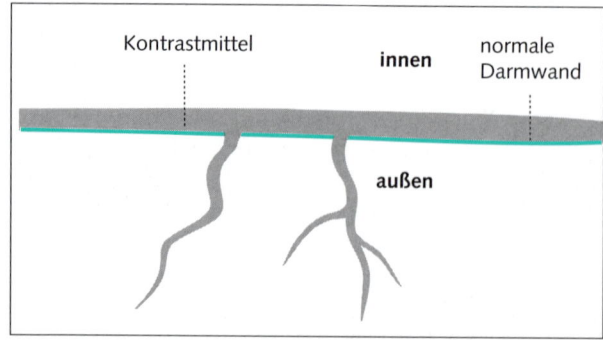

Abb. 5.74 Fistel. Schematische Darstellung.

Polypen

Polypen (Abb. 5.75) sind rundliche, meist gutartige Tumoren, die oft gestielt sind. Sie können maligne entarten und sind bei einer Basisgröße >1 cm besonders verdächtig. Röntgenologisch stellen sie sich als rundlich intraluminale Füllungsdefekte dar.

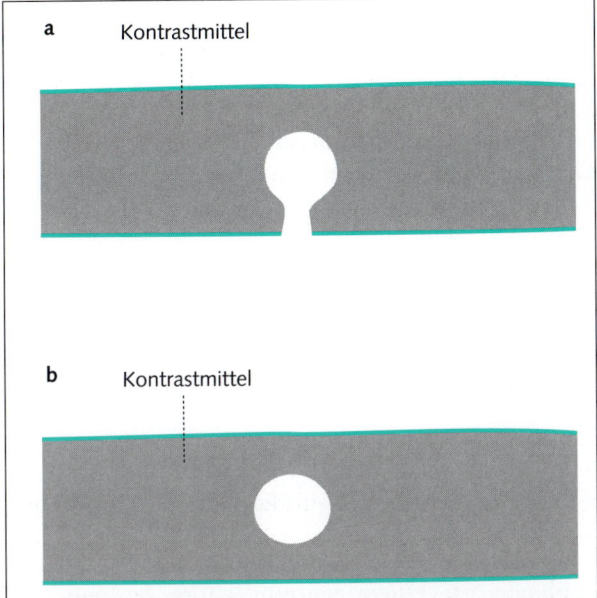

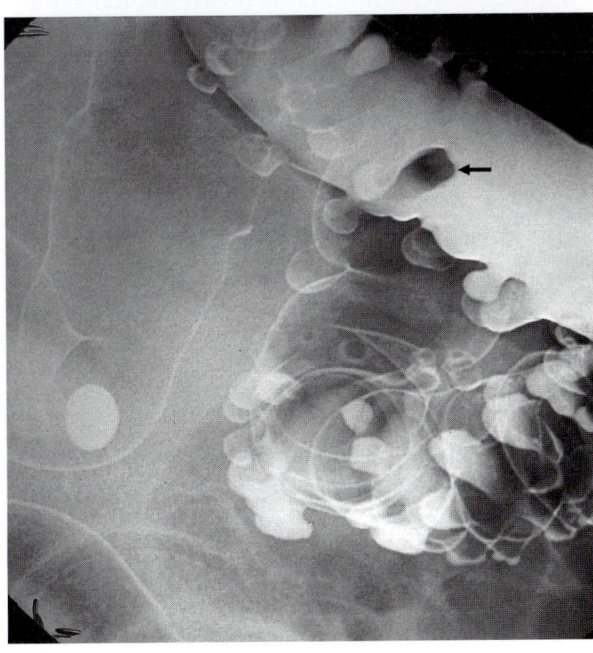

Abb. 5.75 Polyp.
a) Schematische Darstellung von der Seite.
b) Schematische Darstellung »en face«.
c) Sigmadivertikulose und ein einzelner Polyp (→).

Stenosen

Stenosen sind **zirkuläre Lumeneinengungen**, die sich im Gegensatz zu zirkulären Kontraktionen auch in Hypotonie und Prallfüllung nie entfalten (Abb. 5.76).

Man unterscheidet benigne und maligne Stenosierungen. Bei einer **benignen Stenosierung** (z.B. entzündlich bei Sigmadivertikulitis) liegt eine gleichmäßige, konzentrische Lumeneinengung, unter Umständen sogar ohne Faltenabbrüche, vor. Bei einer **tumorösen Stenose** erkennt man einen abrupten Kalibersprung des Lumens mit Faltenabbrüchen, Zerstörung des Schleimhautfaltenreliefs und oft mit Ulzerationen. Die Stenose entspricht in ihrer Form dem Rest eines gegessenen Apfels; man spricht vom **Apfelgrützen-** oder **Apfelbutzenphänomen,** je nach Landstrich und Sprache, oder auch von **Napkinphänomen**.

Tumor

Ein Tumor imponiert im Magen-Darm-Trakt je nach Größe und Art des Wachstums durch folgende Veränderungen:
1. **Wandstarre:** Ein submukös wachsender Tumor, der noch zu keiner Schleimhautdestruktion geführt hat und nicht wesentlich in das Lumen des Hohlorgans hineinragt, fällt während der Untersuchung durch eine fehlende oder herabgesetzte Beweglichkeit und eine Rigidität der Wand auf. Während der gesamten Untersuchung zeigt sich im betroffenen Darmabschnitt keine vollständige Entfaltung.

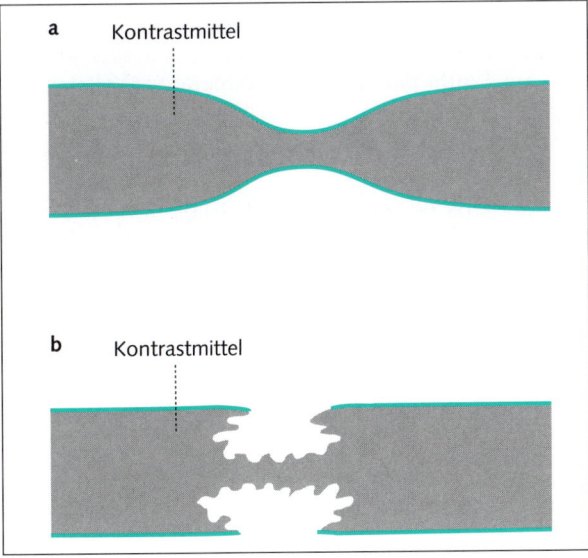

Abb. 5.76 Schematische Darstellung von Stenosen.
a) Benigne Stenose.
b) Maligne Stenose.

2. **Fehlende Peristaltik:** Im Zusammenhang mit der Wandstarre ist auch die Peristaltik im infiltrierten Abschnitt aufgehoben. Darüber hinaus ist die Peristaltik bei einer Infiltration intramuraler Nerven gestört.
3. **Schleimhautdestruktionen**
4. **Füllungsdefekte (irregulär)**
5. **Intramurale Ulzerationen** im Anfangsstadium
6. In fortgeschrittenem Stadium eines ulzerierenden Tumors hat das Ulkus einen größeren Quer- als Tiefendurchmesser und muß nicht zentral im Ulkuskrater liegen.
7. **Lumeneinengung durch polypös wachsenden Tumor**
8. **Stenosierung durch zirkulär wachsenden Tumor**

Klassische Befunde des Ösophagus

Der gesunde Ösophagus hat ein longitudinal ausgerichtetes Faltenrelief und **drei physiologische Engen** in Höhe des:
- Krikoidknorpels
- Aortenbogens
- Zwerchfells

Am distalen Ösophagus gibt es eine physiologische, umschriebene Ausweitung: das Vestibulum gastrooesophageale.

Ösophagusanomalien und degenerative Veränderungen

Achalasie

Bei einer Achalasie handelt es sich um eine extreme Dilatation des Ösophagus bei Vorliegen eines neurogenen Kardiospasmus. Hierzu kommt es durch ein Fehlen oder eine Zerstörung des Plexus myentericus. Die Folge ist eine Engstellung des Ösophagus im Kardiabereich mit nachfolgender Passagestörung und im Laufe der Jahre zunehmender Weitstellung der Speiseröhre oberhalb der Kardia. Das Aussehen des Ösophagus in der Nähe der Enge erinnert an das eines **Rotweinglases.**

Die Kriterien der benignen Stenose sind erfüllt. Erscheint die Schleimhautoberfläche im Stenosenbereich nicht völlig unauffällig, muß ein distales Ösophaguskarzinom ausgeschlossen werden.

Divertikel

Kongenitale Divertikel des Ösophagus sind selten. Die meisten Divertikel des Ösophagus sind erworben. Man unterscheidet:
- **Pulsionsdivertikel**, die auf dem Boden einer kongenitalen Wandschwäche entstehen. Typisches Beispiel ist das Zenker-Divertikel zwischen dem M. constrictor pharyngis inferior und der Tunica muscularis oesophagei im proximalen Ösophagus dorsal.

- **Traktionsdivertikel** entstehen auf dem Boden einer Traktion bei entzündlichen, narbig schrumpfenden, den Ösophagus verziehenden Prozessen (z.B. Silikose, Lymphknotentuberkulose, Narben anderer Genese). Unter Kenntnis ihrer Genese kann man auf ihr röntgenologisches Aussehen schließen: Sie zeigen eine spitzzipflige Ausziehung, sind vor allem im mittleren Ösophagusdrittel in Höhe der Trachealbifurkation zu finden und dehnen sich dort nach anterolateral aus. Bei Traktionsdivertikeln ist der Divertikelhals größer (und breiter) als der Divertikelsack.

Entzündliche Veränderungen des Ösophagus

Die **Ösophagitis** ist meist durch Reflux bei mangelhaftem Schluß der Kardia bedingt **(Refluxösophagitis),** sie kann aber auch oberhalb von Stenosen durch ständigen Reiz nicht passierender Speisen, durch Laugen- und Säurenverätzungen, bei Kandidamykosen etc. auftreten. Röntgenologisch erkennt man:
- eine Verdickung, Unregelmäßigkeit und Verminderung der Falten
- einen Verlust der Elastizität
- eine gestörte Motilität;
- bei schwerer Ösophagitis kommen Erosionen und Ulzerationen dazu,
- bei längerem Krankheitsverlauf kann der Ösophagus zu einem starren, kaum beweglichen, fibrosierenden Rohr mit Stenosen werden

Bei der **Sklerodermie** stellt sich der Ösophagus als **starres Rohr** ohne Peristaltik und fast ohne Schleimhautfalten dar.

Beim **Barrett-Ösophagus** ist der Übergang des Plattenepithels des Ösophagus zum Magenepithel nach kranial verschoben, außerdem finden sich Inseln von Magenepithel zwischen dem Plattenepithel des Ösophagus. Dies kann entweder im Rahmen einer chronischen Refluxösophagitis entstehen oder angeboren sein. Röntgenologisch sieht man in einigen Fällen einen kurzen Ösophagus, bei dem Teile der distalen Schleimhaut durch glatte Magenschleimhaut ersetzt sind. Auffällig wird der Barrett-Ösophagus dann, wenn die metaplastischen Schleimhautinseln ulzerieren. Bei 8–10% der Patienten entsteht ein Adenokarzinom.

Tumoröse Veränderungen des Ösophagus

Benigne Tumoren des Ösophagus sind meist mesenchymalen Ursprungs wie Myome, Zysten, Fibrome und Polypen. Sie lassen sich als glatt begrenzte intraluminale und/oder intramurale Kontrastmittelaussparungen nachweisen.

Die **malignen Ösophagustumoren** sind in 95% Plattenepithelkarzinome. Röntgenologisch zeigen die Ösophaguskarzinome die obengenannten Veränderungen. Prädilektionsstellen des Ösophaguskarzinoms sind oberer Ringknorpel (15%), Trachealbifurkation (40%) und Zwerchfelldurchtritt (40%). Falls bei einem Patienten mit Ösophaguskarzinom starke Schluckstörungen vorliegen oder der Verdacht auf eine ösophagotracheale Fistel besteht, sollte die Untersuchung mit Hytrast® durchgeführt werden.

Andere Veränderungen

Ösophagusvarizen entstehen als Folge portaler Abflußstörungen. Bei Vorliegen einer portalen Hypertension bildet sich ein Umgehungskreislauf über die V. gastrica dextra und/oder die Vv. gastricae breves (portokavale Anastomosen). Es kommt zu einer Varizenbildung im unteren Drittel des Ösophagus (und im Magenfundus). Bei Kompression der V. cava superior oder der V. azygos durch mediastinale Raumforderungen kommt es dagegen zur Ausbildung cavocavaler Anastomosen und Varizen am oberen Ösophagus. Röntgenologisch werden die Varizen am besten beim liegenden Patienten in Hypotonie unter Pressen oder in tiefer Exspiration dargestellt. Es zeigen sich perlschnur- bis wurmartige, polypöse, scharf begrenzte Füllungsdefekte in der Ösophagusschleimhaut. Diagnostisch wegweisend sind die unterschiedlichen Füllungszustände der Varizen bei unterschiedlicher Lagerung des Patienten. Die Peristaltik ist im Gegensatz zu Entzündungen und zum Karzinom erhalten.

Klassische Befunde des Magens und des Duodenums

Man unterscheidet verschiedene Magenformen, die keine große pathologische Bedeutung haben:

- **Langmagen,** dessen große Kurvatur (das Magenknie) bis zum Becken reicht
- **Stierhornmagen,** dessen Kurvaturen mehr horizontal verlaufen, dessen Incisura angularis verstrichen ist und bei dem die Pars pylorica horizontal gerichtet ist
- **Hakenmagen,** bei dem beide Kurvaturen annähernd parallel abwärts verlaufen, die Incisura angularis spitzwinklig ist und die Pars pylorica steil nach rechts oben gerichtet ist (Abb. 5.77).

Entzündliche Magenveränderungen

Gastritis
Bei der Kontrastuntersuchung des Magens sind ausschließlich die **erosive Gastritis** mit vielen kleinen Schleimhautdefekten (→ Erosionen) und die **polypöse Gastritis** erkennbar. Unter Umständen können bei einer **akuten Gastritis** verdickte Schleimhautfalten nachgewiesen werden. Bei **chronischer Gastritis** ist eventuell eine Abnahme von Breite, Höhe und Zahl der Schleimhautfalten nachweisbar.

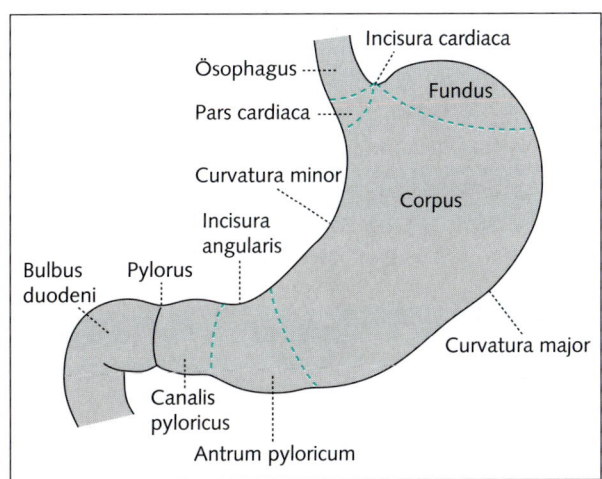

Abb. 5.77 Normale Magenform.

⚠ Gastritiszeichen sind eher diskret. Gastritis ist keine radiologische Diagnose.

Magenulkus
Das **Magenulkus** ist typischerweise im Übergangsbereich Korpus/Antrum **kleinkurvaturseitig** (Ulzera an der großen Kurvatur sind malignitätsverdächtig!) lokalisiert.

Beim **benignen Magenulkus** ist die **Hampton-Linie** bei strenger Seitansicht ein Zeichen für die Gutartigkeit einer Läsion: Die in den Ulkuskrater hineinragende Mukosa ist unterminiert. Liegt nun ein ausgeprägter ödematöser Randwall vor, so wölbt sich dieser in Richtung Ulkusnische, bildet den sogenannten Ulkuskragen und drückt auch die unterminierte Mukosa in die Tiefe des Ulkus.

Bei Kontrastmittelgabe zeigt sich dann auf der Seitaufnahme folgendes Bild: Der »Eingang« des Ulkus ist durch den ödematösen Randwall eingeengt **(Ulkuskragen).** Zwischen Ulkuskragen und Ulkusnische erkennt man eine feine Aufhellungslinie (sozusagen eine Kontrastmittelaussparung), die der unterminierten Mukosa entspricht: die Hamptonlinie (Abb. 5.78).

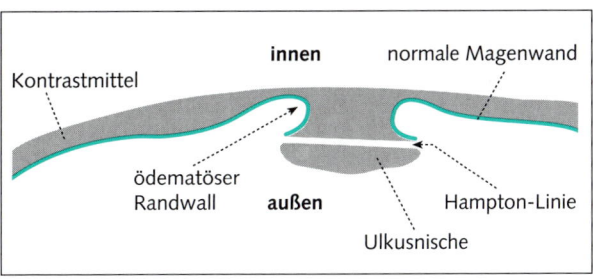

Abb. 5.78 Benignes Ulkus mit Hampton-Linie.

Die Abbildungen 5.79a, b und c zeigen noch ein anderes Unterscheidungskriterium zwischen einem benignen und malignen Ulkus: Das Lumen des Ulkus ragt über das kontrastierte Lumen des Hohlorgans hinaus; man spricht von einem **nicht ver-** **senktem Ulkus** oder einer **nicht versenkten Nische.** Bei einem malignen Ulkus oder einem nekrotisierenden Tumor liegt das **Bild der versenkten Nische** vor. In der Abbildung 5.79c ist dieser primär bei der Magen-Darm-Passage zu erkennende Befund mit Hilfe der Computertomographie veranschaulicht.

Beim Heilungsprozeß des Ulkus kommt es zu einer Faltenkonvergenz, d.h., die Falten laufen sternförmig und allmählich schmäler werdend auf die kleiner werdende Nische zu. Während die Falten beim benignen Ulkus bis zum Ulkus verfolgt werden können, brechen sie beim malignen Ulkus früher ab. Die Peristaltik im Ulkusbereich ist oft gestört. An der dem Ulkus gegenüberliegenden Magenwand ist eine Einziehung erkennbar, der sogenannte **Ulkusfinger,** eine Folge reflektorischer, spastischer Kontraktionen. Beim benignen Ulkus ist der Tiefendurchmesser des Ulkuskraters meist größer als der Querdurchmesser.

Tumoröse Magenveränderungen

Benigne Magentumoren sind wesentlich seltener als maligne Tumoren. Polypen sind in der Pars pylorica meist gestielt und können in den Bulbus duodeni prolabieren, sonst sind Magenpolypen oft breitbasig aufsitzend. Solitäre Polypen mit einer Größe > 1 cm haben eine hohe Entartungstendenz. Röntgenologisch stellen sich Polypen wie oben beschrieben dar. Andere benigne Magentumoren sind z.B. Leiomyome, Lipome, Fibrome und Neurinome. Sie haben röntgenologisch eine glatte Oberfläche ohne Ulzerationen und zerstören das Schleimhautrelief nicht, es kommt nur zu einer Kompression desselben (Abb. 5.80).

Beim **Magenkarzinom** unterscheidet man Frühkarzinome, die die Muscularis propria noch nicht

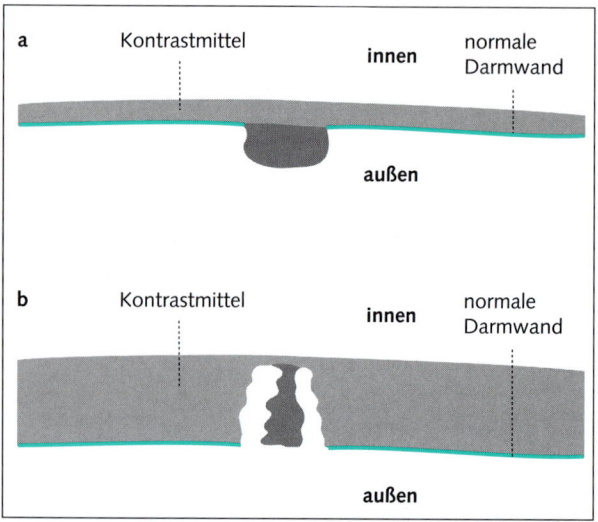

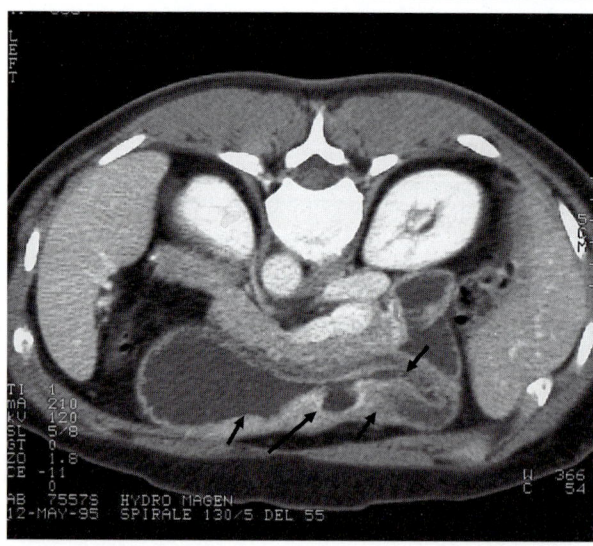

c

Abb. 5.79 Darstellung des wichtigen Unterscheidungskriteriums zwischen einem benignen und malignen Ulkus.
a) Schematische Darstellung einer nicht versenkten Nische (benigne).
b) Schematische Darstellung der versenkten Nische (maligne). Die Abbildung zeigt ein wichtiges Unterscheidungskriterium zwischen einem benignen und malignen Ulkus. Das Lumen des benignen Ulkus ragt über das kontrastierte Lumen des Hohlorgans hinaus, man spricht von einem nicht versenkten Ulkus oder einer nicht versenkten Nische. Bei einem malignen Ulkus oder einem nekrotisierenden Tumor liegt das Bild der versenkten Nische vor.
c) CT eines Magenkarzinoms im präpylorischen Antrum. Die verdickte Magenwand (→) stellt den Tumor dar. Beachte an der Magenvorderwand (⟶) das mit Mageninhalt (Wasser) gefüllte Ulkus, Beispiel für versenkte Nische! Beachte: Der Patient ist in Bauchlage, um den Kontrast zu verbessern.

Tab. 5.8 Übersicht über die Charakteristika von benignen und malignen Ulzera.

Benignes Ulkus	Malignes Ulkus
nicht versenkte Nische (Kontrastmittelnische außerhalb der Wand)	versenkte Nische
Hampton-Linie	keine Hampton-Linie
symmetrischer, glatter Randwall	irregulärer Randwall Ulkus oft nicht zentral
Ulkusfinger	
konvergierende Falte	Faltenabbrüche
	Wandstarre
größerer Tiefen- als Querdurchmesser	größerer Quer- als Tiefendurchmesser
	Größenzunahme trotz Antazida
meist kleinkurvaturseitig	

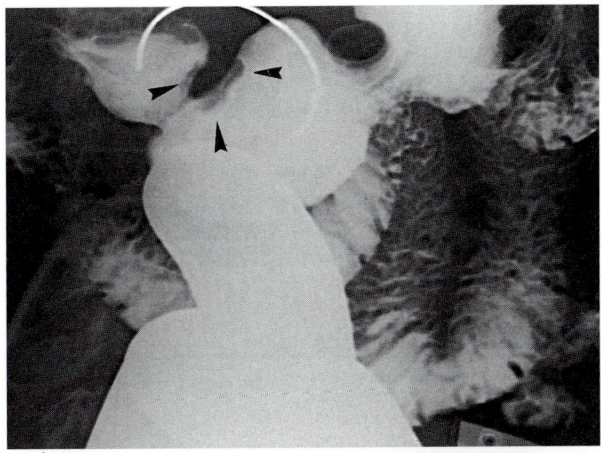

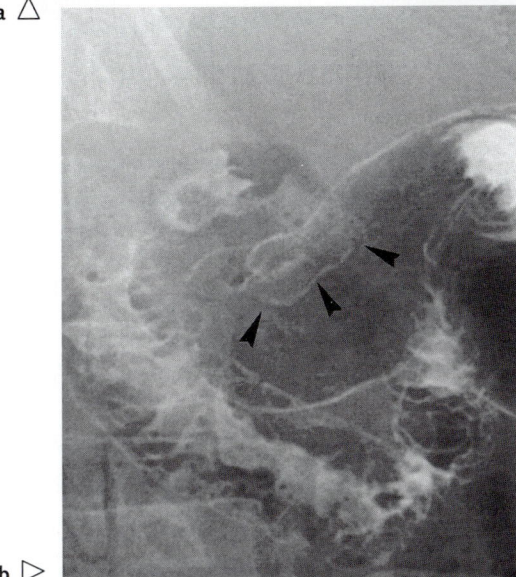

Abb. 5.80 Magendarstellung bei Magenkarzinom.
a) Einfachkontrastdarstellung: Der abgebildete Halbring entspricht dem »Holzknecht«-Löffel, um den Tumor (→) durch dosierte Kompression hervorzuheben.
b) Doppelkontrastdarstellung: Tumorränder im präpylorischen Antrum (→).

infiltriert haben, von fortgeschrittenen Magenkarzinomen. Röntgenologisch sind die Magenfrühkarzinome oft unauffällig und schwer erkennbar. Bei den fortgeschrittenen Magenkarzinomen ist die Submukosa überschritten, es zeigen sich im wesentlichen die oben genannten Röntgenzeichen von Tumoren im Gastrointestinaltrakt.

Eine tabellarische Zusammenfassung der Charakteristika benigner und maligner Ulzera erleichtert den Überblick (Tab. 5.8). Allerdings ulzerieren nicht alle Magentumoren, sie können auch polypös oder zirkulär wachsen. Bei der Linitis plastica liegt eine diffuse submuköse Infiltration des gesamten Magens vor. Röntgenologisch erkennt man einen kleinen, starren Magen ohne Faltenrelief.

Hernien

Bei mangelhafter Fixation der Kardia am Zwerchfell kommt es zum Durchtritt von Magenanteilen durch den Zwerchfellhiatus nach kranial. Oft liegt zusätzlich eine Refluxösophagitis vor (Abb. 5.81). Es gibt verschiedene Formen von Hiatushernien.

Axiale Gleithernie

Häufigste Form der Hernie, bei der die Kardia oberhalb des Hiatus oesophagei liegt. In Kopftieflage oder beim Pressen gleiten Magenanteile durch den Hiatus nach kranial. Es sind die **drei Hafter-Schnürringe** zu sehen:
1. Der **Forster-Ring** markiert den Beginn des Vestibulum gastrooesophageale.
2. Der **Schatzki-Ring** bildet die Grenze zwischen Ösophagus und Magenschleimhaut. Dieser Ring ist nur sichtbar, wenn sich der Schleimhautübergang proximal der Diaphragmaimpression befindet.
3. Die **Zwerchfelleinschnürung des Magens.** Oft ist diese Form der Hernie mit einer Kardiainsuffizienz und Refluxösophagitis assoziiert.

> ⚠ Bei der Hiatusgleithernie ist die Kardia im Stehen unter dem Zwerchfell, im Liegen gleitet sie in den Thoraxraum (die Hiatusgleithernie ist im Stehen nie zu sehen).

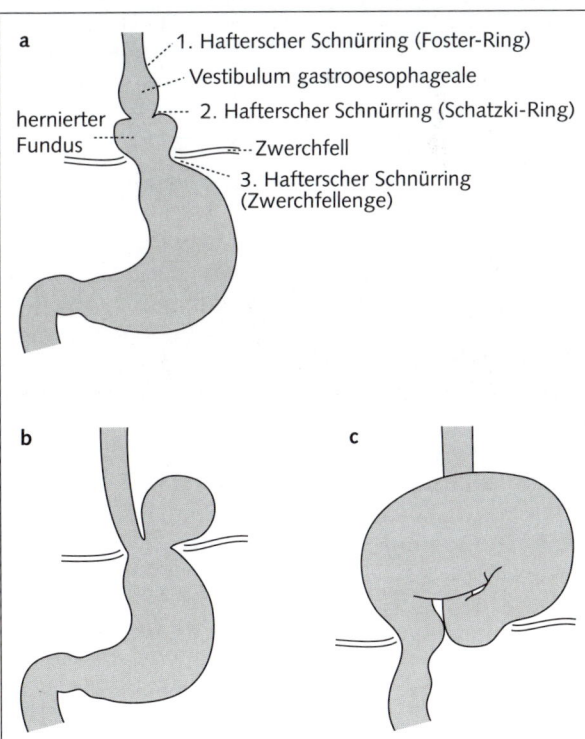

Abb. 5.81 Hiatushernien (Schemazeichnungen).
a) Axiale Gleithernie.
b) Paraösophageale Hernie.
c) Upside-down-Magen (große Kurvatur kranial!).

Paraösophageale Hernie

Bei der paraösophageale Hernie liegt die Kardia in Höhe des Hiatus oder darunter, Magenanteile (Fundus) sind jedoch an der Kardia vorbei durch den Hiatus oesophagei in den Thoraxraum gelangt und hier neben dem Ösophagus abzugrenzen. Refluxösophagitiden sind hier selten. Eine Extremform der paraösophagealen Hernie ist der **Upside-down-Magen.**

Gemischte Hernie

Wie bei der paraösophagealen Hernie liegen Teile des Magens im Thoraxraum, die Kardia ist jedoch ebenfalls oberhalb des Zwerchfelldurchtritts abgrenzbar.

Klassische Befunde des Duodenums

Anomalien des Duodenums

Divertikel

Sie sind meist in der Pars descendens duodeni medialseitig, in der Region der Einmündung der Papilla Vateri, zu finden. Sie können zu Gallenwegs- oder Pankreasgangaufstau führen, haben aber **meist keine pathologische** Bedeutung.

 Divertikel kommen am Duodenum häufig, dagegen selten im Bereich des Dünndarms vor und haben kaum pathologische Bedeutung. Am Dickdarm findet man häufig Divertikel, die pathologisch bedeutsam sind und beachtet werden müssen.

Entzündliche Veränderungen des Duodenums

Ulkus

Ulzera sind häufig am Bulbus duodeni. Sie zeigen die oben beschriebenen röntgenologischen Veränderungen. Findet man Ulzera an der Vorder- und Hinterwand, so spricht man von »**kissing ulcer.**« Im Spätstadium nach rezidivierenden Ulzera kann es zu Stenosierungen (meist 2–3 cm distal des Pylorus) und Deformierungen des Bulbus duodeni kommen, so daß sich **Pseudodivertikel** ausbilden.

Wird die hypotone Duodenographie bei Pankreaskopfprozessen eingesetzt, so können folgende Befunde auffallen:

- Aufdehnung der Duodenalschleife bei Pankreaskopfentzündungen oder -tumoren
- Glättung der Kerckring-Falten
- Verziehungen
- Impressionen
- Infiltration des Duodenums
- Veränderungen der Duodenalschleimhaut
- Ausziehungen der Papille bei narbigen Schrumpfungen des Pankreas

Klassische Befunde des Dünndarms

Wie bereits unter Methodik beschrieben, kann bei Fragestellungen am Dünndarm eine Dünndarmdarstellung nach Sellink (Abb. 5.82) oder eine Magen-Darm-Passage mit Verfolgung durchgeführt werden. Dabei können folgende Befunde erhoben werden:

Anomalien des Dünndarms

Divertikel

Divertikel sind Ausstülpungen an der Dünndarmwand, meist sind es sogenannte **falsche Divertikel,** bei denen es sich nur um Mukosaausstülpungen handelt, die nicht die gesamte Wand betreffen. Hauptlokalisationen sind die → Pars descendens duodeni und die Gefäßdurchtrittsstellen entlang dem Mesenterialansatz. Komplikationen (anders als beim Dickdarm und Ösophagus) sind selten.

Meckel-Divertikel

Persistierender Ductus omphaloentericus, ca. 10–100 cm proximal der Bauhin-Klappe, kann Pankreasgewebe oder auch Magenschleimhaut enthalten und zu Entzündungen und/oder Perforationen bzw. Blutungen führen. Röntgenologisch stellt sich das Meckel-Divertikel meist als Blindsack dar.

Entzündliche Dünndarmveränderungen

Morbus Crohn (Enteritis regionalis und Ileitis terminalis)

Chronische granulomatöse Entzündung mit Befall von Submukosa und Mukosa. Jedes Segment des

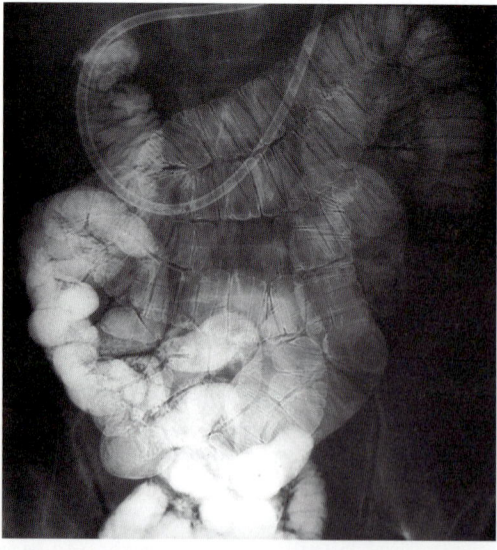

Abb. 5.82 Dünndarmdarstellung nach Sellink. Normalbefund, wobei der Doppelkontrast im Jejunum durch die Gabe von Zellulose erreicht ist, das Ileum ist noch nicht von Zellulose erreicht.

Darmes zwischen Ösophagus und Anus kann befallen sein, wobei jedoch der Dünndarm und hier wiederum das terminale Ileum am häufigsten betroffen ist. Charakteristisch ist der **diskontinuierliche segmentale Befall (skip lesions).** Die mesenteriale Seite des Darmes ist bevorzugt befallen (exzentrischer Befall).

Röntgenologisch erkennt man zu Beginn ein **vergrößertes Faltenrelief, Schleimhautulzerationen** und **ödematöse Schwellungen der Darmschleimhaut.** Typisch ist das sogenannte **Kopfsteinpflaster,** welches durch eine Hyperplasie der Lymphfollikel zustande kommt und an nodulären Kontrastmittelaussparungen der Darmwand erkannt werden kann. Später kommt es zu narbigen Veränderungen, Fibrosen, **segmentalen Stenosen,** Retraktionen und **Fisteln.**

 Skip lesions (besonders am Kolon), exzentrischer Befall und Fisteln sind der Steckbrief für den Morbus Crohn.

Tumoröse Dünndarmveränderungen
Maligne Dünndarmtumoren (z.B. Adenokarzinome) sind selten. **Polypen** treten am Dünndarm etwas häufiger auf. Häufiger sind infiltrierende Tumoren anderer Organe (z.B. Gallenwegstumoren, Pankreastumoren).

Karzinoide treten vor allem im terminalen Ileum und im Appendix auf und können benigne, semimaligne und maligne sein.

Klassische Befunde des Kolons

Anomalien des Kolons

Morbus Hirschsprung
Bei Fehlen intramuraler Ganglien in einem Darmsegment kommt es zu einer Weitstellung des Kolons **vor** dem **aganglionären, enggestellten Darmsegment,** was sich im Kolonkontrasteinlauf als extreme Erweiterung mit trichterförmigem Übergang darstellt: **Megakolon.** Die Folgen sind Obstipation und in schweren Fällen Ileus. Auch bei Vorhandensein aller Ganglien kann es bei lang anhaltender Obstipation zu einem Megakolon kommen.

Divertikel
Sie sind vorwiegend im Sigma zu finden und nehmen mit steigendem Alter zu. Sie entsprechen einem Prolaps der Darmschleimhaut durch die Muskularis bei Wandschwäche und sind besonders an den Gefäßdurchtrittsstellen an der Seite des Mesenterialansatzes zu finden.

Der Röntgenbefund zeigt ein glatt begrenztes, die Darmwand überragendes Kontrastmitteldepot, bei sonst unauffälligen Darmverhältnissen (bezüglich Peristaltik, Lumenweite, Kontur). Kommt es zu einer **Divertikulitis** mit entzündlichen Darmwandveränderungen, so imponiert dies röntgenologisch als gezähnelte Schleimhautoberfläche ohne vollständige Füllung der Divertikel (wegen einer Schwellung des Divertikelhalses). Statt dessen erkennt man eine kleine Ausziehung an der Stelle des Divertikelursprunges. Spätfolgen sind postentzündliche Veränderungen mit entzündlicher Stenosierung, fehlende Haustrierung.

Entzündliche Kolonveränderungen

Colitis ulcerosa
Entzündliche Veränderung der Darmwand, die meist am Rektum beginnt (zu 95%) und sich von hier aus **kontinuierlich** (im Gegensatz zum Morbus Crohn) oralwärts ausbreitet. Im **akuten Stadium** kommt es zu Ulzerationen, die bei Ausbreitung der Entzündung entlang der Muscularis propria die Schleimhaut unterminieren können **(Kragenknopfulzera).**

Die zwischen den Ulzerationen gelegene Kolonschleimhaut bildet Pseudopolypen. Die Darmwand wird atrophisch, die Haustrierung verschwindet **(Fahrradschlauch-Phänomen)** und das Darmlumen kann stenosieren.

Die **Gefahr** der Erkrankung liegt u.a. in der Entwicklung von **Kolonkarzinomen** auf dem Boden der entzündlichen Veränderungen (bei 15jähriger Krankheitsdauer in 25% der Fälle!). Eine prophylaktische Kolektomie ist indiziert. Darüber hinaus kann es bei der Colitis ulcerosa zur Entwicklung eines toxischen Megakolons kommen.

 Kontinuierlicher Befall, Kragenknopfulzera und Gefahr der malignen Entartung sind der Steckbrief für die Colitis ulcerosa.

Tumoröse Kolonveränderungen

Polypen
Polypen sind gutartig, die Gefahr der malignen Entartung ist jedoch ab 1 cm Größe gegeben. Bei Nachweis kleiner Polypen muß das gesamte Kolon genau untersucht werden, da oft Karzinome in anderen Darmabschnitten gefunden werden: **sentinel polyps** (→ FAP).

 Polypen unter 10 mm Basisgröße sind in weniger als 3% maligne, Polypen über 10 mm Größe sind bis zu 100% maligne! Alle Polypen müssen biopsiert werden.

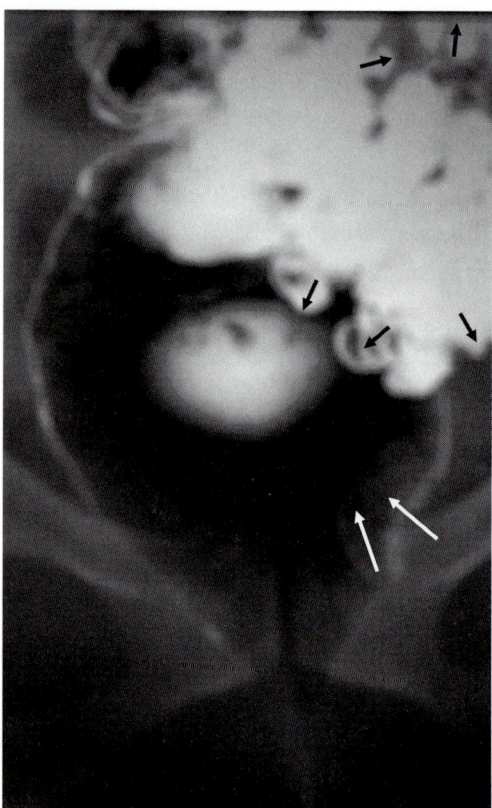

Abb. 5.83 Doppelkontrastdarstellung des Rektums mit Barium und Luft bei Rektumkarzinom (⟶). Es besteht ein breitbasig aufsitzender, in das Lumen vorragender Tumor (endoluminales Wachstum) im Rektum (bei ca. 15 Uhr in Steinschnittlage), zusätzlich Sigmadivertikulose (→).

Karzinome

Die Karzinome des Kolons sind histologisch meist Adenokarzinome (Abb. 5.83). Es gibt polypös wachsende Tumoren, Tumoren mit Ulzeration und zirkulär wachsende Tumoren, die stenosierend wirken. (→ Apfel[butzen]grützen-Phänomen). Bei stenosierend wachsenden Karzinomen wird die Diagnose im Rahmen eines Ileus gestellt. Man erkennt dann bei einem Gastrografin®-Einlauf (kein Barium, wenn eine baldige Operation folgt) nur einen Abbruch der Kontrastmittelsäule. Bei der seltenen, aber wegen der notwendigen familiären Betreuung wichtigen **FAP** (familiäre adenomatöse Polypose) bestehen schon beim Jugendlichen oder jungen Erwachsenen zahlreiche Polypen (Polypenrasen), die wegen der 100%igen Malignomrate zur prophylaktischen Kolektomie Anlaß sein müssen.

Stellenwert gegenüber konkurrierenden Verfahren

Auf die primäre Bedeutung der **Endoskopie** bei der Diagnostik von Darmerkrankungen wurde bereits hingewiesen. Einzige Ausnahme ist hier der Dünndarm, der die Domäne der Sellink-Untersuchung ist. Vorteil der Endoskopie (für Magen, Duodenum und

Kolon) ist zweifelsfrei neben der fehlenden Strahlenexposition die **Möglichkeit, zusätzlich zum makroskopischen Befund auch einen histologischen Befund durch Biopsie** zu erheben.

Neben dem Ösophagusbreischluck kann bei einigen Fragestellungen, insbesondere bei der Frage nach Umgebungsinfiltrationen, auch die **Computertomographie** zur Ösophagusdiagnostik eingesetzt werden. Sie beantwortet jedoch hauptsächlich Fragen nach extraluminalen Veränderungen beim präoperativen Staging.

Füllt man Magen, Dünndarm oder Kolon mit Wasser und gibt gleichzeitig Buscopan®, so sind mit Hilfe der Computertomographie und auch der Sonographie Untersuchungen der Darmwände möglich, einschließlich der Fragestellung nach der Tiefe der Wandinfiltration bei Tumoren (elegantes, aber nicht etabliertes Verfahren). Die Frage nach entzündlichen Veränderungen des Rektums kann sehr gut mit der Magnetresonanztomographie beurteilt werden (primär Aufgabe der Endoskopie, dann erst MRT).

Insbesondere beim meist jugendlichen Patienten mit Morbus Crohn, aber auch beim Patienten mit Colitis ulcerosa sollte als Schnittbildverfahren primär die Sonographie, gegebenenfalls die Magnetresonanztomographie eingesetzt werden! **Vorteil** all dieser Untersuchungsverfahren gegenüber der Kontrastdiagnostik des Verdauungstraktes ist die Möglichkeit, die Umgebung mit zu untersuchen und Tumorinfiltrationen, Beziehungen zu anderen Organen und Lymphknotenstationen ebenfalls abzuklären. **Nachteil** der CT-Diagnostik ist die fehlende Möglichkeit des Nachweises diskreter Veränderungen (Erosionen). Der Nachteil der Sonographie ist, daß einzelne Darmabschnitte, besonders im Becken, nur schlecht sonographisch erreichbar sind bzw. sich durch Luftüberlagerungen entziehen.

Cholegraphie

Die Gallendiagnostik basiert primär auf der Sonographie, so daß das Folgende dadurch in seiner Bedeutung stark relativiert ist. Die Darstellung der Gallenwege (Abb. 5.84) erfolgt nach oraler, intravenöser oder perkutaner Applikation des Kontrastmittels. Üblicherweise spricht man von oraler oder intravenöser Cholegraphie und von der perkutanen transhepatischen Cholegraphie (PTC). Nach endoskopischer Sondierung der Papille und Injektion von (nierengängigem) Kontrastmittel in den Gallen- und Pankreasgang spricht man von der endoskopischen retrograden Cholangiopankreatikographie (ERCP, Abb. 5.85). Im Folgenden ist im wesentlichen von der oralen und intravenösen Cholegraphie die Rede.

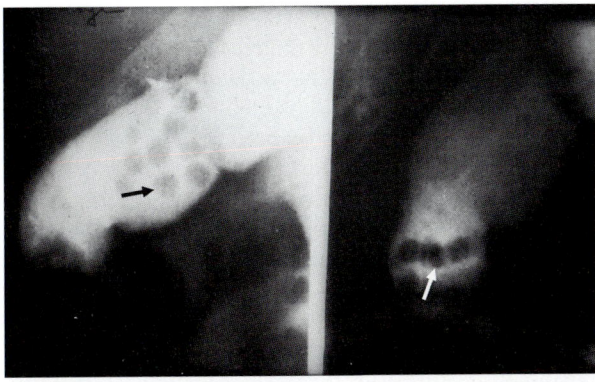

Abb. 5.84 Cholegraphie. Steingallenblase im Liegen und im Stehen. Ein Stein mit (→) markiert.

Die orale Cholegraphie ist ein nichtinvasives Verfahren, das gelegentlich zum Einsatz kommt, wenn die Funktion (Kontraktilität) der Gallenblase z.B. im Rahmen der oralen Litholyse dokumentiert werden soll. Sie beschränkt sich auf die Darstellung der Gallenblase. Die Gänge lassen sich meist mit unzureichender Genauigkeit nach einer Reizmahlzeit (z.B. Eipulver) kontrastieren. Die intravenöse Gallendarstellung beruht auf der Injektion gekoppelter trijodierter Aminobenzoesäuren (Biligrafin®) oder Jodglykaminsäuren (Bilivistan®, Biligram). Gallengängige Kontrastmittel sind Substanzen, die nicht primär nieren-, sondern lebergängig sind. Weiterentwickelte trijodierte Substanzen wie Jodoxamat

(Endomirabil®) weisen längere Verbindungen über Äthergruppen zwischen den jodtragenden Benzolringen auf und zeigen mit der Vergrößerung des Molekulargewichtes eine erhöhte und beschleunigte biliäre Ausscheidung mit besserer Verträglichkeit. Das Verfahren wird noch ausnahmsweise eingesetzt, wenn die ERCP aus technischen und/oder anatomischen Gründen mißlingt.

Nüchternheit ist die wesentlichste Voraussetzung für beide Verfahren der Cholegraphie. Die Tabletten werden am Vorabend der Untersuchung eingenommen, am darauffolgenden Tage erfolgen Zielaufnahmen des rechten Oberbauchs. Die Aufnahmen für die intravenöse Cholegraphie erfolgen unmittelbar nach Kontrastmittelinjektion und werden zweckmäßigerweise mit konventionellen Schichten verbunden.

Im Gegensatz zu den oral verabreichten, gallengängigen Kontrastmitteln weisen die intravenös verabreichten einen relativ hohen Anteil an schweren Nebenwirkungen auf, so daß der Einsatz dieser Substanzen kaum noch erfolgt (→ Kontrastmittel). Die i.v.-Cholegraphie läßt sich bei eingeschränkter Leberfunktion (z.B. Bilirubin über 3 mg%) nicht mehr durchführen, während nuklearmedizinische Verfahren bei wesentlich höheren Bilirubinwerten noch eine Kontrastierung der Gallenwege gestatten, die Abbildungsschärfe ist allerdings ungünstiger als bei invasiven Methoden wie ERCP und PTC (z.B. Nachweis kleinerer Konkremente). Bei den Verfahren ERCP und PTC wird zwar das verträglichere nierengängige Kontrastmittel injiziert (also kein Jodoxamat), die Gefahren dieser invasiven Methode (Pankreatitis, Blutung etc.) müssen jedoch in Rechnung gestellt werden.

Andere nichtinvasive oder weniger gefährliche Untersuchungen wie die Sonographie müssen unbedingt ausgenutzt werden. Seltene röntgenpositive Steine sind bereits auf der Nativaufnahme zu sehen, die meist nicht schattengebenden Steine sind als bewegliche (Stehen/Liegen) Kontrastmittelaussparungen zu erkennen. Dagegen sind Tumoren (Adenom, Polypen, Karzinome) als sessile Aussparungen sichtbar.

⚠ Schlechte Kontrastierung der Gallenwege und ein schwer zumutbares Kontrastmittelrisiko haben dazu geführt, daß die Verfahren der oralen und intravenösen Cholegraphie praktisch durch die Sonographie verdrängt sind.

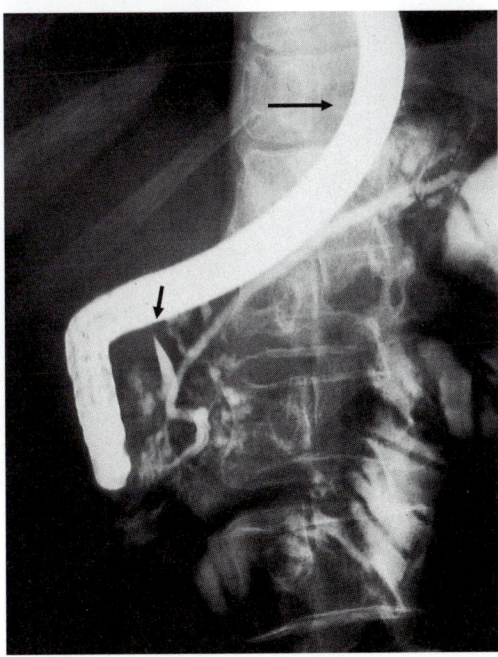

Abb. 5.85 ERCP. Normale Darstellung der Pankreasgänge, Verschluß des D. hepatico-choledochus (→), wahrscheinlich durch Tumor. Das Endoskop ist im Duodenum abgebildet (———), es wird vor weiteren Zielaufnahmen zurückgezogen bzw. entfernt.

Bronchographie

Hier werden die Bronchien mit Kontrastmittel dargestellt. Hauptanwendung findet die Bronchogra-

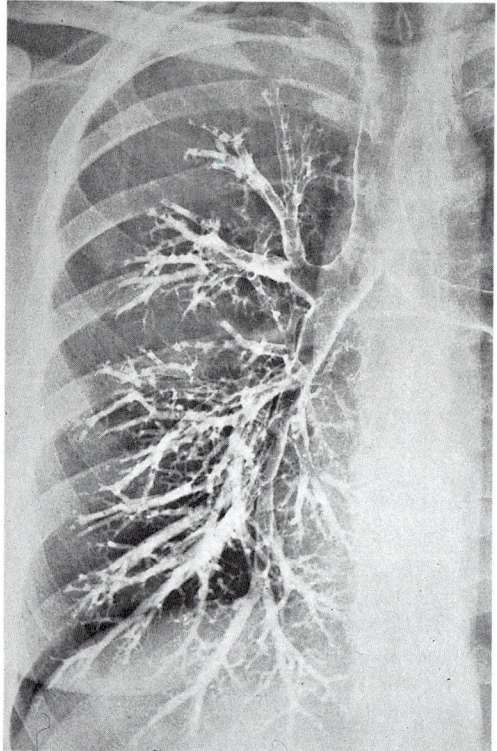

Abb. 5.86 Normales Bronchogramm.

phie (Abb. 5.86) in Verbindung mit der Bronchoskopie, wenn spezielle Fragestellungen durch Kontrastdarstellung auch der peripheren, bronchoskopisch nicht erreichbaren Bronchien geklärt werden sollen. Primär wird man jedoch das nichtinvasive Schnittbildverfahren wählen.

Indikationen

- Erkrankungen der Bronchien mit makromorphologisch faßbaren Veränderungen, insbesondere Bronchiektasen (Abb. 5.87)
- Angeborene Fehlbildungen der Bronchien

Methodik

Nach Lokalanästhesie des Nasen-Rachen-Raums wird ein Bronchialkatheter unter Durchleuchtungskontrolle in einen Hauptbronchus eingeführt. Über diesen Katheter wird maximal eine Ampulle auf 30 °C erwärmtes Hytrast® (hochvisköse, osmotisch wenig wirksame Suspension) in den Bronchus injiziert. Eine Erwärmung auf höhere Temperaturen ist gefährlich, da die Viskosität gesenkt und damit ein Ausbreiten in die Alveolarräume begünstigt wird. Durch geeignetes Umlagern des Patienten auf dem Untersuchungstisch wird das Kontrastmittel in die zu untersuchenden Segmentbronchien geleitet. Nach Anfertigung der Übersichts- und Detailaufnahmen wird das Kontrastmittel gegebenenfalls unter Durch-

leuchtung so vollständig wie möglich wieder abgesaugt, um die Nebenwirkungen möglichst gering zu halten. Der Patient wird zu aktivem Abhusten aufgefordert. In der Regel erfolgt in einer Sitzung die Darstellung nur eines Bronchialbaumes, um bei Komplikationen die Funktionsfähigkeit der anderen Lunge zum Gasaustausch zu erhalten. Die Untersuchung kann auch in Allgemeinnarkose – dann meist in Kombination mit der Bronchoskopie – erfolgen.

Gefahren

Da eine Bronchographie per definitionem stets eine iatrogene Aspiration darstellt, sind die typischen Komplikationen der Aspiration zu befürchten:
- Einschränkung der respiratorischen Kapazität
- Bronchospasmus
- Aspirationspneumonie
- toxisches Lungenödem

Kontraindikationen

- Kontrastmittelallergie
- stark reduzierte respiratorische Kapazität
- hyperreagibles Bronchialsystem (Asthma bronchiale)

Befunde

Bronchiektasen stellen sich entsprechend ihrer Form in der Bronchographie als zylinder- oder sackförmige Erweiterungen des Bronchus dar.

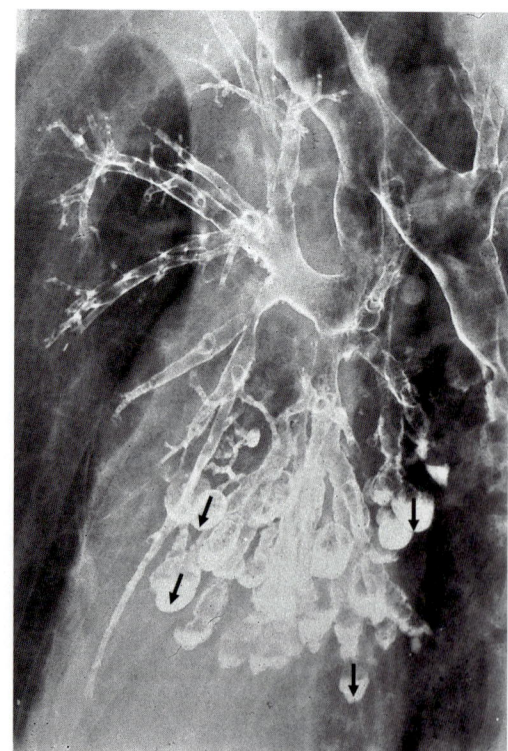

Abb. 5.87 Bronchographie mit Unterlappenbronchiektasen (→).

Neoplastische oder entzündliche Stenosen verengen den Bronchus, verdrängen oder infiltrieren.

Vor- und Nachteile

Der Hauptvorteil der Bronchographie liegt in der einfachen und exakten Möglichkeit, pathologische Veränderungen anatomisch korrekt zuzuordnen, dies auch bei ausgeprägten Deformationen der ursprünglichen Anatomie. Zudem ist eine hohe Detailauflösung gegeben.

Hauptnachteil ist die Invasivität der Untersuchung mit ihren Komplikationsmöglichkeiten. Zudem gelingt in der Bronchographie ausschließlich eine Darstellung intrabronchialer Strukturen, extrabronchiale Veränderungen können nicht erkannt werden.

Stellenwert der Bronchographie gegenüber konkurrierenden Verfahren

Mit der zunehmenden Verbreitung der **Bronchoskopie,** die ad hoc die Möglichkeit einer Biopsie oder therapeutischer Maßnahmen, z.B. Absaugen, bietet, nimmt die Bedeutung der Bronchographie immer mehr ab.

Darüber hinaus kann bronchoskopisch risikoarm und gezielt eine kleine Menge Kontrastmittel appliziert werden, um noch offene Fragestellungen mit einer anschließenden Röntgenuntersuchung zu klären. Dennoch sind je nach Verfügbarkeit der Konkurrenzverfahren und spezieller Fragestellung noch Indikationen für die Bronchographie gegeben. Auch die modernen Computertomographen mit ihrer hohen Auflösung haben zum Rückgang der Bedeutung der Bronchographie (z.B. bei der Bronchiektasen-Diagnostik) beigetragen.

Arthrographie

Die Arthrographie stellt das Gelenk nach Kontrastmittelinjektion dar. Sie ist der letzte röntgenologische Schritt zur Abklärung von Gelenkbeschwerden. Trotz eines relativ geringen Infektionsrisikos wird die Indikation nur dann gestellt, wenn klinische Untersuchung und Nativdiagnostik zu keinem schlüssigen Ergebnis geführt haben.

Alternative Methoden sind der Ultraschall, die Arthroskopie und die Magnetresonanztomographie. Sie haben die Arthrographie am Knie- und Hüftgelenk praktisch ersetzt. Die Schulterarthrographie (Abb. 5.88) in der Kombination mit der Computertomographie ist das derzeit noch am häufigsten praktizierte Verfahren.

Indikationen

- **Kniegelenk:** Meniskusläsionen
- **Sprunggelenk:** Nachweis von Knorpeldefekten, freien Gelenkkörpern (z.B. Osteochondrosis dissecans) und einer fibulotalaren Bandruptur

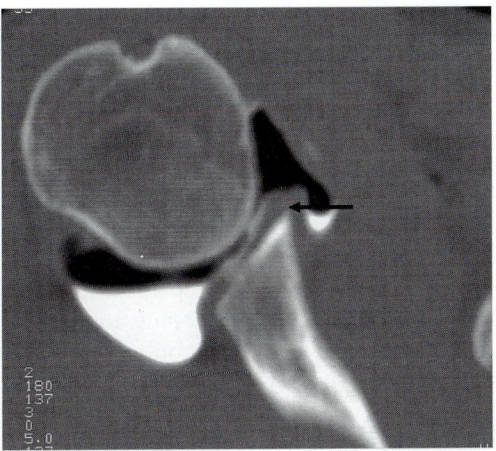

Abb. 5.88 Arthrographie-CT der Schulter zum Ausschluß von Knorpel- und Kapselläsionen. Normalbefund mit intaktem Knorpelüberzug (⟶) der Cavitas glenoidalis.

- **Hüftgelenk:** Beurteilung des Hüftkopfes vor Umstellungsosteotomie, Verdacht auf Osteochondrosis dissecans, Verdacht auf Gelenkchondromatose, Verdacht auf Lockerung einer Totalendoprothese, kongenitale Hüftluxation mit Verdacht auf Repositionshindernis
- **Schultergelenk:** Verdacht auf Ruptur der Rotatorenmanschette (Abb. 5.88)
- **Ellenbogengelenk:** Osteochondrosis dissecans, Kapselbandruptur
- **Handgelenk:** Läsion des Discus articularis des Radiokarpalgelenkes, posttraumatische Funktionseinschränkung und Gelenkschwellung unklarer Genese (Verdacht auf freie Gelenkkörper, Verhalten des Knorpels nach Knochennekrosen, Pseudarthrosen oder Luxationen)

Methodik

Nach Punktion des zu untersuchenden Gelenkes Injektion von jodhaltigem, wasserlöslichem Kontrastmittel und/oder Luft. Rein knorpelige Fremdkörper in Kniegelenken sind durch Luftarthrographie darstellbar. Unter Durchleuchtung anschließende Darstellung des Gelenkes in mehreren Ebenen.

Gefahren und Komplikationen

Der Patient muß auf die Möglichkeit eines **Reizergusses** und einer **Infektion** hingewiesen werden.

Kontraindikationen

Infekte im Punktionsgebiet, Weichteilinfektionen und Osteomyelitis in der Nachbarschaft, akute Entzündung des Gelenkes (außer bei rheumatoider Arthritis), **Blutungsneigung** des Patienten.

Bei bekannter **Kontrastmittelallergie** kann die Untersuchung als einfache Pneumoarthrographie durchgeführt werden.

Klassische Befunde

Menisken erscheinen bei der Arthrographie als Kontrastmittelaussparungen. Bestehen Risse, füllen sie sich mit Kontrastmittel. Am Schultergelenk ist eine **Rotatorenmanschettenruptur** durch einen **Kontrastmittelaustritt vom Gelenkraum in die Bursa subacromialis** nachweisbar. Ist am Sprunggelenk das Lig. fibulotalare anterius rupturiert, weist die Kapsel lateral und ventral einen Einriß auf und das Kontrastmittel tritt hier in die Weichteile aus. Ist zusätzlich das Lig. fibulocalcaneare rupturiert, setzt sich der Kapselriß etwas weiter nach dorsal fort.

Stellenwert der Arthrographie gegenüber konkurrierenden Verfahren

Für die Frühdiagnose von Gelenkerkrankungen ist die **Röntgennativdiagnostik** – abgesehen von den Weichteilzeichen der Arthritis – ungeeignet. Veränderungen der Menisken z.B. führen im konventionellen Röntgen zu Gelenkspaltverschmälerungen, Abflachung der Kondylen und osteophytären Anbauten. Dies sind jedoch schon Zeichen fortgeschrittener Gelenkveränderungen.

Mit Hilfe der **Gelenksonographie** lassen sich an den großen Gelenken **Ergüsse, Bandrupturen, Meniskus- und Kreuzbandschäden** nachweisen und die Dicke des hyalinen Gelenkknorpels und der Menisken messen. Auch **paraartikuläre Strukturen** wie Bänder, Sehnen, Baker-Zysten, Veränderungen der A. poplitea, Hämatome, Abszesse (z.B. Bizepssehne) usw. lassen sich nachweisen.

Die **Arthrocomputertomographie** wird meist in Kombination mit einer konventionellen Arthrographie, d.h. nach Gabe von intraartikulärem Kontrastmittel, durchgeführt. Auch eine reine Luftarthrographie ist möglich. Vorteil gegenüber der konventionellen Arthrographie ist die lückenlose, überlagerungsfreie und exakt reproduzierbare Darstellung der Gelenke. Bei einer Darstellung des Schultergelenkes läßt das konventionelle Summationsbild z.B. eine objektivierbare Beurteilung der Gelenkpfanne im Sinne einer eventuellen Dysplasie nicht zu. Auch die Krümmungsradien der Gelenkflächen von Humeruskopf und Skapulagelenkpfanne sind in der Arthrocomputertomographie im Gegensatz zur konventionellen Arthrographie darstellbar. Hill-Sachs-Defekte und Bankart-Läsionen werden mit der Arthrocomputertomographie ebenfalls besser und empfindlicher nachgewiesen als mit der konventionellen Arthrographie. Schlechter schneidet die Arthrocomputertomographie jedoch bei der Detektion der meist horizontal verlaufenden Meniskusrisse des Kniegelenkes ab.

Nachteile der **Arthroskopie** sind ihre Komplikationsquote von 8–10%, die oft notwendige statio-

näre Aufnahme, die Vollnarkose und die damit verbundenen Kosten und Risiken. Kleinere Gelenke sind der Arthroskopie nicht zugänglich.

Die **Kernspintomographie** hat gegenüber der Arthrographie den Vorteil eines hervorragenden Weichteilkontrastes, der Abbildung von Knochenmark und hyalinem Gelenkknorpel sowie die Möglichkeit, durch multiplanare Rekonstruktion die verschiedensten Ebenen darzustellen. Darüber hinaus birgt sie kein Infektionsrisiko und ist völlig schmerzfrei. Die Kernspintomographie könnte in den nächsten Jahren Diagnostikum der Wahl bei der Darstellung nicht schattengebender Gelenkveränderungen werden.

Myelographie

In der Myelographie wird der spinale Subarachnoidalraum durch Injektion eines nichtionischen, wasserlöslichen Kontrastmittels dargestellt. Sie dient zur Abklärung traumatischer (Abb. 5.89) oder raumfordernder spinaler Erkrankungen. Die Verteilung des Kontrastmittels muß durch Umlagern des Patienten erzielt und kontinuierlich unter Durchleuchtung verfolgt werden.

Indikationen

Verdacht auf Rückenmarks- oder Wurzelkompression.

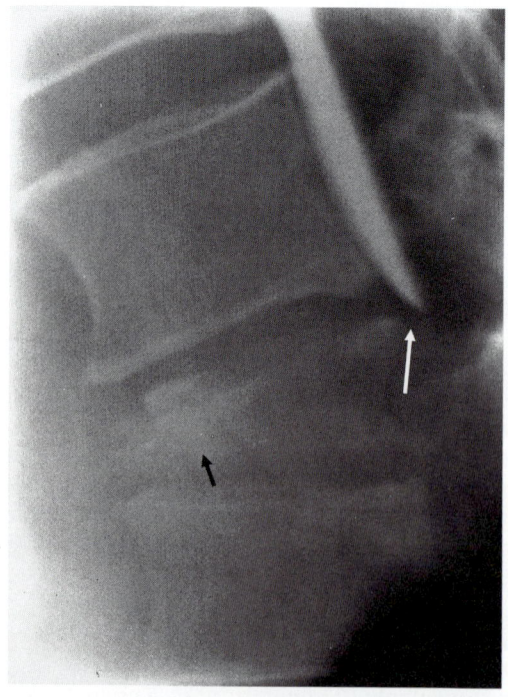

Abb. 5.89 Frische Kompressionsfraktur BWK 12. Beachte die vermehrte Dichte (→). Myelographie mit Darstellung des KM-Stops (⟶). Diagnose heute durch CT/MRT.

Methodik

In Bauch- oder Seitenlage bzw. im Sitzen wird der Interspinalraum L2/L3 (in Höhe der Cauda equina) punktiert, gegebenenfalls unter Lokalanästhesie. Zunächst wird Liquor zur Laboranalyse entnommen. Anschließend werden unter Durchleuchtung 10 ml Kontrastmittel subarachnoidal injiziert. Bei Prozeßlokalisationen in der Brustwirbelsäule muß das Kontrastmittel (mit höherer Dichte als der Liquor) durch Kopftieflagerung des Patienten auf dem Kipptisch nach kranial gebracht werden. Nach adäquater Kontrastmittelverteilung und Durchmischung werden Übersichts- und Zielaufnahmen zur Befunddokumentation angefertigt. Bei unklaren Befunden können anschließend noch konventionelle Schichtaufnahmen oder eine Computertomographie (Myelocomputertomographie) durchgeführt werden. Zur Vermeidung einer meningealen Reizung durch das Kontrastmittel muß der Patient anschließend 6 Stunden mit angehobenem Kopf auf dem Rücken liegen. Er muß insgesamt 24 h liegen, um das Entstehen eines Liquorunterdruckes (unerträgliche Kopfschmerzen) zu vermeiden. Eine selektive zervikale Myelographie durch Punktion der Cisterna magna wird wegen der höheren Komplikationsrate nur noch selten durchgeführt.

Gefahren

Neben Übelkeit und Erbrechen treten Kopfschmerzen (bis 55%) aufgrund des Liquorverlustes auf. Über die allgemeinen Kontrastmittelkomplikationen hinaus kann es zu meningealen Reizerscheinungen und Krampfanfällen oder Myoklonien kommen. Die Keimverschleppung bei der Punktion kann zu eitrigen Meningitiden oder Spondylodiszitiden führen, selten treten Blutungen mit spinaler Kompression auf. Akzidentelle Injektion von Lokalanästhetikum in den Spinalkanal kann zu lebensbedrohlichen neuralen Funktionsausfällen führen.

Kontraindikationen

Über die allgemeinen Kontraindikationen der Kontrastmittelapplikation hinaus gelten ein erhöhter intrakranieller Druck und eine schwere Gerinnungsstörung als absolute Kontraindikationen. Relative Kontraindikationen stellen eine erhöhte Krampfbereitschaft und eine laufende antikonvulsive, antidepressive oder neuroleptische Medikation dar. Eine weniger als eine Woche zurückliegende Liquorpunktion erhöht das Komplikationsrisiko.

Befunde

Extraspinal gelegene Erkrankungen stellen sich als von außen den Durasack bogig imprimierende Prozesse dar. Eine Differenzierung zwischen Neoplasie und Bandscheibenvorfall ist mit der Computertomographie zuverlässig möglich. Intraspinal gelegene Tumoren fallen als Kontrastmittelaussparung oder -stopp im Duralsack auf.

Vor- und Nachteile

Hauptvorteil der Myelographie ist die nahezu überall gegebene apparative Verfügbarkeit. An technischen Voraussetzungen werden im Minimalfall nur eine Durchleuchtungsanlage und ein Schichtaufnahmegerät benötigt, die in nahezu jeder Röntgenabteilung vorhanden sind. Als Nachteile sind die Invasivität der Untersuchung mit ihren Komplikationsmöglichkeiten und Nebenwirkungen zu nennen.

Stellenwert gegenüber konkurrierenden Verfahren

Bei Verfügbarkeit von CT und MRT ist der Stellenwert der Myelographie gering. Erst nach Ausschöpfung dieser nichtinvasiven Untersuchungstechniken wird man das Komplikationsrisiko der Myelographie in Kauf nehmen. In akuten Notfällen, bei fehlender Verfügbarkeit der Schnittbildverfahren sowie bei unschlüssigen Befunden sind allerdings klare Indikationen gegeben.

 Die Magnetresonanztomographie verdrängt mit ihrer besseren lokalisatorischen und artdiagnostischen Aussagekraft die invasive Myelographie zusehends aus dem Spektrum der Routinediagnostik.

Katheter-Arteriographie

Zur Katheter-Arteriographie gehören die nichtselektiven und selektiven Darstellungen des arteriellen Gefäßsystems. Zu den **nichtselektiven Verfahren** gehört die Darstellung des Aortenbogens und seiner Äste als:

- Übersichtsaortographie der supraaortalen Äste
- Aortenbogendarstellung bei Aneurysma verum oder traumatischer Aortenruptur
- Aortenbogendarstellung bei Aneurysma dissecans
- Darstellung der Bauchaorta und ihrer Äste
- Darstellung der Becken- und/oder Beinarterien

Bei den **selektiven Verfahren** können grundsätzlich alle Äste sondiert werden. Am häufigsten werden die Äste der Gefäße in der folgenden Reihenfolge mit abnehmender Häufigkeit sondiert (Abb. 5.90 und 5.91):

- Äste des Beckens und des Oberschenkels
  - A. femoralis superficialis
  - Aa. iliacae (z.B. bei PTA)
- Äste der abdominellen Aorta
  - Tr. coeliacus
  - A. mesenterica superior
  - Aa. renales
- Äste des Aortenbogens
  - A. carotis
  - A. subclavia
- Äste der deszendierenden Aorta
  - Aa. bronchiales

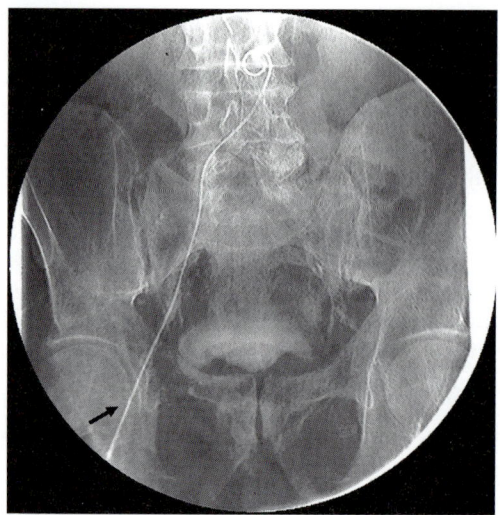

Abb. 5.90 Pigtail-Katheter in situ zur Aortoarteriographie (→).

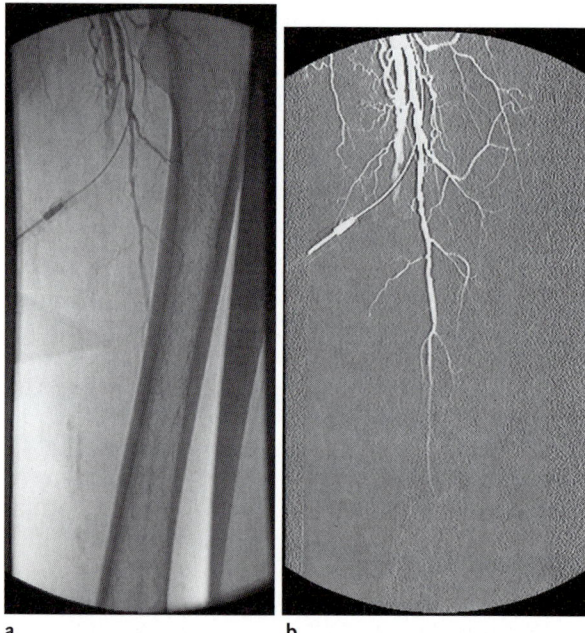

a   b

Abb. 5.91 Nadelangiographie (Nadel linke Leiste).
a) Ohne DSA.
b) Aus demselben Datensatz mit DSA (der Knochen ist subtrahiert).

Hauptindikationen sind verschiedene Formen der Arteriosklerose wie Aortenaneurysma, Dissektion sowie arterielle Verschlußkrankheit mit Stenose und Verschluß. In selteneren Fällen sind Gefäßverletzungen nach einem Trauma, Gefäßbeteiligung bei einer Entzündung und Gefäßarchitektonik bei Gefäßdysplasien und Tumoren vor operativen Eingriffen die Indikation zur Angiographie.

Die Untersuchung der Becken-Bein-Etage wird am häufigsten bei arterieller Verschlußkrankheit (AVK) vorgenommen. Nach dem Prinzip »kein invasiver Eingriff ohne therapeutische Konsequenz« gelten als **Indikationen in erster Linie die Stadien IIb bis IV nach** FONTAINE.

Die Stadieneinteilung nach FONTAINE richtet sich nach den klinischen Symptomen der peripheren Durchblutungsstörungen!

Stadium I: keine Klinik; Stadium II: Claudicatio intermittens (IIa: Gehstrecke > 200 Meter, IIb: < 200 Meter): Stadium III: Ruheschmerz (also nachts); Stadium IV: Gangrän.

Die Darstellung der Bauchaorta erfolgt meist isoliert zur Abklärung einer renalen Hypertonie als Katheterangiographie. Der Verdacht auf eine traumatische Aortenruptur ergibt sich oft aus der Anamnese (Dezelerationstrauma) in Kombination mit einem auffälligen Thoraxübersichtsbild: Mediastinalverbreiterung, Auslöschung des Aortenknopfes (nicht obligat), Rechtsverlagerung der Trachea oder des Ösophagus (Magensonde) und Verschattung über der linken Lungenspitze durch extrapleurale Blutansammlung (»apical cap«). Im Zweifelsfall sollte angiographiert werden. Liegt nur ein unsicheres Zeichen (z.B. nur Mediastinalverbreiterung) vor, kann beim klinisch stabilen Patienten eine Computertomographie schnell Klärung bringen.

Die Indikation zur Aortenbogendarstellung bei der Aortendissektion, die prinzipiell genausogut mit modernen Computertomographen (nur bei → Spiral-CT mit 3-D-Rekonstruktion) erfaßt werden kann, liegen Fragestellungen zugrunde wie Reentry, Einbeziehung der Viszeral- und Nierenarterien in die Dissektion und die Perfusion der abhängigen Organe (Abb. 5.92, 5.93 und 5.94).

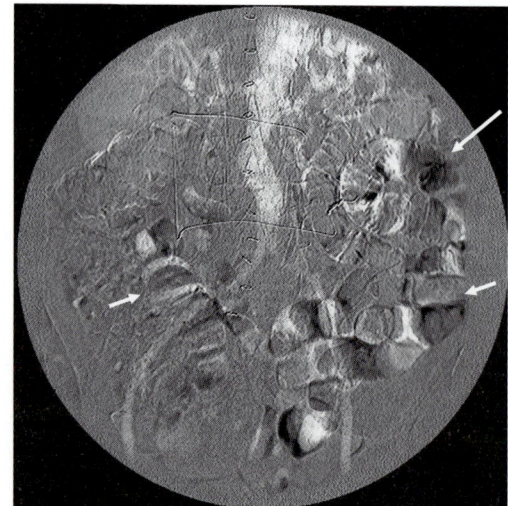

Abb. 5.92 I.v.-DSA nach Injektion in eine Armvene und ca. 7 sec Zeitintervall Darstellung der Beckenarterien. Beachte die Bewegungsartefakte des Darmes (schwarz und weiß →), nur zu unterdrücken durch medikamentöse (Buscopan) Ruhigstellung des Darmes.

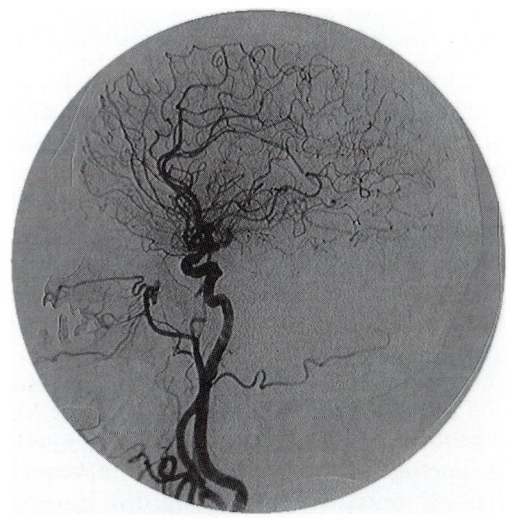

Abb. 5.93 Selektive Darstellung der ACI (A. carotis interna) seitliche Aufnahme, früharterielle Phase. Bei digitaler Technik: Kontrastmittel wahlweise schwarz oder weiß darstellbar (hier Arterien schwarz).

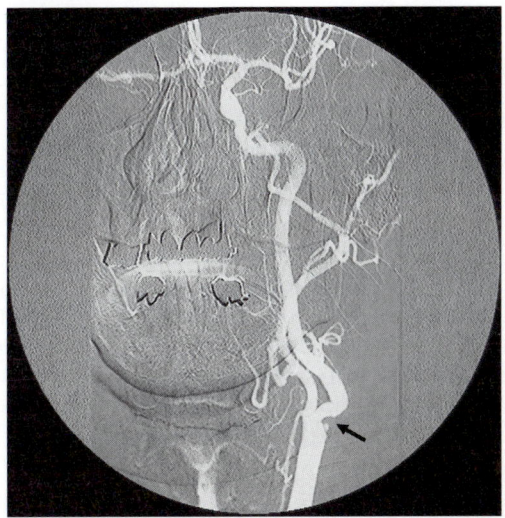

Abb. 5.94 Selektive Darstellung der linken Karotisgabel mit 50%iger ACI-Stenose (→).

Methodik

Die Patienten müssen nüchtern zur Untersuchung erscheinen. Als Ausnahme gilt die am Nachmittag angesetzte Untersuchung, bei der dem Patienten ein leichtes Frühstück gestattet wird. Wegen der großen Kontrastmittelmengen ist eine Dehydrierung des Patienten auf alle Fälle zu vermeiden. Harnstoff, Kreatinin, Quick und PTT sollten, bevor der Patient von Station abgerufen wird, vorliegen.

Das Leistenband (als Verbindung zwischen Spina iliaca anterior superior und Symphyse) und die A. femoralis werden palpiert. Die Einstichstelle liegt ca. 3 bis 4 cm unterhalb des Leistenbandes. Hier werden mit dem Lokalanästhetikum mehrere Depots injiziert.

Seldinger-Technik: Mit Hilfe der durch den Obturator verschlossenen Seldinger-Nadel wird in einem Winkel von 30 bis 45° die Arterie punktiert und dorsal perforiert. Anschließend wird der Obturator entfernt und die Nadel zurückgezogen, bis Blut pulsierend austritt. Nun wird der Führungsdraht 20 bis 30 cm weit eingeführt, wobei darauf zu achten ist, daß keinerlei Widerstand besteht. Über das Ende des Drahtes wird der Katheter eingeführt. Injiziert werden nichtionische, wasserlösliche Kontrastmittel (→ Kap. 5.2.2). In Ausnahmefällen CO_2 (keine allgemeine Verbreitung), jedoch ausschließlich an DSA-Geräten.

Gefahren

Es gilt, daß bis zu 90% der Komplikationen die Punktionsstelle betreffen, mit **Thrombose, Hämatom, Blutung, Dissektion, Embolie, Pseudo-Aneurysma, AV-Fistel und Infektion.** Es wird von insgesamt 1% Komplikationen beim transfemoralen, von knapp 4% Komplikationen beim transbrachialen und axillären Zugang ausgegangen.

Kontraindikationen

Fehlende therapeutische Konsequenz und Herzinsuffizienz (→ Thoraxaufnahme) sind absolute Kontraindikationen für diesen invasiven Eingriff. Relative Kontraindikationen sind eine Kontrastmittelunverträglichkeit und Niereninsuffizienz. Ferner gelten die üblichen Kontraindikationen für Kontrastmittelgaben, wie z. B. Schilddrüsenüberfunktion ohne entsprechende Vorbehandlung, Paraproteinurie bei Plasmozytom, Blutgerinnungsstörungen und vorbestehende Herzvitien (Abb. 5.95 und 5.96).

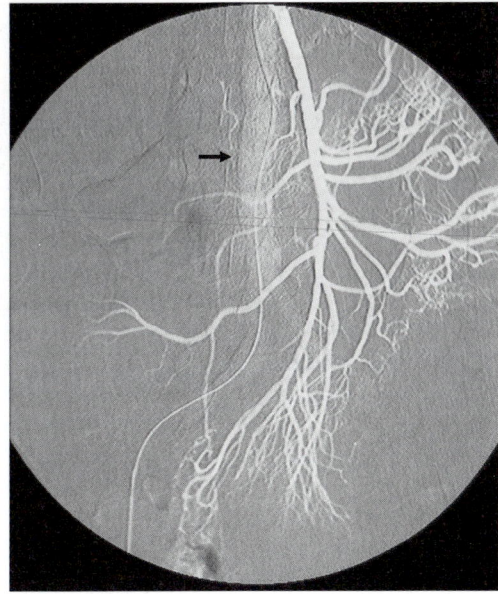

Abb. 5.95 Normale, selektive Darstellung der A. mesenterica superior.
Leichter Reflux in die Aorta (→).

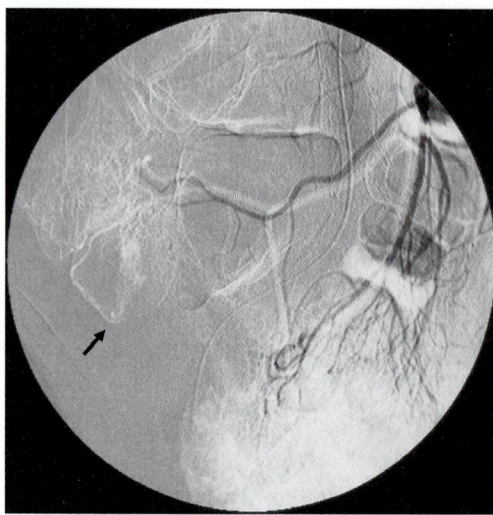

Abb. 5.96 Superselektive Darstellung eines Astes der A. mesenterica superior (A. ileocolica) mit Kontrastmittelaustritt (→) ins Darmlumen. Lokalisation einer okkulten gastrointestinalen Blutung.

Befundbausteine und klinische Beispiele

Bei der arteriellen Verschlußkrankheit wird nach einem Gefäßverschluß, einer Stenose, einem Kollateralkreislauf, einem Aneurysma und einer Dissektion gefahndet. Ist die Indikation der Untersuchung ein bevorstehender größerer chirurgischer Eingriff, können Gefäßanomalien und Gefäßinvasionen durch Tumoren typische Befunde sein. Mit der Angiographie können auch Blutungen nachgewiesen werden.

Vor- und Nachteile

Die Angiographie hat ähnlich wie die Abdomennativaufnahme – beim akuten Abdomen – einen hohen diagnostischen Aussagewert und gilt für die Entwicklung und Erforschung nichtinvasiver Verfahren als Goldstandard. Andererseits ist die Angiographie im letzten Jahrzehnt durch Einführung und Verbesserungen der Sonographie und der Computertomographie auf bestimmte, enge Indikationsbereiche eingeschränkt worden. Darüber hinaus ist in Zukunft zu erwarten, daß sich im folgenden Jahrzehnt die Magnetresonanzangiographie Indikationsbereiche erobert, die bisher der Katheterangiographie zugerechnet wurden. Die Angiographie stellt als invasives Verfahren keine Suchmethode dar, sondern wird gezielt eingesetzt, um Indikationen zu einem therapeutischen Eingriff zu definieren und die Strategie der (insbesondere chirurgischen) Behandlung festzulegen. Die Angiographie ist als vielfacher Ausgangspunkt für perkutane Behandlungsverfahren am Gefäßsystem, jedoch auch in Zukunft wichtiger Bestandteil radiologischer Diagnostik.

Stellenwert gegenüber konkurrierenden Verfahren

Vor interventionellen oder chirurgischen Eingriffen am Gefäß ist die Angiographie konkurrenzlos. Es gelten folgende Einschränkungen: Vor Operationen an der A. carotis kann bei eindeutigen Befunden die Dopplersonographie ausreichen (Komplikationsquote der selektiven Angiographie bis zu 4%!), und Aortenaneurysma und -dissektion lassen sich mit der Computertomographie mit ausreichender Sicherheit diagnostizieren (gilt für moderne Geräte mit Spiraltechnik und 3-D-Rekonstruktion). Die Dopplersonographie kann funktionelle Phänomene wie den Stenosegrad besser, morphologische Details im Augenblick noch wesentlich schlechter erfassen. Die Magnetresonanzangiographie ist im Augenblick Gegenstand intensiver Forschung. Ihr Hauptnachteil sind unkontrollierbare Störartefakte bei Wirbelbildungen (z.B. in der Nähe von Plaques und/oder Stenosen), hohe Anschaffungs- und Erhaltungskosten und (damit zusammenhängend) ungenügende Verfügbarkeit. Zur Diagnostik von Parenchymveränderungen sind Sonographie und Computertomographie vorzuziehen.

Venographie (Phlebographie)

Bei der Venographie (Phlebographie) handelt es sich um eine **Darstellung von Venen** durch Anspritzen einer peripheren Vene mit wasserlöslichem jodhaltigem Kontrastmittel.

Indikationen

- Mit Hilfe der Phlebographie können **Thrombosen**, **Varizen** und **Anomalien** sowie indirekt auch Raumforderungen in der Nachbarschaft von Venen dargestellt werden.
- Eine Phlebographie der Beine ist in erster Linie bei Verdacht auf eine **frische Beinvenenthrombose** und zur Überprüfung der Durchgängigkeit des tiefen Beinvenensystems bei **Varikose** vor geplanter Operation indiziert. Zusätzlich werden hierbei **Klappeninsuffizienzen** dargestellt (insbesondere der Venae perforantes und der V. saphena magna).
- Die **Darstellung der V. cava inferior** erfolgt zum Ausschluß einer Thrombose der V. cava und zum **Nachweis eines Tumorzapfens** vor der Operation eines Nierentumors.
- Die Phlebographie der oberen Extremität ist indiziert bei Verdacht auf Thrombose der V. axillaris (Paget-von-Schroetter-Syndrom) und zur präoperativen Orientierung bei raumfordernden Prozessen im Bereich der Axilla.
- Die Venen der oberen Thoraxapertur werden bei oberer Einflußstauung dargestellt, falls eine Computertomographie nicht aussagekräftig genug ist.

Methodik

Bei der **Phlebographie der Beine** wird zunächst eine Stauung oberhalb der Knöchel angelegt. Anschließend erfolgten eine Punktion einer Vene am Großzehengrundgelenk und intravenöse Gabe von 50–100 ml Kontrastmittel. Der Patient steht dabei. Um einen Kontrastmittelabfluß über die oberflächlichen Venen zu unterbinden und nur einen Kontrastmittelfluß über die tiefen Venen zuzulassen, wird die Stauung während der Untersuchung beibehalten.

Im Anschluß an die Kontrastmittelinjektion ist mit 20 ml Kochsalzlösung zu spülen und das Bein (außer bei nachgewiesener Thrombose) auszustreichen sowie zu wickeln, um den lokalen Reiz durch das Kontrastmittel möglichst gering zu halten und die Gefahr einer Thrombophlebitis (→ Gefahren) zu senken.

Sind die Beckenvenen bei einer Oberschenkelthrombose im Rahmen der aszendierenden Beinphlebographie nicht darstellbar und sollen die Beckenvenen und die V. cava inferior dargestellt werden, so erfolgt dies durch Punktion der V. femoralis.

Bei der **Phlebographie der oberen Extremität** (Armphlebographie) wird eine Vene distal der vermuteten Abflußstörung punktiert. Die Injektion des Kontrastmittels erfolgt hier im Liegen.

Ist eine Darstellung der V. cava superior erwünscht, so muß diese über eine gleichzeitige Kontrastmittelinjektion in beide Arme erfolgen. Unter Durchleuchtung wird der Kontrastmittelfluß beobachtet. Dabei werden Aufnahmen des untersuchten Venensystems in zwei Ebenen gemacht.

Gefahren

Die häufigste Komplikation der Phlebographie ist mit 0,7% die **Thrombophlebitis.** Sie wird begünstigt durch unsauberes Arbeiten, mehrfache Punktionen und ein Kontrastmittelparavasat. Bei sehr großen Kontrastmittelparavasaten kann es sogar zu lokalen Nekrosen kommen.

Bei der Darstellung der Beckenvenen und der V. cava inferior über eine Direktpunktion der V. femoralis besteht die seltene Gefahr der Ausbildung einer arterio-venösen Fistel bei versehentlicher Punktion einer Arterie.

Kontraindikationen

Kontraindikationen gegen eine Phlebographie sind **Kontrastmittelunverträglichkeiten,** z.B. Allergien, Schilddrüsenüberfunktion (→ Kontrastmittel) sowie die Phlegmasia caerulea dolens und das chronische Lymphödem (z.B. nach Ablatio mammae mit Axilladissektion).

Morphologische Befundbausteine und klinische Fallbeispiele

⚠ Der frische Thrombus ist von Kontrastmittel umflossen (»Konturzeichen«), der Thrombuskopf ist anhand des sogenannten Kuppelphänomens erkennbar (Abb. 5.97).

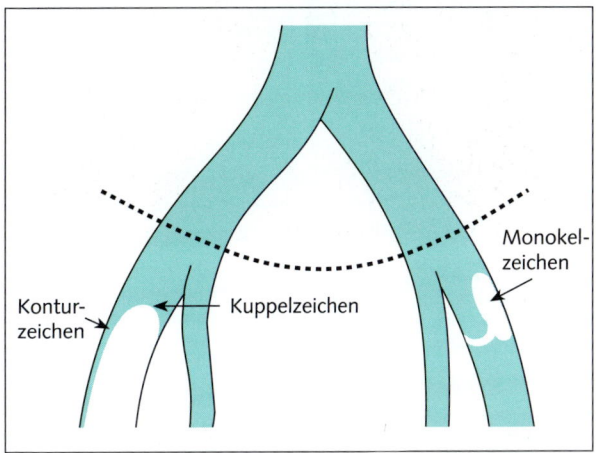

Abb. 5.97 Schematische Darstellung eines Thrombus im Röntgenbild.

Stellen sich vollständig thrombosierte Gefäße nicht dar, so spricht man vom **Radiergummizeichen.** Dies ist allerdings ein unsicheres Zeichen, da sich z.B. die Vv. tibiales anteriores bei zu stark angezogenem Stauschlauch nicht darstellen. Befindet sich ein Thrombus in der Klappentasche, so erkennt man eine rundliche Kontrastmittelaussparung und spricht vom **Monokel-** oder **Brillenzeichen.** Ein ausgeprägtes Kollateralnetz ist bei frischen Thrombosen meist noch nicht vorhanden.

Bei einer **älteren Thrombose** ist der Thrombus entweder wandständig und kein »Kuppelphänomen« nachweisbar, oder das Lumen ist verschlossen und ein Kollateralkreislauf vorhanden.

Bei unvollständiger Rekanalisation bildet sich ein **postthrombotisches Syndrom** mit Kollateralen, zerstörten Venenklappen, einer zunehmenden Varikose und Gefäßwandveränderungen wie z.B. Stenosen und Dilatationen aus (Abb. 5.98).

Bei der **Varikose** erkennt man phlebographisch oberflächliche, geschlängelte Venen ohne suffiziente Venenklappen. Die oberflächlichen Venen werden über insuffiziente Perforansvenen gefüllt.

⚠ Bei der Stammvarikose der V. saphena magna und parva erkennt man – bedingt durch die Schlußunfähigkeit der Klappen – einen retrograden Kontrastmitteleinstrom in die Venen.

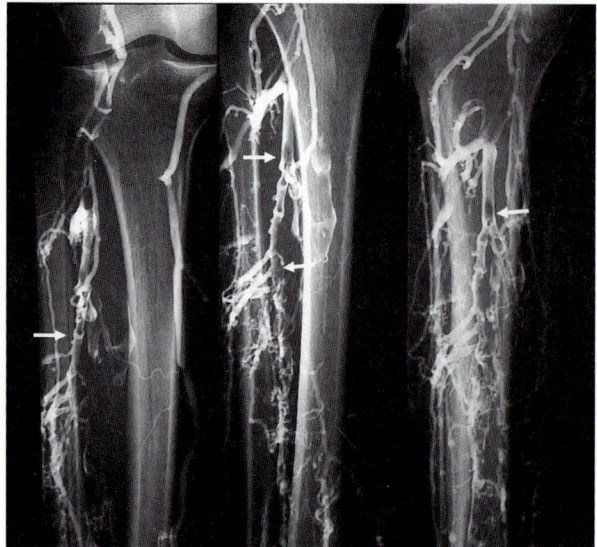

Abb. 5.98 Zustand nach Tibiakopffraktur rechts mit Beinschwellung. Die Phlebographie zeigt von Kontrastmittel umflossene Thromben (→) mit Radiergummiphänomen und Kuppenzeichen. Diagnose: tiefe Beinvenenthrombose rechts.

Zusätzlich kommt es zu einer Dilatation und verstärkten Schlängelung der Stammvene.

Vor- und Nachteile

Mit Hilfe der Phlebographie können auch kleine Thrombosen in Unterschenkelvenen nachgewiesen werden, die dopplersonographisch oft nur schlecht oder gar nicht dargestellt werden können. Ein Nachteil ist, daß das Kontrastmittel in den Venen thrombogen wirkt, insbesondere wenn es lange in Varizen verweilt.

Stellenwert gegenüber konkurrierenden Verfahren

Die **Dopplersonographie der Beinvenen** erlaubt die Diagnose einer Thrombose, eines Verschlusses und – bei entsprechenden funktionellen Tests wie z.B. beim Pressen – die Diagnose eines Refluxes bei Klappeninsuffizienz. **Problematisch** bis unmöglich ist jedoch der Nachweis dieser Befunde **an den Unterschenkelvenen.** Da Thrombosen jedoch von hier aus wachsen können, ist die frühzeitige Diagnose und Therapie (Heparin) wichtig. Vorteile der Dopplersonographie sind ihr Einsatz am Krankenbett, d.h., der Patient muß nicht transportiert und umgelagert werden, die fehlende Strahlenbelastung (wichtig z.B. bei Schwangeren, bei denen Thrombosen durch Hormonumstellung und Abflußprobleme gehäuft auftreten) und der Verzicht auf Kontrastmittelgabe.

Die Phlebographie der V. cava superior bei Raumforderungen des oberen Mediastinums wurde durch CT und MRT ersetzt, da mit diesen beiden Verfahren neben der oberen Hohlvene auch das Ausmaß des Tumorwachstums dargestellt wird.

Lymphographie

Die Lymphographie dient der Darstellung der Lymphwege und der Lymphknotenstationen. Sie wird entweder als direkte oder als indirekte Lymphographie durchgeführt. Zur direkten Lymphographie wird ein Lymphgefäß direkt punktiert und **öliges jodhaltiges** Kontrastmittel über eine Injektionspumpe langsam (5–10 ml/h) injiziert. Zum Auffinden des Lymphgefäßes muß Patentblau subkutan injiziert werden (Haut und Konjunktiven färben sich temporär für einige Tage blau an, der Patient sollte darüber informiert werden), das Lymphgefäß färbt sich an und kann über einen Hautschnitt freipräpariert werden. Man unterscheidet eine lymphangiographische Phase während und wenige Stunden nach der Kontrastmittelinjektion mit Darstellung der Lymphgefäße und eine lymphadenographische Phase am Folgetag mit Anfärbung der Lymphknotenstationen nach zentral bis zur Cisterna chyli. Röntgenaufnahmen erfolgen entsprechend dem Fortschreiten der Gefäß- und Lymphknotendarstellung. Das Kontrastmittel bleibt in den zentralen Lymphknotenstationen und Gefäßen 6–12 Monate nachweisbar und kann ggf. zur Therapiekontrolle dienen.

Die indirekte Lymphographie wird mittels subkutaner Injektion eines **wasserlöslichen** Kontrastmittels durchgeführt. Sie stellt nur lokale periphere Lymhgefäße dar, das Kontrastmittel wird rasch ausgeschieden. Die Aufnahmen werden eine Minute nach Injektionsbeginn und im 5-Minuten-Abstand angefertigt (Abb. 5.99).

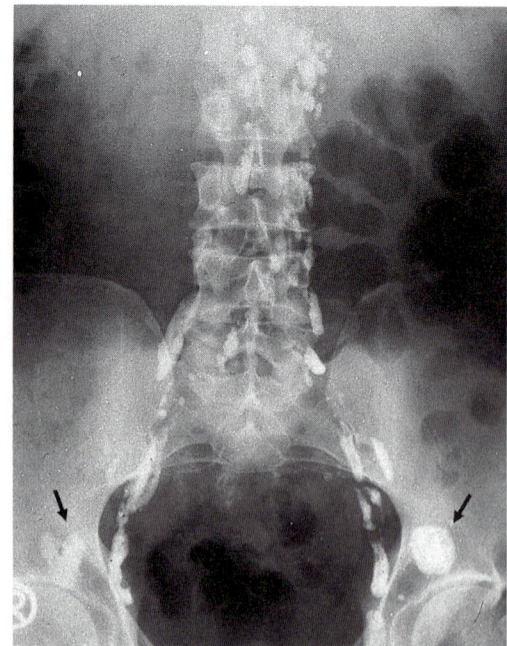

Abb. 5.99 Adenographische Phase einer Lymphographie. Beachte in Höhe des Leistenbandes zwei hyperplastisch veränderte Lymphknoten (→), diagnostisch wertlos, normale Speicherung.

Direkte Lymphographie

Wegen des erheblichen technischen Aufwands und der Komplikationsmöglichkeiten ist eine umfangreiche Vordiagnostik Grundvoraussetzung. Alle nichtinvasiven bildgebenden Verfahren sollten ausgeschöpft sein. Wenn auch Computertomographie und Magnetresonanztomographie unschlüssige oder widersprüchliche Diagnosen ergeben, kann die direkte Lymphographie bei Lymphknotenvergrößerungen bzw. zum Staging von Systemerkrankungen hilfreich sein, da sie über die Größenbestimmung hinaus morphologische Beurteilung der Lymphknoten zuläßt. Eine weitere Indikation stellen angeborene (Dysplasien, Tumoren) oder erworbene (Trauma, postoperativ) Lymphgefäßerkrankungen ohne Lymphabflußstörung, z.B. Zysten oder Fisteln, dar.

Indirekte Lymphographie

Die indirekte Lymphographie ist Methode der Wahl bei der Beurteilung von morphologischen Veränderungen der peripheren Lymphgefäße bei peripheren Lymphödemen und Weichteilschwellungen. Eine weitere Indikation ist die Zuordnung eines Hautareals an der Grenzlinie zweier Lymphabflußgebiete zu einem oder mehreren Lymphabflußwegen bei malignen Hauttumoren wenn eine En-bloc-Resektion der ersten Lymphknotenstation geplant ist.

Bei der direkten Lymphographie tritt weit häufiger (0,1–1,5%) als die Kontrastmittelallergie eine Allergie auf Patentblau auf. Der Hautschnitt und die Lymphgefäßpräparation tragen als minimalchirurgischer Eingriff die Gefahr der Infektion, Wundheilungsstörung und Nekrose in sich. Weitere Komplikationen sind Verklebung der Lymphgefäße mit konsekutiver Lymphabflußstörung, insbesondere bei vorbestehender Schädigung und bei akzidenteller intravenöser Injektion, Ölembolien der Lunge (1,4–4 ‰) und anderer Organe (0,5–2,7 ‰).

Bei der indirekten Lymphographie treten neben der Kontrastmittelallergie vorübergehende Hautulzera auf, die jedoch in der Regel schnell abheilen.

Neben den üblichen Kontraindikationen der Kontrastmittelapplikation gelten für die direkte Lymphographie Lymphabflußstörung (Gefahr der Verschlimmerung) und manifeste pulmonale Insuffizienz (Verschlimmerung durch Ölembolie) als Gegenanzeige.

Maligne transformierte Lymphknoten stellen sich mit veränderter Binnenstruktur (grobblasige Struktur beim Morbus Hodgkin) oder durch Kontrastmittelaussparungen dar. Ein weiteres Kriterium in der lymphangiographischen Phase sind Füllungsverzögerung, retrograder oder kollateraler Fluß. Sichere artdiagnostische Kriterien gibt es jedoch nicht. Ein negativer Befund schließt einen tumorösen Befall nicht aus.

Tumoren, Dysplasien und Fisteln kontrastieren sich je nach Art und Ausprägung variabel, sie sind in der Regel gut nachweisbar.

Der Vorteil der Lymphographie liegt in der feinmorphologischen Beurteilbarkeit des Lymphknotens selbst (die Computertomographie erfaßt dagegen nur die Größe, nicht die Binnenmorphologie) und in der Möglichkeit der Untersuchung unter dynamischen Bedingungen. Dadurch können wertvolle Zusatzinformationen gewonnen werden.

 Die pedale Lymphographie vermag ausschließlich die retroperitonealen Lymphbahnen darzustellen, eine Kontrastierung viszeraler (z.B. Pankreaskarzinom), mediastinaler (z.B. Bronchialkarzinom) oder thorakaler (z.B. Mammakarzinom) Lymphbahnen und -knoten gelingt nicht.

Weitere Nachteile stellen der hohe technische Aufwand und die erhebliche Komplikationsrate sowie die Belastung für den Patienten durch Hautschnitt und Blaufärbung von Haut und Konjunktiven dar.

Die Lymphographie ist aus schon genannten Gründen weitgehend durch Schnittbildverfahren (Sonographie, CT, MRT) abgelöst worden. Lediglich in unklaren Fällen (z.B. Morbus Hodgkin) und zur Darstellung der traumatischen oder iatrogenen Lymphfistel bleibt sie in Kombination mit der Computertomographie die Methode der Wahl.

Bei Lymphdysplasie genügt die Patentblauinjektion und die fotografische Dokumentation des »dermal back flow« (Darstellung der lokalen Kollateralen zur Haut bei Verschluß der tiefen Lymphbahnen) → Indikationen zur Lymphszintigraphie. Die indirekte Lymphographie ist praktisch durch die Lymphszintigraphie abgelöst (weniger Komplikationen).

Infusionsurographie (IUG)

Bei der Infusionsurographie (Ausscheidungsurographie, inkorrekt IVP: Intravenöses Pyelogramm) nutzt man die Eigenschaft der wasserlöslichen jodhaltigen Kontrastmittel, nach intravenöser Infusion hochkonzentriert über die Nieren und die ableitenden Harnwege ausgeschieden zu werden. Sie dient der hochauflösenden Darstellung des Nierenbeckens, der Ureteren und der Harnblase. Trotz Invasivität (→ Kontrastmittelkomplikationen) ist sie einfach durchführbar und für die Beurteilung der ableitenden Harnwege sehr aussagekräftig. Sie stellt neben der Sonographie die urologische Basisuntersuchung dar (Abb. 5.100 und 5.101).

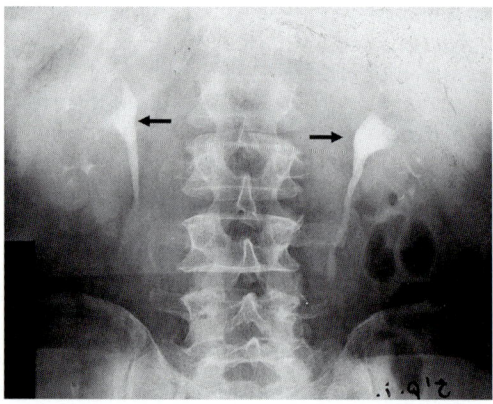

Abb. 5.100 Aufnahme 5 min nach Infusionsbeginn. Das Bild zeigt beginnende Füllung der Kelche und des Nierenbeckens (→).

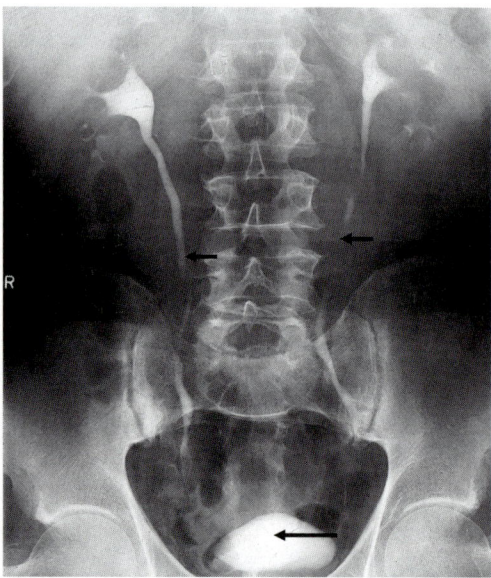

Abb. 5.101 Aufnahme wie in Abbildung 5.100. Nach 20 min sind die Harnleiter entsprechend der Peristaltik nicht durchgezeichnet (→). Normalbefund. Harnblase bereits kontrastiert (⟶).

Indikationen

- Verdacht auf neoplastische oder entzündliche Erkrankungen der Nieren oder der ableitenden Harnwege
- **Nephrolithiasis, Ureterolithiasis, Zystolithiasis**
- angeborene **urogenitale Fehlbildungen**
- retroperitoneale Erkrankungen mit Einbeziehung der Nieren und der Ureteren

Methodik

Der Patient sollte nüchtern sein, Kontrastmitteluntersuchungen des Gastrointestinaltrakts oder CT-Untersuchungen mit oralem Kontrastmittel sollten einige Tage zurückliegen. Blasenkatheter und Harnableitungen müssen abgeklemmt, die Blase vor der Untersuchung entleert werden. Eine Aufklärung über Kontrastmittelkomplikationen ist vor der Untersuchung obligatorisch.

Zunächst wird eine Nativaufnahme durchgeführt, die die Nieren und das kaudal davon gelegene Abdomen bis zur Symphyse einschließen muß. Dabei werden neben der Korrektheit von Einstellung und Belichtung Form und Lage der Nieren beurteilt.

Überlagerungen durch Kontrastmittel aus vorangegangen Untersuchungen und ein massiver Meteorismus sollten zur Verschiebung der Untersuchung auf einen späteren Tag nach Durchführung geeigneter Maßnahmen (Abführen, Entblähen) Anlaß geben. Insbesondere muß auf der Abdomennativaufnahme nach Parenchymverkalkungen und kalkdichten Konkrementen gesucht werden, da diese auf den Kontrastaufnahmen unter Umständen nicht mehr differenzierbar sind.

Jetzt wird eine Dauerverweilkanüle in einer Vene plaziert, die mindestens bis zu 30 Minuten nach Abschluß der Untersuchung verbleibt (Kontrastmittelkomplikation). Über 1–2 Minuten werden 50 ml nichtionisches, jodhaltiges Kontrastmittel (300 mg Jod/ml) infundiert.

Nach 5 Minuten wird eine Aufnahme der Nieren angefertigt, die eine Beurteilung des Nierenparenchyms und des Nierenbeckenkelchsystems erlaubt. Bei eingeschränkter Beurteilbarkeit werden zusätzlich Schrägaufnahmen, Zonographien oder Tomographien durchgeführt.

15–20 Minuten nach Infusionsende wird eine Aufnahme der Nieren bis zur Symphyse angefertigt, die das harnableitende System bis zur Blase darstellt. Die Anlage eines Kompressoriums, das die Ureteren gegen die Linea terminalis abdrückt und so einen künstlichen Harnaufstau erzeugt, verbessert die Darstellung der Ureteren, die Aussagefähigkeit über einen funktionellen Ureterenaufstau wird jedoch bei primärer Anwendung eingeschränkt.

Bei Verdacht auf eine infravesikale Abflußstörung wird anschließend nach Entleerung der Harnblase (Postmiktionsaufnahme) eine Aufnahme der Blase zur Restharnabschätzung durchgeführt. Wenn ein Anhalt für distale Ureterenprozesse besteht, muß diese Aufnahme ebenfalls durchgeführt werden, da sich die Ureterenmündungen erst bei leerer Blase frei projizieren.

Eine seitendifferent verzögerte Ausscheidung durch vaskuläre, parenchymatöse oder postrenal obstruktive Nierenfunktionseinschränkung macht zusätzliche Spätaufnahmen zur Darstellung der verzögert ausscheidenden Seite notwendig.

Gefahren

Über die allgemeinen Gefahren der Kontrastmittelkomplikation hinaus (→ Kontrastmittelunverträglichkeiten) besteht bei akuter Abflußbehinderung und erhaltener Ausscheidungsfähigkeit, bedingt durch die hohe Osmolarität des Kontrastmittels, die Gefahr einer Ruptur des Nierenbeckenkelchsystems. Das Kontrastmittel wirkt als osmotisches Diuretikum und bindet im Nierenbecken zusätzlich Wasser, erhöht somit den hydrostatischen Druck und kann dadurch eine Wandzerreißung zur Folge haben; es entsteht ein Urinom.

Kontraindikationen

Neben den allgemeinen Kontraindikationen der Kontrastmittelapplikation gilt als Kontraindikation der Status colicus in Kombination mit einer akuten Abflußbehinderung.

Morphologische Befundbausteine und klinische Fallbeispiele

Der **Nierenaufstau** beginnt mit Ballonierung der Fornices und führt über Dilatation der Kelchhälse, bei chronischem Verlauf mit Reduktion der Nierenrinde, bis zur funktionslosen Wassersackniere, die sich bei exkretorisch inaktivem Parenchym überhaupt nicht mehr darstellt. In jedem Stadium kann die Ausscheidungstätigkeit soweit eingeschränkt sein, daß eine urographische Darstellung nicht erfolgt (auch vorübergehend bei Kolik). **Füllungsdefekte des Nierenbeckens und der Harnwege** kommen unter anderem bei Steinen, Blutungen, Papillennekrosen, Zysten und Neoplasien vor. Bei einer **chronischen Pyelonephritis** sind die Kelche plump und die Nierenoberfläche eingezogen. **Nierenzysten (klassischer Sonographiebefund!)** als häufigster pathologischer Befund stellen sich als glatt begrenzte Kontrastdefekte im Nierenparenchym mit Verdrängung der Kelche **nur gelegentlich** dar. Benigne oder maligne Tumoren zeigen eine fehlende oder inhomogene Kontrastaufnahme und eine irreguläre Begrenzung. Eine Diagnose der Tumorart ist in der Regel nicht möglich.

Vor- und Nachteile

Die Infusionsurographie ermöglicht eine feinstrukturelle Beurteilung vor allem des Nierenbeckenkelchsystems und der Ureteren. Die Untersuchung ist wegen ihrer geringen apparativen Erfordernisse in fast allen Röntgenabteilungen durchführbar. Sie ermöglicht über die Beurteilung der Morphologie hinaus eine Darstellung der Ausscheidungsfunktion der Nieren. Hauptnachteil ist die fehlende bzw. nur indirekt durch Verdrängung und Infiltration nachweisbare Darstellung von Strukturen außerhalb des harnableitenden Systems. Die Notwendigkeit der Kontrastmittelgabe beschränkt die Methode auf Patienten mit erhaltener Nierenfunktion.

Stellenwert gegenüber konkurrierenden Verfahren

Hauptkonkurrent ist die Sonographie, die der Infusionsurographie als einfach durchführbares, billiges, nichtinvasives Verfahren bei manchen Fragestellungen überlegen ist (z.B. in der Beantwortung der Frage nach einem Nierentumor). Auch ein Harnstau, Konkremente und Anomalien lassen sich mit der Sonographie diagnostizieren.

 In der Regel gilt es, eine initiale urologische Diagnostik mit IUG und Sonographie (Kombination von Morphologie und Funktion), Verlaufskontrollen dagegen vorwiegend sonographisch durchzuführen.

Sonographisch können extrarenale Strukturen und deren Einbeziehung in den Krankheitsprozeß beurteilt werden. Allerdings ist die feinstrukturelle Auflösung der Infusionsurographie hinsichtlich Sensitivität und Spezifität in der Diagnose sehr kleiner pathologischer Veränderungen des Nierenbeckenkelchsystems und der Ureteren weit besser.

Analog gilt dies auch für die anderen Schnittbildverfahren (CT und MRT), wobei hier ebenfalls Kontrastmittel appliziert werden muß. Da diese Untersuchungen weit kostspieliger sind, dürfen sie erst bei eindeutiger Indikation (z.B. dringender Verdacht auf einen Nierentumor, präoperatives Staging) erfolgen. Wenn jedoch absehbar ist, daß ohnedies eine Computertomographie (z.B. Verdacht auf Tumor) oder eine Magnetresonanztomographie (z.B. präoperatives Staging bei Verdacht auf V.-cava-Zapfen) durchgeführt werden muß, ist die Infusionsurographie außer bei primär pyeloureteralen Erkrankungen oft verzichtbar, eine **alleinige** Schnittbilddiagnostik kann so Kosten einsparen.

Die individuelle Abhängigkeit der sonographischen Untersuchung von den Schallbedingungen des Patienten und der Erfahrung des Untersuchers entfällt für die Infusionsurographie.

Miktionszysturethrogramm (MUG), retrograde Zystographie, Urethrographie

Indikation

Besteht der Verdacht auf einen **vesikoureteralen Reflux** oder auf **Hindernisse in der Urethra**, so kann diese Fragestellung mit Hilfe eines **Miktionszysturethrogramms** beantwortet werden. Auch das Vorliegen einer **Streßinkontinenz** kann durch das Miktionszysturethrogramm abgeklärt werden.

Soll die Frage nach Veränderungen der Harnblase selbst oder innerhalb der Harnblase beantwortet werden und ist eine **Zystoskopie** nicht möglich, so kann eine **retrograde Zystographie** durchgeführt werden, die auch bei Verdacht auf **Divertikel, Tumoren, Trabekel, Prostatahypertrophie, Blasensteine** oder **Fremdkörper** indiziert ist. Auch eine **Blasenruptur** kann durch extravesikale Kontrastmittelergüsse nach vorsichtiger Kontrastmittelinstillation nachgewiesen werden.

Stenosen, Klappen, Divertikel, Fisteln, Harnröhrentumoren oder eine **Ruptur der Urethra** können mit der **Urethrographie** dargestellt werden (Abb. 5.102 und 5.103). Beachte dabei die strenge Indikationsstellung wegen der Gefahr der Keimeinschleppung!

Methodik

Ist die Frage nach einem **Reflux** zu beantworten, so darf zu Beginn der Untersuchung kein Kontrastmittel aus vorangegangenen Untersuchungen mit intravenösem Kontrastmittel (wie z.B. von einer Ausscheidungsurographie, einer Angiographie oder einer Computertomographie) in den Nieren oder Ureteren vorhanden sein. Die Harnblase wird für diese Untersuchung katheterisiert und eine Infusionsflasche mit 30%igem Kontrastmittel angeschlossen. Der Patient wird aufgefordert, so lange

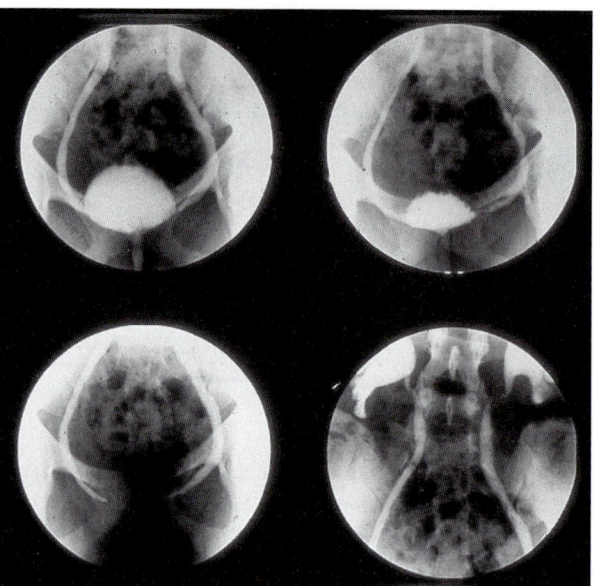

Abb. 5.103 Miktionsurographie mit Reflux in beide Harnleiter und beide Nieren.

Kontrastmittel in die Harnblase einlaufen zu lassen, bis er einen sehr starken Harndrang verspürt. Zu diesem Zeitpunkt wird der Katheter entfernt und der Patient in ein Durchleuchtungsgerät gestellt und aufgefordert, in ein Gefäß zu urinieren. Während der Miktion wird er durchleuchtet. **Liegt ein vesikoureteraler Reflux vor, so kann ein solcher während der Miktion nachgewiesen werden**.

Soll dagegen die Frage nach einer **Enge der Harnröhre** beantwortet werden, ist es nicht unbedingt nötig, den Patienten zum Füllen der Harnblase zu katheterisieren (wegen der Enge oft auch nur schwer möglich → retrograde Zystographie). Das Kontrastmittel zum Füllen der Harnblase kann auch intravenös verabreicht werden. Ist die Harnblase gut gefüllt, wird der Patient in ein Durchleuchtungsgerät gestellt, aufgefordert, in ein Gefäß zu urinieren, und die Urethra geröntgt, während der kontrastierte Urin **in vollem Strahl** fließt.

Bei der Frage nach **Streßinkontinenz** werden streng seitliche Aufnahmen zur Beurteilung des Blasen-Urethra-Winkels gemacht.

Retrograde Urethrographie: Zur **Feinbeurteilung** von **Harnröhrenstrikturen** beim Mann ist das Miktionszysturethrogramm nicht geeignet. Für diese Fragestellung muß die Harnröhre nach Anlegen einer weichen Penisklemme über einen in die Fossa navicularis eingelegten Katheter mit Kontrastmittel gefüllt werden. Der Patient steht dabei seitlich zum Durchleuchtungsgerät und der Untersucher zieht an der Penisklemme, so daß die Harnröhre in waagerechter Richtung gestreckt wird und sich übersichtlich darstellt. Im Moment der Prallfüllung wird die Röntgenaufnahme angefertigt.

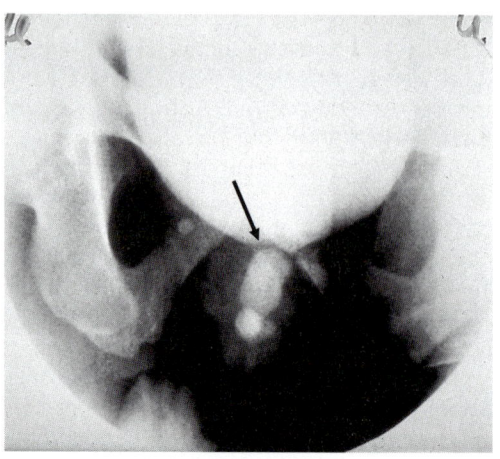

Abb. 5.102 Miktionszysturethrogramm. Urethrastriktur (→) nach Tuberkulose (abgeheilt).

Auch bei der **retrograden Zystographie** wird nach Entleerung der Harnblase Kontrastmittel in die Blase (über einen dünnen Katheter oder durch suprapubische Punktion) instilliert.

Gefahren

Bei allen retrograden Darstellungen der ableitenden Harnwege besteht die Gefahr der **Keimaszension** mit nachfolgender **Pyelonephritis** und im Extremfall **Urosepsis**. Beim retrograden Urethrogramm kann es darüber hinaus zu einem Einriß der Urethramukosa mit Eindringen von Keimen in das Corpus spongiosum und Urosepsis kommen.

Kontraindikationen

- **Gerinnungsstörungen,** durch die es bei der Katheterisierung zu Blutungen kommen kann
- **floride Entzündungen des Harntraktes,** die die Gefahr der Keimverschleppung nochmals erhöhen
- **Kontrastmittelallergie,** bei retrograder Kontrastmittelapplikation relative Kontraindikation.

Klassische Befunde

Bei einem **vesikoureteralen Reflux** erkennt man unter der Miktion ein Aufsteigen des Kontrastmittels in die Ureteren. Je nach Stadium steigt der kontrastierte Harn unterschiedlich weit auf, im Extremfall bis in das Nierenbecken, welches dann auch häufig dilatiert erscheint. Die Ureteren haben normalerweise eine Weite von 3–7 mm und können je nach Dauer und Stadium der Refluxkrankheit bis auf einige cm dilatiert sein. Sehr häufig wird ein vesikoureteraler Reflux bei **neurogenen Blasenstörungen** gesehen.

Harnblasen- und **Harnröhrendivertikel** stellen sich ebenso wie die → Divertikel des Gastrointestinaltraktes als **Wandausstülpungen** dar.

Auch die **Harnblasen- und Harnröhrentumoren** haben eine ähnliche Röntgenmorphologie wie die Tumoren des → Gastrointestinaltraktes. Sie stellen sich als **Kontrastmittelaussparungen mit begleitender Wandstarre** dar.

Harnblasenfremdkörper und -steine kommen als bewegliche intravesikale Kontrastmittelaussparungen zur Darstellung.

Bei einer Prostatahypertrophie kommt es zu einer bogenförmigen Anhebung des Blasenbodens. Typisch ist eine Restharnbildung nach Entleerung der Harnblase.

Harnröhrenstrikturen entsprechen röntgenologisch schmalen, ringförmigen, konzentrischen Stenosen.

Stellenwert gegenüber konkurrierenden Verfahren

Die Indikationen für obengenannte Verfahren haben in den letzten Jahren stetig abgenommen. Divertikel, Tumoren und Fremdkörper der Harnblase können zwar mit der Zystographie nachgewiesen werden, überlegen sind:

- **Zystoskopie,** die bei Tumoren eine gleichzeitige Biopsie erlaubt
- **Sonographie** bei gefüllter Harnblase, die im Gegensatz zur Zystographie bei Tumoren auch die Beantwortung der Frage nach organüberschreitendem Wachstum, Lymphknoten usw. erlaubt und gleichzeitig ein völlig komplikationsloses Verfahren ist
- **Computertomographie,** die ebenfalls – im Gegensatz zur Zystographie – eine Umfelddiagnostik erlaubt und
- **Magnetresonanztomographie** bei vielen Fragestellungen im kleinen Becken

Bei **Blasenrupturen** ist paravesikale Flüssigkeit zwar auch mit der Sonographie und der Computertomographie nachweisbar. Kommt es jedoch auf eine genaue Lokalisation der Ruptur oder Perforation an, so ist die **Zystographie** (ebenso wie beim Nachweis von Fisteln, z.B. vesikorektal oder vesikovaginal) überlegen.

Der vesikoureterale Reflux ist am besten durch die Miktionszysturethrographie darstellbar.

Die Bildgebung der Prostata erfolgt heute nicht mehr mit der Zystographie, sondern mit der Sonographie, am besten mit der transrektalen Sonographie. Hiermit können auch kleine Tumoren und organüberschreitendes Wachstum frühzeitig und gut erkannt werden.

Veränderungen der Urethra werden – sofern sie nicht endoskopisch abgeklärt werden können – mit der beschriebenen Urethrographie dargestellt.

Hysterosalpingographie

Indikationen

Bei der Hysterosalpingographie werden Uteruskavum und Tubenlumina mittels wasserlöslichen Kontrastmittels röntgenologisch dargestellt (Abb. 5.104 und 5.105). Eingesetzt wird diese Methode zur Abklärung von wiederholten Spontanaborten, deren Ursache auch **Uterusfehlbildungen** sein können, und bei der Abklärung von **Tubenstenosen oder -verschlüssen.**

Methodik

Der Eingriff sollte in Narkose durchgeführt werden, da es dabei seltener zu Tubenspasmen kommt. Nach Aufsetzen einer Füllungskanüle auf die Portio werden ca. 7 ml jodhaltiges Kontrastmittel unter Druck injiziert. Die Auffüllung des Uteruskavums und der Tuben geschieht unter Durchleuchtungskontrolle. Tritt das Kontrastmittel in die freie Bauchhöhle aus, ist die Durchgängigkeit der Tuben gesichert.

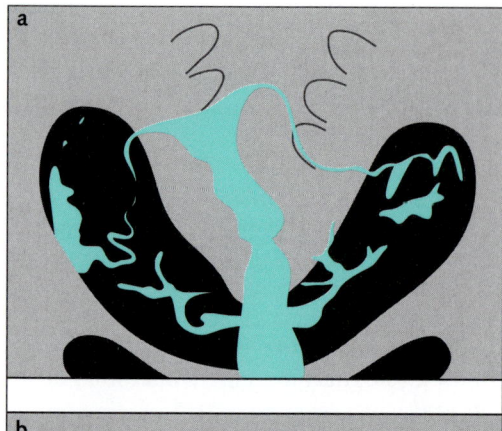

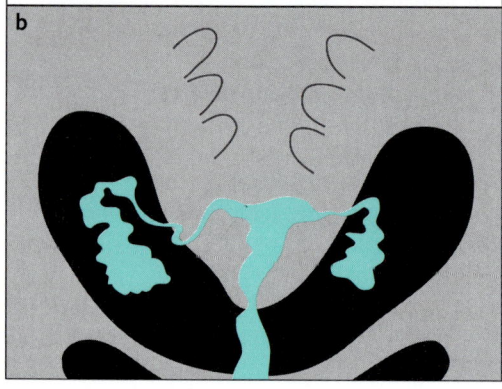

Abb. 5.104 Zeichnerische Darstellung einer Hysterosalpingographie.
a) Normalbefund, Tuben durchgängig.
b) Beidseits Hydrosalpingen bei beidseitigem ampullärem Tubenverschluß.

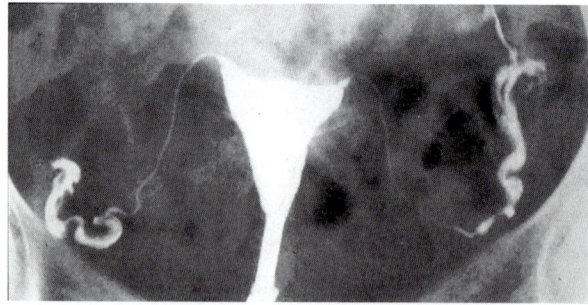

Abb. 5.105 Hysterosalpingographie (Normalbefund).

Die Gefahren der Hysterosalpingographie sind:
• Narkoserisiko
• Infektionsgefahr: Inzidenz bis zu 3%
Die Kontraindikationen ergeben sich aus diesen beiden Punkten: Patientinnen mit hohem Narkoserisiko und Infektionen der Scheide.

Darüber hinaus kann es zur **Verschleppung von infektiösem Material und von Tumorzellen in die freie Bauchhöhle** kommen. Bei jungen Frauen sollte

die Indikation zur Hysterosalpingographie wegen der hohen **Gonadendosis** besonders streng gestellt werden.

Die Länge und die Kontur des **Zervixkanals,** die **Weite des inneren Muttermundes** und die Lage (mittelständig, Retro- oder Anteflexion), Form und Gestalt des **Cavum uteri** können beurteilt werden.

Auffallen können Füllungsdefekte innerhalb des Cavum uteri durch submuköse Myome oder Korpuspolypen. Uterusfehlbildungen (z.B. Uterus bicornis, Uterus septus) werden ebenfalls nachgewiesen.

Die Hysterosalpingographie zeigt nicht nur, ob die Tuben durchgängig sind, sondern auch die **Lokalisation eines Tubenverschlusses.**

Zur Abklärung von angeborenen Fehlbildungen des Uterus sollte zunächst die **Sonographie** (einschließlich **Vaginalsonographie**) durchgeführt werden. Sollte diese Diagnostik nicht ausreichen und eine weitere Abklärung notwendig sein, kann anschließend eine Hysterosalpingographie folgen.

Bei der Diagnostik und Therapie intrauteriner Erkrankungen kommt die **Hysteroskopie** zur Anwendung. Durch CO_2-Gas-Insufflation wird das Cavum uteri entfaltet und mit einer speziellen Optik betrachtet. Vorteil gegenüber der Hysterosalpingographie ist die Möglichkeit der **Biopsie** und des **Abtragens** von **Polypen** und ähnlichen Veränderungen.

Bei der Diagnostik, beim Staging und bei der Bestrahlungsplanung von Tumoren des Uterus und der Ovarien ist die **Computertomographie** die wichtigste Untersuchungsmethode.

Wichtig ist die Hysterosalpingographie heute fast nur noch bei der Frage nach Durchgängigkeit der Tuben und der Lokalisation von Tubenstenosen bzw. Verschlüssen. Aber auch bei dieser Fragestellung wird sie oft von der **Laparoskopie** ersetzt, die in manchen Fällen eine gleichzeitige Therapie (z.B. Lösen von Briden, wenn diese zu Tubenstenosen führen) erlaubt.

5.2.4 Schnittbildverfahren

Hier sind im Gegensatz zu den konventionellen Untersuchungen (→ Kap. 5.2.3) diejenigen modernen Verfahren zusammengestellt, die den menschlichen Körper in verschiedene Schnittbilder zerlegen. Die **Sonographie** als das am häufigsten verwendete Verfahren, die **Computertomographie** und die als letzte eingeführte **Magnetresonanztomographie.** Der Begriff Tomographie, hier auf digitaler Basis, hat nichts mit der konventionellen Tomographie (→ Kap. 5.1.4) zu tun.

Computertomographie

Der Untersuchungsablauf bei der Computertomographie wird in hohem Maß durch Rechner gesteuert und ist gleichzeitig mechanisch vorgegeben. Dies darf jedoch nicht dazu verleiten, die CT-Untersuchung unter alleiniger Regie von medizinisch-technischem Personal – wie dies bei einem Teil der Nativdiagnostik der Fall ist – durchzuführen.

Ärztliche Aufgaben beim CT: Die Computertomographie wird unter unmittelbarer Aufsicht eines Arztes durchgeführt, um jederzeit kritisch in den Untersuchungsablauf eingreifen zu können.

Vor der Untersuchung gehören zu den ärztlichen Aufgaben:
- Indikationsstellung bzw. deren Überprüfung
- Eingehen auf Vorbefunde
- Anamnese
- kurze körperliche Untersuchung

Während der Untersuchung gehört die Anpassung der Technik an die individuelle Patientensituation zu den Aufgaben des Arztes wie:
- Variationen der Schnittabstände und Zahl der Spiralen
- Vergrößerung oder Verkleinerung des zu untersuchenden Areals, Ausschnittsvergrößerungen
- Kontrastmittelgabe einschließlich Variationen der Kontrastmittel-Bolustechnik
- Erfassung von wichtigen Meßdaten, die auf das Bild belichtet werden, wie:
  - Durchmesser einer Raumforderung
  - HE-Werte des Meßpixels (z.B. Abkürzung m für mean)
  - HE-Werte der »region of interest« (z.B. Abkürzung ROI) etc.
  - ferner Bildanalyse, bevor der Patient den Tisch verläßt

Nach der Untersuchung zusammen mit der Befunderhebung:
- kritische Einordnung des Befundes in das klinische Gesamtbild als integraler Bestandteil einer ärztlichen Gesamtleistung.

Indikationen

Neuroradiologie
- intrakranielle Blutungen (subdural, epidural, subarachnoidal, intrazerebral). **Kein Schädel-Hirn-Trauma ohne Computertomographie**[1] !
- intrakranielle Tumoren: primäre und sekundäre (Metastasen)

Ausnahme: Veränderungen in der hinteren Schädelgrube, der Hypophyse und bestimmte Veränderungen des Rückenmarks (z.B. Syringomyelie, Tumo-

ren) werden besser mit Hilfe der Magnetresonanztomographie dargestellt.

Thorax
- Staging von Bronchialkarzinomen
- Thoraxstaging zum Ausschluß von Lungenmetastasen
- Nachweis und Größenausdehnung von Aortenaneurysmen (traumatische Aortenaneurysmen, dissezierende Aortenaneurysmen)

Abdomen
- Leber, Milz, Pankreas, Nieren, Nebennieren: Abklärung von Verletzungen, Nachweis von Tumoren und ihrer Ausdehnung

Skelett
- Kopfverletzungen (Impressionen, epidurale und subdurale Blutungen)
- Schultergürtel- und Beckenverletzungen

Weitere Einsatzmöglichkeiten
- Tumorstaging in allen Körperabschnitten

Wie bereits im Kapitel 5.1.6 und 5.2.1 beschrieben, werden in der CT-Diagnostik statt der aus der konventionellen Röntgen-Nativdiagnostik bekannten vier Dichtegruppen (Luft/Fett, Wasser, Knochen), **über 2000 verschiedene Dichtewerte** unterschieden, die auf der Berechnung von Schwächungskoeffizienten für jedes Voxel beruhen und in bis zu 20 verschiedenen Graustufen abgebildet werden. Die relative Einheit der Schwächungskoeffizienten ist die **Hounsfield-Einheit (HE).** Die meisten Gewebe des menschlichen Körpers haben Dichtewerte zwischen – 100 HE und + 100 HE (Tab. 5.9).

Tab. 5.9   Beispiele für einige HE-Werte

Organ bzw. Substanz	Dichtewert in Hounsfield-Einheiten (HE)
Knochen: Kompakta	**300–1000**
Knochen: Spongiosa	100– 300
geronnenes Blut	**80± 10**
fließendes Blut	55± 5
Milz	40– 60
Leber	**55± 60**
Muskulatur	45± 5
graue Hirnsubstanz	**35– 45**
weiße Hirnsubstanz	20– 35
Nebenniere	5– 20
Exsudat (Eiweiß > 3 g/dl)	20– 30
Transsudat	10– 20
Liquor	7
Zysteninhalt	5– 10
Wasser	**0**
Fettgewebe	**– 65± 5**
Lunge	– 400– 175
Luft	**– 1000**

---

[1] Klingt polemisch und ist auch nur de facto richtig. Gemeint ist hier natürlich nach vorheriger neurologischer Untersuchung und damit korrekter Indikationsstellung.

Fenstereinstellungen: Der Intensitätswert wird auf dem CT-Bild durch eine bestimmte Graustufe dargestellt. Das menschliche Auge ist jedoch nur fähig, ungefähr 20 Grautöne zu unterscheiden. Würde man nun diese vom menschlichen Auge erkennbaren 20 Graustufen auf der Hounsfield-Skala von – 1000 bis + 1000 verteilen, so entspräche eine Graustufe einem Intervall von 200 Hounsfield-Einheiten und die meisten Organe des menschlichen Körpers würden lediglich in 1 bis 2 Graustufen dargestellt. Eine Differenzierung von Organstrukturen oder pathologischen Veränderungen wäre dann praktisch unmöglich. Aus diesem Grunde wurde die Möglichkeit der **Fenstereinstellung** geschaffen.

> ⚠ Der Untersucher kann einen Bereich bestimmter Größe (Fensterbreite) festlegen, der in den 20 zur Verfügung stehenden Graustufen dargestellt werden soll.

Alle Strukturen mit Dichtewerten **oberhalb** dieses **Fensters** werden dann nur noch in einer **hellen Graustufe** dargestellt, alle Strukturen mit Dichtewerten **unterhalb** dieses **Fensters** werden ebenfalls nur in einer **dunklen Graustufe** dargestellt. Wählt der Untersucher ein **schmales Fenster,** so erscheint das resultierende Bild kontrastreich. Von Nachteil ist jedoch, daß Veränderungen mit Dichtewerten außerhalb der Fenstereinstellung übersehen werden können. Bei breiten Fenstern werden beieinanderliegende Strukturen mit ähnlichen Dichtewerten eventuell übersehen.

> ⚠ In der Computertomographie spricht man jedoch nicht von weiß, hell, dunkel oder schwarz, sondern von Hyper-, Iso- oder Hypodensität und gibt die gemessene Dichte (in HE) an.

Beispiel: Die Leber ist ungefähr isodens zur Milz (gleiche Dichte), hyperdenser als Fettgewebe (dichter, im CT-Bild somit heller), aber hypodenser als Knochen (weniger dicht, im CT-Bild somit dunkler). Die verfügbaren Softwareprogramme gestatten zusätzlich z.B. Durchmesserbestimmungen, die bei der Abbildung krankhafter Prozesse eingeblendet werden, um die Orientierung bei der gegebenen Verkleinerung zu erleichtern.

Befundbausteine und klinische Beispiele

Kopf

Subdurales Hämatom

Ein subdurales Hämatom (Abb. 5.106) entsteht durch Abriß von **Brückenvenen,** Verletzung von Pia-

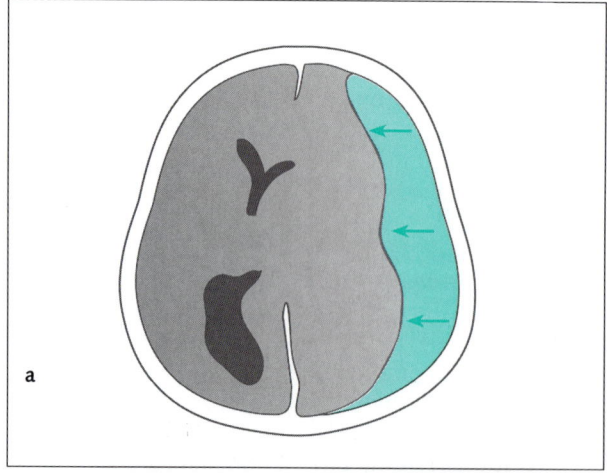

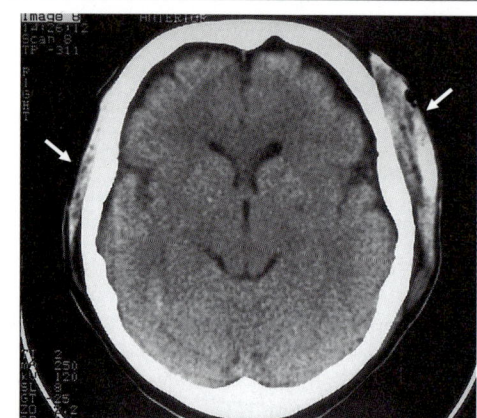

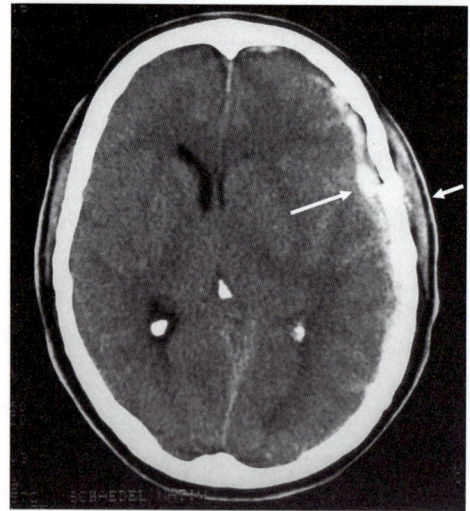

Abb. 5.106 Subdurales Hämatom.
a) Schemazeichnung eines subduralen Hämatoms. Beachte sichelförmige hyperdense Raumforderung (Blut), sowie eine Massenverschiebung zur Gegenseite.
b) und c) Zustand nach Verkehrsunfall. Kopfschwartenhämatom beidseits, links ausgeprägter als rechts (→), ausgedehntes subdurales Hämatom mit Hirnödem links (⟶). Beachte die verstrichenen Gyri und die engen Liquorräume im Vergleich zur nicht betroffenen gesunden Gegenseite. Entsprechende Mittellinienverlagerung (Ödem wirkt wie Raumforderung) zur rechten Seite. Zwei verschiedene Schnitthöhen.

gefäßen, aus blutenden Hirnverletzungen (z.B. Kontusionen) oder Eröffnung von Pacchioni-Granulationen (HE von Blut → Tab. 5.9).

⚠️ Das subdurale Hämatom ist computertomographisch im Vergleich zum Zerebrum als hyperdense, sichelförmige, kalottennahe Raumforderung im Subduralraum abgrenzbar. Je nach Ausprägung des subduralen Hämatoms kommt es zu einer Kompression der betroffenen Hemisphärenseite und zu einer Verlagerung des Ventrikelsystems.

Bei starker **Mittellinienverlagerung** und ausgeprägtem **ipsilateralem Hirnödem** ist eine Trepanation erforderlich (Abb. 5.107).

Epidurales Hämatom

Auch das epidurale Hämatom ist kalottennah lokalisiert und computertomographisch im Vergleich zum Zerebrum hyperdens (HE: **80 ± 10**). Im Gegensatz zum subduralen Hämatom, welches sich entlang einer gesamten Hemisphäre ausbreitet, ist die Ausbreitung des epiduralen Hämatoms, welches die Dura mater von der Kalotte abhebt, **durch die Schädelnähte begrenzt**. Darüber hinaus imponiert es nicht sichelförmig, sondern **konvex**. Es entsteht meist durch Blutungen aus **Ästen der A. meningea media**. Die Kompression des Gehirns setzt meist schneller als beim subduralen Hämatom ein, so daß das klinische Bild meist akuter ist und eine Operation schneller erforderlich wird.

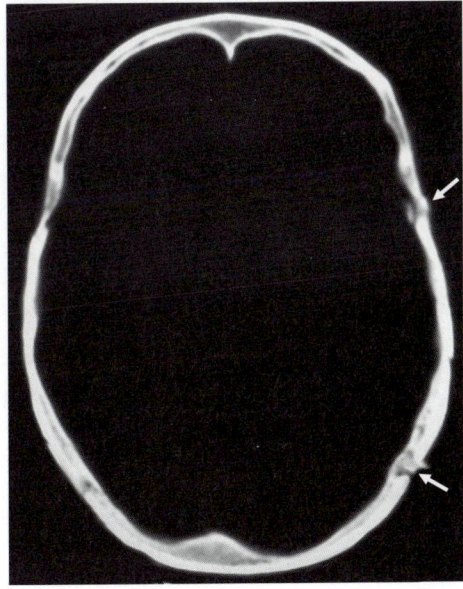

Abb. 5.107 Befund eines Subduralhämatoms im Knochenfenster mit frontoparietaler Fraktur (→, Patient von Abb 5.106).

⚠️ Das subdurale Hämatom ist sichelförmig und eine venöse Sickerblutung; das epidurale Hämatom ist konvex begrenzt, die Blutungsquelle ist arteriell.

Subarachnoidalblutung

Sie kann posttraumatisch in Kombination mit einer Kontusion auftreten und dann computertomographisch als umschriebene, **hyperdense Einblutung in einen Sulkus** imponieren oder posttraumatisch in den basalen Zisternen zu finden sein (Abb. 5.108a, b) Bei intrazerebralen Aneurysmen (vor allem im Circulus Willisii) kommt es zu einer Subarachnoidalblutung und nicht selten auch zu einer Wühlblutung in das Ventrikelsystem. Computertomographisch erkennt man die Blutung dann besonders in den basalen Zisternen, den Inselzisternen und im Interhemisphärenspalt.

Akutes Hygrom

Im Rahmen eines Traumas kann es zu einem leptomeningealen Einriß kommen, der einen Eintritt von Liquor in den Subduralraum ermöglicht. Dieser Einriß kann eine Ventilfunktion haben, d.h., es kann sich eine Liquorfalle mit raumforderndem Charakter entwickeln, die dann eine Operation erforderlich macht. Computertomographisch erkennt man (oft frontal lokalisiert) eine **liquordichte, also im Vergleich zum Zerebrum hypodense sichelförmige Raumforderung.**

Hirnkontusionen

Bei Hirnkontusionen kommt es oft zu umschriebenen Hämatomen durch lokale Zerreißung intrazerebraler Gefäße, aus denen Blut austritt. Die Kontusionsherde finden sich meist im Kortex oder im kortexnahen Marklager und imponieren computertomographisch als **hyperdense, unscharf begrenzte Herde,** die von einem **perifokalen (hypodensen) Ödem** umgeben sein können und an der Stelle der Gewalteinwirkung (Coup) oder genau gegenüber (Contre-coup-Herd) liegen.

Intrakranielle Massenblutung

Zu einer intrakraniellen Massenblutung kann es entweder posttraumatisch, im Rahmen eines (embolischen) Infarktgeschehens, nach einer zerebralen Aneurysmaruptur oder auf dem Boden einer hypertonischen Arteriosklerose kommen. Wie andere frische intrazerebrale Blutungsherde imponieren auch die Herde der Massenblutung **hyperdens.** Wichtig ist es, auf einen Einbruch in das Ventrikelsystem zu achten. In solchen Fällen ist oft ein **Blut-Liquor-Spiegel** (Blut unten, Liquor oben) zu sehen. Regelmäßige CT-Kontrollen sind im Falle eines Ventrikeleinbruchs wichtig, da das Blut den Liquorabfluß bea

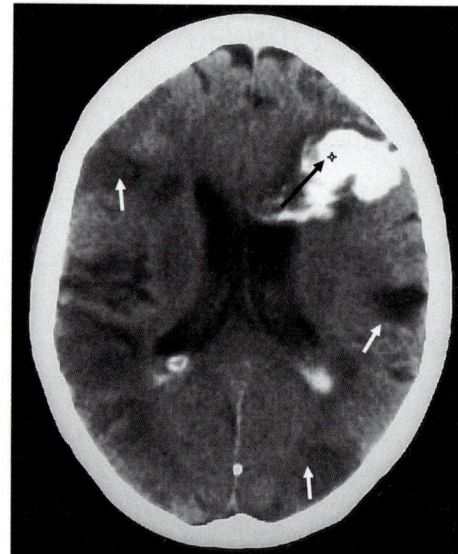

b

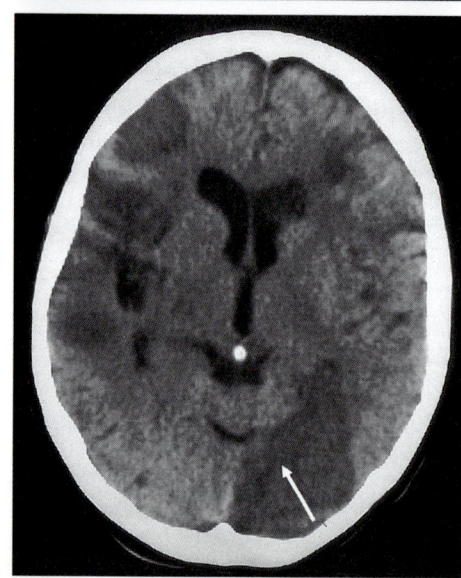

Abb. 5.108 CT von einem Patienten mit Bewußtseinseintrübung nach Mitralklappenersatz.
a) Zerschellter Thrombus mit Embolisation in beide Hemisphären. Beachte das Nebeneinander von hypodensen Raumforderungen (→) als Hinweis für Infarkte und der links frontalen Hyperdensität als Hinweis für sekundäre Einblutung (⟶)!
b) Derselbe Patient einige Schnitte tiefer mit den Infarkten (⟶) ohne Einblutung.

hindern und somit zum Aufstau einzelner Abschnitte des Liquorsystems führen kann.

Infarkte

Zu einem Hirninfarkt kommt es meist auf dem Boden einer Arteriosklerose und einem konsekutiven Verschluß eines Gefäßes. Es kann jedoch auch ein Embolus (meist kardial bedingt) zu einem Verschluß führen.

In den ersten 2–6 Stunden nach einem Infarktereignis lassen sich bei ischämischen Infarkten computertomographisch meist noch keine Veränderungen nachweisen. Dann erkennt man eine unscharf begrenzte, **hypodense Zone,** die im Laufe der folgenden Stunden immer mehr an Dichte abnimmt und sich zunehmend schärfer demarkiert. Im Endstadium (nach Wochen) findet man eine sehr scharf begrenzte, zystisch imponierende, hypodense Veränderung, die postenzephalomalazische Zyste, einen Substanzdefekt, der bei entsprechender Größe auch zu einer ipsilateralen Verlagerung des Ventrikelsystems führen kann.

Hirntumoren

Hirntumoren können als Folge einer vermehrten Fett- und Wassereinlagerung hypodens erscheinen, bei dichtem Tumorgewebe, kleineren Blutungen und Verkalkungen können sie aber auch hyperdens erscheinen. Einige Tumoren sind sogar isodens und kaum vom Gehirn abgrenzbar. Indirekte Tumorzeichen sind eine Mittellinien- und Ventrikelverlagerung, eine Kompression von Ventrikeln und Liquorabflußstörungen. Darüber hinaus kommt es oft zu einem (hypodensen) perifokalen Hirnödem. Bei einigen Tumoren kann es zu einer Destruktion umgebender knöcherner Schädelabschnitte kommen.

Metastasierende Tumoren (vor allem Bronchialkarzinome [Abb. 5.109], Mammakarzinome, Nierenzelltumoren und maligne Melanome) können in alle Abschnitte des Gehirns metastasieren. **Hirnmetastasen** können sowohl hyper-, hypo- als auch isodens sein, sind meist rundlich und von einem perifokalen Hirnödem begleitet. Sie nehmen deutlich Kontrastmittel auf. In einigen Fällen kann es durch Metastasen zu einer Blutung kommen, die dann zunächst die Raumforderung maskieren kann.

Thorax

Mediastinaltumor

Fällt auf dem Thoraxbild eines Patienten eine Mediastinalverbreiterung auf, so muß differentialdiagnostisch an die **5 T** (→ Kapitel Thorax) gedacht werden und eine weitere Abklärung z.B., mit Hilfe der Computertomographie, erfolgen (Abb. 5.110).

Thymom

Der Thymus liegt ventral der Aortenwurzel im vorderen Umschlagsbereich des Mediastinums, reicht beim Kleinkind bis zur Fossa jugularis und zeigt mit fortschreitendem Lebensalter eine fettige Involution. Entsprechend der Zunahme des Fettgehaltes nimmt die Dichte des Thymus, der beim Kleinkind und Jugendlichen noch Muskeldichte hat, ab und zeigt ab dem 50. Lebensjahr fettäquivalente Dichtewerte. Beim Kind und Jugendlichen kann es nach

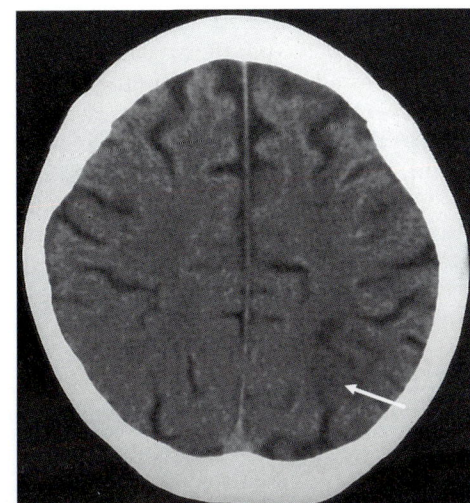

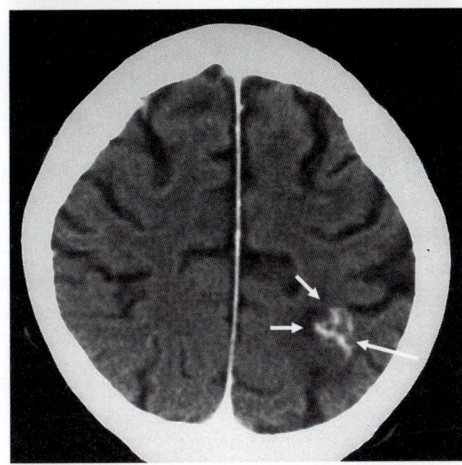

Abb. 5.109 Hirnmetastase bei malignem Melanom parieto-okzipital links.
a) Nativaufnahme mit leichter Hypodensität (⟶).
b) Nach i.v.-Kontrastmittelgabe starke Anreicherung des Kontrastmittels (⟶). Beachte das perifokale Ödem (→) als Hypodensität um den Tumor, der das Kontrastmittel aufnimmt.

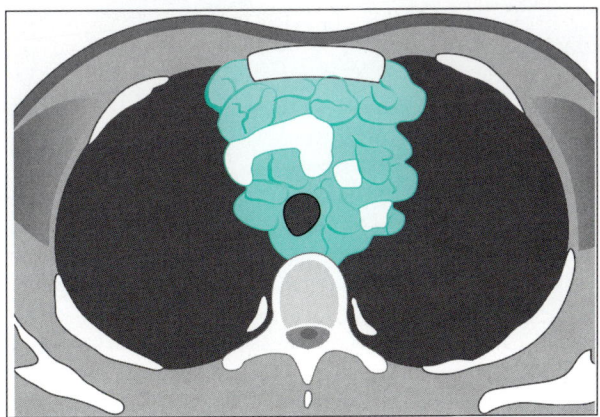

Abb. 5.110 Schemazeichnung eines Mediastinaltumors bei einem malignen Lymphom.

einer Chemotherapie zu einer **reaktiven Thymushyperplasie** kommen, die dann zu differentialdiagnostischen Problemen (Rezidiv, fehlende Response?) führt. Bei malignen Thymustumoren werden oft feine Verkalkungen, eine Invasion des hinteren Mediastinums und Perikard- bzw. Pleuraergüsse beobachtet.

Teratom

Teratome stammen definitionsgemäß aus **Gewebe der drei Keimblätter** und weisen dementsprechend auch unterschiedliche Gewebearten auf. Sie liegen meist im vorderen Mediastinum, können zystische Strukturen, Verkalkungen und – wenn es sich um Dermoidzysten handelt – auch Knochen und Zähne enthalten. Sie können benigne oder maligne sein, zu Kompression oder Infiltration von Bronchien und Gefäßen führen und im Falle der Malignität metastasieren.

Veränderungen der Thyroidea

In den meisten Fällen lassen sich große retrosternale Strumen per continuitatem ventral der Trachea nach kaudal verfolgen. Wegen des hohen Jodgehaltes der Schilddrüse erscheint diese im Vergleich zum Muskelgewebe **hyperdens**. Oft erkennt man innerhalb (großer) Schilddrüsen regressive Veränderungen mit Verkalkungen und Zysten.

⚠ Bei retrosternaler Struma sollte immer ein **autonomes Adenom** ausgeschlossen werden, da eine Kontrastmittelgabe eine Hyperthyreose (bis zur **thyreotoxischen Krise**) auslösen kann (→ Kontrastmittel). Falls der Verdacht auf einen **malignen Schilddrüsentumor** besteht, darf **kein Kontrastmittel** gegeben werden, da der jodaufnehmende Tumor sonst bereits durch das Kontrastmittel mit Jod aufgesättigt ist und eine Therapie mit radioaktivem Jod dann unmöglich gemacht wird. In solchen Fällen sollte eine MRT des Mediastinums durchgeführt werden.

Lymphome

Bei einer **Sarkoidose** lassen sich die vergrößerten Lymphknoten entlang den Lymphknotenstationen einzeln und scharf voneinander abgrenzen. Liegen mediastinale Lymphome ohne hiläre Lymphknotenvergrößerungen vor oder konfluieren die Lymphome miteinander, muß der starke Verdacht auf ein malignes Lymphom geäußert werden und eine Lymphknotenentnahme zur weiteren Abklärung erfolgen.

Bei **malignen Lymphomen (M. Hodgkin, Non-Hodgkin-Lymphom)** sind die einzelnen Lymphknoten oft nicht mehr voneinander abgrenzbar, man erkennt eine mediastinale Masse. Um die großen

Gefäße innerhalb dieser Masse abgrenzen zu können, muß Kontrastmittel gegeben werden. Wichtig ist hierbei, den Durchmesser der V. cava superior zu beachten, da diese von großen Lymphomen komprimiert werden kann und es dann zu einer **oberen Einflußstauung** kommt. Während der Chemotherapie werden – je nach Therapieprotokoll – in bestimmten Abständen (meist nach 4–6 Zyklen Polychemotherapie) Kontrollen (Restaging) durchgeführt. Hierbei muß der Radiologe Progredienz und Regredienz der Lymphome und somit den Therapieerfolg genau beurteilen.

Veränderungen der großen Gefäße

Auch Veränderungen der großen Gefäße können zu einer Mediastinalverbreiterung führen. Hierbei ist besonders das **thorakale Aortenaneurysma** wichtig. Bei der Untersuchung eines Aneurysmas ist es wichtig, den genauen Beginn (bei thorakalen Aneurysmen z.B. vor oder nach Abgang der supraaortalen Äste) und das Ende des Aneurysmas zu beschreiben. Bei **dissezierenden Aneurysmen** ist die Dissektionsmembran als hypodense Linie innerhalb des mit Kontrastmittel kontrastierten Aortenlumens abgrenzbar. Auch bei der Aortendissektion ist es von entscheidender Bedeutung, den Ursprung der Dis-

sektionsmembran genau zu beschreiben. Beginnt eine Dissektion z.B. proximal des Abgangs der supraaortalen Gefäße, so muß mit Herz-Lungen-Maschine operiert werden; beginnt sie distal der supraaortalen Gefäße, ist dies nicht nötig. Darüber hinaus muß genau festgelegt werden, ob die Mesenterial- und Nierengefäße vom wahren oder falschen Lumen abgehen (**Tip: Das wahre Lumen ist meist kleiner!**).

Lungenmetastasen

Lungenmetastasen sind sowohl im Nativ- als auch im Kontrastmittel-CT als hyperdense, rundliche Raumforderungen im Lungenparenchym abgrenzbar (Abb. 5.111, 5.112 und 5.113).

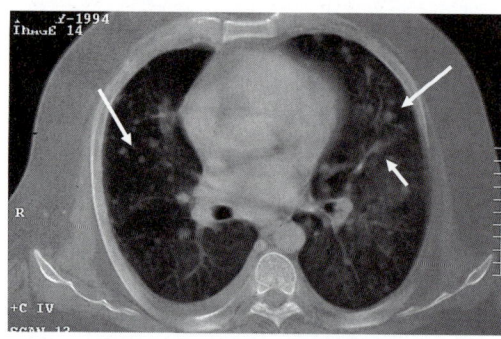

Abb. 5.112 CT des Thorax bei Melanom. Beachte die Lungenrundherde (hämatogen entstanden ⟶) und die vermehrte interstitielle Zeichnung (→) als Hinweis für Lymphangiosis carcinomatosa. Nebeneinander von hämatogener und lymphogener Aussaat.

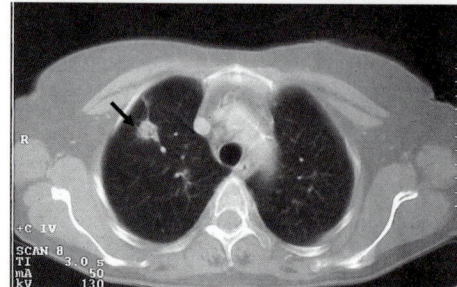

a

b

Abb. 5.111 Thorax-CT.
a) Normaler Befund knapp unterhalb der Trachealbifurkation rechter (*) – linker (**) Hauptbronchus; rechte Pulmonalarterie (→), Aorta (⟶).
b) CT des Thorax im Oberlappen, rechts hyperdense Raumforderung (→) mit krebsartigen Ausläufern in die Umgebung und Beziehung zur anterioren Pleura. Diagnose Bronchialkarzinom.

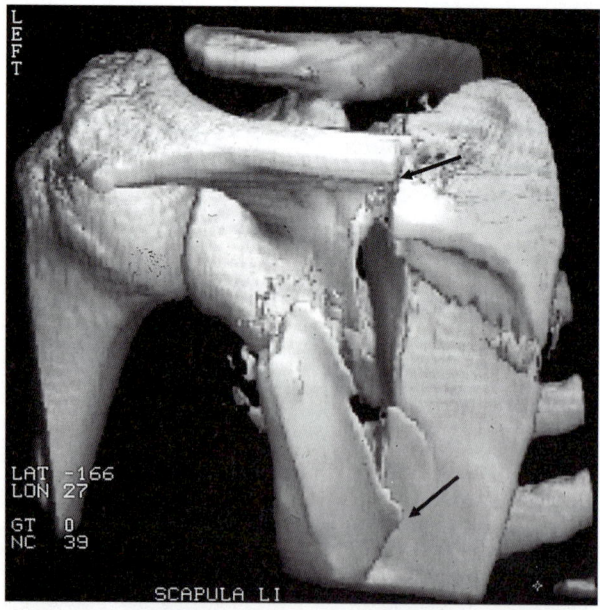

Abb. 5.113 Dreidimensionale Rekonstruktion einer Skapulafraktur (durch Spiral-CT). Beachte die Kranialdislokation des lateralen Anteils der Spina scapulae durch die Fraktur (→) und das kaudale, nach lateral abgescherte Fragment. Gelenkpfanne und Akromioklavikulargelenk sind intakt.

Abdomen

Leber

Die Leber hat im Nativ-CT eine Dichte von ca. 55 ± 15 Hounsfield-Einheiten und somit eine ähnliche Dichte wie die Milz. Die Gefäße, d.h. die Pfortader mit ihren Ästen und die Lebervenen, grenzen sich in der gesunden Leber hypodens ab. Kommt es durch falsche Ernährung oder durch Leberschädigung anderer Genese (z.B. nach manchen Chemotherapien) zu einer **Leberzellverfettung,** so sinkt die Dichte der Leber, sie erscheint im Vergleich zur Milz hypodens. Im Nativ-CT erscheinen die Gefäße jetzt im Vergleich zum Leberparenchym hyperdens. Nach Kontrastmittelgabe nimmt die gesunde Leber gleichmäßig Kontrastmittel auf, bei guter Kontrastierung erscheinen die Gefäße hyperdens (Abb. 5.114).

Lebermetastasen

Lebermetastasen erscheinen in den allermeisten Fällen sowohl im Nativ-CT als auch im Kontrastmittel-CT im Vergleich zum gesunden Leberparenchym **hypodens.** Es gibt jedoch auch Ausnahmen, in denen die Filiae hyperdens erscheinen (Abb. 5.115 und 5.116).

Leberhämangiome

Hämangiome erscheinen im Nativ-CT hypodens und zeigen dann ein typisches Kontrastmittelaufnahmeverhalten: Sie nehmen das Kontrastmittel zuerst am Rand und dann zunehmend auch zentral auf. Man spricht vom **»Irisblendenphänomen«.** Im Gegensatz zu Metastasen erscheinen sie im Spät-CT (auch »Delayed-CT« genannt) isodens zum Leberparenchym (Abb. 5.117).

Leberzysten

Als scharf begrenzte, nicht vaskularisierte, flüssigkeitsgefüllte Läsionen zeigen sich Leberzysten – genau wie Nierenzysten – im Computertomogramm scharf begrenzt, rundlich, hypodens ohne jegliche Kontrastmittelaufnahme mit Dichtewerten zwischen 0 und 15 HE.

Pankreas

Die Leitstruktur des Pankreas ist die Vena lienalis und der »Confluens« (Zusammenfluß von V. lienalis und V. mesenterica superior zur V. portae) am Pankreaskopf. Man findet diese beiden ineinander übergehenden Gefäße folgendermaßen: Man sucht den **Milzhilus** und verfolgt von ihm aus die meist relativ

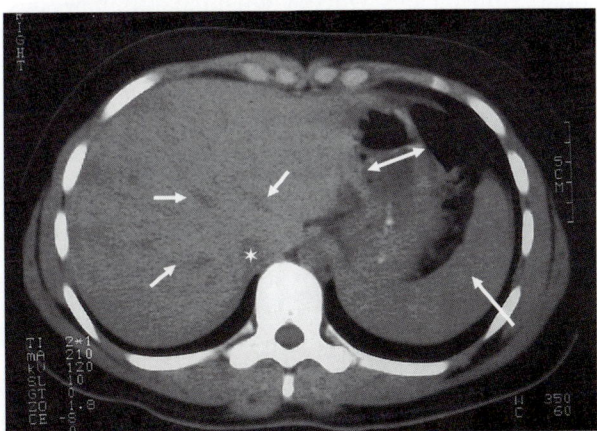

a

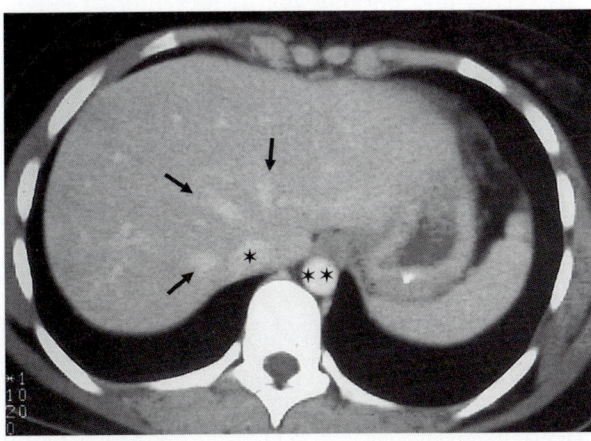

b

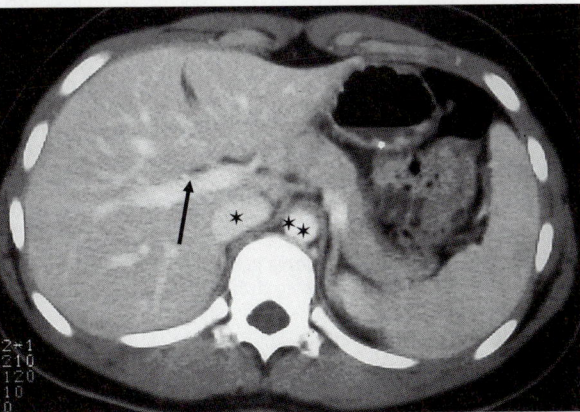

◁ c

Abb. 5.114 Normalbefund der Leber.
a) Nativ-Darstellung: Schnittführung kurz unterhalb der Leberveneneinmündung, die als hypodense lineare Strukturen sichtbar werden (→), Milz (⟶), Magen (⟵), Vena cava inferior (*).
b) Etwa gleiche Schnittführung nach Kontrastmittelgabe kurz unterhalb der Leberveneneinmündung: Die Lebervenen sind jetzt mit Kontrastmittel gefüllt (→), zusammen mit der V. cava (*) und der Aorta (**).
c) Derselbe Aufnahmezeitpunkt wie b) in Höhe der Pfortader. Aorta (**), V. cava (*) und Pfortader (⟶) sind mit Kontrastmittel gefüllt;

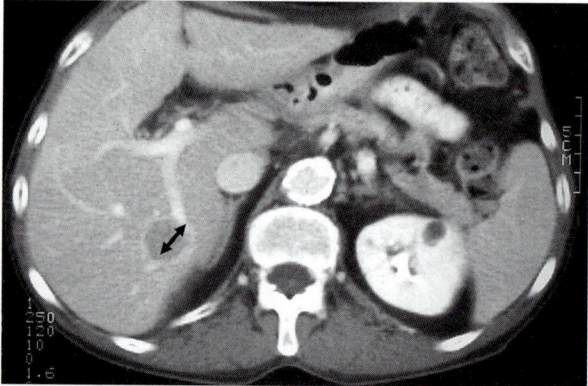

Abb. 5.115 CT des Abdomens bei Lebermetastasen. Beachte die hypodense Raumforderung im Segment 6 des rechten Leberlappens (⟷) mit hypervaskulärem Randwall als »klassischem« Befund für Metastase (könnte bei Patienten mit septischem Bild auch ein Abszeß sein, z.B. Amöben aus Afrika). Nebenbefund ist eine Zyste in der Niere, die kein Kontrastmittel aufnimmt.

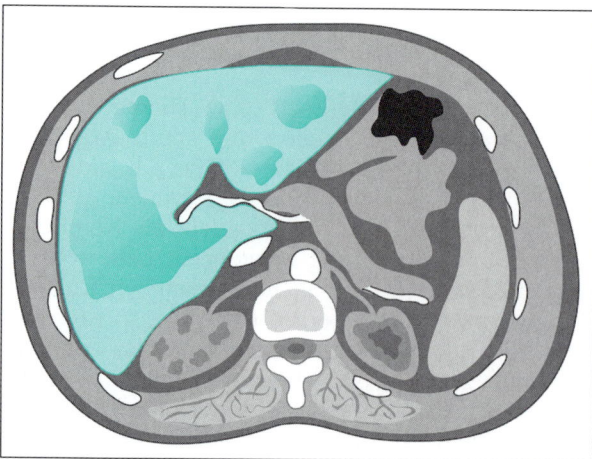

Abb. 5.116 Schemazeichnung nach einem CT von Lebermetastasen eines Kolonkarzinoms. Die Metastasen erscheinen im Vergleich zum übrigen Leberparenchym hypodens.

großkalibrige **V. lienalis,** die zum Pankreaskopf hin meist **nach kaudal** verläuft. Am Pankreaskopf fließt sie mit der von kaudal kommenden **V. mesenterica superior** im **Confluens** zusammen, der dann nach rechts verlaufend am Leberhilus in die **Pfortader** übergeht. **Die V. mesenterica superior verläuft übrigens rechts und parallel zur A. mesenterica superior.**

Pankreaskarzinom
Das prognostisch äußerst ungünstig verlaufende Pankreaskarzinom erscheint nach Kontrastmittel-

gabe meist **hypodens**. Es wächst schnell infiltrierend und führt oft zu einem Verschluß der Pfortader bzw. der in die Pfortader mündenden Gefäße. Auch die ableitenden Gallenwege sind insbesondere bei den Pankreaskopfkarzinomen häufig infiltriert. (Patienten mit schmerzlosem Ikterus!). Es kommt zu einem Aufstau des Ductus Wirsungianus bzw. des Ductus choledochus und der intrahepatischen Gallenwege.

Eine intrahepatische Cholestase ist nach Kontrastmittelgabe an den normalerweise im Computertomogramm nicht abgrenzbaren, jetzt aufgestauten,

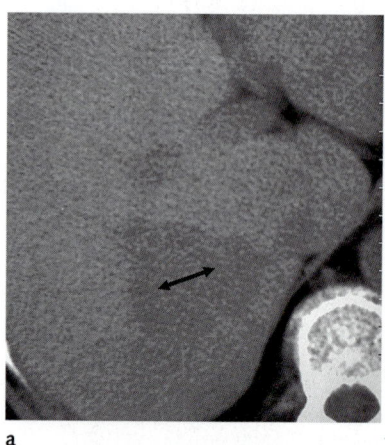

a

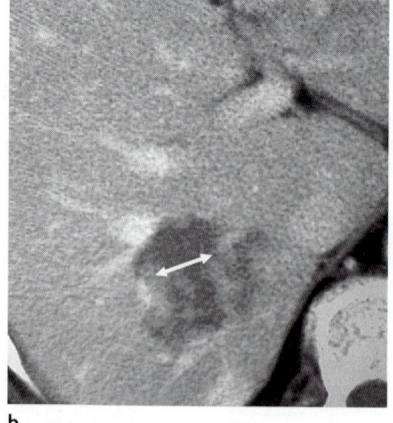

b

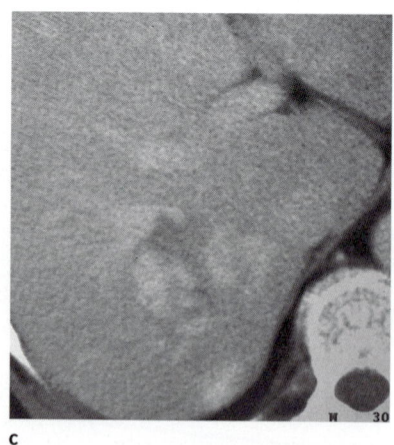

c

Abb. 5.117 CT der Leber bei Metastasenverdacht. Diagnose eines typischen Hämangioms.
a) Nativaufnahme: hypodense Raumforderung im Segment 6 des rechten Leberlappens (⟷).
b) Nach i.v.-Kontrastmittelgabe (2 Minuten) beginnt das Hämangiom von außen nach innen zunehmend Kontrastmittel aufzunehmen: Irisblendenphänomen (⟷). Beachte, daß

dorsal des großen Hämangioms gelegene kleine Hämangiom, das bereits völlig mit Kontrastmittel gefüllt ist.
c) 15 Minuten nach Kontrastmittelgabe weiter zunehmende Füllung der Raumforderung.
Nach 30 bis 40 Minuten wäre der Kontrast zwischen Hämangiom und gesunder umgebender Leber aufgehoben (Prinzip der Spätaufnahme: einfach und kostengünstig!).

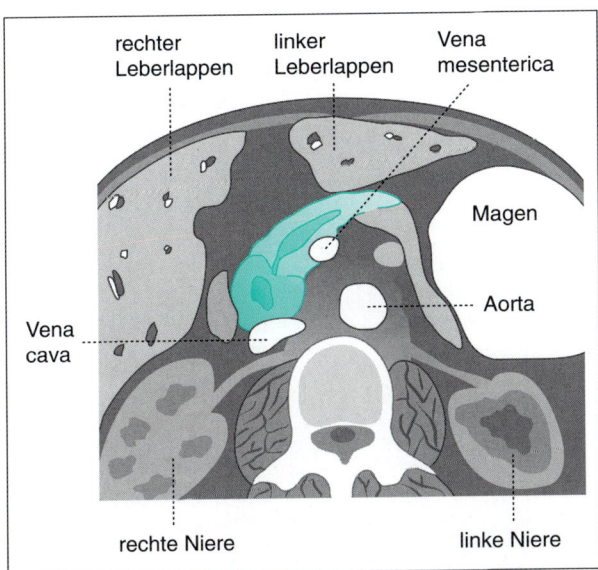

Abb. 5.118 Pankreaskarzinom (Schemazeichnung nach einem CT). Das Pankreaskarzinom ist im Vergleich zum übrigen Pankreasparenchym hypodens. Beachte: Durch Verlegung des intrapankreatischen Abschnittes des Ductus choledochus ist es zu einer intrahepatischen Cholestase (die Gallengänge lassen sich als hypodense Läsionen abgrenzen) und zu einem Aufstau des Ductus Wirsungianus gekommen.

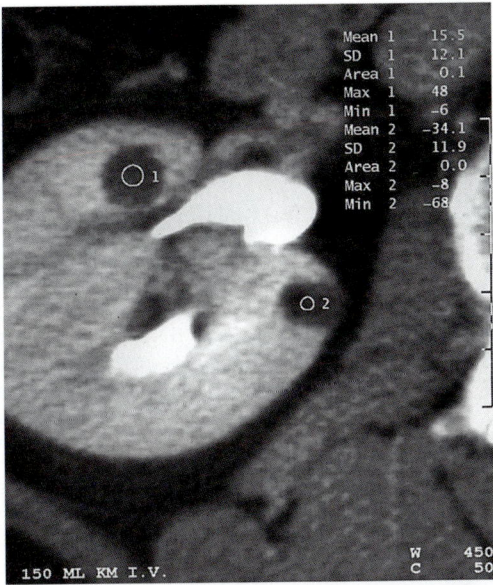

Abb. 5.119 Beispiel für Wertigkeit der Dichtemessung in Hounsfield-Einheiten in der Computertomographie am Beispiel der Niere: ROI(region of interest): 1 HE: 15 entspricht einer Zyste mit eiweißhaltiger Flüssigkeit und ROI: 2, minus 34 entspricht Fett (intrarenales Lipom).

hypodens erscheinenden Gallenwegen erkennbar (Abb. 5.118).

Veränderungen der großen Gefäße im Abdomen

Bauchaortenaneurysma
Die Bauchaorta verjüngt sich normalerweise kontinuierlich bis zur Aortenbifurkation. Der normale Durchmesser der Aorta beträgt **2–3 cm.** Ähnlich wie bei den thorakalen Aortenaneurysmen müssen Beginn und Ende des Aneurysmas sowie ein eventuelles Übergreifen auf die Iliakalgefäße nachgewiesen werden. Oft sieht man nach Kontrastmittelgabe innerhalb der Aneurysmen **wandständige Thrombosierungen,** die sich hypodens vom kontrastierten Lumen abheben. Bei Dissektionen (→ thorakale Aneurysmen) müssen wahres und falsches Lumen sowie Anfangs- und Endpunkt der Dissektion ebenso beurteilt werden wie die Perfusion der parenchymatösen Organe (Abb. 5.119, 5.120, 5.121 und 5.122).

Stellenwert gegenüber konkurrierenden Verfahren

Die Computertomographie ist in vielen Gebieten (Traumatologie, Tumorstaging, Tumornachsorge) zu einem diagnostischen Standardverfahren geworden, das sich im Augenblick nahezu konkurrenzlos präsentiert. Dennoch darf nicht übersehen werden, daß vielfach die konventionelle Tomographie und der Ultraschall durchaus für die Weiterbehandlung verwert- und vergleichbare Ergebnisse erzielen.

Die Vor- und Nachteile seien hier deshalb zusammengefaßt und hervorgehoben:

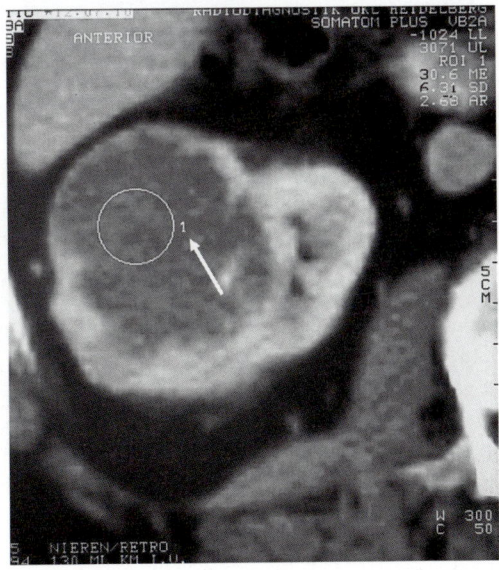

Abb. 5.120 CT der Niere nach Kontrastmittelgabe. Die Niere, die normalerweise nach Kontrastmittelgabe auf 60 bis 90 HE ansteigt, zeigt im Bereich des Tumors (ROI 1) 30,6 HE (⟶). Klassischer Befund für Nierenzellkarzinom, periphere Kontrastmittelaufnahme im hypervaskulären Randgebiet des Tumors mit zentralem nekrotischem Zerfall.

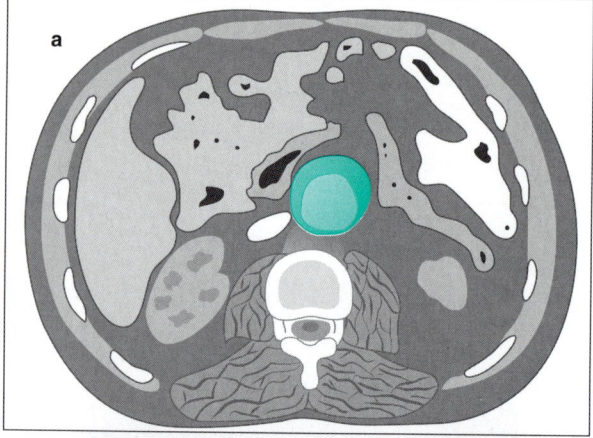

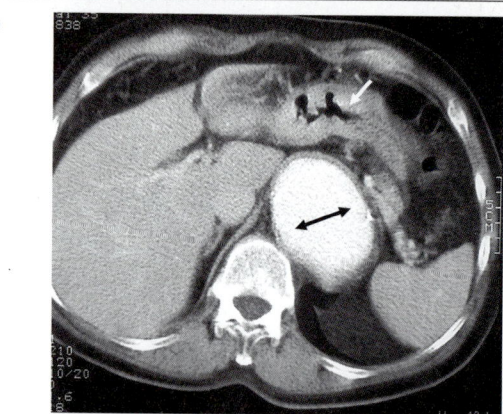

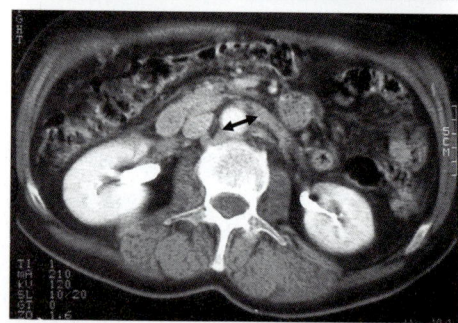

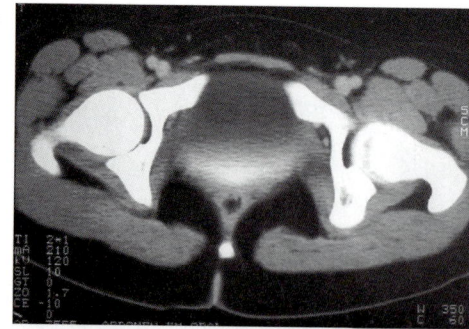

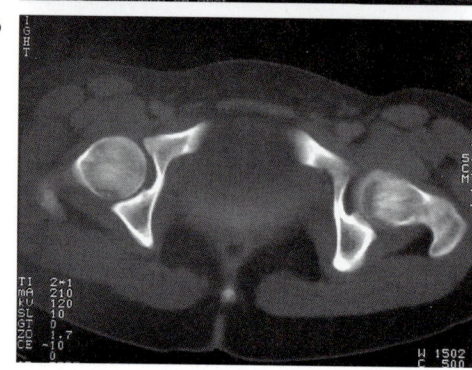

Abb. 5.122 Beckenregion in Höhe des Femurs. Normalbefund. Die Blasenhinterwand ist mit Kontrastharn beginnend gefüllt, dahinter das Rektum.
a) Weichteilfenster.
b) Knochenfenster.

Abb. 5.121 Bauchaortenaneurysma.
a) Skizze. Die Größe des Aneurysmas fällt vor allem im Vergleich zur V. cava inferior auf. Man erkennt eine wandständige Thrombosierung, die sich hypodens vom kontrastierten Blut abhebt.
b) Asymptomatischer Patient, pulsierender abdomineller Tumor. CT nach Kontrastmittelgabe: großes Aortenaneurysma (⟵⟶) mit KM gefüllt. Ein wandständiger Thrombus nähme kein Kontrastmittel auf! Magen (→).
c) Derselbe Patient wie oben, Schnittführung einige Zentimeter tiefer in Höhe der Niere. Das Lumen der Aorta (⟵⟶) ist hier wieder normal.

- Sie stellt den Körper in überlagerungsfreien Querschnitten dar. Dagegen führt die konventionelle Bildgebung, einschließlich der konventionellen Tomographie, immer nur zu Darstellungen parallel zur Longitudinalachse des menschlichen Körpers mit allen aus Überlagerung resultierenden Nachteilen.

- Die Computertomographie registriert auch geringe Dichteunterschiede, die mit konventioneller Bildgebung unsichtbar bleiben (z.B. nichtverkalkte Lebermetastasen). Ferner sind genaue Dichtemessungen möglich, die Rückschlüsse auf den zugrundeliegenden Krankheitsprozeß gestatten.
- Die Feinauflösung der Computertomographie ist der der Magnetresonanztomographie überlegen.

Da alle während der Untersuchung erhobenen Daten gespeichert werden, stehen sie später für Dichte- und Distanzmessungen sowie multiplanare Rekonstruktionen (d.h. Rekonstruktionen in anderen Ebenen, z.B. sagittal) zur Verfügung. Die Auflösung dieser Rekonstruktionen ist allerdings schlechter als die der ursprünglichen transversalen Ebene. Der wichtigste Nachteil ist: Die alleinige Darstellung in der Transversalebene (im Gegensatz zur MRT) entspricht nicht den üblichen anatomischen und pathoanatomischen Gegebenheiten. Krankheitsprozesse entwickeln sich in allen Ebenen des Raumes, so daß die einzelnen Scheiben immer erst gedanklich in ihrer Kontinuität zusammengesetzt werden müssen.

Grundsätzlich sollte der Gefahr entgegengewirkt werden, die Computertomographie als alleinigen Bildstandard zu akzeptieren, dadurch Untersuchungszeiten an Geräten durch Fehlindikationen zu blockieren und damit einen Pseudobedarf an

neuen Geräten (mit entsprechenden Kosten) zu erzeugen. Die einzelnen Kapitel sind daher bewußt so
aufgebaut, daß sehr wohl Alternativen zur CT-Diagnostik aufgezeigt und in ihrer Wertigkeit betont
werden.

Sonographie

Folgende Fragestellungen können mit Hilfe der
Sonographie beantwortet werden:

Schwangerschaft und Geburt
- Frühschwangerschaft
  - ektope Schwangerschaft
  - Ableben des Fetus
- Während der Schwangerschaft
  - Mehrlingsschwangerschaften
  - Lokalisation der Plazenta
  - Menge des Fruchtwassers (Oligohydramnion/
    Polyhydramnion/normal)
  - Wachstum des Fetus
  - fetale Anomalien
- Post partum
  - postpartale Komplikationen, z.B. Plazentareste
    in utero

Neugeborenes
- Kopf:
  - intrakranielle Blutungen
  - Hydrozephalus
- Nieren:
  - Dysplasien
  - Obstruktionen der ableitenden Harnwege
    (→ Hydronephrose)
- Leber:
  - Gallengangsatresien/Hepatitis bei Ikterus
- Hüfte:
  - Hüftgelenksdysplasie bzw. Luxation

Im Kindesalter
- Nachweis und Abklärung abdomineller Raumforderungen
- Abklärung stumpfer Bauchtraumen (z.B. Verletzungen der Milz, Leber, Nieren usw.)

Im Erwachsenenalter
- Nach schwerem, stumpfem Bauchtrauma (Verlet-
  zungen der Milz, der Leber, der Nieren)
- freie Flüssigkeit
- Unterscheidung von soliden und zystischen
  Raumforderungen (z.B. Nierenzyste, Nierentu-
  mor, Pankreastumor, Mammazyste, Adenom)
- Nachweis und Lokalisation abdomineller Abszes-
  se (subphrenisch, subhepatisch, perityphlitisch)
- Nachweis röntgennegativer Gallen- oder Nieren-
  steine
- Differentialdiagnose des Ikterus (dilatierte Gal-
  lengänge)
- Nachweis von Aortenaneurysmen

- Nachweis von Pleuraergüssen
- Gelenkergüsse
- Schilddrüsendiagnostik (Charakterisierung von
  Knoten, zystisch oder solide)
- Diagnostik im Bereich der Hoden (Charakteri-
  sierung von Raumforderungen: solider Tumor,
  Hydrozele, Hämatozele)

Wie bereits beschrieben, basiert der Ultraschall auf
der Reflexion von Schallwellen an Grenzflächen. Je
nach Aufbau untersuchter Körperstrukturen wird
deren Ultraschallbild von vorhandenen bzw. nicht
vorhandenen Grenzflächen bestimmt. Fehlen z.B.
Grenzflächen – wie beispielsweise in einer gefüllten
Harnblase oder Gallenblase – so stellt sich das entsprechende Organ echofrei (d.h. im B-Bild schwarz)
dar (Abb. 5.123). Da die Schallwellen solche
echofreien Räume ungehindert passieren und nicht
reflektiert werden, stehen sie zur Darstellung dahin-
terliegender Organe vermehrt zur Verfügung. **Es
kommt daher hinter echofreien Strukturen zu einer
sogenannten Schallverstärkung.**

Aufgrund dieser Phänomene kann man sich das
Aussehen einer **Zyste** leicht herleiten: Zysten stellen
sich sonographisch als **rundliche, echofreie Strukturen** mit dünner, glatter Wand und einer **dorsalen
Schallverstärkung** dar.

Auch andere Flüssigkeiten wie **Aszites** stellen sich
echofrei dar. Eine genauere Differenzierung z.B. von
Aszites und **frischem Blut** ist sonographisch – im
Gegensatz zur Computertomographie – nicht möglich. Hat man z.B. einen Patienten mit ausgeprägten
Flüssigkeitsmengen interenterisch und im Douglas-
Raum vor sich, so kann nur im Zusammenhang mit
der Klinik entschieden werden, ob es sich hierbei
um Aszites oder um Blut (z.B. postoperativ oder
nach Polytrauma) handelt.

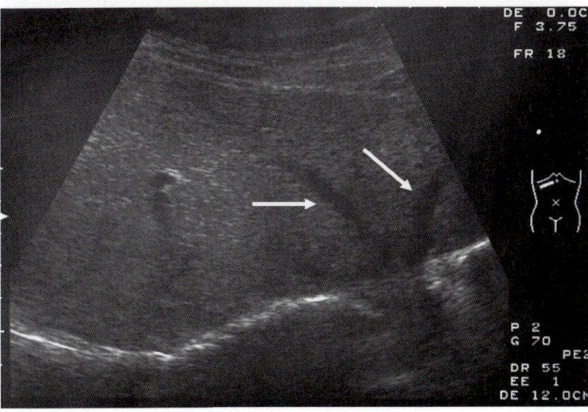

Abb. 5.123 Ultrasonographie der normalen Leber im kranialen
Drittel Leberveneneinmündung: linke und mittlere Lebervene
(→).

Mit zunehmender Organisation von Blut und der Entstehung von Koageln nimmt die Zahl der Grenzflächen und somit auch die der sogenannten **Binnenechos** zu, d.h., ein Hämatom ist nicht echofrei, sondern inhomogen mit echoarmen und echoreichen Anteilen. Bei Wiederverflüssigung kommt es erneut zu einem Wechsel des Echogenitätsmusters. Ähnlich sieht es bei Eiter bzw. Abszessen aus.

Frische Abszesse sind oft noch echofrei und dann nur sehr schwer von postoperativen Seromen oder Lymphozelen abzugrenzen. Im weiteren Verlauf lassen sich jedoch auch in Abszessen zunehmend Binnenechos erkennen, die Zelldetritus entsprechen und sich beim Umlagern des Patienten bewegen. Je nach Erreger enthalten Abszesse auch **Gaseinschlüsse.** Wie bereits beschrieben ist der Impedanzsprung zwischen Wasser und Luft zu groß, um ein Passieren der Schallwellen zu erlauben. Es kommt zu einer Reflexion der Schallwellen. Das gleiche passiert bei Gaseinschlüssen in Abszessen, der Schall reflektiert an den Gasbläschen, so daß man echoreiche, sich eventuell bewegende Binnenechos mit dorsaler Schallauslöschung erkennt.

Überall im Körper zeigt **Luft** die gleiche Echogenität: einen **echoreichen Reflex** mit **dorsaler Schallauslöschung.**

Zu einer **Schallauslöschung** kann es auch durch andere Strukturen kommen. Zwischen Gewebe und Verkalkungen (z.B. in Metastasen oder in der Gallenblasenwand) besteht ebenfalls ein großer Impedanzsprung, so daß es zu einer dorsalen Schallauslöschung durch Reflexion des Schalls kommt. **Gallenblasenkonkremente** lassen sich ebenso wie **Nierensteine** anhand dieses Phänomens diagnostizieren. Oft sind die Steine so klein, daß sie selbst nicht als echoreiche Strukturen gesehen werden können, aber dann doch durch ihre dorsale Schallauslöschung identifiziert werden.

In der Sonographie spielt die Differentialdiagnose der **Lebertumoren** eine wichtige Rolle. Der häufigste Lebertumor ist das (gutartige) **Hämangiom.** Da dieser Tumor sehr gefäßreich ist, enthält er auch sehr viele Grenzflächen (Gefäßwände). Das typische Hämangiom ist daher sehr **echoreich (Schneeball).** Je größer Hämangiome werden, desto atypischer können sie jedoch aussehen und dann schwer von Metastasen zu unterscheiden sein.

Metastasen in der Leber zeigen eine sehr unterschiedliche Sonomorphologie. Sie können echofreie Areale enthalten (die dann meist Nekrosehöhlen entsprechen), aber auch echoarm, echoreich oder isoechogen mit echoarmem Randsaum **(Halo)** sein.

Weiterhin können Verkalkungen enthalten sein, die dann zu einer Schallauslöschung führen. Ein

Tab. 5.10 Pathologische Veränderungen und Echomuster bei der Sonographie

Pathologischer Befund	Echomuster
Zyste	rundliche **echofrei** dorsale **Schallverstärkung** Wand: dünn, glatt
Aszites	**echofrei** **Unterscheidung zwischen Aszites und frischem Blut nicht immer zuverlässig möglich!**
Hämatom	inhomogen
Luft	**echoreicher** Reflex mit **dorsaler Schallauslöschung**
Abszeß, frisch	**echofrei:** wie Serom oder Lymphozele
Abszeß, älter	**Binnenechos** (durch Zelldetritus) **Schallreflexion** (durch Gaseinschlüsse) **dorsale Schallauslöschung** (durch Gaseinschlüsse)
Konkrement (Galle, Niere)	**dorsale Schallauslöschung**
Hämangiom (Leber)	**echoreich** (»Schneeball«) (durch die zahlreichen Grenzflächen der Gefäßwände)
Metastasen (Leber)	echoarm, echoreich oder isoechogen mit echoarmem Randsaum (»Halo«)

Rückschluß vom Echogenitätsmuster auf den Primärtumor ist nur schlecht oder gar nicht möglich. Die Echogenität der Metastasen kann sich unter Chemotherapie ändern, z.B. durch zentrale Nekrosen, die dann echoarm erscheinen.

In Tabelle 5.10 sind einige typische **Schallcharakteristika** häufiger klinischer Fragestellungen zusammengefaßt (Abb. 5.124, 5.125, 5.126 und 5.127).

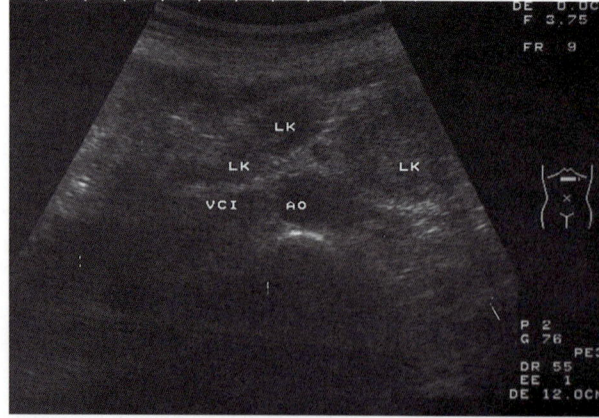

Abb. 5.124 Ultrasonographie des Abdomens bei Lymphomen. Ao: Aorta; VCI: Vena cava inferior; LK: Lymphknotenvergrößerungen. Diagnose M. Hodgkin.

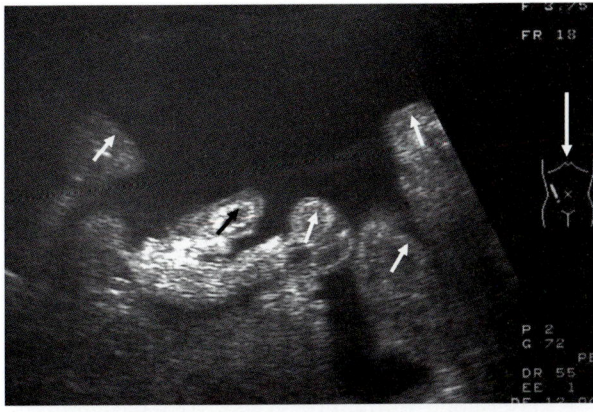

Abb. 5.125 Ultrasonographie des rechten Mittelbauchs. Beachte die eingeblendete Markierung der Position des Schallkopfes (⟷). Das echofreie schwarze Areal stellt Aszites dar, dahinter liegen Darmschlingen (→).

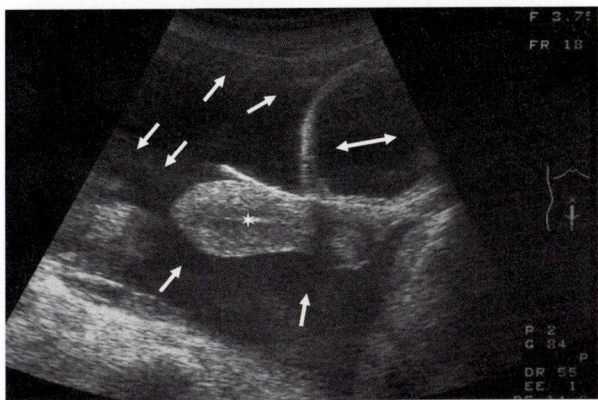

Abb. 5.126 Ultraschall des Unterbauchs in Harnblasenregion. Rechts oben die Harnblase (⟷), darüber echofreies Areal mit Aszites (→), hinter dem Aszites und der Harnblase der Uterus (✳).

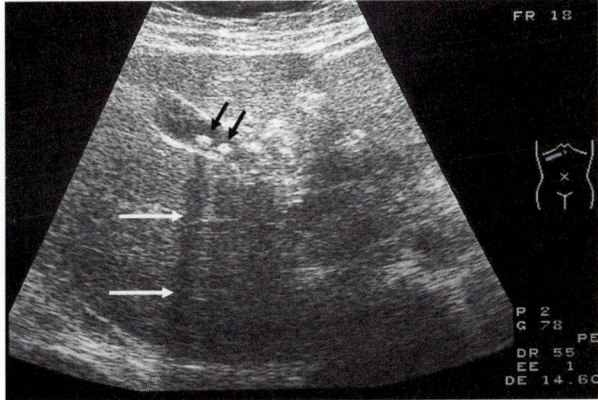

Abb. 5.127 Oberbauchsonographie rechts. Beachte das eingeblendete Topogramm: Cholezystolithiasis mit Aufhellung (→) in der flüssigkeitsgefüllten Gallenblase und Schallschatten (⟶), typisch für Stein!

Anwendungsmöglichkeiten, Indikationen und klassische Befunde der Doppler- und Farbduplexsonographie

Gefäße

Der Doppler eignet sich bei Gefäßuntersuchungen zur Klassifikation von Stenosen, im B-Bild des Farbduplex können Stenosen, Verschlüsse, Plaques und Aneurysmen dargestellt werden. Auch Gefäße, die im normalen B-Bild nicht dargestellt werden können, werden mit Hilfe des Farbduplex nachgewiesen.

Nachweis **tiefer Beinvenenthrombosen** entweder durch direkten Nachweis des Thrombus im B-Bild oder durch fehlenden Fluß innerhalb des betroffenen Gefäßes in der Farbduplexsonographie.

Nach Punktionen der A. femoralis kann es zur Ausbildung von **Pseudoaneurysmen** kommen. Die Farbduplexsonographie kann früh innerhalb eines Hämatoms Strömung und/oder Turbulenzen und damit die Entstehung eines Pseudoaneurysmas nachweisen.

Nierentransplantate

Zunächst Darstellung der Morphologie des Transplantates im B-Bild, Ausschluß perirenaler Veränderungen (z.B. Serome oder Hämatome).

Mit Hilfe der Farbduplexsonographie werden verschiedene intrarenale Gefäße aufgesucht. Da sich im Rahmen einer Abstoßungsreaktionen die Dopplerspektren unter anderem durch Erhöhung des diastolischen Flusses ändern, können Abstoßungsreaktionen frühzeitig erkannt werden.

Lebertransplantate

Neben der Morphologie der Leber und der Gallenwege ist die Doppleruntersuchung der Pfortader (offen und antegrad durchblutet), der Lebervenen, der intrahepatischen V. cava inferior und der A. hepatica (offen?) wichtig.

Stellenwert gegenüber konkurrierenden Verfahren

Beim Ultraschall handelt es sich um ein Verfahren, bei dem in hohem Maß die individuelle Ausbildung, Erfahrung und Qualifikation des ärztlichen Untersuchers in die Qualität der Untersuchungsergebnisse eingeht. Die Untersuchung ist oft schlecht reproduzierbar und schwierig zu dokumentieren. Während einzelne Untersucher mit diesem Verfahren diagnostische Spitzenleistungen vollbringen, müssen die Ergebnisse des Ultraschalls global vielfach mit Zurückhaltung gewertet werden, da nur die Veränderungen dokumentiert sind, die der Untersucher geschallt und/oder erkannt hat. Im Gegensatz dazu sind bei der Computertomographie durch eine gewisse Standardisierung des Untersuchungsablaufes auch initial übersehene Befunde nachträglich erkennbar.

Eine Sonographie von Knochen oder von Strukturen, die von Knochen umgeben sind, ist prinzipiell nicht möglich, wenn man von zwei Ausnahmen absieht:

- Im HNO-Bereich wird die A-Mode-Technik zur Beurteilung der Nasennebenhöhlen eingesetzt (keine Bildgebung, aber Informationen über flüssige oder solide Prozesse).
- In der Knochendiagnostik (vor allem in der Pädiatrie) lassen sich Periostveränderungen im Bereich von richtungweisenden Weichteilschwellungen sehr gut z.B. in die Frühdiagnostik der kindlichen Osteomyelitis einordnen. In diesem Zusammenhang sei auf die Möglichkeit der sonographischen Erfassung von intrazerebralen Raumforderungen (epi-, subdurale Blutungen nach Trauma) bei offenen kindlichen Fontanellen (je nach Alter) hingewiesen.

Auch gasgefüllte Organe (gasgefüllter Darm, gut belüftete Lunge) können sonographisch nicht untersucht werden bzw. verhindern eine Untersuchung von Organen, die jenseits von Gasansammlungen liegen (z.B. des Pankreas bei luftgefülltem Magen und/oder Colon transversum). Die sonographische Sicht wird ebenfalls durch das Vorliegen eines Hautemphysems versperrt.

Weitere Probleme können bei adipösen Patienten auftreten, da bei ausgeprägtem subkutanem Fettgewebe ein großer Teil des Schalls bereits in dieser Gewebeschicht reflektiert wird, so daß die tiefer gelegenen – meist interessanteren – Regionen oft nicht mehr ausreichend gut dargestellt werden.

> Der Schlanke ist der ideale Patient für den Ultraschall. Der Dicke ist dagegen ideal für die Computertomographie (viele negative HE-Werte um die Organe, die sich »wunderbar« abgrenzen lassen).

Andererseits bietet die Sonographie eine Reihe von Vorteilen, die zu ihrer immensen Verbreitung geführt haben: Ultraschall arbeitet ohne ionisierende Strahlung, ein biologischer Effekt des diagnostischen Ultraschalls konnte im klinischen Gebrauch nicht demonstriert werden. Aufgrund dieser Ungefährlichkeit ist der Ultraschall das ideale Verfahren zur Untersuchung von Schwangeren und Neugeborenen. Die Unverträglichkeit der **Farbduplexsonographie** in der Geburtshilfe ist bislang umstritten (Gewebserwärmung). Darüber hinaus ist die Sonographie eine dynamische Untersuchung, d.h., Bewegungen können beobachtet werden. Ultraschall

ist auch bei Schwerkranken (auf Intensivstationen und im Schockraum) anwendbar, ohne daß der Patient dafür transportiert oder umgelagert werden muß. Eine Unterscheidung zwischen Flüssigkeit und Gewebe (z.B. Differentialdiagnose zwischen Zyste oder Adenom der Mamma) ist im Ultraschall – im Gegensatz zum konventionellen Röntgenbild – möglich.

Magnetresonanztomographie

Indikationen

Die klassischen Indikationen der MRT basieren auf der Indikationsliste der »Consensus Conference on MRI des National Institutes of Health« vom Oktober 1987.

Gehirn
- Tumoren
- primäre und metastatische Gehirntumoren
  - Akustikusneurinome
  - Hypophysentumoren
- nichtmaligne Erkrankungen
  - Ischämien, einige Stunden nach dem Gefäßverschluß
  - Multiple Sklerose
  - Veränderungen durch Strahlen

Rückenmark und Spinalkanal
- Tumoren
- Syringomyelie
- Bandscheibenveränderungen
- Osteomyelitis der Wirbelsäule

Kardiovaskuläres System
- Aortendissektionen
- Veränderungen an den großen Gefäßen

Becken
- Staging und Therapieplanung bei folgenden Erkrankungen:
- Tumoren des Endometriums
- Tumoren der Zervix
- Tumoren der Prostata

Muskel- und Skelettsystem
- Knochentumoren, insbesondere Ausbreitung im Markraum und paraossär
- Gelenkveränderungen
- Tumoren der Weichteile (Hämangiome, Sarkome etc.)

Befundbausteine und klinische Beispiele

Im Folgenden sind einige Grundlagen der Interpretation von MRT-Bildern zusammengestellt. Um MRT-Bilder sinnvoll interpretieren zu können, muß man sich die grundlegenden Einflußfaktoren auf die in den Bildern auftretenden Kontraste klarmachen (Abb. 5.128, 5.129, 5.130). Der Sequenztyp ist für die zu erwartenden Kontraste genauso entscheidend wie die Parameterwahl. Im Rahmen dieser Ein-

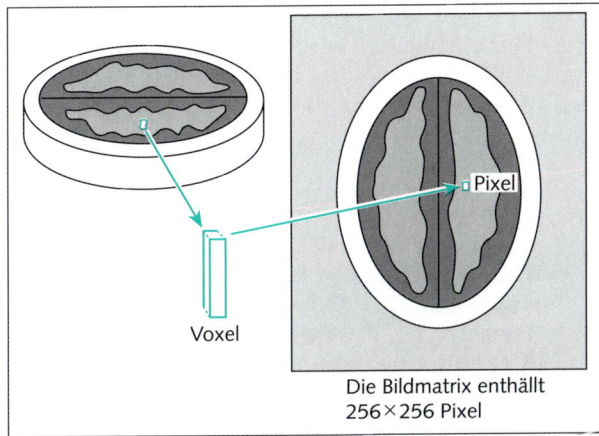

Abb. 5.128 Diese Abbildung zeigt die Beziehung zwischen Voxels und Pixels in der Schnittbilddiagnostik. Die Helligkeit des Pixels auf der rechten Seite entspricht dem Durchschnitt aller Signale, die von den Geweben innerhalb des Voxels links ausgesendet werden. Je höher die Signalintensität, desto heller das Pixel. Je dicker die Schicht, desto weniger homogen ist das Voxel, d.h. desto mehr (verschiedene) Gewebe haben Einfluß auf die endgültige Helligkeit des Pixels.

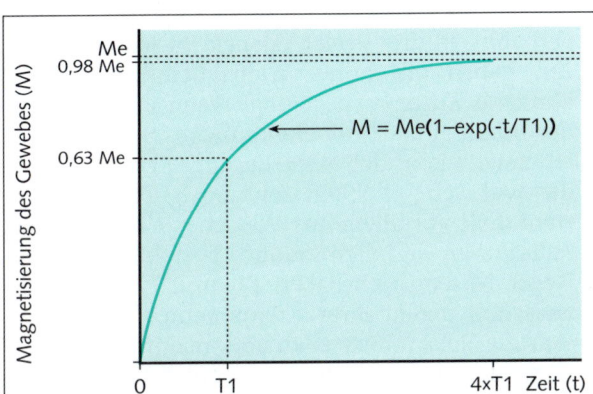

Abb. 5.129 Diese Graphik zeigt die Zunahme der Gewebsmagnetisierung. B_0 steht für das statische Magnetfeld des MRT. Die Demagnetisierung des Gewebes startet vom jeweils erreichten Level der Magnetisierung aus. 0,63 Me bedeutet, daß das Gewebe zu 63% magnetisiert ist.

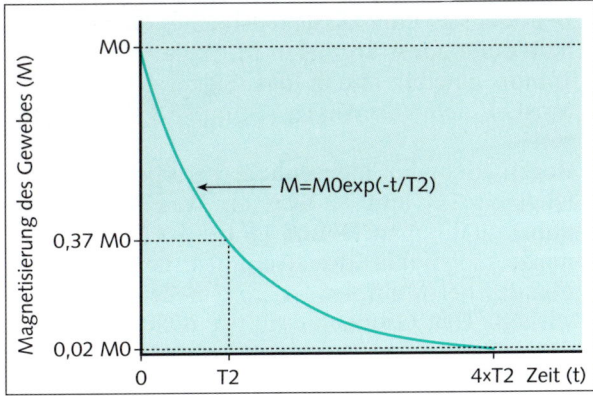

Abb. 5.130 Abnahme der Gewebemagnetisierung. Zum Zeitpunkt T2 sind 63% des Gewebes demagnetisiert.

führung kann dieses umfangreiche Gebiet nicht dargestellt werden. Die nachfolgenden Betrachtungen beziehen sich auf klassische Spinechosequenzen. Neben dem Sequenztyp ist stets das Zusammenspiel von gewählten Parametern (TR, TE, TI, a) und den gewebeabhängigen Werten (T1, T2, r, Suszeptibilität) zu bedenken. Nur die wichtigsten Größen sollen noch einmal im Zusammenhang erläutert werden:

- **TR (Repetitionszeit)** ist die Zeit, die man dem Gewebe zum Relaxieren läßt. Sie entspricht der Zeit zwischen dem Anfang eines Hochfrequenzpulses und dem Beginn des nächsten Pulses. Wählt man TR in der Größenordnung der T1-Zeiten der relevanten Gewebe, wird man einen T1-Kontrast in das Bild einführen. Wählt man TR dagegen sehr lang (mehrere Sekunden), so wird das Bild nur noch wenig durch T1-Kontraste bestimmt werden. Alle Spins, die »schnellen« und die »langsamen«, haben dann Zeit, sich »zu erholen«.

- **TE (Echozeit)** ist die Zeit, die man dem Gewebe zum Dephasieren läßt. Sie entspricht der Zeit zwischen dem Hochfrequenzpuls und dem Ausleseintervall. Je länger TE, um so geringer wird das Gesamtsignal sein, welches man noch registrieren kann. Die Signalintensität ist somit umgekehrt proportional zu TE. Genaugenommen besteht keine Proportionalität, sondern ein exponentieller Zusammenhang.

- **T1** ist die **gewebstypische Zeitkonstante,** die beschreibt, wie schnell ein Gewebe relaxiert. Ist das T1 des Gewebes A zu TR relativ kurz (z.B. Fett bei 1 Tesla und TR von 500 ms in einer Spinechosequenz) und das T1 des Gewebes B zu TR relativ lang (z.B. Wasser unter diesen Bedingungen), so wird A auf dem Bild hell erscheinen und B dunkel. Dies gilt, falls der T1/TR-Effekt nicht durch den T2/TE-Effekt aufgehoben oder umgekehrt wird. In vivo reichen die T1-Werte von ca. 300 msec für Fett bis ca. 3000 msec für Liquor.

- **T2** ist ebenfalls eine **gewebstypische Zeitkonstante.** Sie beschreibt, wie schnell die Spins dephasieren. Die T2-Zeiten vieler Gewebe liegen um den Faktor 10 unter den T1-Zeiten. Der Effekt von T2 (relativ zu TE) auf das Signal ist umgekehrt wie der von T1 (relativ zu TR): Ist das T2 des Gewebes A zu TE relativ kurz und das T2 des Gewebes B lang (z.B. Wasser), so wird A zu B relativ dunkel erscheinen. In vivo reichen T2-Werte von Mikrosekunden bei Kortikalis bis ca. 300 msec bei Liquor.

Darüber hinaus haben noch zwei weitere wichtige Faktoren Einfluß auf die Bildentstehung:

- Die **effektive Protonendichte** ist ein Maß für die maximale Magnetisierung, die ein Gewebe in einem gegebenen statischen Magnetfeld nach einer bestimmten Zeit erreichen kann. Je größer die Dichte ist, desto größer sind auch die Magnetisierung und das Signal.

- Die **Geschwindigkeit:** Bewegungen von Wasserstoffprotonen – seien sie nun makroskopisch (z.B. Blutfluß, Liquorbewegung) oder mikroskopisch (z.B. Diffusion von Gewebsflüssigkeiten) – haben ebenfalls Einfluß auf die Signalintensität. Bei hohen Geschwindigkeiten (z.B. arteriell) ist oft kein Signal ableitbar, und zwar unabhängig von T1, T2 oder effektiver Protonendichte (Abb. 5.131)!

Diese Überlegungen machen deutlich, daß die Signalintensität eine Funktion aller dieser Größen gemeinsam ist. Es gibt deshalb nur Bilder, auf denen die eine oder andere Komponente den überwiegenden Einfluß auf den Bildkontrast hat. Man spricht von T1-, Protonendichte- oder T2-gewichteten Bildern.

Wir können die dargestellten Zusammenhänge leicht auf die Parameterwahl bei einer »klassischen« Spinechosequenz übertragen: Wird das TR kurz, d.h. in der Größenordnung der T1-Zeiten, gewählt und TE ebenfalls kurz, so wird der Einfluß der unterschiedlichen T1 auf den Bildkontrast hoch, der Einfluß des T2 niedrig sein. Es entsteht ein T1-gewichtetes Bild. Wird umgekehrt TR groß (mehrere Sekunden) gewählt und TE in der Größenordnung der T2, ergibt sich ein T2-gewichtetes Bild. Die Wahl eines langen TR und eines kurzen TE

drängt sowohl die Einflüsse von T1 als auch die unterschiedlicher T2 zurück, und es entsteht ein von der Dichte der freien Protonen dominiertes sogenanntes Protonendichte- oder mild T2-gewichtetes Bild.

 Magnetisiertes Gewebe erscheint hell, nicht magnetisiertes Gewebe dunkel.
Wird der Bildkontrast durch T1 bestimmt, spricht man von T1-gewichteten Bildern. Auf ihnen erscheint Gewebe mit kurzem T1 (z.B. Fett) hell: Man spricht von »fettgewichteten« Bildern.
Wird der Bildkontrast durch T2 bestimmt, spricht man von T2-gewichteten Bildern. Auf ihnen erscheint Gewebe mit langem T2 (Wasser, Urin, Liquor etc.) hell: Man spricht von »wassergewichteten« Bildern.

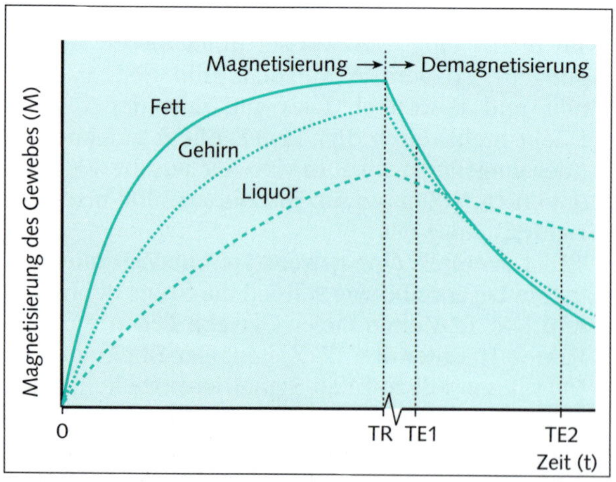

Vor den klinischen Fallbeispielen hier noch ein paar **Faustregeln:**

1. **Regel:** Zwei Gewebe mit sehr ähnlichem Signalverhalten in drei verschiedenen Pulsechosequenzen haben mit hoher Wahrscheinlichkeit eine ähnliche Zusammensetzung. Wenn zum Beispiel der Inhalt einer Zyste ein ähnliches Signalverhalten zeigt wie in der Nähe liegender Liquor, so ist die Wahrscheinlichkeit sehr hoch, daß der Zysteninhalt vor allem aus Wasser mit wenigen Inhaltsstoffen – ähnlich Liquor – besteht.

2. **Regel:** Mischungen haben T1- und T2-Werte, die zwischen denen ihrer Komponenten liegen. Da sich die Relaxationszeiten aber reziprok addieren ($1/t_{mix} = f_a/T_a + f_b/T_b$, wobei t für T1 oder T2 steht und f für die Molfraktion jeder Komponente), beeinflußt die Komponente mit der kürzesten T1- oder T2-Zeit die magnetischen Eigenschaften des Gemisches am meisten, selbst wenn der proportionale Anteil dieser Komponente nur gering ist ($\rightarrow$ Erklärung zum Signalverhalten proteinreicher Flüssigkeiten). Beispiel: Befindet sich eine flüssigkeitsreiches Ödem innerhalb einer sonst normalen Muskulatur, die einen Tumor umgibt, ähnelt das Signalverhalten des Muskels dem von Wasser (T1 und T2 sind verlängert).

3. **Regel:** Nichts im menschlichen Körper hat einen längeren T1- und T2-Wert als Wasser (Urin/Liquor). Wählt man TR und TE bei der Magnetresonanztomographie des Gehirnes lang, können Plaques bei Multipler Sklerose heller als Liquor wirken. Der Grund hierfür ist nicht etwa, daß diese Plaques ein längeres T2 als Liquor haben, sondern daß diese Plaques zwar ein ähnliches T2, aber ein kürzeres T1 haben. Hieraus ergibt sich die 4. Regel.

Abb. 5.131 Diese Graphik zeigt die Interaktion von T1, T2, TR und TE in 3 häufig vorkommenden Geweben. Die Zeitskala hinter dem mit TR bezeichneten Punkt ist zum besseren Verständnis um das 10fache gestreckt!
Diese Graphik erklärt zwei Dinge: den Einfluß von T1 auf T2 und die Tatsache, daß T2 zwar unterschiedlich lang sein kann, aber immer kürzer, als das entsprechende T1 des jeweiligen Gewebes ist. Das Gewebe versucht den geringsten magnetischen Energiezustand zu erreichen.

Tab. 5.11 Übersicht zur Unterstützung bei der Interpretation von MRT-Bildern des Körpers.

T 1 hell	T 2 hell
Fett	Wasser
Melanin	Methamoglobin
Methämoglobin	(Muzin)
Muzin	

4. Regel: T1- und T2-Werte haben ihren Einfluß auf alle Bilder, egal ob diese T1- oder T2-»gewichtet« sind. T1 wird immer auch sichtbare Effekte auf T2-gewichtete Bilder und auf Protonendichtegewichtete Bilder haben.

Die Tabelle 5.11 soll eine kleine Unterstützung bei der Interpretation von MRT-Bildern des Körpers und die Tabelle 5.12 des Zerebrums sein. Im **ZNS** ist ein T1-gewichtetes Bild charakterisiert durch eine schlechte Unterscheidung zwischen grauer und weißer Substanz, aber ausgezeichnetem Kontrast zwischen Liquor (im T1-Bild dunkel) und Hirnsubstanz. Nur wenige Substanzen haben im T1-gewichteten Bild eine hohe Signalintensität: Fett, Flüssigkeiten mit einem sehr hohen Proteingehalt und Substanzen mit paramagnetischen Effekten (ein paramagnetischer Effekt führt zu einer extremen Verkürzung von T1). Beispiele für paramagnetische Substanzen sind: subakute Blutungen, intravenös verabreichtes Gadolinium und größere Mengen von Melanin.

Im Gegensatz dazu erlaubt ein T2-gewichtetes Bild eine ausgezeichnete Unterscheidung zwischen weißer und grauer Substanz bei hoher Signalintensität des Liquors. Gewebe mit hohem Wassergehalt zeigen eine hohe Signalintensität auf dem T2-Bild. So erscheinen entzündliche Veränderungen (Ödeme, Demyelinisierungen, Infektionen), Tumoren und Flüssigkeitsansammlungen auf dem T2-gewichteten Bild hell.

Einige Substanzen erscheinen sowohl auf dem T1- als auch auf dem T2-Bild dunkel: Luft, schnell fließendes Blut, dichte Verkalkungen, fibröses Gewebe. Luft zeigt wegen des Fehlens von Protonen, die Radiowellen absorbieren und emittieren können, eine geringe Signalintensität. Schnell fließendes Blut zeigt eine geringe Signalintensität, weil es sich in der Zeit von der Absorption der Energie durch vorhandene Protonen bis zum erneuten Aussenden schon wieder aus dem Bild hinausbewegt hat. Fibröses Gewebe und Verkalkungen haben ein extrem kurzes T2, so daß bereits eine Demagnetisierung vorliegt, bevor mit der Registrierung begonnen wird.

Das Aussehen von **Blut** im ZNS hängt vom Alter der Blutung ab. Innerhalb der **ersten 24 Stunden** hat Blut normalerweise auf T1- und T2-gewichteten Bildern die gleiche Signalintensität wie Gehirn. Aus diesem Grund sollten Patienten mit Verdacht auf eine akute Blutung im CT und nicht im MRT untersucht werden – **die Computertomographie weist akute intrakranielle Blutungen sensitiver nach**.

Akut (1–5 Tage): Akute Blutungen erscheinen auf T2-gewichteten Bildern im Vergleich zur normalen Hirnsubstanz hypodens, unter anderem als Folge einer Verkürzung der T2-Zeit des enthaltenen Wassers durch Entwicklung von paramagnetischem Deoxy- und Methämoglobin in noch intakten Erythrozyten. Fibrinablagerungen spielen durch weitere Konzentration der vorhandenen paramagnetischen Substanzen ebenfalls eine Rolle bei der T2-Verkürzung. Das dunkle Signal erscheint meist zuerst im Zentrum der Hämatome.

Subakut (> 5 Tage): Zu diesem Zeitpunkt erscheint Blut wegen deutlicher Verkürzung von T1 durch Methämoglobin bei geringem Effekt auf das lange T2 von freiem Wasser in allen Sequenzen hell. Das helle Signal tritt zunächst am Rand von Hämatomen auf und breitet sich nach zentral aus.

Folgende MRT-Befunde gelten für den gesamten Körper:

- **Fett** (Fettgewebe und nichtblutbildendes Knochenmark): Mit dem kürzesten T1 aller normalen Gewebe erscheint Fett typischerweise heller als andere Gewebe. In vielen Gradientenechosequenzen und bei langem TE dagegen erscheint Fett dunkler als viele Gewebe, da es ein relativ kurzes T2 hat.
- **Quergestreifte Muskulatur:** Mäßig langes T1 und mäßig kurzes T2 führen zu einer relativ dunklen (aber nicht schwarzen) Darstellung von Skelett- und Herzmuskulatur. Im Gegensatz dazu erscheint Muskel in Gradientenechosequenzen oft hell.

Tab. 5.12 Unterstützung bei der Interpretation von MRT-Bildern des Zerebrums.

	»Kurzes« T 2[1] (dunkel)	»Langes« T 2[1] (hell)
»Kurzes« T 1[2] (hell)	Fett einige akute Hämatome, einige Melanome	hämorrhagische Veränderungen
»Langes« T 1[2] (dunkel)	Muskel Luft, dichte Verkalkungen, fibröse Gewebe, bewegte Flüssigkeiten	Läsionen Neoplasmen Ödeme Ischämien Demyelinisierung Infektion

[1] Signal relativ zur grauen Substanz des Gehirns auf »T 2-gewichteten« Bildern (z. B. 80/2000)
[2] Signal relativ zur grauen Substanz des Gehirns auf »T 1-gewichteten« Bildern (z. B. 25/400)

- **Wasser (Liquor, Urin):** mit dem längsten T1 und T2 aller im menschlichen Körper vorkommenden Substanzen (ob normal oder pathologisch) erscheint Wasser bei kurzem TR dunkel und bei langem TR in vielen Gradientenechosequenzen und bei langem TE hell, im Vergleich zu den meisten soliden Geweben.
- **Kortikalis, Bänder, Sehnen, Knorpel:** Extrem kurzes T2 (das kürzeste T2 aller Gewebe) und eine relativ geringe Protonendichte lassen diese Gewebe dunkel erscheinen.

Auf den meisten Spin-Echo-Sequenzen erscheinen dunkel:

1. Luft

Mechanismus: sehr geringe Protonendichte

2. Quergestreifte Muskulatur

Mechanismus: mäßig langes T1 und mäßig kurzes T2

3. Kortikalis, Bänder, Sehnen, Knorpel, Dura

Mechanismus: sehr kurzes T2, niedrige Protonendichte

4. ältere Vernarbungen, Fibrose

Mechanismus: sehr kurzes T2!

Dies gilt nur für ältere Vernarbungen mit dichten Kollagenfasern. Im Gegensatz dazu können frisches Granulationsgewebe und ein Ödem, welches oft in frühen Stadien von Vernarbungen und Fibrose vorliegt, in T2-gewichteten Bildern hell erscheinen. Je dichter die fibröse Komponente, desto dunkler das Signal besonders auf T2-gewichteten Bildern.

5. Verkalkungen

Mechanismus: sehr kurzes T2

6. Arterien (schneller Fluß)

Mechanismus: Innerhalb einer Schicht nicht genügend Zeit, alle ausgesandten Radiowellen zu empfangen, die notwendig sind, um ein Signal bestimmter Helligkeit zu erstellen.

7. Paramagnetische Substanzen (Deoxyhämoglobin und Hämosiderin)

Mechanismus: deutliche Verkürzung von T2 und geringe Verkürzung von T1 im umgebenden Gewebe.

8. Metall

Mechanismus: Signalverschiebung durch lokale Feldverzerrungen.

In der Magnetresonanztomographie wird ein starkes Magnetfeld um alle guten elektrischen Leiter und somit fast alle Metalle erzeugt. Ferromagnetische Substanzen wie Eisen verstärken die induzierten Magnetfelder. Es entstehen starke Artefakte, die typischerweise wie ein »schwarzes Loch« aussehen und von hellen halbmondförmigen Artefakten umgeben sind. Nichtferromagnetische Metalle wie Blei, Silber oder Gold führen selten zu Artefakten, die über ihre eigentlichen Begrenzungen hinausgehen. Im Gegensatz dazu kann ein kleines Eisenstück (Granatsplitterverletzung!) die Bildgebung völlig zerstören.

> ⚠ **Auf den meisten Spin-Echo-Sequenzen erscheinen dunkel:**
>
> 1. Luft
> 2. quergestreifte Muskulatur
> 3. Kortikalis, Bänder, Sehnen, Knorpel, Dura
> 4. ältere Vernarbungen, Fibrose
> 5. Verkalkungen
> 6. schneller Fluß (Arterien)
> 7. paramagnetische Substanzen (Deoxyhämoglobin und Hämosiderin)
> 8. Metall
>
> **Auf den meisten Spin-Echo-Sequenzen erscheinen hell:**
>
> 1. Fett
>   (Mechanismus: kurzes T1, mittleres T2)
> 2. proteinreiche Flüssigkeiten (z.B. muköse Flüssigkeiten, viele Zystenflüssigkeiten, Mechanismus: variable Verkürzung von T1 bei langem T2)
> 3. paramagnetische Substanzen (Gadolinium-DTPA, Methämoglobin, Maskara)
>   Mechanismus: Verkürzung von T1 in umliegenden Gewebe (Abb. 5.132, 5.133, 5.134)

Die Wasserstoffprotonen von Wassermolekülen, die an der Oberfläche großer Makromoleküle sitzen, haben im Vergleich zu Wasserstoffprotonen auf freien Wassermolekülen ein kurzes T1. Proteinreiche Flüssigkeiten enthalten daher mindestens zwei Substanzen mit unterschiedlichen magnetischen Eigenschaften: zum einen gebundene Wassermoleküle, zum anderen »freie« Wassermoleküle, d.h. Wasser-

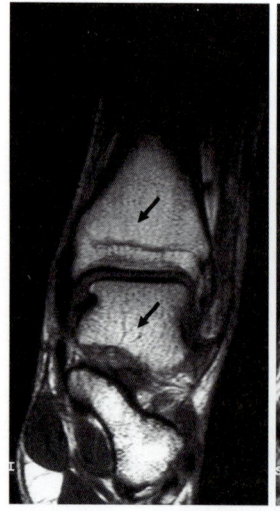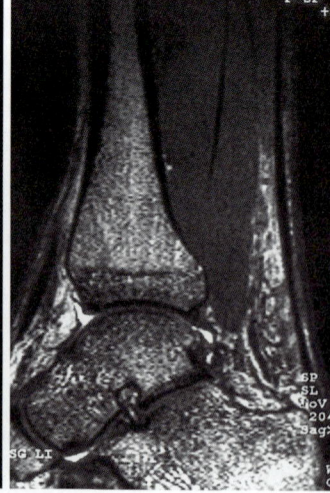

a   b

Abb. 5.132 Normalbefund des linken oberen Sprunggelenkes.
a) Koronar T1-gewichtete Spinechosequenz (Fettsignal von Knochenmark →).
b) Seitliche Einstellung: Doppel-Echo-Sequenz.

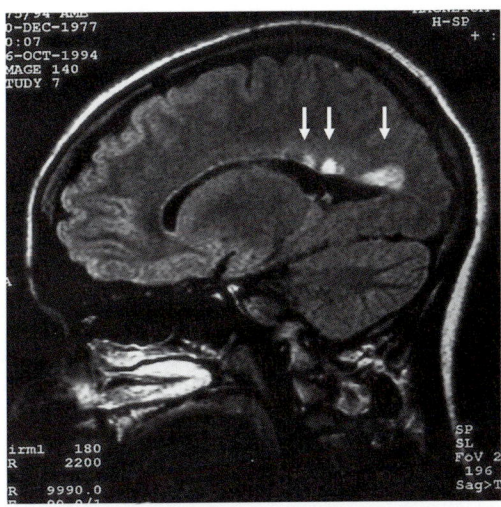

Abb. 5.133 Entmarkungsherde (→) wie bei multipler Sklerose am rechten Seitenventrikel (sagittal, weiße Areale).

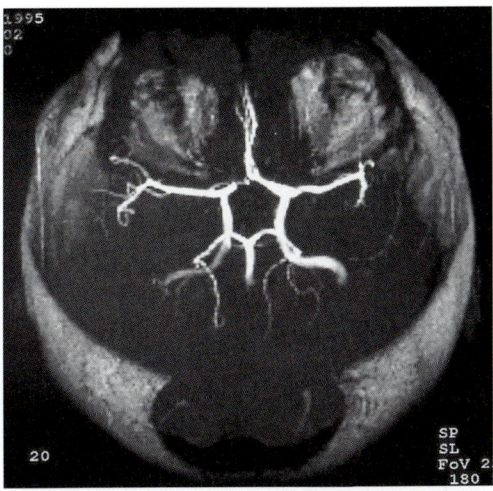

Abb. 5.134 MR-Angiographie. Unauffälliger Befund am Arcus Willisi. Recessus communicans anterior, technisch bedingt nicht dargestellt.

moleküle, die nur von anderen Wassermolekülen umgeben sind.

Ein Beispiel: T1f soll für das T1 freier Wassermoleküle stehen, T1b für das T1 von Wassermolekülen, die an große (Protein-)Moleküle gebunden sind. Es kommt nun eine geringe Menge Protein dazu, z.B. Liquor, und zwar in einer Menge, die 1% der Wasserfraktion bindet. Da T1f ungefähr 1000mal länger als T1b ist, gilt: 1/T1mix = 0,01/T1b + 0,99/T1f = (0,01).(1000)/T1f + 0,99/T1f =10,99/T1f.

Daher gilt: T1mix = T1f/10,99 = 2700 msec/11 = 245 msec, was dem T1 von Fett entspricht! Das bedeutet, eine Proteinbeigabe von nur 1% reicht, um zu einer so ausgeprägten T1-Verkürzung zu führen. Da beide Wasserfraktionen ihr langes T2 behalten, erscheinen proteinreiche Flüssigkeiten in praktisch allen Sequenzen hell. Die Proteinmoleküle selbst tragen wenig zu diesem Phänomen bei.

Stellenwert gegenüber konkurrierenden Verfahren

In der Neuroradiologie hat die Magnetresonanztomographie als integraler Bestandteil der Diagnostik unzweifelhaft eine entscheidende Stellung erhalten. Ähnliches gilt für das Tumorstaging im Becken und bei Tumoren der Weichteile. Ein endgültiges Urteil über ihren gesamten Stellenwert ist schwer zu fällen, so daß hier Vor- und Nachteile lediglich gegenübergestellt sind. Es gilt jedoch, die hohen Anschaffungs- und Unterhaltungskosten (höher als bei CT) bei der Wertigkeit immer dann in Rechnung zu stellen, wenn gleiche Bildinformationen mit der Computertomographie erhalten werden.

1. MRT stellt Gewebe anhand biochemischer und physikalischer Eigenschaften dar, die von denen anderer Schnittbildverfahren (Computertomo-

graphie → Röntgenabsorptionsdichte, Phänomen der Elektronenhülle, Ultraschall → Schalleitungseigenschaften von Geweben) grundsätzlich verschieden sind. Sie erreicht in der Regel gegenüber diesen Verfahren einen wesentlich höheren **Weichteilkontrast.**

2. Mit Hilfe der MRT können einige normale und pathologische **Körperfunktionen** dargestellt werden: z.B. Blutfluß, Fluß des Liquors, Kontraktionen und Relaxationen von Organen.

3. Darstellung von Strukturen, die von Knochen umgeben sind (im Gegensatz zum konventionellen Röntgen und zum Ultraschall), z.B. Gehirn, Rückenmark. Im Unterschied zur Computertomographie spielen durch Knochen bedingte Artefakte keine Rolle.

4. MRT erlaubt eine frei wählbare **multiplanare Schnittführung** (transversal, koronar, sagittal und beliebige schräge Achsen).

5. Die MRT arbeitet **ohne ionisierende** Strahlung.

6. In vielen Fällen ist **keine Kontrastmittelinjektion** notwendig. Das eventuell zu verwendende Kontrastmittel ist in seiner Verträglichkeit mit den in der konventionellen und computertomographischen Diagnostik üblichen Kontrastmitteln nicht vergleichbar: Unverträglichkeiten wie Anaphylaxie sind wesentlich seltener aber nicht ausgeschlossen, die Nierenfunktion wird nicht in vergleichbarer Weise gefährdet.

Nachteilig wirkt sich dagegen folgendes aus:

• Einige Patienten können aus folgenden Gründen nicht mit der MRT untersucht werden:
 – Patienten mit Herzschrittmachern
 – Patienten mit inkorporierten eisenhaltigen Fremdkörpern (z.B. nach Granatsplitterverletzung, Metallsplitter im Auge)

– Patienten mit intrakraniellen OP-Clips (im Gegensatz zu OP-Clips anderer Lokalisation, z.B. am Darm)

– Patienten mit Klaustrophobie, extrem fettleibige Patienten

• Pathologische Verkalkungen werden nur als Signalausfall sichtbar und sind insgesamt mit sehr viel geringerer Sensitivität als z.B. mit der Computertomographie darzustellen. Dies ist von Bedeutung, wenn Verkalkungsmuster artdiagnosti-

sche Hinweise geben können, z.B. pathologische Verkalkungen in Tumoren oder wenn die befallenen Strukturen überwiegend aus verkalktem Gewebe bestehen, z.B. pathologische Veränderungen in der Kortikalis von Knochen.

• Die Bewegungsartefaktanfälligkeit ist sehr viel höher als z.B. bei der Computertomographie.

• Der Kosten- und Zeitaufwand einer MRT-Untersuchung ist höher als der anderer vergleichbarer Schnittbildverfahren.

Fragen zu Kapitel 5.2 Röntgendiagnostik – Methodik

Nativdiagnostik – Skelett

5.57 Warum fehlt beim malignen Tumor in der Regel ein Sklerosesaum?

5.58 Bei welchen pathologischen Prozessen tritt eine vermehrte Sklerose auf?

5.59 Definieren Sie den Begriff der Usur:
a) pathologisch-anatomisch
b) morphologisch
c) Vorkommen (mindestens 2 große Gruppen)

5.60 Wo kommen überall typischerweise Impressionsfrakturen vor?

5.61 Was ist eine Drucksella?

5.62 Wann ist eine Wirbelsäulenfraktur stabil?

5.63 Was versteht man unter »buntem Bild« (in bezug auf das Becken) im Zusammenhang mit dem Morbus Bechterew, und welches Synonym verwendet man?

5.64 Abbildung: Ein $2^{1}/_{2}$jähriges Mädchen kommt nach Sturz auf den rechten Unterarm mit Schmerzen und Schwellung in die Notaufnahme. Was sehen Sie auf der Röntgenaufnahme (keinen pathologischen Befund oder eine Osteolyse, oder entspricht die Aufhellungslinie der Wachstumsfuge)?

5.65 Was ist eine pathologische Fraktur, und wo kommt diese vor?

5.66 Sie entdecken bei einem Patienten, der einen Verkehrsunfall hatte, am rechten vorderen Schambeinast eine Fraktur. An was müssen sie denken?

5.67 Erklären Sie das Bild einer sekundären Arthrose.

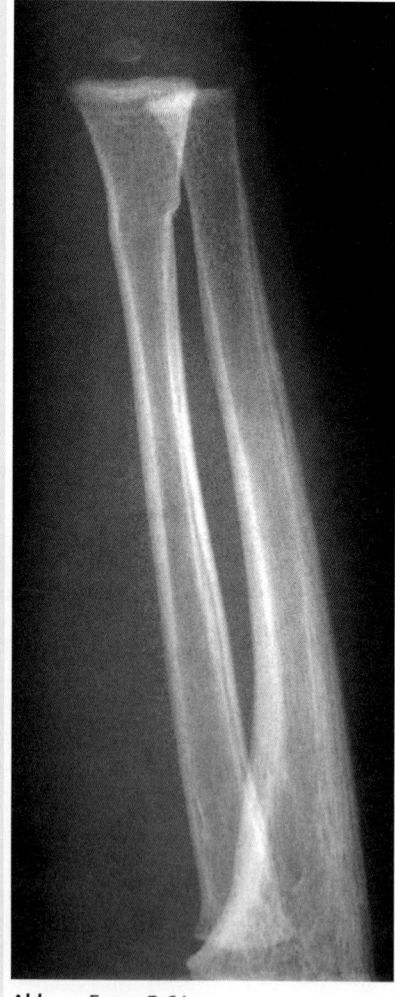

Abb. zu Frage 5.64

5.68 Erklären Sie die Pathomorphologie, die Röntgenmorphologie und die praktischen Konsequenzen für die Therapieplanung eines Sequesters!

5.69 Erklären Sie den Unterschied zwischen Osteoporose und Osteomalazie im Röntgenbild.

5.70 Welche »Arten« von Morbus Paget werden unterschieden?

5.71 Erklären Sie den Morbus Paget des Skeletts anhand eines Synonyms.

5.72 Ein junger Mann (17 Jahre) kommt mit Schmerzen im rechten Schienbein in die Sprechstunde. Auf näheres Befragen bestehen die Schmerzen schon seit einem Vierteljahr. Der Hausarzt habe Wachstumsveränderungen diagnostiziert. Sie wollen welche Untersuchung veranlassen? Die Mutter ist sehr besorgt wegen der Strahlen und besteht auf Ultraschall. Dank ihrer Überredungskunst gelingt schließlich ein Bild in einer Ebene mit folgendem Befund: scharf abgesetzte Osteolyse am Übergang Diaphyse/Metaphyse, ein wenig Knochenstruktur ist gerade noch erkennbar und eine leichte Abhebung der Kortikalis. Sie verschreiben Antibiotika und wollen den Befund in einem Monat nochmals kontrollieren. Ist das Vorgehen korrekt, und welche Diagnose ist zu stellen?

5.73 Bei welchen Grunderkrankungen gibt es osteolytische bzw. osteoblastische (oder gemischte) Metastasen im Knochen?

5.74 Eine 22jährige Frau stürzt vom scheuenden Pferd, das auf sie fällt. Bei der Erstuntersuchung besteht der Verdacht auf innere Blutungen, es bestehen Stauchungsschmerzen im Beckenbereich, Klopfschmerzen an BWS und LWS, Druckschmerz und starke Schwellung des rechten Oberschenkels sowie Hämaturie. Sie ordnen zum Frakturausschluß Röntgenuntersuchungen der BWS, LWS, des Becken und des rechten Oberschenkels in 2 Ebenen an. Weiterhin zum Nachweis freier Flüssigkeit im Abdomen und einer Nierenruptur führen Sie eine Sonographie durch. Alle Befunde sind negativ.
Einen Monat später bekommen Sie die Aufforderung, vor Gericht zu erscheinen mit folgender Begründung: Die Patientin war zum Unfallzeitpunkt im 2. Monat schwanger. Die damaligen Unterlagen zeigen keinerlei diesbezüglichen Vermerk. Die Patientin hat eine Interruptio mit schweren Komplikationen hinter sich, für die Sie verantwortlich gemacht werden.

Haben Sie korrekt gehandelt, und war die Abtreibung indiziert? Nennen Sie einen Dosisschwellenwert.

5.75 In Ihrem ersten Sonntagsnachtdienst kommt ein Herr Frabatière aus Frankreich in die allgemeine Ambulanz. Die Verständigung ist aufgrund reichlichen Weingenusses des Patienten mäßig. Er berichtet, auf die rechte Hand gestürzt zu sein. Eine Handgelenkaufnahme in 2 Ebenen ergibt keinen pathologischen Befund. Nach 3 Tagen kommt der Patient wieder, da die Schmerzen unverändert sind. Was ist zu tun? Ist eine erneute Aufnahme aussichtsreich, oder ist eine andere Aufnahme anzuordnen, und wenn ja, welche?

5.76 Warum ist die Osteitis nach Schuß- oder offenen Bruchverletzungen so kritisch?

5.77 Eine 70jährige Patientin hat ein bioptisch gesichertes Mammakarzinom. Welcher Maßnahmenkatalog gehört zum Tumorstaging, wie gehen Sie bei Verdacht auf Skelettmetastasen vor? Begründung der Reihenfolge der Diagnostik!

Nativdiagnostik – Thorax

5.78 Bei einem Patienten (starker Raucher) wird vor einer aufwendigen Rekonstruktion der Beckengefäße mit operativer Versorgung eines distalen Bauchaortenaneurysmas eine präoperative Röntgenaufnahme des Thorax gemacht. Auf der Aufnahme sind Schatten im rechten Oberfeld der Lunge zu erkennen, die unscharf begrenzt sind, und kleinere Verdichtungen im Umkreis. Ein Bronchialkarzinom würde beim asymptomatischen Aneurysma die OP-Indikation unter Umständen in Frage stellen. Wie gehen Sie weiter vor?

5.79 Warum erscheint bei Bettaufnahmen der Herz-/Mediastinalschatten verbreitert?

5.80 Wann ist eine Aufnahme des Thorax ausnahmsweise in Exspiration indiziert?

5.81 Mit welcher Technik wird ein Pleuraerguß diagnostiziert?

5.82 Erklären Sie den Unterschied zwischen alveolärer und interstitieller Verschattung, und nennen Sie mindestens je 2 klinische Beispiele.

5.83 Nennen Sie drei Erkrankungen, bei denen der Euler-Liljestrand-Reflex eine entscheidende Rolle für die Röntgenmorphologie spielt.

5.84 Nennen Sie die Kriterien für den Spannungspneumothorax.

5.85 Nennen Sie drei Erkrankungen, die mit dem Phänomen der Kaverne verknüpft sind.

5.86 Ein 44jähriger Gastarbeiter namens Ateleikon hat seit drei Wochen vermehrt Husten, seit einigen Tagen eitriges Sputum und seit 2 Tagen auch Fieber. Das Rauchen habe er kürzlich aufgegeben. Da der Verdacht einer Pneumonie besteht, wird eine Thoraxaufnahme gemacht. Die Aufnahme zeigt, daß die Zwerchfellhöhe seitengleich ist und eine Verschattung des linken Oberfeldes zu sehen ist, konkavbogig begrenzt. Ein Aerobronchogramm ist nicht eindeutig zu erkennen, aber fragliche Aufhellungen, die Sie als Einschmelzung interpretieren. Geben Sie Antibiotika oder Tuberkulostatika, oder leiten Sie eine andere Maßnahme ein?

5.87 In welchem Lungenabschnitt liegt eine parakardiale Verschattung (links unten), die sich nicht von der Herzkontur abgrenzen läßt. Eine zweite (seitliche) Aufnahme existiert nicht. Begründen Sie Ihre Entscheidung mit einem einschlägigen Phänomen.

5.88 Nennen Sie (mindestens 3 bis 7) Kriterien der Atelektase.

5.89 Was ist der Unterschied zwischen Dystelektase und Atelektase?

5.90 Eine Mutter bringt ihre 5jährige Tochter am 8. Dezember in die Ambulanz, da das Mädchen seit 2 Tagen unter hartnäckigem Husten leidet. Der Auskultationsbefund ist verwirrend: verschärftes Atemgeräusch links basal, stark abgeschwächtes Atemgeräusch auf der Gegenseite. Die Thoraxaufnahme, die Sie veranlassen, zeigt eine diskrete Verdichtung links basal, kein Aerobronchogramm.

a) Wonach suchen Sie auf der Thoraxaufnahme noch?

b) Wie heißt das einschlägige morphologische Kriterium?

c) Wie lautet Ihre Diagnose?

5.91 Ein 27jähriger Patient hat nach einem Skiunfall eine ausgedehnte Kniegelenksverletzung. Es wird eine Kreuzbandplastik notwendig. Am 7. Tag nach der Operation klagt der Patient über plötzliche, leichte Atemnot. Die Lungenaufnahme, die Sie anordnen, ist weitgehend unauffällig. Der Auskultationsbefund erscheint Ihnen negativ, jedoch eine Tachykardie ist nachweisbar.

a) Woran denken Sie in Verbindung mit der Vorgeschichte, und wie können Sie Ihre Vermutungsdiagnose (nichtinvasiv, denn dem Patienten geht es eigentlich ganz gut) bestätigen?

b) Da sich der Zustand des Patienten plötzlich kardiopulmonal sehr verschlechtert und er Sauerstoff benötigt, müssen Sie invasive diagnostische Maßnahmen ergreifen. Welche Methode setzen Sie ein?

5.92 Abbildung: 54jährige Patientin mit Alkoholanamnese und chronisch obstruktiver Bronchitis bei Nikotinabusus. Diagnose: Atypisch verlaufende Pneumonien bis hin zu Lungenabszessen, typisch für Alkoholiker, oder: Die Verschattung in Projektion auf den linken oberen Hilus ist ein uraltes (und damit abgeheiltes) tuberkulöses Infiltrat? Oder wie?

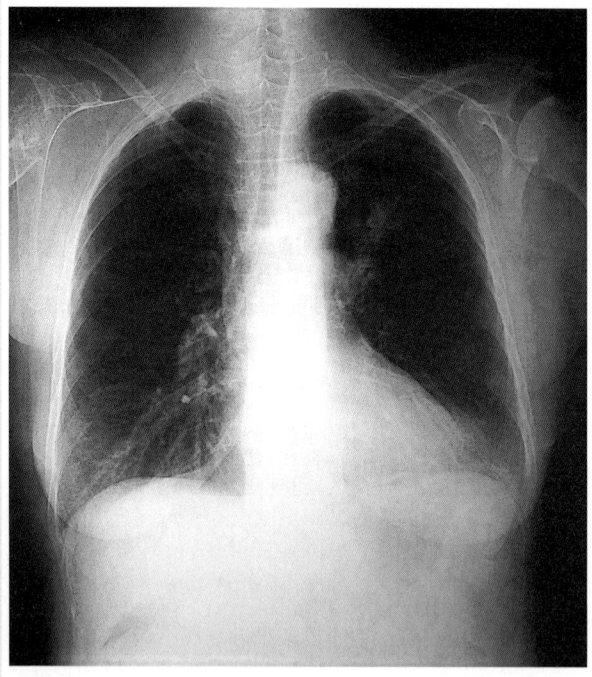

Abb. zu Frage 5.92

5.93 Abbildung: Warum hat der 17jährige Patient Atemnot? Wozu die Eile mit der Bülau-Drainage?

5.94 Abbildung: Patient nach Messerstecherei. Was sehen Sie?

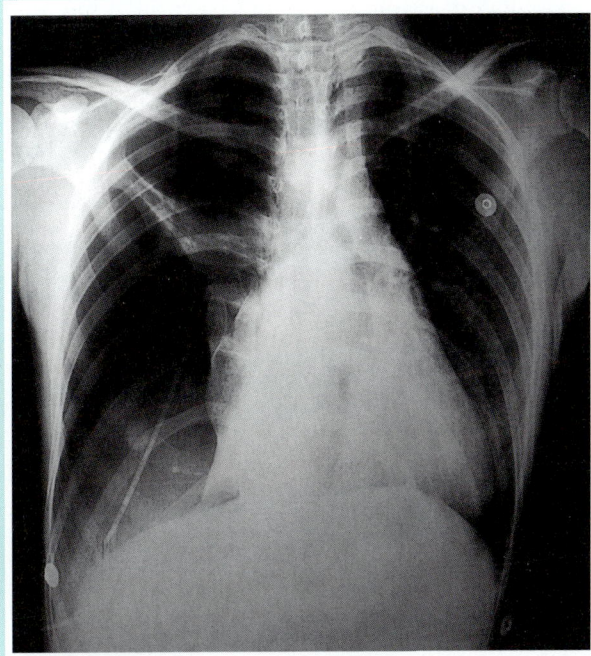

Abb. zu Frage 5.93

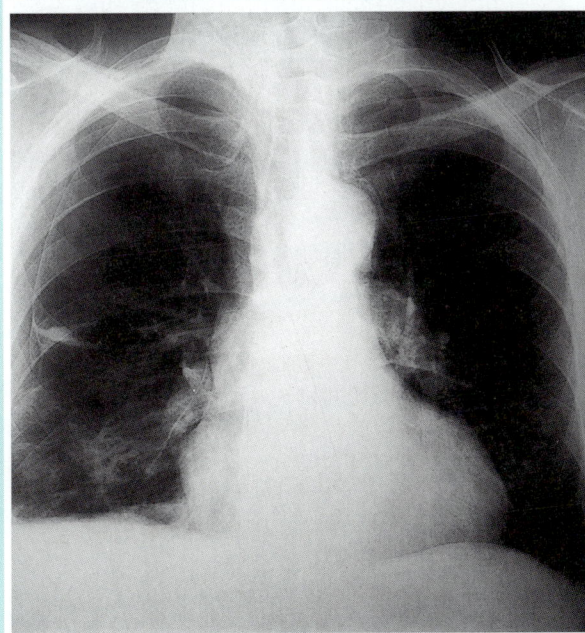

Abb. zu Frage 5.94

Nativdiagnostik – Abdomen

5.95 Was ist ein »Spiegel«, und bei welcher Aufnahmetechnik wird ein »Spiegel« sichtbar?

5.96 Ein Patient schildert Ihnen schlagartig einsetzende Oberbauchschmerzen, Sie finden Abwehrspannung und ein hartes Abdomen. Bei der Aufnahme des Abdomens im Stehen sind die Zwerchfelle abgeschnitten, aber es wurde auch eine Thoraxaufnahme angefertigt. Sie können auf der Aufnahme eine rechtsseitige subphrenische Luftsichel erkennen. Was bedeutet das?

5.97 Abbildung: Auf den Thoraxaufnahmen sehen Sie freie Luftsicheln. Worauf würde ein »Spiegel« an gleicher Stelle hindeuten?

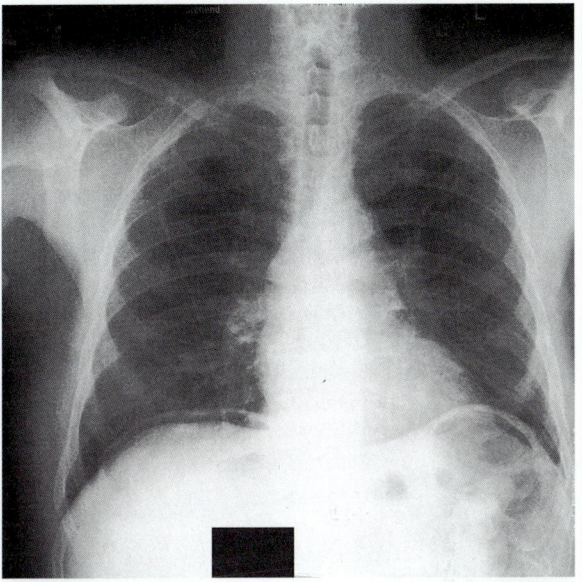

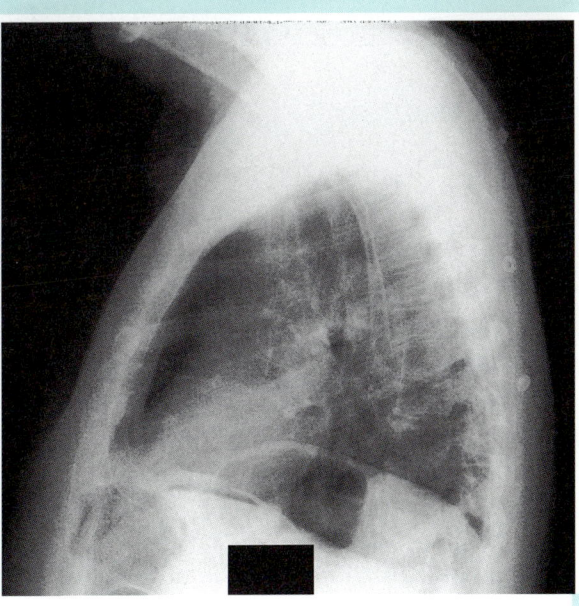

Abb. zu Frage 5.97

5.98 Nennen Sie mehrere (mindestens 4) Erkrankungen, die Sie mit dem Begriff der Aerobilie verknüpfen.

5.99 Luft im Dünndarm beim Jugendlichen oder Erwachsenen ist pathologisch, warum nicht bei Kleinkindern, und bei welchen Erkrankungen tritt dieses Symptom auf?

5.100 In welchem Zusammenhang spricht man von »Kolonrahmen«, und bei welcher Erkrankung ist der Kolonrahmen mit Luft besetzt, während das »Zentrum« frei (luftleer) bleibt?

5.101 Ein 20jähriger Student kommt mit kolikartigen Schmerzen in der rechten Flanke, in ipsilaterale Leiste ausstrahlend, in die Sprechstunde. Welche diagnostischen Maßnahmen ergreifen Sie?

5.102 Wie heißt die luftgefüllte Darmschlinge, die sich häufig über entzündliche Prozesse des Abdomens legt? Nennen Sie Beispiele. Welche praktische Bedeutung hat diese Darmschlinge für die Diagnostik?

5.103 Zählen Sie einige der häufigsten und wichtigsten Verkalkungen der Abdomennativaufnahme auf. Beginnen Sie z.B im Oberbauch, von rechts nach links.

5.104 Abbildung: 60jährige Patientin mit Schmerzen im linken Unterbauch. Der sonographische Befund ergibt den Verdacht auf einen raumfordernden Prozeß in der Beckeneingangsebene. Die Abdomenübersichtsaufnahme wird vor der Ausscheidungsurographie bei Verdacht auf Hydronephrose links angefertigt. Beschreiben Sie! Diagnose?

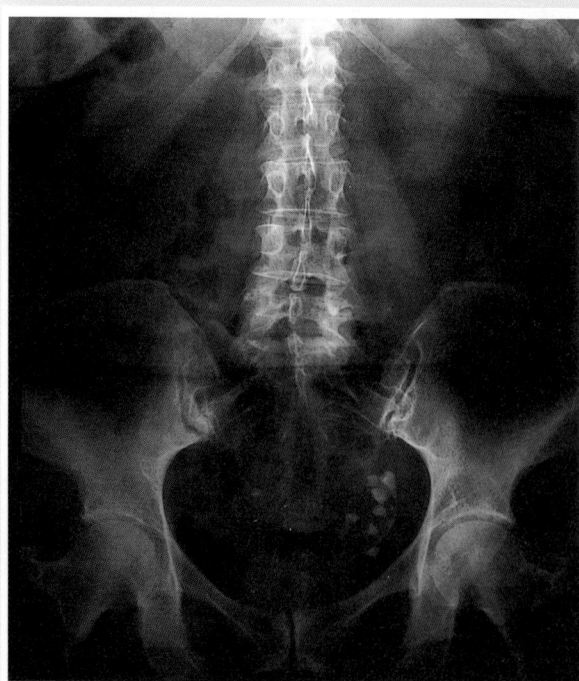

Abb. zu Frage 5.104

Kontrastmittel

5.105 Welche Vorteile bieten nicht-(an-)ionische Kontrastmittel gegenüber ionischen?

5.106 Welchen Bereich der Osmolarität haben ionische und nichtionische Kontrastmittel?

5.107 Was ist der allgemeine Einsatzbereich für nichtionische Kontrastmittel, und nennen Sie Untersuchungsbeispiele.

5.108 Welche Osmolarität hat das Kontrastmittel Isovist® und wie wird es verwendet?

5.109 Wie heißt das gebräuchlichste MRT-Kontrastmittel, und was ist der Effekt auf die T1-Zeit?

5.110 Ein Patient muß in drei Tagen eine lebensnotwendige Kontrastmitteluntersuchung erhalten, bei ihm ist allerdings eine Unverträglichkeit auf Kontrastmittel bekannt (Grad III). Wie sind die Schweregrade der Kontrastmittelunverträglichkeit definiert, und würden Sie bei diesem Patienten die Untersuchung absagen, oder kennen Sie eine Alternative?

5.111 Welches Medikament (1!) ist bei einer manifesten Kontrastmittelunverträglichkeitsreaktion (Schweregrad Stadium III/IV) primär indiziert?

5.112 Ab welcher Kreatininkonzentration im Serum darf keine Kontrastmittelinjektion mehr erfolgen?

5.113 Welche Alternativen gibt es für die Gefäßdarstellung bzw. das IUG?

5.114 Über welche Punkte ist der Patient vor einer Kontrastmitteluntersuchung aufzuklären?

5.115 Welche zwei potentiellen Gefahren gehen vom freien Jodid aus, und welche Prophylaxe gibt es für eines der beiden Probleme?

Kontrastmitteluntersuchungen

5.116 Nennen Sie die Indikationen zur Sellink-Dünndarmdarstellung (mindestens 4).

5.117 Wie wird der Doppelkontrast erzeugt?
a) im Magen und Kolon
b) im Dünndarm

5.118 Was ist bei der Doppelkontrastmethode (vor allem am Magen und Kolon) wichtig, um kleine Tumoren von normalen Phänomenen wie Peristaltik oder Schleimhautfalten etc. zu differenzieren?

5.119 Was ist im Sinne von Diagnostik und Strahlenschutz vor einem Kolonkontrasteinlauf unerläßlich?

5.120 Wie unterscheidet sich ein Divertikel von einem Ulkus?

5.121 Der morphologische Begriff der Rotweinglasform am Ösophagus ist für welche Erkrankung typisch?

5.122 Sie erkennen bei einer Dünndarmpassage nach Sellink eine Fistel vom terminalen Ileum zum Recto-Sigma-Übergang. Für welche Erkrankung ist dieses Phänomen besonders typisch?

5.123 Der morphologische Begriff der Kragenknopfulzera ist für welche Erkrankung typisch?

5.124 Erklären Sie den Begriff der Gleithernie.

5.125 Abbildung: Kolonkontrasteinlauf bei einem 70jährigen Patienten mit Änderung der Stuhlgewohnheiten (Wechsel von Obstipation und Diarrhö). Diagnose?

5.126 Abbildung: Ösophagusbreischluck. Ihre Diagnose?

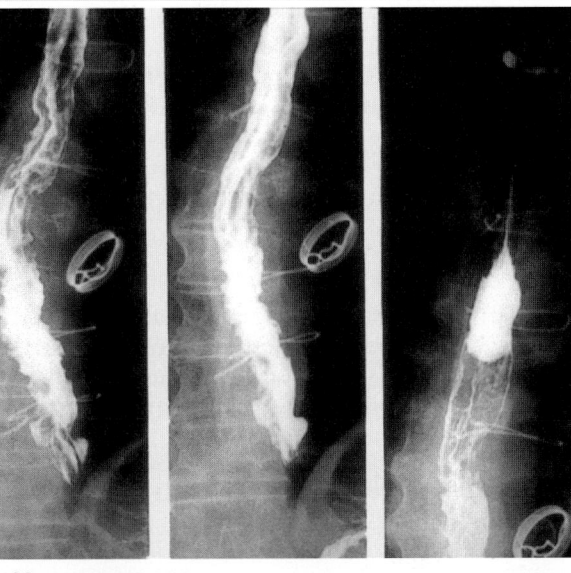

Abb. zu Frage 5.126

5.127 Nennen Sie alle Verfahren der Cholegraphie (Gallendarstellung mit jodhaltigem Kontrastmittel).

5.128 Bei einem Patienten mit sichtbarem Ikterus soll die Ursache abgeklärt werden. Wie ist die Reihenfolge der Diagnostik?

5.129 Welcher Wert ist die Obergrenze für die intravenöse Gallengangsdarstellung?

5.130 Nach welchen operativen Verfahren läßt sich keine ERCP durchführen?

5.131 Nennen Sie die Indikationen zur Bronchographie.

5.132 Welche Alternativverfahren zur Bronchographie kennen Sie?
a) invasiv
b) nicht invasiv

5.133 Durch welches Verfahren ist die Indikation zur Bronchographie stark eingeschränkt worden?

5.134 Welche Komplikationen können bei der Myelographie auftreten?

5.135 Was versteht man unter einem Myelo-CT?

5.136 Welches Verfahren hat die Myelographie weitgehend abgelöst?

5.137 Schwester Klaudikatia (58 J.) hat in ihrem früheren Leben »28 packyears«[1] geraucht, jetzt hat sie eine periphere AVK III:

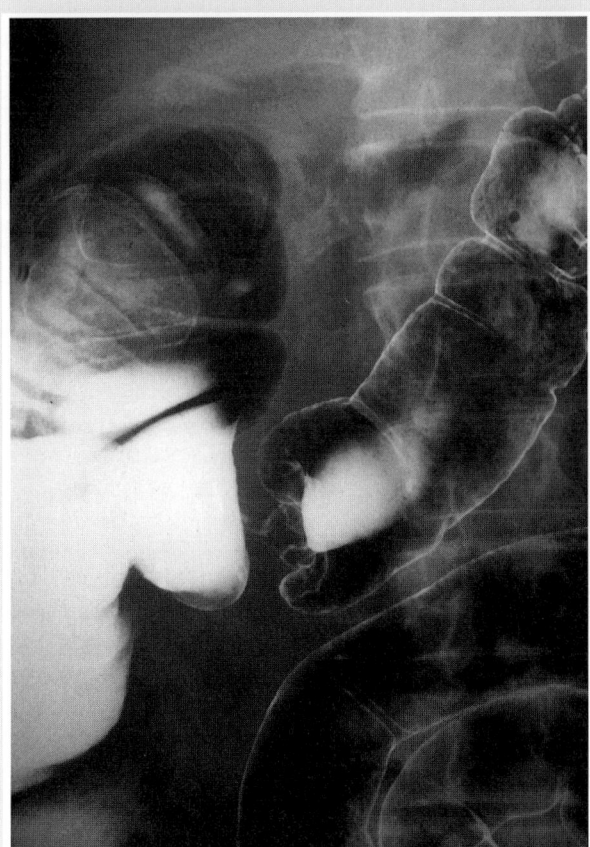

Abb. zu Frage 5.125

---

[1] entspricht 28 Jahre lang täglich eine Packung Zigaretten

5.137 a) Ist eine venöse, arterielle DSA oder eine Blattfilmangiographie indiziert?

b) Welche Erkrankungen können durch die Angiographie verschlechtert werden oder Probleme verursachen? (mindestens 6)

c) Welche Laborwerte sind nötig (maximal 4)?

d) Über welche Komplikationen klären Sie auf? (mindestens 9)

5.138 Herr Perseverantz leidet unter intermittierenden TIAs.

a) Was ist das erste bildgebende Verfahren der Wahl?

b) Angenommen, es wird mit dem von Ihnen ausgewählten Diagnostikum keine Stenose als Ursache gefunden. Was nun?

5.139 Was bedeutet das Pleurakuppen-Zeichen beim Politrauma?

5.140 Was ist eine Übersichtsaortographie?

5.141 a) Was ist eine Becken-Bein-Angiographie?

b) Indikationen zur Becken-Bein-Angiographie?

5.142 Was ist

a) eine pAVK?

b) Nennen Sie morphologische Korrelate. (7)

5.143 Nennen Sie die Indikationen zur Darstellung des Aortenbogens. (4)

5.144 Erklären Sie das Pluto-Syndrom!

5.145 Nennen Sie mindestens 4 Kontraindikationen zur Venographie.

5.146 Nennen Sie die Hauptindikation zur

a) elektiven Phlebographie

b) Notfallphlebographie

5.147 Nennen Sie

a) Alternativmethoden zur oberen Kavographie

b) die Vorteile der Alternativen.

5.148 Welche Komplikationen können bei der Phlebographie auftreten?

5.149 Begründen Sie:

a) Warum wird die pedale Lymphographie kaum noch indiziert?

b) Welche diagnostischen Einschränkungen gelten für die pedale Lymphographie?

5.150 Nennen Sie Kontraindikationen gegen eine Kontrastmittelapplikation!

5.151 Nennen Sie wichtige Indikationen der IUG (wenigstens 3).

5.152 Welches Kontrastmittel wird zur IUG eingesetzt (nur Gruppe: z.B. ölig, ionisch), wieviel und in welcher Technik (oral, rektal) der Kontrastmittelgabe?

5.153 Erklären Sie,

a) was eine Postmiktionsaufnahme und

b) wann diese indiziert ist?

5.154 a) Beschreiben Sie, wie Sie eine Harnröhrenklappe nachweisen?

b) Weitere Indikationen zum einschlägigen Verfahren!

5.155 Sie weisen bei einem 6jährigen Mädchen mit rezidivierendem Harnwegsinfekt einen einseitigen Harnstau mit Erweiterung von Nierenbecken und Ureter nach.

a) Was ist die häufigste Ursache?

b) Mit welchem Verfahren werden Sie dies abklären?

5.156 Nach digitaler rektaler Untersuchung haben Sie den dringenden Verdacht auf ein Prostataadenom. Wie erhärten Sie diesen Befund?

5.157 Was ist eine Hysterosalpingographie?

Schnittbildverfahren

5.158 Nennen Sie die Dichtewerte bei der Nativ-Computertomographie von grauer Hirnsubstanz und von einem Hämatom (subdural, epidural).

5.159 Welche Dichte hat Fett?

5.160 Ein Transsudat ist dichter als Wasser.

a) Warum?

b) Welchen Dichtewert hat ein Transsudat?

5.161 Wodurch ist die Lebermetastase eines kolorektalen Tumors in der kontrastverstärkten Computertomographie sichtbar?

5.162 Was ist ein Nativ-CT?

5.163 Warum wird bei der Suche nach einer Blutung (intrakraniell beim subduralen Hämatom oder im Pankreas bei Pankreatitis etc.) zunächst ein Nativ-CT gemacht?

5.164 Abbildung: Herr Nikita Hochdrcuc hat plötzlich sehr starke Thorax- und Rücken-

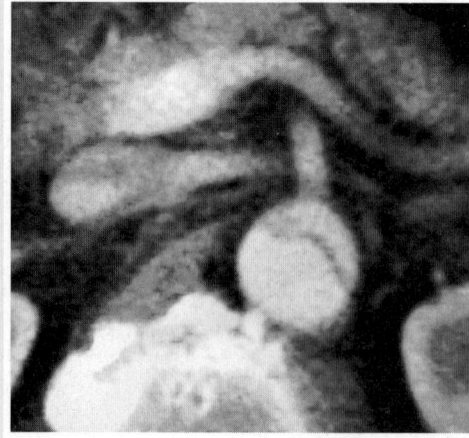

Abb. zu Frage 5.164

schmerzen. Er kommt 12 Stunden später (!) mit Schweißausbruch, Tachykardie und Hypotonie in die Notfallambulanz. Sonographisch entdecken Sie luftgefüllte Darmschlingen, die einer guten Beurteilung des Abdomens entgegenstehen. Sie vermuten ein rupturiertes Bauchaortenaneurysma.

a) Wie gehen Sie vor?

b) Interpretation der Röntgenaufnahme unter Einbeziehung des klinischen Bildes (zuerst Beschreibung, dann mögliche Diagnosen, dann unter Kenntnis der klinischen Situation **definitive Diagnose**).

5.165 Nennen Sie die Dichte von Exsudat.

5.166 Ein 17jähriger Amateurfußballer ist am Wochenende mit seiner 20jährigen Schwester allein zu Hause. Er ist am Samstag morgen erst nach handgreiflichem Zureden aus dem Bett zu bekommen. Die Schwester gerät, nachdem er bei Tisch wegsackt, in Panik und erscheint mit Hilfe von Nachbarn in der Ambulanz. Sie erfahren von dem jungen Mann (nachdem die Schwester draußen ist) von einem Zusammenstoß (Kopf an Kopf) mit einem Mitspieler am Freitag abend mit möglicher kurzer Bewußtlosigkeit. Sie kontrollieren die Pupillenreaktion.

a) Warum?

b) Sie fordern ein kranielles CT – sofort mit Kontrastmittel oder nur nativ? – oder erst einmal nur eine Schädelaufnahme in 2 Ebenen?

5.167 Abbildung: 47jähriger Patient mit angeblicher oberer Gastrointestinalblutung unklarer Ursache und Oberbauchschmerzen. Eine Endoskopie von Magen und Ösophagus steht aus. Im Ultraschall freie Flüssigkeit im Abdomen und Milzvergrößerung.

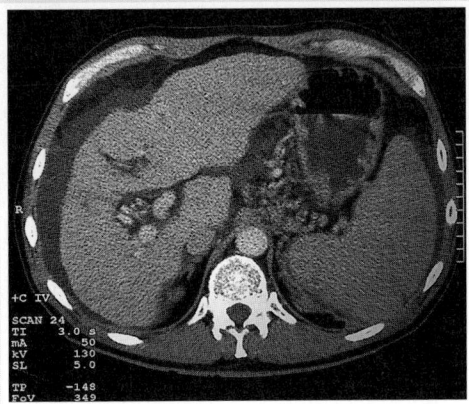

Abb. zu Frage 5.167

Die Computertomographie zeigt einen Milztumor? Oder eine Magenperforation mit freien Askariden im Abdomen? Oder?

5.168 Abbildung: 58jähriger Patient mit Zustand nach Verkehrsunfall. Tiefe Bewußtlosigkeit. Für einen 99jährigen wären die Ventrikel vielleicht noch tolerabel, aber warum sind hier die Ventrikel so weit? Der Patient hat kein Kontrastmittel erhalten! Was bedeutet die dichte Raumforderung im Ventrikel? Verkalkungen? Oder?

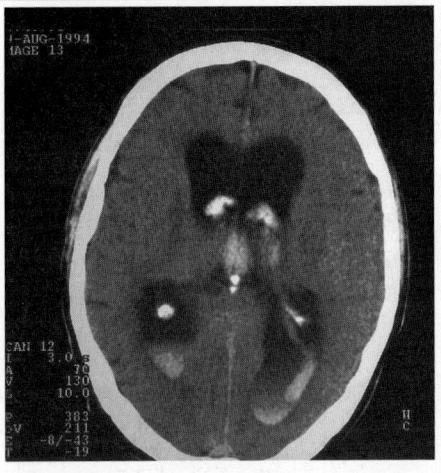

Abb. zu Frage 5.168

5.169 Abbildung: Patient nach Motorradunfall. Welche Frakturen liegen vor?

a) Beckenübersicht

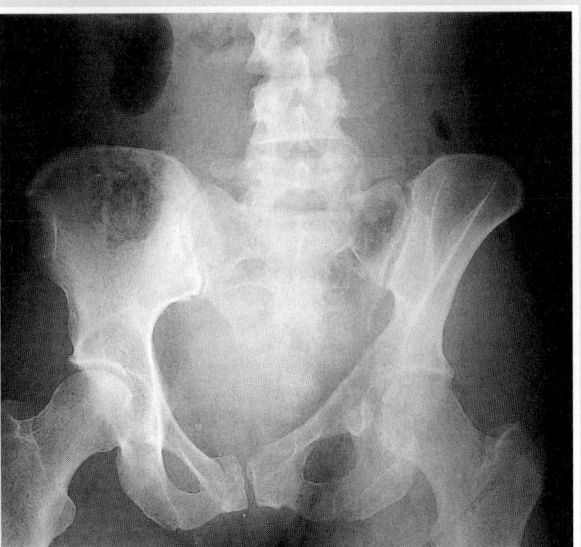

Abb. zu Frage 5.169a

213

5.169 b) CT: Schnitthöhe, Diagnose?
    c) CT: Schnitthöhe, Diagnose?
    d) CT: Schnitthöhe, Diagnose?

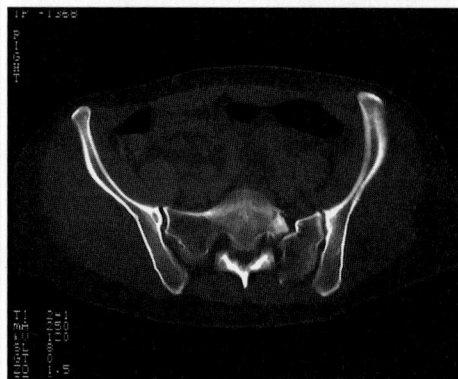

Abb. zu Frage 5.169b

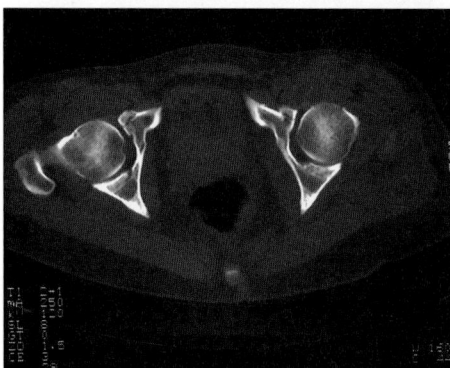

Abb. zu Frage 5.169c

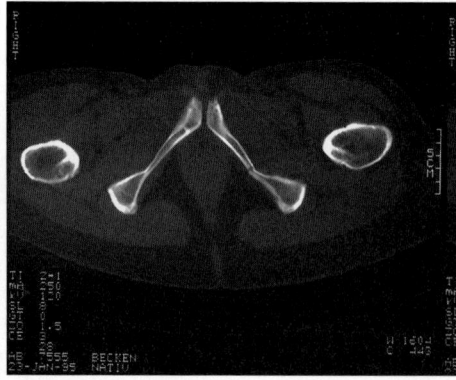

Abb. zu Frage 5.169d

5.170 Abbildung: 67jähriger Patient mit Hämaturie. Im Ultraschall wird der Verdacht auf einen rechtsseitigen Nierentumor geäußert. Ist die Diagnose nach dem CT-Befund aufrechtzuerhalten?

5.171 Warum ist für die Sonographie, obwohl sie ohne ionisierende Strahlung arbeitet, ein gesonderter Ausbildungskurs erforderlich?

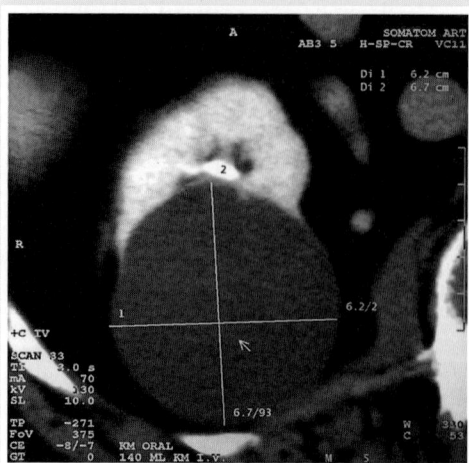

Abb. zu Frage 5.170

5.172 In der Traumatologie ist der Ultraschall in den Händen des Chirurgen und/oder Radiologen ein diagnostischer Eckpfeiler.
    a) Was ist die Hauptindikation?
    b) Was ist das morphologische Korrelat, nach dem vor allem gesucht wird?

5.173 Die Sonographie ist bei der Vorsorgeuntersuchung von Schwangeren sehr wichtig.
    a) Warum?
    b) Nennen Sie Indikationen!

5.174 Erklären Sie das Phänomen der Schallverstärkung.

5.175 Erklären Sie das Phänomen des Binnenechos:
    a) anhand eines teils flüssigen Hämatoms
    b) anhand der Milz

5.176 Warum entziehen sich Lungenmetastasen der sonographischen Diagnostik, wo doch der »Schall« so für den Pleuraerguß gepriesen wird?

5.177 Warum können manche »Sonographiekünstler« bei Kleinkindern subdurale Hämatome erkennen, wo doch der Knochen angeblich für Schall geradezu undurchdringlich ist?

5.178 Eine 65jährige vollschlanke Patientin hat im Oberbauch rechtsseitig Koliken. Die Schmerzen strahlen bis in die rechte Schulter aus. Sie suchen natürlich nach der Gallenblase, weil Sie eine Cholelithiasis vermuten. Sie entdecken auch tatsächlich ...? Welches morphologische Phänomen ist beweisend für ...? (s. S. 199)

5.179 Nennen Sie Indikationen für die Doppler- und Farbduplexsonographie.

5.180 Abbildung: 70jährige Patientin, Zustand nach Operation eines Sigmakarzinoms vor 2 Jahren. Welches ist die erste hämatogene Metastasenstation: Die Lunge oder? Interpretation des radiologischen Bildes (zuerst Beschreibung, dann mögliche Diagnosen, dann unter Kenntnis der klinischen Situation **definitive Diagnose).**

5.181 Was sind die klassischen Indikationen zur MRT?

5.182 Was ist ein T1-gewichtetes Bild?

5.183 Was wird beim T2-gewichteten Bild hell?

5.184 Welche Strukturen erscheinen bei der T_1-gewichteten Spin-Echo-Sequenz dunkel (mindestens 7)?

5.185 Welche Strukturen erscheinen bei der T_1-gewichteten Spin-Echo-Sequenz hell?

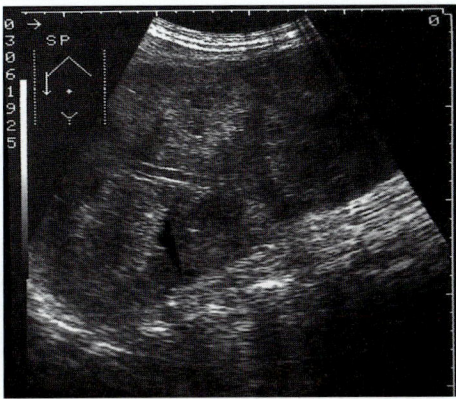

Abb. zu Frage 5.180

6 Strahlentherapie

ROLF SAUER

6.1 Strahlentherapie in der Onkologie

Die Strahlentherapie wird besonders zur Behandlung onkologischer Erkrankungen eingesetzt. Onkologie ist die Wissenschaft von den Tumor- bzw. Krebserkrankungen. Sie beinhaltet alle Aspekte der Prävention, Diagnose, Therapie und Nachsorge.

Nach groben Schätzungen dürften 60–70% aller Patienten mit einem invasiven Tumor zu irgendeinem Zeitpunkt ihrer Krankengeschichte eine Radiotherapie erhalten, davon 40–50% im Rahmen der Primärtherapie (kurativ ausgerichtet) und weitere 20% in der Rezidiv-(Rückfall-)Situation. Ein Drittel der Tumorheilungen geht auf das Konto der Strahlentherapie (allein oder in Kombination mit anderen Maßnahmen). Die Abbildung 6.1 gibt einen Überblick.

Die biologischen Grundlagen der Strahlentherapie sind im → Kapitel 3.4 beschrieben.

6.1.1 Allgemeine Grundsätze der Tumorbehandlung

Abhängig von der Histologie, der Lokalisation und der Ausdehnung einer bösartigen Geschwulst und unter Berücksichtigung der Belastbarkeit des Patienten (Allgemeinzustand) unterscheidet man zwischen kurativer und palliativer Zielsetzung der Behandlung.

Kurativtherapie

Die Behandlung ist auf Heilung ausgerichtet. Die Ergebnisse der prätherapeutischen Diagnostik lassen eine faßbare Heilungschance erwarten.

Für die Kurativtherapie bestehen allgemein folgende Grundsätze:
- Die Geschwulst muß im ersten therapeutischen Zugriff beseitigt werden. Ein Rezidiv verschlechtert im allgemeinen die Lebenserwartung beträchtlich.
- Bei kurativer Zielsetzung sollten die geeigneten Behandlungsmethoden sinnvoll kombiniert werden.
- Vor dem Behandlungstermin empfiehlt sich die Aufstellung eines Behandlungsplans, der zwischen allen Beteiligten abgestimmt werden muß.
- Kann der Patient aufgrund der Tumorausbreitung nicht mehr geheilt werden, ist der Beginn einer palliativen Behandlung sorgfältig abzuwägen, um nicht durch überstürztes Handeln zu schaden.

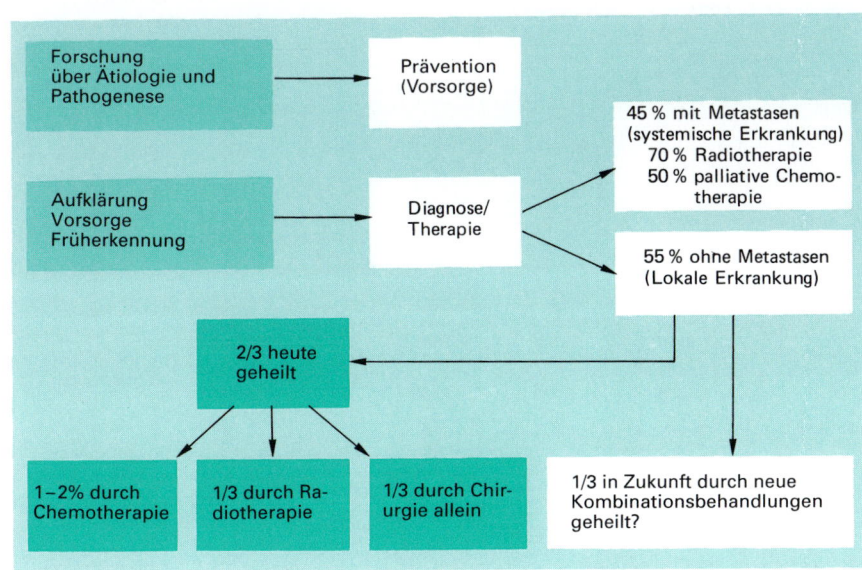

Abb. 6.1 Das Krebsproblem.

Palliativtherapie

Die Behandlung bezweckt die Linderung oder Prophylaxe tumorbedingter Symptome bei nicht heilbarem Tumorleiden, meist ohne nennenswerten Einfluß auf die Gesamtprognose.

 Die drei Säulen der Tumorbehandlung sind Operation, Strahlentherapie und Chemo- bzw. Hormontherapie. Welcher dieser Methoden der Vorzug gegeben werden soll oder in welcher Weise sie kombiniert werden sollen, hängt von der Art des Tumors (**Typing**), dem Malignitätsgrad (**Grading**) und der Tumorausbreitung (**Staging**) ab.

Typing/Grading

Die Artdiagnose und den Malignitätsgrad legt der klinische Pathologe anhand von repräsentativen Gewebeproben fest (Abb. 6.2).

Staging

Die Stadieneinteilung ist Aufgabe des Klinikers. Dabei geht es zunächst um die Frage, ob Fernmetastasen vorhanden sind, dann um die Bestimmung der lokoregionären Ausbreitung (→ Abb. 6.2). Die Behandlung von **Fernmetastasen** wird palliativ geplant. Nur in seltenen Fällen ist Heilung möglich (z.B. Spätmetastasen in Leber und Lunge: Operation; Metastasen von Hodentumoren: Chemotherapie).

Bei lokoregionärem Tumorbefund sind folgende Fragen zu beantworten:
- Ist der Tumor operabel?
- Ist bei malignen Lymphomen oder Leukämien zuerst eine Radiotherapie oder eine Chemotherapie angezeigt?
- Ist ein die Organfunktion erhaltendes Vorgehen möglich?
- Wie hoch ist das Risiko eines lokalen oder regionären Rezidivs?
- Sind später Fernmetastasen (systemisches Rezidiv) zu erwarten?

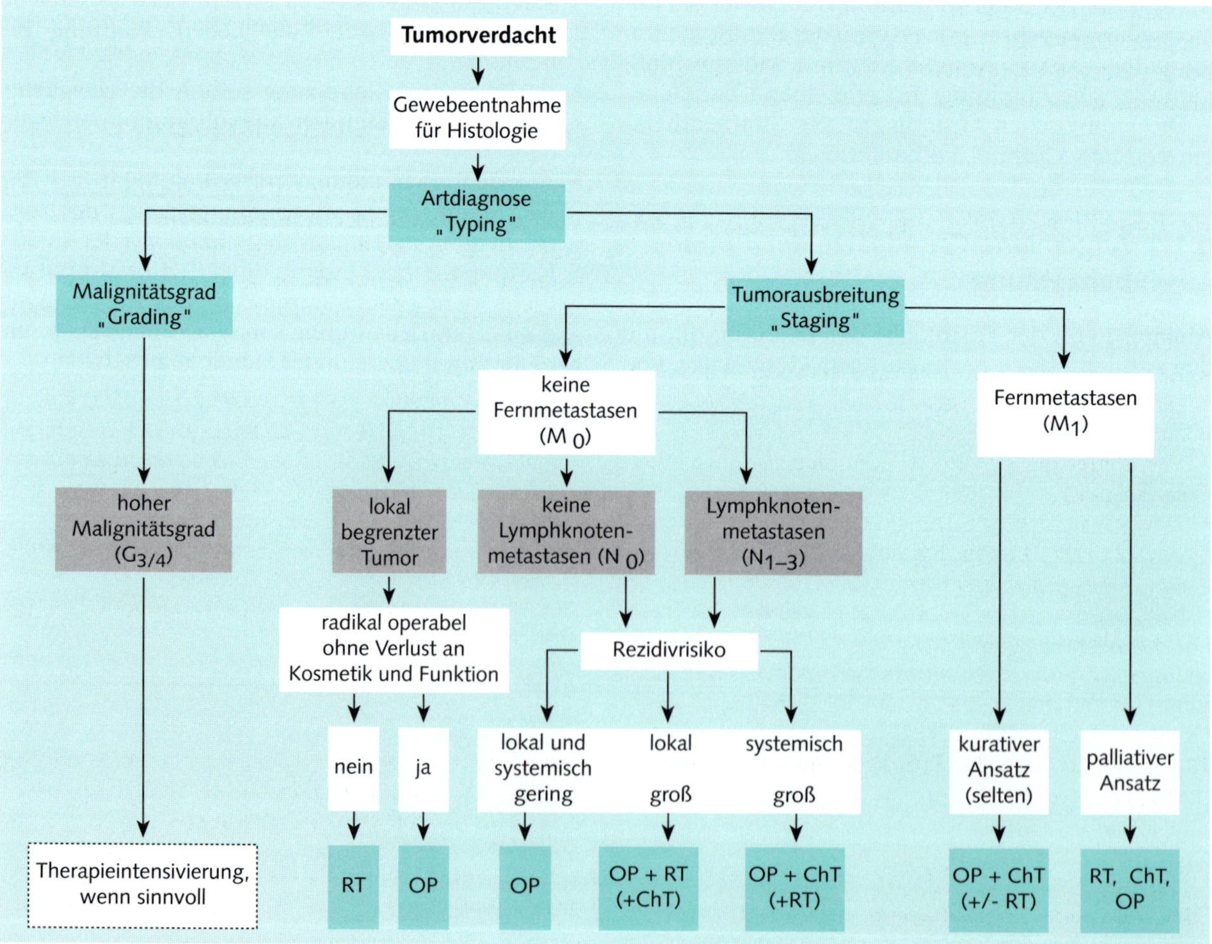

Abb. 6.2 Grundsätze für die Therapieentscheidung in der Onkologie. OP = Operation, RT = Radiotherapie, ChT = Chemotherapie.

⚠ Tumorstadium, Tumorbiologie und das Risiko für ein lokales, regionäres oder systemisches Rezidiv bestimmen die Wahl und Reihenfolge der Therapiemethoden, z.B.
  - zuerst Operation – und nachfolgend Radiotherapie oder Chemotherapie?
  - Oder zuerst Radiotherapie – und nachfolgend Operation oder Chemotherapie?
  - Oder zuerst Chemotherapie?

6.1.2 Kurative Strahlentherapie

Alleinige Radiotherapie

Die Strahlentherapie wird im allgemeinen eine Operation nicht ersetzen können. Man gibt ihr jedoch dann den Vorzug, wenn der Tumor ausreichend strahlenempfindlich ist und **bei gleicher Heilungsaussicht ein besseres funktionelles und kosmetisches Ergebnis** erwartet werden kann. Beispiele dafür sind maligne Lymphome, Hauttumoren an exponierten Körperstellen, Larynx- und Epipharynxkarzinome, begrenzte Mundhöhlen- und Zungengrundkarzinome, Prostatakarzinome, Analkarzinome, Zervixkarzinome ab Stadium IIa, Medulloblastome und Peniskarzinome.

Präoperative Radiotherapie

Die Bestrahlung vor der Operation hat folgende Ziele:
- Verkleinerung und bessere Abgrenzung des Tumors, um eine Operation im Gesunden zu ermöglichen,
- Zerstörung von bereits in die Nachbarschaft eingedrungenen Tumorausläufern, um Lokalrezidive zu vermeiden,
- Verminderung der intraoperativen Tumorzellverschleppung,
- Devitalisierung der Tumorzellen im Primärtumor und in der Umgebung, um im Falle ihrer Verschleppung das Angehen von Metastasen zu verhindern.

Die Dosis entspricht einer auf ein bis zwei Drittel reduzierten Tumorvernichtungsdosis. Die Operation folgt nach einem Zeitraum, der von der applizierten Dosis bestimmt wird, für gewöhnlich nach wenigen Tagen (Kurzzeitvorbestrahlung) oder 4–6 Wochen (Langzeitvorbestrahlung).

Postoperative Radiotherapie

Die postoperative Radiotherapie wird zur Vermeidung von lokalen, regionalen oder systemischen Rezidiven in folgenden Situationen eingesetzt:

- Tumorreste sind im Operationsgebiet verblieben (R-Klassifikation, nach UICC 1993): Resektion histologisch (R1) oder makroskopisch (R2) nicht im Gesunden, großer Tumor und/oder lokale Tumorzellverschleppung.
- Tumorzellabsiedlungen sind im regionären Ausbreitungsgebiet manifest oder aufgrund allgemeiner Erfahrung höchstwahrscheinlich: regionärer Lymphabfluß, Liquorraum, Peritoneal- und Pleurahöhle.

Operation und Nachbestrahlung müssen zeitlich und räumlich gut aufeinander abgestimmt sein. Die Bestrahlung beginnt 2–4 Wochen, spätestens 6 Wochen nach der Operation. Die Dosis ist eine volle Tumorvernichtungsdosis von 50–75 Gy, nur bei hoch strahlenempfindlichen Tumoren reichen 20–40 Gy aus.

⚠ Im Falle einer R0-Resektion (Operation histologisch im Gesunden) kann man unter Umständen auf eine Zusatzbehandlung verzichten. Nach R1-Resektion (histologischer Tumorrest) und nach R2-Resektion (makroskopischer Tumorrest) ist immer eine postoperative Strahlenbehandlung indiziert.

6.1.3 Palliative Strahlentherapie

Die Möglichkeiten der Palliativbestrahlung von fortgeschrittenen Tumorerkrankungen werden von Außenstehenden oft gering geschätzt und falsch verstanden. Doch gerade die nichtkurative Radiotherapie stellt ein wichtiges Instrumentarium in der Hand des Arztes dar.
Sie beabsichtigt:
- einen beschwerdefreien Zustand zu erreichen,
- die Verbesserung der Lebensqualität durch Beseitigung von quälenden Tumorsymptomen wie Blutungen, neurologischen Ausfällen, Schmerzen, Husten, Luftnot und Darmverschluß,
- die Prävention von tumorabhängigen Beschwerden, z.B. Frakturen und Blutungen.

Dabei unterscheidet man zwischen Stabilisierungs- und Schmerzbestrahlungen.

Stabilisierungsbestrahlung

Das Tumorwachstum soll so weit zurückgedrängt oder doch zumindest aufgehalten (stabilisiert) werden, daß der Patient vor drohenden schweren Komplikationen bewahrt bzw. von bereits eingetretenen Notsituationen befreit wird, d.h. ihm soll so lange wie möglich eine normale Lebensweise erhalten bleiben. Die Indikationen für eine Stabilisierungsbestrahlung sind:

- strahlenempfindliche Tumoren,
- wenn unter Umständen doch noch ein kuratives Behandlungsziel erreichbar ist,
- wenn ein disseminierter Tumor durch Chemotherapie lokal nicht beherrschbar ist,
- Beschwerden durch inoperable (Rezidiv-)Tumoren,
- Stabilitätsgefährdung durch Skelett- und neurologische Ausfälle durch Hirnmetastasen.

Die Dosis beträgt etwa zwei Drittel der Tumorvernichtungsdosis. Sie kann in Einzelfällen auch höher gewählt werden.

Schmerzbestrahlung

Tumorbedingte Schmerzen lassen sich bereits mit niedriger Strahlendosis lindern, dauerhaft jedoch nur mit stabilisierenden Dosen beseitigen. Auf diese Weise kann man Schmerzmittel einsparen bzw. die oft unumgängliche Schmerzbehandlung unterstützen.

Als Dosis reicht im allgemeinen ein Viertel bis ein Drittel der Tumorvernichtungsdosis aus. Oft wird die Bestrahlung nur einzeitig, allenfalls in drei bis vier Fraktionen verabfolgt.

6.2 Gerätekunde

6.2.1 Röntgentherapie

Die Strahlentherapie mit Röntgenbestrahlungseinrichtungen bezeichnet man als Röntgentherapie oder auch als **konventionelle Therapie** (früher: Orthovolttherapie).

⚠ Die Röntgentherapie ist wegen der Unmöglichkeit, eine befriedigende Dosisverteilung im Gewebe zu erreichen, nur noch zur Behandlung von degenerativen Skeletterkrankungen, von kleinen Hauttumoren und oberflächlich gelegenen Metastasen indiziert. Die kurative und palliative Tumortherapie erfolgt heute mit Gammabestrahlungseinrichtungen und Teilchenbeschleunigern.

Der technische Aufbau einer Röntgenanlage ist in Kapitel 2.3 beschrieben. Entsprechend dem breiten Anwendungsgebiet variieren die Röhrenspannungen zwischen 7 kV (Grenzstrahlen) und 300 kV. Dieser breite Bereich kann mit einer einzigen Anlage nicht abgedeckt werden. Insbesondere werden die Konstruktionen des Generators und der Röntgenröhre dem Verwendungszweck angepaßt.

Weichstrahltherapie

Die Weichstrahltherapie wird zur Behandlung ganz oberflächlicher Läsionen eingesetzt. Die Abbildung 6.3 zeigt einen Längsschnitt durch eine typische Weichstrahlröhre. Die Röhrenspannung liegt zwischen 10–50 kV, die Eigenfilterung der Röhre wird durch ein Berylliumfenster möglichst gering gehalten. Der Fokus-Haut-Abstand beträgt in der Regel nicht mehr als 30 cm.

Röhrenspannungen bis 100 kV liefern eine härtere Strahlung für die Oberflächentherapie. Auch hier wird überwiegend mit kurzen Fokus-Haut-Abständen gearbeitet. Der Körper des Patienten wird mit einer Bleigummischürze geschützt. Für die Behandlung von Läsionen in Körperhöhlen gibt es spezielle Röhren, z.B. die Hohlanodenröhre nach CHAOUL. Abbildung 6.4 zeigt schematisch eine transanale Applikation bei Rektumkarzinom.

⚠ Um in der Oberflächentherapie eine hohe Hautbelastung und nach wenigen Millimetern Gewebstiefe einen scharfen Dosisabfall zu erreichen, verwendet man:
- weiche Röntgenstrahlung (10–50 kV),
- ein dünnes Berylliumblech als Strahlenaustrittsfenster zur Herabsetzung der Röhren-Eigenfilterung,
- einen kurzen Fokus-Haut-Abstand (Röhrenfokus nahe dem Strahlenaustrittsfenster).

Hartstrahltherapie

Für die Hartstrahltherapie (auch Orthovolttherapie) dienen Röhrenspannungen von 100–400 kV. Angewendet wird die Hartstrahltherapie zur Behandlung degenerativer Gelenk- und Wirbelsäulenerkrankungen. In den Entwicklungsländern stellt sie oft neben der Chirurgie das einzige Mittel zur Tumorbehand-

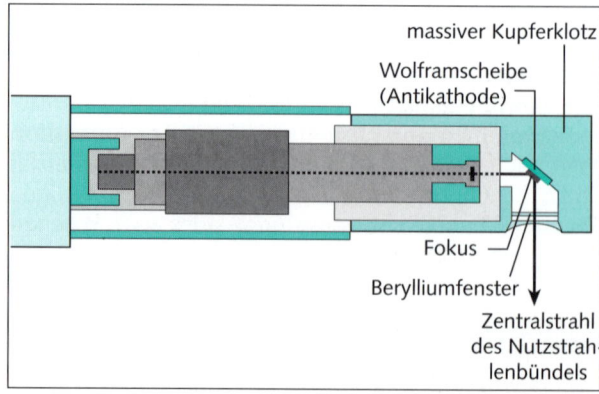

massiver Kupferklotz

Wolframscheibe (Antikathode)

Fokus

Berylliumfenster

Zentralstrahl des Nutzstrahlenbündels

Abb. 6.3 Schematischer Längsschnitt durch eine Röhre für die Weichstrahltherapie.

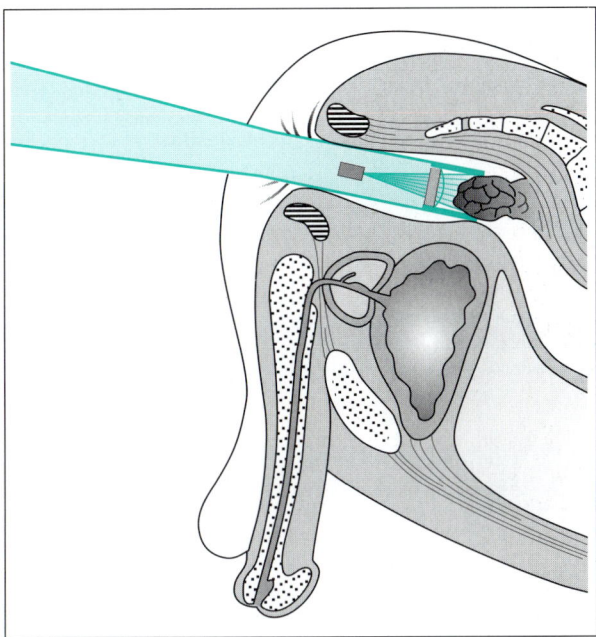

Abb. 6.4 Strahlentherapie eines polypösen Rektumkarzinoms mit einem in den Enddarm eingeführten Körperhöhlenrohr.

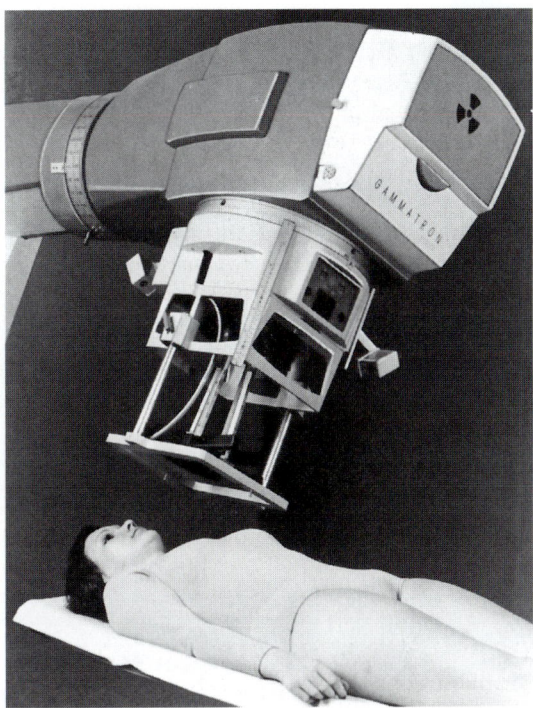

Abb. 6.5 Telekobaltgerät. Man erkennt die Bewegungsmöglichkeiten, außerdem das Blendensystem mit integriertem, ausziehbaren Halbschattentrimmer.

lung dar. Die härtere Strahlenqualität verlangt größere Sicherheitsvorkehrungen und einen aufwendigeren baulichen Strahlenschutz. Zum Gerät gehört ein Satz geeigneter Filter, die durch einen Sicherheitskreis kontrolliert werden.

6.2.2 Hochenergie-Strahlentherapie (Hochvolt- bzw. Megavolttherapie)

Telegammatherapie

Die Telegammatherapie (Telecurietherapie) nutzt die Gammastrahlung, die beim Zerfall des radioaktiven Isotops ^{60}Co entsteht (Abb. 6.5).

Mit dem im Kernreaktor durch Neutronenbeschuß des inaktiven ^{58}Co künstlich erzeugten ^{60}Co bestand in den 50er Jahren erstmals die Möglichkeit zur Hochenergie-Strahlentherapie (Hochvolttherapie oder Megavolttherapie). Tiefliegende Tumoren konnten eine ausreichend hohe Strahlendosis erhalten und die Haut durch die Lage des Dosismaximums in 0,5 cm Tiefe entlastet werden. Die physikalischen Eigenschaften des Nuklids ^{60}Co finden sich in Tabelle 6.1 aufgelistet.

> ⚠ Telekobaltgeräte waren die ersten Geräte für eine wirkliche Hochenergie-Strahlentherapie. Sie arbeiten weitgehend störungsfrei und aufgrund der einfachen Technik wartungsarm.

Aufbau einer Telekobaltanlage

- **Strahlerkopf**
  Der Strahlerkopf (Abb. 6.6) enthält die → Strahlenquelle, den Quellenschieber, Abschirmmaterial (Blei), das Blendensystem aus Wolfram und Haltevorrichtungen für Keilfilter und Satellitenblenden sowie Trimmer zum individuellen Formen der Bestrahlungsfelder. Optische Vorrichtungen für die Feldbegrenzung (Lichtvisier), den Zentralstrahl und den Fokus-Haut-Abstand machen aus der Telekobaltanlage ein modernes Bestrahlungsgerät.

Tab. 6.1 Physikalische Eigenschaften des Nuklids ^{60}Cobalt und typische Bestrahlungsparameter.

^{60}Cobalt	
Halbwertszeit	5,3 Jahre
Gammaenergie	1,17 und 1,33 MeV
spezifische Aktivität	42,2 TBq/g (1,14 kCi/g)
Halbwertsschicht in	11–12 cm Feldgröße und
Wasser für 10×10 cm^2	80 cm Fokus-Achs-Abstand
Quellenstärken	150–300 TBq (4000–8000 Ci)
Quellendurchmesser	1–2 cm
Fokus-Achs-Abstand	60–100 cm

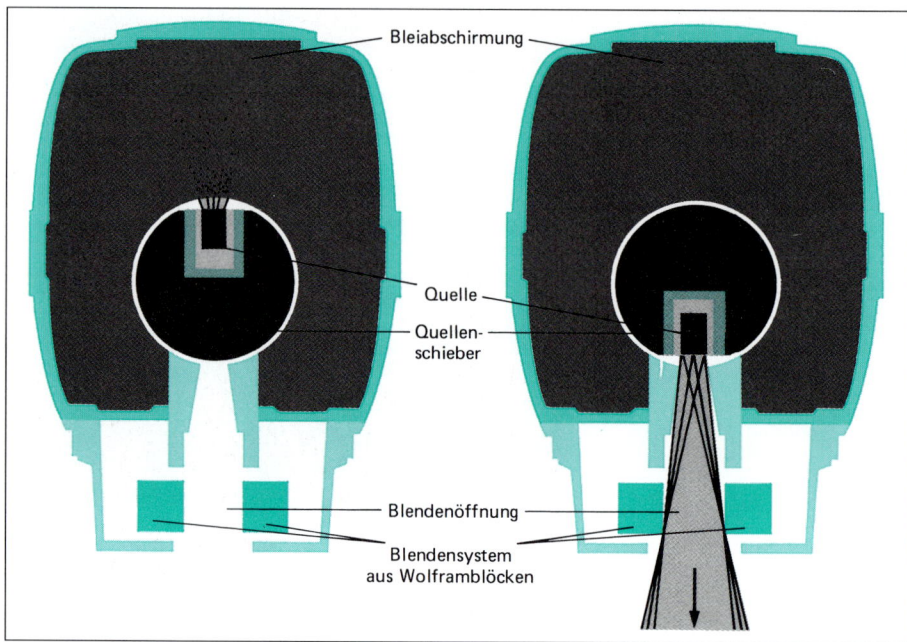

Abb. 6.6 Schematischer Schnitt durch den Strahlerkopf eines Telekobaltgeräts in Verschluß- und Bestrahlungsposition, links verschlossen, rechts geöffnet.

- **Strahlenquelle**

Die Strahlenquelle besteht aus einem mit ^{60}Co-Kügelchen vollgepackten Zylinder von 2–4 cm Länge und einem Durchmesser von 1–2 cm. Die Stirnseite des Zylinders wird bei der Bestrahlung dem Patienten zugekehrt und definiert die Fokusgröße. Die Quelle ist in einem Quellenschieber aus Wolfram oder angereichertem Uran (^{238}U) fixiert. Durch Verschieben oder Drehen des Quellenschiebers ($\rightarrow$ Abb. 6.6) wird die nicht abgeschirmte Seite der Quelle dem Bestrahlungsfenster und damit dem Patienten zugewandt. Die Öffnung des Quellenschiebers erfolgt gegen die Kraft einer Stahlfeder, die die Quelle auch bei Stromausfall jederzeit wieder in Ruhestellung zurückführt.

- **Stativ**

Das Stativ ist für die isozentrische Bestrahlungstechnik ausgestattet und erlaubt es, einen raumfesten Achspunkt (Isozentrum) von allen Winkelpositionen aus bis auf 2 mm genau zu treffen. Der Achsabstand kann zwischen 60 und 100 cm betragen. Die Einstellgenauigkeit wird durch seitliche und frontale Laserkoordinaten unterstützt.

- **Schaltgerät**

Da die radioaktive Quelle permanent strahlt, bedarf es beim Umgang mit der Telekobaltanlage besonderer Sorgfalt und zusätzlicher technischer, baulicher und organisatorischer Strahlenschutzvorkehrungen. Die Betriebszustände (Anlage eingeschaltet, Strahlung ein/aus usw.) und Aktionen (Stehfeldbestrahlung, Rotation) werden in einer zentralen Einheit, dem Schaltgerät, kontrolliert und angezeigt. Doppelte Zeitmessung ist obligat. Selbstverständlich wird großer Wert auf die Kontrolle der Position des Quellenschiebers gelegt.

Im Behandlungsraum und am Schaltgerät befinden sich »Not-Aus-Tasten«, die das Gerät immer vom Netz trennen können und die automatische Rückkehr des Quellenschiebers in die Ruheposition bewirken.

⚠ Telekobaltgeräte bestechen in der Hochenergie-Strahlentherapie durch ihre unkomplizierte und weitgehend störunabhängige Arbeitsweise. Nachteilig ist, daß die Quelle etwa alle 3 Jahre (wegen abnehmender Aktivität) ausgetauscht und entsorgt werden muß.

Teilchenbeschleuniger

Für die Strahlentherapie kommen grundsätzlich sämtliche geladenen und nicht geladenen Teilchen in Frage (Tab. 6.2).

Mesonen, Neutronen und Protonen haben eine Reihe günstiger physikalischer und biologischer Eigenschaften. Allerdings erfordert ihre Bereitstellung und Beschleunigung so teure Anlagen, daß sie für den medizinischen Routinebetrieb kaum in Betracht kommen.

Bauprinzipien von Beschleunigern

Man unterscheidet Direktbeschleuniger und Mehrfachbeschleuniger. Bei den **Direktbeschleunigern** werden geladene Teilchen (meist Elektronen) in einem einmaligen Akt durch eine Potentialdifferenz ähnlich wie in der Röntgenröhre beschleunigt. Sie konnten sich nicht durchsetzen.

Tab. 6.2 Charakterisierung von geladenen und nichtgeladenen Teilchen, die in der Strahlentherapie verwendet werden.

Teilchen	Ladung	Massen im Vergleich zum Elektron	Energie für Reichweite 10 cm (in MeV)	Energie für 10 cm Halbwertsschicht (in MeV)
e^-	-1	1*	≈ 20	–
π^-	-1	273	≈ 50	–
n	0	1839	–	≈ 15
p^+	$+1$	1836	≈ 100	–
α^{++}	$+2$	7294	≈ 150	–
^6+C	$+6$	$\approx 20\,000$	≈ 200	–

Erläuterung: e^- = Elektronen; π^- = π-Mesonen; n = Neutronen; p^+ = Protonen; α^{++} = α-Teilchen; ^6C = ^{6}Kohlenstoff
* eine Elektronenmasse entspricht 0,51 MeV oder $9{,}1 \times 10^{-31}$ kg

⚠ Verschiedene Prinzipien der Mehrfachbeschleuniger wurden zu technischer Reife entwickelt. Dabei gibt es Bauarten mit geradliniger (linearer) Beschleunigungsstrecke und Teilchenbahn (**Linearbeschleuniger**) und mit kreisförmiger oder spiralförmiger Teilchenbahn (**Kreisbeschleuniger**).

Kreisbeschleuniger

Abbildung 6.7 skizziert die Bauprinzipien. In der klinischen Praxis arbeiten das Betatron und das Synchrotron in verschiedenen Varianten.

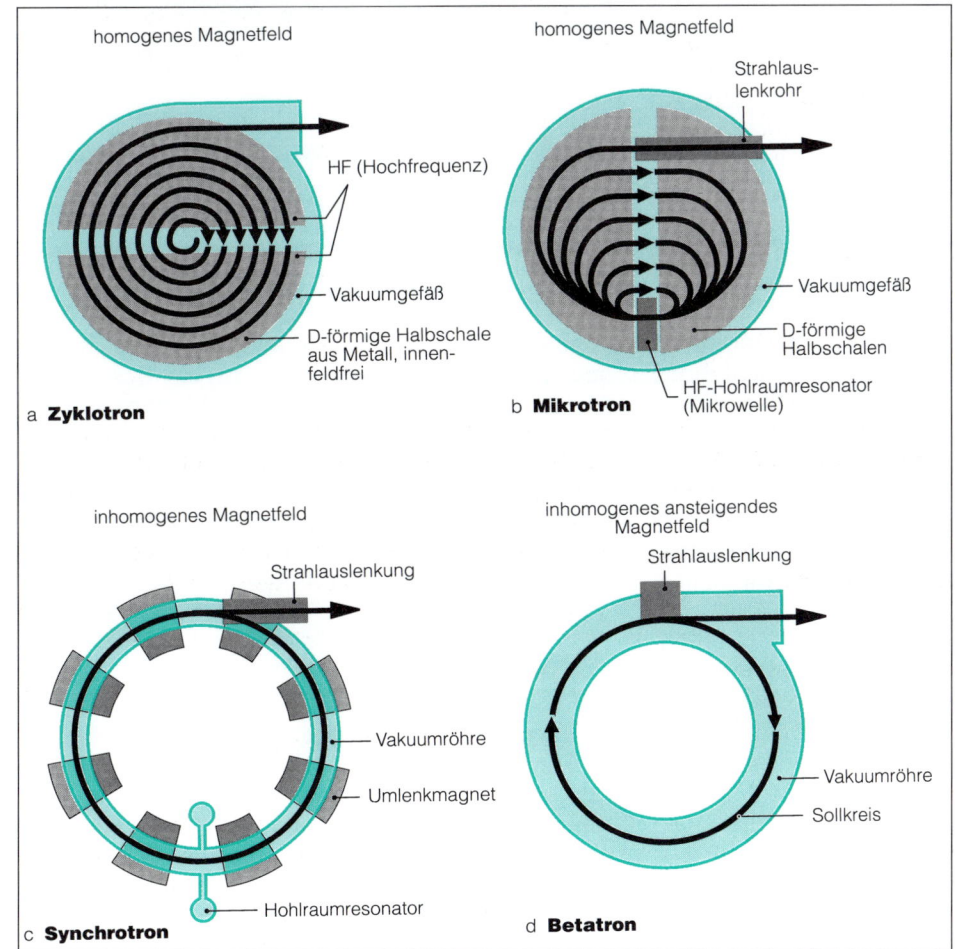

homogenes Magnetfeld

HF (Hochfrequenz)

Vakuumgefäß

D-förmige Halbschale aus Metall, innenfeldfrei

a **Zyklotron**

homogenes Magnetfeld

Strahlauslenkrohr

Vakuumgefäß

D-förmige Halbschalen

HF-Hohlraumresonator (Mikrowelle)

b **Mikrotron**

inhomogenes Magnetfeld

Strahlauslenkung

Vakuumröhre

Umlenkmagnet

Hohlraumresonator

c **Synchrotron**

inhomogenes ansteigendes Magnetfeld

Strahlauslenkung

Vakuumröhre

Sollkreis

d **Betatron**

Abb. 6.7 Schematische Darstellung der Strahlenerzeugung im Kreisbeschleuniger:
a) Zyklotron,
b) Mikrotron,
c) Synchrotron,
d) Betatron.

⚠ Das Betatron ist im Bauprinzip ein Transformator, dessen Sekundärspule aus freien Elektronen besteht, die in einem evakuierten Ring (Vakuumröhre) bis auf annähernd Lichtgeschwindigkeit beschleunigt werden.

Die Idee wurde bereits 1922 von WIDEROE und 1933–35 von STEENBECK formuliert. Das erste funktionstüchtige **Betatron** nahm KERST 1941 in Betrieb. Im Betatron werden folgende physikalische Phänomen genutzt:

- Freie geladene Teilchen (der Bremsgeschwindigkeit υ) beschreiben in einem statischen Magnetfeld B (B senkrecht zu υ) Kreisbahnen.
- Im zeitlich veränderten Magnetfeld (dB/dt) wirkt auf geladene Teilchen die beschleunigte LORENTZ-Kraft.

Bei geeigneter Abstimmung von B und dB/dt (Betatronbedingung) werden Elektronen auf einer Sollkreisbahn beschleunigt. Die klinischen Betatrons arbeiten gewöhnlich mit der Frequenz der Netzspannung. Da die Beschleunigung nur während der Phase des konstant ansteigenden Induktionsstroms erfolgt, ist auch die Dauer eines Beschleunigungspulses kurz. Der Energiezuwachs pro Umlauf beträgt 10–100 eV. Daher sind entsprechend viele Umläufe und lange Strecken (100–1000 km) während der sehr kurzen Beschleunigungszeit zurückzulegen, um Energien von 15–45 MeV zu erreichen. Die Abbildung 6.8 zeigt das in Deutschland gebaute Betatron 500 A.

Synchrotron und **Mikrotron** brauchen das Magnetfeld nur noch zur Führung des Elektronenstrahls und erzeugen zur Beschleunigung der Teilchen eine hochfrequente elektromagnetische Welle (HF), die in einem Hohlraumresonator wirksam wird. Der gepulste Elektronenstrahl erfährt beim Durchtreten durch diesen Resonator wiederholte Beschleunigungen.

Die eigentliche Beschleunigungsstrecke ist bei allen Kreisbeschleunigern kurz im Vergleich zur zurückgelegten Teilchenbahn (→ Abb. 6.7). Für höhere Energien werden große Bahnradien, stärkere Umlenkmagneten und somit mehr Masse erforderlich. Die Kosten für die Kreisbeschleuniger steigen damit überproportional zur angestrebten Energie der Teilchen. In den sechziger bis achtziger Jahren arbeiteten die meisten klinischen Elektronenbeschleuniger nach dem Betatronprinzip. Inzwischen wurden sie wegen

- der geringen Dosisleistung (0,25–1 Gy/min in 1 m Bestrahlungsabstand),
- der kleinen Feldgrößen (oft nur 25 × 25 cm²),
- der schlechten Feldhomogenität und
- sehr instabiler Dosisleistung

durch die leistungsfähigeren Linearbeschleuniger ersetzt.

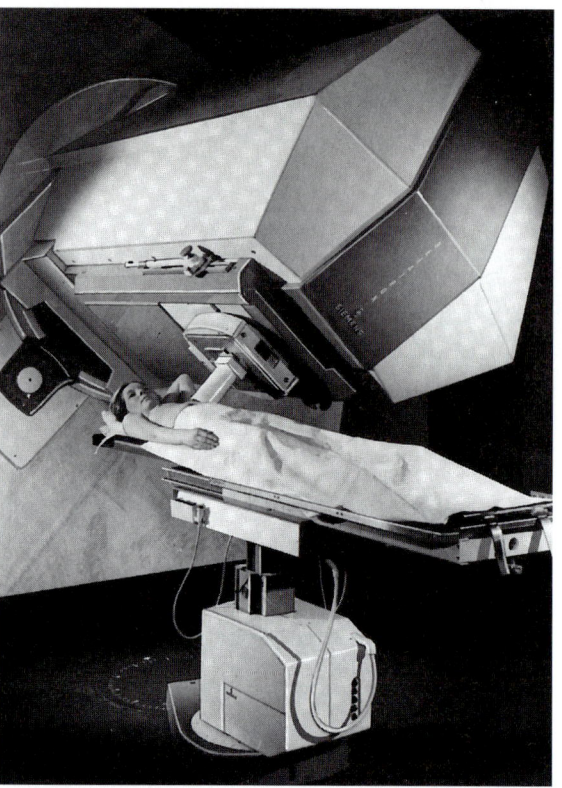

Abb. 6.8 Betatron 500 A mit kontinuierlich variabler Energie von 5 bis 43 MeV.

Linearbeschleuniger

Auch das Prinzip des Linearbeschleunigers geht auf WIDEROE (1928/30) zurück. Es nutzt zur Beschleunigung der Elektronen das elektrische Feld, das zwischen einer Reihe von Ringkondensatoren durch ein hochfrequentes Wechselfeld aufgebaut wird. In den heutigen Linearbeschleunigern ist die Beschleunigungsröhre als eine Reihe von Hohlraumresonatoren (englisch: cavities) zu verstehen, in der (zeitlich richtig abgestimmt auf die Geschwindigkeit der Elektronen) jeweils eine Komponente des elektrischen Feldes in axialer Richtung beschleunigt wird.

⚠ Man unterscheidet bei Linearbeschleunigern zwischen dem Wanderwellen- und dem Stehwellenprinzip.

Wanderwellenbeschleuniger: Der Wanderwellenbeschleuniger läßt sich am einfachsten mit dem Bild des »surfenden« Elektrons erklären. In das Beschleunigungsrohr von Abbildung 6.9 wird von links oben die Hochfrequenz, d.h. eine elektrische Welle, über den Hohlleiter eingespeist (dasselbe geschieht auch beim Stehwellenbeschleuniger). Nun schießt der Injektor die zu beschleunigenden Elektronen

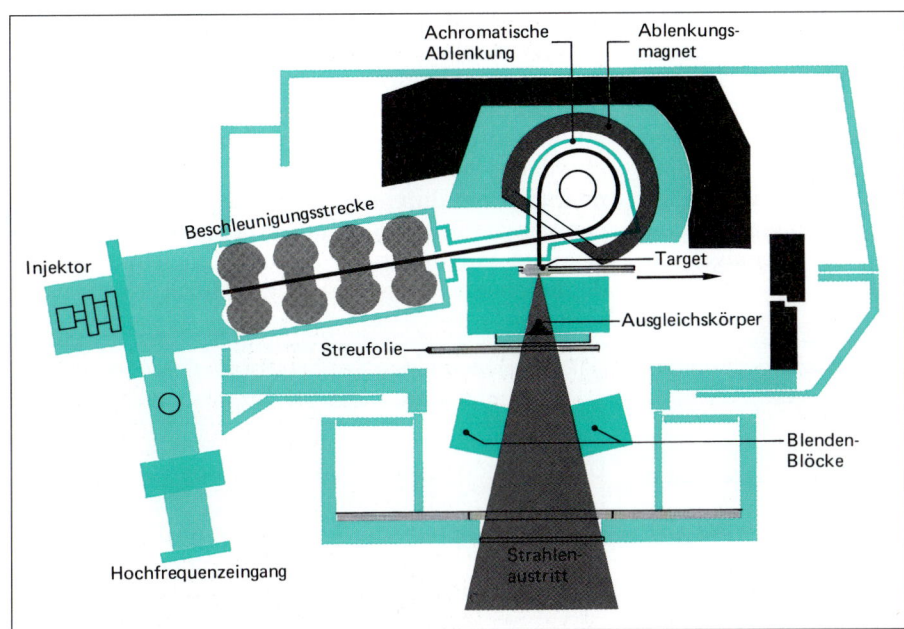

Abb. 6.9 Prinzipieller Aufbau eines Linearbeschleunigers: Von einem Injektor werden Elektronen in die Beschleunigerstrecke (wave guide) eingeschossen. Nach ihrem Austritt erleben sie (je nach Fabrikat) eine Umlenkung von 270° oder 90°. Schiebt man ein Target (Antikathode) in das Strahlenbündel ein, entsteht ultraharte Röntgenbremsstrahlung. Das Kollimatorsystem begrenzt das Strahlenbündel auf die gewünschte Feldgröße.

ein. Bei phasenrichtiger Injektion finden sich die Elektronen auf dem Kamm der elektrischen Welle wieder und werden in Richtung Strahlenaustrittsfenster getrieben, ähnlich also den Wellenreitern, die sich mit den Wellenkämmen Richtung Strand treiben lassen.

Damit beim Wanderwellenprinzip die einlaufende Welle nicht am »Fenster« reflektiert wird und durch Interferenzen die Beschleunigung stört, muß dort ein »Wellensumpf« zugeschaltet werden, der, ähnlich wie in der Natur der Sandstrand, die Hochfrequenzenergie der elektrischen Welle absorbiert. Klinische Wanderwellenbeschleuniger haben Rohrlängen von ca. 2 m. Auf dieser kurzen Strecke muß also dieselbe Energie auf die Elektronen übertra-

gen werden wie beim Betatron über etwa 400 km. Dies benötigt während der Beschleunigung (Pulsdauer) die enorme Leistung von einigen Megawatt. Die dazu notwendigen Hochfrequenzgeneratoren (**Magnetron** oder **Klystron**) und Hochfrequenzverstärker wurden erst durch die technische Entwicklung leistungsstarker Radarsender verfügbar.

Stehwellenbeschleuniger: Beim Stehwellenbeschleuniger wird die Hochfrequenzenergie am Ende des Beschleunigungsrohrs nicht vernichtet, sondern reflektiert. Auf der gesamten Strecke bildet sich damit eine stehende Welle wie bei den Schwingungen einer Saite aus (Abb. 6.10). Da die Wellentäler nicht nur nichts zur Beschleunigung beitragen, sondern im Gegenteil die Elektronen mit gleicher Energie

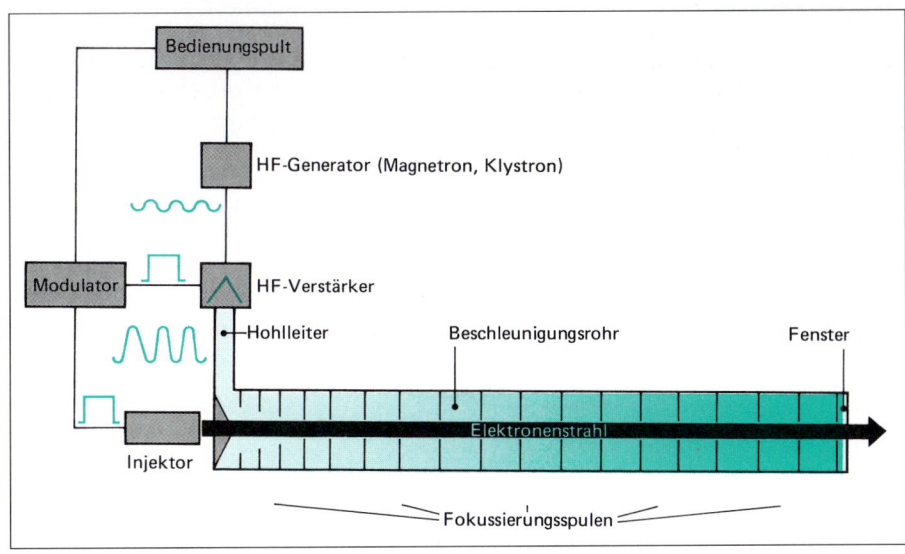

Abb. 6.10 Prinzip eines Stehwellenbeschleunigers.

in die rückwärtige Richtung beschleunigen würden, haben trickreiche Konstruktionen diese Täler der HF-Welle in sogenannte Kopplungsresonanten (coupling cavities) verlagert. Sie liegen außerhalb der eigentlichen Beschleunigungsstrecke. Als Konsequenzen ergeben sich im Vergleich zur Wanderwelle ein geringerer Energiebedarf und größere Feldstärken zur Beschleunigung. Ein weiterer Vorteil liegt darin, daß die Baulänge der Beschleuniger um etwa 40% verringert werden kann.

> ⚠ Die Stehwellentechnik ermöglicht gegenüber der Wanderwellentechnik kompakte Gerätekonstruktionen (vergleiche die beiden Geräte der Abbildungen 6.8 und 6.11).

Außerhalb der Beschleunigungsstrecke wird der Elektronenstrahl in Richtung Patient bzw. Isozentrum umgelenkt. Der Umlenkungswinkel kann 90° oder auch 270° betragen. Schließlich verläßt ein sehr feiner Elektronenstrahl von etwa 3 mm Durchmesser die Vakuumröhre. Sowohl für die Elektronentherapie als auch für die Photonentherapie muß dieses enge Bündel später über Streufilter bzw. Ausgleichskörper wieder aufgefächert werden.

Elektronenmodus
Der nadelförmige Elektronenstrahl am Austrittsfenster der Vakuumröhre kann durch Streufilter (auch Streufolien genannt) auf Feldgrößen um $30 \times 30 \text{ cm}^2$ im Isozentrum (1 m vom Fokus) aufgefächert werden (→ Abb. 6.9). Mit einer Technik, die auch in der Kathodenstrahlröhre oder dem Fernsehapparat benutzt wird, läßt sich der feine Strahl, der sich nach 1 m durch Divergenz und Luftstreuung auf etwa 7 cm aufgeweitet hat, über das Bestrahlungs-

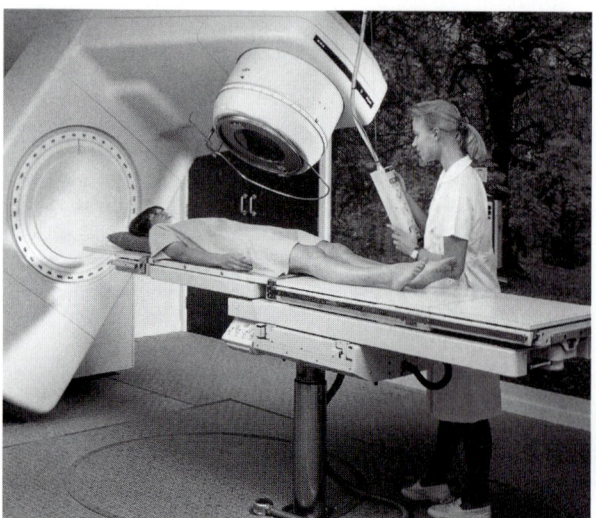

Abb. 6.11 Patienteneinstellung am Linearbeschleuniger.

feld verstreichen (Scanning-Methode). Wegen der Eigenschaften der Elektronen, sich wie ein Gasstrom diffus auszuweiten, verlangt die Elektronentherapie eine weitere Kollimierung des Strahls, der mit einem scharfen Randabfall bis an die Körperoberfläche herangeführt werden muß. Ein Elektronentubus hat durchaus Ähnlichkeit mit dem Tubus der konventionellen Röntgentherapie. Variable Typen und Vorrichtungen zur individuellen Formung der Feldbegrenzungen sind unerläßlich.

> ⚠ Für die heutige Strahlentherapie reichen Elektronenenergien von 18–25 MeV aus.

Der Tiefendosisverlauf von Elektronen ist durch die Lage des Dosismaximums (D_{max}), die 50%-Tiefe (D_{50}), die therapeutische Reichweite (D_t) und die praktische Reichweite (D_p) charakterisiert. Es gelten folgende Faustregeln:

D_{max} ≈ $^1/_6$ E_o = $^1/_6$ der nominellen Elektronenenergie an der Oberfläche in MeV, ausgedrückt in Zentimeter Gewebstiefe (E_o: Elektronenenergie an der Oberfläche)

D_{50} ≈ 2 D_{max} = doppelte Gewebstiefe in Zentimeter wie D_{max}

D_t ≈ 90% (legt der Arzt fest, meist zwischen 80 und 95%)

D_p ≈ 3 D_{max}

Die Elektronentherapie findet ihren Einsatz bei der Behandlung von oberflächlichen Läsionen bis hin zur Ganzhautbestrahlung der Mycosis fungoides und bei der Halbtiefentherapie. Oft ist eine Mischung mit der Photonentherapie angezeigt, wenn der Vorteil der endlichen Reichweite des Elektronenfeldes erwünscht ist.

Photonenmodus
Mit energiereichen Elektronen eines Elektronenbeschleunigers lassen sich Bremsstrahlen erzeugen. Hierzu wird in der Nähe des Elektronenaustrittsfensters eine Bremsantikathode (englisch: target) eingeschoben (→ Abb. 6.9). Die so erzeugte **ultraharte Bremsstrahlung** übernimmt als Vorzugsrichtung die Flugrichtung der Elektronen und muß daher ebenfalls (wie der Elektronenstrahl beim Elektronenmodus mit einer Streufolie) mit Hilfe eines Ausgleichskörpers für das Bestrahlungsfeld homogenisiert werden.

> ⚠ Mit Bremsstrahlungen zwischen 6 und 20 MV lassen sich alle Bestrahlungstechniken durchführen, die für die Photonentiefentherapie entwickelt wurden.

Geräte zur Neutronenbestrahlung

Neutronengenerator

Im Neutronengenerator werden Kerne des schweren Wasserstoffs (Deuterium) mit relativ bescheidenen Energien zwischen 150 und 500 keV auf ein »target« aus überschwerem Wasserstoff (Tritium) geschossen. Durch Kernverschmelzung nach der Gleichung:

$$d + t \rightarrow {}^4He + n + Energie$$

d	Deuterium
t	Tritium
He	Helium
n	Neutronen

entstehen Neutronen der Energie, die der Kernreaktion entsprechen (14–15 MeV). Es werden Dosisleistungen bis 0,1 Gy/min in 1 m Abstand von der Neutronenquelle erreicht. Das Tritiumtarget wird bei der Reaktion verbraucht und muß nach 20–200 Strahlstunden ausgetauscht werden.

Zyklotron

Zur Neutronengenerierung wird auch das sogenannte Isochronzyklotron benutzt, mit dem Protonen, Deuteronen, ^{3}Helium- und ^{4}Helium-Kerne beschleunigt werden können. Das Zyklotron ist ein Kreisbeschleuniger, dessen Prinzip in → Abbildung 6.7 skizziert ist. Im Gegensatz zum Neutronengenerator mit nur einer Energie werden hier Kernreaktionen gewählt, bei denen die Neutronenenergie von der Energie der eingeschossenen Teilchen abhängt, also wählbar ist. Die Reaktion erfolgt nach der Gleichung:

$$d_{(Zyklotron)} + Be \rightarrow n_{(E)}$$

d	Deuterium
Be	Beryllium
n$_{(E)}$	Neutronen einer bestimmten Energie

Damit sind einerseits die gewonnenen Neutronen nicht mehr monochromatisch (Nachteil), andererseits kann ihre Maximalenergie weit über 15 MeV hinaus gesteigert werden (Vorteil). Ein weiterer Vorteil gegenüber den Generatorneutronen ist die Vorwärtsbündelung der Neutronen, wodurch sich eine deutlich höhere Dosisleistung (0,75 Gy/min) ergibt.

 Die hohen Erwartungen, die in die Neutronentherapie aufgrund ihrer günstigen strahlenbiologischen Eigenschaften am Tumorgewebe gesetzt wurden, haben sich nicht erfüllt. Ausschlaggebend dafür sind der trotz hoher Investitionskosten doch unbefriedigende Tiefendosisverlauf (vergleichbar konventioneller Röntgenstrahlung → Kap. 2 Strahlenphysik) einerseits und die starken Nebenwirkungen am gesunden Körpergewebe andererseits (→ Kap. 3.6 Strahlenbiologie).

6.2.3 Hilfsmittel

Sekundäre Kollimierung

Die geräteseitigen Kollimatoren erzeugen im Photonenmodus rechteckige Bestrahlungsfelder und im Elektronenmodus oft nur wenige quadratische oder runde Felder entsprechend den lieferbaren Tubussen. Beides genügt den Ansprüchen einer modernen Strahlentherapie nicht.

Photonenmodus

Durch eine sekundäre Kollimierung (zusätzliche Metalleinschübe) kann die Außenkontur des Strahlenbündels dem Zielvolumen angepaßt werden. Dazu dienen individuell gegossene Blöcke aus einer Metallegierung mit niedrigem Schmelzpunkt (< 100 °C) aus Wismut, Blei und Zinn. Diese Blöcke werden auf Trägerplatten aus dünnem (4–6 mm) Polykarbonat justiert und fixiert. Kontrolle und Nachjustierung sichern den korrekten Sitz dieser **Individualkollimatoren** (Abb. 6.12 und 6.13).

Ein weiterer, weniger arbeitsintensiver Weg ist der geräteseitige Einsatz eines **Lamellenkollimators** (englisch: multileaf collimator). Mit ihm läßt sich das Bestrahlungsfeld wenigstens grob mit Streifen von z.B. 0,5–1 cm Breite individuell kollimieren. Die Lamellen sind aus Wolfram und sollten motorisch angesteuert werden (Abb. 6.14).

Elektronenmodus

Zur individuellen Kollimierung dient dasselbe Prinzip wie beim Photonenmodus. Nur bestehen hier die »Abdeckungen« für gewöhnlich aus zwei Materialien. Einem mit niedriger Ordnungszahl zur Abbremsung der Elektronen (z.B. Wachs) und einem mit hoher Ordnungszahl zur Schwächung der sekundären Bremsstrahlung (z.B. Blei).

Fixierungshilfen

In der Strahlentherapie wurde eine ganze Reihe von Lagerungshilfen eingeführt: das Vakuumbett, das Hartschaumbett, die Gipsbinde, die schnell härtende Kunststoffbinde (Abb. 6.15), der Beißblock, die

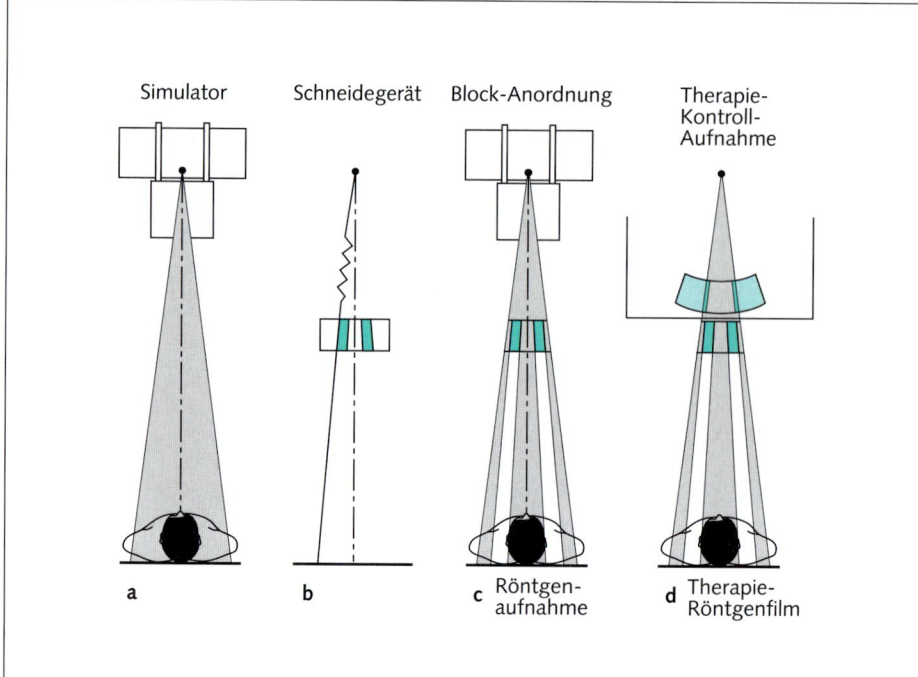

Abb. 6.12 Herstellung von Individualabsorbern (Individualkollimatoren).
a) Großfeldaufnahme am Simulator,
b) Ausschneiden der Gußform in Bestrahlungsgeometrie,
c) Einpassen des Absorbers am Simulator,
d) Einschub am Bestrahlungsgerät und Verifikationsaufnahme.

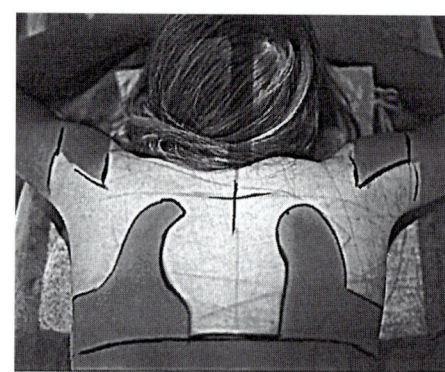

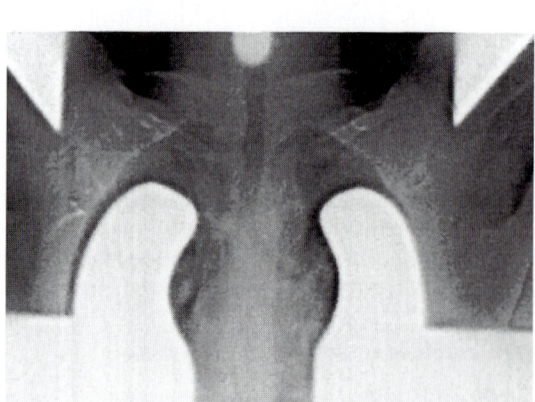

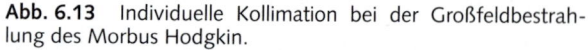

Abb. 6.13 Individuelle Kollimation bei der Großfeldbestrahlung des Morbus Hodgkin.
a) Patientin unter dem Großfeld in Bauchlage. Humerusköpfe, Lungen und untere Thoraxwand wurden abgedeckt.
b) Verifikationsaufnahme (Portalfilm) mit der Therapiestrahlung des Linearbeschleunigers.

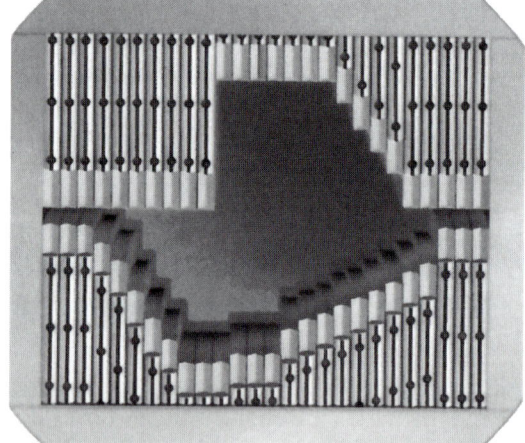

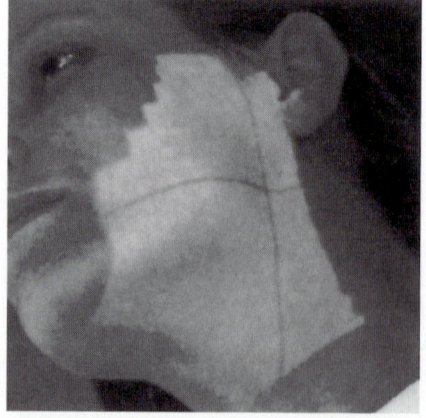

Abb. 6.14 Individuelle Feldformung mit einem Lamellenkollimator. a) Prinzip. b) Praktisches Beispiel: ausgeleuchtetes Feld bei Tonsillenkarzinom.

a

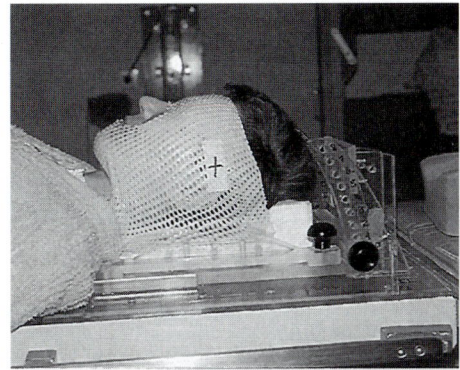

b

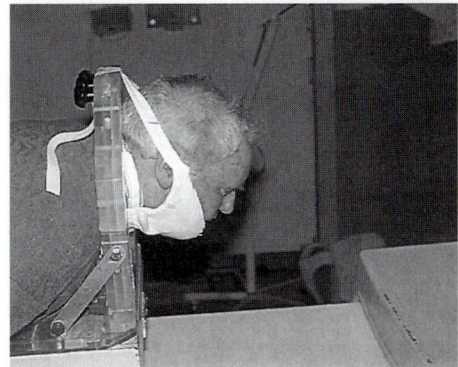

Abb. 6.15 Kopffixierung:
a) mit undurchsichtigen, nach Modellierung an der Patientin rasch trocknenden und versteifenden Binden,
b) zur Bestrahlung eines Hypophysenadenoms mittels Polyurethan-Hartschaum.

Stereotaxierung mit Knochendornen (Abb. 6.16) und auch die PVC-Maske (Abb. 6.17). Letztere ist eine aufwendige, aber elegante Methode, wobei die Masken nach exakten Gipsabdrücken vom Patienten auf einer Tiefziehpresse hergestellt werden. Neben der gewonnenen Sicherheit bei der Feldeinstellung haben die Masken noch den kosmetischen Vorteil, daß die Bestrahlungsfelder und Lasermarken nicht mehr auf die Haut des Patienten, sondern direkt auf die Masken gezeichnet werden können.

6.2.4 Therapiesimulator

Der Therapiesimulator (Abb. 6.18) dient der Festlegung, Justierung und Dokumentation der Bestrahlungsfelder, ihrer Einstrahlrichtung und der Bestimmung des Isozentrums unter Bestrahlungsbedingungen.

Das **Isozentrum** ist ein raumfester Punkt, in dem sich die vertikalen und die horizontalen Dreh- bzw. Symmetrieachsen schneiden (→ Abb. 6.18). Es ist der Mittelpunkt der kleinsten Kugel, durch den der Zentralstrahl eines symmetrisch eingeblendeten Strahlenfeldes bei Einbeziehung aller Tragarmrota-

tionswinkel, aller Blendendrehwinkel sowie aller Strahlungsarten und -energien verläuft.

Man kann heute den weitaus größten Teil aller Bestrahlungseinstellungen isozentrisch vornehmen, d.h. der Patient muß für mehrere Feldeinstellungen nicht mehr umgelagert werden, und die Drehachse des Geräts bleibt für alle Einstellungen dieser Bestrahlungssitzung unverändert.

Sämtliche Einstellungs- und Bewegungsmöglichkeiten der Bestrahlungsgeräte können am Therapiesimulator simuliert werden. Sein Tragarm (»gantry«) ist mit einer diagnostischen Röntgenröhre und Bildverstärkern für Durchleuchtung und Röntgenaufnahmen versehen. Der Tisch entspricht dem Bestrahlungstisch.

 Ein Therapiesimulator ist unverzichtbar und gegenwärtig durch keine andere Diagnostikeinheit zu ersetzen, auch nicht durch die Computertomographie oder die Kernspintomographie.

Man bedient das System direkt neben dem Patienten stehend oder über Fernbedienung von einem strahlengeschützten Schaltpult aus. Die ermittelten Daten, wie Feldgröße, Winkeleinstellung, Strahlerkopfdrehung, Fokus-Achs-Abstand und gegebenfalls Tischdrehung, sind gleich auf dem Monitor ablesbar und werden in das Bestrahlungsprotokoll eingetragen.

Sind Lage, Größe und Winkeleinstellung eines Bestrahlungsfeldes festgelegt (und damit auch das Isozentrum), dokumentiert man dies mit einer **Lokalisationsaufnahme** (Röntgenaufnahme). Im Gegensatz dazu wird eine **Verifikationsaufnahme** mit dem Therapiestrahl des Bestrahlungsgerätes angefertigt. Sie verifiziert und dokumentiert die korrekte Feldeinstellung am Gerät.

6.2.5 Brachytherapie

Die Therapie mit umschlossenen Radionukliden empfiehlt sich immer, wenn am Tumor eine Dosiserhöhung vorgenommen oder der Tumor allein ohne seine Ausbreitungswege bestrahlt werden soll. Die radioaktiven Präparate können direkt am Herd plaziert werden.

 Bei der **Kontakttherapie** legt man einen Gamma- oder Betastrahler direkt auf die Körperoberfläche. Bei der **intrakavitären Therapie** führt man die radioaktiven Präparate in natürliche oder künstliche Hohlräume ein. Bei der **interstitiellen Therapie** werden die radioaktiven Präparate direkt in den Tumor selbst implantiert.

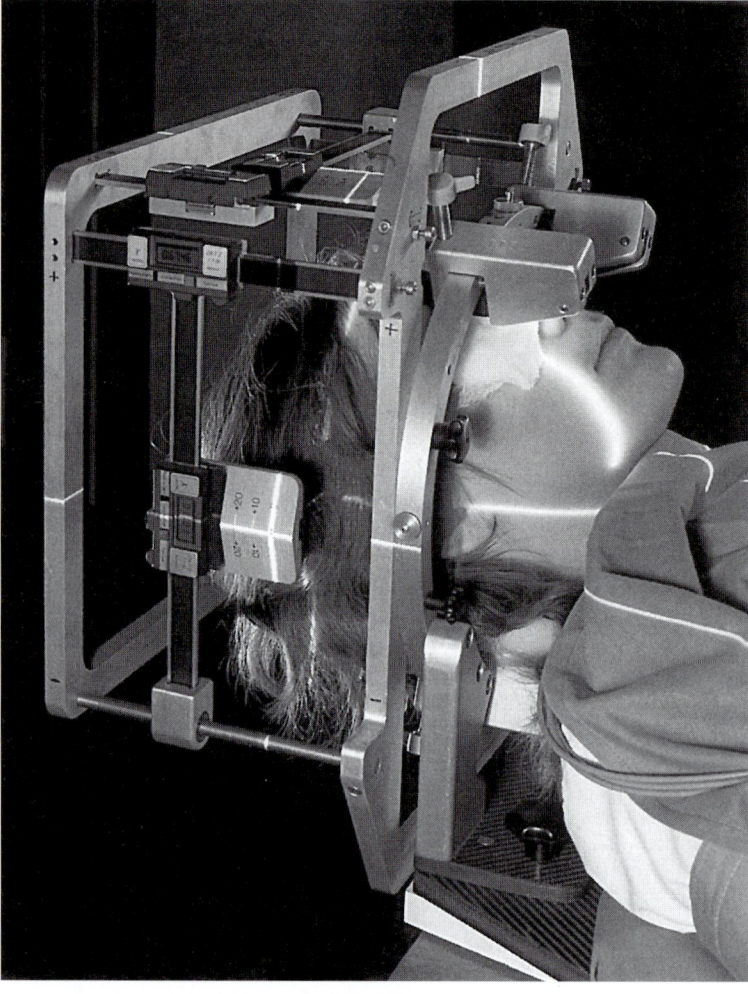

Abb. 6.16 »Stereotaxiering« zur vollständigen Immobilisierung des Kopfes. Er wird zur stereotaktischen Brachytherapie von Hirntumoren und zur sogenannten stereotaktischen (perkutanen) Konvergenzbestrahlung genutzt.

Die Therapie mit umschlossenen Strahlern eignet sich für Geschwülste, die leicht zugänglich an der Körperoberfläche oder in Hohlorganen liegen oder die operativ freigelegt werden können. Sie hat auch in der Ära der Hochvolttherapie ihre Berechtigung und wird in den letzten Jahren wieder vermehrt genutzt. Die Gründe sind:

- eine hohe relative Herdraumdosis (geringe Volumenbelastung des Patienten bei hoher Herddosis),
- nur geringfügige Dosis im gesunden Gewebe wegen raschen Dosisabfalls zur Peripherie hin (dadurch minimale Nebenwirkungen).

Kontaktbestrahlung

^{90}Sr-Präparate

Liegt das Zielvolumen so oberflächlich, daß die Strahlung nur wenige Millimeter eindringen muß (z.B. in der Dermatologie und Ophthalmologie), verwendet man Betastrahler. Die Dosis fällt zur Tiefe hin besonders steil ab. Die Abbildung 6.19 zeigt eine sogenannte Dermaplatte, einem Bulbus aufgesetzt. Die Präparate ^{90}Strontium/^{90}Yttrium sind meist in Silberblech eingewalzt, das von einer 0,1 mm dicken Silberschicht umgeben ist. Zum Korrosionsschutz wird dieses Präparat mit Gold bedampft. Es befindet sich in einem Plexiglas- oder Metallträger, der an der Strahlenaustrittsseite etwas übersteht, um den direkten Hautkontakt zu vermeiden. An der Rück-

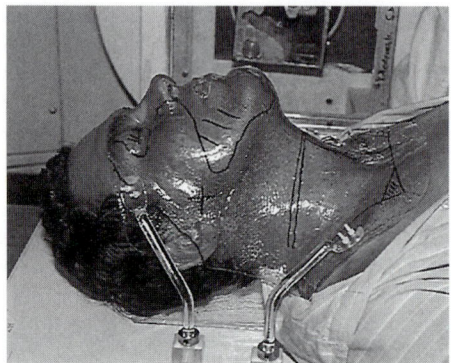

Abb. 6.17 PVC-Bestrahlungsmaske zur Bestrahlung im Kopf-Hals-Bereich. Sie liegt dem Patienten hautnah an. Alle Feldmarkierungen wurden darauf angebracht.

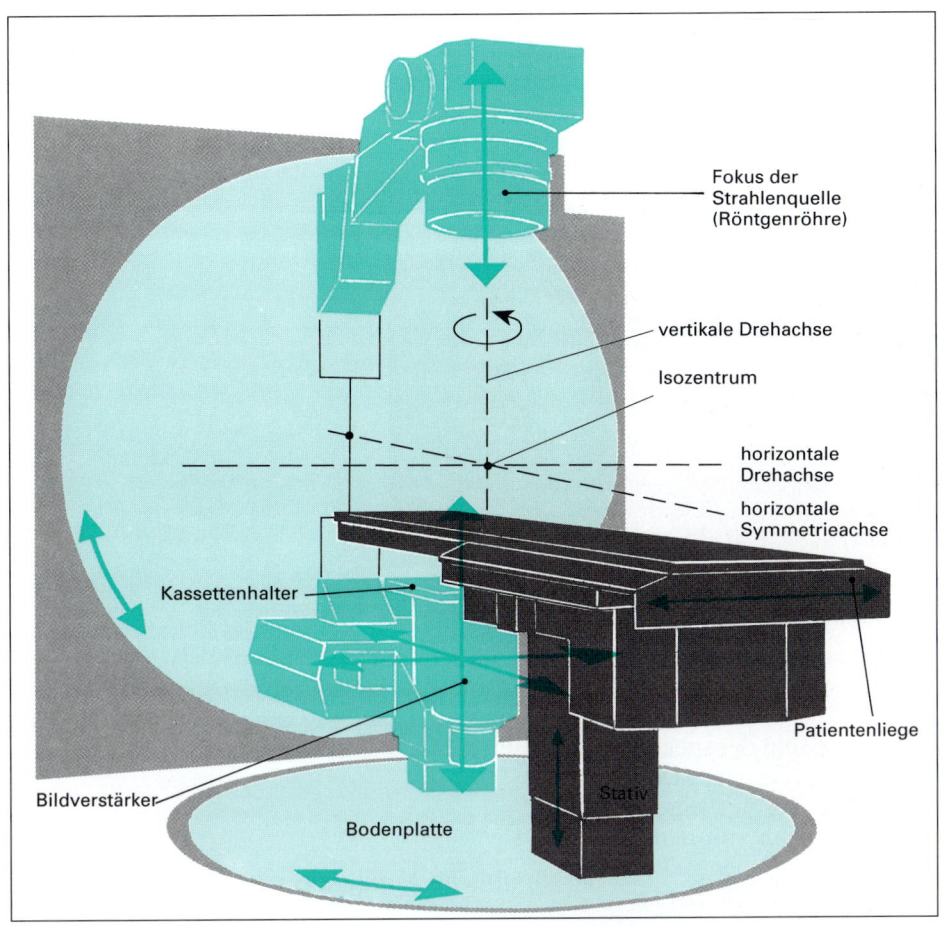

Abb. 6.18 Therapie-simulator mit diagnostischer Röntgenröhre für Durchleuchtung und Röntgenaufnahmen sowie Bildverstärker. Eingezeichnet sind die verschiedenen Bewegungsmöglichkeiten und das Isozentrum.

Fokus der Strahlenquelle (Röntgenröhre)

vertikale Drehachse

Isozentrum

horizontale Drehachse

horizontale Symmetrieachse

Kassettenhalter

Patientenliege

Bildverstärker

Stativ

Bodenplatte

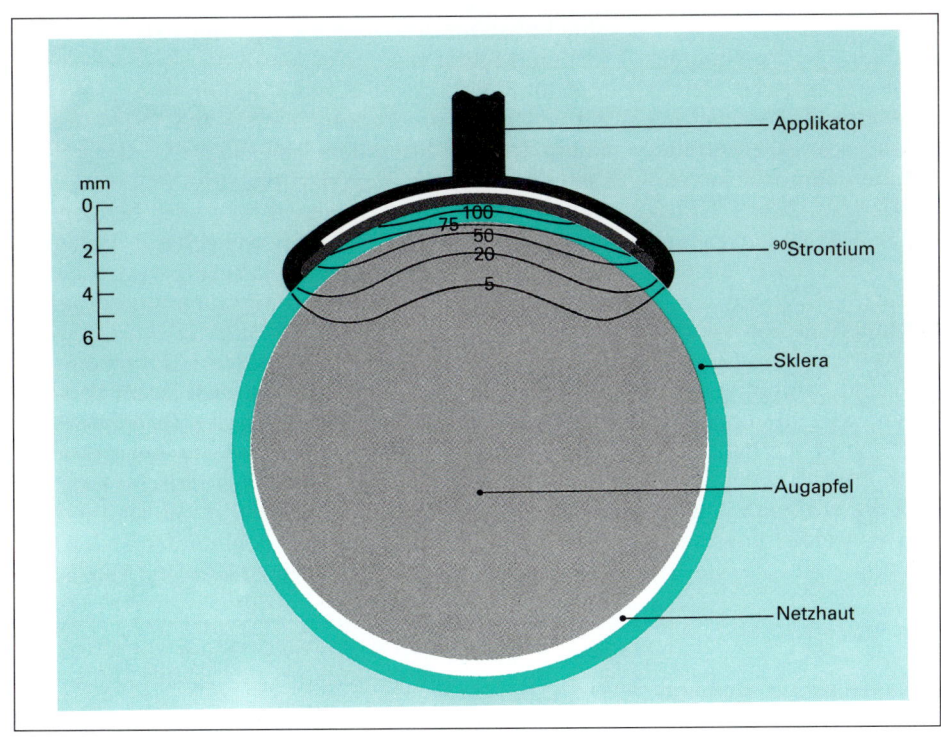

Applikator

mm

^{90}Strontium

Sklera

Augapfel

Netzhaut

Abb. 6.19 Position einer Dermaplatte (^{90}Sr/^{90}Y-Präparat) am Auge mit Isodosenverlauf.

231

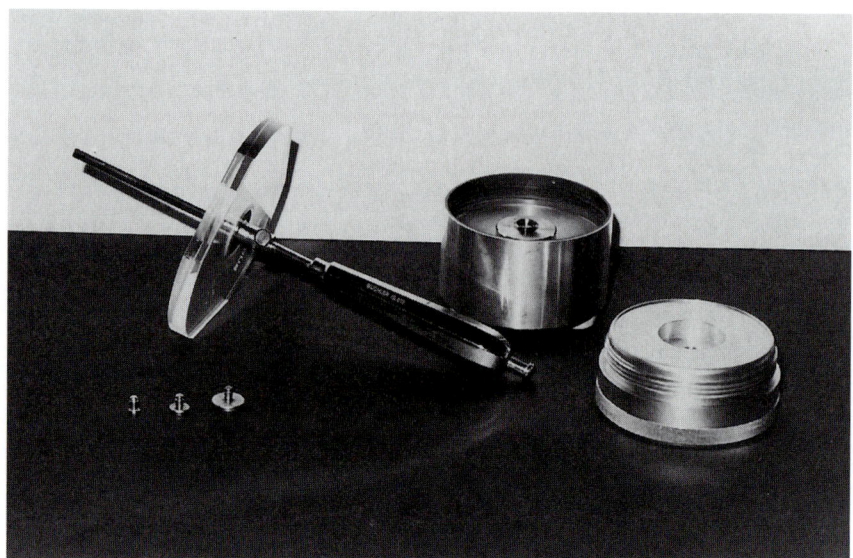

Abb. 6.20 Applikator für
[90]Strontium-Dermaplatten mit
Strahlenschutzscheibe. Daneben
aufgeschraubter Tresor für radioaktives Material. Im Vordergrund
links drei radioaktive Derma-
platten unterschiedlicher Größe.

seite kann der Applikator mit einer Spezialzange an einem Griff gefaßt werden. Diese enthält zum Schutz der Hand des Arztes an ihrem Schaft eine 1 cm dicke Plexiglasplatte (Abb. 6.20).

Von der Energie, der Halbwertszeit und der spezifischen Aktivität (Aktivität/Masse) her eignet sich ^{90}Sr/^{90}Y besonders. [90]Strontium zerfällt mit einer Halbwertszeit von 28 Jahren in [90]Yttrium, mit dem es nach kurzer Zeit im radioaktiven Gleichgewicht steht. Therapeutisch genutzt wird lediglich die Betastrahlung von [90]Yttrium (Energie 2,25 MeV).

[106]Ru/[106]Rh-Plaques

Attraktiv an diesem Betastrahler (1–2% Gammaanteil) ist die relativ große therapeutische Reichweite von etwa 7 mm. [106]Ruthenium-Plaques werden deshalb zur Kontaktbestrahlung von Aderhautmelanomen des Auges bis zu einer Tumordicke von 7 mm eingesetzt. Man appliziert in diesen Fällen 100–150 Gy an der Tumorspitze, was an der Tumorbasis einer Maximaldosis von 1000–1200 Gy entspricht. Die Dosisleistung beträgt 6–8 Gy/Std.

Die schalenförmigen Augenapplikatoren werden operativ eingesetzt, am Bulbus vernäht und nach 5–6 Tagen wieder entfernt. Sie sind 1 mm dünn, der radioaktive Teil selbst 0,2 mm, und bestehen ansonsten aus Reinsilber. Der Boden ist 0,7 mm dünn und sorgt dafür, daß nur noch etwa 3% der Dosis nach hinten abstrahlen. Auch die vorderen Augenabschnitte werden nur noch von einer unwesentlichen Dosis getroffen.

Moulagen

In plastisch formbares Material (Plastilin, Schaumgummi o.ä.) können Gammastrahler (Iridiumdrähte, Kobaltperlen, Radiogold- oder Radiojod-Seeds) eingelassen und direkt der Hautoberfläche aufgelegt werden. Moulagen lassen sich der Körperoberfläche ideal anpassen. Die maximale Eindringtiefe der therapeutisch nutzbaren Strahlung beträgt 10 mm.

Intrakavitäre Therapie

Herkömmliche Applikation

Das [226]**Radium** wurde bereits kurz nach seiner Entdeckung im Jahre 1896 in die Therapie eingeführt. Seine Halbwertszeit von 1620 Jahren gewährleistet eine konstante Aktivität. Es liegt meist als wasserunlösliches Sulfat vor.

Zum Schutz gegen Kontamination und gegen das Entweichen von Radongas sind die Präparate in Platin/Iridium-Röhrchen eingekapselt, die außerdem der Filterung dienen. Alphastrahlung wird vollkommen absorbiert. Betastrahlung wird bei der üblichen Filterung von 0,5 mm weitgehend, bei einer Wandstärke von 1 mm fast vollständig weggefiltert.

Die gebräuchlichsten Radiumpräparate enthalten 5–10 mg Radium, was einer Aktivität von 200 bis 400 MBq entspricht. Mehrere solcher Röhrchen sind in einem Träger aufgereiht, die je nach ihrem Verwendungszweck geformt sind (Zylinder, Ei, Platte-Stift-Kombination). Bei der Packmethode des Uteruskorpus werden mehrere eiförmige oder zylindrische Radiumträger in die Uterushöhle eingeführt. Sie sind jeweils mit einem aus der Vagina herausführenden Faden versehen, um sie wieder entfernen zu können (Abb. 6.21).

> ⚠ Mit Einführung der Afterloading-Verfahren ist die Radiumtherapie aus der Klinik verdrängt worden.

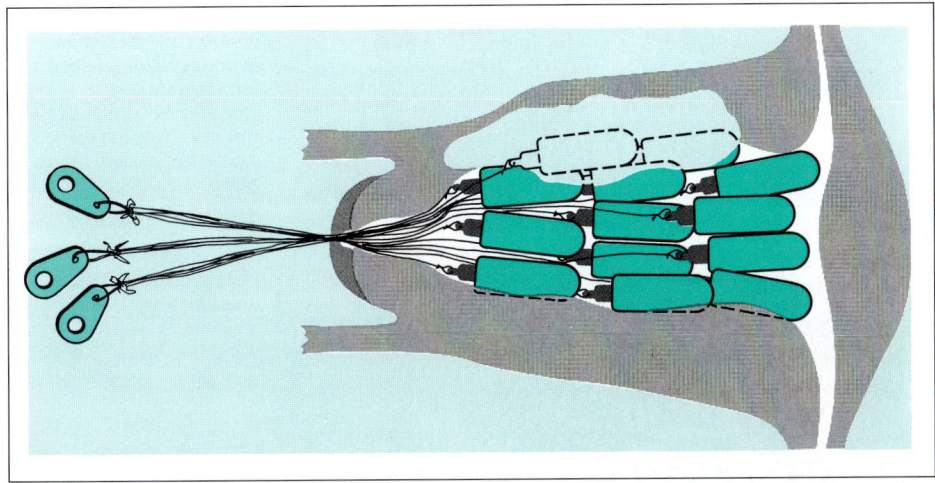

Abb. 6.21 Bei der intrakavitären Therapie des Korpuskarzinoms wird die Uterushöhle mit mehreren eiförmigen oder zylindrischen Radiumträgern gefüllt.

Nachladeverfahren (Afterloading)

Die herkömmliche Technik der intrakavitären und interstitiellen Therapie bringt eine verhältnismäßig große Strahlenbelastung für Arzt und Personal mit sich. Dies läßt sich mit der Afterloading-Technik (Nachladeverfahren) vermeiden. Zunächst werden die Applikatoren in die gewünschte Position gebracht. Erst nachdem sie kontrolliert und fixiert sind, werden die radioaktiven Präparate aus einem Strahlenschutzbehälter, durch eine Hohlsonde ferngesteuert, an den Herd bzw. in den Applikator geschoben (Abb. 6.22). Der nun gefüllte Applikator bleibt für eine bestimmte Zeit unbeweglich liegen. Der Strahler selbst führt in ihm kontinuierliche oder diskontinuierliche Bewegungen aus (Abb. 6.23). Da ein optimaler Strahlenschutz gewährleistet ist, kann man hohe Aktivitäten applizieren. Das reduziert die Liegedauer des Patienten gegenüber der herkömmlichen Radiumtherapie. Erstmals lassen sich auch Bestrahlungen mit hoher Dosisleistung ausführen (HDR). Als Gammastrahler sind ^{60}Co, ^{192}Ir und ^{137}Cs in Gebrauch.

 Das Nachladeverfahren zur intrakavitären oder interstitiellen Brachytherapie gewährleistet eine exakte Positionierung der Strahler (Röntgenkontrolle der inaktiven Behältnisse), dadurch eine prospektive Dosimetrie, die Eliminierung jeglicher Strahlenbelastung für das Personal und eine große Sicherheit für den Patienten.

Interstitielle Therapie

Für die interstitielle Therapie werden radioaktive Nadeln, Seeds oder Drähte bzw. inaktive Röhrchen oder Schläuche als Platzhalter für das radioaktive Material direkt in das Tumorgewebe eingebracht. Es gibt zwei Formen:

- **permanente Implantation** – die Strahlungsquelle verbleibt zeitlebens in situ
- **temporäre Implantation** – die Strahlungsquelle wird nach Behandlungsende aus dem Gewebe entfernt.

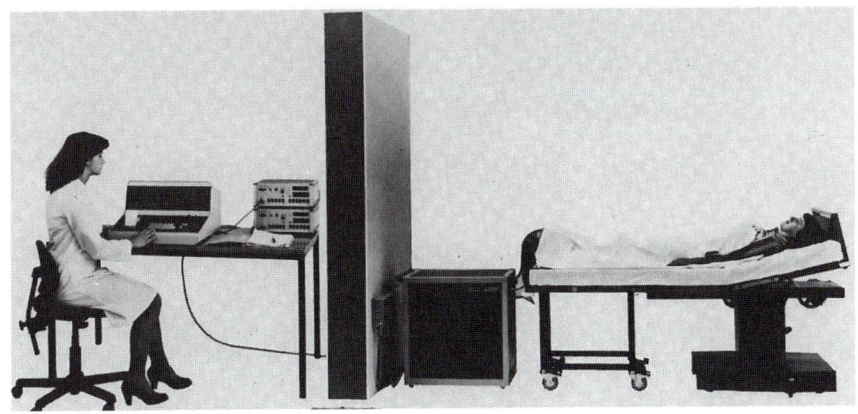

Abb. 6.22 Nachladeverfahren (Afterloading) in der gynäkologischen Strahlentherapie. Die Applikatoren sind gelegt und über Schläuche mit dem Tresor verbunden, der das radioaktive Material enthält. Außerhalb des Raums, hinter einer Strahlenschutzwand, befindet sich das Bedienungspult. Von hier wird die Strahlenquelle aus dem Tresor in die Applikatoren gesteuert und wieder zurückgezogen.

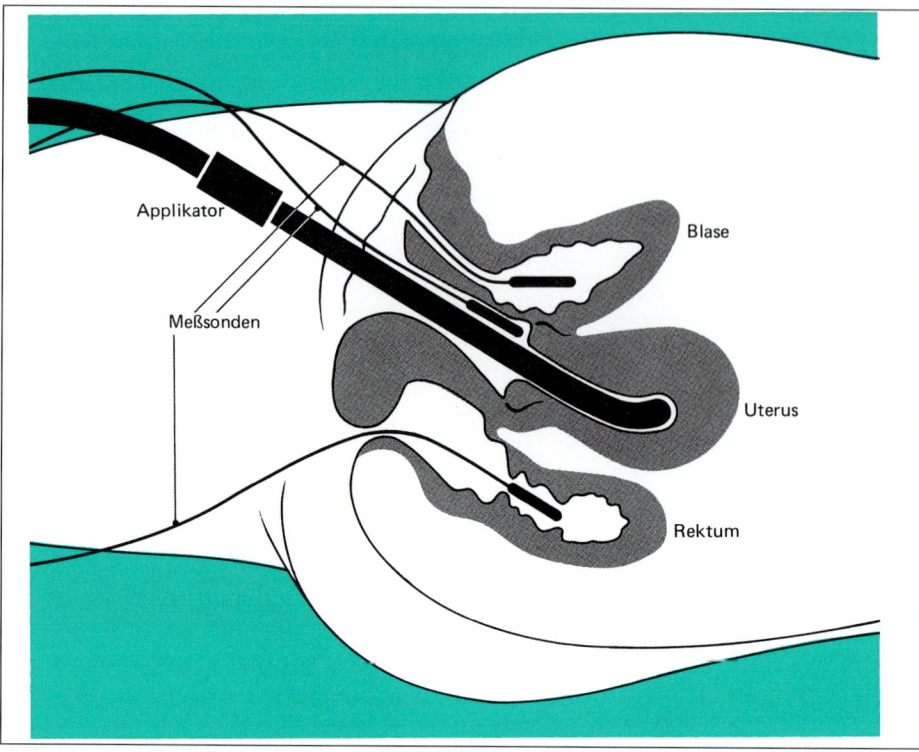

Abb. 6.23 Nachlade-verfahren (Afterloading) in der gynäkologischen Strahlentherapie. Längsschnitt durch das weibliche Becken mit Applikator in der Uterus-höhle. Verschiedene Meßsonden registrieren die Strahlendosis an den benachbarten Organen Vagina, Blase und Rektum.

Nur Nadeln, die an Fäden befestigt sind, Seeds in einer besonderen Trägervorrichtung und im Nach-ladeverfahren eingebrachte Präparate lassen sich wieder entfernen.

⚠ Bei der **permanenten Implantation** verwendet man Radionuklide mit niedriger Aktivität und kurzer Halbwertszeit (aus Strahlenschutz-gründen), bei der **temporären Implantation** solche mit hoher Aktivität und langer Halb-wertszeit (sie werden wiederverwendet).

Radiumnadeln sind die älteste Applikationsform. Sie sind zwischen 15 und 50 mm lang und müssen mit Hilfe eines angehefteten Fadens wieder entfernt werden (Abb. 6.24).

Radiogoldkörner bestehen aus einem Goldkern (^{198}Au) und einer dünnen Platinhülle. Sie werden mit einer »Pistole« ins Gewebe implantiert. Diese Radio-gold-Seeds haben eine Aktivität von 200–400 MBq (5–10 mCi). Man verteilt sie z.B. auf dem Äquator des als Kugel imponierenden Tumors und setzt je-weils ein Seed an die beiden Pole (Abb. 6.25). Der Patient muß aus Strahlenschutzgründen für seine

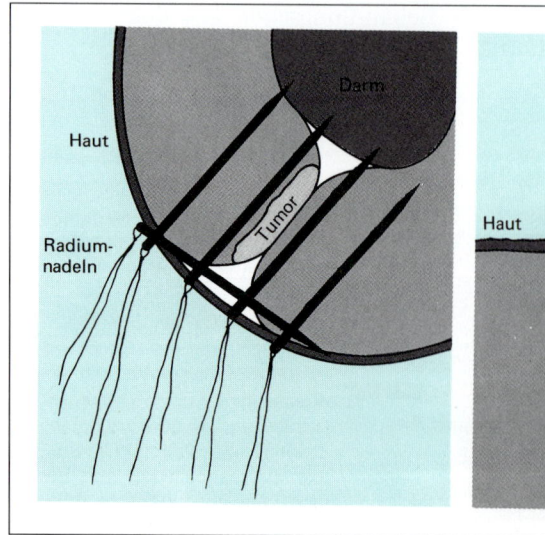

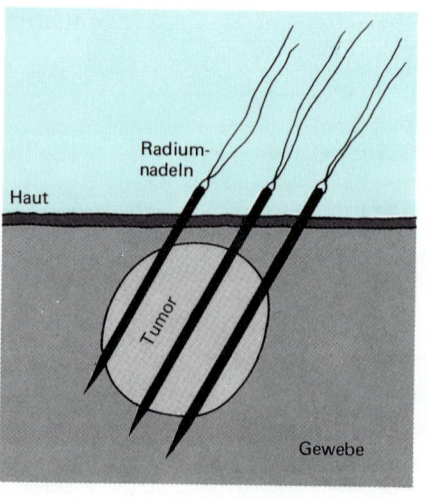

Abb. 6.24 Interstitielle Therapie. Applikation von Radiumnadeln zur temporären Implantation.

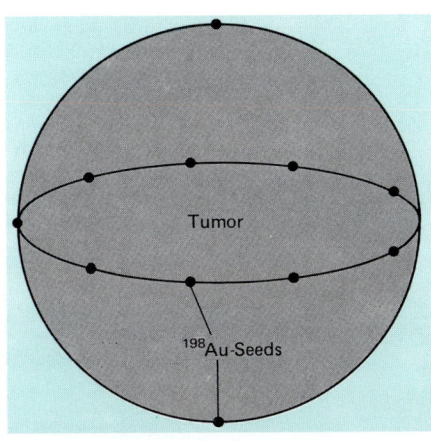

Abb. 6.25 Spickung eines kugelförmigen Tumors mit Radio-gold-Seeds (Permanentimplantation).

Umgebung etwa 12 bis 14 Tage abgeschirmt im Krankenhaus verbleiben.

Radiojod-Seeds bestehen aus einer Titankapsel, die an ihren beiden Enden radioaktives ^{125}I an ein Ionen-austauscherharz absorbiert enthält. In der Mitte des Seeds befindet sich eine inaktive Goldkugel, mit der sich das Seed unter Röntgendurchleuchtung darstellen läßt. Die Seeds werden intraoperativ über exakt plazierte Hohlnadeln eingebracht (Abb. 6.26).

Drähte oder **Ketten** aus ^{192}Ir müssen wegen ihrer langen Halbwertszeit wieder entfernt werden. Man appliziert sie im Nachladeverfahren (Abb. 6.27). Heute sind Ketten mit ^{192}Ir-Seeds kommerziell erhältlich und werden, individuell zugeschnitten, bei allen Indikationen zur interstitiellen Radiotherapie eingesetzt, z.B. Kopf-Hals-Tumoren einschließlich

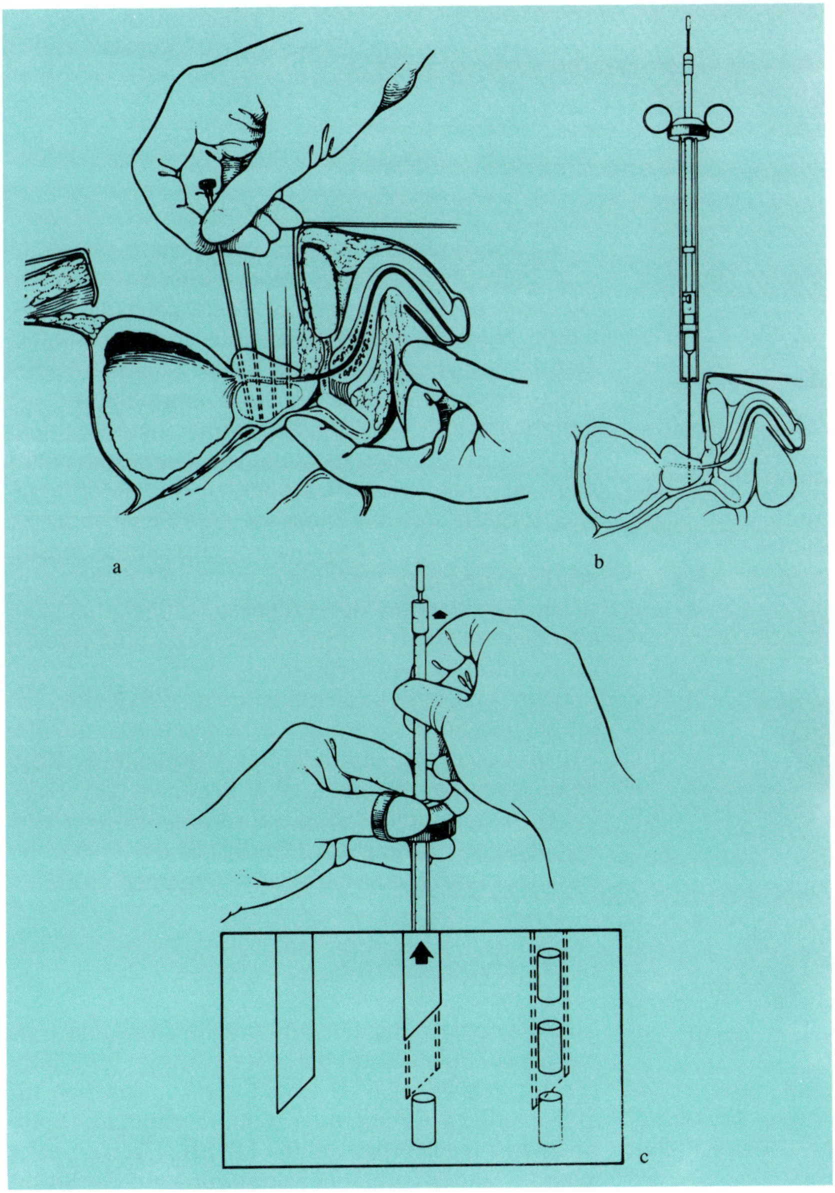

Abb. 6.26 Applikation von ^{125}Jod-Seeds beim Prostatakarzinom.
a) Mehrere Kanülen werden eingeführt im Abstand von 1 cm.
b) Ein Applikator, der eine mit ^{125}I-Seeds geladene Kartusche enthält, wird nacheinander an je eine Kanüle angesetzt.
c) Nach Implantation des ersten Seeds werden die Kanülen bei gleichzeitigem Ausstoß weiterer Seeds in regelmäßigen Abständen zurückgezogen, bis der Tumor vollständig mit Seeds durchsetzt ist (Permanentimplantation).

235

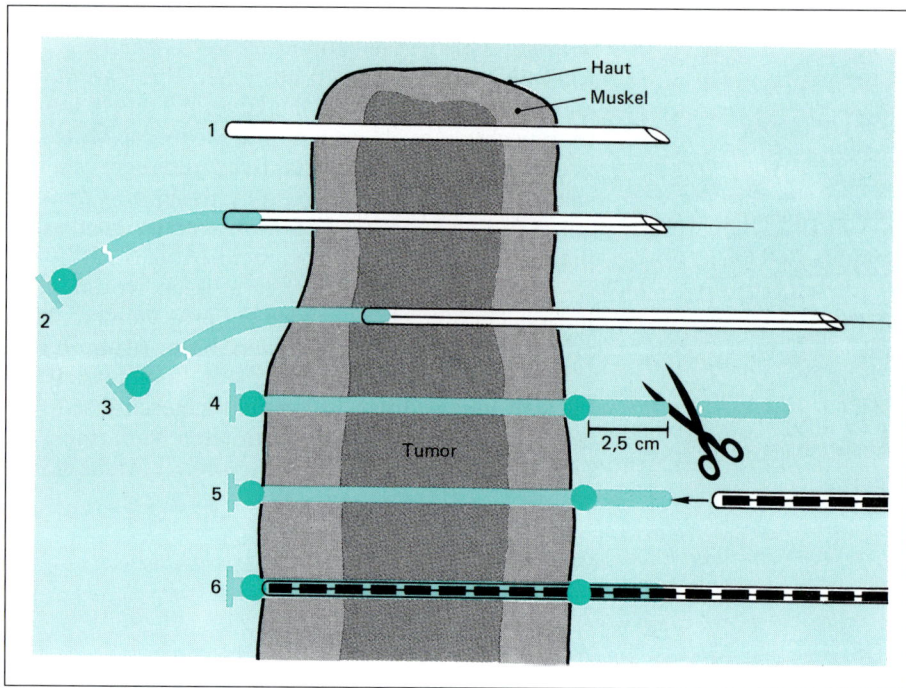

Abb. 6.27 Interstitielle Therapie mit ^{192}Iridium-Drähten mit dem manuellen Afterloading-Verfahren:
1. Eine Kanüle aus rostfreiem Stahl wird eingeführt.
2. Ein Nylonschlauch wird an das stumpfe Nadelende angesetzt und mittels eines durch die Kanüle durchgezogenen Führungsfadens fixiert.
3. Indem man die Nadel entfernt, wird der Plastikschlauch in den Tumor eingezogen.
4. Fixierung des Plastikschlauchs an der Körperoberfläche mit zwei aufgesetzten Knöpfen.
5. Der ^{192}Ir-Draht wird mit einer Pinzette in den Plastikschlauch eingeführt.
6. ^{192}Ir-Draht in situ.

Halslymphknoten, Mammakarzinome, Prostatakarzinome, Analkarzinome, gynäkologische Tumoren (Abb. 6.28).

Umgang mit radioaktiven Präparaten

Radioaktive Präparate sind grundsätzlich verschlossen in einem **Strahlenschutztresor** feuersicher aufzubewahren, um einer Verschleppung der Aktivität vorzubeugen und eine Kontamination von Kleidungsstücken und Räumen zu verhindern.

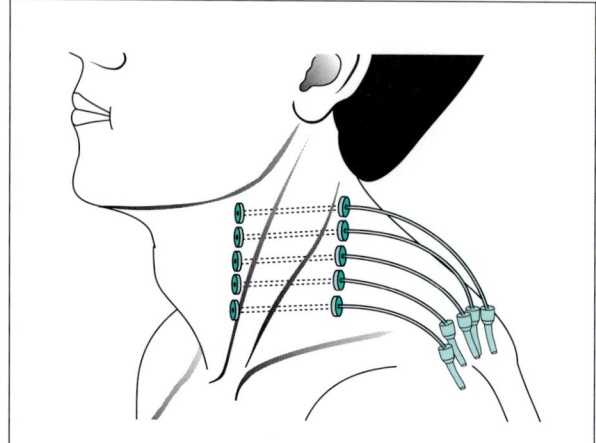

Abb. 6.28 Prinzip der interstitiellen Afterloading-Behandlung am Hals. Die Plastikschläuche mit den ^{192}Ir-Ketten sind in situ, das Nachladegerät ist abgekoppelt.

Die **Manipulation** mit (umschlossenen) radioaktiven Präparaten erfolgt hinter einer sogenannten Bleiburg mit eingelassenem Bleiglasfenster (Abb. 6.29). Niemals dürfen Präparate mit der bloßen Hand berührt werden. Man verwendet Fernbedienungsinstrumente. Bei der Radiumapplikation am Patienten werden der Operateur mit einem Strahlenschutzstuhl und das Personal mit Bleiwänden, die mehr als 5 cm dick sind, geschützt. Andere Präparate erfordern einen geringeren Strahlenschutz. So werden bei der ^{125}I-Applikation allenfalls Röntgenschürzen getragen.

Die **Sterilisation** der Präparate erübrigt sich im allgemeinen, weil die ionisierende Strahlung eine Eigensterilisation bewirkt.

Beim Umgang mit radioaktiven Präparaten ist größte Sorgfalt notwendig. Verlorene Präparate oder ein undichter Präparatbehälter können eine Kontamination von Räumen und Personen zur Folge haben. Die Strahlenschutzverordnung schreibt eine regelmäßige **Prüfung der Dichtigkeit** der Präparatebehälter durch dafür autorisierte Personen vor.

6.2.6 Hyperthermie

Eine Überwärmung der Tumorzellen verändert sie bis hin zu ihrer vollständigen Zerstörung. Eine Temperatur von **40–42,5 °C** macht die Tumorzellen für ionisierende Strahlen und Chemotherapeutika empfindlicher (**sensibilisierender Effekt**). Deshalb setzt man die Hyperthermie in Verbindung mit der Strah-

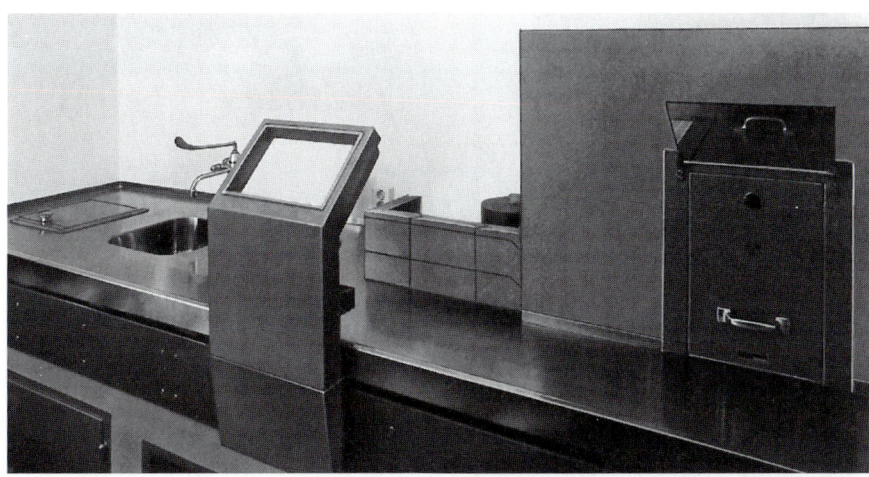

lentherapie und Chemotherapie (seltener) in der kurativ ausgerichteten Tumorbehandlung ein. Temperaturen von **42,5–43 °C** und höher zerstören die Tumorzellen **(tumorizider Effekt).**

Ganzkörperhyperthermie

Es gab Versuche mit der sogenannten **Ganzkörperhyperthermie**. Der Tumorpatient wird in einer abgeschlossenen Kammer mit Heißluft, Heißwasser oder Mikrowellen überwärmt. Diese Behandlung war zur Sensibilisierung bei systemischer Chemotherapie konzipiert. Diese Behandlung belastet den Patienten jedoch sehr stark, sie ist risikoreich, nur begrenzt anwendbar und spielt in der heutigen Tumortherapie kaum eine Rolle mehr.

Lokoregionale Hyperthermie

Die gezielte, auf den Tumor begrenzte Hyperthermie gewinnt zunehmend an Bedeutung. Sie erfolgt mit

Mikrowellen, Kurzwellen und auch Ultraschall über Applikatoren von außen. Kurzwellen mit einer Frequenz von 10 MHz und Wellenlängen zwischen 20 und 30 m dringen tiefer in den Körper ein als Mikrowellen (bis 1 GHz, Dezimeterwelle). Probleme bereiten die Ankopplung der Elektroden an den Körper und die relativ hohe Erwärmung der Haut und des Unterhautfettgewebes. Deshalb ist eine Wasserkühlung der Hautoberfläche notwendig.

Die **perkutane Hyperthermie** hat ihre Berechtigung in der Oberflächen- und Halbtiefentherapie, z.B. im Halsbereich bis 4 cm Tiefe (Abb. 6.30). Die Probleme bei der **Tiefenhyperthermie** (Abb. 6.31) können noch nicht als gelöst betrachtet werden. Insbesondere erreicht keine der perkutanen Techniken im Beckenbereich und Abdomen zuverlässig Temperaturen von > 42 °C. Praktisch unmöglich gestaltet sich zudem die Temperaturmessung in einem größeren Bereich von behandeltem Tumor- und Normalgewebe, denn die Messungen können nur punktuell und invasiv über eingestochene Meßsonden erfolgen.

Interstitielle Hyperthermie

Für die definierte Überwärmung tiefliegender Tumoren eignet sich die **interstitielle Hyperthermie**. Vergleichbar der interstitiellen Radiotherapie (→ Kap. 6.2.5) werden über Kunststoffschläuche oder -nadeln Mikrowellenantennen, Implantate für Radiowellenerzeugung oder heiße bzw. erhitzbare Metall-Seeds direkt in und um den Tumor plaziert. In gleicher Weise erfolgt die Plazierung von Meßsonden. Die simultane Temperaturmessung kontrolliert und steuert die Behandlung. Auf diese Weise erreicht man zuverlässig eine gleichmäßige Überwärmung umschriebener Gewebebezirke.

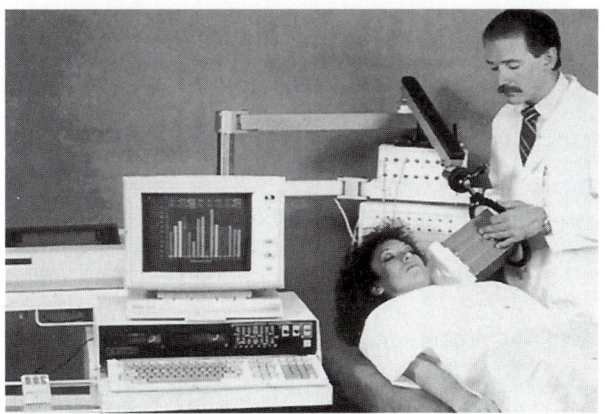

Abb. 6.30 Oberflächen-Hyperthermiegerät mit 400–2540 MHz (Mikrowellenbereich). Der Applikator mit einem die Oberfläche kühlenden Wasserkissen wird am Hals plaziert.

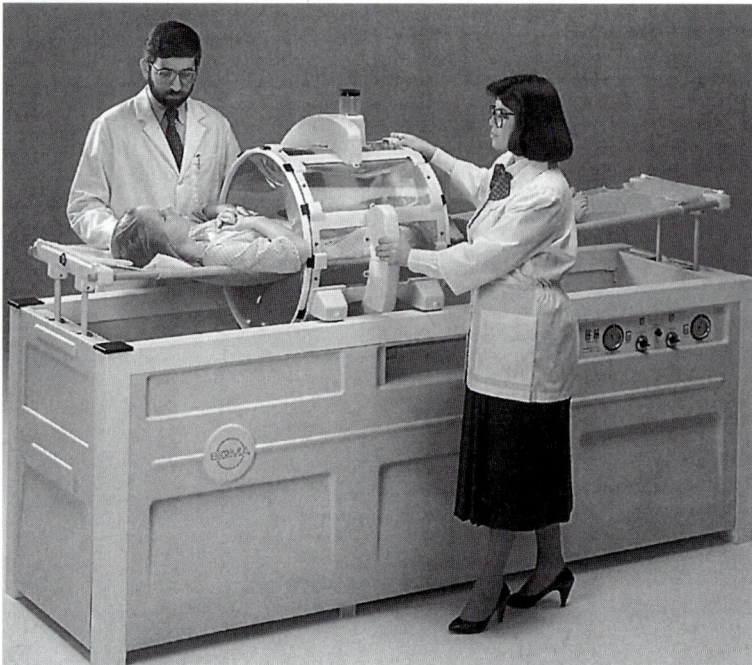

Abb. 6.31 Hyperthermiegerät für den Tiefenbereich.

6.3 Methoden der Radiotherapie (Radioonkologie)

6.3.1 Bestrahlungsplanung

Die Strahlentherapie beginnt immer mit der Aufstellung eines exakten Bestrahlungsplans.

> ⚠ Die Bestrahlungsplanung umfaßt alle medizinischen, physikalisch-technischen, biologischen und organisatorischen Vorbereitungsschritte für eine Radiotherapie.

Der Bestrahlungsplan beinhaltet:
- die Sicherung der Tumordiagnose und der Tumorausbreitung (Typing und Staging),
- die Erarbeitung einer Behandlungsstrategie,
- die Lokalisation der Bestrahlungsfelder bzw. der radioaktiven Strahler am Therapiesimulator,
- die Erstellung von Patientenquer- und -längsschnitten,
- den physikalisch-technischen Bestrahlungsplan,
- die Verifizierung des Bestrahlungsvolumens und der Bestrahlungstechnik
- und gegebenenfalls die Optimierung des Bestrahlungsplans.

Behandlungsstrategie

Bevor der Patient oder die Patientin den Simulatorraum betritt, sollte die Behandlungsstrategie festliegen und diese zwischen Arzt, Physiker und der Me-

dizinischen Assistentin abgestimmt sein (Planungsbesprechung). Folgende Fragen sind zu klären:
- Besteht eine kurative oder eine palliative Behandlungsindikation?
- Ist eine alleinige Radiotherapie oder eine Kombinationsbehandlung vorgesehen?
- Soll prä- oder postoperativ bestrahlt werden?
- Ist eine Teletherapie (von außen) oder eine Brachytherapie (von innen) vorgesehen?
- Welches Bestrahlungsvolumen ist geplant?
- Welche Bestrahlungstechnik ist vorgesehen?
- Sind eine Radiochemotherapie oder eine Radiohyperthermie geplant?
- Soll die Behandlung ambulant oder stationär vorgenommen werden?
- Lassen Ernährungs- und Allgemeinzustand des Patienten überhaupt die Behandlung zu?
- Wurde der Patient über die vorgesehene Behandlung ausreichend aufgeklärt, und ist er einverstanden?

Behandlungsvolumina

Die strahlentherapeutischen Behandlungsvolumina, die in Empfehlungen und Normen definiert sind, decken zwar die onkologischen Volumina (Tumorvolumen, typisches und potentielles Tumorausbreitungsgebiet) ab, stimmen mit diesen aber nicht vollständig überein.

> ⚠ Die strahlentherapeutischen Volumina richten sich nach den onkologischen Volumina, stimmen aber mit diesen nicht genau überein.

Onkologische Volumina

Tumorvolumen: Volumen, das den makroskopischen Tumor umfaßt.

Typisches Tumorausbreitungsgebiet: Volumen, das die mikroskopischen Tumorausläufer umschließt. Das radiotherapeutische Zielvolumen muß dieses Volumen erfassen.

Potentielles Tumorausbreitungsgebiet: Gemeint ist ein Volumen, in das besonders bösartige Tumoren mit hoher Metastasierungsneigung über das typische Ausbreitungsgebiet hinaus vordringen.

Strahlentherapeutische Volumina

Diese Darstellung entspricht dem ICRU-Report 50 (1993) und der DIN-Norm 6814–8 (1995).

Klinisches Zielvolumen: Umfaßt Tumorvolumen und einen Sicherheitssaum (für mikroskopische Tumorausläufer) und entspricht dem typischen Tumorausbreitungsgebiet.

Klinisch lassen sich Zielvolumina I., II. und III. Ordnung unterscheiden:
- I. Ordung: Primärtumor mit Sicherheitssaum
- II. Ordnung: benachbarte regionäre Lymphknoten mit Sicherheitssaum
- III. Ordnung: juxtaregionäre Lymphknoten (entspricht N_3 nach der TNM-Klassifikation) oder Körperhöhlen (Abdominalhöhle bei Ovarialkarzinom, zerebrospinaler Liquorraum bei Medulloblastom).

Planungszielvolumen: Klinisches Zielvolumen mit nochmaligem Sicherheitssaum für Veränderungen, die sich im Verlaufe der Strahlentherapie ergeben, z.B. Lagerungsänderungen, unterschiedlicher Füllungszustand eines Hohlorgans, Verschiebungen infolge nicht exakt reproduzierbarer Patientenpositionierung.

Behandeltes Volumen: Von der Minimaldosis (= Zielvolumendosis = Herddosis) umschlossener Teil des Planungszielvolumens. Klinisches Zielvolumen, behandeltes Volumen und Planungszielvolumen sollten identisch sein.

Bestrahltes Volumen: Körpervolumen, dessen Mitbestrahlung unerwünscht, aber nicht zu umgehen ist (Restvolumen).

Risikobereich: Normalgewebe innerhalb des bestrahlten Volumens, für das ein Risiko von Nebenwirkungen oder Spätfolgen durch die Strahlenbelastung beachtet werden muß.

 Das klinische Zielvolumen muß mit dem onkologisch definierten typischen Tumorausbreitungsgebiet übereinstimmen. Es sollte auch das behandelte Volumen sein.

Grundsätzliches über strahlentherapeutische Methoden

Dieser Abschnitt dient der Klassifizierung der verschiedenen Behandlungsmethoden in der Radioonkologie.

Perkutane Therapie (Teletherapie)

Die Strahlenquelle befindet sich außerhalb des Körpers. Von Teletherapie spricht man, wenn der Fokus-Haut-Abstand mindestens 10 cm beträgt. Zur perkutanen Therapie (Teletherapie) zählen:
- die Röntgentherapie (Weich- und Hartstrahltherapie),
- die Telegammatherapie (mit ^{60}Cobalt),
- die Hochvolttherapie (Megavolttherapie, nach DIN 6814–8: Hochenergietherapie) mit Kreis- oder Linearbeschleunigern.

Brachytherapie

Der Abstand zwischen Strahlenquelle und dem klinischen Zielvolumen beträgt weniger als 10 cm. Im engeren Sinne wird unter Brachytherapie die Kontakttherapie, die intrakavitäre und die interstitielle Therapie mit umschlossenen Strahlern verstanden.

Kontakttherapie: Die umschlossene Strahlenquelle bzw. der Applikator wird in Kontakt mit der äußeren oder inneren Oberfläche des Patienten gebracht (Haut, Epipharynx, Augapfel, intraoperative Radiotherapie).

Intrakavitäre Therapie: Ein Bestrahlungstubus oder ein offener bzw. umschlossener Strahler wird in eine Körperhöhle eingebracht (Gebärmutterhöhle, Scheide, Blase). Oftmals ist diese Therapieform identisch mit der intraluminalen Therapie (Radiotherapie in einem schlauchförmigen Lumen, z.B. Ösophagus, Gallengang).

Interstitielle Therapie: Die Strahlungsquelle oder der Applikator wird direkt in das Tumorgewebe und das unmittelbare Nachbargewebe implantiert.

Einflüsse auf die Dosisverteilung

Die Intensität einer Primärstrahlung nimmt mit der Eindringtiefe infolge Ausbreitung, Abbremsung und Streuung ab. Der Tiefendosisverlauf wird von den Faktoren: Strahlenart, Feldgröße, Filterung, Körperinhomogenitäten und Bestrahlungstechnik beeinflußt.

Strahlenart

Der Tiefendosisverlauf ist für Korpuskular- und Photonenstrahlung unterschiedlich. Für **Photonenstrahlung** gilt folgendes:
- Mit steigender Strahlenenergie nimmt die Tiefendosis zu.
- Streuvorgänge im Gewebe laufen bei hoher Energie vorwiegend in Richtung des Primärstrahlenbündels ab. Dadurch bessert sich mit zunehmender Strahlungsenergie das Dosisquerprofil des Feldes. Der Dosisabfall am Feldrand wird steil im Vergleich zu niedrigen Energien, die einem flachen und unscharfen Feldrand haben.

- Die Energieabsorption gleicht sich in den unterschiedlichen Körpergeweben mit zunehmender Photonenenergie an. In bezug auf die Masseneinheit liegt die Energieabsorption im Knochen zwischen 200 kV und 6 MV sogar noch etwas unter der Absorption im Weichteilgewebe (→ Kap. 2.3, Abb. 2.21).

Im Gegensatz zur Photonenstrahlung ist die Energieabgabe einzelner geladener **Korpuskularteilchen** beim Eintreten in Materie nicht »zufällig«, sondern erfolgt kontinuierlich. Damit besitzen die Korpuskularstrahlen auch eine bestimmte, genau definierbare Eindringtiefe. Der Tiefendosisverlauf von Korpuskularstrahlung ist abhängig von:

- der kinetischen Energie des Teilchens,
- der Masse des Teilchens,
- der Zahl der positiven oder negativen Ladungen des Teilchens,
- der Dichte des absorbierenden Materials und
- der Ordnungszahl des absorbierenden Materials.

Prinzipiell würde man für **Elektronen** einen ähnlichen Tiefendosisverlauf wie für Protonen und Neutronen erwarten. Abbildung 6.32 zeigt jedoch, daß dies nicht der Fall ist.

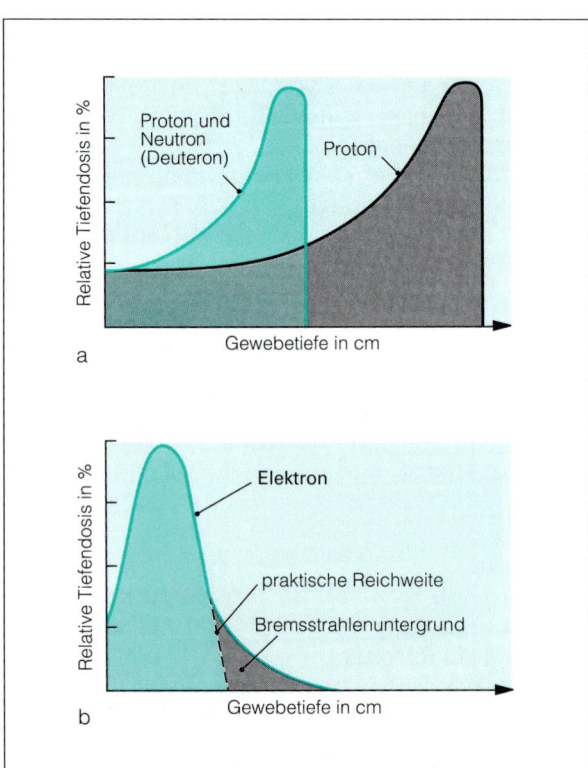

Abb. 6.32 Tiefendosisverläufe im Gewebe.
a) Tiefendosis für Deuteronen (Neutron + Proton) und Protonen gleicher Anfangsenergie.
b) Tiefendosiskurve für Elektronen. Mit steigender Elektronenenergie erhöht sich die Oberflächendosis, und das Dosismaximum wandert in die Tiefe.

 Bei Korpuskularstrahlen nimmt die Eindringtiefe mit der Masse ab und die Dosisabgabe ins Gewebe mit der Eindringtiefe zu. Die Eindringtiefe von Elektronen nimmt mit steigender Energie zu, die gemessene Tiefendosis jedoch mit der Eindringtiefe ab.

Die energiereichen Elektronen erfahren beim Eindringen in das Gewebe zunächst nur eine geringfügige Abbremsung. Wegen ihrer kleinen Masse werden sie jedoch aus ihrer Bahn abgelenkt. Infolge der dadurch bedingten »schrägen« Bahnen erhöht sich die Energieabgabe pro Längeneinheit in Richtung des primären Strahlenbündels. Die Dosis steigt unmittelbar nach dem Eindringen in die Materie an (Dosisaufbau, nicht zu verwechseln mit dem Aufbaueffekt bei Photonenstrahlung, bei dem eine »Wolke« von Sekundärelektronen aufgebaut wird, → Kap. 2.6.6). Dieser Effekt wird durch die Erzeugung von energiereichen Sekundärelektronen noch verstärkt.

Anders als bei energiereichen schweren Teilchen nimmt die gemessene Tiefendosis mit zunehmender Eindringtiefe ab. Da die Wege der meisten Elektronen nicht mehr geradlinig in die Materie hineinlaufen, gelangen nur wenige Elektronen an Orte, die der maximalen Reichweite der Elektronen bei geradliniger Bahn entsprechen. Mit abnehmender Energie nimmt diese Streuung stark zu.

Bei Elektronen ist zusätzlich meist ein sogenannter **Bremsstrahlenuntergrund** zu beobachten. Er ist durch die von Elektronen in der Materie erzeugte Bremsstrahlung verursacht, die nur wenig geschwächt wird (Abb. 6.32b).

Der **Tiefendosisverlauf** von Elektronen ist charakterisiert durch die Lage des Dosismaximums (D_{max} = $1/6$ der Elektronenenergie an der Oberfläche), die 50%-Tiefe ($D_{50} \approx 2\ D_{max}$), die **therapeutische Reichweite** (D_t, vom Arzt festzulegen: 80–95%) und die **praktische Reichweite** ($D_p \approx 3\ D_{max}$).

 Mit steigender Elektronenenergie erhöht sich (im Gegensatz zur Photonenstrahlung) die Oberflächendosis, während sich das Dosismaximum (wie bei der Photonenstrahlung) in die Tiefe verlagert.

Feldgröße

Mit zunehmender Feldgröße nimmt auch der Streustrahlenanteil zu. Er stellt eine Zusatzdosis dar. So ist besonders in den tiefen Gewebsschichten eine günstigere Tiefendosis zu beobachten (Abb. 6.33).

Dieses Phänomen spielt jedoch nur bei der **konventionellen Röntgenstrahlung**, bei Elektronenstrahlen und in gewissem Umfang noch bei der Telekobalttherapie eine Rolle. Bei **ultraharter Röntgenstrahlung**

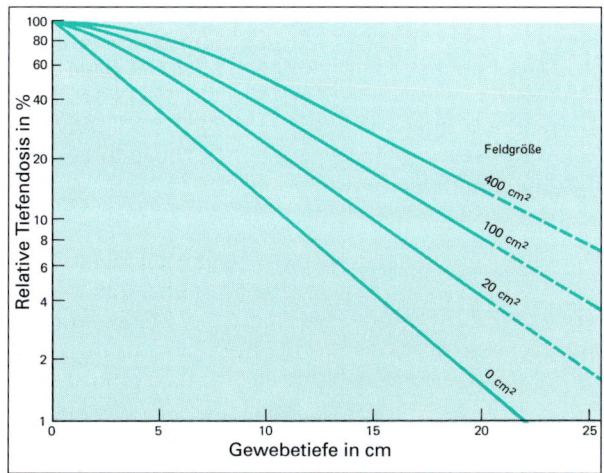

Abb. 6.33 Bei konventioneller Röntgenstrahlung (Halbwertsschicht 1 mm Cu) wird der Tiefendosisverlauf mit zunehmender Feldgröße günstiger.

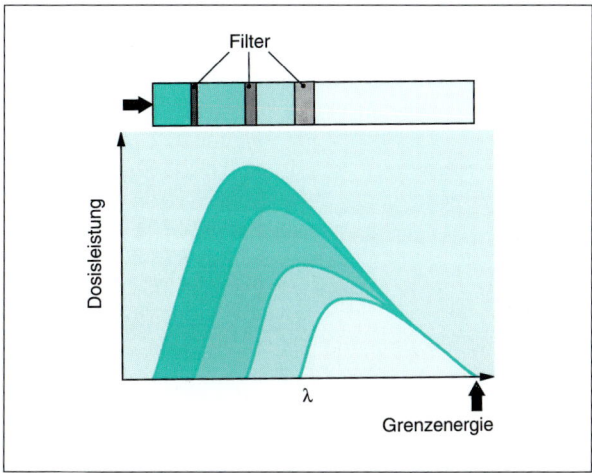

Abb. 6.34 Filterung: Sie bewirkt, daß die Strahlenqualität homogener und härter, die Dosisleistung geringer, die Grenzenergie (rechte Kurvenseite) jedoch nicht verändert wird.

eines Beschleunigers wird der Tiefendosisverlauf von der Feldgröße kaum noch beeinflußt.

Fokus-Haut-Abstand (FHA)

Die Dosisleistung einer Strahlung nimmt mit dem Quadrat der Entfernung (r) von der Strahlenquelle ab (→ Kap. 2.3.4). Man bezeichnet diese Gesetzmäßigkeit als Abstandsquadratgesetz.

 Jede Vergrößerung des FHA verkleinert die Bezugsdosis, begünstigt aber den relativen Tiefendosisverlauf. Die Penetranz der Strahlung nimmt zu.

Umgekehrt vergrößert sich bei kleinerem FHA wohl die Bezugsdosis, der Tiefendosisverlauf wird aber ungünstiger. Zusätzlich spielt ein großer FHA bei Verwendung niederenergetischer Strahlungen insofern eine Rolle, als die weichen Strahlungskomponenten von der Luft weggefiltert werden, die mittlere Photonenenergie also härter wird.

Filterung

In der Strahlentherapie werden verschiedene Filter verwendet: Härtungsfilter, Schwächungsfilter und Streufilter. Durch Filterung nimmt die Dosisleistung ab.

Härtungsfilter

Sie haben den Zweck, die mittlere Photonenenergie anzuheben. Sie schwächen die niederenergetischen Komponenten stärker als die hochenergetischen (Abb. 6.34). Sie sind therapeutisch nutzlos und würden nur zu einer unerwünschten Hautbelastung führen. Deshalb wird sowohl in der konventionellen Röntgentherapie als auch in der Röntgendiagnostik die Anwendung von (Härtungs-)Filtern vorgeschrieben.

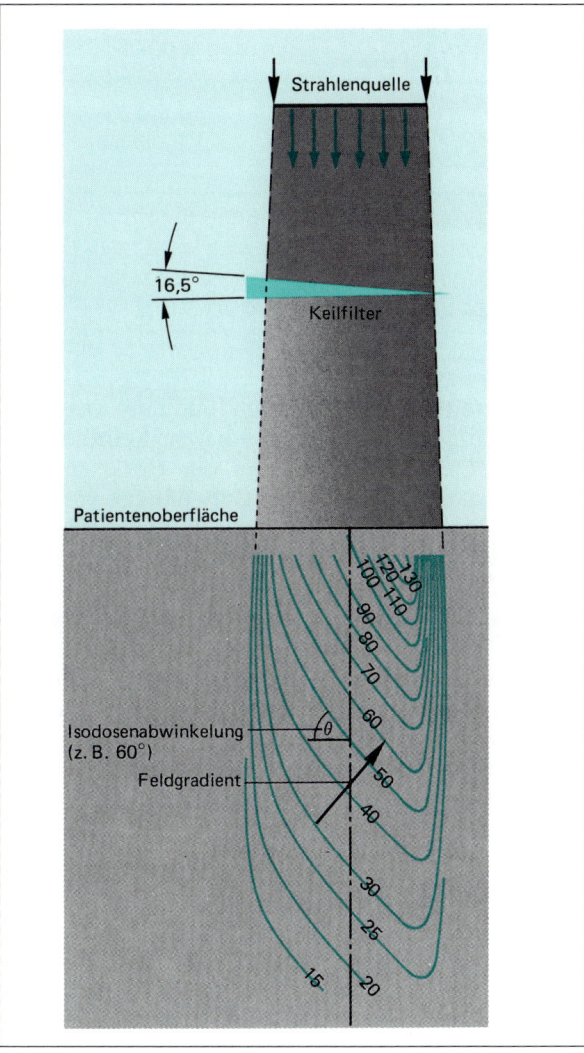

Abb. 6.35 Abwinklung des Isodosenverlaufs einer ^{60}Cobalt-Strahlung im Gewebe durch Keilfilter.

241

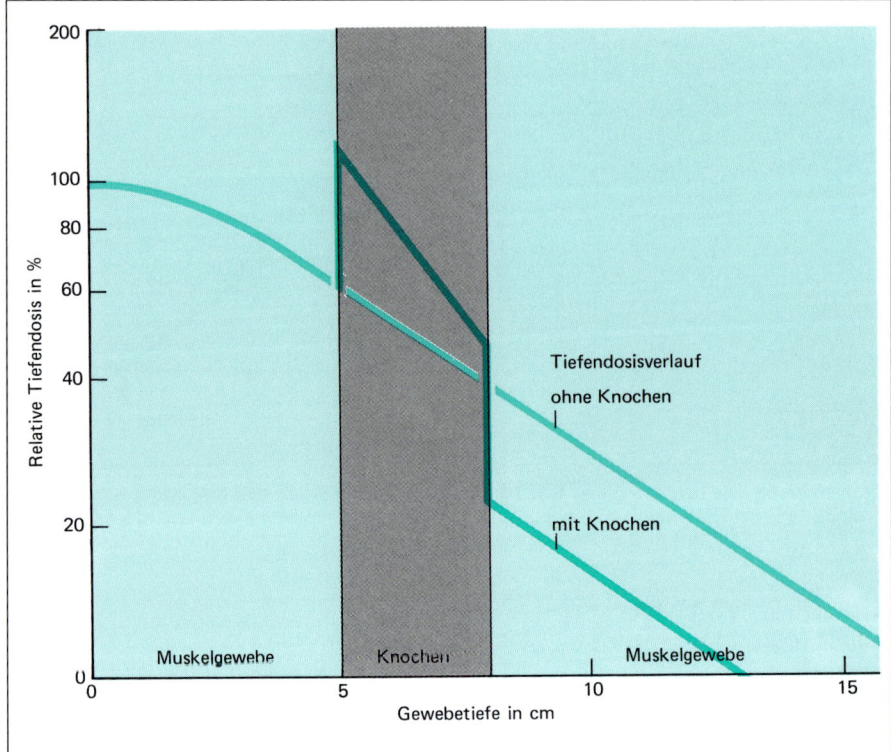

Abb. 6.36 Tiefendosisverlauf einer niederenergetischen Photonenstrahlung bei Einlagerung von Knochen in Muskelgewebe: hohe Strahlenabsorption im Knochen, Dosiseinbruch hinter dem Knochen.

⚠ Härtungsfilter bewirken, daß die Strahlenqualität homogener und härter wird, die Dosisleistung aber abnimmt. Die Grenzwellenlänge bleibt unverändert.

Schwächungsfilter
Diese verändern die Teilchenflußdichte über die Feldfläche unterschiedlich. So haben **Keilfilter** den Zweck, einen Neigungswinkel der Isodosenlinien hervorzurufen (Abb. 6.35). Der Winkel, den die 50%-Isodose mit der Horizontalen bildet, bezeichnet die Keilfilterstärke: z.B. 15°-, 30°-, 45°-Keil etc. Soll die Strahlung nicht nur über die Feldbreite, sondern auch über die Feldlänge geschwächt werden, benutzt man einen sogenannten Doppelkeil. Eine solche Auslenkung von Isodosenlinien ist dann erwünscht, wenn bei Kreuzfeuerbestrahlung unzulässige Dosisspitzen auftreten würden.

Ausgleichsfilter gleichen Verzerrungen der Tiefendosisverteilung aus, die bei der Bestrahlung von unregelmäßigen Körperkonturen, von unregelmäßigen Körperquerschnitten und bei ungünstigem Strahleneinfall auftreten.

⚠ Schwächungsfilter (Keil- und Ausgleichsfilter) vermeiden örtliche Dosisspitzen durch Homogenisierung der Dosisverteilung im Zielvolumen. Sie gewährleisten eine nebenwirkungsarme Strahlentherapie.

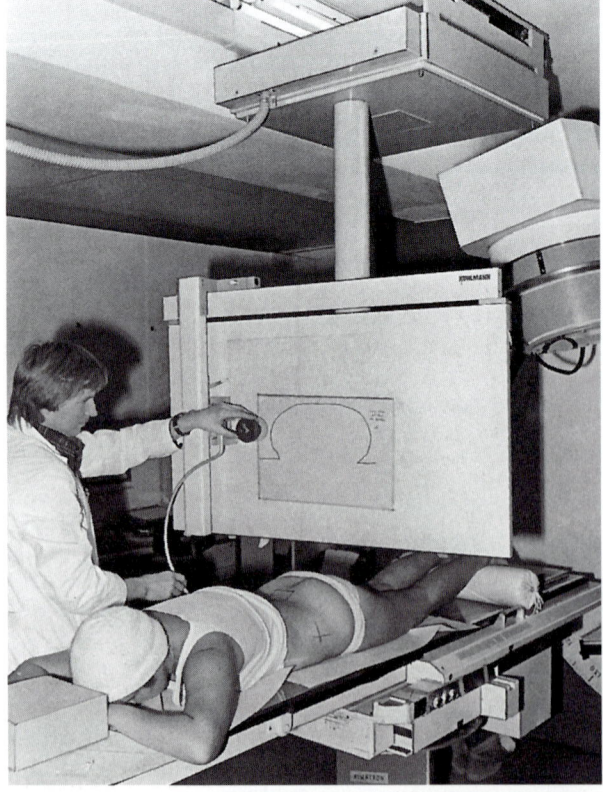

Abb. 6.37 Umrißzeichengerät. Die Umrißzeichnung der ausgewählten Körperquerschnitte stellt die Grundlage für die weitere individuelle Bestrahlungsplanung dar.

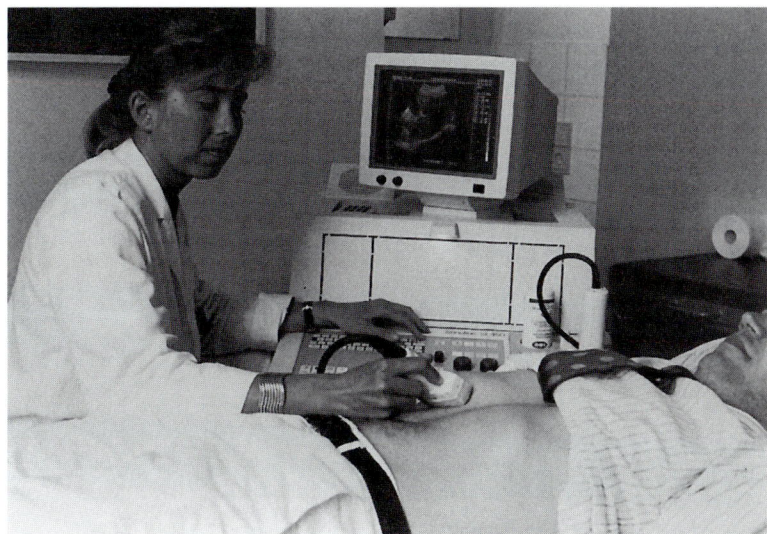

Abb. 6.38 Ultraschall-B-Scanner zur Anfertigung von detaillierten Patientenquerschnitten.

Streufilter

Sie bewirken eine homogene Teilchenflußdichte über die Feldfläche (z.B. nach Austritt des schmalen Elektronenstrahls aus einem Teilchenbeschleuniger).

Körperinhomogenitäten

Körperinhomogenitäten spielen für die Dosisverteilung im Röntgenbereich und bei der Elektronentherapie eine beträchtliche Rolle (Abb. 6.36)

Konventionelle Röntgentherapie: In Abhängigkeit von der Energie kann die im Knochen absorbierte Dosis ein Mehrfaches von der im Weichteilgewebe betragen. Grund ist die Photoabsorption. Die Wahrscheinlichkeit der Photoabsorption wächst mit der dritten Potenz der Ordnungszahl Z. Mit steigender Strahlenenergie nehmen dagegen die Absorptionsunterschiede zwischen Knochen, Muskelgewebe und Fett ab.

Elektronenstrahlung: Auch Elektronenstrahlung wird vor allem im niedrigen Energiebereich vom Knochen stark absorbiert, und zwar von oberflächlichen Knochenanteilen. Wegen der unterschiedlichen Streuung in verschieden dichten Geweben kann es bei Elektronenbestrahlung zu Dosisüberhöhungen, sogenannten »hot spots«, kommen. Die durch Streuung im Knochen erzeugte Dosis addiert sich zur Dosis im Weichteilgewebe und Knochengewebe.

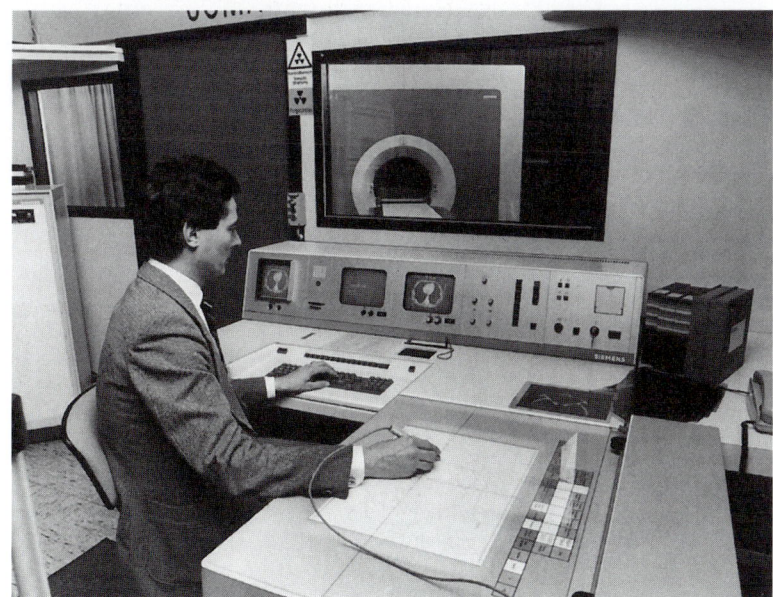

Abb. 6.39 Bestrahlungsplanungscomputer. Mit einem Ultraschallgriffel wird das Bestrahlungsvolumen in den Computer eingegeben. Auf dem Bildschirm ist das computertomographische Bild zu sehen.

243

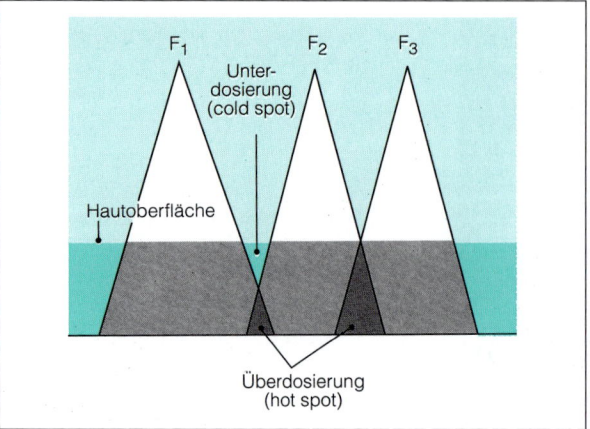

Abb. 6.40 Beim Aneinandersetzen von Bestrahlungsfeldern gibt es unter der Haut Über- oder Unterdosierungen.

⚠
- Bei Verwendung von Röntgen- und Elektronenstrahlen bewirkt die relativ hohe Energieabsorption im Knochen nicht nur einen Dosisschatten hinter dem Knochen, sondern auch ein Risiko für Osteoradionekrosen wegen unkalkulierbarer Dosisspitzen (→Abb. 6.36).
- Die mit Luft gefüllte Lunge stellt wegen ihrer geringen Strahlenschwächung an die Bestrahlungsplanung besondere Anforderungen. Ohne Berücksichtigung entsprechender Korrekturfaktoren käme es zu einer erheblichen Überdosierung des Lungenparenchyms bzw. benachbarter Strukturen.

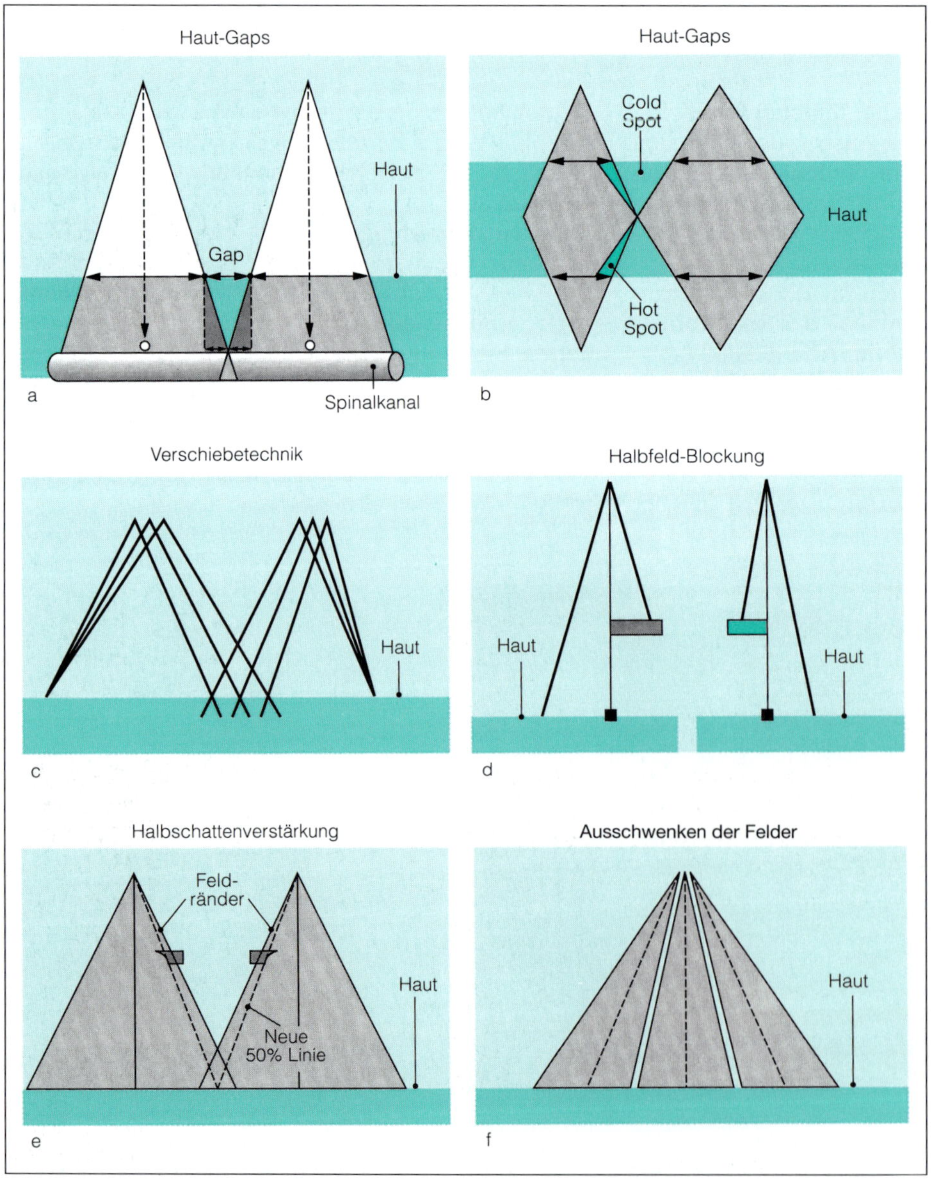

Abb. 6.41 Möglichkeiten von Feldanschlüssen bei Stehfeldbestrahlungen.
a) Feldanschluß am Herd,
b) Hot spots trotz »gap« bei opponierenden Feldern,
c) bewegliche Feldanschlüsse,
d) Halbfeldblockungen (half beam blocks),
e) Halbschattenverstärkung,
f) Ausschwenken der angesetzten Felder.

Bestrahlungstechnik

Die Bestrahlungstechnik hat einen erheblichen Einfluß auf die Dosisverteilung im Gewebe (→ Kap. 6.3.2).

Patientenquer- und -längsschnitte

Ein äußerst wichtiger Schritt und Voraussetzung der Bestrahlungsplanung ist die Anfertigung der Patientenquerschnitte (meist Transversalschnitte) mit Organkonturen, Körperinhomogenitäten und Angabe des Tumor- und Zielvolumens. Gleichgültig, auf welche Weise solche Patientenquerschnitte (oder Längsschnitte) angefertigt werden, wichtig ist, daß sich der Patient dabei in Bestrahlungsposition befindet, d.h. auf einer Tischplatte, die derjenigen des Bestrahlungstisches entspricht. Andernfalls stimmt der Patientenquerschnitt während der Bestrahlung nicht mit dem bei der Bestrahlungsplanung überein. In vielen Fällen müssen im Verlauf der Strahlenbehandlung neue Schnitte erstellt und der physikalisch-technische Bestrahlungsplan revidiert werden, wenn sich z.B. der Tumor verkleinert oder unter Umständen der Patientenquerschnitt verändert hat (Gewichtsabnahme!). Meist müssen zumindest drei (zusätzlich im oberen und unteren Anteil des Zielvolumens je ein Querschnitt), oft sogar fünf und mehr Querschnitte abgenommen werden (bei der stereotaktischen Bestrahlung oder Konformationsbestrahlung sogar in wenigen Millimetern Abstand).

Für die Abnahme/Anfertigung von Körperquerschnitten eignen sich:
- Umrißzeichengerät (Abb. 6.37),
- Ultraschalltomographie (Abb. 6.38), vor allem aber
- Computertomographie und
- Magnetresonanztomographie

Im ersten Fall müssen die Organe über Maßstabaufnahmen oder anhand von anatomischen Atlanten in den Körperumriß übernommen werden. Ein kompliziertes, zeitraubendes und dazu relativ ungenaues Verfahren.

Computertomographie und Kernspintomographie (MRT) liefern optimale Querschnitte für jede Körperregion. Die Bildinformationen können manuell mit dem Stift, halbautomatisch mit Hilfe eines Datenträgers (Diskette) oder direkt (on line) in den Rechner zur Planung übernommen werden. Diese Technik ermöglicht bestmögliche Präzision und bedeutet eine beträchtliche Zeitersparnis.

Physikalisch-technischer Bestrahlungsplan

Die Berechnung der Dosisverteilung und damit auch der Bestrahlungszeit kann erfolgen:
- mit Tiefendosistabellen,
- durch manuelle Überlagerung von geräteseitig vorhandenen Standard-Tiefendosiskurven,
- mit einem computergestützten Bestrahlungsplanungssystem.

Das Ergebnis ist der physikalisch-technische Bestrahlungsplan mit Angaben zur Patientenlage, Strahlenqualität, Feldgröße, Winkeleinstellung, Filterung und Angaben zur klinisch vorgegebenen Dosis am Referenzpunkt (D_{ref}), im Zielvolumen

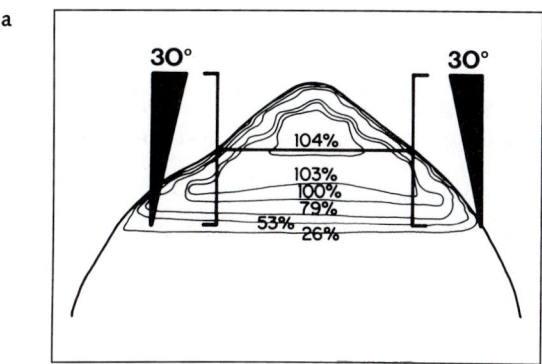

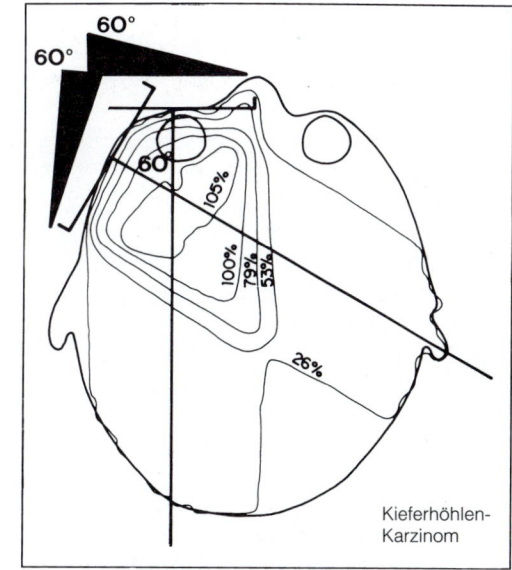

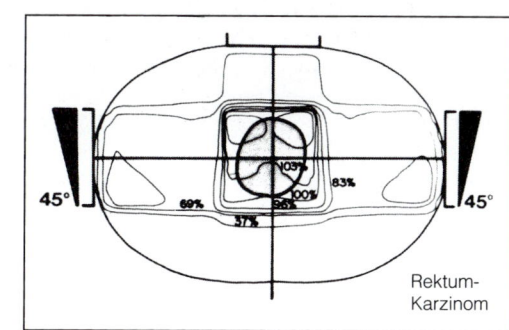

Abb. 6.42 Keilfilteranwendungen:
a) bei stark abfallender Körperkontur (Gegenfeldbestrahlung),
b) bei spitzen Abwinkelungen der Zentralachsen und
c) bei ungleicher Verteilung der Felder über den Körperumriß (Kreuzfeuerbestrahlung).

(D_{min}), im Maximum (D_{max}) und an den dosislimitierenden Organen (Restvolumen).

Manuelle Dosisberechnungen mit Tiefendosistabellen sind bei einfachen Einzelfeld- oder Gegenfeldbestrahlungen durchaus noch üblich. Die Dosisangabe erfolgt im Zentralstrahl.

Querschnittspläne (zweidimensional) erfolgen heute in jeder Abteilung mit Rechnersystemen (Planungssystemen). Die meisten Bestrahlungsplanungsrechner können bereits dreidimensionale Pläne erstellen, nicht nur sogenannte »Quasi-3D-Pläne«.

Bestrahlungsplanungssystem

Das computergestützte Bestrahlungsplanungssystem (Abb. 6.39) besteht aus Geräten (Hardware) und Programmen (Software).

Die **Hardware** umfaßt einen Rechner, Massenspeicher, Tastatur, ein oder mehrere Bildschirme, Digitalisiertableau zur Kontureingabe manuell erstellter Patientenquerschnitte, Diskettenlaufwerke bzw. Bandstation zur Datenübernahme (z.B. von CT-Daten), Drucker, Plotter, Maus oder Trackball, eventuell Multiformatkamera und Netzadapter zur Kommunikation mit weiteren Arbeitsplätzen, wie CT, Simulator, Beschleuniger, Demonstration u.a.

Die **Software** enthält die gemessenen und strukturierten Basisdaten der Bestrahlungsanlagen der Abteilung, eine Reihe von Berechnungsalgorithmen, die unter einer bestimmten Benutzeroberfläche arbeiten, und unter Umständen Hilfsprogramme, die die Vernetzung mit anderen Arbeitsplätzen organisieren.

Verifizierung mit Schnittbildverfahren

Nachdem die Bestrahlungsfelder, das Isozentrum und die Lasermarken am Therapiesimulator eingestellt und eingezeichnet worden sind, muß ihr korrekter Sitz und insbesondere die Feldlänge und -breite noch einmal am Computertomographen überprüft werden. Zur Überprüfung können auch Magnetresonanztomographie und Sonographie eingesetzt werden, letztere allerdings mit Einschränkungen.

6.3.2 Bestrahlungstechniken

Die Bestrahlungstechnik bestimmt wie kein anderer Parameter sonst die Dosisverteilung im Gewebe. Hier und in der biologischen Bestrahlungsplanung

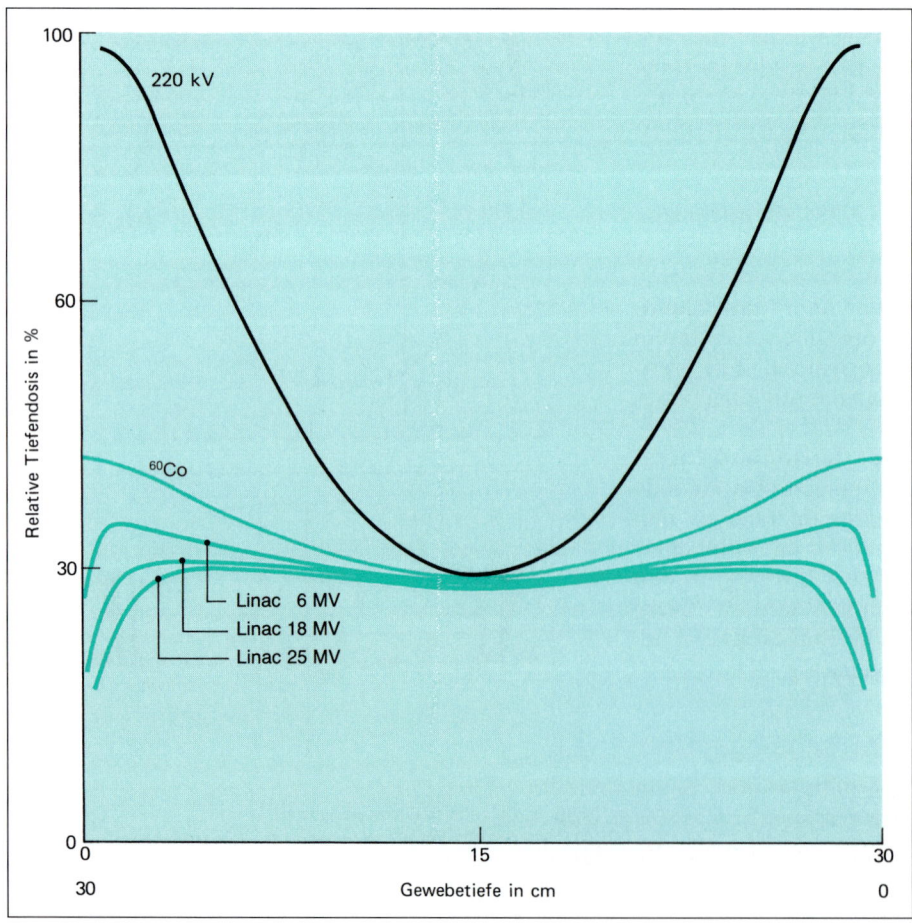

Abb. 6.43 Dosisverteilung bei parallel opponierenden Stehfeldern: Isodosen-»Durchhang« bei niedriger Energie und größeren Körperdurchmessern, entsprechend oberflächlich gelegene Dosismaxima. Bei hohen Energien nur noch unwesentliche Dosisüberhöhung nahe der Oberfläche.

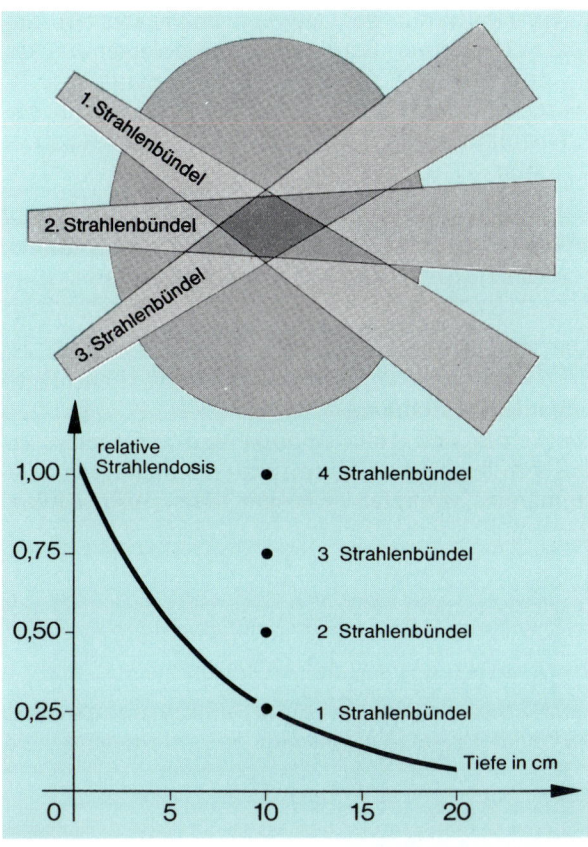

Abb. 6.44 *Prinzip der Mehrfeldertechnik: Das Dosismaximum liegt im Zielvolumen, außerhalb davon nimmt die Dosisbelastung ab.*

(Volumen, Dosis-Zeit-Verhältnis) zeigt sich die »Hohe Schule der Strahlentherapie«.

Einzelstehfeldbestrahlung

Einzelne Stehfelder sind für die Oberflächen- und Halbtiefentherapie (bis maximal 3 cm Tiefe) adäquat.

Probleme ergeben sich beim Aneinandersetzen mehrerer Felder (Abb. 6.40). Die Divergenz der Strahlung verursacht entweder durch Feldüberschneidung eine Dosisüberhöhung (hot spot), oder es zeigt sich, wenn man eine Lücke auf der Haut läßt, ein Dosiseinbruch (cold spot).

Lösungsmöglichkeiten sind in Abbildung 6.41 zusammengestellt.

- Die Feldbegrenzungen berühren sich erst am Herd bzw. an der oberflächlichsten Begrenzung des Zielvolumens (a).
- Verschiebbare Feldanschlüsse (c) verwischen die Überdosierung über einen größeren Bereich = »Verschiebetechnik«.
- Halbfeldabblockungen in der Feldmitte (d) sorgen für einen senkrecht einfallenden Randstrahl (Zentralstrahl des ausgeblockten Feldes), so daß ein überschneidungsfreier Feldansatz gelingt (half beam block).
- Erzeugung oder Verstärkung des Halbschattens an den Feldrändern, z.B. durch Transmissionsblöcke. Dies verringert die Dosisüberhöhung, vermeidet sie aber nicht ganz (e).

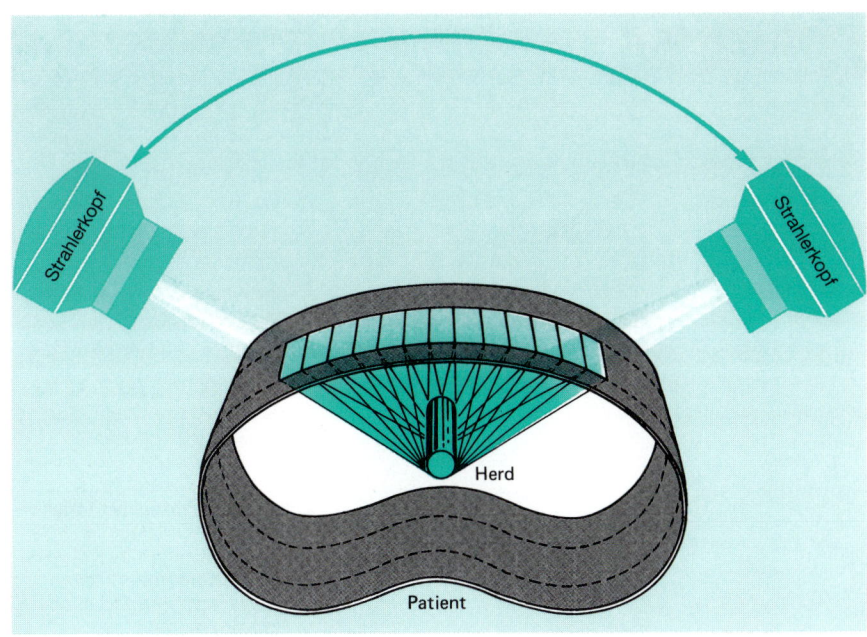

Abb. 6.45 *Prinzip der Rotations- und Pendelbestrahlung: Dosiskonzentration im Herd, geringe Belastung des umgebenden Gewebes.*

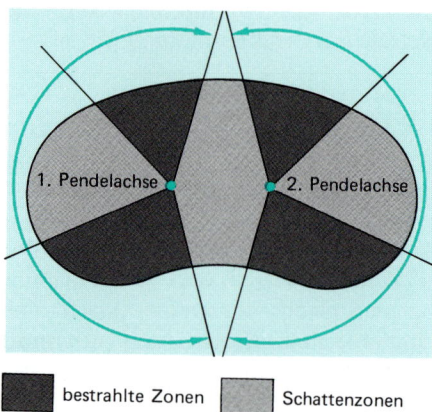

bestrahlte Zonen   Schattenzonen

Abb. 6.46 Skip-Scan-Technik: Während des Bewegungsvorgangs wird über einem nicht zu bestrahlenden Segment die Strahlung abgeschaltet.

- Ausschwenken des angesetzten Feldes (f) um den doppelten Betrag der Felddivergenz. Dies verhindert die Feldüberschneidung ebenfalls (z.B. kranial abgewinkeltes Supraklavikularfeld bei Bestrahlung der Brustwand bei Mammakarzinom).

> ⚠ Hot spots und Cold spots lassen sich durch überlegte Feldanordnungen vermeiden.

Mehrfelderbestrahlung

Gegenfeldbestrahlung

Die Felder sind exakt opponierend angebracht, so daß sich die beiden Zentralstrahlen überlagern bzw. ineinander verlaufen, z.B. am Hals (Abb. 6.42a).

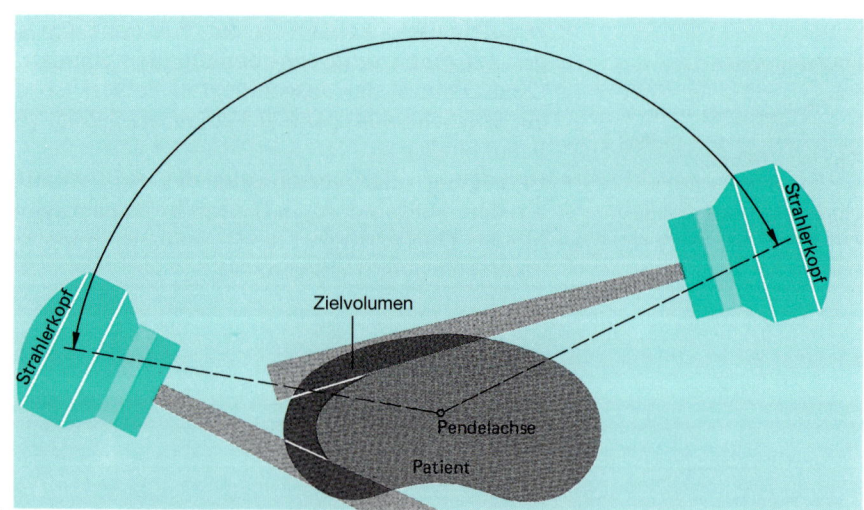

a

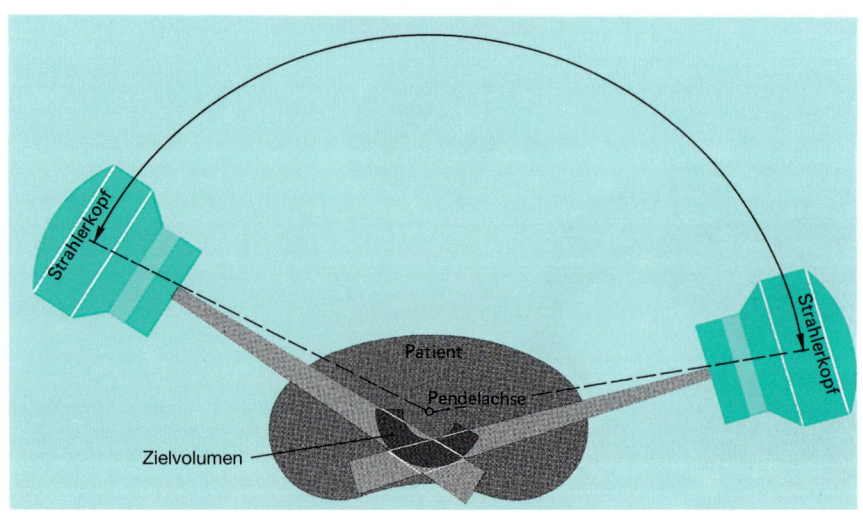

b

Abb. 6.47 Prinzip der Tangentialrotation:
a) schalenförmiges Zielvolumen an der Körperoberfläche,
b) schalenförmiges Zielvolumen im Körperinnern.

Man bezeichnet diese Feldanordnung auch als koaxial oder koplanar. Man erreicht damit eine homogene Durchstrahlung des Zielvolumens, allerdings mit einer unnötigen Mitbelastung großer Bezirke gesunden Gewebes (großes Restvolumen).

Bei größeren Körperdurchmessern und niedrigen Photonenenergien »hängen« die Summationsisodosen in der Körpermitte durch. Dabei sind beim Strahleneintritt in Oberflächennähe zwei Dosismaxima zu beobachten. Erst bei sehr hohen Strah-

lenenergien liegt das Dosismaximum annähernd in der Körpermitte (Abb. 6.43).

Kreuzfeuerbestrahlung

Gemeint ist die Bestrahlung mit zwei oder mehreren Einzelstehfeldern, deren Zentralstrahlachsen gegeneinander abgewinkelt, aber auf den Tumor im Körperinnern bzw. das Isozentrum gerichtet sind. Auf diese Weise wird im Zielvolumen eine hohe Dosis erreicht. Im umgebenden gesunden Gewebe und an

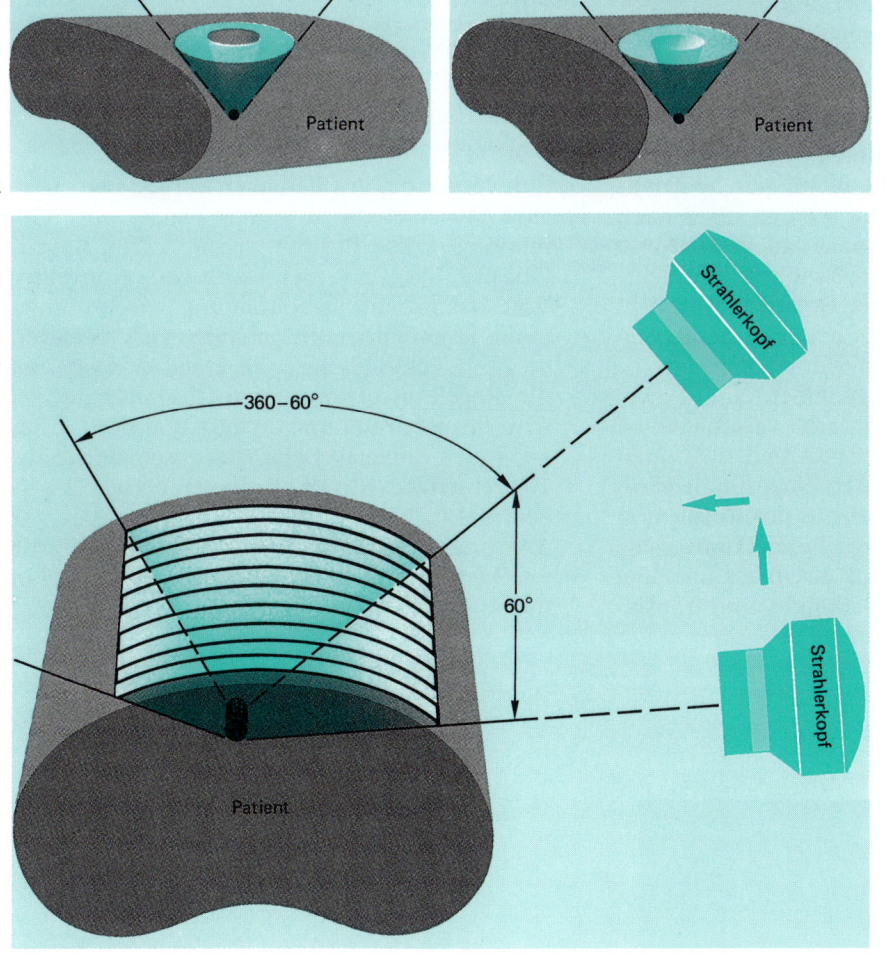

Abb. 6.48 Möglichkeiten der Konvergenzbestrahlung:
a) Kegelkonvergenz,
b) Spiralkonvergenz,
c) Pendelkonvergenz bzw. Pendeltranslation.

249

der Strahleneintrittsseite ist die Strahlenbelastung gering. Das Dosismaximum liegt im Zielvolumen (Abb. 6.44).

Im Bereich spitzer Winkel, bei Zweifeldertechniken, und bei ungleicher Verteilung der Felder über die Körperzirkumferenz bilden sich im Isodosenverlauf Hot spots aus, die man mit Keilfiltern vermeiden kann (→ Abb. 6.42a–c).

Bewegungsbestrahlungen

Die Bewegungsbestrahlung ist eine Form der Mehrfelder-Kreuzfeuer-Technik. Die Strahlenquelle bewegt sich auf einem Kreisbogen bzw. einem Kugelschalensegment um den Patienten herum (Abb. 6.45). Die Lage und Konfiguration der Summenisodose hängt von der Strahlenenergie, vom Pendelradius, vom Pendelwinkel, von der Achstiefe und von der Feldgröße ab.

Der **Rotations- oder Pendelwinkel** ist der Winkelbereich, der vom Zentralstrahl durchlaufen wird. Bewegung um 360° nennt man Rotation, die Bestrahlung mehrerer Segmente bezeichnet man als z.B. zwei- oder viersegmentale Bewegungsbestrahlung. Die Wahl des Winkels richtet sich nach der Konfiguration des Zielvolumens und der Lokalisation kritischer Organe. Bei Abbildung 6.46 handelt es sich um eine biaxiale quattro-segmentale Bewegungsbestrahlung.

Weitere Formen der Bewegungsbestrahlung:
- **Tangentiale Pendelbestrahlung** (Tangentialrotation): Der Zentralstrahl ist nicht auf die Drehachse gerichtet, sondern um wenige Grad nach lateral ausgelenkt (Abb. 6.47). Auf diese Weise können schalenförmige Zielvolumina an der Oberfläche (beispielsweise an der Brustwand) und in der Körpertiefe (beispielsweise an den paraaortalen Lymphknoten) ideal bestrahlt werden.
- **Konvergenzbestrahlung** bezeichnet eine Bewegungsbestrahlung, bei der aus verschiedenen Richtungen im Raum konvergierend auf einen Punkt innerhalb des Patienten eingestrahlt wird. Abbildung 6.48 zeigt das Prinzip der **Kegel-** und **Spiralkonvergenz.** Bei der **Pendelkonvergenz** bzw. **Pendeltranslation** wird zusätzlich zu dem Bewegungsablauf des Strahlerkopfes eine Transla-

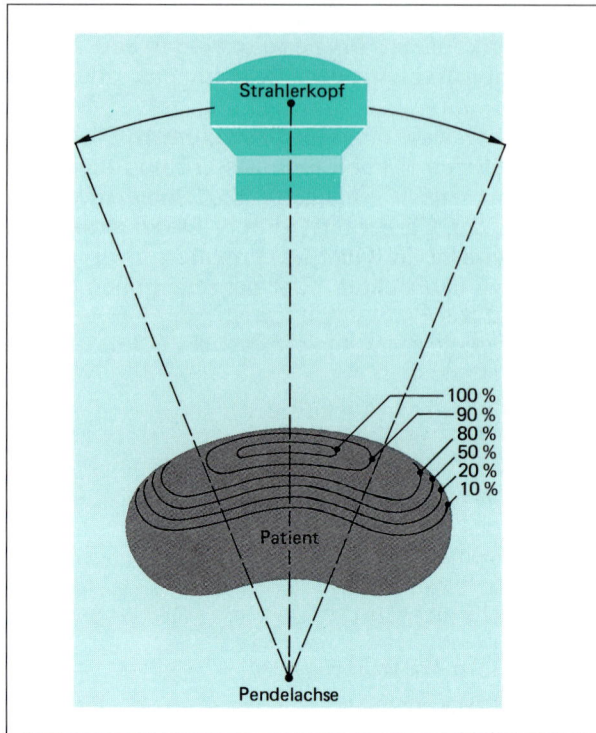

Abb. 6.49 Telezentrische Kleinwinkelbestrahlung mit Elektronen: schalenförmiges Zielvolumen an der Körperoberfläche, Drehachse hinter dem Körper gelegen, Zentralstrahl auf die Achse gerichtet.

tionsbewegung des Patienten vorgenommen, d.h. eine Verschiebung in seiner Längs- oder Querrichtung. Diese Bestrahlungstechniken haben in jüngster Zeit als stereotaktische Konvergenz- bzw. Konformationsbestrahlung wieder Eingang in die Strahlentherapie gefunden (z.B. bei arteriovenösen Fehlbildungen im Gehirn). Dabei wird die Kegelkonvergenz durch Tischdrehung während des Bestrahlungsvorgangs realisiert, die sich aus vielen Einzeleinstellungen zusammensetzt.
- **Telezentrische Kleinwinkelbestrahlung:** Das Isozentrum ist hier hinter dem Körper gelegen (Abb. 6.49), der Zentralstrahl auf die Drehachse gerichtet. Verwendet werden Elektronen- und Photonenstrahlen.

Fragen zu Kapitel 6 Strahlentherapie

Strahlentherapie in der Onkologie

6.1 Welche Rolle spielt quantitativ die Strahlentherapie in der Onkologie?

6.2 Was versteht man unter kurativer Therapie und was unter palliativer Therapie?

6.3 Durch welche diagnostischen Begriffe wird eine Tumorerkrankung beschrieben?

6.4 Welche Verfahren dienen dem Staging?

6.5 Welches ist im allgemeinen die primäre Behandlung der Wahl?

6.6 Unter welchen grundsätzlichen Bedingungen sollte eine Strahlentherapie die Operation ersetzen?

6.7 Welche Tumorerkrankungen lassen sich nach Biopsie mit einer alleinigen Strahlentherapie heilen?

6.8 Was bezweckt die präoperative Radiotherapie?

6.9 Was versteht man unter der R-Klassifikation?

6.10 Nennen Sie die Ziele der postoperativen Strahlentherapie.

6.11 Was versteht man unter einer palliativen Strahlenbehandlung, und was bezweckt sie?

6.12 Wie bezeichnet man die Strahlentherapie einer frakturgefährdenden Knochenmetastase?

6.13 Was ist kostengünstiger: eine Schmerzbestrahlung oder eine Behandlung mit Analgetika?

Gerätekunde

6.14 Nennen Sie die Synonyma für Röntgentherapie. Für welche Bestrahlungsindikationen ist sie heute noch gebräuchlich?

6.15 Wie erreicht man mit Röntgenstrahlung eine hohe Hautbelastung und einen scharfen Dosisabfall zur Tiefe hin?

6.16 Was bezeichnen die Normen als Hartstrahltherapie?

6.17 Ab welcher Energie spricht man von Hochvolt- bzw. Hochenergie-Strahlentherapie?

6.18 Welche Radionuklide werden in der Telegamma-Therapie verwendet?

6.19 Wo liegt das Dosismaximum bei einer Stehfeldbestrahlung mit einem Telekobaltgerät?

6.20 Warum sind in der Teletherapie nur noch Telekobaltgeräte mit einem Fokus-Achs-Abstand von zumindest 80 cm zulässig?

6.21 Wann strahlt die Quelle eines Telekobaltgerätes am stärksten: bei offener oder bei geschlossener Blende?

6.22 Was wird in einem Linearbeschleuniger beschleunigt?

6.23 Wie unterscheiden sich Linear- und Kreisbeschleuniger?

6.24 Nennen Sie einige Kreisbeschleuniger.

6.25 Welche Elektronenenergien werden heute in einem Linearbeschleuniger für den medizinischen Einsatz erzeugt?

6.26 Welche Kenngrößen charakterisieren den Tiefendosisverlauf eines Elektronenstrahls?

6.27 Wie werden in einem Elektronenbeschleuniger ultraharte Röntgenstrahlen (Photonenstrahlen) erzeugt?

6.28 Wann bestrahlt man Patienten mit Elektronenstrahlen, wann mit Photonenstrahlen?

6.29 Wozu dienen Fixierungshilfen in der klinischen Strahlentherapie?

6.30 Nennen Sie die Aufgaben eines Therapiesimulators.

6.31 Was ist ein Isozentrum?

6.32 Was versteht man unter Brachytherapie?

6.33 Unterscheiden Sie Kontakttherapie, intrakavitäre und interstitielle Therapie mit radioaktiven Isotopen.

6.34 Welche Vorteile bringt die Brachytherapie gegenüber der externen Teletherapie?

6.35 Warum kann man oberflächliche Hautläsionen/Tumoren der Konjunktiva besonders elegant mit einem ^{90}Strontium-Applikator bestrahlen?

6.36 Welche Strahler werden heute zur Behandlung von Aderhautmelanomen des Auges verwendet?

6.37 Warum wurde die manuelle Radiumeinlage bei gynäkologischen Tumoren durch Afterloading-Verfahren ersetzt?

6.38 Welche Gammastrahler sind beim Afterloading gebräuchlich?

6.39 Was ist der Unterschied zwischen einer temporären und einer permanenten Implantation? Welche von beiden ist im Hinblick auf den Strahlenschutz günstiger?

6.40 Was muß man beim Umgang mit radioaktiven Präparaten beachten?

6.41 Was bezweckt Hyperthermie?

6.42 Welche Applikationsformen der Hyperthermie kennen Sie?

6.43 Welche Applikationsform der Hyperthermie hat sich in der Klinik durchgesetzt?

6.44 Bei welcher Applikationsform der Hyperthermie ist die Temperaturverteilung am homogensten und am genauesten überprüfbar?

Methoden der Radiotherapie

6.45 Definieren Sie die Begriffe Tumorvolumen, typisches Tumorausbreitungsgebiet und potentielles Tumorausbreitungsgebiet, und setzen Sie diese zu den strahlentherapeutischen Volumina (klinisches Zielvolumen, Planungszielvolumen und behandeltes Volumen) in Beziehung.

6.46 Definieren Sie die Begriffe Teletherapie und Brachytherapie.

6.47 Welche Faktoren haben Einfluß auf die Dosisverteilung im Körper?

6.48 Inwiefern unterschcidet sich die Energieabgabe bei Photonenstrahlung und Korpuskularstrahlung?

6.49 Welchen Einfluß hat die Strahlungsenergie von Photonenstrahlung und Elektronenstrahlung auf die Lage des Dosismaximums bzw. die Oberflächendosis?

6.50 In welcher Weise verändert sich die Eindringtiefe einer Photonenstrahlung mit dem Fokus-Haut-Abstand?

6.51 Welche Arten von Filtern werden in der Strahlentherapie verwendet?

6.52 Bezeichnen Sie die Funktion von Härtungsfiltern.

6.53 Was versteht man unter dem Abstandsquadratgesetz?

6.54 Was bewirken Ausgleichsfilter?

6.55 Welchen Einfluß haben Körperinhomogenitäten auf den Tiefendosisverlauf von konventionellen Röntgenstrahlen, Elektronenstrahlen und ultraharten Röntgenstrahlen?

6.56 Wie erstellt man einen Patientenquerschnitt in der modernen Strahlentherapie?

6.57 Was ist ein Bestrahlungsplanungssystem?

6.58 Welche Schnittbildverfahren finden Anwendung bei der Bestrahlungsplanung?

6.59 Was bezeichnet man bei der Anwendung von Mehrfeldertechniken als Cold spots und Hot spots?

6.60 Charakterisieren Sie die Begriffe Gegenfeldbestrahlung und Kreuzfeuerbestrahlung.

6.61 Welche Vorteile bringen Mehrfeldertechniken gegenüber Einzelfeldbestrahlungen?

6.62 Was ist eine Konformationsbestrahlung?

7 Nuklearmedizin

ERNST MOSER

7.1 Gerätekunde

7.1.1 Aktivimeter

Das Aktivimeter (früher Curie- oder Becquerelmeter) dient der Messung von Radioaktivität vor oraler oder intravenöser Applikation. Das Aktivimeter beruht auf dem Prinzip der Ionisationskammer (Abb. 7.1). In einer mit Argon gefüllten Kammer erzeugt die einfallende Strahlung Paare von Ladungsträgern. Zur Ableitung dieser Ladungsträger ist ein elektrisches Feld zwischen dem Außenmantel der Meßkammer und einer Innenelektrode angelegt. Bei konstanten Strahlungsbedingungen fließt zwischen den Elektroden ein Strom, dessen Stärke ein Maß für die Strahlung darstellt. Nach Kalibrierung mit Eichpräparaten unterschiedlicher Energie kann die Aktivität der Probe digital in Becquerel (früher Curie) abgelesen werden. Sogenannte Isotopentasten ermöglichen die Messung der Aktivität aller klinisch wichtigen Radionuklide (→ Kapitel Strahlenphysik, Tab. 2.2).

 Das Aktivimeter dient zur Messung von Radioaktivität vor Applikation beim Patienten.

7.1.2 Szintillationsdetektor

Hierbei handelt es sich um einen hochempfindlichen Detektor mit Energieauflösung für die in der nuklearmedizinischen Diagnostik verwendete Gammastrahlung. Er besteht aus einem Natriumjodid-(NaI-)Kristall (Szintillator) und einem Sekundärelektronen-Vervielfacher (SEV, Photomultiplier, Abb. 7.2). Durch die Energie der im NaI-Kristall absorbierten Gammaquanten werden Lichtblitze (Szintillationen) erzeugt, deren Intensität proportional zur Gammaenergie ist. Diese Lichtblitze treffen auf die Photokathode (PK) des SEV und setzen dort Elektronen (e⁻) frei, deren Anzahl proportional zur Lichtintensität und damit zur Energie der Gammaquanten ist. Um ein meßbares Signal zu erhalten, müssen diese Primärelektronen vervielfacht werden. Dies geschieht durch eine hintereinander geschaltete Reihe von Dynoden (D), zwischen denen jeweils eine positive Spannung von ca. 100 Volt herrscht. Dadurch lassen sich die negativen Elektronen von der Photokathode zur ersten Dynode (D_1) hin beschleunigen. Durch die kinetische Energie beim Aufprall werden aus der Oberfläche der Dynode weitere Elektronen freigesetzt und zur zweiten Dynode (D_2) hin beschleunigt. Danach wiederholt sich der Vorgang für jede weitere Dynode. Nach ca. 10 Schritten entsteht zwischen der letzten Dynode und der Auffanganode (A) eine »Elektronenlawine«, die über eine nachgeschaltete Meßelektronik als Impuls registriert wird.

Zur Vereinfachung ist in Abbildung 7.2 angenommen, daß ein einziger Lichtblitz an der Photokathode (PK) jeweils nur ein Elektron (e⁻) freisetzt. Weiterhin wird vorausgesetzt, daß jedes Elektron an der nachfolgenden Dynode nur zwei weitere Elektronen ablöst, in Wirklichkeit sind es wesentlich mehr. Durch mehrmalige Wiederholung dieses Vorganges entsteht zwischen der letzten Dynode (hier D_4) und der Anode A ein Spannungsimpuls, der über einen Verstärker V dem Impulshöhenanalysator zugeführt wird.

Im Meßbereich besteht eine weitgehend lineare Beziehung zwischen der Energie des eingefallenen Gammaquants und der Impulshöhe.

Die Meßelektronik besteht neben der bereits erwähnten Verstärkung aus der Hochspannungserzeugung und dem Impulshöhenanalysator. Dieser eliminiert Impulse, deren Energie außerhalb eines einstellbaren Bereiches (Fenster) liegt. Dadurch wird die niederenergetische Streustrahlung unterdrückt.

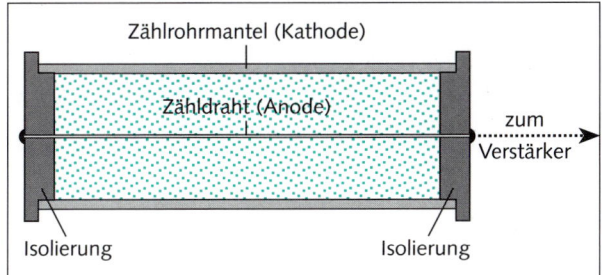

Abb. 7.1 Schema einer Ionisationskammer: Es handelt sich um ein gasgefülltes Zählrohr mit leitendem Zählrohrmantel und isoliertem Zähldraht.

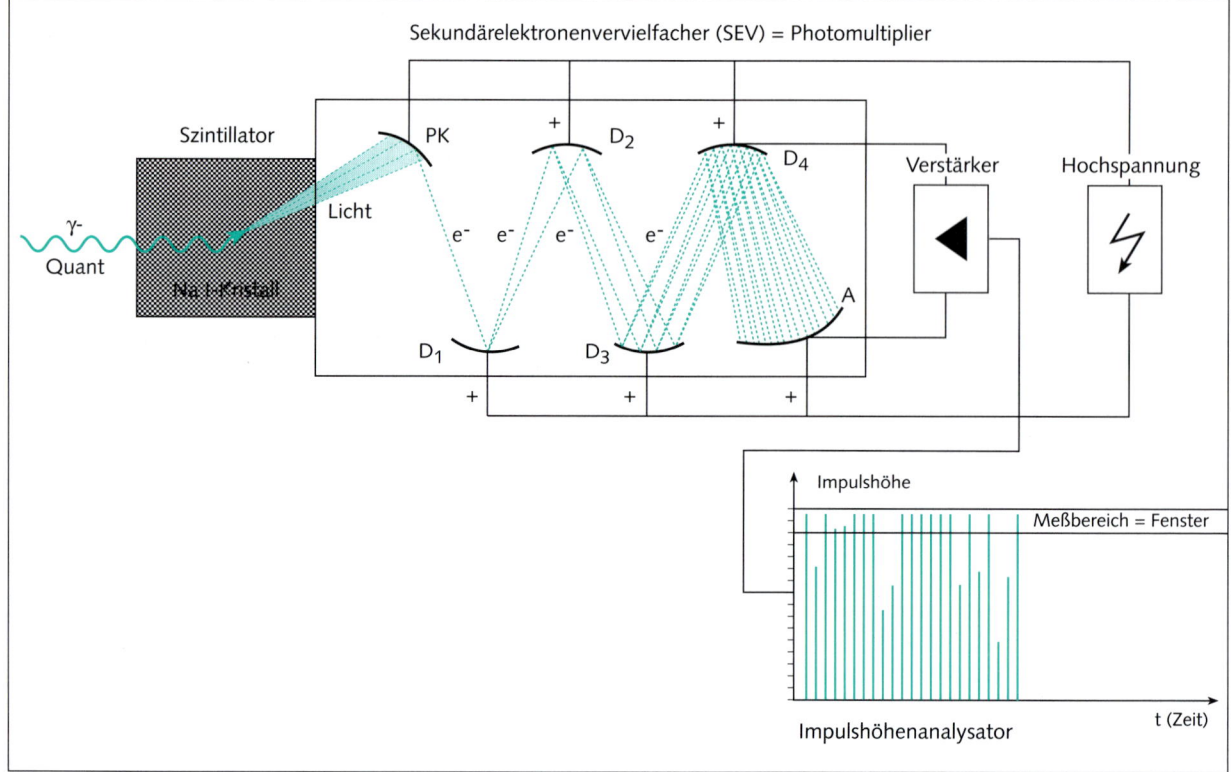

Abb. 7.2 Schema eines Szintillationsdetektors. PK: Photokathode; e⁻: Elektronen; D: Dynode; A: Anode; V: Verstärker.

Der Szintillationsdetektor wird zur Messung von Radioaktivität an bekannter Lokalisation (z.B. Radiojodaufnahme in der Schilddrüse) und zur Bestimmung des zeitlichen Aktivitätsverlaufs eingesetzt. Die bildliche Darstellung einer Aktivitätsverteilung (Szintigramm) ist nicht möglich. Der Szintillationsdetektor bildet den Grundbaustein verschiedener nuklearmedizinischer Meßgeräte wie Bohrlochmeßplatz, Scanner und Gammakamera.

 Der Szintillationsdetektor ist der Grundbaustein zahlreicher nuklearmedizinischer Meßgeräte.

7.1.3 Bohrlochmeßplatz

Der Bohrlochmeßplatz erlaubt eine Messung von Proben (z.B. Urin, Serum) mit geringer Aktivität, z.B. in der RIA-Diagnostik (→ Kap. 7.5.1). Der NaI-Kristall der Szintillationsmeßsonde besitzt eine zentrale Bohrung, in die das Probengefäß eingebracht wird. Dadurch läßt sich ein größtmöglicher Teil der emittierten Strahlung erfassen, was zu einer hohen Meßeffektivität führt. Zur Reduktion der Umgebungsstrahlung ist eine starke Bleiabschirmung erforderlich (Abb. 7.3). Die Messung absoluter Akti-

vitäten erfordert den Vergleich mit einem Eichstandard.

Eine Weiterentwicklung des Bohrlochmeßplatzes stellt der automatische Probenwechsler dar. Hierbei handelt es sich um das übliche Meßgerät der radioimmunologischen In-vitro-Diagnostik (RIA). Im Probenwechsler sind die Behälter (z.B. Reagenzgläser) auf einem Transportband oder auf Kassetten (racks) angebracht und zur Messung automatisch dem Bohrloch zuführbar. Die Ergebnisse werden entweder ausgedruckt oder über einen angeschlossenen Mikroprozessor weiter verarbeitet.

Proben mit β-Emission werden mit einer Szintillatorlösung vermischt. Die dann entstehenden Szintillationen lassen sich nach dem üblichen Meßprinzip registrieren (→ Szintillationsdetektor).

 Der Bohrlochmeßplatz dient der Ermittlung minimaler Aktivitäten, z.B. aus Körperproben wie Serum und Urin.

7.1.4 Kollimation

Unter Kollimation versteht man eine richtungsempfindliche Bleiabschirmung zur Erfassung der von einem begrenzten Körpervolumen ausgehenden

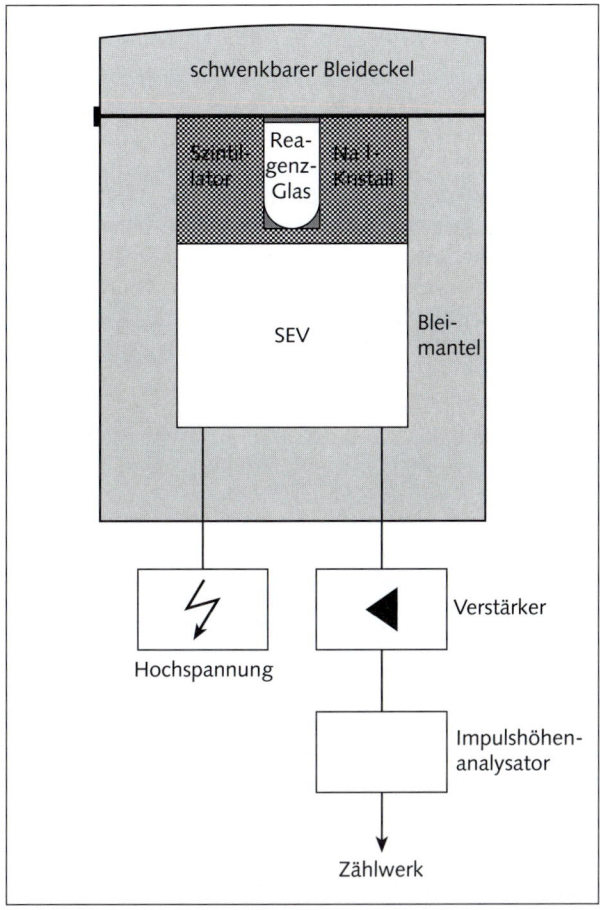

Abb. 7.3 Bohrlochmeßplatz.

Strahlung. Dadurch läßt sich die außerhalb eines vorgegebenen Raumwinkels emittierte Strahlung weitgehend ausblenden. In ihrer einfachsten Realisierung ist Kollimation durch einen Bleizylinder möglich, der einer Szintillationsmeßsonde aufgesetzt ist (Abb. 7.4).

Erst Kollimation macht eine flächenhafte Darstellung von Radioaktivitätsverteilungen (Szintigramm) möglich. Kollimatoren finden sowohl beim → Scanner als auch bei der → Gammakamera Verwendung.

> ⚠ Kollimation ist Grundvoraussetzung für die szintigraphische Darstellung von Organen.

7.1.5 Abbildungsmöglichkeiten und Geräte

Szintigramme sind zweidimensionale (flächenhafte) Darstellungen von dreidimensionalen (räumlichen) Radioaktivitätsverteilungen durch geeignete Abbildungsgeräte (Scanner, Gammakamera, Emissionscomputertomograph). Ziel ist eine Erkennung von Störungen in der Aktivitätsverteilung und deren Lo-

kalisation, sei es durch Mehranreicherung (positiver Kontrast) oder durch Minderanreicherung (negativer Kontrast).

Je nach der Tracerkinetik im Organ unterscheidet man zwischen statischen und dynamischen Szintigrammen.

Bei der statischen Szintigraphie ist zum Untersuchungszeitpunkt die Verteilung des Tracers im Organ bereits (weitgehend) abgeschlossen. Beispiele: Schilddrüsen-, Skelett- oder Lungenszintigraphie.

Bei der dynamischen Szintigraphie handelt es sich um die gleichzeitige Erfassung von räumlicher und zeitlicher Verteilung von Tracern in einem bestimmten Organ. Sie erfolgt in Form der Sequenz- und der Funktionsszintigraphie.

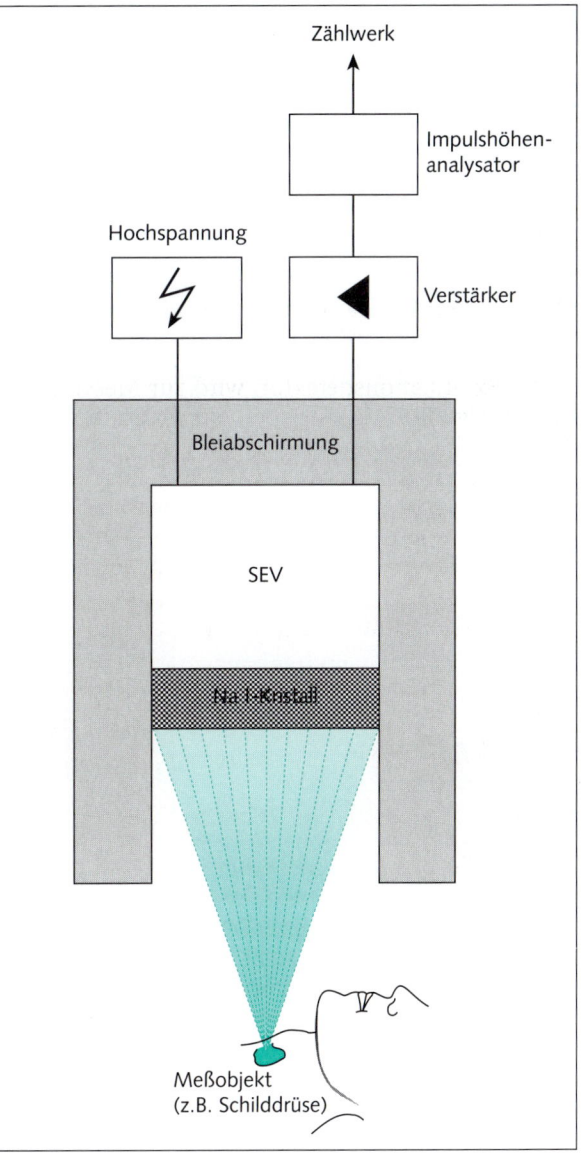

Abb. 7.4 Prinzip der Kollimation am Beispiel der Szintillationsmeßsonde.

Sequenzszintigraphie

Bildliche Darstellung der Verteilung eines Tracers in einem bestimmten Organ und seiner zeitlichen Änderung durch eine Folge szintigraphischer Bilder. Ein Beispiel dafür ist die hepatobiliäre Sequenzszintigraphie. Voraussetzung ist eine Gammakamera.

Funktionsszintigraphie

Darstellung der Verteilung eines Tracers in einem bestimmten Organ durch szintigraphische Bilder sowie zusätzlich durch Zeit-Aktivitäts-Kurven über elektronisch ausgewählte Regionen (region of interest, ROI), die das Organ vollständig oder partiell enthalten. Diese ROI können nach Untersuchungsende aus der auf elektronischen Datenträger gespeicherten Information frei gewählt werden. Ein Beispiel dafür ist die Nierenfunktionsszintigraphie (→ Kap. 7.6.6). Voraussetzung sind eine Gammakamera und ein Auswerterechner (→ Kap. 7.1.6).

Bildbeispiele für die unterschiedlichen Szintigraphieformen finden sich im Kapitel 7.6 (Anwendungsbeispiele).

⚠ Die Funktionsszintigraphie unter Benutzung der Region-of-interest (ROI)-Technik bietet als entscheidende Vorteile die Trennung von Aufnahme und Auswertung der Untersuchung sowie die Angabe quantitativer Parameter, z.B. durch Zeit-Aktivitäts-Kurven.

Scanner

Dieses aus der nuklearmedizinischen Pionierzeit stammende Gerät ist heute obsolet. Der Scanner besteht aus einem Detektor mit fokussierendem Kollimator, einem Druckwerk und der Mechanik mit Steuerelektronik. Die Abtastbewegung erfolgt mäanderförmig. Die frei wählbaren Parameter wie Scangeschwindigkeit, Scanfeld und Zeilenabstand orientieren sich an den Untersuchungsvorgaben. Detektor und Druckwerk sind fix gekoppelt, so daß ein Organ in seiner originalen Größe wiedergegeben wird (Abb. 7.5).

Der prinzipielle Nachteil des Scanners besteht in einem langsamen Bildaufbau, der nur statische Szintigramme zuläßt. Daher wurde der Scanner von der Gammakamera abgelöst.

⚠ Die Verwendung des Scanners zur Anfertigung von Szintigrammen ist heute überholt, da dieses Gerät keinen schnellen Bildaufbau zuläßt und keine Zeit-Aktivitäts-Kurven durch ROI-Technik erstellt.

Gammakamera

Diese Geräte beruhen auf dem ANGER-Prinzip und sind heute Standard nuklearmedizinischer Untersuchungstechnik, da sie mit guter zeitlicher und räumlicher Auflösung einen Bereich von maximal 60 cm Durchmesser erfassen und diesen als planares Bild darstellen können. Der Meßkopf ist kardanisch und

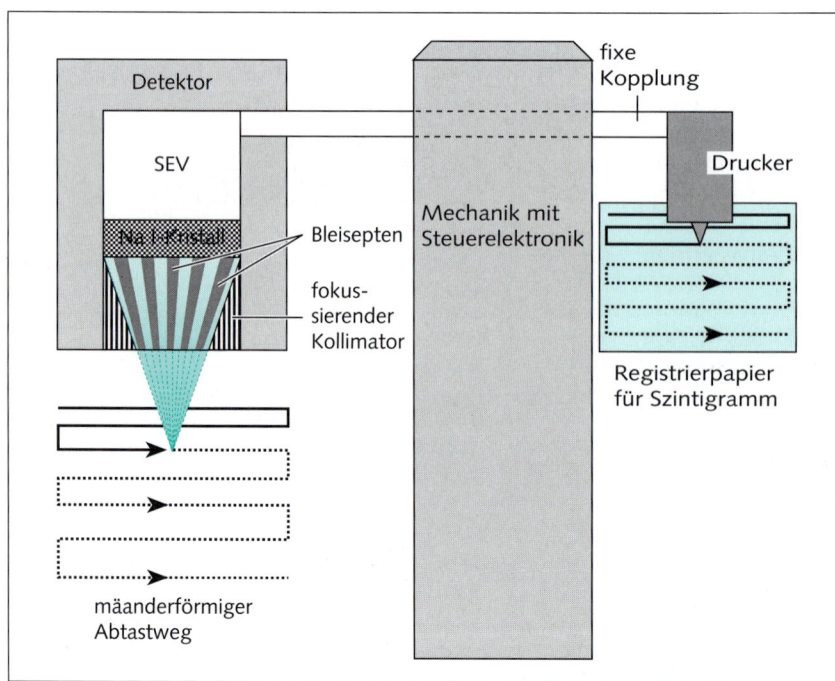

Abb. 7.5 Schematischer Aufbau des Scanners.

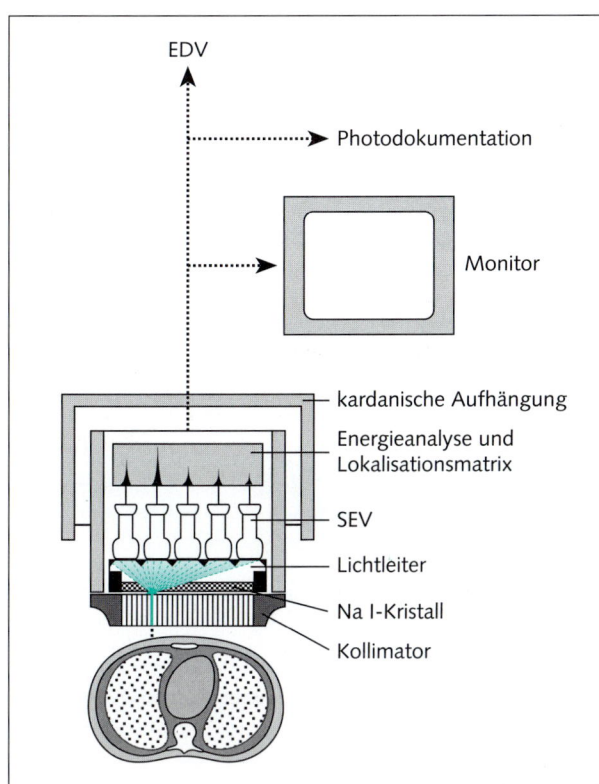

Abb. 7.6   Schematischer Aufbau einer Gammakamera.

Labels in figure:
EDV
Photodokumentation
Monitor
kardanische Aufhängung
Energieanalyse und Lokalisationsmatrix
SEV
Lichtleiter
Na I-Kristall
Kollimator

somit frei beweglich in einem Stativ befestigt; dies erlaubt eine weitgehend großzügige Positionierung des Detektors, besonders beim immobilen Schwerkranken. Der Meßkopf besteht aus folgenden Einzelkomponenten (Abb. 7.6):
• Kollimator
• NaI-Kristall
• Lichtleiter
• Sekundärelektronenvervielfacher (SEV → Kap. 7.1.2)
• Lokalisationsmatrix mit Energieanalyse.
Der Kollimator bildet die Aktivitätsverteilung des Organs auf die Fläche des NaI-Kristalls ab. Im allgemeinen wird ein Parallellochkollimator verwendet. Hierbei handelt es sich um eine Bleischeibe mit einer großen Anzahl von Bohrungen, die senkrecht zur Kristalloberfläche stehen. Damit erreicht jeweils nur ein eng begrenztes Strahlenbündel vom Ursprungsort ausgehend die Kristalloberfläche. Die Bohrungen sind durch Septen voneinander getrennt, ihre Dicke hängt von der Energie des verwendeten Radionuklids ab. Mit zunehmendem Bohrlochdurchmesser wächst die Unschärfe des abgebildeten Punktes. Weiterhin ist der Photonenfluß abhängig von der Gesamtfläche aller Bohrlöcher, was in die Meßempfindlichkeit eingeht. Daher werden je nach Fragestellung und Energie des verwendeten Radionuklids unterschiedliche Kollimatoren

angeboten (z.B. LEAP – low energy all purpose; LEHR – low energy high resolution).
Für Spezialzwecke (Vergrößerung, Verkleinerung) wurden Spezialkollimatoren entwickelt: Seven-pinhole-, One-pin-hole-, konvergierende bzw. divergierende Kollimatoren.
An den Kollimator schließt sich ein großflächiger NaI-Einkristall an, dessen Dicke durch die Energie der überwiegend verwendeten Radionuklide bestimmt ist, z.B. $\frac{1}{2}$ Zoll für ^{131}I bzw. $\frac{3}{8}$ Zoll für ^{99m}Tc. Über ein Lichtleitersystem ist eine flächendeckende Anzahl (bis max. 90) von Sekundärelektronenvervielfachern (SEV) optisch an den NaI-Kristall angekoppelt.
Die Lokalisation beruht auf dem ANGER-Prinzip. Die in der Nähe des jeweiligen Lichtblitzes gelegenen SEV registrieren diese Szintillationen, die in elektrische Impulse umgewandelt werden. Die Höhe dieser Ausgangsimpulse hängt von der registrierten Lichtintensität ab. Der dem Lichtblitz am nächsten positionierte SEV gibt den höchsten Ausgangsimpuls ab. Gleichzeitig liefern die benachbarten SEV entfernungsabhängig geringere Impulshöhen.
Neben dieser Ortsanalyse findet noch die bereits beschriebene Energiediskriminierung statt. Danach werden die Signale der Gammaquanten auf einem Monitor in eindeutiger Zuordnung zwischen Objekt- und Bildpunkt dargestellt. Weiterhin stehen sie für eine elektronische Datenverarbeitung zur Verfügung. Abbildung 7.7 zeigt eine moderne Gammakamera.
Sonderformen sind mobile Gammakamera und Ganzkörperkamera. Die **mobile Gammakamera** mit kleineren und leichteren Detektorköpfen ermög-

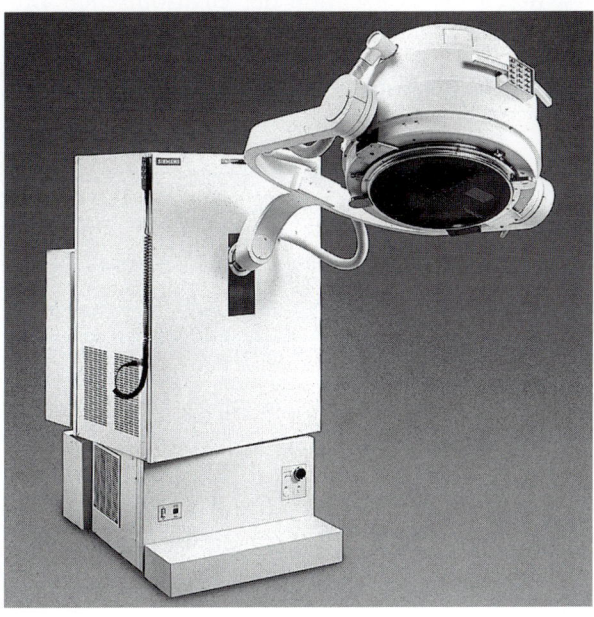

Abb. 7.7   Moderne Gammakamera (ORBITER der Fa. Siemens).

licht eine Diagnostik auch auf Intensivstationen und im Op. Die **Ganzkörperkamera** erlaubt Ganzkörperszintigramme, indem sich der Detektor über den liegenden Patienten bewegt oder der Patient auf einer Liege unter dem Detektor durchgefahren wird. Besitzt die Ganzkörperkamera zwei opponierende Köpfe, so ist für die Abbildung von ventral und dorsal nur ein einziger Abtastvorgang erforderlich. Damit halbiert sich die Untersuchungsdauer, z.B. im Rahmen der Skelettszintigraphie (→ Kap. 7.6.1).

> ⚠ Die Gammakamera als modernes nuklearmedizinisches Szintigraphiesystem beruht auf dem ANGER-Prinzip durch Verschaltung zahlreicher Szintillationsdetektoren.

Emissionscomputertomograph (ECT)

Der ECT ist ein Abbildungsgerät zur schichtweisen Darstellung von Radioaktivitätsverteilungen im Organismus. Je nach Art der verwendeten Radionuklide kennt man den Single-Photon-Emissions-Computertomograph (SPECT) und den Positronen-Emissions-Tomograph (PET).

Beiden Modifikationen gemeinsam ist die Akquisition vieler planarer Bilder aus unterschiedlichen Winkelprojektionen. Hieraus erfolgt unter Verwendung besonderer Algorithmen (Rückprojektion, iterative Verfahren) die Rekonstruktion von Schnittbildern, die sich üblicherweise als transversale, sagittale und koronare (frontale) Schnitte darstellen lassen. Die Durchführung der genannten und äußerst aufwendigen Rechenprozeduren wurden erst durch die Fortschritte der elektronischen Datenverarbeitung mit vertretbarem Zeitaufwand möglich. Der ECT ist das nuklearmedizinische Pendant zum Transmissions-CT (TCT) der Röntgendiagnostik.

> ⚠ Die Emissions-Computer-Tomographie (ECT) als SPECT oder PET ist das nuklearmedizinische Schnittbildverfahren als Pendant zur Transmissions-CT (TCT) der Röntgendiagnostik.

SPECT

Eine SPECT-Kamera besteht aus ein oder mehreren Detektorköpfen (Abb. 7.8), die um das Untersuchungsobjekt rotieren (180° oder 360°). Das Ergebnis einer SPECT-Untersuchung ist ein Satz von überlagerungsfreien Schnittbildern, die sich mit den Ergebnissen weiterer Schnittbildverfahren (CT, MR, PET) vergleichen lassen. Selbstverständlich kann

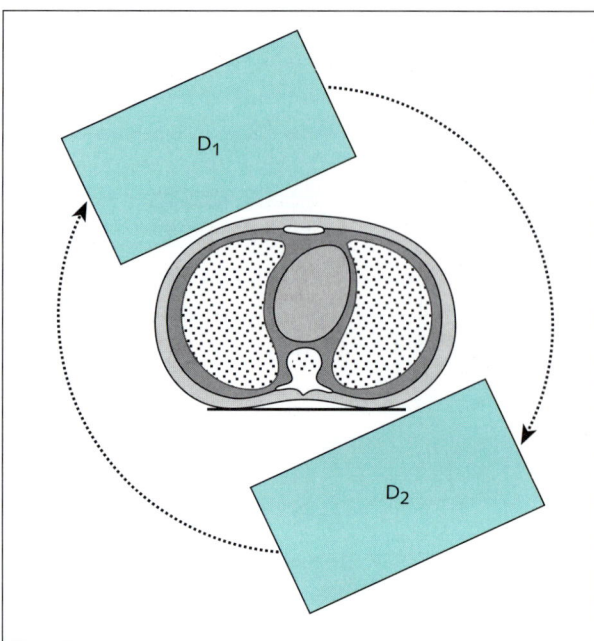

Abb. 7.8 Schematische Darstellung einer SPECT-Kamera mit einem Detektor (D$_1$) oder zwei Detektoren (D$_1$ und D$_2$), die kreisförmig (180° oder 360° Grad) um den Patienten rotieren.

eine SPECT-Kamera auch zur Erstellung konventioneller planarer Aufnahmen genutzt werden.

Obwohl SPECT in den meisten nuklearmedizinischen Einrichtungen verwendet wird, ist ihr Einsatz nicht unproblematisch. SPECT stellt höchste Anforderungen an Qualitätskontrolle und -sicherung. Fehler im System (Inhomogenitäten, Nichtlinearitäten, Abweichungen vom Rotationszentrum) werden bei der Rekonstruktion verstärkt, so daß SPECT weit stärker artefaktgefährdet ist, als planare Systeme es sind. Die Rotation dauert zwischen 10 und 30 Minuten, je nach Anzahl von Detektoren und Zählrate. Daher sind mit SPECT Funktionsuntersuchungen nur bei langsamer Tracerkinetik möglich.

Eine Quantifizierung mit SPECT im Sinne einer Absolutmessung von Aktivitätskonzentrationen ist derzeit noch nicht möglich, da eine Berücksichtigung der Strahlungsabsorption auf dem Weg vom Ursprungsort zum Detektor problematisch ist. Abbildung 7.9 zeigt den Einsatz einer SPECT-Kamera zur Abklärung einer Wirbelsäulenverletzung.

PET

Die physikalischen Eigenschaften der Positronenstrahler (bidirektionale Vernichtungsstrahlung mit hoher Energie von 511 keV, → Kap. 2.4) verlangen spezielle Meßvorrichtungen mit zwei gegenüberliegenden Detektoren (Abb. 7.10). Durch Koinzidenzauswertung oder durch Flugzeitmessung von zwei Gammaquanten kann der Zerfall eines

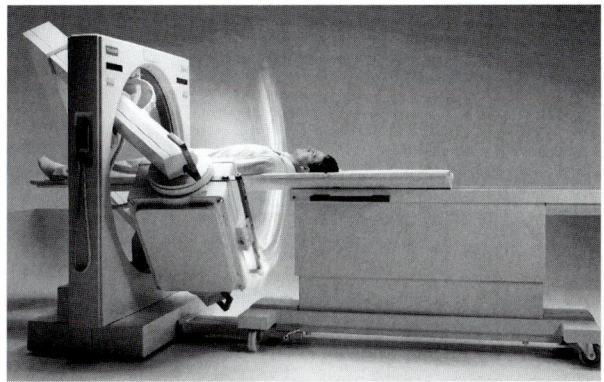

Abb. 7.9   SPECT-Kamera (DIACAM der Fa. Siemens).

- Große räumliche und zeitliche Auflösung (Trennung von räumlich oder zeitlich benachbarten Signalen).
- Absolute Quantifizierung mit Angabe von Fluß- und Stoffwechselraten (z.B. in ml/min oder mmol/min) durch Berücksichtigung der Absorption und unter Verwendung spezieller Auswertealgorithmen.
- Nichtinvasive Darstellung biochemischer Prozesse im lebenden Organismus, ohne dessen physikalische oder chemische Beschaffenheit zu verändern. Dies wird ermöglicht durch die Markierbarkeit stoffwechselrelevanter Moleküle mit kurzlebigen Positronenstrahlern wie ^{11}C, ^{13}N oder ^{15}O.

Nachteilig ist der hohe apparative, investive, logistische und personelle Aufwand, insbesondere wenn PET nach dem Zentrumskonzept betrieben wird. Dies besagt, daß die Herstellung der Positronenstrahler und deren Markierung am Ort der Anwendung zu erfolgen haben. Ein PET-Zentrum ist allerdings Voraussetzung zur Verwendung kurzlebiger Radionuklide wie ^{11}C, ^{13}N oder ^{15}O ($\rightarrow$ Radioaktivität).

Eine weniger aufwendige Variante von PET stellt das Satellitenkonzept dar. Dieses erlaubt derzeit nur die Anwendung ^{18}F-markierter Tracer (im wesentlichen ^{18}FDG) mit einer physikalischen Halbwertszeit von 110 min., die in einer kerntechnischen Forschungsanlage (z.B. in Karlsruhe oder Jülich) synthetisiert werden. Die Transportzeit sollte aus betriebswirtschaftlichen Gründen zwei Halbwertszeiten (also ca. 4 Stunden) nicht überschreiten.

Abbildung 7.11 zeigt einen PET-Scanner, der in seinem Erscheinungsbild an einen Computertomographen erinnert.

Positronen-Elektronen-Paares registriert und lokalisiert werden. Bei modernen PET-Scannern sind die Detektoren auf einem oder mehreren Ringen angeordnet. Ein Zerfall wird als Signal akzeptiert und weiterverarbeitet, wenn in einem definierten Zeitintervall zwei Gammaquanten in der entsprechenden Winkelposition von den beiden Detektoren registriert werden. Aus diesen Informationen werden, ähnlich wie bei den übrigen Schnittbildverfahren, unter Verwendung der gefilterten Rückprojektion oder durch iterative Verfahren ($\rightarrow$ ECT) transversale Schichten rekonstruiert und als Schnittbilder auf dem Monitor dargestellt. Die Physik der Vernichtungsstrahlung läßt es zu, auf mechanische Kollimation zu verzichten, was der Meßempfindlichkeit zugute kommt.

PET hat gegenüber allen anderen Schnittbildverfahren (einschließlich SPECT) folgende entscheidende **Vorteile:**

> ⚠ Als einziges bildgebendes Verfahren stellt PET biologische Vorgänge quantitativ und nichtinvasiv dar. Nachteilig ist die Höhe von Aufwand und Kosten.

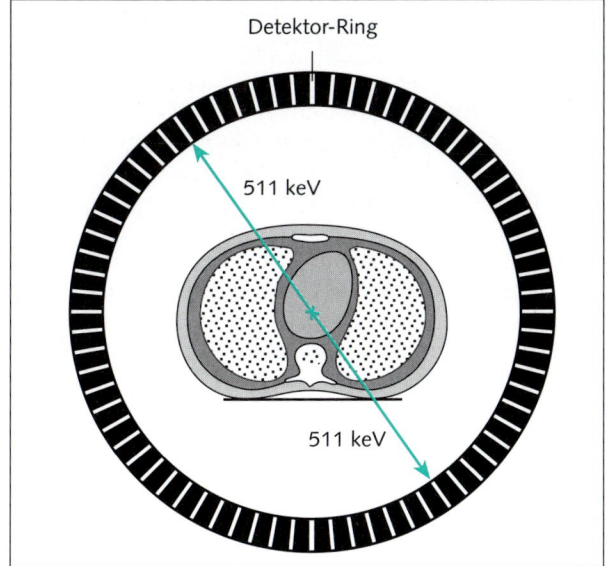

Abb. 7.10   Schematischer Aufbau eines PET-Scanners.

Detektor-Ring

511 keV

511 keV

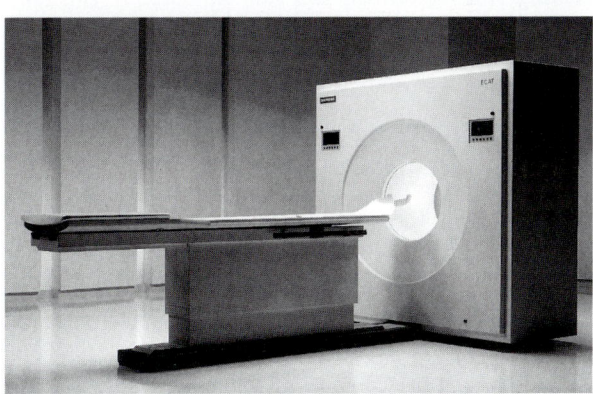

Abb. 7.11   PET-Scanner (ECAT EXACT der Fa. Siemens).

7.1.6 Auswerterechner (EDV)

Ein nuklearmedizinischer Auswerterechner besteht üblicherweise aus folgenden Bausteinen:
- Analog-Digital-Wandler (ADC)
- Zentraleinheit, bestehend aus Zentralspeicher, Rechenwerk und Kontrolleinheit
- Datenspeicher (Magnetplatte, -band, Floppy disk, Optical disk)
- Monitor
- Drucker

Das analoge Signal aus der Gammakamera wird über den ADC in eine Computermatrix transformiert, dessen kleinste Einheit das Pixel (Bildelement) darstellt. Diese Computermatrizen haben eine für nuklearmedizinische Zwecke ausreichende Größe von 64×64 (oder 128×128) Bildelementen.

Folgende diagnostische Möglichkeiten sind mit einer EDV-Anlage eines Auswerterechners gegeben:
- Aufnahme und Abspeicherung serieller Szintigramme mit synchroner Registrierung physiologischer Signale (z.B. EKG)
- Triggerung der Datenaufnahme durch physiologische Signale
- Abgrenzung einzelner, organbezogener Areale in seriellen Szintigrammen durch die sogenannte Region-of-interest-Technik (ROI)
- Bestimmung der Impulsrateninhalte in diesen ROI
- Erstellung und Analyse von Zeit-Aktivitäts-Kurven
- Bildbearbeitung: Glättung, Filterung; Addition, Subtraktion (z.B. von Untergrundaktivitäten)
- Rekonstruktion und Darstellung von Schnittbildern (→ ECT)
- Überlagerung mit Bildern anderer Untersuchungsmodalitäten wie CT oder MR (»image fusion«).

Die Vernetzung und Implementierung nuklearmedizinischer Auswerteeinheiten in ein PACS-System (Picture Archiving and Communication System) ist bislang nur vereinzelt bis zur klinischen Brauchbarkeit realisiert, obwohl hier die Voraussetzungen wesentlich günstiger sind als in der radiologischen Diagnostik. Letztere setzt aufgrund höherer Ansprüche an Ortsauflösung und Kontrast einen wesentlich größeren Rechen- und Speicherbedarf voraus als die nuklearmedizinische Diagnostik.

 Erst die Fortschritte in der elektronischen Datenverarbeitung (Vergrößerung der Speicherkapazität bei abnehmenden Kosten, Zunahme der Rechengeschwindigkeit) haben eine moderne nuklearmedizinische Registrier- und Auswertetechnik ermöglicht.

Tab. 7.1 Prinzipien nuklearmedizinischer Diagnostik mit Anwendungsbeispielen (Auswahl).

Prinzip	Anwendungsbeispiele
Kapillarblockade	Lungenperfusionsszintigraphie
aktiver Transport	Thallium-Myokardszintigraphie thyreoidale Jodaufnahme
Phagozytose	Leber-, Milz- und Knochenmarkszintigraphie
Antigen-Antikörper-Interaktion	Immunszintigraphie
Clearance	Nierenfunktionsszintigraphie

7.2 Meßprinzipien

Das Tracerprinzip ist Grundlage jeglicher nuklearmedizinischer Diagnostik. Als Tracer (Indikator, Radiopharmazeutikum) bezeichnet man die Kopplung einer organspezifischen Substanz in einer pharmakologisch unwirksamen Konzentration mit einem Radionuklid. Die räumliche und zeitliche Verteilung dieser Tracer im Organismus läßt sich aufgrund der emittierten Gammastrahlung extern (an der Körperoberfläche des Patienten) registrieren. Hierbei kommen unterschiedliche physiologische und pathophysiologische Prinzipien zur Anwendung (Tab. 7.1). Die verschiedenen Meßprinzipien werden im Kapitel 7.6 bei den jeweiligen Anwendungsbeispielen vorgestellt.

 Ein Radiopharmazeutikum (Tracer, Indikator) ist definiert als Kopplung einer organspezifischen Substanz (ohne pharmakologische Wirkung) mit einem Radionuklid.

7.3 Meßgenauigkeit und Fehlerrechnung

Mehrfache Messungen der gleichen radioaktiven Probe ergeben auch unter idealen Bedingungen unterschiedliche Zählraten. Ursache ist die Zufälligkeit des radioaktiven Zerfalls. Trägt man graphisch die Zahl N der registrierten Impulse als Abweichung vom Mittelwert M auf, so erhält man eine POISON-Verteilung, die sich mit zunehmender Impulszahl einer Normal- oder GAUSS-Verteilung nähert (Abb. 7.12). Eine GAUSS-Verteilung ist bei nuklearmedizinischen Messungen die Regel. Die Streuung der Einzelwerte N um ihren Mittelwert M wird Standardabweichung (σ) genannt, sie ist umgekehrt propor-

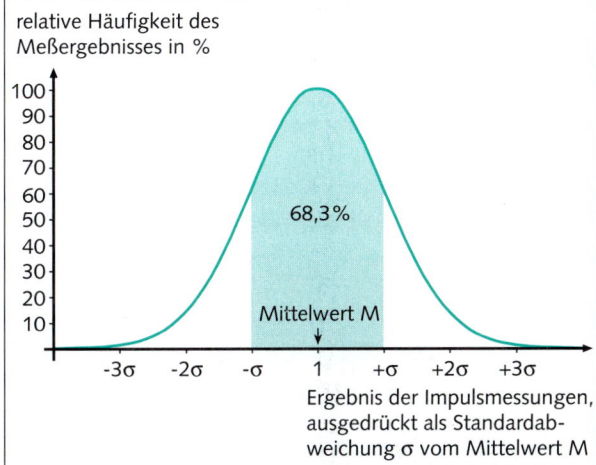

relative Häufigkeit des
Meßergebnisses in %

68,3 %

Mittelwert M

-3σ -2σ $-\sigma$ 1 $+\sigma$ $+2\sigma$ $+3\sigma$

Ergebnis der Impulsmessungen,
ausgedrückt als Standardabweichung σ vom Mittelwert M

Abb. 7.12 Statistische Verteilung von Impulsmessungen als Gauß-Glockenkurve (Normalverteilung) bei häufiger Wiederholung der Messung. Auf der Abszisse ist die Standardabweichung σ vom Mittelwert, auf der Ordinate die Häufigkeit des jeweiligen Ergebnisses aufgetragen. Im Bereich M + σ bis M – σ liegen 68,3 %, im zwei-(drei-)σ-Bereich 95,5 % (bzw. 99,7 %) der Messungen.

tional zur Quadratwurzel aus der Anzahl der Einzelmessungen. Der Bereich M ± σ (Fläche unter der Glockenkurve, Abb. 7.12) enthält 68,3 % der durchgeführten Messungen, bei doppelter (dreifacher) Standardabweichung sind es 95,5 % bzw. 99,7 %. Die relative oder prozentuale Standardabweichung (σ_{rel}) berechnet sich (auf dem 1σ-Niveau) in Abhängigkeit von der Impulszahl N nach folgender Formel:

$$\sigma_{rel} = \frac{\sqrt{N}}{N} \times 100$$

Damit ergibt sich je nach Impulszahl N folgender Fehler (1σ-Niveau):

N (Impulse)	σ_{rel}
100	10 %
1000	3,16 %
10000	1 %
100000	0,316 %

Die Genauigkeit einer Einzelmessung läßt sich also durch die Gesamtimpulszahl und damit durch die Meßdauer erhöhen.

Je empfindlicher ein Strahlungsmeßgerät ausgelegt ist, um so mehr wird – neben der Probenaktivität – auch die Umgebungsstrahlung mit erfaßt. Dieser Nulleffekt kann vor allem durch eine ausreichende Bleiabschirmung vermindert werden, er läßt sich allerdings niemals vollständig vermeiden. Der Nulleffekt B muß deshalb quantitativ erfaßt und von der Gesamtimpulszahl C subtrahiert werden. Dadurch läßt sich die effektive Zählrate S der Probe bestimmen.

$$S = C - B$$

S effektive Zählrate
C Gesamtimpulszahl
B Nulleffekt

Die Erfahrung kann belegen, daß für exakte Messungen die Zählrate C der Probe mindestens um den Faktor 10 höher sein sollte als der Nulleffekt B.

⚠ Basiskenntnisse über die Prinzipien der Fehlerrechnung sind Voraussetzung für das Verständnis der Meßgenauigkeit und somit zur Methodenkritik.

7.4 Radiopharmazie

Radiopharmazeutika sind chemische Verbindungen, die zur Diagnostik und Therapie von Erkrankungen eingesetzt werden. Sie bestehen aus einem organ-(tumor-)spezifischen Träger und einen Radionuklid. Zur Diagnostik sind reine Gammastrahler, zur Therapie reine Betastrahler wünschenswert. Radiopharmazeutika haben keine pharmakologischen Wirkungen, da die Trägerkonzentration für pharmakodynamische Effekte in der Regel zu gering ist.

Liegt ein Radiopharmazeutikum als reines Radionuklid vor, so bezeichnet man es als trägerfrei, z.B. Radiojod: ^{125}I, ^{131}I. In diesem Fall ist das Radionuklid sein eigener Träger auf dem Weg zur Schilddrüse. Üblicherweise muß jedoch das Radionuklid an einen Träger gekoppelt werden. Diesen Vorgang nennt man Markierung. Hierzu stehen unterschiedliche chemische Reaktionen zur Verfügung:
- Austauschmarkierung
- Fremdmarkierung
- chemische Synthese
- Biosynthese

Die meisten heute klinisch eingesetzten Radiopharmazeutika entstehen durch Austausch- bzw. Fremdmarkierung.

Bei der **Austauschmarkierung** werden ein oder mehrere Atome des Trägers durch Radioisotope des gleichen Elementes ersetzt (z.B. Orthojodhippursäure zur Nierenszintigraphie).

Bei der **Fremdmarkierung** wird das Radionuklid in ein Molekül eingebracht. Diese Art der Markierung trifft auf alle ^{99m}Tc-Radiopharmazeutika zu. Hierzu gibt es unterschiedliche Markierungsbestecke (Kits), die eine Markierung mit dem ^{99m}Tc-Eluat aus dem eigenen Generator zeitsparend bei gleichbleibender Qualität zuläßt.

Bei der **chemischen Synthese** werden komplexe Molekülverbände mit einfachen, bereits radioaktiv markierten Molekülen zusammengefügt. Diese Art der Synthese trifft besonders bei der Verwendung von Sauerstoff (^{15}O), Stickstoff (^{13}N) und Kohlenstoff (^{11}C) in der PET-Radiochemie zu.

Die **Biosynthese** beruht auf der Reaktion eines Radionuklids in einem speziellen Kulturmedium (Glykoside, Antibiotika). Beispiel ist die Markierung von Vitamin B_{12} durch die Zugabe von Radiokobalt (^{57}Co, ^{58}Co) über Bakterienkulturen.

Radiopharmazeutika müssen selbstverständlich steril und pyrogenfrei sein und einen stabilen pH-Wert aufweisen. Die **Qualitätskontrolle** muß sich weiterhin auf folgende Faktoren erstrecken:

- **Aktivität**
  Neben der Gesamtaktivität sind sowohl die Aktivitätskonzentration (Aktivität pro Volumen der Lösung, MBq/ml) als auch die spezifische Aktivität (Aktivität pro Menge des Radiopharmazeutikums, MBq/g oder MBq/mol) zu ermitteln und anzugeben. Dies ist Aufgabe des Anwenders.
- **Radiochemische Reinheit**
  Sie bezieht sich auf das Ausmaß an Verunreinigung durch Nebenprodukte, die bei der Markierung auftreten können, sowie durch ungebundenes Radionuklid. Die Prüfung der radiochemischen Reinheit erfolgt chromatographisch, bei Fertigprodukten durch den Hersteller, bei Kits durch den Anwender.
- **Stabilität**
  Sie ist zeitabhängig und wird außer von pH-Wert, Temperatur, Sauerstoffzufuhr und Lichteinwirkung vor allem durch die Radiolyse bestimmt. Bei diesem Phänomen führt die in der Lösung absorbierte Energie zur Ionisation und Radikalbildung. Die Stabilitätsprüfung obliegt ebenfalls sowohl dem Hersteller als auch dem Anwender.
- **Partikelgröße und -zahl**
  Diese Parameter spielen ausschließlich bei Partikelpräparaten eine Rolle, wie sie beispielsweise zur Lungenperfusionsszintigraphie eingesetzt werden. Auch hier teilen sich Hersteller und Anwender die Verantwortung.
  Die Qualitätskontrolle und -sicherung sowie der Vertrieb von Radiopharmazeutika unterliegen in Deutschland besonders strengen Bestimmungen durch das Arzneimittelgesetz (AMG) und durch die Strahlenschutzverordnung (StrlSchV).
- **Dosierung von Radiopharmazeutika**
  Es werden in der Regel bei Erwachsenen Standardaktivitäten appliziert. Über- bzw. Unterschreitungen sind nur bei extremer Adipositas oder bei Kachexie nötig. Bei Kindern erfolgt eine Anpassung der Aktivität an Alter, Körpergewicht oder Körperoberfläche. Bei korrekter Dosierung sind durch die Trägersubstanz der Radiopharmazeu-

tika keine unerwünschten Wirkungen oder Komplikationen zu erwarten.

Ob ionisierende Strahlung bei bestimmungsgerechter Anwendung dem menschlichen Organismus schaden kann, wird im Kapitel 4.3.1 diskutiert.

> ⚠ Die weite Verbreitung nuklearmedizinischer Untersuchungen sowie ihre notfallmäßige Durchführbarkeit hat im wesentlichen folgende Gründe:
> - Ständige Verfügbarkeit von ^{99m}Tc als einem für die Diagnostik geeigneten Radionuklid
> - Entwicklung zahlreicher Markierungsbestecke (Kits), die eine Präparation der Radiopharmazeutika ohne besonderen Aufwand durch den Anwender möglich machen.

7.5 In-vitro-Diagnostik

Hierbei handelt es sich um den direkten und quantitativen Nachweis von Eiweißhormonen aus Körperproben (Serum) im Reagenzglas. Soweit für die In-vitro-Diagnostik radioaktive Verfahren (Radioimmunoassay – RIA, Immunoradiometrischer Assay – IRMA) zum Einsatz kommen, ist verständlicherweise keinerlei Strahlenexposition für den Patienten gegeben. Aus unterschiedlichen Gründen (Umweltschutz, Entsorgung) wurden in den letzten Jahren radioaktive Verfahren zunehmend durch nichtradioaktive Tests (Enzymimmunoassay – EIA, Fluoreszenzimmunoassay – FIA, Lumineszenzimmunoassay – LIA) abgelöst, obwohl deren Entsorgung ebenfalls nicht unproblematisch ist.

Wenn auch die In-vitro-Diagnostik sehr exakt geringste Substanzmengen (bis in den pmol-Bereich) in minimalen Probenvolumina (z.B. 100 µl) nachweisen kann, ist sie ausnahmslos und prinzipiell mit Fehlermöglichkeiten behaftet. Üblicherweise wird als Normbereich (Richtwert) der Mittelwert ± doppelter Standardabweichung definiert. Dies bedeutet allerdings, daß bei 5% aller Normalpersonen Werte gemessen werden, die außerhalb des Normbereiches liegen und somit definitionsgemäß pathologisch sind. Daraus ergibt sich die Forderung, daß In-vitro-Parameter niemals isoliert zur Diagnose führen dürfen, sondern daß sie im Kontext mit Anamnese, klinischem Befund und weiteren technischen Parametern interpretiert werden müssen.

Die Abklärung von Störungen der Schilddrüsenfunktion ist traditionsgemäß ein Schwerpunkt des Faches Nuklearmedizin. Daher wird im Rahmen dieses Abschnittes exemplarisch nur die In-vitro-

Diagnostik der Schilddrüse dargestellt. Auf weiterführende Literatur der Laboratoriumsmedizin bzw. der klinischen Chemie wird verwiesen.

> ⚠️ Zur In-vitro-Diagnostik werden radioaktive Verfahren (RIA) ebenso wie »Non-Isotopic-Tests« mit Erfolg eingesetzt. Eine Überlegenheit einer der beiden Methoden ist bislang nicht erwiesen.

7.5.1 Radioimmunoassay (RIA)

Voraussetzung für alle immunologischen Nachweisverfahren sind die Herstellbarkeit eines spezifischen Antikörpers gegen die Testsubstanz X als Antigen sowie die Markierbarkeit der Testsubstanz, z.B. mit ^{125}I (X*). Nach Inkubation konkurriert X* mit der Testsubstanz um die Bindungsstellen des Antikörpers. Nach Einstellen eines Gleichgewichtes erfolgen Trennung und Messung (z.B. im Bohrloch oder im Probenwechsler) der freien (F) und der antikör-

pergebundenen (B) Fraktionen. Je geringer (höher) die Konzentration der Testsubstanz X ist, desto höher (niedriger) fällt der Quotient B/F aus. Anhand einer Eichkurve lassen sich unbekannte Spiegel der Testsubstanz X ermitteln (Abb. 7.13).

Voraussetzung für eine separate Radioaktivitätsmessung der gebundenen (B) und freien (F) Fraktionen ist ihre quantitative Trennbarkeit. Hierzu stehen verschiedene Verfahren zur Verfügung. Am häufigsten kommen die Adsorption der Testsubstanz X an eine Antikörperbeschichtung auf der Innenseite des Reaktionsgefäßes (Solid-phase-, Coated-tube-Technik) oder das Ausfällen des Antigen-Antikörper-Komplexes (z.B. mit PEG – Polyäthylenglykol) mit anschließender Zentrifugation zur Anwendung.

Eine radioimmunologische Weiterentwicklung stellt die sogenannte Doppelantikörpermethode dar. Hierbei wird der lösliche Antigen-Antikörper-Komplex durch einen zweiten Antikörper, der den ersten Antikörper spezifisch bindet, ausgefällt und zentrifugiert. Diese Methode ist zwar aufwendiger, aber auch wesentlich präziser als das ursprüngliche, einfache Verfahren.

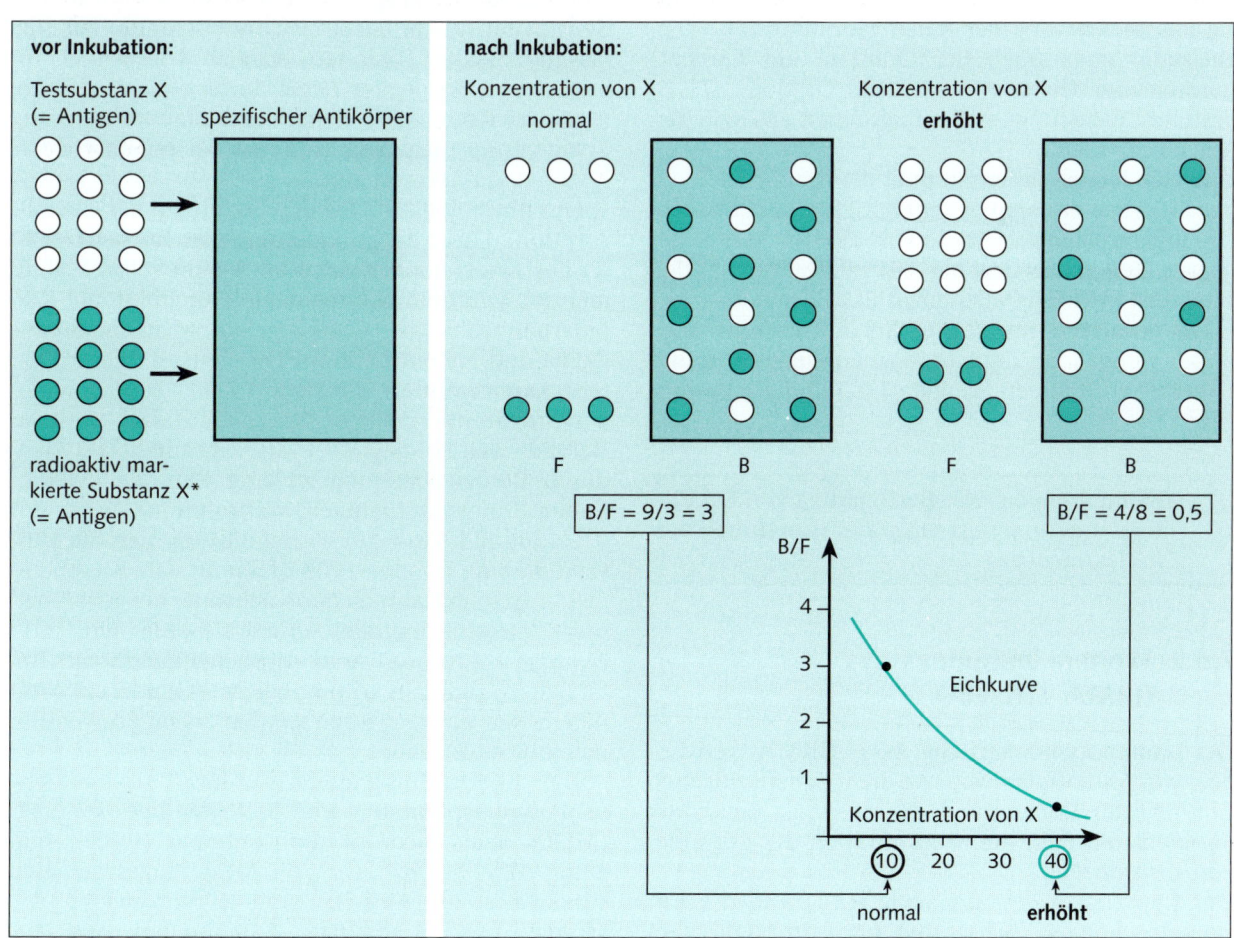

Abb. 7.13 Prinzip des Radioimmunoassays (RIA). F: freie Fraktion; B: antikörpergebundene Faktoren.

Alle im Routinebetrieb eingesetzten Assays werden kommerziell als fertige Testbestecke (Kits) angeboten. Gesetzlich vorgeschriebene Ringversuche dienen der Qualitätskontrolle und -sicherung.

Folgende Parameter werden im Rahmen der Schilddrüsendiagnostik bestimmt:
- Gesamt-Thyroxin (TT$_4$)
- freies Thyroxin (fT$_4$)
- Gesamt-Trijodthyronin (TT$_3$)
- freies Trijodthyronin (fT$_3$)
- Thyroxin-bindendes Globulin (TBG)
- Thyreoidea-stimulierendes Hormon (TSH)
- Tumormarker: Thyreoglobulin (Tg), Calcitonin (Ct)
- Autoantikörper gegen
  - Schilddrüsenmikrosomen (SD-Ak)
  - Thyreoglobulin (Tg-Ak)
  - TSH-Rezeptoren (TRAK)

In die Bestimmung der Gesamthormone (TT$_3$, TT$_4$) geht die Konzentration der Trägerproteine ein, die sich unter physiologischen (Gravidität, Östrogenmedikation) und pathologischen (Leberfunktionsstörung) Bedingungen verändern kann. Dies muß bei der Interpretation von Gesamthormonen berücksichtigt werden. Hiervon weitgehend unabhängig ist die Messung der freien Hormone (fT$_3$, fT$_4$), alternativ kann auch der Quotient auf Gesamthormon und Thyroxin-bindendem Globulin (TGB) bestimmt werden, was allerdings einen zusätzlichen Ansatz erfordert.

In den letzten Jahren konnte die Empfindlichkeit der TSH-Bestimmung wesentlich gesteigert werden. Die untere Nachweisgrenze von TSH in Assays der letzten Generation liegt bei 0,01 mU/l. Dies hat den TRH-Test in vielen Fällen überflüssig gemacht.

Der klinische Bezug von Schilddrüsenhormonbestimmungen zur organbezogenen Diagnostik und Therapie wird in den Kapiteln 7.6.3 und 7.7 besprochen.

 Die immunologische Bestimmung von Schilddrüsenhormonen ist integraler Bestandteil der Nuklearmedizin.

7.5.2 Weitere Immunoassays (IRMA, LIA, EIA)

Der Immunoradiometrische Assay (IRMA) verwendet zwei Antikörper. Der erste dient zur spezifischen Bindung der Testsubstanz, der zweite ist radioaktiv markiert und mißt die Konzentration der gebundenen Testsubstanz.

Der Lumineszenzimmunoassay (LIA) und der Enzymimmunoassay (EIA) sind im Testprinzip dem RIA bzw. IRMA vergleichbar, lediglich werden zur Markierung des Antigens Enzyme bzw. Lumineszenzfarbstoffe verwendet. Ihre Konzentration wird in Analogie zur Radioaktivität, z.B. photometrisch, gemessen.

Einzelheiten sind in der einschlägigen Literatur der Laboratoriummedizin nachlesbar.

7.6 Anwendungsbeispiele

Bei der Darstellung der klinischen Anwendungsmöglichkeiten kommen nur Verfahren zur Sprache, die sich klinisch bewährt haben und routinemäßig in nennenswerter Häufigkeit durchgeführt werden. Je nach Schwerpunkten in Forschung und Krankenversorgung gibt es regionale Unterschiede. Damit erhebt die Auswahl keinen Anspruch auf Vollständigkeit. Zur Weiterführung wird auf die einschlägige Literatur verwiesen.

7.6.1 Skelettszintigraphie

Die Skelettszintigraphie ist ein Verfahren mit hoher Sensitivität (kaum falsch-negative Befunde) zur Erfassung ossärer Läsionen, speziell von Knochenmetastasen, die in der Regel durch eine vermehrte (positiver Kontrast), seltener durch eine verminderte Speicherung (negativer Kontrast bei reinen Osteolysen) charakterisiert sind.

Das physiologische Prinzip beruht auf der Chemisorption. Die Phosphonatkomplexe reichern sich an der Knochenoberfläche an, verantwortlich sind mehrere Faktoren wie regionale Durchblutung, Kapillarpermeabilität, Osteoidgehalt, Knochenoberfläche und Nierenfunktion. Die Vielzahl dieser Determinanten erklärt die hohe (> 90%) Sensitivität bei primär nur mäßiger Spezifität (falsch-positive Befunde zur Artdiagnose). Die Spezifität läßt sich durch Berücksichtigung weiterer Befunde (Klinik, Labor, Röntgenaufnahmen) verbessern.

Hauptindikation zur Durchführung der Skelettszintigraphie ist eine Früherfassung von Knochenmetastasen im Rahmen der Nachsorge bei bevorzugt ossär metastasierenden Primärtumoren wie z.B. Mamma-, Prostata- und Bronchialkarzinom. Im Skelettszintigramm können die Metastasen um Monate früher nachgewiesen werden als im konventionellen Röntgenbild.

Zur Skelettszintigraphie werden ^{99m}Tc-markierte Polyphosphonate, wie Methylendiphosphonat (MDP) oder Dicarboxydiphosphonat (DPD), mit einer Aktivität von ca. 700 MBq eingesetzt. Bei Kindern ist die Aktivität vom Körpergewicht (ca. 40 MBq pro kg) abhängig. 2–3 Stunden nach i.v.-Injektion werden Ganzkörperaufnahmen von dorsal und ventral angefertigt. Die auch im Liegen mögliche Untersuchung dauert 15–20 Minuten.

Zur differenzierten Erfassung der Verteilung des Tracers in den verschiedenen Verteilungsräumen kann die Skelettszintigraphie auch in Mehrphasentechnik durchgeführt werden. Hierbei muß die Lokalisation der Knochenpathologie bekannt sein. Zur Beurteilung der Perfusion erfolgt die Injektion unter Sicht der Gammakamera als Sequenz- oder Funktionsszintigraphie (0–30 sec p.i. [post injectionem]). Die frühstatischen Aufnahmen (ca. 10 min p.i.) geben Auskunft über pathologische Exsudationsvorgänge, z.B. bei entzündlichen Veränderungen. Die üblichen Spätbilder (3 h p.i.) beschreiben das Ausmaß des Knochenstoffwechsels. **Die Mehrphasen-Skelettszintigraphie** wird zur Floriditäts- und Dignitätsbeurteilung tumoröser und entzündlicher Knochenveränderungen eingesetzt.

Die effektive Äquivalentdosis liegt für den Erwachsenen bei 5 mSv und somit im Bereich des natürlichen jährlichen Strahlenpegels.

In Abbildung 7.14 handelt es sich um einen skelettszintigraphischen Normalbefund bei einem 12jährigen Patienten mit dem klinischen Verdacht einer akuten Osteomyelitis bei geröteter Weichteilschwellung des linken Oberschenkels. Das Szintigramm erfolgte in Ganzkörpertechnik von ventral

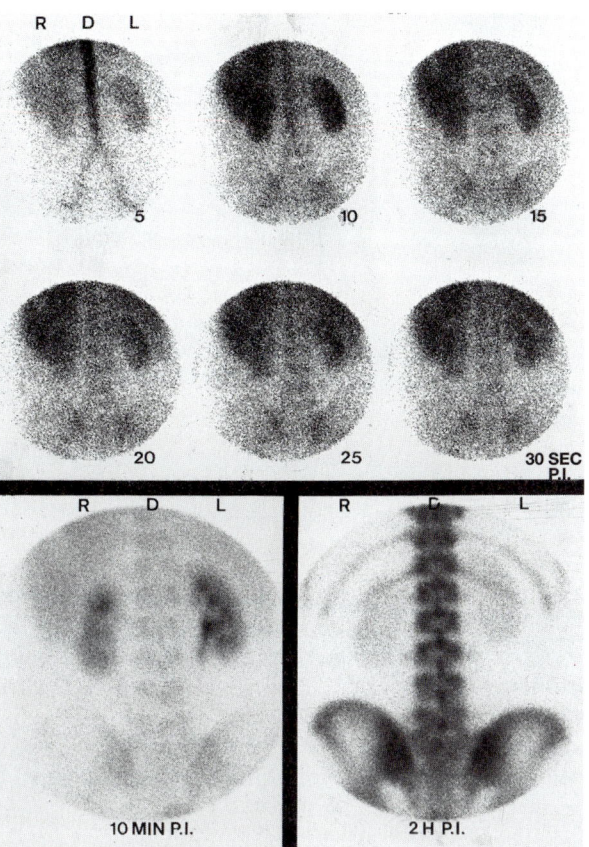

Abb. 7.15 Unauffälliges Dreiphasen-Skelettszintigramm: obere Hälfte: Perfusion (5–30 sec p.i.); unten links: frühstatische Bilder (10 min p.i.); unten rechts: spätstatische Bilder (2 h p.i.).

(V) sowie von dorsal (D). Die starke, gelenknahe Speicherung ist Folge einer gesteigerten Osteoblastentätigkeit in den noch nicht geschlossenen Wachstumsfugen.

In Abbildung 7.15 ist ein unauffälliges **Dreiphasen-Skelettszintigramm** dargestellt. Es bestand bei akuten Wirbelsäulenschmerzen, unklaren Laborbefunden und zweifelhaftem Röntgenbild der Verdacht auf eine Spondylodiszitis.

Abbildung 7.16 zeigt das skelettszintigraphische Vollbild einer osteoplastischen Metastasierung bei einem 85jährigen Patienten mit Prostatakarzinom. Der Befund ist hauptsächlich im Becken lokalisiert. Es handelt sich um zwei Sätze eines Ganzkörperszintigramms, jeweils von ventral (V) und dorsal (D). Die in unterschiedlicher Schwärzung dargestellte Verteilung des Knochensuchers ergibt einen in jedem Fall diagnostizierbaren Bildsatz und ermöglicht eine zuverlässige Befundung. Bei adipösen Patienten findet eher das linke, bei kachektischen Kranken das rechte Bildpaar Verwendung.

Das Mehrphasen-Skelettszintigramm in Abbildung 7.17 stellt Befunde bei einer 18jährigen Patientin mit Osteosarkom des linken distalen Femurs dar.

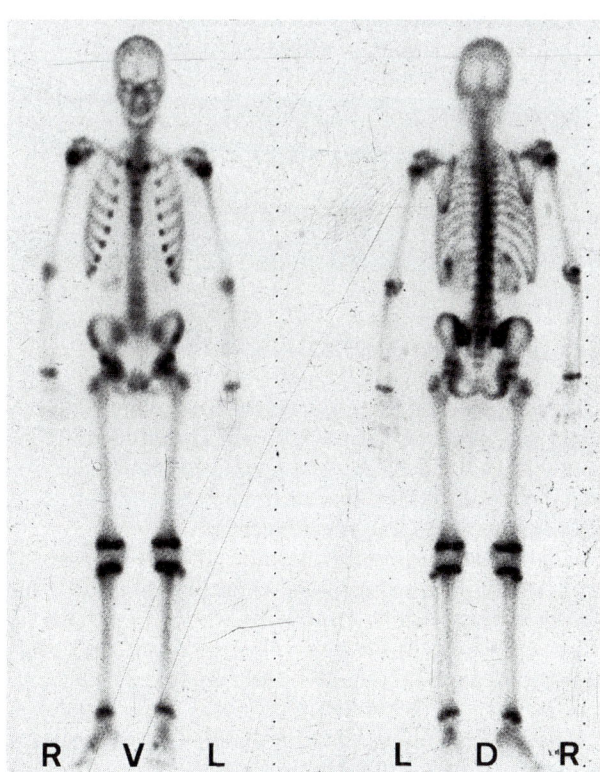

Abb. 7.14 Skelettszintigraphischer Normalbefund bei einem 12jährigen Patienten.

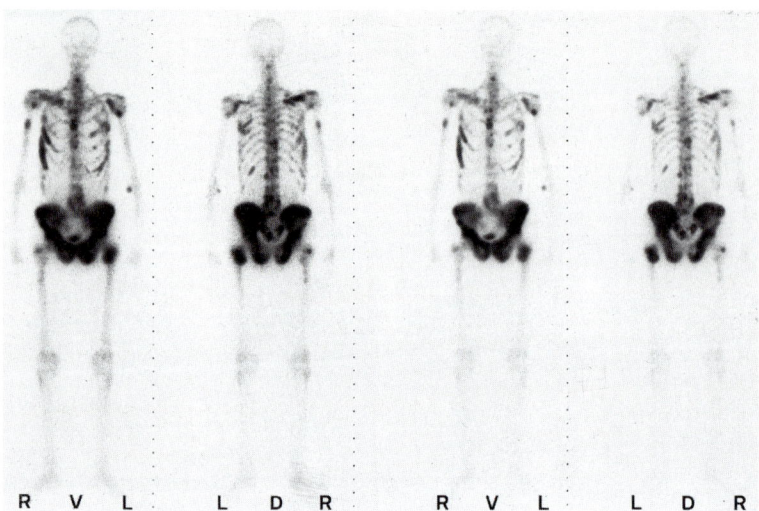

Während der Perfusionsphase (5–30 sec p.i.) sind beide Oberschenkel von ventral (V) abgebildet, im Bereich des linken Femurs findet sich lateral des großen Gefäßbandes ein hochvaskularisierter Prozeß, der im frühstatischen Bild (10 min p.i.) eine vermehrte Exsudation zeigt. Der Knochenstoffwechsel ist in der üblichen spätstatischen Aufnahme (3 h p.i.) hochgradig vermehrt, der Links-Rechts-Quotient konnte mittels ROI-Technik (→ Kap. 7.1.6) zu 4,7 bestimmt werden. Das zusätzlich angefertigte Ganzkörperszintigramm (hier nicht dargestellt) ergab keine weiteren Herde, so daß eine ossäre Metastasierung dieses bösartigen Knochentumors ausgeschlossen werden konnte.

Bei der vorliegenden Untersuchung handelt es sich um den Ausgangsbefund vor einer präoperativen Chemotherapie. Leider bot sich 6 Wochen später ein unverändertes Bild (Quotient: 4,4), so daß sich die Zytostase als ineffektiv erwies.

⚠ Die Skelettszintigraphie ist das Verfahren der Wahl zur Früherfassung von Knochenmetastasen bei Tumoren mit ossärer Metastasierungstendenz (z.B. Prostata-, Mamma- und Bronchialkarzinom).

7.6.2 Knochenmarkszintigraphie

Die Knochenmarkszintigraphie dient der Darstellung des hämatopoetisch aktiven (roten) Knochenmarks, das beim Erwachsenen das Stammskelett sowie die Extremitäten (bis zu den proximalen Dritteln von Femur und Humerus) umfaßt.

Das physiologische Prinzip beruht auf einer Antigen-Antikörper-Interaktion. Hauptindikation zur Durchführung der Knochenmarkszintigraphie ist eine Erfassung infiltrativer Prozesse, z.B. bei multiplem Myelom, Hodgkin- und Non-Hodgkin-Lymphomen sowie Knochenmarkmetastasen bei kleinzelligem Bronchialkarzinom. Bei diesen Erkrankungen ist das übliche Skelettszintigramm meist unauffällig, wenn nämlich eine Knochenmarkinfiltration noch nicht die Knochenstruktur verän-

Abb. 7.17 Mehrphasen-Skelettszintigramm bei Osteosarkom des linken distalen Femurs.

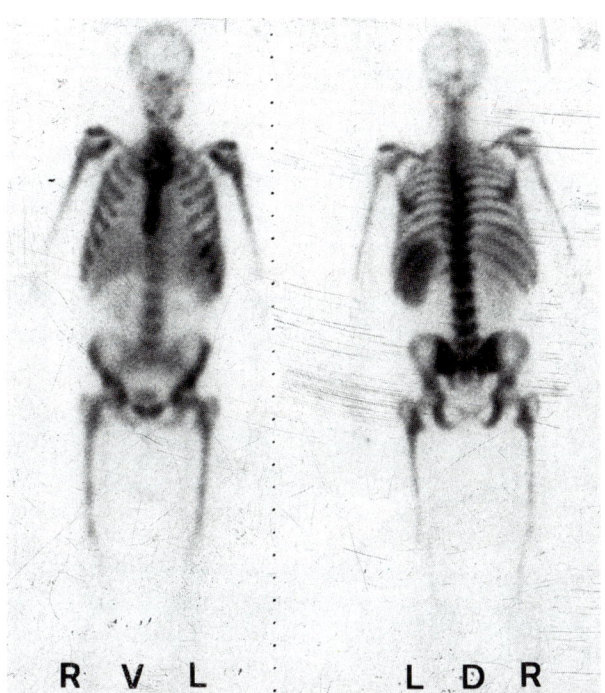

Abb. 7.18 Knochenmarkszintigramm mit ^{99m}Tc-MAK, Normalbefund.

(NCA 95, eine Untereinheit des Karzinoembryonalen Antigens, CEA), das auf den Neutrophilen und ihren Vorstufen im Knochenmark nachweisbar ist. Vom Ansatz her läßt sich das Verfahren auch zur Entzündungslokalisation nutzen. Die Aufnahmen werden 1 Stunde nach i.v.-Injektion von 400 MBq ^{99m}Tc-MAK in Ganzkörpertechnik durchgeführt. Die effektive Äquivalentdosis liegt bei 5 mSv.

Abbildung 7.18 zeigt einen Normalbefund mit regelrechter Verteilung des roten Knochenmarks bei einem Patienten mit Hodgkin-Lymphom und Anämie. Deshalb wurde eine Knochenmarkinfiltration vermutet, die szintigraphisch ausgeschlossen werden konnte. Die Splenomegalie ist Folge der Grunderkrankung.

Bei der Kasuistik in Abbildung 7.19 handelt es sich um einen 55jährigen Patienten mit kleinzelligem Bronchialkarzinom und Anämie (Hb: 8,2 g/dl). Das konventionelle Ganzkörper-Skelettszintigramm (linke Bildhälfte) mit ^{99m}Tc-DPD, das im Rahmen des Tumorstagings durchgeführt worden war, zeigt einen unauffälligen Befund. Hingegen ist im Knochenmarkszintigramm mit ^{99m}Tc-markierten MAK gegen NCA 95 (rechte Bildhälfte) das Mark im Stammskelett hochgradig reduziert, da es infiltriert ist; es finden sich zusätzlich Infiltrate in dem nach peripher expandierten Knochenmark. Diese Befunde erklären auch die Anämie.

dert hat. Die Knochenmarkszintigraphie erlaubt, da in Ganzkörpertechnik durchführbar, eine Beschreibung der Befallstopik und sollte daher der gezielten Abklärung durch Kernspintomographie vorausgehen.

Einen methodischen Fortschritt brachte die Entwicklung von ^{99m}Tc-markierbaren monoklonalen Antikörpern (MAK) gegen ein Granulozyten-Epitop

> ⚠ Die Knochenmarkszintigraphie ergänzt die Skelettszintigraphie bei Malignomen, die primär und früh in das hämatopoetische Knochenmark metastasieren (z.B. kleinzelliges Bronchialkarzinom).

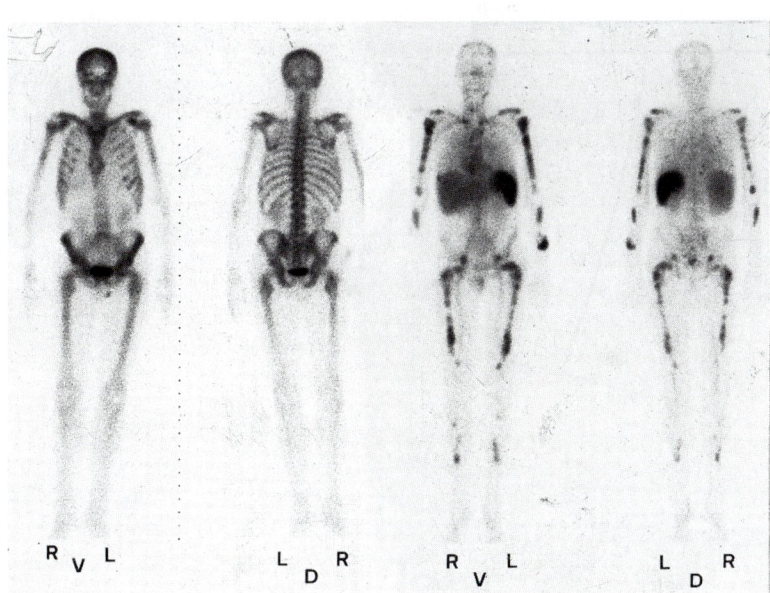

Abb. 7.19 Kleinzelliges Bronchialkarzinom. Unauffälliges Skelettszintigramm (links); multiple Infiltration im Knochenmarkszintigramm (rechts).

7.6.3 Schilddrüsenszintigraphie

Die Schilddrüsenszintigraphie liefert Antworten zu folgenden Fragestellungen:
- funktionelle Bedeutung morphologisch nachgewiesener Veränderungen
- quantitative Funktionsbeurteilung
- Lage und Größe des Organs

Größenbestimmung und Lokalisationsdiagnostik erfolgen heute vorrangig durch den Ultraschall, der in jedem Fall einer szintigraphischen Untersuchung vorauszugehen hat. Nur bei extrem großen und atypisch konfigurierten Kröpfen sowie bei dystoper Organlage kann das Szintigramm den sonographischen Befund erweitern.

Hauptindikationen zur Durchführung eines Schilddrüsenszintigramms sind:
- Abklärung von Herdbefunden bei der Palpation und/oder im Sonogramm
- Erfassung einer funktionellen Schilddrüsenautonomie bei manifester (fT_3, fT_4 erhöht) oder latenter (fT_3, fT_4 normal, TSH erniedrigt) Hyperthyreose.

Somit ist zur Interpretation des Schilddrüsenszintigramms die Kenntnis der Laborwerte unabdingbar.

Das physiologische Prinzip ist der aktive Transport von Radiojod bzw. ^{99m}Tc in die Schilddrüsenzelle.

Die Schilddrüsenszintigraphie erfolgt heute quantitativ mit einer hochauflösenden Kleinfeld-Gammakamera. Der → Scanner ist obsolet, ebenso wie die Verwendung von ^{131}I.

Das regelhafte Vorgehen sieht eine i.v.-Injektion von 50 MBq ^{99m}Tc-Pertechnetat vor, dessen Aktivität (Impulse pro Minute) zuvor mit der Gammakamera ermittelt wurde. 20 Minuten nach Applikation wird das Organ analog abgebildet und das Szintigramm abgespeichert. Bei der Auswertung kann mittels ROI-Technik (→ Kap. 7.1.6) der globale wie regionale ^{99m}Tc-Uptake (TcTU) bestimmt werden.

Der TcTU unter Suppressionsbedingungen (thyreotrope Stimulation endogen oder exogen durch Gabe von Schilddrüsenhormon erniedrigt, TSH < 0,1 mU/l) ist ein Gradmesser für die funktionelle Autonomie und kann das Risiko einer Hyperthyreose nach Jodexzeß, z.B. im Rahmen einer Kontrastmittelapplikation, abschätzen. Jodmangelstrumen mit einen TcTU-Wert unter 1,8% besitzen keine funktionell relevante Autonomie.

Die effektive Äquivalentdosis beträgt bei der Applikation von 50 MBq ^{99m}Tc nur 1 mSv, während bei der früher üblichen Verwendung von ^{131}I (3 MBq) eine Exposition von 90 mSv vorlag.

Abbildung 7.20 zeigt den szintigraphischen Normalbefund einer nicht vergrößerten (Tastbefund o.B.) und orthotop gelegenen Schilddrüse. Die Stoffwechsellage war ebenso unauffällig wie das Ultraschallbild. Da szintigraphisch nur funktionstüchtiges Schilddrüsenparenchym zur Darstellung kommt und anatomische Landmarken fehlen, müssen Bezugspunkte vom Patienten in das Szintigramm übertragen werden. Dies sind üblicherweise Jugulum, Kinnspitze, die lateralen Halsbegrenzungen sowie die Mitte der Klavikeln. Die Farbskala von Blau nach Rot korreliert mit der Stoffwechselaktivität bzw. der Organdicke.

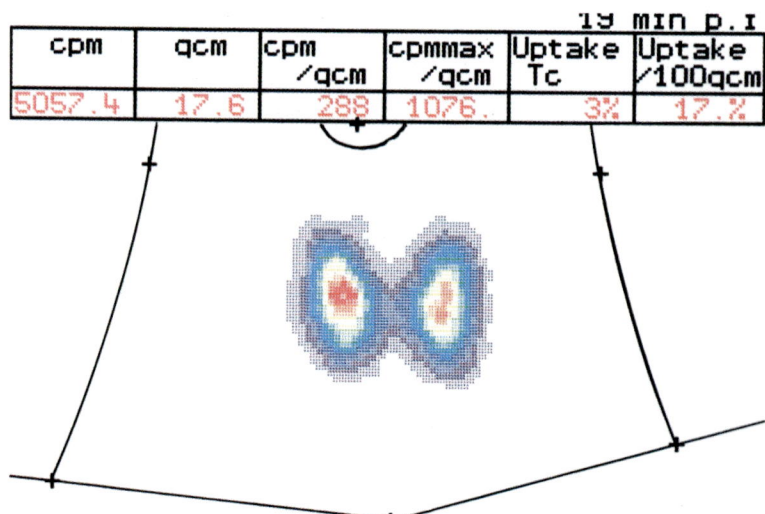

cpm	qcm	cpm /qcm	cpmmax /qcm	Uptake Tc	Uptake /100qcm
5057.4	17.6	288	1076.	3%	17.%

19 MIN p.I

TB: oB

Abb. 7.20 Unauffälliges Schilddrüsenszintigramm.

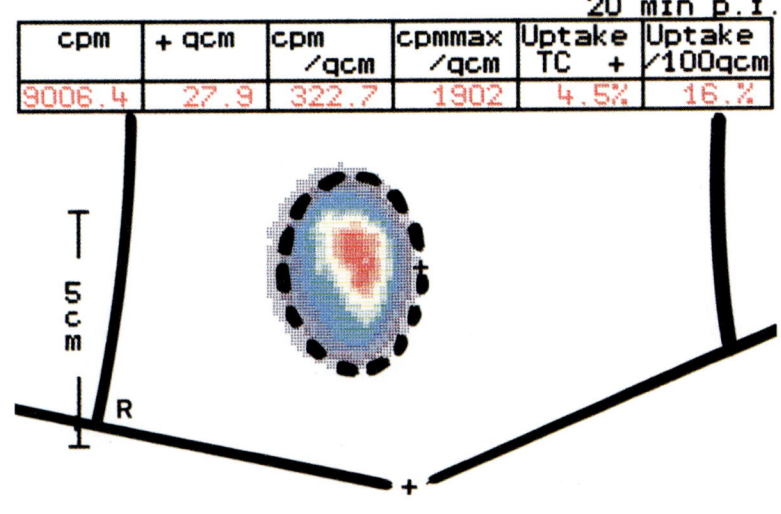

cpm	+ qcm	cpm/qcm	cpmmax/qcm	Uptake TC +	Uptake /100qcm
9006.4	27.9	322.7	1902	4.5%	16.%

20 min p.i.

Abb. 7.21 Unifokales Schilddrüsenadenom rechts bei Struma nodosa und Hyperthyreose. Oben vor Radiojodtherapie, unten nach Radiojodtherapie.

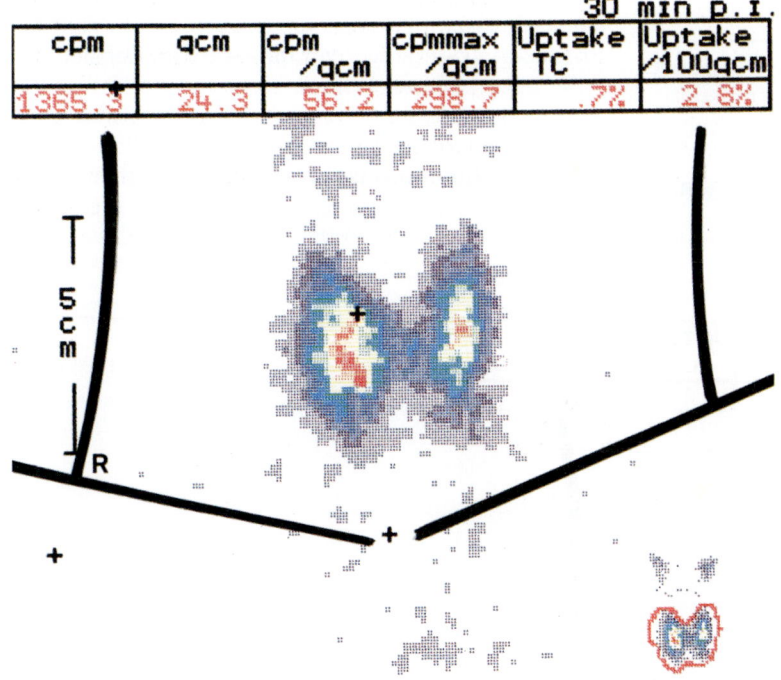

cpm	qcm	cpm/qcm	cpmmax/qcm	Uptake TC +	Uptake /100qcm
1365.3	24.3	56.2	298.7	.7%	2.8%

30 min p.i.

Das in Abbildung 7.21 dargestellte Fallbeispiel zeigt den szintigraphischen Verlaufsbefund bei einer 59jährigen Patientin mit funktioneller Schilddrüsenautonomie. Die Patientin hatte sich wegen ungeklärter Gewichtsabnahme von 6 kg in 4 Monaten und Herzstolpern bei ihrem Hausarzt vorgestellt. Dort wurde ein Knoten an der linken Halsseite getastet, der sich im Ultraschall als scharf begrenzt und echonormal zeigte. Die Bestimmung der Schilddrüsenhormonwerte ergab eine hyperthyreote Stoffwechsellage bei fehlender endogener TSH-Stimulation. Im Ausgangsszintigramm (links) stellt sich der tastbare Knoten als vermehrt speichernd dar (»heißer Knoten«), das paranoduläre Gewebe ist wegen der fehlenden TSH-Sekretion nicht sichtbar. Der TcTU-Wert von 4,5 % belegt die funktionelle Relevanz. Es handelt sich somit um das typische Bild einer unifokalen Schilddrüsenautonomie in einer Struma uninodosa.

Da die Patientin lokal asymptomatisch war und einer Operation ablehnend gegenüberstand, entschloß sie sich zu einer Radiojodbehandlung (→ Kap. 7.7).

Schon wenige Wochen danach verschwanden die Herzrhythmusstörungen, die Patientin nahm wieder an Gewicht zu. Bei einer Kontrolluntersuchung 6 Monate nach der Radiojodtherapie war der Knoten nicht mehr tastbar, die Schilddrüsenhormone hatten sich normalisiert, und die thyreotrope Stimulation war vorhanden (TSH = 1,4 mU/l). Das Schilddrüsenszintigramm (rechts) zeigt einen Normalbefund mit einem unauffälligen TcTU-Wert von 0,7%.

In Abbildung 7.22 handelt es sich – im Gegensatz zu Abbildung 7.18 – um einen kalten Knoten. Der 46jährige Patient hatte plötzlich an der rechten Halsseite einen Knoten bemerkt, der sich im Ultraschall als unscharf begrenzt und echokomplex erwies. Das Szintigramm konnte belegen, daß es sich bei dieser Läsion um funktionsloses Schilddrüsenparenchym handelte. Damit war die Indikation zur Feinnadelpunktion gegeben. Die zytologische Beurteilung ergab ein papilläres Schilddrüsenkarzinom. Daraufhin erfolgten Thyreoidektomie und ablative Radiojodtherapie (→ Kap. 7.7).

> ⚠ Die Schilddrüsenszintigraphie mit ^{99m}Tc ist nach Durchführung des Ultraschalls indiziert:
> - bei palpatorischen oder sonographischen Herdbefunden
> - bei Verdacht auf Schilddrüsenautonomie (z.B. bei fehlender TSH-Stimulation)

7.6.4 Lungenszintigraphie

Die Lungenszintigraphie dient zur simultanen Beurteilung von
- Durchblutung und
- Belüftung.

Das physiologische Prinzip beruht auf einer Kapillarblockade und der Inhalation von Edelgasen bzw. Deposition von Aerosolpartikeln im Bronchialsystem. Hauptziel ist die Erfassung einer Lungenembolie (LE).

Zur Perfusionsszintigraphie werden ^{99m}Tc-markierte makroaggregierte Albuminpartikel (^{99m}Tc-MAA) mit einem Durchmesser von 15–40 µm eingesetzt. Diese bleiben nach i.v.-Injektion analog zur regionalen Durchblutung in den Lungenkapillaren vorübergehend fixiert. Damit nur etwa jede 10 000. Kapillare okkludiert wird und keine hämodynamische Wirkung eintritt, muß die Anzahl der Partikel limitiert sein. Dies ist erreicht, wenn weniger als 1 mg Albumin appliziert wird. Thrombembolisch verschlossene Lungensegmente präsentieren sich im negativen Kontrast.

Die Belüftung läßt sich mit der Ventilations- und Inhalationsszintigraphie überprüfen. Zur **Ventilationsszintigraphie** werden radioaktive Edelgase wie ^{81m}Kr oder ^{133}Xe verwendet. Trotz der methodischen Vorteile konnte sich dieses Verfahren wegen logistischer Schwierigkeiten nicht durchsetzen.

Bei der **Inhalationsszintigraphie** kommen ^{99m}Tc-markierte Aerosolpartikel zur Anwendung, die in den Alveolarraum gelangen und dort deponiert werden.

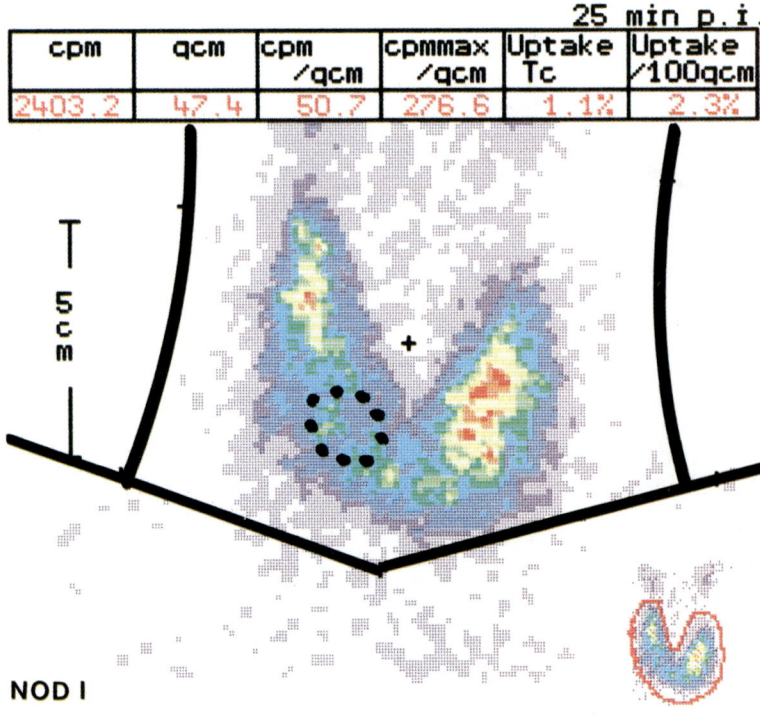

cpm	qcm	cpm /qcm	cpmmax /qcm	Uptake Tc	Uptake /100qcm
2403.2	47.4	50.7	276.6	1.1%	2.3%

25 min p.i.

5 cm

NOD I

Abb. 7.22 Kalter Knoten im Schilddrüsenszintigramm.

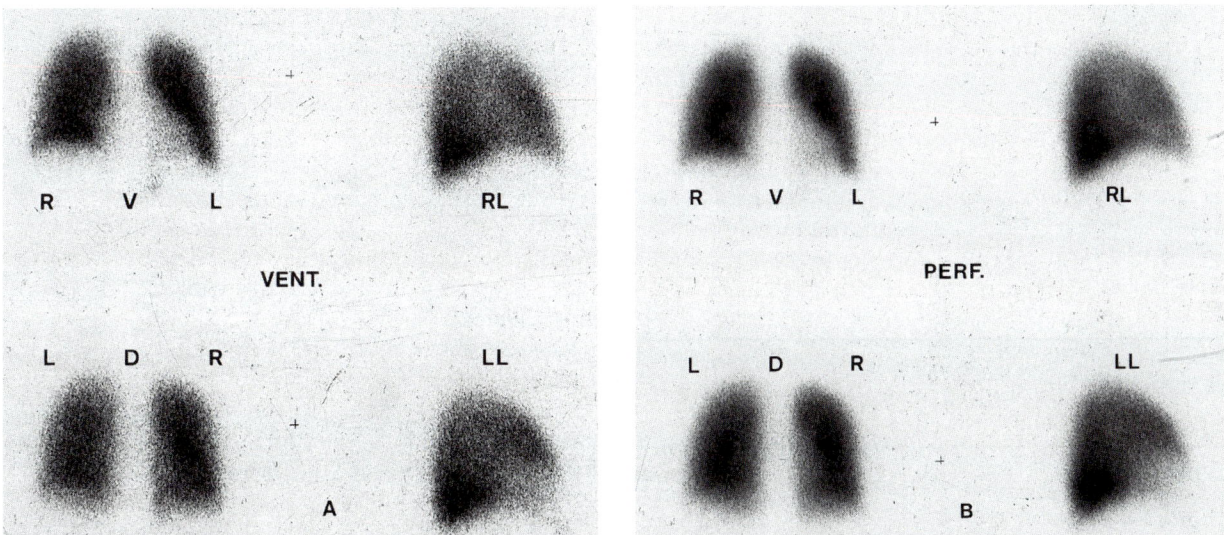

Abb. 7.23   Unauffälliger Befund im kombinierten Ventilationsszintigramm (A) und Perfusionsszintigramm (B).

Zur Emboliediagnostik wird routinemäßig zuerst die Belüftung nach Inhalation von 100–150 MBq ^{99m}Tc-Aerosol in 4 Standardprojektionen (V – ventral, D – dorsal, LL – linkslateral, RL – rechtslateral) dargestellt. Danach erfolgt die i.v.-Injektion von ca. 150 MBq ^{99m}Tc-MAA mit unmittelbar anschließender Abbildung in den oben genannten Projektionen. Der Zeitaufwand für beide Untersuchungsverfahren kann mit 30 Minuten angegeben werden. Die Lungenszintigraphie hat absoluten Notfallcharakter und sollte rund um die Uhr verfügbar sein. Die effektive Äquivalentdosis für das kombinierte Vorgehen liegt bei 1,2 mSv pro Untersuchung.

Zur Emboliediagnostik ist das Ventilations-/Perfusionsszintigramm einer Kombination von Perfusionsszintigramm und aktuellem Röntgenthoraxbild deutlich überlegen. Das Röntgenbild allein stellt sich bei akuter Lungenembolie in mehr als 50% der Fälle normal dar.

Abbildung 7.23 zeigt Normalbefunde des Inhalationsszintigramms (A) und des Perfusionsszintigramms (B) in den üblichen Standardprojektionen.

Das Fallbeispiel von Abbildung 7.24 stammt von einem 45jährigen Patienten, bei dem sich 2 Tage nach einem urologischen Eingriff infolge akuter Atemnot klinisch der Verdacht auf eine Lungen-

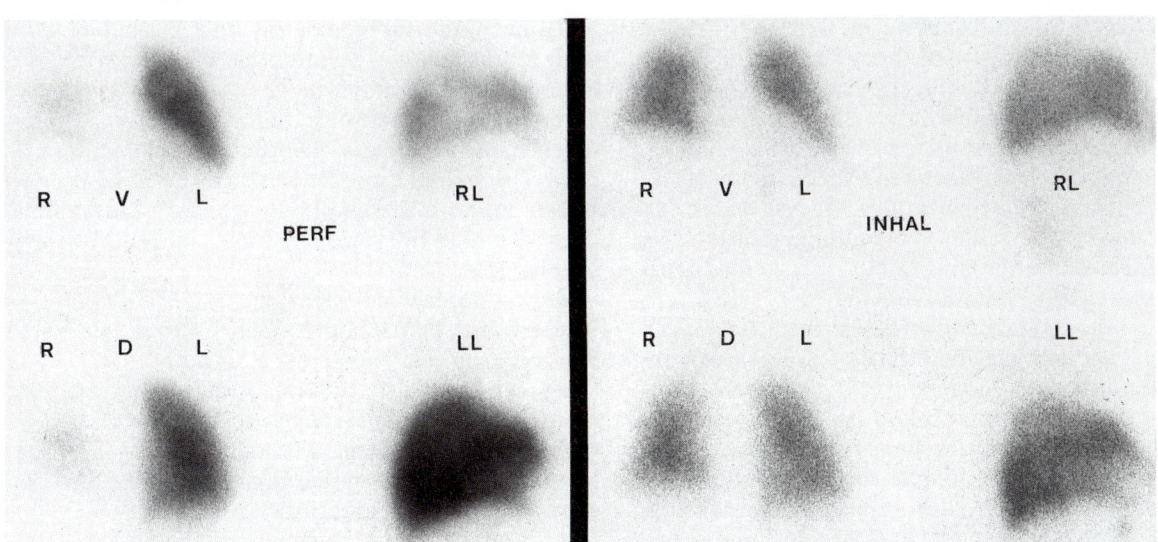

Abb. 7.24   Nachweis einer Lungenembolie der rechten Lunge durch fehlende Perfusion (links) bei normaler Belüftung (rechts).

embolie bot. Das Röntgenbild des Thorax war unauffällig. Ein notfallmäßig durchgeführtes Lungenszintigramm zeigte eine fast fehlende Durchblutung der rechten Lungen (linke Bildhälfte: PERF), während die Belüftung ungestört war (rechte Bildhälfte INHAL). Eine systemische Lyse mit Urokinase besserte das klinische Bild innerhalb weniger Stunden. Ein Kontrollszintigramm 3 Tage später erbrachte einen Normalbefund wie in Abbildung 7.23.

> ⚠ Die kombinierte Perfusions-/Ventilationsszintigraphie der Lunge ist das Verfahren der Wahl zur Akutdiagnostik einer Lungenembolie.

7.6.5 Myokardszintigraphie

Die Myokardszintigraphie erlaubt eine bildliche Darstellung der regionalen Myokarddurchblutung in Ruhe und nach Intervention wie Ergometrie oder pharmakologischer Belastung.

Das physiologische Prinzip beruht auf dem aktiven Transport von ^{201}Thallium als Kaliumsubstitut durch die Na-K-ATPase.

Hauptindikation ist die Erfassung einer koronaren Herzkrankheit (KHK) bei Patienten mit mittlerer Prävalenz. Bei typischer Angina pectoris und ST-Streckensenkungen im Belastungs-EKG liegt die Wahrscheinlichkeit für eine KHK über 80%. Diese Patienten sollten unmittelbar einer Koronarangiographie zugeführt werden. Entspricht der EKG-Befund nicht der Klinik bzw. umgekehrt, dann erhöht der szintigraphische Befund entscheidend die Wahrscheinlichkeit für das Vorliegen einer KHK. Ist das Ergebnis pathologisch, stellt sich die Indikation zur invasiven Gefäßdarstellung, bei unauffälligem Myokardszintigramm kann zugewartet werden.

Die Untersuchung wird heute ausnahmslos in → SPECT-Technik durchgeführt. Damit ist eine überlagerungsfreie Schnittbilddarstellung aller Herzmuskelabschnitte des linken Ventrikels möglich. Wegen der deutlich kleineren Muskelmasse stellt sich der rechte Ventrikel normalerweise nicht dar. Eine Zuordnung zu den Versorgungsgebieten der großen Koronararterien (Ramus interventricularis anterior – RIVA, Ramus circumflexus – RCX, A. coronaria dextra – ACD) ist infolge großer physiologischer Schwankungsbreite mit der Myokardszintigraphie nur bedingt möglich.

Das Untersuchungsprotokoll beginnt beim nüchternen Patienten mit der Belastungsuntersuchung, z.B. durch Fahrradergometrie, normalerweise nach 24stündigem Absetzen der antianginösen Medikamente. Es gelten identische Abbruchkriterien wie beim Belastungs-EKG, dessen Befund in der Regel

bereits vorliegt. Auf dem Maximum der Belastung (EX) erfolgt die i.v.-Injektion von 80 MBq ^{201}Tl. Unmittelbar anschließend werden die EX-Aufnahmen angefertigt. 3–4 Stunden danach (oder sogar noch später) folgt ohne erneute Injektion das Ruheszintigramm. Infolge eingeschränkter Koronarreserve stellt sich eine Ischämie als regionaler Perfusionsdefekt nach EX dar, der in Ruhe verschwindet (Redistribution, RE). Avitales Myokard, z.B. nach Infarkt, zeigt sowohl bei EX als auch in Ruhe (RE) einen Defekt.

Wegen der ungünstigen physikalischen Eigenschaften von ^{201}Tl (niedrige Gammaenergie, HWZ: 73 Stunden) ist eine akzeptable Bildqualität mit einer vergleichsweise hohen Strahlenexposition (effektive Äquivalentdosis: 17 mSv pro Untersuchung) verbunden.

Wenn eine Fahrradergometrie (z.B. bei peripherer arterieller Verschlußkrankheit) nicht möglich ist, kann die Myokarddurchblutung auch durch Vasodilatanzien wie Dipyridamol oder Adenosin gesteigert und somit eine Ischämie provoziert werden.

Als Perfusionsmarker werden zunehmend auch ^{99m}Tc–Isonitrile (^{99m}Tc-MIBI) eingesetzt. Diese Substanzen reichern sich perfusionsabhängig wie eine Mikrosphäre (→ Kap. 7.2.4) im Myokard an, eine Redistribution findet nicht statt. Zum Ischämienachweis sind zwei Injektionen erforderlich. Bei dem üblichen 2-Tages-Protokoll erfolgt zunächst das EX-Szintigramm, bei pathologischem Befund am nächsten Tag die Ruheuntersuchung.

Vorteile von ^{99m}Tc-MIBI sind die bessere Bildqualität infolge höheren Photonenflusses (^{99m}Tc statt ^{201}Tl) sowie die geringere Strahlenexposition (effektive Äquivalentdosis 3–4 mSv beim 2-Tage-Protokoll).

Abbildung 7.25 zeigt einen mykokardszintigraphischen Normalbefund in SPECT-Technik mit ^{99m}Tc-MIBI nach Fahrradergometrie mit 125 Watt. Es sind drei repräsentative Schnitte durch die Mitte des linken Ventrikels dargestellt:

Oben links: Kurzachsenschnitt.

Oben rechts: vertikaler Langachsenschnitt (entlang der gestrichelten Linie im Kurzachsenschnitt).

Unten links: horizontaler Langachsenschnitt (entlang der durchgezogenen Linie im Kurzachsenschnitt).

Zur anatomischen Orientierung: A – Apex; VW – Vorderwand, HW – Hinterwand, SW – Seitenwand, SE – Septum. Da bereits die EX-Aufnahmen unauffällig waren, wurde auf die Ruheaufnahmen (mit zusätzlicher Strahlenexposition) verzichtet.

Bei der in Abbildung 7.26 dargestellten Kasuistik handelt es sich um einen 64jährigen Patienten mit einer bereits angiographisch gesicherten 3-Gefäß-Erkrankung. Da die Koronarmorphologie für eine beabsichtigte perkutane transluminale koronare

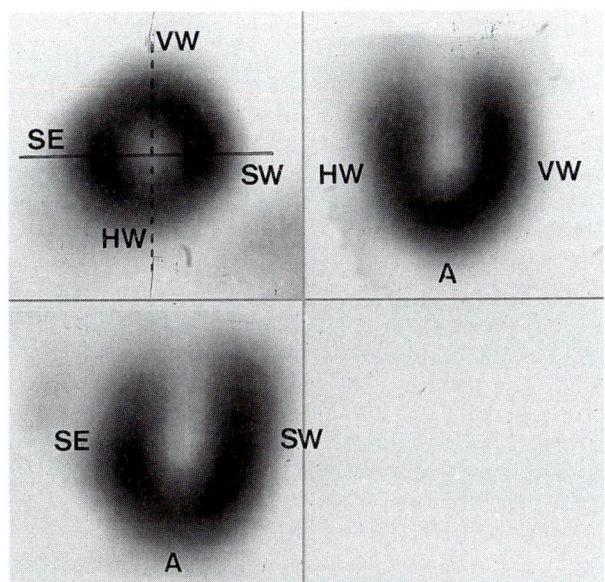

Abb. 7.25 Myokardszintigraphischer Normalbefund in SPECT-Technik mit ^{99m}Tc-MIBI (A: Apex; VW: Vorderwand; HW: Hinterwand; SW: Seitenwand; SE: Septum).

Angioplastie (PTCA) äußerst problematisch war, wurde beschlossen, zunächst nur die führende Stenose zu dilatieren. Um diese zu lokalisieren und sie in ihrer funktionellen Bedeutung abschätzen zu können, erfolgte eine Belastungsmyokardszintigraphie mit ^{201}Tl. Die Fahrradergometrie war wegen der eingeschränkten Pumpfunktion (LV-Auswurffraktion: 34%) nur bis maximal 75 Watt möglich, abgebrochen wurde wegen starker Dyspnoe. Gegen Ende der Belastung klagte der Patient über retrosternales Engegefühl.

Die obere Reihe von Abbildung 7.26 zeigt SPECT-Bilder unmittelbar nach Ergometrie (EX). Es handelt sich um repräsentative Schnitte durch die Mitte

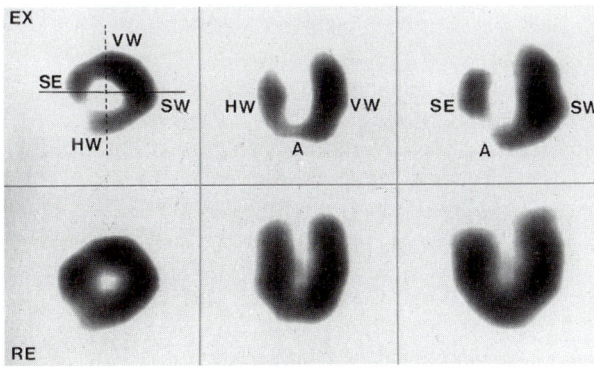

Abb. 7.26 Belastungsmyokardszintigraphie mit ^{201}Tl. Obere Reihe nach Belastung (EX); untere Reihe: Spätaufnahmen (RE). Die Rückverteilung im spitzennahen Septum sowie in der septumnahen Hinterwand beweist eine Ischämie in diesem Myokardareal, bei 3-Gefäß-Erkrankung war die Stenose im RIVA für die Symptomatik verantwortlich.

des linken Ventrikels: links Kurzachsenschnitt, in der Mitte vertikaler Langachsenschnitt und rechts horizontaler Langachsenschnitt. Auffallend ist eine deutliche Minderspeicherung und damit Minderdurchblutung im spitzennahen Septum, weniger ausgeprägt auch in der septumnahen Hinterwand.

In der unteren Reihe sind die korrespondierenden SPECT-Bilder der Spätphase (4 Stunden p.i. RE) dargestellt. Der Defekt im Septum und an der Apex hat sich weitgehend normalisiert. Damit war als »Ort der Not« die bekannte Stenose im Septalast des RIVA identifiziert. Durch die anschließende Dilatation wurde der Patient immerhin bis 150 Watt belastbar, ehe er Angina pectoris verspürte. Die Auswurffraktion hatte sich nach Wochen auf 43% verbessert.

> ⚠ Die Belastungsmyokardszintigraphie dient zur sicheren, nichtinvasiven Erfassung einer koronaren Herzkrankheit. Sie stellt die Weichen zur invasiven Koronarangiographie, wenn Klinik und Belastungs-EKG keine konkordanten Ergebnisse liefern.

7.6.6 Nierenszintigraphie

Die Nierenszintigraphie ermittelt neben der Gesamtclearance vor allem die Partialfunktion. Hierin liegt ihr eigentlicher Vorteil, da dieser Parameter nur schwer zugänglich ist. Das zugrundeliegende physiologische Prinzip ist die Clearance von glomerulär und/oder tubulär filtrierbaren Substanzen.

Hauptindikation ist die quantitative Erfassung eines einseitigen Nierenschadens, z.B. durch Harnwegsobstruktion infolge Steinleiden oder bei Nierentumor.

Als Tracer finden vorrangig ^{123}I-markiertes Ortho-Jod-Hippuran (OIH) oder ^{99m}Tc-Mercaptoacetyltriglycin (MAG-3) Verwendung. Die OIH-Clearance und noch ausgeprägter die MAG-3-Clearance sind niedriger als die bekannte Paraaminohippur (PAH)-Clearance, die unter physiologischen Bedingungen dem renalen Plasmafluß entspricht. Es besteht aber eine gut Proportionalität zwischen den verschiedenen Clearancewerten, was nach Etablierung von Normalwerten interindividuelle Vergleiche möglich macht.

Die Verwendung von ^{99m}Tc-MAG-3 nutzt alle bekannten Vorteile dieses Radionuklids und schafft Unabhängigkeit von möglichen Lieferproblemen des ^{123}I (Zyklotronprodukt aus einem Kernreaktor mit einer HWZ von 13,6 Stunden!). Die exzellenten strahlenhygienischen Eigenschaften mit einer niedrigen Strahlenexposition erlauben auch einen Einsatz in der Pädiatrie.

Zur Vorbereitung wird der Patient mit 10 ml/kg Körpergewicht hydriert und unmittelbar vor der Untersuchung gebeten, die Blase zu entleeren. Er kann sowohl horizontal wie vertikal positioniert werden.

Die Nierenszintigraphie wird im allgemeinen als Funktionsszintigraphie (→ Kap. 7.1.5) durchgeführt. Am Aufnahmerechner werden folgende Bildparameter gewählt: Einzelbilddauer ca. 6 Sekunden, Gesamtdauer ca. 30 Minuten; damit Gesamtbildzahl ca. 300.

Die Injektion der Aktivität (100 MBq ^{123}I-OIH, 75 MBq ^{99m}Tc-MAG-3) muß zur exakten Clearancebestimmung streng intravenös erfolgen. Weiterhin ist zur Messung der abfallenden Plasmaaktivität die Entnahme zweier Serumproben (15 und 25 Minuten p.i.) erforderlich. Damit ist bei bekannter Injektionsaktivität die Bestimmung der Gesamtclearance möglich.

Die Seitentrennung erfolgt durch die Regions-of-interest (ROI)-Technik (→ Kap. 7.1.5). Hierzu werden beide Nieren erfaßt und die jeweiligen Zeit-Aktivitäts-Kurven ermittelt. Ein Vergleich des Kurvenanstiegs während der Sekretionsphase (40–120 Sekunden p.i.) erlaubt die Bestimmung der Partialfunktion in %, die bei bekannter Gesamtclearance in absoluter Seitenleistung (ml/min) angegeben werden kann.

Wenn am Ende der Basisuntersuchung noch eine deutliche Restaktivität im Nierenbecken nachweisbar ist, kann zur Differenzierung einer organischen Harnabflußbehinderung von einer funktionellen Retention der Provokationstest durch i.v.-Applikation von 20 mg Furosemid (Lasixtest) angeschlossen werden. Kommt es dann nach forcierter Diurese zu einer prompten Entleerung des Kelchsystems, ist ein organischen Hindernis ausgeschlossen.

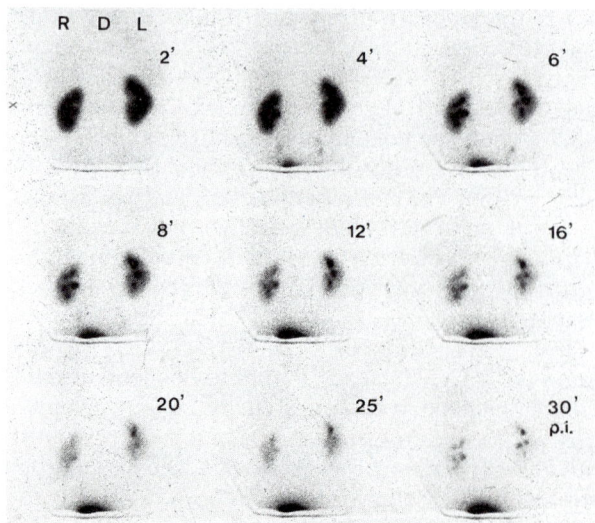

Abb. 7.27 Normales Nierenszintigramm mit ^{99m}Tc-MAG-3.

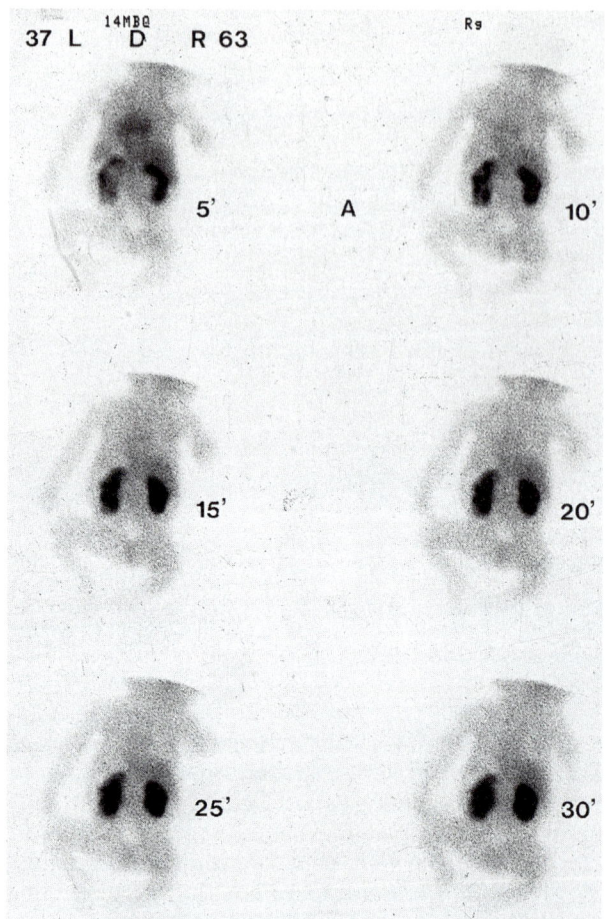

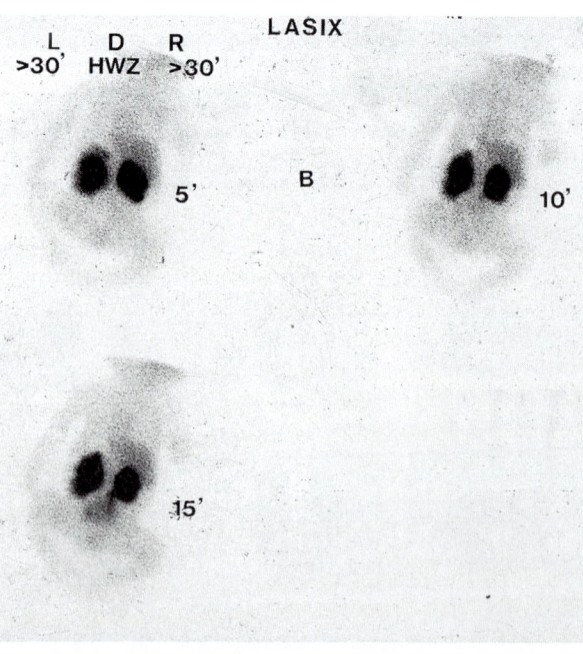

Abb. 7.28 Nierenszintigramm eines 4 Tage alten Säuglings mit auffälligem Befund im pränatalen Ultraschall. Am Ende der Basisuntersuchung (A) zeigt sich eine deutliche Restradioaktivität in den Spätbildern (30 min p.i.), die sich trotz forcierter Diurese nach Lasixgabe (B) nicht ausschwemmen ließ.

Die effektive Äquivalentdosis beträgt nur 1,0 mSv (180 MBq ^{99m}Tc-MAG-3) bzw. 1,8 mSv (100 MBq ^{123}I-OIH).

Bei Abbildung 7.27 handelt es sich um ein normales Nierenszintigramm mit ^{99m}Tc-MAG-3 in Form analoger Bilder bis 30 Minuten p.i. Die im Sitzen von dorsal (D) akquirierten Szintigramme zeigen prompte Anflutung und Abstrom des Tracers in die Blase. Die Gesamtclearance (bezogen auf eine normierte Körperoberfläche von 1,73 m^2) konnte zu 390 ml/min bestimmt werden. Werte über 300 ml/min gelten als normal. Die Partialfunktion war identisch.

In Abbildung 7.28 handelt es sich um das Nierenszintigramm eines vier Tage alten Säuglings, bei dem im pränatalen Ultraschall eine Erweiterung beider Hohlsysteme aufgefallen war. Da dieser Sonographiebefund sehr sensitiv, aber wenig spezifisch ist, sollte baldmöglichst nach der Geburt die funktionelle Relevanz abgeklärt werden. Im ersten Bild des Sequenzszintigramms (oben links) kommt die linke Niere wesentlich schwächer zur Darstellung. Demzufolge errechnete sich die Partialfunktion links zu 37%. Am Ende der Basisuntersuchung (A) ist in beiden Kelchsystemen noch eine deutliche Restradioaktivität nachweisbar, deshalb wurde der Lasixtest durchgeführt (B). Trotz forcierter Diurese verbleibt die Aktivität in den Kelchen, die Entleerungshalbwertszeit (HWZ) war beidseits größer als 30 Minuten. Werte unter 8 Minuten schließen eine Obstruktion aus.

Die Befundkonstellation einer deutlich differenten Partialfunktion und einer organischen Harnabflußbehinderung war eine wesentliche Indikationshilfe zur operativen Reimplantation beider Ureteren, die wegen der linksseitigen Funktionseinbuße in erster Sitzung zunächst an diesem Organ durchgeführt wurde.

Auf die Bestimmung der Gesamtclearance wird bei Säuglingen normalerweise verzichtet, da eine zweite venöse Punktion erforderlich ist, was bekanntermaßen bei diesen Patienten nicht unproblematisch ist. In diesen Fällen behilft man sich mit den Serumwerten von Kreatinin und Harnstoff.

 Die Nierenszintigraphie bestimmt nichtinvasiv die globale und seitengetrennte Nierenfunktion.

7.6.7 Hirnszintigraphie

Nuklearmedizinische Verfahren sind für die forschende Neurologie nach wie vor von großem Wert und hohem Interesse. Dahinter steht die klinische Anwendbarkeit zurück. Daher sollten, dem Konzept eines Lehrbuchs für Studenten folgend, nur zwei typische Verfahren nuklearmedizinischer Hirndiagnostik erwähnt werden. Einzelheiten bleiben der Lektüre einschlägiger Monographien vorbehalten.

Je nach appliziertem Radiopharmazeutikum läßt sich die Verteilung

a) der regionalen Hirndurchblutung (rCBF) und

b) von Rezeptoren (D$_2$-, Dopamin-, Benzodiazepin-Rezeptoren)

darstellen. Das physiologische Prinzip beruht

bei a) auf der durchblutungsproportionalen Speicherung sogenannter chemischer Mikrosphären und

bei b) auf der Absättigung spezifischer Bindungsstellen durch Neurotransmitter (z.B. Benzodiazepin).

Hauptziel ist eine Erfassung von zerebrovaskulären Erkrankungen, Demenzen (z.B. M. Alzheimer) sowie von extrapyramidalen Syndromen (z.B. M. Parkinson, Chorea Huntington), soweit dies nicht mit der Magnetresonanztomographie (MRT) möglich ist. Die Verfahren werden ausschließlich in → SPECT-Technik durchgeführt. Die Bedeutung von PET bei diesen Krankheitsbildern wird in Kapitel 7.6.10 beschrieben.

rCBF-SPECT

Aufgrund ihrer Lipophilie werden die Tracer (z.B. Hexamethylpropylen-amin-oxim – HMPAO) entsprechend der regionalen Hirndurchblutung in die Zelle transportiert. Wegen intrazellulärer Milieuunterschiede bleiben die Substanzen gefangen. Das Speicherungsmuster ist über Stunden stabil, so daß Applikation und Messung zeitlich getrennt werden können. Dies erlaubt bei Anfallsleiden interiktale Untersuchungen.

Abbildung 7.29 zeigt die Normalverteilung der regionalen Hirndurchblutung in einem transaxialen

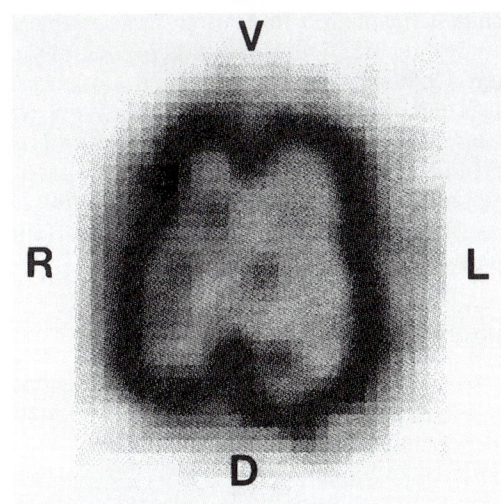

Abb. 7.29 Normalbefund im Hirn-SPECT mit ^{99m}Tc-HMPAO.

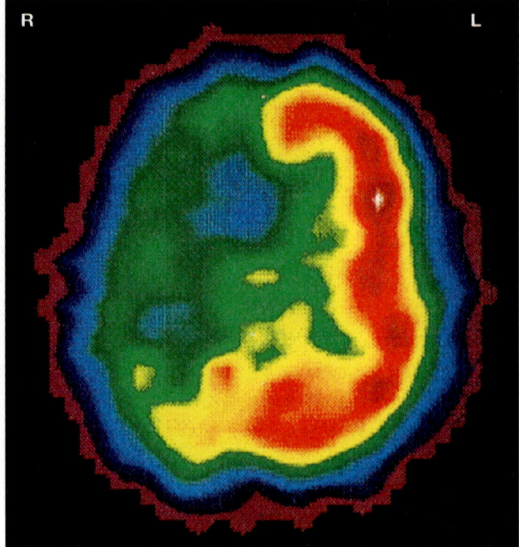

Abb. 7.30 Rechtshirnige Durchblutungsverminderung im HMPAO–SPECT (transversaler Schnitt in Hemisphärenmitte) nach transienter ischämischer Attacke (TIA).

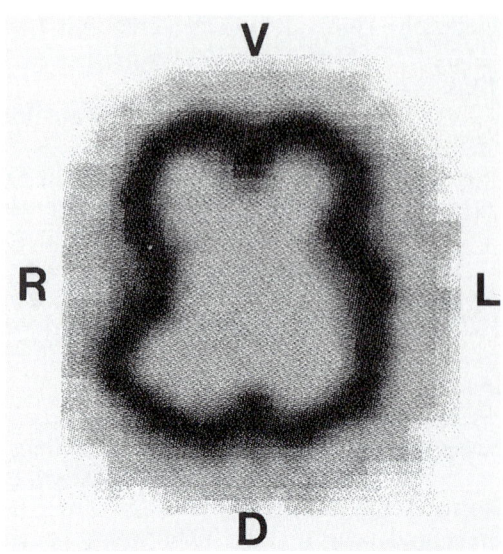

Abb. 7.31 Normalbefund in der regionalen Verteilung von zentralen Benzodiazepinrezeptoren, dargestellt mit ^{123}I-Flumazenil-SPECT.

SPECT-Schnitt, 30 Minuten nach Injektion von 370 MBq ^{99m}Tc-HMPAO (R – rechts, L – links, V – ventral, D – dorsal).

Bei Abbildung 7.30 handelt es sich um den Fall einer 37jährigen Patientin mit angeborener Fettstoffwechselstörung, in deren Verlauf rezidivierende transiente ischämische Attacken (TIA) in Form von Lähmungen des linken Armes auftraten. Die zerebrale Angiographie hatte einen Verschluß der rechten A. carotis interna nachweisen können. Da sich in der Gefäßdarstellung eine erstaunlich gute Kollateralisierung über kortikale Anastomosen fand, sollte deren hämodynamische Relevanz durch eine rCBF-SPECT überprüft werden. In einem repräsentativen, transaxialen SPECT-Schnittbild (^{99m}Tc-HMPAO) durch die Mitte der Großhirnhemisphären findet sich eine hochgradige Verminderung der Durchblutung in der gesamten rechten Hemisphäre. Die Farbskala (links außen) repräsentiert die Höhe des rCBF von Weiß (maximal) bis Violett (minimal). Dieser Befund ergab keine funktionelle Relevanz der Anastomosen und stützte somit die Indikation zu einem gefäßchirurgischen Eingriff, von dem die Patientin klinisch deutlich profitierte.

Rezeptor-SPECT

Exemplarisch wird die regionale Verteilung von zentralen Benzodiazepinrezeptoren mit ^{123}I-Flumazenil (Jomazenil) dargestellt. In Abbildung 7.31 findet sich eine unauffällige Verteilung dieser Rezeptoren in einem transaxialen SPECT-Bild, 90 Minuten nach Applikation.

> ⚠ Die Bedeutung der Hirnszintigraphie geht parallel zu den therapeutischen Möglichkeiten von Neurologie und Neurochirurgie.

7.6.8. Leberszintigraphie

Die statische Leberszintigraphie (physiologisches Prinzip: Phagozytose von markierten Kolloiden im RES) ist heute überholt, da Ultraschall und Computertomographie zusätzlich Aussagen über den Inhalt (z.B. Zyste) hepatischer Raumforderungen machen können.

Klinisch bedeutsam sind:

a) **die hepatobiliäre Sequenzszintigraphie und**

b) **die Blutpoolszintigraphie.**

Das physiologische Prinzip beruht bei:

a) auf dem hepatobiliären Transport von markierten, gallegängigen Substanzen und

b) auf der Darstellung der regionalen Blutverteilung in der Leber.

Hauptziel ist die differentialdiagnostische Abklärung von Leberherden

a) speziell der fokal-nodulären Hyperplasie (FNH)

b) speziell von kavernösen Hämangiomen.

Für a) werden ^{99m}Tc-markierte Lidocain-Derivate verwendet, die nach i.v.-Applikation die Leber passieren und über kleine und große Gallengänge sowie die Gallenblase in den Darm ausgeschieden werden. Um die Durchblutung hepatischer Raumforderungen zu überprüfen, erfolgt die Injektion der Substanz als Bolus unter Gammakamerakontrolle. Die anschließenden planaren Sequenzszintigramme

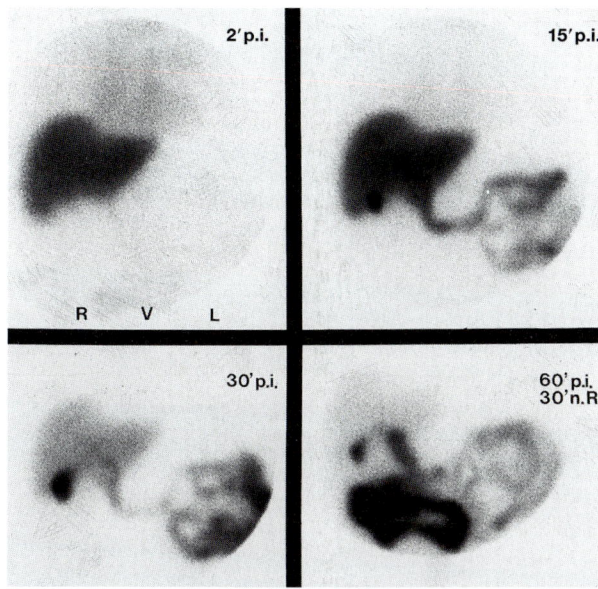

Abb. 7.32 Normalbefund einer hepatobiliären Sequenzszintigraphie mit ^{99m}Tc–HIDA.

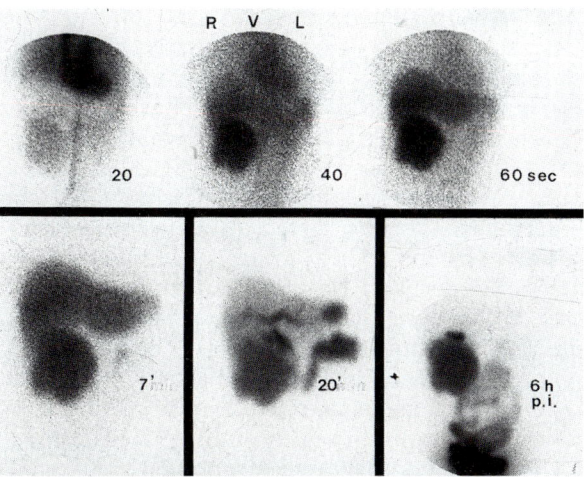

Abb. 7.33 Hepatobiliäre Sequenzszintigraphie bei FNH. Hypervaskularisierter Tumor am Unterrand des rechten Leberlappens (obere Reihe) mit »Trapping« in der Spätphase (bis 6 h p.i.).

wurden so lange angefertigt, bis der Tracer vollständig in den Darm abgeflossen ist.

Abbildung 7.32 demonstriert eine normale Passage von ^{99m}Tc-HIDA durch die Leber und das galleabführende System in den Darm. In den beim liegenden Patienten von ventral (V) angefertigten Szintigrammen zeigt sich nach 2 Minuten (2 min p.i.) eine homogen speichernde Leber. 15 Minuten p.i. sind zusätzlich Gallenblase, die extrahepatischen Gallengänge sowie Teile des Dünndarms dargestellt. 30 Minuten p.i. hat sich die Leber weitgehend entleert, die Gallenblase ist prall gefüllt. Zu diesem Zeitpunkt wird eine Reizmahlzeit gegeben, 30 Minuten später ist auch die Gallenblase entleert, der Tracer hat sich weiter aboral bewegt.

In Abbildung 7.33 ist das Fallbeispiel einer 27jährigen Patientin mit fokaler nodulärer Hyperplasie (FNH) der Leber nach langjähriger Kontrazeption wiedergegeben. ^{99m}Tc-HIDA wurde als Bolus injiziert, seine Anflutung unter Sicht der Gammakamera von ventral (V) beobachtet. In der Perfusionsphase (20–60 sec p.i.) findet sich ein gut durchbluteter Tumor am Unterrand des rechten Leberlappens. 7 Minuten p.i. hat diese Läsion einen identischen Kontrast wie das übrige Leberparenchym. In der Spätphase (6 h p.i.) stellt sich eine deutliche Retention (»Trapping«) des Tracers im FNH-Herd dar, zusätzlich Abfluß der Radioaktivität in den Darm. Diese Befundkonstellation bildet das szintigraphische Korrelat zu den bei FNH histologisch nachweisbaren Gefäßkonvoluten und den pathologischen Gallengängen ohne Anschluß an das ableitende System. Dieser an sich benigne Tumor mußte reseziert werden, da die Patientin symptomatisch war und sich

trotz Absetzen der Kontrazeption keine Größenabnahme einstellte.

Für b) werden autologe Erythrozyten mit ^{99m}Tc markiert. Es stellen sich die großen Blutleiter sowie gut perfundierte Organe wie Leber und Milz dar. Beim Vorliegen eines kavernösen Hämangioms hebt sich dieser Herd durch vermehrte Aktivität vom Untergrund der Leberspeicherung ab. In planarer Technik lassen sich Läsionen bis etwa 3 cm, mit SPECT bis 1,5 cm nachweisen.

Abbildung 7.34 zeigt das Blutpoolszintigramm bei einem 66jährigen Patienten mit Bronchialkarzinom.

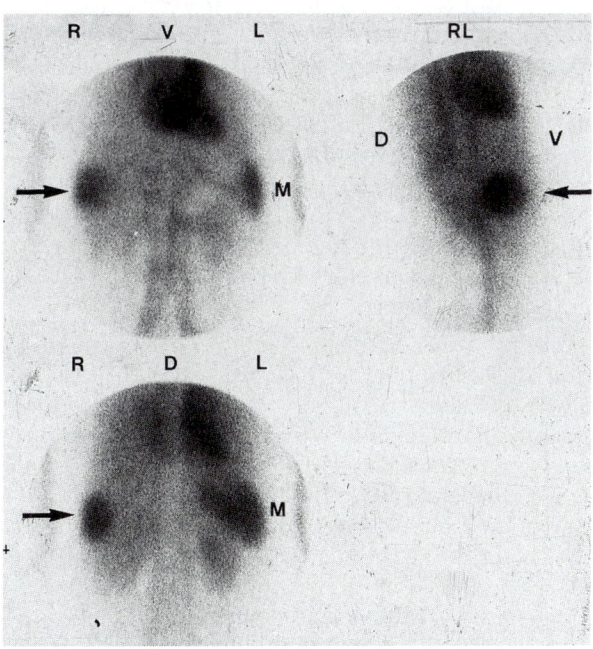

Abb. 7.34 Nachweis eines kavernösen Leberhämangioms (Pfeile) in der Blutpoolszintigraphie (M: Milz).

277

Im Oberbauchsonogramm fand sich am lateralen Rand des rechten Leberlappens eine echoreiche Läsion, der Befund sprach zunächst für ein kavernöses Hämangiom. Da sich jedoch auch etwa 30% der Metastasen mit vermehrter Echogenität präsentieren, wurde wegen der therapeutischen Konsequenz eines Metastasennachweises die szintigraphische Untersuchung angeschlossen. In den ventralen (V), dorsalen (D) und rechtslateralen (RL) Bildern zeigte sich außer der Milz (M) eine vermehrte Anreicherung im sonographisch suspekten Bezirk (Pfeile). Da dieser Befund für Metastasen untypisch ist, konnte eine Streuung des Bronchialkarzinoms in die Leber ausgeschlossen werden. Damit war die Indikation zum thoraxchirurgischen Eingriff gegeben.

Die Blutpoolszintigraphie wird auch zur Lokalisationsdiagnostik von Blutungsquellen bei unterer gastrointestinaler Blutung eingesetzt, insbesondere im »endoskopieblinden« Dünndarmbereich zwischen Treitz-Band und Ileozökalpol. Eine minimale Blutungsmenge bis herab zu 0,1 ml/min läßt sich szintigraphisch nachweisen. Damit ist dieses Verfahren bedeutend empfindlicher als die Angiographie (ca. 1 ml/min). Die Gefäßdarstellung wird jedoch durch die Szintigraphie nicht ersetzt. Eine Angiographie läßt sich nur gezielter, schneller und mit weniger Kontrastmittel durchführen, wenn bereits eine grobe Lokalisation der Blutungsquelle erfolgt ist.

In Abbildung 7.35 ist das Blutpoolszintigramm in ventraler (V) und linkslateraler (LL) Sicht bei einem 64jährigen Patienten mit Anämie infolge intermittierender Blutungen aus dem unteren Gastrointestinaltrakt dargestellt. Die Koloskopie hatte keinen diagnoseweisenden Befund ergeben. Um wegen Niereninsuffizienz eine kontrastmittelsparende Angiographie durchführen zu können, sollte die ungefähre Lokalisation der Blutungsquelle ermittelt werden. Diese kommt im linken Abdomen lateral und ventral der großen Blutleiter in Höhe der Aortenbifurkation zur Darstellung (Pfeile). Damit konnte sie dem Colon descendens zugeordnet werden. Die selektive Angiographie erbrachte durch einmalige KM-Injektion in die A. mesenterica inf. den Nachweis einer Angiodysplasie.

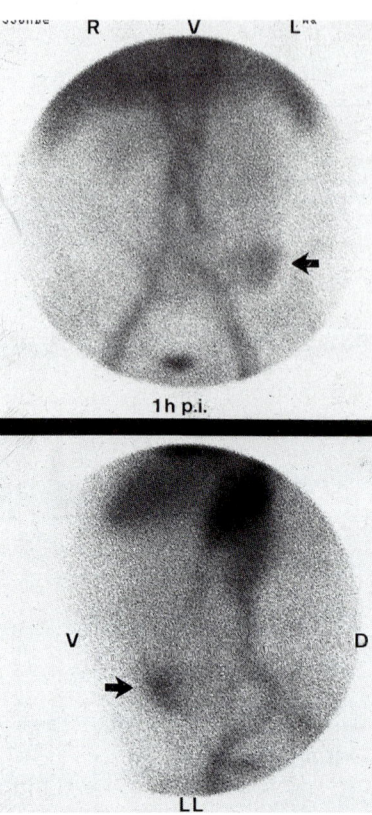

Abb. 7.35 Nachweis einer gastrointestinalen Blutung im linken Abdomen (Pfeil) auf dem Boden einer Angiodysplasie im Dünndarm.

 An nuklearmedizinischer Leberdiagnostik sind derzeit klinisch bedeutsam:
- die hepatobiliäre Funktionsszintigraphie zur Sicherung einer sonographisch unklaren Raumforderung als fokal-noduläre Hyperplasie (FNH) und
- die Blutpoolszintigraphie (mit autologen Erythrozyten) zum Nachweis von kavernösen Leberhämangiomen. Dieses Verfahren läßt sich auch zur Lokalisationsdiagnostik von Blutungsquellen im unteren Gastrointestinaltrakt verwenden.

7.6.9 Nebennierenmarkszintigraphie

Die Nebennierenmark (NNM)-Szintigraphie dient zur Lokalisationsdiagnostik von Tumoren neuroektodermalen Ursprungs (z.B. Phäochromozytom, Neuroblastom).

Das physiologische Prinzip beruht auf der Speicherung von Meta-Iodo-Benzyl-Guanidin (MIBG) als Katecholamin-Analogon in chromaffinem Gewebe.

Damit erlaubt das Verfahren eine histologische Differenzierung unterschiedlicher Tumoren der Nebenniere. Bei MIBG-Speicherung einer Raumforderung am oberen Nierenpol handelt es sich zweifelsfrei um ein Phäochromozytom.

Zur Markierung von MIBG eignen sich ^{123}I und ^{131}I. 12–48 Stunden nach i.v.-Injektion von 180–370 MBq (^{123}I) bzw. von 40–80 MBq (^{131}I) werden Teil- und Ganzkörperaufnahmen angefertigt. Damit lassen sich auch extraadrenale Herde sowie Metastasen nachweisen. Zur Lokalisationshilfe kann ein zusätzlich angefertigtes Nieren- oder Skelettszintigramm bei unveränderter Position des Patienten vor der Gammakamera dienen.

Für folgende Indikationen ist das Verfahren validiert:

- artdiagnostische Klassifizierung von Nebennierentumoren
- Nachweis und Lokalisation extraadrenaler Herde
- Beurteilung der Tumorvitalität nach → MIBG-Therapie

In Empfehlungen zur Stufendiagnostik des Phäochromozytoms wird das MIBG-Szintigramm an zweiter Stelle nach den einfachen Basisuntersuchungen (Anamnese, Klinik, Katecholaminbestimmung, Sonographie) plaziert. Nach der Szintigraphie schließen sich zur Operationsvorbereitung ein CT und ein MR, in seltenen Problemfällen eine Angiographie an.

Wegen der hohen Aufnahme von ^{131}I-MIBG in Tumoren (8,1 Gy/GBq; 3000 rad pro 100 mCi) wird diese Substanz auch in palliativer Absicht zur Behandlung inoperabler Befunde eingesetzt.

Als Bildbeispiel (Abb. 7.36 und 7.37) dient der Fall einer 46jährigen Patientin mit hypertensiven Krisen. Adrenalin und Noradrenalin im Serum sowie deren Abbauprodukt, die Vanillinmandelsäure im Urin, waren stark erhöht. Im Ultraschall fand sich eine Raumforderung im rechten Abdomen, zwischen Niere und Leber gelegen. Das MIBG-Ganzkörperszintigramm (Abb. 7.36) weist einen Herd nach, dessen Aktivität randständig betont ist. Die stärkere Anreicherung in der dorsalen Projektion gibt einen groben Hinweis auf seine Lage im Abdomen. Allerdings lassen sich die Konturen des Patienten nur schemenhaft erkennen, eine anatomische Zuordnung des Herdes zu Nachbarorganen ist nicht möglich. Hier helfen die komplementären, morphologischen Informationen des kontrastmittelunterstützten Computertomogramms (Abb. 7.37). Der septierte Tumor liegt am dorsalen Rand der Leber, ohne daß er sich scharf abgrenzen läßt. Analog zur randständig betonten Anreicherung im

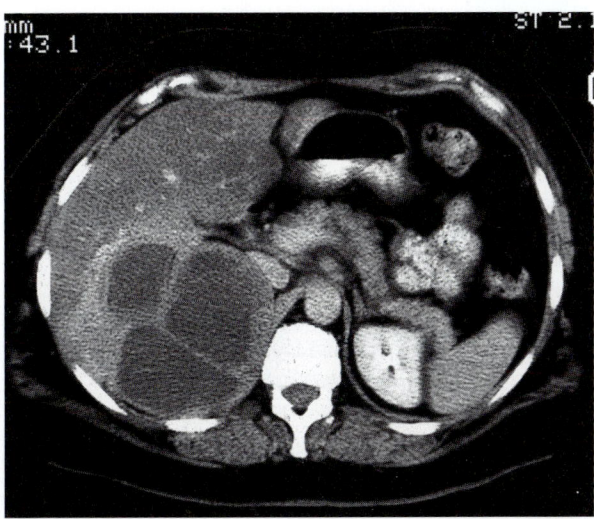

Abb. 7.37 Korrespondierender Befund in der Computertomographie. Unscharf begrenzter, septierter Tumor am dorsalen Rand der Leber.

Szintigramm findet sich dort ein verstärktes Kontrast-Enhancement. Während das CT differentialdiagnostisch eine Reihe von Tumoren (z.B. von der Leber, der Nebenniere oder der Niere ausgehend) offenläßt, erlaubt der positive Befund des Szintigramms sozusagen eine histologische Diagnose und damit eine artdiagnostische Klassifizierung. Bei einem Herd mit MIBG-Speicherung unterhalb des Zwerchfells handelt es sich zweifelsfrei um ein Phäochromozytom, was in diesem Fall auch histologisch bestätigt wurde.

Aufgrund der selektiven Anreicherung konnte in einer deutschen Multi-Center-Studie eine Spezifität von 100% (keine falsch-positiven Befunde!) ermittelt werden. Die Sensitivität lag bei 88%. Die 12% an falsch-negativen Befunden resultieren aus der Tatsache, daß sich kleine (< 1 cm), aber dennoch hormonaktive Phäochromozytome wegen des limitierten Auflösevermögens der Gammakamera nicht nachweisen lassen.

⚠ Ein subphrenischer Herdnachweis im MIBG-Szintigramm sichert diese Läsion als Phäochromozytom.

7.6.10 Klinische Anwendungen von PET

Mit PET steht ein nichtinvasives Verfahren zur dreidimensionalen regionalen Messung unterschiedlicher physiologischer Parameter zur Verfügung. Seine Leistungen sind sowohl in der Krankenversorgung als auch in der Grundlagenforschung anerkannt. Im Folgenden bleibt die Beschreibung der klinischen Anwendbarkeit auf die routinemäßig

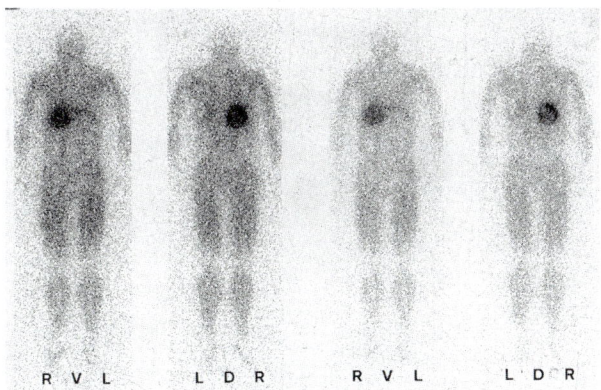

Abb. 7.36 Nebennierenmarkszintigraphie mit ^{131}I–MIBG. Die Speicherung im rechten Oberbauch klassifizierte die im CT (Abbildung 7.37) sichtbare Läsion als Phäochromozytom.

durchgeführten Verfahren in Kardiologie (Herz-PET) und Onkologie (Onko-PET) beschränkt, wie sie im Rahmen des sogenannten Satellitenkonzeptes durch Verwendung von ^{18}Fluor-Deoxyglukose (^{18}FDG) möglich wurde.

Das physiologische Prinzip der ^{18}FDG-Anwendung beruht darauf, daß wie Glukose auch Deoxyglukose (DG) durch Diffusion in die Zelle gelangt. Während die Metaboliten von Glukose die Zelle rasch wieder verlassen, verbleibt die phosphorylierte DG aber über längere Zeit intrazellulär (metabolic trapping). Damit ist die Höhe der über Markierung mit ^{18}F meßbaren Aufnahme von DG ein Maß für den Glukosestoffwechsel. In Tumoren ist bekanntlich die Glukoseutilisation deutlich gesteigert, ebenso akkumuliert FDG im Herzmuskel proportional zur myokardialen Glukoseutilisation. In Gebieten mit belastungsinduzierter Ischämie sind myokardialer Glukosetransport und Phosphorylierung normal oder sogar erhöht.

Herz-PET

Die Untersuchung erfolgt ca. 20 Minuten nach i.v.-Injektion von 200–300 MBq ^{18}FDG am PET-Scanner. Derzeitig vorrangige Indikation stellt die Vorhersage einer Funktionsverbesserung nach Revaskularisation (PTCA, Bypass-Op) bei Patienten mit KHK und eingeschränkter linksventrikulärer Pumpfunktion dar.

Abbildung 7.38 zeigt einen Normalbefund: A – transaxiale Langachse, B – Kurzachse, C – vertikale Langachse, LV bzw. RV – linker bzw. rechter Ventrikel, Ap – Apex, 1 – Vorderwand, 2 – Seitenwand, 3 – Hinterwand, 4 – Septum.

Bei Abbildung 7.39 handelt es sich um einen 59jährigen Patienten mit koronarer Herzkrankheit bei angiographisch gesichertem Verschluß des Ramus circumflexus. Vor aorto-koronarer Bypass-Operation sollte geklärt werden, ob das Hinterwandmyokard noch revitalisierbar ist, wovon bei erhaltenem Glukosestoffwechsel ausgegangen werden kann. In dieser Zielsetzung wurde zunächst ein Myokardszintigramm in SPECT-Technik mit ^{99m}Tc-MIBI als Perfusionsmarker (→ Kap. 7.6.5) durchgeführt (obere Reihe). Drei repräsentative Kurzachsenschnitte (apikal, in der Mitte des LV, basisnah) zeigen die erwartete Ischämie in der Hinterwand. Im Anschluß an diese Perfusionsstudie wurde der Glukosemetabolismus mit ^{18}FDG-PET überprüft. Drei korrespondierende Kurzachsenschnitte (untere Reihe) weisen auf einen erhaltenen Stoffwechsel in der ischämischen Hinterwand hin. Diese Befundkonstellation spricht eindeutig für Revitalisierbarkeit des Myokards. Postoperativ kam es zu einer deutlichen Verbesserung der Pumpfunktion.

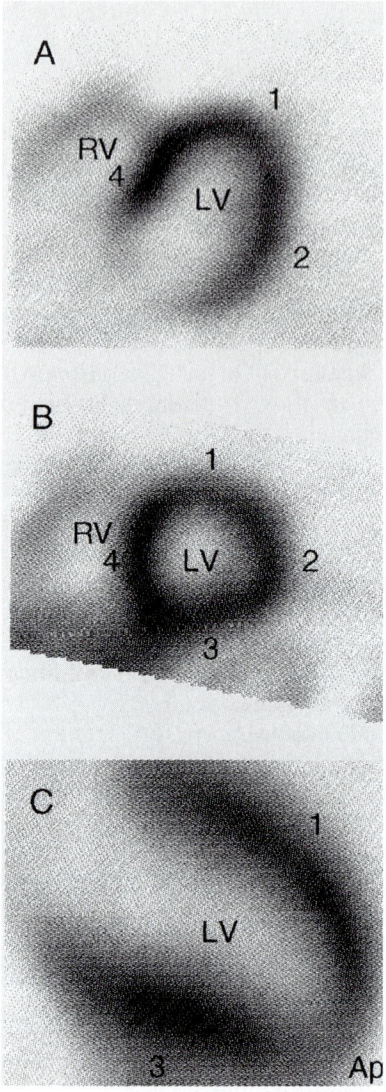

Abb. 7.38 Normalbefund im Herz-PET mit ^{18}FDG (A: transaxiale Langachse; B: Kurzachse; C: vertikale Langachse; LV, RV: linker bzw. rechter Ventrikel; Ap: Apex; 1: Vorderwand; 2: Seitenwand; 3: Hinterwand, 4: Septum).

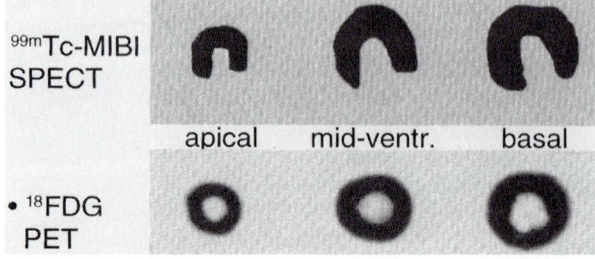

Abb. 7.39 Kombiniertes Myokardszintigramm mit ^{99m}Tc–MIBI SPECT (obere Reihe) und ^{18}FDG-PET (untere Reihe). Minderperfusion in der Hinterwand bei erhaltener Glukoseutilisation.

Onko-PET

Der Untersuchungsablauf ist weitgehend identisch mit dem von Herz-PET. Moderne PET-Scanner erlauben eine kontinuierliche Translation der Patienten durch den Detektorring. Damit sind Ganzkörperaufnahmen möglich. Zu folgenden Fragestellungen kann Onko-PET wichtige Beiträge liefern:

- Stadieneinteilung durch Erfassung des Ausbreitungsgrades
- Vitalitätsbeurteilung zur Therapiekontrolle oder vor Biopsie
- Rezidivdiagnostik.

Zur letzten Indikation zeigt Abbildung 7.40 eine eindrucksvolle Kasuistik. Es handelt sich um eine 66jährige Patientin mit medullärem Schilddrüsenkarzinom und Lymphknotenmetastasen bei Erstdiagnose. Als operative Primärtherapie war eine Thyreoidektomie mit modifizierter »neck dissection« (Halsdissektion) durchgeführt worden. Im Rahmen der Nachsorge fiel drei Jahre später ein langsamer, aber stetiger Anstieg des Tumormarkers Calcitonin im Serum auf. Damit bestand Verdacht auf ein Rezidiv. Der Ultraschall warf im voroperierten Gebiet große diagnostische Probleme auf, die sich anschließenden Schnittbilduntersuchungen (CT, Kernspintomographie) waren nicht eindeutig. In dieser Situation wurde eine ^{18}FDG-PET durchgeführt. Die transaxial (T) und koronal (C) rekonstruierten Schnittbilder zeigen einen herdförmig vermehrten Glukosemetabolismus oberhalb des rechten Sternoklavikulargelenkes (Pfeil). Ein zweites MR konnte dann den Lymphknoten lokalisieren, der operativ entfernt und histologisch als Metastase identifiziert wurde.

Zur anatomischen Orientierung dienen die beiden entzündlich veränderten Schultergelenke (→ Abb. 7.40, Markierung ▲) auf dem Boden einer bekannten rheumatoiden Arthritis. Bekanntlich ist auch in entzündlichen Herden der Glukosemetabolismus erhöht, was differentialdiagnostische Probleme bieten kann.

Neuro-PET

Hier soll lediglich ein Normalbefund mit ^{18}FDG demonstriert werden. Abbildung 7.41 zeigt einen transversalen Schnitt durch das Cerebrum in Höhe der Stammganglien, die sich aufgrund der guten räumlichen Auflösung von PET darstellen lassen: 1: Nucleus caudatus; 2: Putamen; 3: Thalamus.

Künftige Studien zur Kosten-Nutzen-Analyse müssen zeigen, ob ein an sich aufwendiges Diagnoseverfahren nicht doch durch Vermeidung überflüssiger Zusatzuntersuchungen und durch Verkürzung von chemotherapeutischen Zyklen mit ihren hohen Kosten und Nebenwirkungsraten zur Kostendämpfung beitragen kann.

> ⚠ Die ^{18}FDG-PET ist auch im Satellitenbetrieb (räumliche Trennung von Herstellung des Radiopharmazeutikums und Anwendung) möglich. Die ^{18}FDG-PET erlaubt sichere Aussagen zur Gewebevitalität, z.B. am Myokard und bei Tumoren.
> Ein Mismatch-Befund (reduzierte Perfusion, bestimmt z.B. mit der ^{99m}Tc-MIBI-SPECT, bei erhaltenem Glukosestoffwechsel im ^{18}FDG-PET) ist ein sicherer Indikator für die Revitalisierbarkeit dieses Myokardareals.

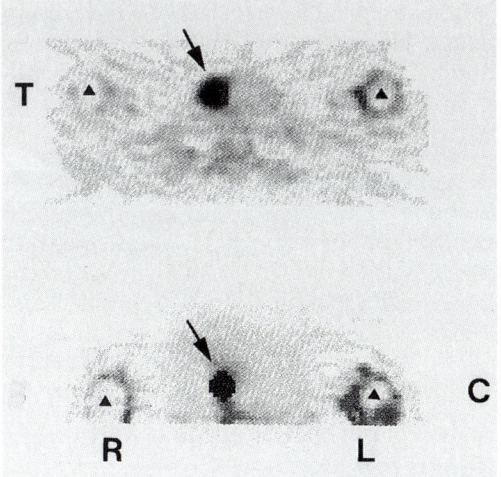

Abb. 7.40 Nachweis einer Lymphknotenmetastase (Pfeile) bei medullärem Schilddrüsenkarzinom durch die ^{18}FDG-PET in transaxialer (T) und koronaler (C) Schnittführung.

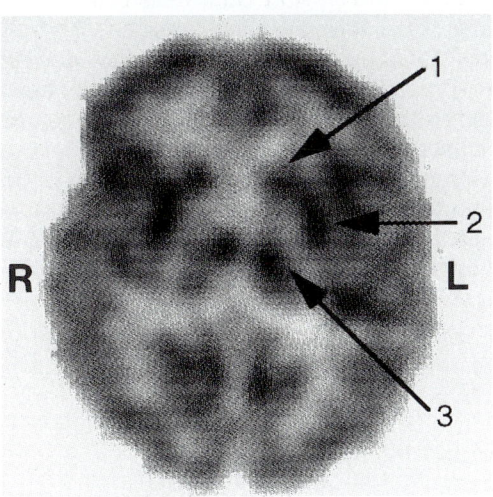

Abb. 7.41 Normalbefund im Hirn-PET mit ^{18}FDG. 1: Nucleus caudatus; 2: Putamen; 3: Thalamus.

7.7 Therapie mit offenen radioaktiven Stoffen

Zum Verständnis werden die strahlenbiologischen Grundlagen aus Kapitel 3 als bekannt vorausgesetzt.

Vom Ansatz her verfügt das Tracer-Prinzip über eine Option zur therapeutischen Anwendung. Voraussetzungen sind eine ausreichende Herddosis und ein günstiges Target/Non-Target-Verhältnis.

Diese Bedingungen sind weitgehend für ^{131}I erfüllt, da dieses Radonuklid überwiegend (85% seiner Dosisleistung) β-Strahlung emittiert und die kurze Reichweite (max. 2 mm, im Mittel: 0,5 mm im Gewebe) einen steilen Dosisabfall außerhalb der Schilddrüse garantiert.

7.7.1 Radiojodtherapie von Schilddrüsenerkrankungen

Die Strahlung von ^{131}I wirkt zunächst durch eine Hemmung des Zellwachstums und der Zellteilung, höhere Dosen führen zum Zelltod. Langjährige Erfahrungen haben empirisch unterschiedliche Herddosen (D), je nach Art und Erkrankung, als notwendig erkannt.

Beispiele:

Schilddrüsenerkrankung	Herddosis (D)
immunogene Hyperthyreose (M. Basedow)	150 Gy
funktionelle Autonomie	400 Gy
Struma mit Euthyreose (Verkleinerung)	150 Gy
Ablation des Restorgans bei Karzinom	1000 Gy

Die im Vergleich zur perkutanen Strahlentherapie hohen Herddosen erklären sich aus der biologischen Wirksamkeit von Strahlung geringer Dosisleistung. Die Wirkung der internen Bestrahlung durch ^{131}I liegt mit 6–24 cGy/h im »low dose rate«-(LDR)-Bereich, es handelt sich somit um eine extrem protrahierte (verdünnte) Bestrahlung, für die das Schwarzschild-Gesetz gilt (→ Kap. 3.3.4).

Im Gegensatz zur externen Bestrahlung ist bei der Radiojodtherapie nicht eine Herddosis (D), sondern eine Aktivität (A) wählbar. Zwischen A und D besteht folgender Zusammenhang:

$$A = \frac{D \cdot m}{F \cdot U \cdot T_{eff}}$$

m	Organ-(Tumor-)Masse in g
U	max. Jodaufnahme in %
T$_{eff}$	effektive Halbwertszeit in Tagen
F	Umrechnungsfaktor
D	Herddosis

Zur Bestimmung von U und T_{eff} ist ein mehrtägiger, ambulant durchführbarer Radiojod-Zweiphasentest mit einer Spürdosis von 2 MBq ^{131}I erforderlich.

Durchführung: Die in Deutschland gültigen Richtlinien schreiben für die therapeutischen Anwendungen offener radioaktiver Stoffe einen mindestens zweitägigen stationären Aufenthalt in einem Kontrollbereich vor. Der Patient erhält die erforderliche Aktivität in flüssiger oder verkapselter Form. Da ein Teil der Aktivität renal ausgeschieden wird, sind die sanitären Einrichtungen von Stationen zur Behandlung mit offenen radioaktiven Stoffen an eine Rückhalteeinrichtung (Abklinganlage) angeschlossen. Wenn die Aktivität in der Schilddrüse entsprechend der effektiven Halbwertszeit auf 96 MBq (2,6 mCi) abgefallen ist, darf der Patient entlassen werden. Diese Vorschrift erfordert im Mittel einen 10–14tägigen Aufenthalt, sie limitiert die ohnehin nicht üppige Therapiekapazität in Deutschland, so daß lange Wartezeiten in Kauf genommen werden müssen.

Kurzzeitige Nebenwirkungen sind selten und harmlos. Spätkomplikationen, z.B. in Form einer Malignominduktion, konnten seit Einführung der Radiojodtherapie vor mehr als 50 Jahren niemals gesichert werden. Damit gibt es derzeit keine Argumente mehr, die Radiojodtherapie nur bei Patienten über 40 Jahre anzuwenden.

Während bei gutartigen Schilddrüsenerkrankungen die Radiojodtherapie eine alternative Stellung zur Operation besitzt, wird sie beim Schilddrüsenkarzinom additiv eingesetzt. Hier kann das nach »Thyreoidektomie« noch verbliebene Restgewebe mit ^{131}I abladiert werden. Diese Maßnahme verbessert die Prognose, da wegen der intraglandulären Ausbreitungstendenz des Schilddrüsenkarzinoms bei einem weniger radikalen Konzept die Rezidivrate deutlich erhöht ist. Außerdem erleichtert eine vollständige Ablation die Nachsorge.

Wenn Metastasen differenzierter Schilddrüsenkarzinome die Fähigkeit zur Radiojodspeicherung nicht verloren haben, ist eine Metastasenbehandlung durch hochdosierte Gaben von ^{131}I möglich.

⚠ Die Radiojodtherapie wird eingesetzt:
- alternativ zur Operation bei benignen Schilddrüsenerkrankungen: Autonomie, Immunhyperthyreose (M. Basedow), Struma
- additiv zur Operation beim Schilddrüsenkarzinom (Komplettierung der Ablation).

7.7.2 Weitere Therapiemöglichkeiten mit offenen radioaktiven Stoffen

- MIBG-Therapie bei metastasiertem Phäochromozytom oder Neuroblastom (→ Kap. 7.6.9)

- Radiosynoviorthese (Einbringen radioaktiver Kolloide in Gelenkhöhlen) bei rheumatoider Arthritis
- intrakavitäre Therapie durch Instillation radioaktiver Kolloidverbindungen (z.B. ^{90}Y-Silikat) bei Pleura- oder Peritonealkarzinose
- palliative Schmerztherapie von Skelettmetastasen mit knochenaffinen Substanzen (z.B. ^{89}Sr)

- Radiophosphorbehandlung der Polycythaemia vera.

Einzelheiten über diese im Vergleich zur Radiojodtherapie der Schilddrüse eher selten durchgeführten Behandlungen sind im einschlägigen Schrifttum nachlesbar.

Fragen zu Kapitel 7 Nuklearmedizin

7.1 In welcher Einheit werden nach gültigem Eichgesetz die vom Aktivimeter gemessenen Aktivitäten angegeben?

7.2 Welcher Zusammenhang besteht beim Szintillationsdetektor zwischen Energie des einfallenden Gammaquants und der Impulshöhe?

7.3 Warum ist der Bohrlochmeßplatz mit einer dickwandigen Bleiummantelung versehen?

7.4 Ist mit dem Szintillationsdetektor die Anfertigung von Szintigrammen möglich?

7.5 Auf welchem Prinzip beruht der Szintillationsdetektor?

7.6 Welche apparativen Voraussetzungen sind zur Erstellung von Funktionsszintigrammen notwendig?

7.7 Welche Nachteile hat ein Rektilinearscanner im Vergleich zur Gammakamera?

7.8 Welcher Zusammenhang besteht zwischen der Energie der Gammastrahlung und der Septendicke des Kollimators einer Gammakamera?

7.9 Was versteht man unter »Image Fusion«?

7.10 Welche Vorteile hat die Positronen-Emissions-Tomographie (PET)?

7.11 Wie wird Radiojod vom funktionstüchtigen Schilddrüsengewebe aufgenommen?

7.12 Die Meßgenauigkeit wird durch Umgebungsstrahlung beeinträchtigt. Um welchen Faktor sollten aufgrund empirischer Erfahrung die Zählraten der Proben höher sein als die des Nulleffektes?

7.13 Welche chemische(n) Reaktion(en) wird/werden zur radiopharmazeutischen Markierung benutzt?

7.14 Welche Maßnahmen sind bei der Qualitätskontrolle und -sicherung von Radiopharmazeutika ausschließlich vom Anwender vor Ort zu treffen?

7.15 Wie werden Dosierschemata bei Kindern im Vergleich zu Erwachsenen bei nuklearmedizinischen Untersuchungen verändert?

7.16 Ist die radioimmunologische Diagnostik mit einer Strahlenexposition für den Patienten verbunden?

7.17 Beschreiben Sie die Schritte der radioimmunologischen Diagnostik!

7.18 Von welchen Faktoren hängt die Höhe der Anreicherung von radioaktiven Stoffen im Skelettszintigramm ab?

7.19 Warum sind im Skelettszintigramm ossäre Metastasen häufig früher sichtbar als im konventionellen Röntgenbild?

7.20 Nehmen Sie Stellung zu folgenden Aussagen über die Mehrphasen-Skelettszintigraphie:
  a) Das Verfahren erlaubt eine getrennte Beurteilung von Perfusion, Exsudation und Knochenstoffwechsel.
  b) Die Höhe der Strahlenexposition liegt deutlich höher als bei ausschließlicher Anfertigung spätstatischer Aufnahmen.
  c) Sie ist eine Hilfe zur Dignitätsbeurteilung von Knochentumoren.
  d) In dieser Frage ersetzt sie das Röntgenbild.
  e) Sie macht Angaben zur Florididät einer Osteomyelitis.

7.21 Mit welchen szintigraphischen Verfahren stellt man infiltrative Prozesse im Knochenmarkraum dar?

7.22 Mit welchem Radionuklid wird heute eine Schilddrüsenszintigraphie durchgeführt? Warum ist das früher übliche ^{131}I heute obsolet?

7.23 Nehmen Sie Stellung zu folgenden Aussagen über die Schilddrüsenszintigraphie:
  a) Sie stellt das funktionstüchtige Schilddrüsenparenchym dar.
  b) Sie ersetzt die sonographische Abklärung.
  c) Sie wird nach der Ultraschalluntersuchung eingesetzt.
  d) Sie ist nur bei palpablen Knoten indiziert.
  e) Sie kommt nur bei Patienten über 50 Jahre zur Anwendung.

7.24 Nehmen Sie Stellung zu folgenden Aussagen über die Lungenszintigraphie:
  a) Die Lungenperfusionsszintigraphie beruht auf dem Prinzip der Kapillarblockade durch Mikropartikel.
  b) Ein Perfusionsdefekt ist erst ca. 15 Minuten nach Injektion dieser Partikel sichtbar.
  c) Bei der Inhalationsszintigraphie werden routinemäßig radioaktiv markierte Aerosolc verwendet.
  d) Eine sekundäre Perfusionsstörung stellt sich durch eine gleichsinnige Verminderung von Belüftung und Durchblutung dar.
  e) Bei einer akuten Lungenarterienembolie ist die Perfusion segmental gestört, während das Inhalationsszintigramm unauffällig ist.

7.25 Welche Tracer werden zur Myokardszintigraphie in SPECT-Technik eingesetzt? Auf welchen physiologischen Prinzipien beruht jeweils die Aufnahme im Herzmuskel? Für welche Substanz ist zur Beurteilung der Ischämie eine zweite Injektion erforderlich?

7.26 Nehmen Sie Stellung zu folgenden Aussagen über die Myokardszintigraphie:
  a) Die Belastung wird im allgemeinen ergometrisch durchgeführt.
  b) Wenn der Patient ergometrisch nicht belastbar ist, wird als Alternative eine pharmakologische Intervention (z.B. mit Dipyridamol) angewendet.
  c) Bei der Verwendung von ^{201}Tl ist für die Ruheaufnahme die Injektion einer zweiten Aktivität erforderlich.
  d) Eine Myokardischämie zeigt sich beim ^{201}Tl-SPECT als Defekt unmittelbar nach Belastung, der in der Ruhephase nicht mehr nachweisbar ist.
  e) Die Belastungsmyokardszintigraphie ersetzt das Belastungs-EKG.

7.27 Bei welcher Fragestellung halten Sie eine Nierenfunktionsszintigraphie für indiziert?

7.28 Wie wird eine Nierenfunktionsszintigraphie durchgeführt?

7.29 Wie wird eine Hirnszintigraphie zur Bestimmung der regionalen Durchblutung (rCBF) durchgeführt?

7.30 Nehmen Sie Stellung zu folgenden Aussagen über die Hirnszintigraphie:
  a) Zur Messung des rCBF haben sich chemische Mikrosphären (z.B. HMPAO) bewährt.
  b) Die hohe Stabilität dieses Tracers im Hirngewebe erlaubt eine Trennung von Applikation und Untersuchung.
  c) Zur zerebralen Rezeptorszintigraphie haben sich radioaktiv markierte Neurotransmitter bewährt.
  d) Die Hirnszintigraphie ist in ihren morphologischen Aussagen gleichwertig zur MRT.
  e) Hirnszintigramme werden sowohl in planarer Technik als auch mit SPECT durchgeführt.

7.31 Welchen Befund findet man bei der Leberszintigraphie mit ^{99m}Tc-HIDA bei fokalnodulärer Hyperplasie (FNH)?

7.32 Nehmen Sie Stellung zu folgenden Aussagen über die Leberszintigraphie:
  a) Die Kolloidszintigraphie wurde durch Ultraschall, CT und MR ersetzt.
  b) Bei HIDA handelt es sich um ein Lidocainderivat, das in den Kupffer-Sternzellen der Leber phagozytiert wird.
  c) Zur Blutpoolszintigraphie werden ^{99m}Tc-markierte Erythrozytenkonzentrate appliziert.
  d) Die Blutpoolszintigraphie dient zur Lokalisation von Blutungsquellen im oberen Gastrointestinalbereich.
  e) Ein kavernöses Leberhämangiom zeichnet sich durch eine verminderte Aktivität gegenüber der Leber ab.

7.33 Welche Indikationen für die MIBG-Szintigraphie kennen Sie?

7.34 Mit welchem Tracer wird eine Nebennierenmarkszintigraphie durchgeführt? Begründen Sie die Wahl des Radionuklids?

7.35 Auf welchem physiologischen Prinzip beruht die ^{18}FDG-PET?

7.36 Nehmen Sie Stellung zu folgenden Aussagen über die myokardiale ^{18}FDG-PET:
  a) ^{18}FDG akkumuliert im Herzmuskel proportional zur Glukoseutilisation.
  b) Bei Myokardischämie ist der Glukosetransport erhöht, während die Phosphorylierung erniedrigt ist.
  c) Ein sogenannter Matchbefund (verminderte Durchblutung und verminderte Glukoseutilisation) wird typischerweise bei alter Infarktnarbe gefunden.

7.36 d) Als »Mismatch« bezeichnet man ein normales Perfusionsverhalten im ^{59m}Tc-MIBI-SPECT bei reduzierter ^{18}FDG-Aufnahme.

e) Vorrangige Indikation zur ^{18}FDG-PET am Herzen sind Patienten mit KHK und normaler Pumpfunktion vor Revaskularisation.

7.37 Beschreiben Sie Vor- und Nachteile von PET-Untersuchungen im Zentrumsbetrieb bzw. im Satellitenkonzept.

7.38 a) Wie groß ist die Reichweite der β-Strahlung von ^{131}I im Gewebe?

b) Mit welchen lokalen Nebenwirkungen der Schilddrüsentherapie mit ^{131}I müssen Sie rechnen?

7.39 Nehmen Sie Stellung zu folgenden Aussagen über die Radiojodtherapie gutartiger Schilddrüsenerkrankungen:

7.39 a) Die erforderliche Aktivität für eine bestimmte Herddosis wird individuell berechnet.

b) In die Berechnungsformeln gehen Schilddrüsenmasse, maximale Jodaufnahme und effektive Halbwertszeit ein.

c) Diese biokinetischen Daten werden durch einen prätherapeutischen Radiojodtest ermittelt.

d) Radiojodtest und Radiojodtherapie dürfen nur unter stationären Bedingungen durchgeführt werden.

e) Der Nachweis einer Malignominduktion konnte bislang nicht gesichert werden.

8 Strahlenschutz

ROLF SAUER

Strahlenschutz folgt nach den Empfehlungen der Internationalen Strahlenschutzkommission ICRP (International Commission on Radiation Protection) zwei einfachen Regeln:

1. **Deterministische** (nicht stochastische) Effekte sind zu vermeiden.
2. **Stochastische** Wirkungen sollen auf ein akzeptables Maß verringert werden.

Der Begriff »akzeptabel« definiert sich aus den sonstigen Risiken des täglichen Lebens. Empfohlen wird dabei das folgende System zur Dosisbegrenzung.

> ⚠ • Keine Strahlenexposition sollte ohne Erwartung eines meßbaren Nutzens erfolgen. Der beste Strahlenschutz besteht in einer Vermeidung von Strahlenanwendungen.
> • Die Strahlenexposition ist so niedrig zu halten, wie es unter Berücksichtigung wirtschaftlicher und sozialer Faktoren vernünftigerweise erreichbar ist.
> • Die Äquivalentdosen bei den betreffenden Individuen sollten die Grenzwerte nicht überschreiten.

Strahlenschutzmaßnahmen betreffen somit:
- das Personal (Ärzte, Physiker, medizinisch-technische Radiologieassistenten, Pflegepersonal usw.),
- die Patienten und
- unbeteiligte Personen (Handwerker, Sanitäter, Sekretärinnen usw.).

8.1 Rechtliche Grundlagen

Die deutsche Strahlenschutzgesetzgebung fußt auf dem sogenannten **Atomgesetz** vom 23.12.1959, zuletzt geändert am 15.7.1985. Das Atomgesetz gibt den Rahmen vor; Einzelheiten zum Strahlenschutz sind in den **Rechtsverordnungen** näher beschrieben. Diesen Regelungen liegen die Empfehlungen der Internationalen Strahlenschutzkommission (ICRP) zugrunde. Die Gesetzgebung in der Bundesrepublik Deutschland ist darüber hinaus an die Richtlinien der Europäischen Gemeinschaft gebunden und verpflichtet, diese in nationales Gesetz umzusetzen.

Röntgenverordnung (RöV)

Die Röntgenverordnung vom 19.12.1990 regelt den Umgang mit Röntgeneinrichtungen und Störstrahlern mit einer Grenzenergie von maximal 3 MeV. Unter Störstrahlern versteht man Geräte oder Einrichtungen, die Röntgenstrahlen erzeugen, ohne daß sie zu diesem Zweck betrieben werden, z.B. Fernsehgeräte.

Strahlenschutzverordnung (StrlSchV)

Die Strahlenschutzverordnung, zuletzt geändert am 30.6.1989, regelt den Umgang mit offenen und umschlossenen Radionukliden sowie die Errichtung und den Betrieb von Beschleunigeranlagen und Telegamma-Geräten.

> ⚠ • Die RöV regelt den Umgang mit Röntgenanlagen und Störstrahlern.
> • Die StrlSchV regelt den Umgang mit offenen und umschlossenen Radionukliden, Gammabestrahlungseinrichtungen und Teilchenbeschleunigern.

Richtlinien und Normen

Richtlinien erläutern die Verordnungen und dienen als Ausführungsbestimmungen, z.B. die »Richtlinie Strahlenschutz in der Medizin« oder die »Fachkunderichtlinie Medizin nach RöV«, die sich ihrerseits wieder auf Normen stützen. Diese **DIN-Normen** haben praktisch Gesetzeskraft, weil sich die Gerichte bei Streitfällen an diesen Normen orientieren.

8.2 Organisatorische Maßnahmen

Die RöV und die StrlSchV sowie die hierzu erlassenen Richtlinien schreiben eine Reihe von organisatorischen Maßnahmen vor.

8.2.1 Ortsdosisleistung und Ortsdosis

Die **Ortsdosisleistung** bezeichnet die Dosisleistung (→ Kap. 2.4) an einem bestimmten Ort (Meßpunkt). Beispiele für interessierende Orte können das Schaltpult, der Flur, das Sekretariat, Bereiche im Nachbargebäude und Orte außerhalb der Abteilung sein.

Aus der Dosisleistung und der Strahlzeit pro Jahr läßt sich die jährliche **Ortsdosis** berechnen:

> **Ortsdosis = Ortsdosisleistung × Zeit.**

Diese tatsächlich ermittelte Ortsdosis wird mit den zulässigen Grenzwerten für die einzelnen Strahlenschutzbereiche (Überwachungsbereich, Kontrollbereich, Sperrbereich) verglichen (Tab. 8.1). Beim Überschreiten sind Konsequenzen zu ziehen.

Tab. 8.1 Grenzwerte für die Ortsdosis nach RöV und StrlSchV.

Strahlenschutzbereich	Ortdosis/Grenzwerte	
Sperrbereich	> 3 mSv/Stunde	
Kontrollbereich	50 mSv/Jahr	

Überwachungsbereich
  betrieblich
  außerbetrieblich
	15 mSv/Jahr
	1,5 mSv/Jahr
		Personendosis für dort Beschäftigte

Allgemeines Staatsgebiet	0,3 mSv/Jahr	

8.2.2 Personendosis

Als Personendosis bezeichnet man die **Äquivalentdosis** für Weichteilgewebe, gemessen an einer für die Strahlenexposition repräsentativen Stelle der Körperoberfläche, d.h. außerhalb des Nutzstrahlenbündels bzw. unterhalb der Bleischürze (Definitionen von Äquivalentdosis und effektiver Äquivalentdosis → Kap. 2.4).

⚠ Die Personendosis´ entspricht der Körperdosis, solange bestimmte Grenzwerte nicht überschritten werden.

Die **Grenzwerte** für Ganzkörperexposition und Teilkörperbestrahlungen, z.B. Hände, Unterarme, Füße bzw. Knochen, Schilddrüse, Haut, sind in Verordnungen festgelegt (Tab. 8.2 und 8.3).

Die Messung der **Personendosis** erfolgt mittels eines Dosimeters, das von der nach Landesrecht zuständigen Meßstelle bereitgestellt wird. Zur Zeit sind dies sogenannte **Filmdosimeter**. Sie enthalten außer dem Röntgenfilm drei Kupferfilter verschiedener Dicke und einen Bleifilter. Dadurch lassen sich

Tab. 8.2 Grenzwerte der Körperdosen für beruflich strahlenexponierte Personen. Zur Berechnung der effektiven Dosis bei einer Ganz- oder Teilkörperexposition werden die Äquivalentdosen der in Tabelle 8.3 genannten Organe und Gewebe mit den Wichtungsfaktoren multipliziert und die so erhaltenen Produkte addiert.

Körperdosis	Grenzwerte der Körperdosis im Kalenderjahr	
	Kategorie A	**Kategorie B**
Effektive Dosis (Ganzkörperdosis)	50 mSv	15 mSv
1. Teilkörperdosis Keimdrüsen, Gebärmutter, rotes Knochenmark	50 mSv	15 mSv
2. Teilkörperdosis Alle Organe und Gewebe, soweit nicht unter 1., 3. und 4. genannt	150 mSv	45 mSv
3. Teilkörperdosis Schilddrüse, Knochenoberfläche, Haut, soweit nicht unter 4. genannt	300 mSv	90 mSv
4. Teilkörperdosis Hände, Unterarme, Füße, Unterschenkel, Knöchel, einschließlich der dazugehörigen Haut	500 mSv	150 mSv

Tab. 8.3 Wichtungsfaktoren für Organe und Gewebe.

Organe und Gewebe	Wichtungsfaktoren
Keimdrüsen	0,25
Brust	0,15
rotes Knochenmark	0,12
Lunge	0,12
Schilddrüse	0,03
Knochenoberfläche	0,03
andere Organe und Gewebe[1] Blase, oberer Dickdarm, unterer Dickdarm, Dünndarm, Gehirn, Leber, Magen, Milz, Nebenniere, Niere, Bauchspeicheldrüse, Thymus, Gebärmutter	je 0,06

[1] Zur Bestimmung des Beitrags der anderen Organe und Gewebe bei der Berechnung der effektiven Dosis ist die Teilkörperdosis für jedes der fünf am stärksten strahlenexponierten anderen Organe oder Gewebe zu ermitteln. Die Strahlenexposition aller übrigen Organe und Gewebe bleibt bei der Berechnung der effektiven Dosis unberücksichtigt.

- die Strahlenenergie,
- die Dosis anhand der Filmschwärzung und
- die Einfallsrichtung (von vorn, von hinten etc.)

feststellen. Die Filmdosimeter werden von der nach Landesrecht zuständigen Behörde einmal monatlich ausgewertet, das Meßergebnis wird dem Strahlenschutzbeauftragten mitgeteilt.

Unter bestimmten Voraussetzungen können die zuständige Behörde, der Strahlenschutzbeauftragte oder die zu überwachende Person ein jederzeit ablesbares Dosimeter (meist ein sogenanntes Stabdosimeter) verlangen. Das **Stabdosimeter** wird von dem betreffenden Träger selbst abgelesen und die Dosis von ihm selbst protokolliert.

 Alle in ihrem Beruf regelmäßig ionisierender Strahlung ausgesetzten Personen und solche, die in einem Kontrollbereich tätig sind, haben ein **Filmdosimeter** zu tragen. Ungewöhnliche, v.a. Grenzwerte überschreitende Meßwerte teilt die Behörde dem Strahlenschutzbeauftragten und dem Betroffenen mit.
Stabdosimeter und eventuell damit gewonnene Meßwerte unterliegen der persönlichen Verantwortung des Trägers.

8.2.3 Klassifizierung der Strahlenschutzbereiche

Anhand der gemessenen Ortsdosen und der zulässigen Körperdosen wird die Klassifizierung der einzelnen Räumlichkeiten als Sperr-, Kontroll-, betrieblicher und außerbetrieblicher Überwachungsbereich bestimmt (→ Tab. 8.1).

 Die maximal zulässigen effektiven Dosen betragen im außerbetrieblichen und betrieblichen **Überwachungsbereich** 1,5 mSv bzw. 15 mSv pro Jahr und im **Kontrollbereich** 50 mSv pro Jahr. Alles darüber Hinausgehende ist unzulässig.

Sperrbereich

Der Sperrbereich ist im Gegensatz zu den anderen Bereichen nicht durch eine zulässige Jahresdosis, sondern durch die Existenz einer Dosisleistung von mehr als 3 mSv pro Stunde definiert. Dies bedeutet, daß in der **Strahlentherapie** während einer Bestrahlung der Bestrahlungsraum Sperrbereich ist. Sperrbereiche gibt es in der Röntgendiagnostik und Nuklearmedizin nicht. Sperrbereiche sind abzugrenzen und deutlich sichtbar und dauerhaft mit dem Hinweis »Sperrbereich, kein Zutritt« zu kennzeichnen.

 Im Sperrbereich darf sich niemand aufhalten – mit Ausnahme des gerade behandelten Patienten.

Kontrollbereich

Kontrollbereiche sind alle Räume, in denen **Strahlung** auftritt und bei dem dort tätigen Personal Dosen von mehr als 15 mSv bis maximal 50 mSv pro Jahr nicht ausgeschlossen werden können. Dazu gehören für gewöhnlich die Röntgen-Untersuchungsräume, die Funktionsräume in der Nuklearmedizin, der Bestrahlungsraum in der Röntgentherapie, aber auch ein Telekobalt-Bestrahlungsraum bei geschlossener Blende.

Im übrigen ist jeder Raum, in dem mit offenen radioaktiven Stoffen umgegangen wird, Kontrollbereich. Der Zutritt zum Kontrollbereich ist nur erlaubt

- in Ausübung des Berufs,
- zur Ausbildung,
- zur Patientenbehandlung,
- für Begleitpersonen des Patienten.

 Im Kontrollbereich hat sich außer den dort Beschäftigten bzw. den Patienten niemand aufzuhalten. Personendosimetrie ist zwingend.

Schwangeren Frauen und Personen unter 18 Jahren ist die Tätigkeit im Kontrollbereich untersagt. Schwangere und stillende Frauen dürfen zudem nicht mit offenen radioaktiven Stoffen umgehen. Jugendlichen zwischen 16 und 18 Jahren kann der Zutritt zum Kontrollbereich gestattet werden, wenn dies im Rahmen ihrer Ausbildung notwendig ist (z.B. MTA-Schüler).

Überwachungsbereich

Zwischen Kontrollbereich und »Außenwelt« ist ein Überwachungsbereich angelegt, der letzten Endes einen unbefugten Zutritt zum Kontrollbereich verhindern soll.

Im **betrieblichen Überwachungsbereich** läßt sich nicht ausschließen, daß Personen bei dauerndem Aufenthalt höheren Dosen als 5 mSv im Kalenderjahr ausgesetzt sind, aber nicht mehr als 15 mSv. Dieser Bereich unterliegt der Aufsicht des Genehmigungsinhabers. Dieser legt auch fest, ob Dosimeter getragen werden müssen oder nicht. Auch die Genehmigungsbehörde kann bestimmte Auflagen machen.

Der **außerbetriebliche Überwachungsbereich** kann sich unmittelbar an den Kontrollbereich oder an den betrieblichen Überwachungsbereich anschließen. Hier können Personen bei dauerndem Aufenthalt pro Kalenderjahr 1,5 bis 5 mSv Ganzkörperdosis ausgesetzt sein.

⚠ • Bestrahlungsräume sind während der Einschaltzeit Sperrbereiche.
- Röntgenuntersuchungsräume, die Funktionsräume der Nuklearmedizin und Bestrahlungsräume (mit Telegammageräten) außerhalb der Einschaltzeit gehören zum Kontrollbereich.
- Schalträume, Bestrahlungsräume mit Beschleunigern und weitere Funktionsräume gehören je nach örtlichen Gegebenheiten zum betrieblichen oder außerbetrieblichen Überwachungsbereich.

8.2.4 Grenzwerte für strahlenexponierte Personen

Der Gesetzgeber schreibt für beruflich strahlenexponierte Personen bestimmte Überwachungen und Auflagen vor. Auch für Patienten begleitende Schwestern, Angehörige und Besucher gibt es gewisse Auflagen (Tab. 8.4).

Beruflich strahlenexponierte Personen

Personen, die in Ausübung ihres Berufs oder bei ihrer Berufsausbildung möglicherweise mehr als 5 mSv effektive Dosis pro Jahr erhalten, werden vom Gesetzgeber als beruflich strahlenexponierte Personen bezeichnet. Werden nur Teile des Körpers belastet (Teilkörperdosis), gelten andere Schwellenwerte, z.B. bei ausschließlicher Belastung der Hände 50 mSv pro Kalenderjahr (→ Tab. 8.2).

Aus organisatorischen Gründen unterscheidet der Gesetzgeber innerhalb der Gruppe der beruflich strahlenexponierten Personen zwischen Personen der Kategorien A und B. Die Einteilung nimmt der Strahlenschutzbeauftragte (leitender Arzt, leitender Physiker) vor.
- **Kategorie A:** 15 mSv Ganzkörperdosis und 150 mSv Teilkörperdosis pro Jahr werden möglicherweise überschritten (= Tätigkeiten im Kontrollbereich). Alle Personen, die mit offenen Radionukliden arbeiten, und alle Personen, die bei der Brachytherapie nicht das Afterloading benutzen, gehören zur Katergorie A.
- **Kategorie B:** Die Schwellendosen 15 mSv Ganzkörperdosis bzw. 150 mSv Teilkörperdosis pro Jahr werden vermutlich nicht überschritten (= Tätigkeiten im Überwachungsbereich).

Für Personen **unter 18 Jahren**, die zur Erlangung ihres Ausbildungsziels im Kontrollbereich tätig werden, beträgt die zulässige Jahresdosis 5 mSv. Bei **Frauen** im gebärfähigen Alter darf die während eines Monats akkumulierte Dosis an der Gebärmutter 5 mSv nicht überschreiten. Ziel dieser Einschränkung ist es, bei unbekannter Schwangerschaft die zulässige Dosis an der Frucht zu begrenzen.

Tab. 8.4 Überwachung und Auflagen für beruflich und nicht beruflich strahlenexponierte Personen.

	Maximal zulässige effektive Dosis (mSv pro Jahr)	Personendosismessung (nach §§ 62, 63 StrlSchV und § 35 RöV)	Ärztliche Untersuchung (nach § 67 StrlSchV und § 37 RöV)	Belehrung (nach § 39 StrlSchV und § 36 RöV)
Beruflich strahlenexponierte Personen				
Kategorie A	50[1]	ja[2]	jährlich	halbjährlich
Kategorie B	15[1]	ja[2]	nein[3]	halbjährlich
Nicht beruflich strahlenexponierte Personen				
Gelegentlicher Aufenthalt im Kontrollbereich	5	ja	nein	ja
Auszubildende im Kontrollbereich	5	ja	nein	ja
Aufenthalt im betrieblichen Überwachungsbereich	5	nein	nein	nein[4]
Personen im außerbetrieblichen Überwachungsbereich	1,5	nein	nein	nein[4]
Allgemeines Staatsgebiet	0,3			

[1] Dabei darf eine Lebensaltersdosis von 400 mSv nicht überschritten werden. Bei Frauen im gebärfähigen Alter gilt als weitere Einschränkung eine Körperdosis von maximal 5 mSv pro Monat. Außerdem darf die in zwei aufeinanderfolgenden Monaten akkumulierte effektive Dosis die Hälfte der maximal zulässigen effektiven Dosis pro Jahr nicht überschreiten.
[2] Auf Verlangen ist den zu überwachenden Personen ein jederzeit ablesbares Stabdosimeter zur Verfügung zu stellen.
[3] Eine ärztliche Untersuchung vor Beginn der Tätigkeit ist nur notwendig, wenn mit offenen radioaktiven Stoffen umgegangen wird.
[4] Gilt nicht, wenn für die Tätigkeit eine Genehmigung erteilt werden muß.

Zur **Kategorie A** der beruflich strahlenexponierten Personen gehören diejenigen, deren effektive Ganzkörperdosis 15 mSv pro Jahr (Teilkörperdosis 150 mSv pro Jahr) überschreiten könnte, und zur **Kategorie B** die Personen, bei denen diese Werte nicht erreicht werden. Alle mit offenen radioaktiven Substanzen arbeitenden Personen gehören eo ipso zur Kategorie A.

Für beruflich strahlenexponierte Personen gelten außerdem folgende Auflagen (→ Tab. 8.4):

- Sie unterliegen der physikalischen Strahlenschutzkontrolle, d.h. die Körperdosen für diese Personen sind durch Dosismessung zu ermitteln.
- Strahlenexponierte Personen sind vor dem erstmaligen Zutritt zum Kontrollbereich und in halbjährlichen Abständen über die Arbeitsmethoden, die möglichen Gefahren, die anzuwendenden Sicherheits- und Schutzmaßnahmen und über die für ihre Tätigkeit wesentlichen Inhalte der Verordnungen und Genehmigungen zu belehren.
- Strahlenexponiertes Personal der Gruppe A ist innerhalb eines Jahres vor Beginn der Tätigkeit von einem sogenannten ermächtigten Arzt zu untersuchen. Diese Untersuchungen sind in jährlichen Abständen zu wiederholen.
- Personen der Kategorie B unterliegen diesem Erfordernis der ärztlichen Überwachung nicht, es sei denn, sie gehen mit offenen radioaktiven Stoffen um. In diesem Fall muß ebenfalls vor Tätigkeitsbeginn eine entsprechende ärztliche Untersuchung durchgeführt werden.

 Überschreitet die effektive Dosis 5 mSv pro Jahr, ist die betreffende Person als **beruflich strahlenexponiert** zu behandeln, das heißt: monatliche Ermittlung der Körperdosis, regelmäßige Belehrung, u.U. regelmäßige ärztliche Untersuchungen.

Nicht beruflich strahlenexponierte Personen

Bestimmte Personengruppen kommen nicht regelmäßig in Ausübung ihres Berufes, sondern nur gelegentlich mit ionisierender Strahlung in Berührung:

- Pfleger, Schwestern und Sanitäter werden möglicherweise bei Hilfsdiensten am Patienten im Kontrollbereich tätig.
- Zur Erreichung eines Ausbildungsziels können sich bestimmte Personengruppen für begrenzte Zeit im Kontrollbereich aufhalten.

Die nicht beruflich strahlenexponierten Personen unterliegen keiner ärztlichen Überwachung. Sie ha-

ben jedoch, wenn sie im Kontrollbereich tätig werden, ein Dosimeter zu tragen und sich belehren zu lassen. Die maximal zulässige effektive Dosis beträgt 5 mSv pro Jahr (→ Tab. 8.4).

 Zu den nicht beruflich strahlenexponierten Personen gehört auch die **Bevölkerung**. Die allgemeine Strahlenbelastung darf 0,3 mSv effektive Dosis pro Jahr nicht überschreiten.

8.3 Praktische Maßnahmen

Wirksame Strahlenschutzmaßnahmen lassen sich nur im Bereich kontrollierbarer Strahlenquellen verwirklichen. Es sind Maßnahmen zum Schutz des Personals und zum Schutz der Patienten.

8.3.1 Strahlenschutz beruflich exponierter Personen

Im Strahlenschutz dienen die »vier A« als Gedächtnisstütze, nämlich: Abstand – Abschirmung – Aufenthaltszeit – Aufnahmeverbot von Radioaktivität.

Abstand

Die Dosisleistung nimmt mit dem Quadrat des Abstands ab (→ Kap. 2.3.4):

$$\text{Abstandsquadratgesetz} = 1 / r^2$$

Dies gilt für alle Strahlenarten. Bei α-Teilchen stellt so bereits die Luft eine ausreichende Abschirmung sicher.

⚠ Abstand halten ist der einfachste und billigste Strahlenschutz.

Abschirmung

Die Art der Abschirmung richtet sich nach der Strahlenart, der Strahlenenergie und der Quellenstärke. Von der Dichte des abschirmenden Materials, von seiner Ordnungszahl und seiner Dicke hängt die Absorption der Strahlung ab.

⚠ Geladene Teilchen lassen sich prinzipiell vollständig abschirmen, Photonenstrahlen nur schwächen.

Geladene Korpuskularstrahlen

Alphastrahlen

Alphastrahlen haben in Materie wegen ihrer großen Masse und ihrer Ladung nur eine kurze Reichweite. So wird z.B. eine Alphastrahlung von 10 MeV schon in 0,1 mm Wasser bzw. in 10 cm Luft vollständig absorbiert.

Beta- und Elektronenstrahlen

Elektronen werden völlig abgeschirmt, wenn die Absorberschicht dicker ist als die maximale Reichweite, die ihrerseits von der Energie der Elektronen abhängt. Dabei verwendet man zunächst am besten ein Material mit niedriger Ordnungszahl Z, z.B. Plexiglas, Plastillin oder Aluminium, um die bei der Abbremsung von Elektronen erzeugte Röntgenstrahlenintensität niedrig zu halten. Mit einer zweiten Absorberschicht aus Material mit hoher Ordnungszahl Z, z.B. Blei, muß dann diese sekundäre Bremsstrahlung abgeschirmt werden.

 Gegen Elektronen- und Betastrahlen empfiehlt sich eine **doppelte Abschirmung:** die erste mit Material niedriger Ordnungszahl gegen die Elektronen selbst und die zweite aus Material hoher Ordnungszahl gegen die in der Abschirmung sekundär entstehende Röntgenbremsstrahlung.

Photonenstrahlung

Photonen können nur geschwächt, aber nicht völlig abgeschirmt werden. Da bei Photonenstrahlung nicht von Reichweiten in bestimmten Materialien gesprochen werden kann, hat man den Begriff der **Halbwert- bzw. Zehntelwertschichtdicke** eingeführt.

 Halbwert- bzw. Zehntelwertschichtdicke ist diejenige Schichtdicke eines Materials, die die Dosisleistung der Strahlung auf die Hälfte bzw. ein Zehntel herabsetzt.

Bei hohen Strahlungsenergien hängt die notwendige Abschirmdicke vorwiegend von der Dichte des absorbierenden Materials ab, bei niedrigen Energien (z.B. in der Röntgendiagnostik) von der Ordnungszahl Z. So beträgt z.B. die Zehntelwertschichtdicke für die Strahlung von ^{60}Co (etwa 1,25 MeV) in Wasser 55 cm, in Beton 25 cm, in Eisen 7 cm und in Blei 4,8 cm.

Bei entsprechenden Angaben muß immer das verwendete Material (Blei, Beton usw.) genannt werden. Im allgemeinen bezieht man sich auf Blei und gibt den **Schwächungsgleichwert** in Blei an.

 Schwächungsgleichwert oder **Bleigleichwert** eines Materials bezeichnet die Schichtdicke in Blei, die dieselbe Strahlungsschwächung bewirken würde wie die verwendete Materialdicke in Aluminium, Kunststoff, Stein o.a.

In der Röntgendiagnostik werden »Bleischürzen« mit Bleigleichwerten von 0,35 bis 0,5 mm verwendet. Dies ist in der Nuklearmedizin und im hochenergetischen Bereich der Strahlentherapie sinnlos, wie Tabelle 8.5 belegt. Für ^{99m}Tc läßt eine Schürze mit einem Bleigleichwert von 0,5 mm noch knapp ein Viertel der Strahlung durch, für ^{131}I ist ihre Wirkung praktisch bedeutungslos.

Die Auswahl der Schutzmaterialien bei energiereicher Photonenstrahlung erfolgt je nach Handhabung, Verarbeitungsmöglichkeiten und Kostengründen. Fahrbare Strahlenschutzschilder und Türen werden vorwiegend aus Blei gefertigt, die Abschirmwände von Bestrahlungsräumen aus Barytbeton. Eine wirksame Abschirmung in nuklearmedizinischen Einrichtungen stellen »Bleiburgen« aus genormten Bleiziegeln dar.

Aufenthaltszeit

Schnelles Arbeiten im Kontrollbereich ist oft mehr wert als Blei, d.h. die Expositionszeit ist so kurz wie möglich zu halten. Unbedingt notwendige Verrichtungen im Strahlungsfeld müssen deshalb vorher geübt werden. In der Röntgendiagnostik ist das Nutzstrahlenbündel zu meiden.

 Aktiver Strahlenschutz ist eine Sache des Nachdenkens und der Disziplin, nicht von Blei.

Aufnahmeverbot von Radionukliden

Für das Arbeiten mit Radionukliden sind besondere Vorsichtsmaßnahmen einzuhalten, um eine **Inkorporation** der radioaktiven Substanzen zu vermei-

Tab. 8.5 Durchlässigkeit von Bleischürzen mit einem Bleigleichwert von 0,25 bzw. 0,5 mm für die Strahlung verschiedener Radionuklide.

Radionuklid	Bleigleichwert	
	0,25 mm	0,5 mm
^{99m}Tc	42%	23%
^{201}Tl	52%	32%
^{123}I	51%	29%
^{131}I	90%	82%

den: Im radioaktiven Labor ist Schutzkleidung zu tragen, die Präparate dürfen nur mit Greifwerkzeugen berührt werden, Nahrungsmittel, Getränke und Rauchwaren dürfen hier nicht aufbewahrt werden. Beim Verlassen des Labors müssen an einem Strahlungsmonitor Hände, Schuhe und u.U. Kleidung auf eine mögliche Kontamination geprüft werden.

 Wegen der Gefahr der Ingestion von radioaktivem Material darf in einem »heißen« Labor nicht getrunken, gegessen, geraucht, geschminkt oder mit dem Mund pipettiert werden.

8.3.2 Strahlenschutz in der Röntgendiagnostik

Vor Anforderung einer Röntgenaufnahme hat der behandelnde Arzt Nutzen und Risiko sorgfältig abzuwägen. Die **Indikation** zu einer Untersuchung muß kritisch geprüft werden. Informationsaustausch und kritische Diskussion zwischen anforderndem Arzt und radiologischem Diagnostiker sind deshalb die wesentliche Grundlage für den Strahlenschutz. Es gilt folgende, scheinbar gegensätzliche Grundsätze zu vereinen:

 • Der beste Strahlenschutz besteht darin, Röntgenuntersuchungen zu vermeiden.
• Das Unterlassen einer radiologischen Untersuchung darf Gesundheit und Leben des Patienten nicht gefährden.

Die Indikation zu einer Röntgenuntersuchung darf nur ein Arzt stellen, der Grundkenntnisse im Strahlenschutz hat, z.B. gibt der Orthopäde oder Unfallchirurg Anweisungen an die medizinisch-radiologischen Assistenten.

Die Kenntnisse über den Umgang mit ionisierenden Strahlen werden – wie vom Gesetzgeber vorgeschrieben – im Rahmen des Medizinstudiums, während der Weiterbildung und in speziellen Strahlenschutzkursen als sogenannte Sach- und Fachkunde erworben (Sachkunde plus Weiterbildungszeit = **Fachkunde**).

Schutzmaßnahmen für den Patienten

Ärztliche Maßnahmen

An der Spitze der Strahlenschutzmaßnahmen für den Patienten steht die sorgfältige Überlegung, welches diagnostische Hilfsmittel neben Anamnese und

körperlicher Untersuchung eingesetzt werden soll: eine Laboruntersuchung, eines der nuklearmedizinischen oder röntgendiagnostischen Untersuchungsverfahren, eine Untersuchung mit Ultraschall oder eine Kombination dieser Methoden. Damit sollte eigentlich ein zu großzügiger Umgang mit der radiologischen Diagnostik ausgeschlossen sein.

Trotzdem hat der Gesetzgeber aus gutem Grund Vorschriften für den Umgang mit radiologischer Diagnostik erlassen: Zur »Vermeidungsstrategie« gehört die Auflage, eine Anamnese bezüglich gleichartiger Strahlenuntersuchungen zu erheben. Damit sollen unnötige **Wiederholungsuntersuchungen** – aus Gedankenlosigkeit oder vordergründigen wirtschaftlichen Interessen – vermieden werden.

Bei **Durchleuchtungsuntersuchungen**, z.B. einer Magen-Darm-Passage oder Arteriographie, ist die Durchleuchtungszeit ein die Strahlendosis bestimmender Faktor. Entscheidend hierbei sind das sorgfältige Studium der Fragestellung, der Krankengeschichte, der Voraufnahmen *vor* der Durchleuchtung und die Erfahrung des Untersuchers. Durchleuchtungszeit und Oberflächendosis müssen protokolliert werden.

Bei der **konventionellen Röntgendiagnostik** sind die wesentlichen Daten ebenfalls zu protokollieren: kV-Wert, mAs-Produkt, Oberflächendosis und die Größe des Strahlenfeldes. Letzteres muß auf der Aufnahme in Form eines Einblendungssaumes sichtbar sein.

 Eine Strahlenexposition muß nachvollziehbar sein. Deshalb sollen die Zahl der Aufnahmen, kV-Wert, mAs-Produkt, Oberflächendosis, Größe des Strahlenfeldes und Durchleuchtungszeit dokumentiert werden.

Frauen im gebärfähigen Alter müssen bei allen radiologischen Untersuchungen nach der Möglichkeit einer **Schwangerschaft** befragt werden. Die Patientin muß sich hierzu schriftlich (ja/nein/unsicher) äußern. Bei vermuteter, aber auch bei »unsicherer« Schwangerschaft ist die Indikation besonders kritisch zu prüfen. In der täglichen Praxis ist es häufig die MTRA, die mit der Frage einer nicht auszuschließenden Schwangerschaft konfrontiert wird. Sie sollte die Untersuchung zunächst unterbrechen und dem Arzt die Frage nach der Indikation neu vorlegen. Im Dialog zwischen anforderndem und radiologischem Arzt ist zu überprüfen,
• ob ein Unterlassen der Untersuchung eine Gefährdung für Leben oder Gesundheit der Mutter bedeuten würde,
• ob alternative Untersuchungsverfahren die klinische Fragestellung beantworten könnten, z.B. Ultraschall oder Kernspintomographie,

- welche Maßnahmen, wie Einblenden und Bleiabdeckung, die Strahlenexposition reduzieren können, falls auf Röntgenaufnahmen nicht verzichtet werden kann.

Im Falle einer Entscheidung für eine Röntgenaufnahme ist die informierte Zustimmung der Patientin einzuholen. Falls die Dringlichkeit der Untersuchung es zuläßt, muß u.U. vorher ein Schwangerschaftstest durchgeführt werden.

⚠ Die **Schwellendosis für Fruchtschädigungen** wird mit 50 mSv angesetzt. Bis zum 9. Tag der Schwangerschaft gilt das Alles-oder-nichts-Gesetz, d.h. die Frucht stirbt oder entwickelt sich normal weiter. Bis zur 8. Woche können Mißbildungen auftreten, bis zur 25. Woche geistige Retardierungen (→ Kap. 4.2).

Auf jeden Fall muß nach erfolgter Röntgenuntersuchung die Dosis abgeschätzt und dokumentiert werden, unabhängig von der tatsächlichen Kenntnis oder Unkenntnis der Schwangerschaft. Es gelten darüber hinaus folgende Regelungen:

- Bis 20 mSv protokolliert der exponierende Arzt der Vorgang. Weitere Maßnahmen sind nicht nötig.
- Bis 50 mSv ist eine Dosisabschätzung am Embryo durch einen Gutachter notwendig.
- Bei mehr als 50 mSv ist eine genaue Dosisberechnung durch einen Gutachter erforderlich. Die Indikation zur Interruptio kann erwogen werden.

Technische Maßnahmen

Eine weitere Reduzierung der Strahlendosis läßt sich durch eine Verbesserung und Modifizierung der **Aufnahmetechnik** erreichen. Eine moderne und intakte Ausrüstung ist selbstverständliche Grundvoraussetzung. Folgende sechs Einflußgrößen bestimmen die Strahlenexposition des Patienten:

- **Strahlenqualität**, definiert durch Generator, Röhrenspannung und Filter,
- **Fokus-Patient-Abstand**,
- **Feldgröße**, d.h. Projektionsfläche des Nutzstrahlenbündels und somit durchstrahltes Körpervolumen,
- **Empfindlichkeit des Detektorsystems**, d.h. die zur Bilderzeugung benötigte Strahlenmenge, definiert durch Röhrenstrom × Expositionszeit,
- **Strahlenschutzzubehör**,
- **Durchleuchtungszeit** bei Durchleuchtungsuntersuchungen.

Hohe **Röhrenspannungen** erzeugen durchdringungsfähigere Strahlen, die weniger im Patienten absorbiert werden und dadurch mehr zur Bildgebung beitragen. Deshalb sollte die Röhrenspannung so groß wie möglich sein, aber noch befriedigende Kontraste ermöglichen. Die Verwendung moderner Generatoren mit Mehr- bzw. **Multipulstechnik** senkt die Strahlenbelastung dadurch, daß sie konstant hohe Röhrenspannungen über die gesamte Schaltzeit ermöglicht.

Die **Filterung** eliminiert den weichen Strahlenanteil, der nicht in der Lage ist, den Patienten zu durchdringen, und auch nicht zur Bilderzeugung beiträgt. Gesetzlich vorgeschrieben sind 1,5 mm Aluminiumgleichwert (Al) bis 70 kV, bei Röhrenspannungen über 70 kV 2,5 mm Al, bei mobilen Durchleuchtungsgeräten und Therapiesimulatoren 3 mm Al. Für Mammographiegeräte gilt eine Mindestfilterung von 0,5 mm Al und 0,03 mm Molybdän, da hier ausnahmsweise eine besonders weiche Strahlung zur korrekten Diagnostik benötigt wird.

Der **Fokus-Patient-Abstand** sollte so groß gewählt werden, wie es die konstruktiv-technischen Vorgaben erlauben. Bei Durchleuchtungsanlagen schreibt die RöV einen Mindestabstand von 30 cm vor. Je kleiner der Fokus-Patient-Abstand ist, desto größer ist der Anteil der im Patienten absorbierten Strahlung, der nicht zur Bilderzeugung beiträgt. Bei konventionellen Röntgenaufnahmen stellen Fokus-Film-Abstände von 100–150 cm (je nach Körperdurchmesser der Patienten) einen guten Kompromiß dar.

Die **Feldgröße** muß der Fragestellung angepaßt sein. Nur die Körperteile und Organe, die von diagnostischem Interesse sind, sollten geröntgt werden. Es gilt der Grundsatz: so viel wie nötig und so wenig wie möglich. Auf enge Einblendung ist zu achten, insbesondere bei Durchleuchtungsuntersuchungen. Die Ränder des Blendensystems müssen auf dem Bild erkennbar sein, um zu dokumentieren, daß das Gebot der Einblendung berücksichtigt wurde.

In der Wahl eines möglichst empfindlichen **Bildempfängersystems** liegt das größte Strahlenschutzpotential. Bei **analogen Techniken** (heute noch die Mehrzahl aller Aufnahmen) werden Folien zur Verstärkung verwendet. Seltene-Erden-Folien vermindern den Dosisbedarf etwa auf die Hälfte ohne Einbußen an Bildschärfe, allerdings mit dem Nachteil hoher Anschaffungskosten. Auch eine Folie höherer Verstärkungsklasse bei Indikationen, die keine maximale Auflösung erfordern, spart Dosis. Bei **digitalen Techniken** ist das verstärkende Bildempfängersystem elektronisch. Dabei werden die Filme elektronisch mit Laserkameras erzeugt. Hier konkurrieren Auflösungsvermögen, Kostengründe und Aspekte des Strahlenschutzes. In der Durchleuchtung kann der Einsatz digitaler Bilderzeugungstechnik ebenfalls die Strahlendosis um den Faktor 2 senken, jedoch auch unter Inkaufnahme erheblich höherer Kosten. Bei der Mammographie, bei Thoraxuntersuchungen und bei Skeletterkrankungen ist man nach wie vor auf analoge Aufnahmen mit hochauflösenden, d.h. gering verstärkenden Folien angewiesen, die einen gering erhöhten Dosisbedarf bedeuten.

Beim **Strahlenschutzzubehör** für den Patienten spielt der **Gonadenschutz** eine besondere Rolle. Der beste Gonadenschutz ist zunächst einmal die Ausblendung der Gonaden aus dem Feld. Bei Männern gelingt dies meist problemlos, bei Frauen ist es, je nach Fragestellung, wesentlich schwieriger. Zusätzlich kann bei Männern die Streustrahlung durch eine Hodenkapsel bis auf die Hälfte gesenkt werden. Liegen die bleigeschützten Hoden allerdings im Nutzstrahlenbündel, erhöht sich die Strahlenbelastung trotzdem auf das 15–30fache.

Die Abdeckung der **Ovarien** aus der Nutzstrahlung wird durch zwei Faktoren erschwert: Zum einen ist die Lagevariabilität von außen nicht erkennbar, so daß eine exakte Abdeckung meist nicht gelingt. Zum zweiten verdeckt die Bleiabdeckung, z.B. bei Beckenaufnahmen oder Infusions-Urographien, oft wichtige Bilddetails. Darüber hinaus kann durch externe Abdeckung die Streustrahlung auf die Ovarien häufig nicht nennenswert verringert werden, da der größte Teil der Streustrahlung in der Körperlängsachse wirkt.

Eine Übersicht über die durchschnittliche Strahlenbelastung für die Organe des Patienten (Organdosen) bei konventionellen Röntgenaufnahmen gibt Tabelle 8.6.

Schutzmaßnahmen für das Personal

Der Strahlenschutz für das Personal wird erzielt durch
- Bauart und Zustand der Geräte,
- bauliche Maßnahmen,
- korrekte Verwendung des Strahlenschutzzubehörs und
- strahlenschutzgerechtes Verhalten am Arbeitsplatz.

Der ordnungsgemäße Zustand der verwendeten **Geräte** wird durch die Bauartprüfung, die Abnahmeprüfung und regelmäßige Kontrollen des Betreibers und der Aufsichtsbehörde, einschließlich der Messung der Ortsdosis, sichergestellt. Vor allem die **Durchlaßstrahlung**, d.h. die Strahlung, die das Schutzgehäuse außerhalb des Nutzstrahlbündels passiert, muß immer wieder überprüft werden. Sie muß bei dem Sicherheitsabstand, den das Personal einzuhalten hat, mit berücksichtigt werden.

Analoges gilt für den **baulichen Strahlenschutz.** Trennwände, Bleiglasfenster, Türen usw. müssen eine adäquate Abschirmung des Personals und der Umwelt gewährleisten.

Wichtigstes **Strahlenschutzzubehör** für beruflich strahlenexponierte Personen in den Röntgenabteilungen ist die Bleigummischürze. Sie wird dort notwendig, wo der nötige Abstand während der Untersuchung nicht eingehalten werden kann, z.B. bei Durchleuchtungsuntersuchungen, in der Angiographie und bei schwerstkranken Patienten, die gehalten werden müssen. Vorgeschrieben ist ein Bleigleichwert von mindestens 0,35 mm (im Operationssaal 0,25 mm). Die Schürze sollte den ganzen Körperstamm bedecken; keinesfalls ausreichend sind Lendenschurze. Weiteres Zubehör sind Schilddrüsenabschirmungen und Bleiglasbrillen zum Schutz der Linse vor Strahlenkatarakt. Bleihandschuhe und Kompressionswerkzeuge dienen dazu, bei Manipulationen die Hände zu schützen.

Tab. 8.6 Mittlere Organdosen für den Patienten bei Röntgenaufnahmen (in mSv).

Röntgenaufnahme	Hoden	Ovarien	Organdosen (in mSv) Knochenmark	Brustdrüse	Lunge	Schilddrüse
– Hüfte/Oberschenkel	15	3,5–7	2,5	< 0,05	< 0,10	< 0,01
– Becken	3	2	2	< 0,05	< 0,10	< 0,01
– LWS	2	6	4	1	< 1	< 0,2
– Urographie	3	9	2,5	5,5	< 1	0,4
– Urethrozystographie	20	15	3	0,2	0,2	0,05
– Magen-Darm-Passage	0,2	0,6	4	1	0,5	0,3
– Kolon-Kontrasteinlauf	5	7	9	0,3	< 0,2	< 0,05
– Abdomenübersicht	2	2	3	0,1	0,2	0,03
– BWS	< 0,2	< 1	5	2	8	13
– Thorax	0,1	0,1	1	2	3,5	1
– HWS	< 0,01	< 0,01	0,4	< 0,01	< 0,01	1,4
– Schulter	< 0,01	< 0,01	0,6	< 0,5	< 0,01	< 0,5
– Unterschenkel/Knie	< 0,01	< 0,01	< 0,01	< 0,01	< 0,01	< 0,01
– Arm	< 0,01	< 0,01	< 0,01	< 0,01	< 0,01	< 0,01

> ⚠ Das Strahlenschutzzubehör soll Streustrahlung abfangen und nicht die Primärstrahlung. Der Untersucher darf sich **nie** im primären Strahlengang aufhalten – weder geschützt noch ungeschützt.

Das Strahlenschutzzubehör muß außerdem so beschaffen sein, daß es vom Personal toleriert wird. Nur die tatsächliche Verwendung ergibt einen Sinn. Durch Strahlenschutzzubehör sollte auch die Untersuchungszeit nicht wesentlich verlängert werden und die Untersuchungsqualität nicht leiden.

8.3.3 Strahlenschutz in der Nuklearmedizin

In der Nuklearmedizin wird der Strahlenschutz für den Patienten durch die **Strahlenschutzverordnung** (StrlSchV) sowie die »Richtlinie Strahlenschutz in der Medizin« genau geregelt. Sie verpflichtet generell zur Vermeidung unnötiger Strahlenexposition und Kontamination von Personen, Sachgütern und der Umwelt. Eine durch medizinische Anwendung unvermeidbare Exposition und Kontamination ist unter Berücksichtigung des Standes von Wissenschaft und Technik so gering wie möglich zu halten.

Um die einschlägigen Forderungen zu erfüllen, sind eine Reihe von Maßnahmen für Patient und Personal erforderlich. Den Patienten betreffen:
- Korrekte Indikationsstellung
- Wahl des geeigneten Radionuklids und Radiopharmazeutikums
- Verlängerung der Akquisitionszeit
- Flexibles Denken des Arztes
- Qualitätskontrolle und Qualitätssicherung.

Der beste Strahlenschutz für den Patienten ist eine korrekte **Indikationsstellung**. Die StrlSchV schreibt zu diesem Punkt sogar bindend vor, daß generell Untersuchungen mit ionisierenden Strahlen zu unterbleiben haben, wenn die medizinische Fragestellung auch durch Verfahren ohne Strahlung (z.B. Ultraschall, Magnetresonanztomographie) beantwortet werden kann.

Kurzlebige **Radionuklide** mit günstigen physikalischen Eigenschaften sind heute Standard in der nuklearmedizinischen Diagnostik. ^{131}I mit seiner physikalischen Halbwertszeit von 8 Tagen und einem bedeutenden β-Anteil, der die Abbildungsqualität beeinträchtigt und die Strahlenexposition für den Patienten erhöht, ist heute in der Diagnostik obsolet. Die radiopharmazeutische Forschung macht große Anstrengungen bei der Neuentwicklung von ^{99m}Tc-markierbaren Substanzen. Beispielsweise ließ sich ^{201}Tl mit einer vergleichsweise hohen Strahlenexposition in der Myo-

karddiagnostik durch ^{99m}Tc-markierte Isonitrile (^{99m}Tc-MIBI) ersetzen (→ Tab. 2.2, Klinisch genutzte Radionuklide).

Der Möglichkeit, eine Reduktion der applizierten Aktivität durch eine Verlängerung der **Akquisitionszeit** zu kompensieren, sind Grenzen gesetzt. Es ist einem schwerkranken Patienten nicht zumutbar, ihn länger als 30 Minuten auf einer unbequemen Liege zu positionieren. Erfahrungsgemäß nimmt auch die Häufigkeit von Bewegungsartefakten mit der Untersuchungsdauer zu.

Der Strahlenschutz des Patienten erfordert Erfahrung und **flexibles Denken** des Arztes. Dies verlangt detaillierte Kenntnisse über Möglichkeiten und Limitationen der unterschiedlichen diagnostischen Methoden. Allgemein läßt sich sagen, daß sich durch nuklearmedizinische Verfahren Aussagen zur Funktion machen lassen, die über das verwendete Radiopharmazeutikum charakterisiert sind. Hingegen beantworten röntgendiagnostische Methoden in erster Linie Fragen zur Morphologie.

Weitere wichtige Maßnahmen zum Schutz des Patienten sind **Qualitätskontrolle** und **Qualitätssicherung**. Dafür sind Ärzte, Radiochemiker und Medizinphysiker jeweils in ihrem Bereich verantwortlich. Die apparative Qualitätssicherung hängt zum großen Teil auch vom jeweiligen Technologiestandard der nuklearmedizinischen Aufnahmegeräte ab. Dieser ist in Deutschland im internationalen Vergleich sehr hoch, er muß allerdings durch periodische Neuanschaffungen mit hohem Investitionsvolumen gehalten werden.

> ⚠ Die Applikation von Radiopharmazeutika am Menschen unterliegt besonders strengen gesetzlichen Vorschriften. Der **Strahlenschutz für den Patienten** läßt sich durch folgende Maßnahmen optimieren: korrekte Indikationsstellung, Wahl geeigneter Tracer, Verlängerung der Akquisitionszeit (nur beschränkt möglich), flexibles Denken des Arztes, Qualitätskontrolle und -sicherung.

8.3.4 Strahlenschutz in der Strahlentherapie

Obwohl mehr als 80% der Patienten in der Strahlentherapie Tumorpatienten sind und diese (über ein oder mehrere Zielvolumina) eine Tumorvernichtungsdosis von jeweils 30–70 Gy und mehr erhalten, ist der Strahlenschutz für den übrigen Körper peinlichst genau zu beachten. Der Gesetzgeber macht hier keinen grundsätzlichen Unterschied zwischen Strahlentherapie, Röntgendiagnostik und Nuklearmedizin. Ebenso gibt es auch nach oben hin keine Altersbegrenzung für den Strahlenschutz.

- Strahlenschutz in der Radiotherapie bezweckt Vorsorge gegen stochastische Strahlenwirkungen im nicht behandelten Restvolumen des Körpers, d.h. gegen Kanzerogenese und genetische Schäden.
- Im durchstrahlten Volumen des Körpers müssen deterministische Strahlenfolgen so gering wie möglich gehalten werden.

Schutzmaßnahmen für den Patienten

Zum strahlentherapeutischen Handwerk gehört, daß durch sorgsame physikalische und biologische **Bestrahlungsplanung** eine hohe Elektivität erreicht wird. Dazu gehören
- die Wahl geeigneter Strahlenarten,
- komplexe Behandlungstechniken,
- individuelle Kollimation des Zielvolumens,
- geeignete Einzeldosis, Fraktionierung und Gesamtdosis
- sowie die unumgängliche Begleit- und Supportivtherapie.

Insbesondere verdienen die kritischen Organe Aufmerksamkeit (Einzelheiten → Kap. 6).

Der gute Radiotherapeut erweist sich an geringen Akut- und Spätfolgen bei hoher Tumorkontrollrate.

Gonadenschutz ist auch bei Tumorpatienten durchaus sinnvoll und möglich. Hoden und Ovar sollten nicht im Strahlenfeld liegen. Sie werden entweder abgedeckt (die Ovarien bei Beckenbestrahlung nach medialer Verlagerung hinter den Uterus), aus dem Strahlenfeld herausverlagert (laterale Ovarioplexie bei Beckenbestrahlungen) oder mit der Schlinge manuell aus dem Strahlenfeld herausgezogen (Hoden). Eine Hodenkapsel aus mehreren Zentimetern Blei und eine zusätzliche Bleiabschirmung vor Leckstrahlung außerhalb des Nutzstrahlenbündels können die Streustrahlung am Hoden noch einmal um den Faktor 5–10 senken.

Gonadenschutz ist selbst bei Tumorbestrahlungen im Abdominalbereich durchaus praktikabel und sinnvoll.

Die Strahlenschutzprüfung auf **Durchlaßstrahlung** (Leckstrahlung) aus dem Strahlerkopf außerhalb des Strahlenfeldes wird nach § 76 StrlSchV jährlich von der Genehmigungsbehörde bzw. einem autorisierten Gutachter wiederholt. Dabei wird bei geschlossener Blende die Durchlaßstrahlung in verschiedenen Abständen vom Zentralstrahl gemessen. Bestimmte Grenzwerte dürfen nicht überschritten werden. Ähnliches erfolgt gemäß RöV an den Röntgen-Therapieanlagen.

Bei der **Weichstrahl- oder Hartstrahltherapie** wegen gutartiger Erkrankungen sind zusätzlich folgende Punkte zu beachten:
- Kritische Überprüfung der Bestrahlungsindikation, ob es andersartige Therapien gibt, die Gleiches oder Ähnliches ohne Strahleneinwirkung erreichen,
- Einblendung des Strahlenfeldes durch Tubusse und Bleiabdeckungen,
- Anlegen einer oder mehrerer Bleischürzen mit zumindest 0,5 mm Bleigleichwert,
- Abwenden des Patientenkörpers und der Gonaden vom Nutzstrahlenbündel.

Jeder Patient ist vor Beginn einer Strahlenbehandlung über Wirkungen und Nebenwirkungen der Radiotherapie sowie über mögliche Behandlungsalternativen **aufzuklären.** Der Gesprächsinhalt und das Patienteneinverständnis sind schriftlich festzuhalten.

Bei der Vorbereitung der Strahlentherapie am **Therapiesimulator** gelten dieselben Strahlenschutzrichtlinien wie in der Röntgendiagnostik (→ Kap. 8.3.2).

Die Verpflichtung zur **Dokumentation** der Bestrahlung ist in DIN-Verordnungen des Normenausschusses Radiologie exakt festgelegt. Es sind dies Angaben über Bestrahlungsregion, Patientenlage, Datum und Anzahl der Bestrahlungstage, Feldnummer, Feldbezeichnung und Feldgröße, Strahlenqualität und Strahlenenergie bzw. Röhrenspannung und mAs-Produkt, Filterung, Keilfilter, Tubusse, Satelliten und andere Einstellhilfen. Die Dosisangaben umfassen die Referenzdosis (Herddosis bzw. Zielvolumendosis), Einstrahldosis und Austrittsdosis, Bestrahlungszeit pro Feld und die Maximaldosis. Darüber hinaus sind die Stellung des Strahlerkopfes, Rotationswinkel, Fokus-Achs-Abstand, Arzt und ausführende Röntgenassistentin zu dokumentieren.

Das Bestrahlungsprotokoll mit den gesetzlich geforderten Angaben zu den einzelnen Bestrahlungen ist 30 Jahre aufzubewahren.

Schutzmaßnahmen für das Personal

Die »beruflich strahlenexponierten Personen« wie Ärzte, MTRA und möglicherweise auch Schwestern sind in der Radiotherapie kaum noch einer nennenswerten Strahlung ausgesetzt. Sie werden nur noch aus grundsätzlichen Gesichtspunkten überhaupt in die **Kategorie B** eingestuft. Die Schalträume an den Therapieanlagen sind ausreichend strahlengeschützt.

Auch während der Durchleuchtung am Therapiesimulator befinden sich Arzt und MTRA außerhalb des Röntgenraums, bedienen das Durchleuchtungsgerät von ferne und werden allenfalls von minimaler Streustrahlung getroffen. Der Einzug der Afterloading-Technik in der Brachytherapie vermeidet darüber hinaus praktisch jede Strahlenexposition des Personals.

 Die Bleischürze für das Personal ist in der Strahlentherapie überflüssig geworden.

Nur diejenigen Ärzte, Schwestern und sonstigen Hilfspersonen, die bei der **Brachytherapie** im gynäkologischen und nicht-gynäkologischen Bereich keine Afterloading-Technik anwenden, sondern manuelle Verfahren bevorzugen, haben mit einer höheren effektiven Ganzkörper- bzw. Teilkörperdosis zu rechnen. Sie werden als beruflich strahlenexponierte Personen in die Kategorie A eingruppiert. Hier gelten insbesondere die in Kap. 8.3.1 angeführten Strahlenschutzvorkehrungen.

Fragen zu Kapitel 8 Strahlenschutz

Rechtliche Grundlagen

8.1 Nennen Sie die effektivste Strahlenschutzmaßnahme.

8.2 Wen betreffen Strahlenschutzmaßnahmen?

8.3 Welches sind die rechtlichen Grundlagen des Strahlenschutzes, und für welche Strahlenanwendungen gelten sie?

Organisatorische Maßnahmen

8.4 Nennen Sie organisatorische Maßnahmen des Strahlenschutzes.

8.5 Was versteht man unter der Ortsdosisleistung?

8.6 Was bezeichnet man als Personendosis?

8.7 Wie wird die Personendosis gemessen?

8.8 Was mißt ein Filmdosimeter? Wer wertet es aus?

8.9 Benennen Sie die Strahlenschutzbereiche.

8.10 Wo gibt es einen Sperrbereich?

8.11 Wie hoch sind die maximal zulässigen effektiven Dosen im betrieblichen und außerbetrieblichen Überwachungsbereich?

8.12 Wer darf sich im Sperrbereich aufhalten?

8.13 Wer darf sich im Kontrollbereich aufhalten?

8.14 Was ist ein außerbetrieblicher Überwachungsbereich?

8.15 Definieren Sie den Begriff »strahlenexponierte Personen«.

8.16 Wie unterscheiden sich die Kategorien A und B bei beruflich strahlenexponierten Personen?

8.17 Zu welcher Kategorie der beruflich strahlenexponierten Personen gehören Ärzte, die mit offenen radioaktiven Substanzen umgehen?

8.18 Dürfen Schwangere im Kontrollbereich arbeiten?

8.19 Welche beruflich strahlenexponierten Personen müssen jährlich von einem ermächtigten Arzt untersucht werden?

8.20 Zu welcher Personengruppe gehört die Normalbevölkerung im Strahlenschutz?

Praktische Maßnahmen

8.21 Welche Faustregeln gelten für das Verhalten von beruflich strahlenexponierten Personen im Hinblick auf den Strahlenschutz?

8.22 Wie wird Alpha-Strahlung abgeschirmt?

8.23 Welche Abschirmung empfiehlt sich gegen Elektronen- und Beta-Strahlen?

8.24 Was versteht man unter einer Halbwertschichtdicke?

8.25 Was ist ein Schwächungsgleichwert?

8.26 Welchen Bleigleichwert haben die in der Röntgendiagnostik üblichen Bleischürzen?

8.27 Welchen Bleigleichwert haben Bleischürzen in der Nuklearmedizin und in der Hochvolttherapie?

8.28 Was denken Sie über die Aufenthaltszeit im Kontrollbereich?

8.29 Was dürfen Sie in einem nuklearmedizinischen Labor tun: essen, trinken, rauchen oder sich schminken?

8.30 Unterscheiden Sie die Begriffe Sachkunde und Fachkunde.

8.31 Welche Untersuchungen sind mit einer höheren Strahlenbelastung für den Patienten verbunden: Durchleuchtungsuntersuchungen oder Röntgenaufnahmen?

8.32 Welche Regelungen gelten für Röntgenuntersuchungen in der Schwangerschaft?

8.33 Welches ist die Schwellendosis für Fruchtschädigungen?

8.34 In welcher Weise bestimmt die Aufnahmetechnik die Strahlenexposition bei Röntgenaufnahmen?

8.35 Was bewirkt die Filterung in der Röntgendiagnostik?

8.36 Wann ist die Strahlenexposition größer: bei analogen oder bei digitalen Aufnahmetechniken?

8.37 Was fällt Ihnen zum Gonadenschutz der Hoden und der Ovarien ein?

8.38 Was ist Durchlaßstrahlung?

8.39 Nennen Sie gebräuchliches Strahlenschutzzubehör für das Personal.

8.40 Gegen welche Strahlung richtet sich das Strahlenschutzzubehör?

8.41 Was ist der beste Strahlenschutz in der Nuklearmedizin?

8.42 Wie wirken sich in der Nuklearmedizin die kernphysikalischen Eigenschaften eines Radionuklids auf die Strahlenexposition des Patienten aus?

8.43 Gegen welche Strahlenwirkungen richtet sich der Strahlenschutz in der Strahlentherapie?

8.44 Welche Strahlenschutzmaßnahmen fallen Ihnen in der Radioonkologie ein?

8.45 Welche Möglichkeiten für Gonadenschutz gibt es in der Strahlentherapie?

8.46 Welche Art von Durchlaßstrahlung ist für das medizinische Personal von Bedeutung?

8.47 Welcher Bleigleichwert von »Bleischürzen« ist in der Weichstrahl- oder Hartstrahltherapie mit Röntgenanlagen vorgeschrieben?

8.48 Wie lange muß ein Bestrahlungsprotokoll nach Abschluß der Strahlenbehandlung aufbewahrt werden?

8.49 In welche Kategorie der beruflich strahlenexponierten Personen werden Ärzte und medizinisch-technische Röntgenassistenten in der Radioonkologie eingestuft?

8.50 Welche Art von Bleischürzen sind in der Brachytherapie vorgeschrieben?

Antworten

Antworten zu Kapitel 2 Strahlenphysik

Strahlenarten

2.1 Strahlung gleich welcher Art besteht aus Teilchen, entweder mit oder ohne Ruhemasse.

2.2 Korpuskularstrahlen bestehen aus Teilchen mit der Ruhemasse m_0, die die Lichtgeschwindigkeit nicht erreichen und deren Ladung ein ganzzahliges Vielfaches der Elementarladung e beider Vorzeichen sein kann. Photonenstrahlung (elektromagnetische Wellenstrahlung) besteht aus Teilchen ohne Ruhemasse und ohne Ladung. Sie breitet sich im Vakuum mit Lichtgeschwindigkeit aus.

2.3 Ionisierende Strahlung stört das Gleichgewicht der Ladungen zwischen Atomkern und Atomhülle durch Aufnahme oder Abgabe eines Elektrons.

2.4 Sowohl als auch.

2.5 Direkte Ionisation ist direkte Energieübertragung an die Materie durch Stöße. Indirekte Ionisation ist zunächst Wechselwirkung der Strahlung mit einem Atom; das dabei entstehende geladene Teilchen gibt seinerseits Energie an die Materie durch Stöße ab.

2.6 Röntgenstrahlung und Gamma-Strahlung. Sie unterscheiden sich durch die Art ihrer Entstehung und durch das Spektrum (Röntgenspektrum bei Röntgenstrahlen).

2.7 Die Ausbreitungsgeschwindigkeit von Photonenstrahlung beträgt immer 300 000 km/s im Vakuum. Sie ist das Produkt aus Wellenlänge und Frequenz.

2.8 Beta-Strahlung ist eine Elektronenstrahlung. Sie wird bei der Umwandlung von Atomkernen vom Kern ausgesandt und kann in der Röntgenröhre oder in Teilchenbeschleunigern künstlich erzeugt werden.

2.9 Sowohl als auch. (Merke: π-Mesonen können geladen und ungeladen sein.)

2.10 Keine. Vergewissern Sie sich der Gründe ($\rightarrow$ Kap. 3.4.3).

Wechselwirkung von Strahlung mit Materie

2.11 Die Ordnungszahl Z (= Kernladungszahl) gibt die Anzahl der Protonen eines Atomkerns an. Das Atomgewicht (= Massenzahl) entspricht etwa der Summe aus Protonen und Neutronen.

2.12 Ein Atom, das durch Kernladungszahl und Massenzahl eindeutig festgelegt ist.

2.13 Die Eigenschaft der Radioaktivität.

2.14 Die Isotope eines Elements haben eine unterschiedliche Neutronenzahl. Ionen entstehen durch eine Veränderung der Elektronenzahl.

2.15 Durch die Zahl der Protonen.

2.16 Absorption und Schwächung unterscheiden sich durch den Anteil an Streuung (Schwächung = Absorption + Streuung).

2.17 Bei Photoeffekt und Paarbildung handelt es sich um vollständige Energieabsorption. Beim Compton-Effekt tritt inelastische Streuung, d.h. Energieübertragung, auf.

2.18 In der Röntgendiagnostik Photoeffekt (Bedeutung der Ordnungszahl!), auch Compton-Effekt. In der Strahlentherapie Compton-Effekt und Paarbildungseffekt. Paarbildung auch bei PET in der Nuklearmedizin bedeutungsvoll.

2.19 Der Compton-Effekt mindert Kontrast und Bildgüte durch die Streustrahlung.

2.20 Vernichtungsstrahlung ist Photonenstrahlung (2 Photonen), die bei der Vereinigung eines Positron-Elektron-Paares (»Paarbildung«) frei wird. Sie besteht aus der kinetischen Energie beider Teilchen plus der Energie, die ihrer Ruhemasse entspricht (1,022 MeV). Es handelt sich um die Umwandlung von Materie in Energie. Die Paarvernichtung ist wichtig in der Hochvolt-Therapie und stellt die Grundlage für die Positronen-Emissions-Tomographie (PET) dar.

2.21 Photonenstrahlung: Schwächung, Absorption, Photoeffekt, Compton-Effekt, Paarbildungseffekt. Geladene Korpuskularstrahlung: Stoßbremsvermögen, Strahlungsbremsvermögen, elastische Streuung, inelastische Streuung.

2.22 Energieübertragung bzw. Ionisationsdichte pro Wegstrecke. Der LET von Protonen und Alpha-Teilchen ist um den Faktor 100 bis 1000 höher als bei Elektronen.

2.23 Korpuskularstrahlung oder Photonenstrahlung aus energiereichen Atomkernen infolge eines Mißverhältnisses zwischen der Protonen- und Neutronenzahl im Kern (Instabilität).

2.24 Das Becquerel ist definiert als ein radioaktiver Zerfall pro Sekunde. Weil das ein sehr theoretischer Wert ist, wird (unzulässigerweise) Radioaktivität oft immer noch in Curie angegeben. $1 \text{ Ci} = 3,7 \times 10^{10} \text{ Bq}$.

2.25 Zerfallendes Radionuklid, physikalische Halbwertszeit, biologische Halbwertszeit, effektive Halbwertszeit.

2.26 Übergang eines Radionuklids von einem instabilen Ausgangsniveau in einen metastabilen Zustand.

2.27 Physikalische, biologische und effektive Halbwertszeit. Der Zusammenhang ist:
$$1/\text{HWZ}_{\text{eff}} = 1/\text{HWZ}_{\text{ph}} + 1/\text{HWZ}_{\text{biol}}$$

2.28 Nuklearmedizinische Diagnostik: Gamma-Strahlung. Nuklearmedizinische Therapie: Beta- und Gamma-Strahlung.

2.29 Ein Zyklotron, das am Untersuchungsort sehr kurzlebige β^+-emittierende Radioisotope herstellen kann (z.B. ^{11}C, ^{13}N, ^{15}O).

2.30 Aus kerntechnischen Anlagen (Kernreaktor, Zyklotron) oder aus Generatorsystemen. Der flächendeckende Einsatz von Radionukliden wurde erst durch Generatorsysteme möglich.

2.31 Generatorsysteme erzeugen aus bestimmten Mutternukliden metastabile Tochternuklide, die mit physiologischer Kochsalzlösung aus einer Ionenaustauschersäule eluiert werden.

2.32 Die Erzeugung von Röntgenbremsstrahlung und von charakteristischer Röntgenstrahlung.

Erzeugung von Röntgenstrahlen

2.33 Röntgenbremsstrahlung entsteht aus der kinetischen Energie, die bei der Abbremsung eines Elektrons in der Nähe des positiv geladenen Atomkerns auftritt. Charakteristische Röntgenstrahlung entsteht beim »Herunterfallen« eines Elektrons aus einer höheren Schale in eine innere Schale. Da die Elektronenschalen der Atome unterschiedliche Abstände haben, entsteht für jedes Element eine charakteristische Röntgenstrahlung.

2.34 Beim Auftreffen von Gamma- und ultraharter Röntgenstrahlung auf Materie werden Sekundärelektronen unterschiedlicher Reichweite erzeugt, die sich überwiegend in Richtung der einfallenden Photonenstrahlung weiterbewegen. Der Ort der Energieabgabe (bestimmend für die Dosis) hängt von der Primärenergie ab. Mit zunehmender Energie und Eindringtiefe werden immer mehr Elektronen ausgelöst, womit sich das Dosismaximum tiefer ins Gewebe verlagert. Die Oberfläche wird dabei entlastet.

Dieser Aufbaueffekt ist nicht zu verwechseln mit dem Dosisaufbau, der bei Verwendung von Elektronenstrahlen auftritt. Auch hier baut sich die Dosis zu einem Maximum auf, dessen Lage ebenfalls von der Energie der einfallenden Primärelektronenstrahlung abhängig ist. Im Gegensatz zum Aufbaueffekt wird dabei jedoch nicht die Körperoberfläche entlastet, sondern im Gegenteil bei höheren Energien durch Rückstreuung stärker belastet.

2.35 Röntgenstrahler (Röntgenröhre + Schutzgehäuse), Stativ, Patientenlagerungsvorrichtung, Generator, Schaltgerät.

2.36 Die Verbindung von Röntgenröhre und Röntgenschutzgehäuse.

2.37 Der Kathodenstrom (Heizstrom) stellt die freien Elektronen zur Verfügung. Der Anodenstrom (Röhrenstrom) beschleunigt die Elektronen.

2.38 Die Röhrenspannung verändert das Energiespektrum der Röntgenstrahlung, ganz im Gegensatz zum Röhrenstrom, der dies nicht tut. Eine Verdopplung der Röhrenspannung verdoppelt die maximale Photonenenergie und vervierfacht die Strahlenmenge.

2.39 Nur 1%. 99% der Abbremsenergie der Elektronen werden als Wärme abgegeben.

2.40 Kühlung der Röntgenröhre, Drehanode, Verbundanode, Strichfokus und Doppelfokusröhre.

2.41 Mit der Verkleinerung des Fokus nimmt die Abbildungsschärfe zu, aber die thermische Belastbarkeit der Anode ab.

2.42 In einer Verbundanode besitzt die Wolfram-Rhenium-Legierung eine hohe Wärmestabilität. Das darunter angebrachte Graphit leitet die Wärme besonders gut ab (Temperatursenkung).

2.43 Das eingeblendete Strahlenfeld heißt Nutzstrahlenbündel.

2.44 Nur 1%. Den Rest blendet das Tiefenblendensystem aus (durch Eingrenzung des Strahlenaustritts und durch Abschirmung der extrafokalen Strahlung, die an der Röhrenwand und an extrafokalen Anodenteilen entsteht).

2.45 Sie mißt die Flächendosis in Gy $\times$ cm^2 als letzte Komponente des Röntgenstrahlers auf dem Wege des Nutzstrahlenbündels zum Patienten.

2.46 Monatlich.

2.47 Ein Röntgengenerator besteht aus einem Transformator und einem Gleichrichter.

2.48 Er regelt Röhrenspannung, Röhrenstrom und Schaltzeit.

2.49 Schwächung energiearmer Strahlung, die nichts zur Bildinformation beiträgt (= Aufhärtung).

2.50 Nach dem Abstandsquadratgesetz: In doppeltem Abstand reduziert sich die Dosis auf ein Viertel.

2.51 Streustrahlenraster halten die im Patienten entstehende Streustrahlung ab und verbessern dadurch die Abbildungsschärfe.

2.52 Als Halbwertsschichtdicke bezeichnet man die Schichtdicke eines Absorbers, der die Primärstrahlung auf die Hälfte reduziert.

Dosisbegriffe und Dosiseinheiten

2.53 Die Ionendosis. Sie wird in Coulomb pro Kilogramm (C/kg) angegeben, früher in Röntgen (R).

2.54 Die Energiedosis.

2.55 Die Äquivalentdosis ist das Produkt aus der Energiedosis (in Gy) und einem für die unterschiedlichen Strahlenarten charakteristischen Qualitätsfaktor q.

Die effektive Äquivalentdosis (H$_{eff}$) ist die Summe der Produkte sämtlicher Organdosen, jeweils multipliziert mit einem dimensionslosen Wichtungsfaktor W$_T$. Die Wichtungsfaktoren sind für die einzelnen Organe entsprechend ihrer unterschiedlichen Sensibilität für maligne Entartung festgelegt.

2.56 Der RBW-Faktor berücksichtigt die unterschiedliche biologische Wirksamkeit verschiedener Strahlenarten. Er wird experimentell bestimmt und ist die Grundlage für die Festlegung der q-Faktoren (s.o.). Ausgedrückt wird er durch das Verhältnis der Energiedosis der Standardstrahlung zur Energiedosis der interessierenden Strahlung.

2.57 Die Einfallsdosis wird an der Oberfläche eines Körpers im Elektronengleichgewicht »frei Luft« gemessen. In die Oberflächendosis geht zusätzlich die durch Streuung in der durchstrahlten Materie auftretende Dosis ein (Oberflächendosis = Einfallsdosis + Streuzusatzdosis).

2.58 Die Referenzdosis wird an einem Punkt (Referenzpunkt) angegeben; auf sie beziehen sich alle anderen Dosisangaben. Die Zielvolumendosis (= Herddosis = Minimaldosis) bezeichnet die Isodosenlinie, die mit den höchsten Dosiswerten von allen Isodosenlinien das Zielvolumen gerade noch umschließt. Die Zielvolumendosis wird vom Arzt bzw. Physiker festgelegt. Die Maximaldosis liegt an einem bestimmten Punkt im Zielvolumen und ist die höchste Dosis, die im bestrahlten Volumen auftritt.

2.59 Eine Isodosenlinie verbindet alle Punkte mit gleicher Dosis. Sie werden in Prozentwerten von der Referenzdosis angegeben.

2.60 Der Tiefendosisverlauf entlang der Achse des Nutzstrahlenbündels nimmt von der konventionellen Röntgenstrahlung über die Gamma-Strahlung des Telekobalt-Gerätes bis hin zur Linearbeschleuniger-Photonenstrahlung zu.
Das bedeutet, der Dosisabfall wird flacher, die in der Tiefe meßbare Dosis höher. Faustregel für den Tiefendosisverlauf von 200-kV-Röntgenstrahlung, Telekobaltstrahlung und 10-MV-Photonenstrahlung ist die »Fünferregel«: Die 50%-Isodose liegt ungefähr in 5 cm bzw. 10 cm bzw. 15 cm Gewebe-(Wasser-)Tiefe.

Antworten zu Kapitel 3 Strahlenbiologie

Strahlenchemie

3.1 Direkte Strahlenwirkung: Verschiedene Primärprozesse (Anregung, Ionisation, Kernstöße) schädigen direkt das Biomolekül. Energieabsorption und Strahlenwirkung erfolgen in derselben biologischen Struktur.
Indirekte Strahlenwirkung: Die Schäden am Makromolekül erfolgen indirekt über chemische Reaktionen mit Produkten der Wasserradiolyse. Energieabsorption und biologische Wirkung erfolgen in unterschiedlichen Molekülen.

3.2 Radikale sind Zwischenprodukte der Wasserradiolyse oder Zwischenprodukte von Biomolekülen, die chemisch sehr aktiv und im Gegensatz zu Ionen nicht geladen sind.

3.3 Die sogenannten Primärradikale sind $OH^\bullet$, $H^\bullet$ und e^-_{aq}.

3.4 Zwei Drittel der biologischen Wirkungen entstehen durch indirekte Strahlenwirkung.

3.5 Bei Anwesenheit von molekularem Sauerstoff bilden sich mehr Peroxide, denn molekularer Sauerstoff reagiert schnell mit den Produkten der Wasserradiolyse (indirekte Strahlenwirkung). So sind in Gegenwart von Sauerstoff alle Gewebe um den Faktor 2–3 strahlenempfindlicher als in Anoxie. Der Sauerstoffeffekt gilt für locker ionisierende Strahlung.

3.6 Höhere Temperatur erleichtert die Diffusion der Wasserradikale. Somit ist die indirekte Strahlenwirkung temperaturabhängiger als die direkte.

3.7 Mit steigendem linearen Energietransfer nimmt die Zahl der direkten Strahlenwirkungen zu, die Radikalausbeute dagegen ab (Rekombination der Radikale).

3.8 Der G-Wert bezeichnet die Zahl der Moleküle, Ionen und Radikale, die durch 100 eV einer Strahlung entstehen oder verändert werden.

Strahlenbiochemie

3.9 Einzelstrangbrüche, Doppelstrangbrüche, Basenschäden, Zerstörung von Wasserstoffbrücken, Vernetzungen innerhalb der DNA und mit anderen Molekülen und sogenannte Bulky Lesions.

3.10 Mit der Dosis nimmt die Zahl der Einzelstrangbrüche im Quadrat, die Zahl der Doppelstrangbrüche linear zu.

3.11 Die meisten Reparaturvorgänge sind nach zwei Stunden beendet, alle nach 6–8 Stunden.

3.12 Bulky Lesions sind irreparable Letalschäden, die durch lokale Mehrfachereignisse an der DNA entstehen: Strangbrüche + Basenschäden + Crosslinks (Vernetzungen).

3.13 Bleibende Veränderungen des genetischen Codes einer Zelle (somatische und Keimzellmutationen).

3.14 Sie unterscheiden sich überhaupt nicht.

3.15 0,02–2 Gy (Mittelwert: 0,6 Gy).

3.16 Genommutation: Änderung der Zahl der Chromosomen oder der Zahl ganzer Chromosomensätze. Punktmutation: strukturelle Änderungen der Gene (= Genmutationen).

3.17 Aneuploidie: Änderung der Chromosomenzahl = nicht ganzzahlige Vervielfachung oder Verminderung des Chromosomensatzes. Poliploidie: Änderung des Chromosomensatzes = ganzzahlige Vervielfachung des Chromosomensatzes.

3.18 DNA-Schädigung, Falschreparatur (misrepair), Translokation transposabler Elemente.

3.19 Xeroderma pigmentosum, Cockayne-Syndrom, Bloom-Syndrom, Ataxia teleangiectatica, Fanconi-Anämie.

3.20 Intrachromosomale Aberrationen: terminale Deletion, interstitielle Deletion, zentrischer Ring, azentrischer Ring, perizentrische Inversion.
Interchromosomale Aberrationen: dizentrisches Chromosom und azentrisches Fragment, symmetrischer Austausch.

3.21 Höherer LET erzeugt eine höhere Mutationsrate.

3.22 Zytogenetische Untersuchung der Lymphozyten in der Metaphase (Chromosomen-Aberrations-Analyse).

3.23 Mutationen an somatischen Zellen induzieren Onkogene, induzieren Genmutationen, die die Reparatur von Strahlenschäden verhindern, und induzieren bzw. aktivieren Protoonkogene; schließlich werden die so transformierten Zellen zu Tumorzellen prozessiert.

3.24 Ionisierende Strahlung kann im niedrigen Dosisbereich auch Zellfunktionen anregen.

3.25 Stochastische Effekte ereignen sich zufällig; die Wahrscheinlichkeit ihres Auftretens ist dosisabhängig, aber nicht der Schweregrad. Deterministische Effekte treten erst nach Überschreiten einer Schwellendosis auf; die Dosis bestimmt den Schweregrad der Effekte, aber nicht die Wahrscheinlichkeit ihres Auftretens.

Zelluläre Strahlenbiologie

3.26 Mit Mutationen, reproduktivem Tod, Interphasetod oder Erholung (u.U. nach Proliferationshemmung) oder keine Beeinträchtigung (unveränderte Teilung).

3.27 Reproduktiver Tod: Wegen Schäden am genetischen Material oder von Zellorganellen in der Interphase stirbt die Zelle nach ein oder mehreren Zellteilungen ab. Interphasetod: Die in der Interphase getroffene Zelle stirbt innerhalb weniger Stunden ab und erreicht die nächste Mitose nicht.

3.28 Das Reparaturvermögen geht mit steigender Dosis verloren.

3.29 D_q und n (sie charakterisieren die Schulter der Überlebenskurve).

3.30 D_0 (die lineare Steigung der Kurve).

3.31 Der α/β-Wert bezeichnet diejenige Dosis in Gray, bei der in halblogarithmischer Darstellung der Zellüberlebenskurve die Zellabtötung im linearen Teil ebenso groß ist wie im quadratischen Teil.

3.32 7–20 Gy.

3.33 Spätreagierendes Normalgewebe.

3.34 Gehirn, Rückenmark, Niere, Bindegewebe, Lunge.

3.35 Mitose und G_2-Phase.

3.36 1000 Einzelstrangbrüche, 50 Doppelstrangbrüche, 200 Basenschäden, 150 DNA-Vernetzungen und 450 Bulky Lesions.

3.37 Schnelle Reparatur: 12–20 Minuten, langsame Reparatur: 6–8 Stunden, interzelluläre Reparatur: Stunden bis Tage.

3.38 Unter Apoptose versteht man den programmierten Zelltod, z.B. wegen Alter oder irreparabler Schäden.

3.39 Potentiell letale Strahlenschäden sind, wie die subletalen Strahlenschäden, grundsätzlich heilbar, doch wird die Fähigkeit zur Reparatur durch das extrazelluläre Milieu beeinflußt.

3.40 Dieselbe Dosis, protrahiert oder fraktioniert verabreicht, hat eine geringere biologische Wirkung als eine konzentrierte Einzeitbestrahlung.

3.41 Praktisch keine mehr. Mit zunehmendem LET nimmt der Zeitfaktor an Bedeutung ab.

3.42 In den Bestrahlungspausen findet eine Erholung von subletalen Strahlenschäden statt. Zeichen ist die »Schulter« bei Zellinaktivierungskurven.

3.43 Der Fraktionierungsfaktor setzt die Dosis bei fraktionierter Bestrahlung mit derjenigen bei Einzeitbestrahlung in Beziehung. Er quantifiziert den Dosisunterschied zur Erzielung eines bestimmten Strahleneffektes.

3.44 Eine kurzfristig und konzentriert verabreichte Bestrahlung ist biologisch wirksamer als eine verdünnte Bestrahlung mit gleicher Dosis.

3.45 100–1000 cGy/h.

3.46 Der Sauerstoffverstärkungsfaktor quantifiziert das Phänomen des Sauerstoffeffektes. Er gibt an, welche Strahlendosis unter anaeroben Bedingungen erforderlich ist, um dieselbe Strahlenwirkung wie bei einer gegebenen Dosis unter aeroben Bedingungen zu erreichen.

3.47 Bei locker ionisierender Strahlung beträgt der OER 2–3, bei dicht ionisierender Strahlung ungefähr 0–1,5.

3.48 Mit zunehmendem LET nimmt die Bedeutung des Sauerstoffs immer mehr ab, der Sauerstoffverstärkungsfaktor wird immer kleiner.

3.49 Durch Abtötung euoxischer Zellen baut sich der Sauerstoffgradient von den Blutgefäßen zu den verbliebenen Zellen ab. Die Verminderung der Zellzahl hat eine relativ größere Blutgefäßdichte zur Folge; die abgetöteten Zellen spielen keine Rolle mehr.

3.50 Es wird angenommen, daß im hyperbaren Sauerstoffmilieu hypoxische Tumoren besser mit Sauerstoff versorgt und damit für Strahlung sensibilisiert werden. Da das Normalgewebe für gewöhnlich euoxisch ist, kommt es hier zu keiner weiteren Anhebung des Sauerstoffpartialdruckes und der Strahlensensibilität.
Unter Hypoxie wird im Normalgewebe der Sauerstoffpartialdruck herabgesetzt, jedoch nicht im Tumorgewebe. Damit könnten am Normalgewebe strahlenbedingte Nebenwirkungen vermindert werden.

3.51 Erholungsphänomene spielen bei Hoch-LET-Strahlung praktisch keine Rolle mehr. Die »Schulter« verschwindet.

3.52 Protrahierung und Fraktionierung sind bei Hoch-LET-Bestrahlung praktisch bedeutungslos.

3.53 Steigerung der Durchblutung, Freisetzung von Enzymen aus zerfallenden Leukozyten, Umschlag von Gewebsazidose in Gewebsalkalose, Aktivierung von Stoffwechselprozessen. Diese Wirkungen sind zum Teil hypothetischer Natur und Aufgabengebiet zukünftiger Forschung.

Biologische Grundlagen der Strahlentherapie von Tumoren

3.54 Das Verhältnis vom Strahleneffekt am Tumorgewebe zum Strahleneffekt am normalen Gewebe ergibt den Elektivitätsfaktor. Er ist ein Maß für die Beziehung zwischen Tumorzerstörung einerseits und der Toleranz des gesunden Gewebes andererseits. Er variiert je nach Tumorart und Patientensituation.

3.55 Die Dosierung sollte auf 85–95% Tumorkontrolle (nicht 100%) ausgerichtet sein, um die Rate an Spätschäden im Bereich von 5–10% zu halten. Gemeint ist also eine Dosis, die in der Lage ist, 85–95% der individuellen Tumoren einer histologischen Kategorie zu sterilisieren. Es handelt sich um einen statistische Wert.

3.56 Das Tumorwachstum verläuft meist als Gompertz-Kurve.

3.57 Zum einen proliferieren nicht alle Zellen gleichzeitig, zum anderen gehen bei größer werdenden Tumoren häufiger Zellen zugrunde und die nekrotischen Areale werden ausgedehnter.

3.58 Durch indirekte Testmethoden wie ^{3}H-Thymidin-Markierungsindex, S-Phase-Anteil, BUdR-Markierungsindex, Ki-67 und PCNA.

3.59 Die Tumorverdopplungszeit von malignen Lymphomen zu Adenokarzinomen verhält sich in etwa wie 1 : 3 (29 Tage gegenüber 83 Tagen).

3.60 Die Wachstumsfraktion von malignen Lymphomen zu Adenokarzinomen verhält sich in etwa wie 15 : 1 (90% gegenüber 6%).

3.61 Nach gegenwärtiger strahlenbiologischer Lehrmeinung: keine.

3.62 Nein.

3.63 Die Strahlensensibilität nimmt ab. Eine eigentliche Radioresistenz ist aber nicht bekannt.

3.64 Tumorgröße, Anteil hypoxischer Zellen bzw. Tumorpartien, intrinsische Strahlenresistenz. Patientenbezogene Faktoren, wie Allgemeinzustand, Alter etc. bedingen indirekt Strahlenresistenz, da sie die Applikation einer tumoriziden Strahlendosis erschweren oder unmöglich machen können.

3.65 Auf gutem Reparaturvermögen der Tumorzellen, auf hoher Proliferationsaktivität des Tumors und auf einem hohen Anteil von Tumorzellen in strahlenresistenten Zyklusphasen.

3.66 Die Strahlenempfindlichkeit einer Zelle bzw. eines Gewebes nimmt mit steigender Proliferationsrate zu und mit höherer Ausdifferenzierung ab. Unreife Gewebe sind demnach strahlensensibler als ausdifferenzierte.

3.67 Sie beeinträchtigen die Strahlensensibilität durch Fixierung der Zellen in der strahlenresistenten G_0-Phase.

3.68 Repair, Repopulierung, Redistribution und fehlende Reoxigenierung.

3.69 Repopulierung bedeutet angeregtes Tumorwachstum , wobei sich die Zellen rascher teilen, auch sonst ruhende Zellen. Ein Tumor kann also u.U. in Bestrahlungspausen weiterwachsen (auch zwischen den täglichen Bestrahlungsfraktionen). Diese klinische Strahlenresistenz führt dazu, daß zur Tumorzerstörung eine höhere Dosis benötigt wird.

3.70 Wenn keine Reoxigenierung von Tumorzellen stattfindet, besteht geringere Strahlensensibilität auf dünn ionisierende Strahlung (Sauerstoffeffekt!).

3.71 5–6 mal wöchentlich 1,8–2,0 Gy. Die Wochendosis beträgt also 9–10 Gy.

3.72 Hyperfraktionierung: Unterteilung der täglichen Fraktion von 1,8–2,0 Gy in zwei oder drei tägliche Fraktionen mit jeweils sechs Stunden Unterbrechung. Akzelerierte Fraktionierung: Erhöhung der täglichen Bestrahlungsdosis, entweder durch Erhöhung der Einzeldosen oder durch mehrfach tägliche Bestrahlung, z.B. mit 1,5–1,8 Gy.

3.73 Bei gleicher Enddosis verschlechtern eine lange Behandlungsdauer oder Bestrahlungspausen die Tumorkontrolle. Eine akzelerierte Bestrahlung verbessert sie unter Umständen.

3.74 2 Gy.

3.75 40,5–42 °C.

3.76 Steigerung der Blutzirkulation im gesunden Gewebe und in den großen Blutgefäßen; Senkung der Mikrozirkulation in großen Tumoren (Folge: Wärmestau), Senkung des Gewebe-pH (Azidose), Hemmung der DNA- und Proteinsynthese in der Zelle, Schädigung von Kern- und Zellmembranen, Strahlensensibilisierung der sonst resistenten S-Phase im Intermitosezyklus.

3.77 Mindestens 30 Minuten, besser: 45 Minuten, am besten bei 41,5–42,5 °C

3.78 Strahlensensibilisierende Substanzen im engeren Sinn steigern die biologische Wirkung ionisierender Strahlung, haben aber allein keinen toxischen Effekt.

3.79 Additive Strahleneffekte: Addition der Einzelwirkungen von Strahlen und anderen Agenzien. Strahlensensibilisierung: Die Gesamtwirkung ist größer als die Summe der Einzeleffekte (supraadditiv).

3.80 Die simultane Radiochemotherapie.

3.81 Addition der Wirkungen am Tumor, Spreizung der Toxizität an den Normalgeweben.

3.82 Sie bietet die biologischen Vorteile der Hoch-LET-Strahlung: praktisch keine intra- und extrazelluläre Erholung im Tumor (keine »Schulter«), Zeitfaktor bedeutungslos, Sauerstoffeffekt niedrig bis fehlend, Zellzyklusphasen ohne Einfluß auf die Strahlensensibilität, hoher RBW-Faktor, geringere Strahlenresistenzprobleme. Nachteil: hohe Nebenwirkungsrate durch stark beeinträchtigte bzw. fehlende Erholungsvorgänge am Normalgewebe. Praktische klinische Anwendung: bei tiefliegenden Tumoren nur als umschriebene Dosisaufsättigung.

3.83 Negative Pi-Mesonen dringen unter geringer Energieabgabe in den Körper ein; der Ort der maximalen Energieabgabe kann auf ein vorher genau festgelegtes Volumen beschränkt werden. Sie geben also im durchstrahlten Normalgewebe eine Strahlung mit niedrigem LET, im Zielgebiet des Tumors eine Strahlung mit hohem LET ab.

Bei der Protonentherapie kann die Energie noch exakter auf ein genau vorherbestimmtes Volumen deponiert werden. Dabei handelt es sich um eine Strahlung mit einer RBW, die etwa derjenigen von dünn ionisierender Strahlung entspricht.

Antworten zu Kapitel 4 Strahlenpathologie

Einführung – Genetische und terratogene Strahlenfolgen

4.1 Externe Exposition (natürliche kosmische und terrestrische Strahlung, künstliche Strahlenquellen, Reaktorunfälle, Kernwaffenversuche etc.), Inhalation (von natürlicher Radioaktivität und nach Strahlenunfällen), Ingestion (von natürlicher Radioaktivität und von langlebigen Radioisotopen nach Strahlenunfällen oder Kernwaffenversuchen).

4.2 Statistisch entfallen 2,4 mSv auf die natürliche Strahlenexposition (60%) und 1,6 mSv auf die künstliche Strahlenexposition (40%) pro Jahr, wobei die Medizin mit 1,5 mSv den weitaus überwiegenden Teil ausmacht.

4.3 Keine. Sie werden vermutet, spielen tatsächlich wohl auch nur eine untergeordnete Rolle.

4.4 Auf Untersuchungen an der Fruchtfliege Drosophila; die Daten von Überlebenden aus Hiroshima und Nagasaki ergaben keine Hinweise.

4.5 Nein: Nach 0,05 Gy Schwellendosis während der Blastogenese sind Todesfälle des Embryos möglich, wo nicht, entwickelt er sich normal weiter (Alles-oder-nichts-Gesetz). Während der Organogenese gelten < 0,05 Gy als unbedenklich, bei 1 Gy besteht ein 50%iges Risiko für Fehlbildungen. Die Fetogenese ist für Mißbildungen verhältnismäßig resistent mit Ausnahme der Hirnentwicklung. Ein Risiko für Tumorinduktion wird während der ganzen Schwangerschaft vermutet.

4.6 Bis zur 25. Schwangerschaftswoche.

Somatische Strahlenfolgen

4.7 Die Kanzerogenese (Krebsinduktion).

4.8 Deterministische (nicht stochastische) Strahlenwirkungen.

4.9 Der Risikokoeffizient beträgt $5\% \times \text{Sv}^{-1}$. Wenn also 1 Mill. Einwohner eine Ganzkörperexposition von 0,01 Sv erhalten, werden 500 zusätzliche Krebstodesfälle auftreten. Das sind 0,2% des natürlichen Risikos, an Krebs zu erkranken.

4.10 Magen, Lunge, Dickdarm, weibliche Brust, Knochenmark.

4.11 Akute und chronische myeloische Leukämie, keine chronisch lymphatische Leukämie; Latenzzeit: 2 bis 25 Jahre.

4.12 Nein, vermutlich infolge der dabei wirksamen sehr hohen Strahlendosis.

4.13 Unter 1% und dann vermutlich bei niedrig dosierter Bestrahlung häufiger als nach hochdosierten Tumorbestrahlungen.

4.14 Sehen Sie sich noch einmal Tabelle 4.4 an: Die Strahlenexposition durch eine Magen-Darm-Passage bzw. ein Skelettszintigramm beträgt etwa 3 mSv und verkürzt die Lebenserwartung rein rechnerisch um 1 Tag.

4.15 Akute und chronische Strahlenfolgen, die nach Überschreiten einer Schwellendosis auftreten.

4.16 Embryonale/fetale Zellen, Interphase-Gonozyten, primäre Oozyten, Lymphozyten, determinierte hämatopoetische Stammzellen, Stammzellen des Dünndarmepithels.

4.17 Schwellendosis bei deterministischen Strahlenfolgen: Bei 5% der bestrahlten Individuen/Organe/Zellen tritt innerhalb von 5 Jahren ein Strahlenschaden auf.

4.18 0,2 Gy (Gonozyten/Spermatogonien), 1,5–3 Gy (Dünndarmepithel) bzw. 3–5 Gy (Linsenepithel).

4.19 Stammzellen, kleine und mittlere Arterien, Fibroblasten.

4.20 Hohe Einzeldosen (> 2 Gy) verstärken die Strahlenspätfolgen. Die Gesamtbehandlungszeit bestimmt die akuten Strahlenfolgen stärker als die chronischen: Eine kurze Behandlungszeit bei gleicher Enddosis bewirkt eine stärkere Akutreaktion.

4.21 Die sogenannte Strahlenkrankheit, die nach Bestrahlung großer Körperabschnitte (> 30% des Körpervolumens mit mehr als 1 Gy) auftritt. Krankheitsverlauf (hämatopoetisches, gastrointestinales und zentralnervöses Syndrom) und Überlebenschancen hängen von der Höhe der Ganzkörperdosis ab.

4.22 Am 26. April 1986: Reaktorkatastrophe in Tschernobyl.

4.23 LD5/5 (Schwellendosis) = 1 Gy, LD50/30 (mittlere Letaldosis) = 4 Gy.

4.24 15%.

4.25 Unter 76 000 nachbeobachteten Personen wären statistisch 122 Leukämien und 5474 solide Tumoren zu erwarten gewesen. Tatsächlich traten nach der Atombomben-Katastrophe (bis 1985) 202 Leukämien (+ 80) und 5734 Karzinome und Sarkome (+ 260) auf, d.h. 340 zusätzliche Tumorerkrankungen.

4.26 Chronisch lymphatische Leukämien, Osteosarkome, Infertilität, beschleunigtes Altern; bei Kindern strahlenexponierter Eltern traten genetische Defekte, chromosomale Aberra-

tionen, Malignome und frühzeitige Todesfälle nicht vermehrt auf.

Spezielle Organtoxizität

4.27 Gewebe mit strahlensensiblen Stammzellen und Endzellen (lymphatisches System), Gewebe mit sensiblen Stammzellen und relativ unempfindlichen Endzellen (Hoden und Knochenmark), Zellsysteme mit kurzlebigen Endzellen (Dünndarmepithel), Systeme, die sich nicht erneuern können (Oozyten im reifen Ovar).

4.28 Die Knochenmarkstammzellen und die mittelgroßen Lymphozyten.

4.29 Nach 4 bis 6 Tagen an den Granulozyten.

4.30 Erythem, Schuppung, Epilation, Trockenheit, später feuchte Epitheliolyse, Blutungen und Nekrosen.

4.31 Typischer dreiphasiger Verlauf des Hauterythems: Früherythem nach 1–4 Tagen, Mitelerythem nach 8–22 Tagen, Spät-/Haupterythem nach 24–50 Tagen.

4.32 Hyperpigmentierung oder Depigmentierung, Dauerepilation, Hautatrophie, Teleangiektasien, subkutane Fibrose, Ulzera und Narben.

4.33 An den Schleimhäuten im Mund-Hals-Bereich und im Magen-Darm-Trakt (dort für gewöhnlich als Ösophagitis, Gastritis, Enteritis, Kolitis oder Proktitis bezeichnet).

4.34 Als Spätfolge von irreversiblen Speicheldrüsenschäden und Schleimhautatrophie: durch Mundtrockenheit, veränderte Speichelzusammensetzung, Zahnfleischretraktion und Keimbesiedelung.

4.35 Auf ausreichende Zufuhr von Flüssigkeit, Mineralien und bestimmten Vitaminen (Vitamin A, B_1, B_2, B_{12}, D, K).

4.36 Strahlennpneumopathie: Akutreaktion, zum Teil rückbildungsfähig. Strahlenfibrose: irreparabler Endzustand.
Angriffspunkt sind die Pneumozyten 2. Ordnung (Stammzellen für die Pneumozyten 1. Ordung), die Kapillarendothelien und die Interalveolarsepten. Bei der Strahlenpneumopathie nimmt die Zahl der Pneumozyten 1. Ordnung, der Surfactant-Faktor und die Oberflächenspannung der Alveolen ab; die Alveolen kollabieren, es kommt zu Ödem- und Eiweißexsudation. Die chronische Strahlenpneumopathie/Lungenfibrose führt zu einer Fibrose der Interalveolarsepten, einer Degeneration des Alveolarepithels und chronischen Gefäßschäden.

4.37 Die Pneumozyten 2. Ordnung.

4.38 Proteinurie, Zylindrurie, Polyurie, Isostenurie und Hypertonie. 20–24 Gy in Einzelfraktionen von 2 Gy.

4.39 Die Unterschiede bestehen hinsichtlich des empfindlichsten Fertilitätsstadiums, bezüglich des Zusammenhangs von Sensibilität und Lebensalter, der Nachproduktion von Keimzellen und hinsichtlich der Strahlenempfindlichkeit der Hormonbildung. Die Schwellendosen sind sehr unterschiedlich, auch die Fraktionierung zeigt unterschiedliche Effekte an Hoden und Ovar. (Sehen Sie sich die Tabelle 4.11 noch einmal genau an.)

4.40 Hoden: Sertoli-Zellen und Leydig-Zellen.

4.41 20 Gy bei Frauen ab 40 Jahren, 20–30 Gy bei jungen Frauen, mit 2 Gy Fraktionsdosis.

4.42 Herzkranzgefäße, Myokard, Reizleitungssystem, Perikard.

4.43 Endothelschaden, Intimafibrose, Wandsklerose und Fibrose der Adventitia.

4.44 Akute Frühphase, frühe Spätreaktion und späte Spätreaktion.

4.45 Hauptsächlich Gefäßschäden, vermutlich auch direkte Schäden an den Gliazellen.

4.46 Leukoenzephalopathie (Gehirn) und Lhermitte-Zeichen (Rückenmark).

4.47 Kleine Einzeldosen pro Fraktion, Pausen von zumindest 6 Stunden zwischen den einzelnen Fraktionen, Begrenzung des Bestrahlungsvolumens, Vermeidung hoher Strahlendosen außerhalb des Zielvolumens.

4.48 Strahlenkonjunktivitis, Strahlenkeratitis, Strahlenkatarakt, Strahlenretinopatie und Glaskörperschrumpfung.

4.49 Nach Bestrahlung des wachsenden Knochens: Minderwuchs, Verkrümmungen (z. B. der Wirbelsäule). Nach Bestrahlung des adulten Knochens: selten, nach sehr hoher Strahlendosis durch Gefäßschäden Osteoradionekrosen.

Antworten zu Kapitel 5.1 Röntgendiagnostik – Gerätekunde

5.1 Hohe Ordnungszahlen (Knochen) und energetisch niedrige, weiche Strahlung begünstigen den Photoeffekt.
Hauptnachteil: Durch den Photoeffekt wird niedrigenergetische, »weiche« Strahlung zu einem großen Anteil im Körper absorbiert (nicht gerade erwünscht!).

5.2 Niedrige Ordnungszahlen der durchstrahlten Gewebe (z.B. Lunge) und harte Strahlung begünstigen den Comptoneffekt.
Vorteil: Es wird relativ wenig »harte« Strahlung im Körper absorbiert. Nachteil: Streustrahlung!

5.3 Das Verhältnis der Lamellenhöhe zum Lamellenabstand wird als Schachtverhältnis bezeichnet. Sie können doch ein Raster erklären?

5.4 Der Compton-Effekt bewirkt eine Richtungsänderung der Strahlung im Körper.

5.5 Die Streustrahlung schwärzt den Film an einer Stelle, die sonst frei geblieben wäre. Damit mindert sie Schärfe und Kontrast der Abbildung.

5.6 Bei Untersuchungen von Organen, die hohe Unterschiede in der Ordnungszahl (Knochen, Kontrastmitteluntersuchungen) aufweisen, müssen Strahlen mittlerer Energie verwendet werden.

5.7 Bei großen Dichtesprüngen (Lunge) empfiehlt sich die Verwendung harter energiereicher Strahlung. Die Schwächung durch den Compton-Effekt ist in erster Linie von der Dichte des Absorbers und weniger von der Ordnungszahl abhängig.

5.8 Die Strahleneintrittsdosis vermindert sich in doppeltem Abstand auf ein Viertel des Ausgangswertes.

5.9 Weiche Strahlung, die mit einer relativ hohen Dosis erkauft wird (nur in der Mamma, sehr kurze Reichweite; seit 1. 1. 95 strengere gesetzliche Auflagen mit dem Ziel die Dosis bei standardisierter Qualität zu reduzieren).

5.10 Hartstrahltechnik mit relativ niedriger Dosis.

5.11 Die Automatik soll die Belichtung ohne individuelle Einflüsse optimieren. Wirkungsprinzip: Ionisationskammern befinden sich vor der Filmkassette im Kassettenfach zwischen Streustrahlenraster und Film. Ist die entsprechende Dosis erreicht, unterbricht die Belichtungsautomatik die Hochspannungszufuhr des Generators zur Röhre und schaltet somit die Röntgenstrahlung ab.

5.12 Bei fehleingestellten Aufnahmen bekommt die Ionisationskammer der Belichtungsautomatik unter Umständen nicht die durch den Patienten reduzierte, sondern die volle Dosis ab (so dick ist auch die dickste Ambulanzluft nicht, um Strahlung zu schwächen). Dadurch schaltet die Automatik zu früh ab, ein unterbelichtetes Bild resultiert. Sie reden ein ernstes Wort mit der MTRA, die Aufnahme wird wiederholt, Sie helfen bei der Einstellung der Aufnahme (vielleicht ist der Patient zu krank oder zu betrunken, um zu stehen?).

5.13 Ablenkspulen fokussieren in der Vakuumröhre elektronenoptisch die Strahlung. Die so fokussierten und beschleunigten Elektronen treffen auf einen Leuchtschirm, dessen Bild die Video-Kamera aufnimmt.

5.14 Eine Folie absorbiert die Röntgenstrahlung (nicht mit Verstärkungsfolien verwechseln!). Ihre Phosphoratome speichern einen Teil der durch ionisierende Röntgenstrahlung zugeführten Energie. Durch Laserlicht gehen die angeregten Phosphoratome in ihren Grundzustand über und emittieren dabei ihrerseits (blaues) Licht, das quantitativ elektronisch registriert wird.

5.15 Durchleuchtung (zum Teil), Ultraschall, DSA, CT, MRT, digitale Lumineszenzradiographie.

5.16 In Folien sind Leuchtstoffe eingearbeitet, die in der Regel von beiden Seiten dem Film anliegen, sie heißen Verstärkungsfolien. Wirkungsprinzip der Verstärkungsfolien: Sie belichten in wesentlich stärkerem Ausmaß den Film als die ionisierende Strahlung allein.

5.17 PACS (gesprochen: pax): im Text nicht erwähnt, weil nicht examensrelevant, aber Teil der Allgemeinbildung = picture archiving & communication system. Lägen alle Bilder (auch der Nuklearmedizin, Endoskopie etc.) in digitaler Form vor (→ Frage 5.15), wäre es denkbar, auf Filmarchive zu verzichten und Röntgenbilder könnten nie mehr »verloren« gehen. Eine ganze Generation von PJ-Studenten wäre neu zu motivieren! Im Augenblick warten wir auf eine Lösung, die die erforderlichen riesigen Speicherplätze kostengünstig bereitstellt (Grenzen → Kap. 5.1.5).

5.18 Seltene-Erden-Folien (Gadolinium-, Lanthan-, Barium-, Yttrium-Verbindungen) haben eine bessere Verstärkungswirkung als herkömliche Folien und werden bevorzugt als Verstärkungsfolien in der Röntgendiagnostik eingesetzt.

5.19 Zur diagnostischen Röntgeneinrichtung gehören der Strahler, der Generator und das Untersuchungsgerät.

5.20 Zum Generator.

5.21 Die für den Betrieb der Röntgenröhre erforderliche Hochspannung.

5.22 Ein Röntgenaufnahmeplatz mit integriertem Streustrahlenraster wird vorwiegend für Skelettaufnahmen (z.B. in Ambulanzen) eingesetzt.

5.23 Rasterkassetten werden bei transportablen Röntgenaufnahmen (z.B. Thoraxaufnahme im Liegen bei Patienten auf Intensivstationen etc.) eingesetzt. Ist der Patient nicht transportabel (z.B. mechanisch assistierte Beatmung), muß das »Röntgen« zum Patient. Da auf Intensivstationen kein Rastergerät bereitgestellt werden kann (müßte in jedes Bett integriert werden), ist es einfacher, einen Kompromiß einzugehen, d.h. ein Raster wird in die Aufnahmekassette eingebaut.

5.24 »Routine«-Thoraxaufnahme im Stehen (p.a./seitlich), Abdomenaufnahme im Stehen und lateraler Dekubitus.

5.25 Das Durchleuchtungsgerät besteht aus Strahler, Generator und Untersuchungsgerät.

5.26 Das ist eine Tomographie. Je kleiner der Schichtwinkel, um so dicker ist die Schicht. Der Schichtwinkel ist bei der Zonographie besonders klein. Fertigen Sie die einschlägige Skizze aus dem Gedächtnis an und zeichnen Sie je einen großen und einen kleinen Schichtwinkel ein. Je näher der Schichtwinkel gleich Null, desto geringer wird der Schichteffekt sein: Zonographie!

5.27 • Skelett: Trauma, komplizierter Frakturverlauf, Knochenentzündung;
• Lunge (relativ): Hilus, Differentialdiagnose von Lymphomen und Gefäßen;
• periphere einzelne Herde: Differentialdiagnose von Tumoren und Entzündungen.

5.28 Die Computertomographie.

5.29 Bei der Digitalen Subtraktionsangiographie wird eine sogenannte Maske (Leerbild) erstellt, dann erfolgt die Subtraktion des Gefäßfüllungsbildes von der Maske. Nur die kontrastgefüllten Gefäße kommen überlagerungsfrei zur Darstellung. Bei der DSA wird die Subtraktion von Computern übernommen.

5.30 Natürlich bei der venösen DSA, da das venös injizierte Kontrastmittel über die lange Kreislaufstrecke verdünnt wird. Der Verdünnungseffekt muß durch ein größeres Volumen ausgeglichen werden.

5.31 Eine Durchleuchtungseinheit, die auf einem großen »C« montiert ist um in beliebigen Ebenen zu durchleuchten. Angewendet wird es hauptsächlich als transportables Gerät bei der Frakturreposition, im Operationssaal zur intraoperativen Befundkontrolle (z.B. Gallensteine, korrekter Sitz bei Metallosteosynthese etc.) und natürlich in der Angiographie (zwingend für Angiographie der koronaren und supraaortalen Gefäße).

5.32 Notwendig bei der Becken/Bein-Arteriographie: Der Untersuchungstisch wird mit derselben Geschwindigkeit nach proximal verschoben (in 4 bis 5 Einzelschritten) mit der der Kontrastmittelbolus (ca. 60 bis 80 ml) mit dem Blutstrom nach distal transportiert wird.

5.33 Herr Hounsfield hat übrigens nichts mit »hound« (z.B. »of Baskerville«) zu tun. Erster Fixpunkt: Dichtewert von Wasser (= 0 HE, Hounsfield-Einheiten), zweiter Fixpunkt: Dichtewert von Luft (= minus 1000 HE).

5.34 Die Linsendosis ist bei mento-oczipitalem höher als bei oczipito-mentalem Strahlengang und in jedem Fall höher als in der CT. In der CT liegt die Dosis pro Schnitt bei etwa 5 bis 10 mGy. Die Streustrahlung ist in der Computertomographie außerdem wesentlich geringer als in der konventionellen Röntgendiagnostik. Bei korrekter Einstellung (koronare Schnittführung durch entsprechende Lagerung) läßt sich die Linsendosis so verringern, daß die mögliche Kataraktgefahr auch bei Wiederholungsuntersuchungen eher theoretisch bleibt.

Merke: Sprechen Sie eher von Strahlendosis als Strahlenbelastung, das ist weniger subjektiv! Strahlenkatarakt ist bei Radiologen allerdings mehr als eine theoretische Möglichkeit. Schutz: Bleibrille!

5.35 Es ist ein System von Detektoren, das aus mit Xenon unter hohem Druck gefüllten Ionisationskammern oder aus Halbleiterdetektoren besteht. Dort werden ionisierende Strahlen registriert und an einen Rechner weitergeleitet.

Das System umfaßt bei Geräten der dritten Generation 200–1000 Detektoren. Die Scanner der vierten Generation arbeiten mit einem Ring von 600–3000 Szintillationsdetektoren.

5.36 Die »high resolution CT« (hochauflösende CT) arbeitet mit einer Schichtdicke von 1–2 mm.

5.37 Ein Pixel ist ein »zweidimensionales« Bildelement. Es ist durch **drei** Werte charakterisiert:
- die Position auf der x-Achse
- die Position auf der y-Achse
- den zugehörigen **Grauwert** (entsprechend der Schwächung der Strahlung im menschlichen Körper).

5.38 Ein Voxel ist ein »dreidimensionales« Volumenelement als Analogon zum Pixel. Ein Voxel wird durch **vier** Werte definiert (einer mehr als bei Pixel, entsprechend der **Schichtposition** z-Achse).

5.39 Beispiel einer Fettleber in der CT:
a) Wichtig ist, daß hier kein Kontrastmittel gegeben wurde und die Gefäße, die normalerweise hypodens erscheinen, vor dem Hintergrund der niedrigen HE-Werte des Fettes relativ hyperdens erscheinen.
b)/c) ROI = region of interest. Beachte die ROI 1 mit 13,3 in der Leber und ROI 2 mit 54 in der Milz (→ vergleiche Normalwerte). Die Dichte von 13 entspricht zwar nicht der des Fettes, aber sie ist viel zu niedrig für die Leber. Wir messen also hier Leberparenchym, dessen Dichte durch einen hohen Fettanteil erniedrigt ist.

Merke: Fettleber als Folge von Toxinen (z.B. Alkohol) kann natürlich auch nach Chemotherapie auftreten, tun sie ihren Patienten also nicht unrecht!

5.40 Hörbarer Schall: 6–20 000 Hz
Ultraschall: > 2000 Hz
Hyperschall: > 10 000 000 000 Hz
Diagnostischer Ultraschall: 1–15 MHz (Frequenzbereich ohne biologische Nebenwirkungen).

5.41 Um die jeweils erforderliche Eindringtiefe zu erreichen, werden verschiedene Schallköpfe benötigt:
- Hals: 7 MHz
- Mamma: 5 MHz (linear)
- Abdomen: 3,5 MHz.

5.42 Der Dopplereffekt beschreibt die Frequenzänderung, die ein reflektierter Schallstrahl an einer Grenzfläche (hier einem Erythrozyten) erfährt, wenn diese eine Relativbewegung zur Schallquelle ausführt. Dadurch läßt sich ihre Geschwindigkeit bestimmen: Prinzip der Flußmessung.

5.43 Die Farbduplexsonographie stellt eine Kombination zwischen B-Bild und Doppler-Ultraschall dar. Bei dieser Untersuchungstechnik wird dem B-Bild eine farbliche Kodierung der Flußrichtung und -geschwindigkeit in Gefäßen hinzugefügt.

5.44 Für die Kernspintomographie eignen sich Kerne mit ungerader Anzahl von Nukleonen: Wasserstoff (^{1}H), Kohlenstoff (^{13}C), Sauerstoff (^{17}O), Fluor (^{19}F), Natrium (^{23}Na), Phosphor (^{31}P).
Wasserstoff ist für die Bildgebung am besten geeignet, da er im Organismus am häufigsten vorkommt.

5.45 Impulse, die mit einer Frequenz von 42 MHz auf Protonen einwirken (d.h. mit deren Eigenfrequenz), lösen das Phänomen der Resonanz aus (wie Gläser klirren). Die Protonen senden dann ihrerseits registrierbare Schwingungen aus: Prinzip der Bilderzeugung.

5.46 Der Faktor beträgt etwa 10 000 (Magnetfeld zu Erdmagnetfeld).

5.47 Hochfrequenzimpulse werden über eine Sendespule in das Untersuchungsobjekt eingestrahlt. Die Protonen im Körper werden dadurch »angeregt«.

5.48 Gradientenspulen ändern das lokale Magnetfeld und sind für die Ortskodierung wichtig.

5.49 Radiowellen führen bei der MRT zum Bildaufbau. Nach ihrer Verstärkung, Speicherung und Rückrechnung (der den Signalen aufgeprägten Ortskodierung) wird das Bild aufgebaut.

5.50 Flüssiges Helium wird benötigt, um den Magneten bis nahe an den absoluten Nullpunkt heran abzukühlen. Nur so ist die sogenannte Supraleitung möglich.

5.51 Verwendung als Sende- und Empfangsspule (z.B. Kopfspule, Mammaspule, Kniegelenksspule, Oberflächenspulen etc.).

5.52 T1: longitudinale Relaxationszeit oder Spin-Spin-Relaxion, Bereich ca. 500 msec.

5.53 T2: transversale Relaxationszeit, auch Spin-Gitter-Relaxation (das »Gitter« stellt dabei die »chemische Umgebung« der Protonen dar), Bereich ca. 40–50 msec.

5.54 Ca. 42 Millionen Umdrehungen pro Sekunde, d.h. 42,5 MHz/T.

5.55 Die Zeitkonstante T1 ist gewebeabhängig. Sie ist z.B. bei Fett sehr viel kürzer als bei Wasser.

5.56 T1 und T2 nehmen mit zunehmendem Wassergehalt zu.

Antworten zu Kapitel 5.2 Röntgendiagnostik – Methodik

Nativdiagnostik – Skelett

5.57 Der Knochen hat bei schnell wachsenden Prozessen (beginnende Osteomyelitis, maligner Primär- oder Sekundärtumor) keine Zeit zu reagieren, so daß in der Umgebung der Raumforderung ein Sklerosesaum ganz oder stellenweise fehlt.

5.58 Kallus, langsam wachsender Tumor, torpide (schleichend) verlaufende Osteomyelitis, Pseudarthrose, Arthrose, osteoblastische Metastasen, gemischte plastisch/lytische Metastasen, manche primäre Knochentumoren.

5.59 **a)** Ein entzündlicher Gelenkprozeß, vermittelt durch den mit Synovia ausgekleideten Gelenkraum.
b) Usuren finden sich diesseits und jenseits des Gelenkspaltes (wie Erosionen, nur tiefer), sichtbar als Konturdefekte der Kortikalis (meist halbrund).
c) Röntgensymptom für rheumatische Gelenkerkrankungen (am häufigsten) und bakterielle Entzündungen (z.B. Hüftgelenksempyem oder Spondylodiszitis).

5.60 Wirbelsäule, Kalkaneus (z.B. Gerüststurz, Einbrecher, in Bayern Fensterln), auch am Schädel (z.B. Bierkrug). Merke am Schädel: Imprimat muß erkannt und gehoben werden!

5.61 Bei chronischer Steigerung des Drucks durch einen Tumor kommt es zu einer Ausweitung der Sella (z.B. Hypophysenadenom). Merke jedoch: CT mit gut sitzendem Kontrastmittelbolus ist für diese Diagnose zuverlässiger (dasselbe gilt für MR und paramagnetische Substanzen)!

5.62 Die mittlere Säule muß intakt sein.

5.63 Das Nebeneinander von:
- entzündlich bedingten, floriden Usuren,
- girlandenförmigen Pseudoerweiterungen,
- Sklerosierungen an den Ileosakralfugen und
- knöchernen Brückenbildungen (Ankylosierung).

Das verwendete Synonym ist: Spondylitis ankylosans.

5.64 Die Diagnose lautet: Radiusgrünholzfraktur, keine Osteolyse, normale Wachstumsfuge. Beachte die wulstförmige Verwerfung der Kortikalis ca. 2 cm proximal des Handgelenkspaltes und die minimale Achsabweichung nach ulnar. Da der Periostschlauch beim Kind noch sehr dick ist, werden Frakturen der Kortikalis durch das Periost »geschient«, so daß der Bruch nur durch einen Knick oder einen Wulst und nicht durch größere Verschiebungen oder Aufhellungen auffällt (wie ein Knick bei einem jungen Asttrieb = Grünholz).

5.65 Synonym für Spontanfraktur: inadäquates Trauma mit Knochenfraktur; kommt vor bei Osteoporose, Osteomalazie, Osteogenesis imperfecta, osteolytischen und osteoblastischen Metastasen, primären Knochentumoren (benigne, maligne), Osteomyelitiden und allen anderen Erkrankungen, die zu einer verminderten Knochenstabilität führen.

5.66 Ein Ring bricht immer mindestens an zwei Stellen, also: **1.** Wo ist die zweite Fraktur und/oder Sprengung der Ileosakralfuge? Man muß daran denken, daß manche Beckenfrakturen mit schweren Blutungen einhergehen, besonders nach antero-posteriorer Kompression, Einwirken vertikaler Scherkräfte und mechanischen Kombinationsverletzungen. Also: **2.** Genauer Unfallhergang?

5.67 Eine sekundäre Arthrose kann als Folge von Frakturen mit Gelenkbeteiligung, Knochennekrosen, postarthritisch, iatrogen nach multiplen Kortikoidinjektionen, bei Stoffwechselerkrankungen (Hämochromatose, M. Wilson, Ochronose) oder endokrinen Erkrankungen (Akromegalie, M. Cushing) auftreten.

5.68 • Pathomorphologie: Entzündung mit Azidose, »Tumor«, dadurch Druckanstieg, als Folge davon und durch Osteoklasten überstürzter Knochenabbau. Es bleiben Knochen-»Inseln« stehen, die nekrotisch werden und nur noch passiv am »Geschehen« teilnehmen. Verseifungsvorgänge des absterbenden Knochens führen zur Sklerose.
• Röntgenmorphologie: totes, stark sklerotisches Knochenfragment, allseitig (!) von Lyse umgeben, die ihrerseits von einem Sklerosewall abgegrenzt wird.
• Konsequenzen für die Therapieplanung: Ein Sequester wirkt wie ein nicht durchbluteter Fremdkörper (z.B. Metall). Kein Antibiotikum der Welt kann die Bakterien auf ihrer Oberfläche erreichen. Fremdkörper im entzündeten Knochen müssen entfernt werden.

5.69 Beiden gemeinsam ist eine Dichteminderung. Bei der Osteoporose ist die Dichteminderung jedoch deutlicher zu sehen (Test: seitliche LWS), z.T. mit Spontanfrakturen der WS (BWS, LWS).
Bei Malazie ist die Knochenstruktur milchglasartig verwaschen. Es können Kartenherzform des Beckens oder Looser-Umbauzonen durch Minimalfrakturen und immer wieder einsetzende Frakturheilung auftreten (Pseudarthrose).

5.70 • M. Paget am Skelett: benigne, deformierende Knochenveränderung.
• M. Paget der Mamma: intradermales Karzinom.
• Paget-v.-Schroetter-Syndrom: »idiopathische«, spontane Achselvenenthrombose.
• M. Behçet (wird nur ähnlich ausgesprochen, nach einem Dermatologen aus Istanbul): entzündliche Erkrankung unklarer Ätiologie. Charakterisiert wird der M. Behçet durch: Arthritis, Urethritis, Iritis und Schleimhautaphthen.

5.71 Osteodystrophia deformans = Ostitis deformans: Nebeneinander von Osteolysen und deformierender (raumfordernder), überschießender Sklerose.

5.72 • Zum Vorgehen: Sie haben vermutlich an eine Osteomyelitis gedacht? Eine morphologisch schwierige Differentialdiagnose. Da der Hauch eines Zweifels besteht: inkorrekt.
• Diagnose: Ewing-Sarkom! Durch den schnell wachsenden Tumor wird die Periostlamellierung arrodiert und es entsteht ein dreieckiger Schatten, das sog. Codman-Dreieck, ein »Periostsporn« (typisch für Osteosarkom/Ewing-Sarkom/Osteomyelitis). Weiteres Vorgehen: histologische Sicherung der Diagnose.

5.73 • Osteoblastische Metastasen: Prostata, Blase, Magen.
• Osteolytische Metastasen: Lunge, Schilddrüse, Mamma, Niere, Ovar, Melanom etc.
• Gemischt osteolytisch-osteoblastische Metastasen: Niere, Mamma, Magen.

5.74 • Nein, sie haben nicht korrekt gehandelt! Die Frage nach einer Schwangerschaft vor der Röntgenuntersuchung ist zwingend; damit sind Sie dran, obwohl gegen die Untersuchungsabfolge kaum etwas eingewendet werden kann. Die Indikation hätte allerdings nochmals mit einem Oberarzt überprüft werden müssen. Dann: Verständigung des Radiologen; Bleiabdeckungen, schärfstes Einblenden, Verifizierung der Dosis (Dosimeter) veranlassen und ein genaues Protokoll anlegen.

5.74 • Dosis-Schwellenwert: Ab einer Dosis von 50 mSv (→ Kap. 8) ist eine genaue Dosisberechnung durch einen Gutachter erforderlich. Eine Interruptio kann erwogen werden. Der Gutachter zieht Strahlenprotokolle und Filmaufnahmen (Einblendungssaum) zur Dosisschätzung heran. Sie kommen vielleicht mit einem blauen Auge davon, weil die Indikation auf anderer Basis gestellt wurde.

5.75 Haben Sie an eine Fraktur des Os naviculare gedacht? Sie wollen doch nicht schon wieder vor Gericht! Diese Fraktur kann auf der »normalen« a.p.-Aufnahme der Hand leicht übersehen werden und seitlich erst recht! Da übersehene Navikularefrakturen jedoch zu schmerzhaften Arthrosen führen (bis zur Berufsunfähigkeit: USA: »one-million-dollar-fracture«), sollten bei Verdacht auf eine Fraktur des Os naviculare (klinisch: Schmerz bei Druck in die Tabatière) Spezialaufnahmen (sog. Navikulare-Quartett) oder Schichtaufnahmen angefertigt werden.

Merke: Grundsätzlich sind Aufnahmen bei Persistenz der Beschwerden 7 Tage nach dem Trauma am aussichtsreichsten (Demineralisation durch Ruhigstellung).

5.76 Es kommt gehäuft zu einer chronisch verlaufenden Osteitis. Ursachen sind schlecht durchblutetes Narbengewebe im Markraum und die schlechte natürliche und antibiotische Abwehrmöglichkeit. Eine chronische Osteomyelitis/Osteitis dauert Jahrzehnte!

5.77 • Diagnostik: Thoraxaufnahme, Skelettszintigraphie, Ultraschall des Abdomens (besonders Leber).

• Reihenfolge der Diagnostik: Zuerst Szintigraphie, *wenn negativ* keine weiteren Maßnahmen. *Wenn positiv*, müssen andere Ursachen (z.B. ältere Fraktur, Arthritis, Arthrose – besonders der Wirbelsäule, Osteomyelitis) anamnestisch **und** röntgenologisch ausgeschlossen werden. Gegebenenfalls sind die konventionelle Tomographie und/oder CT zur exakten Erfassung (Stabilitätsbeurteilung) erforderlich.

Merke: Der szintigraphische Befund geht dem einfachen röntgenologischen Befund (ohne Schicht oder CT) fast immer voraus.

Nativdiagnostik – Thorax

5.78 Die Raucheranamnese macht den Patienten auch zum »Kandidaten« für ein Bronchialkarzinom, jedoch sprechen die Satelliten für eine Tbc. Keine weitere Bildgebung.

5.79 Der Film liegt herzfern, dadurch ergibt sich eine projektionsbedingte Vergrößerung des Herz-/Mediastinalschattens. Die Zwerchfelle sind im Liegen deutlich höher gelagert als im Stehen (abdomineller Druck), das Herz ist deshalb gestaucht und erscheint zusätzlich vergrößert.

Bei bewußtlosen Patienten wird die Aufnahme u.U. nicht in Inspiration durchgeführt, was den Herzschatten ebenfalls vergrößert.

5.80 Bei fraglichem Pneumothorax wird in Exspiration ein Pneumothorax besser sichtbar. Bei Verdacht auf Bronchoventilmechanismus sind Aufnahmen in Inspiration und Exspiration angezeigt.

5.81 Mit Ultraschall: Er ist empfindlich, arbeitet ohne Strahlen, ist auch auf der Station einsetzbar und dient der Markierung der Punktionsstelle.

5.82 • Alveolär: Der Alveolarraum ist besetzt, es resultiert eine mehr oder weniger homogene, großflächige Verschattung. Beispiele: Wasser (beim Ertrinken), Blut (Ösophagusvarizenblutung mit Aspiration), Eiter (Pneumonie).

• Interstitiell: Das Interstitium ist verdickt, es resultieren punktförmige (miliare), streifenförmige oder netzartige (retikuläre) Verschattungen.

Beispiele: Bei manchen Pneumonieformen, chronischer Lungenstauung, Lymphangiosis carcinomatosa, Miliartuberkulose, Sarkoidose, Kollagenosen etc.

5.83 Eine reflektorische Vasokonstriktion gibt es bei:
• Lungenembolie,
• Bronchialkarzinom und
• kardial bedingter Lungenstauung.

5.84 Mediastinalverlagerung zur gesunden Gegenseite und ipsilateraler Zwerchfelltiefstand bei gleichzeitigen Zeichen des Pneus.

5.85 Abszeß, Tuberkulose, selten Bronchialkarzinom.

5.86 Sie werden bei dem hochfieberhaften Patienten kaum um Antibiotika herumkommen. Drei Tage später ist der Patient fieberfrei.

Thoraxkontrollaufnahme: Die Verschattung ist verschwunden, das Mediastinum leicht verbreitert (Struma). Herr Ateleikon wird mit der Ermahnung, sich bei Verschlechterung sofort zu melden, aus der ambulanten Behandlung entlassen (Fortsetzung → 5.89).

5.87 In der Lingula. Es handelt sich um ein Silhouettenphänomen: Liegen zwei Objekte gleicher Dichte einander an und in einer Ebene, werden keine Grenzen sichtbar.

5.88 Großflächige Verschattung, Volumenverkleinerung, konkav-bogige Begrenzung der Verschattung, Verlagerung der Lappenspalten zum atelektatischen Abschnitt hin, Zwerchfellhochstand auf der betroffenen Seite oder linkes Zwerchfell genauso hoch wie rechtes, Mediastinalverlagerung zur betroffenen Seite, kompensatorische Überblähung der nicht atelektatischen Abschnitte.

5.89 Dystelektase bedeutet Minder-, Atelektase Nicht-Belüftung. Sie haben in 5.88 gerade die wichtigsten Kriterien der Thorax-Aufnahme aus Frage 5.86 genannt: Herr Ateleikon hatte eine Dystelektase mit Obstruktionspneumonie. Die Pneumonie ist therapiert, das verbreiterte Mediastinum ist keine Struma, sondern nichts anderes als der Rest des atelektatischen rechten Oberlappens. Das zugrundliegende Bronchialkarzinom wird erst sichtbar, wenn es hinter der Atelektase »aufgeht«.

5.90 a) Suchen Sie nach Zeichen einer lokalen Lungenüberblähung auf der rechten Seite: Zwerchfelltiefstand, Verlagerung des Mediastinums zur linken Seite, verminderte Transparenz rechts basal. Fertigen Sie eine Skizze an!

b) Air-trapping.

c) In der Durchleuchtung sehen Sie das Phänomen des Mediastinalflatterns: Ein Fremdkörper (z.B. Haselnuß, am 6.12. war Nikolaustag!) verlegt das Bronchialsystem teilweise, es wird sich bei In- und Exspiration hin- und herbewegen. Wenn Sie eine (allerdings auch nicht ganz ungefährliche) bronchoskopische Extraktion veranlassen, bewahren sie das Kind vor Atelektase, Superinfektion und chronischer Pneumonie.

5.91 a) Vermutungsdiagnose: Lungenembolie. Bestätigung durch Perfusions-/Ventilationsszintigraphie und Beinphlebographie zur Suche nach der Emboliequelle. Die Konsequenz Ihrer diagnostischen Bemühungen sind Heparinisierung und/oder Gabe von Medikamenten, die das Gerinnsel auflösen (z.B. Urokinase, rt-PA = Gewebeplasminogen-Aktivator).

b) Katheter-Angiographie (mit Druckmessung), als Konsequenz eventuell Trendelenburg-Operation.

5.92 Beachten Sie in Projektion auf den linken oberen Hilus eine unscharf begrenzte Verschattung. Ferner fällt auf, daß das linke Zwerchfell genauso hoch steht wie das rechte: Hinweis auf einen raumfordernden Prozeß mit Minderbelüftung der linken Lunge oder eine Raumforderung unter dem linken Zwerchfell.

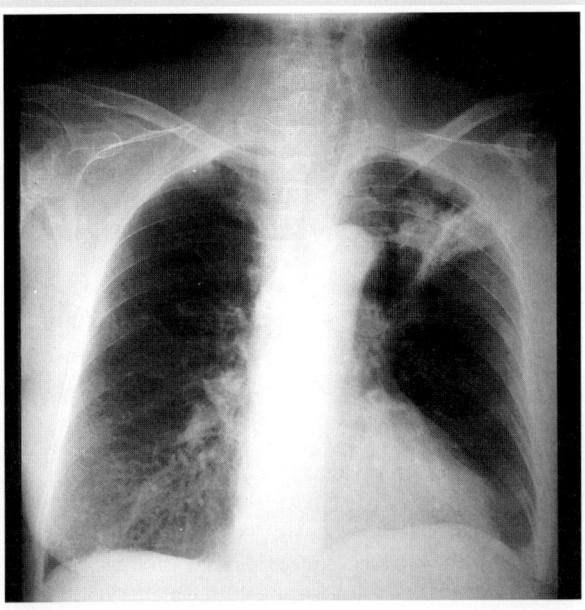

Abbildung zur Antwort **5.92** Dieselbe Patientin 4 Wochen später. Der Zwerchfellhochstand links hat zugenommen, das Bronchialkarzinom (!) im linken Oberlappen hat zu einer poststenotischen Obstruktionspneumonie geführt. Beachten Sie die Einengung der Trachea durch eine Struma.
Sie haben doch hoffentlich nicht die rechtsseitige Humerusfraktur übersehen? Bei einem Kind denken Sie an »battered child«, bei einem Erwachsenen an Alkohol, wenn Sie multiple Frakturen finden (meist mangelhaft verheilt oder in verschiedenen Phasen der Heilung befindlich). Mit anderen Worten: Es muß keine Metastase des Bronchialkarzinoms sein.

5.93 Die Diagnose lautet Spannungspneumothorax: Junger Mann mit bullösem Emphysem, jetzt Ruptur einer Bulla, in lebensbedrohlicher Situation. Beachten Sie die total kollabierte rechte Lunge, den Zwerchfelltiefstand und die Verlagerung des Mediastinums zur gesunden Seite. Die Überblähung ist typisch für den Ventilmechanismus. Die lebensrettende BÜLAU-Drainage liegt bereits seit einigen Minuten, ein Effekt ist jedoch noch nicht zu sehen.

5.94 Mantelpneumothorax rechts. Die feine Verdichtungslinie im Pleuraraum ist nicht ganz typisch. Beachten Sie jedoch die typische, marginale Aufhellung (schwarzer Spalt). Darüber hinaus erkennt man einen kleinen Pleuraerguß, möglicherweise Blut. (Denken Sie noch daran, daß ein Pneumothorax auf einer Exspirationsaufnahme besser nachweisbar ist?)

Nativdiagnostik – Abdomen

5.95 • Sind Flüssigkeit und Luft in einem Hohlraum (Magen, Kolon, Abszeß) gefangen, entsteht eine Grenzfläche (gasförmig/flüssig) wie über einem kleinen See. Diese Grenzfläche wird, sofern sie sichtbar ist, Spiegel genannt.
• Aufnahmetechnik: Ein Spiegel wird sichtbar bei Abdomennativaufnahmen im Stehen und in (Links-)Seitenlage im horizontalen Strahlengang, bei CT, MRT und Sonographie.

5.96 Freie Luft im Abdomen nach Perforation. Diagnose: perforiertes Magenulkus. Beachten Sie die subphrenische Luft bds. mit Darstellung der hauchdünnen Zwerchfellkuppeln. (Freie Luft gibt es aber auch physiologisch 8–10 Tage postoperativ!)

5.97 Verdacht auf Perforation, subphrenischen Abzeß oder Dickdarminterposition. In diesen Fällen wird (wie so oft) der Befund unterschiedlich – je nach Klinik – gewertet! (Die Klinik ist führend!)

5.98 Dramatisch bei Gallensteinperforation (in den Darm, daher die Luft) oder bei emphysematöser Cholezystitis (ungünstiges Erreger/Wirts-Verhältnis mit Gasproduktion), undramatisch bei Zustand nach Anlage einer biliodigestiven Anastomose oder Papillotomie.

5.99 • Bei Kleinkindern häufig Aerophagie (aus Protest!) kurz vor und während der Untersuchung, d.h. rascher als die Rückresorption.
• Pathologisch bei Erwachsenen bei Durchfallerkrankungen, Darmlähmung (Paralyse) durch Peritonitis oder Darmverschluß.

5.100 Ein mit Luft gefülltes Kolon erinnert durch seine marginale Lage an einen Bilderrahmen (Dünndarm dagegen zentral). Die Erkrankung mit diesem typischen »Zeichen« ist der Dickdarmverschluß.

5.101 Unter der Verdachtsdiagnose einer Nierenkolik:
• Sonographie: zur Identifikation eines Steins, einer Stauung, zum Ausschluß anderer Ursachen (z.B. retrozökale Appendizitis etc.)
• Bei Stein/Stau wollen Sie wissen, ob der Urin infiziert ist!
• Nativaufnahme mit IUG (ipsilateral: der gleichen Seite).

5.102 Die Schlinge nennt man »Wächterschlinge« oder »sentinel loop«. Sie tritt bei Pankreatitis, Appendizitis, penetrierendem Ulkus, Cholezystitis, Gallensteinperforation, Abszeß etc. auf. Die praktische Bedeutung liegt in der erschwerten sonographischen Diagnostik.

5.103 Von kranial nach kaudal (**wichtig**, *häufig*):
• Gefäßverkalkungen, **Aneurysmen;**
• Gallenblasenkonkremente und Gallengangskonkremente, **Porzellangallenblase,** Kalkmilchgallenblase;
• *Verkalkungen des Rippenknorpels* (stiftet häufig bei älteren Patienten Verwirrung);
• Pankreasparenchymverkalkungen (chronische Pankreatitis), Nebennierenverkalkungen (Phäochromozytom, Nebennierentuberkulose, Infarkt), **Nierenkonkremente** (röntgendichte), **Tuberkulose**, **Nephrokalzinose;**
• *Phlebolithen*, Blasensteine, Samenblasen, Ductus deferens, Prostata, *Uterusmyome*, Mesenteriallymphknoten, Appendikolithen.

5.104 Die Abdomenübersichtsaufnahme zeigt **Zähne** (!) im kleinen Becken. Diagnose: Teratom mit Zahnanlagen. Operativ neben Zahn-

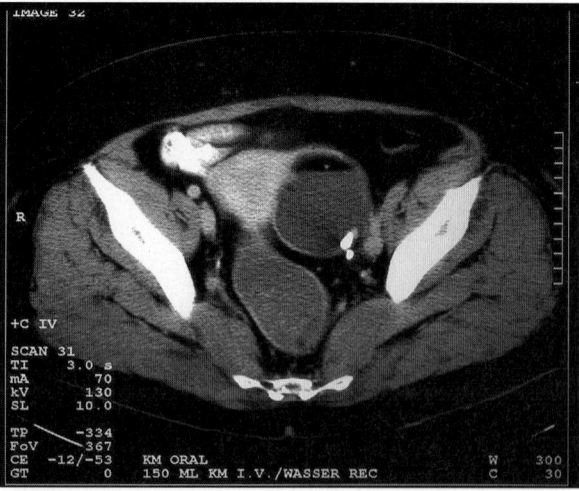

Abbildung A zur Antwort **5.104** CT: Neben dem Uterus, der medial gelegen ist, zystische Raumforderung mit Fettspiegel (Teratom). Beachten Sie die rechts dorsal gelegenen Zahnanteile.

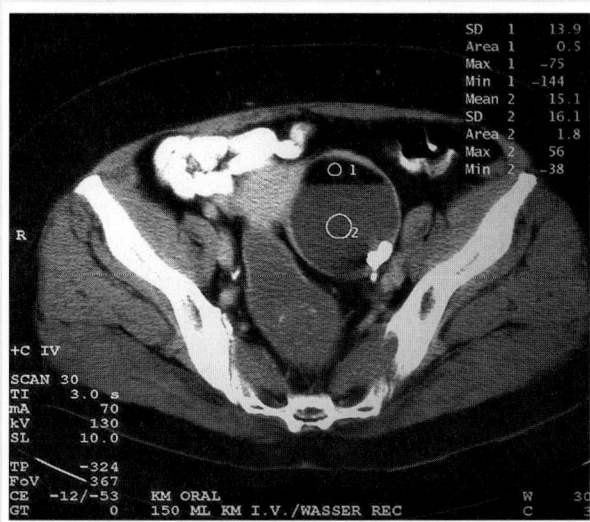

Abbildung B zur Antwort **5.104**   CT: Dichtemessung: ROI 1 = 30 HE (also Fettwerte), ROI 2 = 15 HE (also eiweißhaltige Flüssigkeit).

anlage, Haare und Fett. Die CT-Untersuchung zeigt Veränderungen, die pathognomonisch für ein Teratom sind.

Kontrastmittel

5.105 Nichtionische Kontrastmittel haben weniger Nebenwirkungen, verursachen geringere allergische Reaktionen und geringere Schmerzen bei intravasaler oder intrathekaler Applikation, außerdem haben sie eine geringere Osmolarität.

5.106 Ionische Kontrastmittel: ca. 1500 mosm/ml, nichtionische Kontrastmittel: ca. 580 bis 680 mosm/ml.

5.107 Der allgemeine Einsatzbereich ist die Injektion in ein Gefäßsystem. Beispiele für den Einsatz sind CT, IUG, Angiographie, Venographie.

5.108 Die Osmolalität beträgt knapp 300 mosm/ml. Verwendet wird es zur Myelographie, zur Ösophagus- und Magendarstellung bei Gefahr der Aspiration und zu Gastrointestinaluntersuchungen bei Kindern.

5.109 Gadolinium-DTPA. Der Effekt ist die Verkürzung der T_1- (und der T_2)-Relaxationszeit.

5.110 Die Schweregrade der Kontrastmittelunverträglichkeit sind wie folgt definiert:
I: Hautreaktion mit Auftreten eines Exanthems und leichten Allgemeinbeschwerden,
II: gastrointestinale Symptome und schwerere Kreislaufreaktion,

III: ausgeprägter anaphylaktischer Schock,
IV: Herz-Kreislauf-Stillstand.
Eine nochmalige gründliche Überprüfung der Indikation mit allen beteiligten Kollegen unter späterer Einbeziehung des Patienten (informierter Konsens) ist Grundvoraussetzung. Empfohlen wird die Gabe von Kortikosteroiden 48, 24 und 2 Stunden vor der Kontrastmitteluntersuchung, beim 70 kg schweren Patienten jeweils 40 mg Methylprednisolon (z.B. Urbason® Tbl.). Zusätzlich folgt die intravenöse Gabe von H1- und H2-Rezeptorantagonisten (z.B. 2 Amp. Tavegil® und 2 Amp. Tagamet®) in einer Kurzinfusion (50 ml NaCl-Lösung 0,9%) über 15 min, etwa 45–60 min vor der Kontrastmittelgabe.

5.111 Adrenalin.

5.112 Eine absolute Grenze existiert nicht. Bei eingeschränkter Nierenfunktion (Kreatinin > 1,5 mg%) muß die Indikation kritisch geprüft werden, ggf. die Kontrastmitteldosis reduziert oder eine osmotische Diurese, ggf. sogar eine Hämodialyse, an die Untersuchung angeschlossen werden.
Merke: Ein normaler Kreatininwert schließt eine deutlich reduzierte Nierenfunktion nicht aus! Vorsicht, Kreatinin ist nur ein grober Anhalt. Anamnese und Gesamtzustand des Patienten sind unbedingt zu beachten (z.B. nephrotoxische Substanzen wie Zytostatika, Antibiotika, Analgetika).

5.113 • Dopplersonographie, MR-Angiographie;
• Sonographie nicht immer ausreichend, Szintigraphie, MRT mit Gadolinium-Gabe.

5.114 Unverträglichkeit, Kontrastmittelallergie, Niereninsuffizienz, Schilddrüsenüberfunktion.

5.115 • Es besteht die Gefahr einer thyreotoxischen Krise, außerdem wird eine Radiojodtherapie über Monate unmöglich.
• Die Prophylaxe der sekundären Hyperthyreose erfolgt durch Perchlorat, das die Jodidaufnahme in die Schilddrüse kompetitiv hemmt.

Kontrastmitteluntersuchungen

5.116 Indikationen zur Dünndarmpassage nach Sellink: entzündliche Veränderungen (*M. Crohn*, Tuberkulose, postoperative *Briden*, Strahlenenteritis), Stoffwechselerkrankungen (*Zöliakie*), Tumoren und *lymphatische Systemerkrankungen*, sowie Anomalien (Meckel-Divertikel, Stenosen usw.).

317

5.117 a) Der Doppelkontrast im Magen oder Kolon wird durch ein Gemisch aus Bariumsulfat und Gas (Kolon: Luft; Magen: CO_2 aus Brausepulver) erzeugt.

b) Der Doppelkontrast im Dünndarm wird durch ein Gemisch aus Bariumsulfat und Methylzellulose (oder Wasser) erzeugt.

5.118 Der Doppelkontrast muß in Hypotonie erfolgen. Diese wird erreicht durch Gabe von 1–2 Ampullen Buscopan®, bei Kontraindikation gegen Buscopan® Verwendung von Glukagon. Buscopan® hat außerdem eine Hemmung der Schleimsekretion zur Folge, wodurch der Wandbeschlag des Bariums verbessert wird.

5.119 Der saubere, gut vorgereinigte Darm ist für den Kolonkontrasteinlauf (KE) genauso selbstverständlich wie für die Endoskopie: Abführmaßnahmen am Vortag und am Untersuchungstag, reichliche Flüssigkeitszufuhr, Nahrungskarenz.

5.120 Ein Divertikel hat Schleimhaut und ändert seine Form je nach Füllung. Das Ulkus ist ohne Schleimhaut und hat eine konstante Morphologie.

5.121 Für Achalasie.

5.122 Für M. Crohn.

5.123 Für Colitis ulcerosa

5.124 Axiale Gleithernie: Im Liegen besonders in Kopftieflage oder beim Pressen gleiten Magenanteile durch den Hiatus nach kranial in den Thoraxraum. Diese Anteile sind jedoch im Stehen immer unterhalb des Zwerchfells.

5.125 Karzinom des Querkolons nahe der rechten Flexur. Beachten Sie die Zerstörung der Schleimhaut bei hochgradiger Stenose: »Apfelbutzen«- oder Napkinzeichen.

5.126 Sie haben sicherlich die »wurmartigen« Aussparungen im Ösophagus erkannt? – Ösophagusvarizen. Außerdem liegt bei dem Patienten ein Zustand nach Mitralklappenersatz vor.

5.127 • Orale Gabe von Kontrastmittel zur Darstellung der Galle,
• i.v.-Gabe von Kontrastmittel zur Darstellung der Galle,
• endoskopische retrograde Cholangio-Pankreatikographie (ERCP),
• perkutane transhepatische Cholangiographie (PTC).

5.128 Die Sonographie weist den einzuschlagenden Weg: Stein- und/oder Tumorausschluß, Höhe des Abflußhindernisses. Die ERCP und CT sind in Kombination wichtig für Tumordiagnostik (Pankreas, Gallengänge), gleichzeitig können Steine zuverlässig diagnostiziert und eventuell sogar entfernt werden. Daraus ergibt sich die Reihenfolge.
• Sonographie, ERCP bis zum Steinnachweis;
• Sonographie, ERCP, CT, eventuell biliäre Sequenzszintigraphie beim Tumor;
• PTC nur ausnahmsweise, wenn ERCP mißlingt;
• kein Platz für i.v.-Cholegraphie!

5.129 3 mg% Bilirubin im Serum.

5.130 Nach allen Verfahren, die den direkten Zugang zum Duodenum sehr erschweren, wie z.B. Billroth II, Jejunumersatzmagen.

5.131 Erkrankungen der Bronchien, z.B. Bronchiektasen oder angeborene Mißbildungen der Bronchien.

5.132 a) Bronchoskopie;
b) Thoraxaufnahme, HRCT (High Resolution Computertomographie).

5.133 Durch die Bronchoskopie. Sie ermöglicht bei Tumorverdacht die diagnostische Biopsie und bei Verdacht auf Fremdkörper die Extraktion. Eine Kontrastmittelfüllung kann in unklaren Fällen über das Bronchoskop erfolgen.

5.134 Übelkeit und Erbrechen, Kopfschmerzen durch Liquorverlust (bis 55%), allgemeine Kontrastmittelreaktionen, meningeale Reizerscheinungen, Krampfanfälle, Myoklonien, eitrige Meningitis, Spondylodiszitis, Blutungen mit spinaler Kompression.

5.135 Nach einer konventionellen Myelographie wird mit zeitlicher Verzögerung eine Computertomographie der Region durchgeführt (um störende Artefakte zu vermeiden muß eventuell einige Stunden gewartet werden).

5.136 Die MRT.

5.137 AVK: arterielle Verschlußkrankheit, klinische Stadieneinteilung nach Fontaine nachlesen!
a) Entweder arterielle DSA oder Blattfilmangiographie, möglichst keine venöse DSA.
b) Schwere Herz- oder Niereninsuffizienz, Kontrastmittelunverträglichkeit, Schilddrüsenüberfunktion, Paraproteinurie bei Plasmozytom, Blutgerinnungsstörungen, Herzvitien.
c) Harnstoff und Kreatinin, Quick-Test, PTT (PTT = Prothrombinzeit, bis 30 sec normal).
d) Thrombose, Hämatom, Blutung, Dissektion, Embolie, Pseudoaneurysma, AV-Fistel und Infektion.

5.138 TIA (transient ischemic attacs) sind vorübergehende zerebrale Defizite, ausgelöst durch Stenosen (seltener durch Thrombosen oder Embolie, die eher permanente Defizite hinterlassen).

a) Die Dopplersonographie als nichtinvasives Verfahren.

b) Falls Sie eine dopplersonographische Untersuchung angeordnet haben (und der Untersucher ist gut), müssen Sie angiographieren lassen. Aufgabenstellung: Suche nach einem nicht stenosierenden, aber rauhen Plaque als Emboliestreuquelle (bei TIA seltener als Stenosen).

5.139 Das »apical cap sign« (Pleurakuppenzeichen) ist deshalb so wichtig, weil das Mediastinum bei der Aufnahme im Liegen (oder wollten Sie den Patienten im Stehen röntgen lassen?) ohnehin immer leicht verbreitert ist.

5.140 Nach der Kontrastmittelinjektion über einen »pigtail«-Katheter wird die thorakale oder abdominelle Aorta dargestellt.

5.141 **a)** Nach Injektion in die distale Bauchaorta werden die Beckenarterien und die Arterien beider Beine dargestellt.

b) AVK Stadium IIb–IV nach Fontaine, Extremitätentrauma mit akuter Mangeldurchblutung.

5.142 **a)** Periphere arterielle Verschlußkrankheit.

b) Stenose, Verschluß, Plaque, Embolie, Aneurysma, Dissektion, Kollateralkreislauf.

5.143 • Bei zerebraler Durchblutungsstörung Übersichtsaortographie der supraaortalen Äste (ergänzt durch selektive Darstellung),

• Aortenbogendarstellung bei Aneurysma verum oder traumatischer Aortenruptur/-dissektion.

5.144 Es heißt natürlich »blue toe syndrome« (vielleicht erfinden Sie einen guten deutschen Ausdruck?). Von einem arteriosklerotischen Plaque mit rauher Oberfläche werden Embolien in die Peripherie gestreut. Kardinal-Symptom: regionäre Minderdurchblutung (z.B. livide Zehen), klassischerweise ohne Zeichen der p-AVK.

5.145 Kontrastmittelunverträglichkeit, Schilddrüsenüberfunktion, Phlegmasia dolens caerulea, chronisches Lymphödem (nach Ablatio mammae), Niereninsuffizienz.

5.146 **a)** Beinvarikosis zur präoperativen Strategieplanung;

b) akute Phlebothrombose.

5.147 **a)** CT mit Kontrastmittel: Insbesondere bei moderner Spiraltechnik erlaubt die CT eine Beurteilung des vaskulären Lumens *und* der Umgebung (Beachte: Tumorkompression).

b) MR-Angiographie ohne Kontrastmittel: Vorteile wie bei der CT, jedoch bei langsamem Fluß Vortäuschung eines Verschlusses.

5.148 Iatrogene Thrombose (bei nichtionischem Kontrastmitteln selten), Kontrastmittelunverträglichkeit.

5.149 **a)** Aufwendiges, invasives Verfahren, das nur noch von wenigen Radiologen beherrscht wird.

b) Die pedale (pedal: vom Fuß aus) Lymphographie vermag ausschließlich die retroperitonealen Lymphbahnen darzustellen, eine Kontrastierung viszeraler, mediastinaler oder thorakaler Lymphbahnen und -knoten gelingt nicht. Nicht alle Lymphdrainagegebiete im Becken werden zuverlässig dargestellt.

5.150 Allergie auf Patentblau (theoretisch, denn wer weiß das schon von sich; evtl. Kreuzallergie mit Wespengift), Lymphabflußstörung, pulmonale Insuffizienz (Gefahr der Ölembolie).

5.151 Verdacht auf Neoplasie, Entzündung (Niere, ableitende Harnwege mit Blase), Nephrolithiasis, Ureterolithiasis, Zystolithiasis, angeborene urogenitale Mißbildungen, retroperitoneale Erkrankungen mit Einbeziehung der Nieren und der Ureteren.

5.152 50 ml nichtionisches, jodhaltiges, wasserlösliches Kontrastmittel (300 mg Jod/ml) als venöse Infusion.

5.153 **a)** Aufnahme nach Entleerung der Harnblase.

b) Bei Verdacht auf infravesikale Abflußstörung (bei Prostataadenom zur Restharnabschätzung) und bei distalen Ureterenprozessen (z.B. prävesikales Konkrement).

5.154 **a)** Der Nachweis einer Harnröhrenklappe erfolgt durch die retrograde Urethrographie.

b) Stenosen, Klappen, Divertikel, Fisteln, Harnröhrentumoren.

5.155 **a)** Ein vesikoureteraler Reflux.

b) Ein Reflux ist am besten durch die Miktionszystourethrographie abzuklären (wird heute oft in Kombination mit einer Sonographie durchgeführt).

5.156 Mit der transrektalen Sonographie (nicht mit der Zystographie).

5.157 Bei der Hysterosalpingographie werden Uteruskavum und Tubenlumina mit Hilfe von wasserlöslichem Kontrastmittel röntgenologisch dargestellt.

Schnittbildverfahren

5.158 Graue Hirnsubstanz: 35–45 HE, Hämatom ca. 80 (70–90) HE.

5.159 Fett: minus 65 HE.

5.160 **a)** Es enthält Eiweiß.
b) 10–20 HE.

5.161 Die Metastase nimmt in der Regel weniger Kontrastmittel auf als das gesunde Lebergewebe, sie erscheint daher hypodens im hyperdensen Lebergewebe. Sie ist oft von einem kontrastverstärkten, leicht hyperdensen Randwall umgeben.

5.162 Ein Nativ-CT geht einer Untersuchung mit Kontrastmittelgabe immer dann voraus, wenn Geschwindigkeit und Stärke der Kontrastmittelaufnahme diagnostisch wichtig sind (z.B. Nierenzyste mit viel Eiweiß gegenüber schlecht durchblutetem Nierentumor).
Zwei HE-Messungen über ein und derselben Stelle, mit Dichteanstieg nach Kontrastmittelgabe beweisen eine – wenn auch noch so schlechte – Durchblutung und sind damit hochsuspekt auf Malignom.

5.163 Um Organteile, die Kontrastmittel aufnehmen, nicht mit eingebluteten Arealen zu verwechseln (ähnliche HE-Werte).

5.164 **a)** Gestattet es der klinische Zustand des Patienten, wird ein Nativ-CT angefertigt.
b) Es ist also *nicht* das vermutete perforierte Aortenaneurysma! Bei Kontrastmittelgabe sehen Sie ein Aufhellungsband in der Aorta: *Aortendissektion* in Höhe des Abganges der A. mesenterica superior. Das echte Lumen ist vor der Ausbildung eines Reentrys kleiner als das falsche Lumen. Die A. mesenterica superior entspringt dem schlechter kontrastierten echten Lumen, das größere, besser kontrastierte, falsche Lumen liegt dorsal davon. Vor der A. mesenterica superior verläuft quer die V. lienalis mit dem Einstrom in die V. portae. Sie müssen sich spätestens jetzt den Aortenbogen ansehen, um die Beteiligung der supraaortalen Äste zu ermitteln.

Beim *perforierten Aneurysma* würden Sie retroperitoneales freies Blut als hyperdense Raumforderung (HE: 70–80) neben dem Aneurysma sehen (diagnostisch!). Bleibt noch Zeit, wird zur operativen Strategieplanung Kontrastmittel gegeben: Größe des Aneurysmas, Differenzierung thrombosierter von kontrastmitteldurchströmten Arealen, Abgänge der Viszeralarterien (Stenose, Abstand zum Aneurysma etc.).

5.165 20–30 HE.

5.166 **a)** Verdachtsdiagnose : zweizeitige Bewußtlosigkeit durch subdurales Hämatom. Sie erwarten bei intrakranieller Raumforderung durch ein einseitiges Hämatom eine unterschiedliche Pupillenreaktion. Bleibt sie aus, machen Sie einen neurologischen Status bzw. eine Computertomographie.
b) Sie suchen nach Blut, das sie nur sehen können, wenn kein Kontrastmittel gegeben wurde.
c) Subdurales Hämatom: Beachten Sie, daß der Meßpixel (M = mean für Mittelwert) 60 HE anzeigt. Beachten Sie die Mittellinienverlagerung, die Einengung der ipsilateralen Liquorräume und die Schädelfraktur. (Sie haben doch hoffentlich nicht daran gedacht, einen Schädel in 2 Ebenen anzuordnen?)

5.167 CT des Abdomens bei Leberzirrhose. Beachten Sie die kleine geschrumpfte Leber mit buckliger Oberfläche, das relativ große Segment 1 (neben der V. cava), die im Verhältnis zur kleinen Leber große Milz und die perihepatische Flüssigkeit (Aszites). In der Nachbarschaft des Magens (mediolateral) multiple kontrastmittelgefüllte wurmartige Raumforderungen, die kollateralen Zuflüssen zu Ösophagus- bzw. Fundusvarizen bei portaler Hypertension entsprechen. Die Blutung war also echt (!) und möglicherweise durch Varizen bedingt (ein Ulkus muß endoskopisch ausgeschlossen werden). Die Diagnostik der Magenperforation erfolgt klinisch und nicht unsinnigerweise mit der CT!

5.168 Beidseitiges Kopfschwartenhämatom, die hyperdense Raumforderung in den Ventrikeln entspricht einem Blutaustritt. Die Einblutung in die Ventrikel hat den Abfluß verlegt, so daß die Ventrikelräume erheblich vergrößert sind. Gemäß der Schwerkraft ist der Liquor dem Blut überschichtet (Patient in Rückenlage).

5.169 a) Beckenringfraktur mit Scham- und Sitzbeinfrakturen bds.

b) Os sacrum; parallel zur Iliosakralfuge links zieht sich durch die Foramina sacralia eine Frakturlinie.

Merke: Ein Ring bricht nie nur an einer Stelle!

c) Hüftgelenke; Pfannenstückbrüche bds. mit Deformierung der rechten Pfanne.

d) Tubera ischiadica; linksseitige Sitzbeinfraktur.

5.170 Diagnose: Nierenzyste rechts. Beachten Sie die scharf abgegrenzte Raumforderung mit scharfer Zwickelbildung im gesunden Nierenparenchym. Die Zyste ist ausgemessen im Transversal- und Querdurchmesser, ihre Dichte ist mit 5 HE (rechts unten im Bild: M 5) fast wasseräquivalent: Tumorausschluß! Blutungsursache ist möglicherweise ein harmloses Prostataadenom.

5.171 Die Sonographie ist eine einfache Untersuchung, die mit einem Gerät durchgeführt wird, dessen Investition sich in Grenzen hält: ca. DM 200 000,–. Aus diesem Grund ist Sonographie enorm kostentreibend, da das Gerät fachübergreifend von jedem Arzt eingesetzt werden kann. Andererseits ist die Qualität der Diagnostik sehr stark von der Erfahrung des Untersuchers abhängig. Daher sind Kurse notwendig, aber Erfahrung kann man natürlich nicht allein durch Kurse lernen.

5.172 a) Beim stumpfen Bauchtrauma, also der nicht perforierenden Verletzung (meist bei einem schweren Verkehrsunfall oder Fahrradlenker bei Kindern) kann eine Organruptur vorliegen.

b) Wichtigstes morphologisches Korrelat ist die freie Flüssigkeit im Abdomen.

5.173 a) Einfache Untersuchung ohne ionisierende Strahlung, die in erfahrenen Händen eine hohe Aussagekraft hat.

b) Lokalisation der Plazenta, Menge des Fruchtwassers (normal/Oligohydramnion/Polyhydramnion), Wachstum des Feten, Mehrlingsschwangerschaften, fetale Anomalien.

5.174 Da die Schallwellen echofreie Räume (Flüssigkeiten) ungehindert passieren und dort nicht reflektiert werden, stehen sie zur Darstellung dahinter liegender Organe vermehrt zur Verfügung. So kommt es hinter echofreien Strukturen zu einer sogenannten Schallverstärkung.

5.175 a) Je mehr feste Partikel in einer Flüssigkeit enthalten sind, desto mehr Grenzflächen entstehen, die alle in einem gegebenen Raum Echos erzeugen. Freies Blut ist inhomogen mit echoarmen und echoreichen Arealen, falls es geronnene Anteile (Koagel) enthält.

b) Auch Organe (Milz, Leber) erzeugen Binnenechos gemäß ihrer unterschiedlichen Binnenstruktur.

5.176 Weil die Luft der Lunge einen echoreichen Reflex auslöst und damit den Einblick in Gegenden jenseits der Pleura unmöglich macht. (Ausnahme: Diagnostik der Aortendissektion, hier wird die Schallsonde in den Ösophagus eingeführt, so daß ein luftleeres »Fenster« im Mediastinum genutzt werden kann.)

5.177 Sie haben doch hoffentlich nicht vergessen, daß die Fontanellen offen sind. Sie werden als »Schallfenster« genutzt.

5.178 Sie entdecken die dorsale Schallauslöschung. Die Binnenechos in der ansonsten echoleeren – weil mit flüssiger Galle gefüllten – Gallenblase sprechen für »Fremdkörper«. Der sogenannte Schallschatten ist beweisend. Sie werden dies Phänomen nicht bei Gallenblasenadenomen finden, da es steintypisch ist (Harnblase, Niere, Galle).

Unabhängig von der Zusammensetzung des Steines (also auch bei kalkfreien Cholesterinkonkrementen), ist die Materie im Stein so dicht gepackt, daß keine Schallwellen hindurchdringen, es entsteht der »Schatten«. Im Röntgenbild sind dagegen nur kalkhaltige Steine zu sehen.

5.179 • Gefäße, allgemein: Untersuchung von Stenosen, Verschlüssen, arteriosklerotischen Veränderungen (Plaques), Aneurysmen, Klassifikation von Stenosen im B-Bild der Farbduplexsonographie; speziell: Stenosen an der Karotisgabel (relativ häufig), tiefe Beinvenenthrombosen.

• Nierentransplantate: Bei Abstoßungsreaktionen ändern sich die Dopplerspektren durch Verminderung des diastolischen Flusses.

• Lebertransplantate: Doppleruntersuchung der Pfortader, Lebervenen, intrahepatischen V. cava, A. hepatica.

5.180 • Nein, die erste Station ist natürlich die Leber. Nur das Rektum drainiert über den Plexus hämorrhoidalis auch in die Lunge direkt.

• Diagnose: Lebermetastasen. Beachte das Ochsenaugenphänomen! Abszesse sind auch auf Grund einer leeren Anamnese ausgeschlossen.

5.181 • Gehirn: primäre und metastatische Gehirntumoren, Akustikusneurinome, Hypophysentumoren; nichtmaligne Erkrankungen: Ischämien, Multiple Sklerose.

• Rückenmark und Spinalkanal: Tumoren, Syringomyelie, Bandscheibenveränderungen, Osteomyelitis der Wirbelsäule.

• Kardiovaskuläres System: Aortendissektionen, Veränderungen an den großen Gefäßen (Aneurysmen).

• Becken: Staging und Therapieplanung bei Tumoren des Endometriums, Tumoren der Zervix, Tumoren der Prostata.

• Muskuloskelettales System: Knochentumoren, insbesondere Ausbreitung im Markraum und paraossär, Weichteiltumoren, manche Gelenkveränderungen.

5.182 Gewebe mit kurzem $T1$ (z.B. Fett) erscheint hell, man spricht von »fettgewichteten« Bildern.

5.183 Wasser, Urin, Liquor.

5.184 Luft, quergestreifte Muskulatur, Kortikalis, Bänder, Sehnen, Knorpel, Dura, Fibrose, Verkalkungen, arterieller Fluß, Hämosiderin, Metall.

5.185 Fett, proteinreiche Flüssigkeit.

Antworten zu Kapitel 6 Strahlentherapie

Strahlentherapie in der Onkologie

6.1 40–50% der Patienten erhalten während der Primärtherapie eine Strahlenbehandlung und weitere 20% der Patienten in der Rezidivsituation. Ein Drittel der Tumorheilungen geht auf das Konto der Strahlentherapie.

6.2 Kurative Behandlung ist auf Heilung ausgerichtet. Palliative Therapie bezweckt die Linderung oder Prophylaxe von tumorbedingten Symptomen bei nicht heilbarem Tumorleiden, bleibt aber ohne Einfluß auf die Gesamtprognose.

6.3 Typing, Grading und Staging.

6.4 Physikalische/ärztliche Untersuchung, bildgebende Verfahren (z.B. Röntgenuntersuchungen, Ultraschall, CT, MRT), Laboruntersuchungen von Blut und anderen Körperflüssigkeiten, in seltenen Fällen begrenzte chirurgische Eingriffe.

6.5 In der Onkologie die Operation.

6.6 Wenn ein besseres funktionelles oder kosmetisches Ergebnis – bei gleicher Heilungsaussicht – erwartet werden kann.

6.7 Maligne Lymphome, Hauttumoren an exponierten Körperstellen, Larynx- und Epipharynxkarzinome, begrenzte Mundhöhlen- und Zungengrundkarzinome, Prostatakarzinom, Blasenkarzinom, Analkarzinom, Zervixkarzinom ab Stadium IIa, Peniskarzinom.

6.8 Operationserleichterung durch Verkleinerung und bessere Abgrenzung des Tumors, Vermeidung von Lokalrezidiven, Verminderung der intraoperativen Tumorzellverschleppung, Devitalisierung der während einer Operation verstreuten Tumorzellen, die sonst als Metastasen angehen würden.

6.9 Die Quantifizierung des Resttumors nach durchgeführter Operation:

R_0 = kein Tumorrest (festgestellt durch Operateur, bestätigt durch klinischen Pathologen),

R_1 = mikroskopischer Tumorrest (entdeckt durch klinischen Pathologen),

R_2 = makroskopischer Tumorrest (festgestellt durch Operateur).

6.10 Vernichtung verbliebener Tumorzellen im Operationsgebiet und im regionären Tumorausbreitungsgebiet, um Lokalrezidive zu vermeiden, das Risiko von Fernmetastasen zu senken und die Überlebenszeit zu verlängern bzw. den Patienten zu heilen.

6.11 Die palliative Strahlentherapie bei unheilbarer Tumorerkrankung ist auf die Verlängerung eines komfortablen und sinnvollen Lebens ausgerichtet durch Vorbeugung oder Beseitigung von quälenden Tumorsymptomen wie Blutungen, neurologischen Ausfällen, Schmerzen, Luftnot etc.

6.12 Stabilisierungsbestrahlung.

6.13 Die Schmerzbestrahlung ist kostengünstiger um den Faktor 5–10.

Gerätekunde

6.14 Orthovolttherapie, konventionelle Therapie, Weichstrahl- und Hartstrahltherapie, Oberflächentherapie. Indikation heute gerechtfertigt bei kleinen Hauttumoren, oberflächlich gelegenen Metastasen sowie zur Strahlentherapie von degenerativen Skeletterkrankungen und oberflächlichen, entzündlichen Weichteilerkrankungen.

6.15 Mit einer Röhrenspannung von 10–15 kV, kurzem Fokus-Haut-Abstand, dünnem Strahlenaustrittsfenster (z.B. aus Beryllium) zur Herabsetzung der Röhren-Eigenfilterung,.

6.16 Eine Therapie mit Röhrenspannungen zwischen 100 und 400 kV.

6.17 Ab einer Strahlungsenergie von 1 MeV.

6.18 ^{60}Cobalt und ^{137}Caesium.

6.19 In 0,5 cm Gewebetiefe.

6.20 Wegen der günstigeren Tiefendosisverteilung, d.h. geringeren Strahlenbelastung für den Patienten, und um ausreichend Platz für das Anbringen von Strahlenzubehör zu haben (Individualblenden, Keilfilter, Halbschattentrimmer etc.).

6.21 Die Quelle eines Telekobaltgerätes strahlt bei offener und geschlossener Blende, d.h. immer gleich stark.

6.22 Elektronen.

6.23 Durch die Konstruktion der Beschleunigungsstrecke, also gerade oder kreisförmig. Außerdem ist bei Linearbeschleunigern die Dosisleistung höher und stabiler, die Feldhomogenität besser, und die zur Verfügung stehenden Feldgrößen sind größer.

6.24 Betatron, Synchrotron, Mikrotron, Zyklotron.

6.25 3–25 MeV.

6.26 Lage des Dosismaximums (D_{max}), die 50%-Dosistiefe (D_{50}), die therapeutische Reichweite (D_t) und die praktische Reichweite (D_p).

6.27 Der Elektronenstrahl trifft auf eine Bremsantikathode, wodurch ultraharte Bremsstrahlung erzeugt wird.

6.28 Mit Elektronen bei oberflächlichen Prozessen (steiler Dosisabfall hinter dem Zielvolumen), mit Photonenstrahlen bei tief gelegenen Prozessen.

6.29 Zur Stabilisierung des betreffenden Körperabschnitts, also zur idealen täglichen Reproduzierbarkeit der Bestrahlungsparameter.

6.30 Festlegung, Justierung und Dokumentation der Bestrahlungsfelder und ihrer Einstrahlrichtung; Bestimmung des Isozentrums.

6.31 Definierbarer Punkt außerhalb oder (meistens) innerhalb des Zielvolumens, in dem sich die vertikalen und horizontalen Dreh- bzw. Symmetrieachsen schneiden; Drehpunkt der Zentralstrahlachsen.

6.32 Intrakavitäre oder interstitielle Kontakttherapie, wobei der Strahler in unmittelbarer Nachbarschaft des Tumors plaziert wird.

6.33 Plazierung des Strahlers auf der Haut oder auf einer Organoberfläche, z.B. Auge (= Kontakttherapie), Einbringung des Strahlers in Körperhöhlen (= intrakavitäre Therapie) oder unmittelbar in das Tumorgewebe (= interstitielle Therapie).

6.34 Hohe Strahlendosis am Tumor, geringe Belastung des Normalgewebes.

6.35 Die Betastrahlung führt zu einer hohen Oberflächendosis. Nach wenigen Millimetern ist die Dosis fast vollständig abgeklungen. Die Strahlenbelastung des Patienten und des Operateurs ist gering.

6.36 ^{106}Ru-/^{106}Rh-Plaques (Betastrahler), ^{192}Iridium (Gammastrahler), ^{60}Cobalt (Gammastrahler).

6.37 Aus Gründen des Strahlenschutzes.

6.38 ^{60}Cobalt, ^{137}Caesium und vor allem ^{192}Iridium.

6.39 Die eingebrachten Präparate werden wieder entfernt (= temporär) oder bleiben zeitlebens in situ (= permanent). Die Permanentimplantation ist in bezug auf den Strahlenschutz günstiger, weil Radionuklide mit niedriger Aktivität und kurzer Halbwertszeit verwendet werden.

6.40 Die Präparate sind grundsätzlich verschlossen in einem strahlenschützenden und feuersicheren Tresor aufzubewahren. Die Präparate dürfen nie mit der bloßen Hand berührt werden, die Manipulation erfolgt hinter einer Strahlenschutzwand aus Blei oder Bleiglas. Die Präparate sind regelmäßig auf Dichtigkeit zu prüfen. Verlorene Präparate müssen so lange gesucht werden, bis sie gefunden sind.

6.41 Eine Sensibilisierung der Tumorzellen für ionisierende Strahlung oder Chemotherapeutika (zwischen 40–42,5 °C) oder eine direkte Schädigung der Tumorzellen (tumorizider Effekt bei Temperaturen höher als 42,5 °C).

6.42 Ganzkörperhyperthermie, lokoregionale Hyperthermie, interstitielle Hyperthermie.

6.43 Die lokoregionale und die interstitielle Hyperthermie.

6.44 Bei der interstitiellen Hyperthermie.

Methoden der Radiotherapie

6.45 Das Tumorvolumen umfaßt den makroskopischen Tumor. Das typische Tumorausbreitungsgebiet umfaßt das Tumorvolumen und die mikroskopischen Tumorausläufer (und entspricht damit dem klinischen Zielvolumen).

6.45 Das potentielle Tumorausbreitungsgebiet bezeichnet ein Volumen, welches über das typische Tumorausbreitungsgebiet hinaus ein hohes Risiko z.B. für Lymphknotenmetastasen beinhaltet (es entspricht dem klinischen Zielvolumen II. Ordnung).
Unter Planungszielvolumen versteht man das klinische Zielvolumen mit einem Sicherheitssaum.
Das behandelte Volumen ist derjenige Teil des Planungszielvolumens, der von der ordinierten Dosis (Herddosis, Zielvolumendosis) umschlossen wird. Behandeltes Volumen und Planungszielvolumen sollten identisch sein.

6.46 Bei der Teletherapie befindet sich die Strahlenquelle außerhalb des Körpers, bei der Brachytherapie innerhalb des Körpers oder auf der Haut (bei Tumoren an der Körperoberfläche).

6.47 Strahlenart, Größe des Bestrahlungsfeldes, Filterung, Bestrahlungstechnik und Körperinhomogenitäten.

6.48 Die Energieabgabe bei Photonenstrahlung erfolgt in Form von Energiepaketen zufällig. Mit steigender Strahlungsenergie nimmt die Tiefendosis zu, Streuvorgänge nehmen ab, und die Energieabsorption wird immer unabhängiger von der Beschaffenheit der Körpergewebe (Abnahme der Dosisinhomogenitäten).
Die Energieabgabe von Korpuskularstrahlen in die Materie erfolgt kontinuierlich. Korpuskularstrahlen haben eine definierte Eindringtiefe.
Der Tiefendosisverlauf hängt ab von der kinetischen Energie, von der Masse des Teilchens, von der Ladung des Teilchens, von der Dichte des absorbierenden Materials und dessen Ordnungszahl. Grundsätzlich nimmt bei Korpuskularstrahlen die Eindringtiefe mit der Masse ab.

6.49 Mit steigender Strahlungsenergie verlagert sich bei Photonenstrahlung das Dosismaximum in die Tiefe, bei Elektronenstrahlung an die Körperoberfläche.

6.50 Mit der Vergrößerung des FHA verkleinert sich zwar die Bezugsdosis durch den größer gewordenen Abstand von der Strahlenquelle, aber die relative Tiefendosis (Penetranz der Strahlung) nimmt zu.

6.51 Härtungsfilter, Schwächungsfilter (Keilfilter und Ausgleichsfilter), Streufilter (zur Homogenisierung des austretenden Strahls über die Feldfläche).

6.52 Die Strahlung wird von »weichen« Strahlenqualitäten entlastet. Dadurch nimmt die Dosisleistung ab, die Strahlenqualität wird homogener, die Grenzwellenlänge bleibt aber unverändert.

6.53 Mit kürzer werdendem Abstand steigt die Dosis am bestrahlten Objekt im Quadrat.

6.54 Ausgleichsfilter gleichen Verziehungen des Tiefendosisverlaufs aus, die durch die Bestrahlung unregelmäßiger Körperkonturen, verschieden dimensionierter Körperquerschnitte oder bei ungünstigem Strahlungseinfall auftreten.

6.55 Bei Verwendung von Röntgenstrahlen und Elektronenstrahlen kommt es zu einer relativ hohen Energiedeposition im Knochen – verglichen mit Weichteil – und besonders Lungengewebe. Mit steigender Photonenenergie nehmen die Absorptionsdifferenzen in den verschiedenen Körpergeweben ab, weil die Photoabsorption keine Rolle mehr spielt.

6.56 Durch Computertomographie (CT) und Kernspintomographie (MRT).

6.57 Das Bestrahlungsplanungssystem ist ein Computer, der anhand der spezifischen Daten der Bestrahlungsgeräte und der Bestrahlungsquellen einerseits und aufgrund der Patientenparameter andererseits (für gewöhnlich gewonnen mit Schnittbildverfahren) einen physikalischen Bestrahlungsplan errechnet. Details wie Zielvolumen, Einzeldosis und Gesamtdosis werden vom Arzt festgelegt.

6.58 Ultraschall, Computertomographie, Kernspintomographie.

6.59 Cold spots (Dosiseinbrüche, »kalte Punkte«) und Hot spots (Dosisspitzen, »heiße Punkte«) bezeichnen Inhomogenitäten der Dosisverteilung im Körper.

6.60 Bei der Gegenfeldbestrahlung überlagern sich die Zentralstrahlen der opponierend angebrachten Felder (koaxial). Von einer koplanaren Feldanordnung spricht man, wenn sich beide Felder exakt decken.
Bei einer Kreuzfeuerbestrahlung werden drei oder mehr Bestrahlungsfelder gewählt, deren Zentralstrahlachsen gegeneinander abgewinkelt sind.

6.61 Homogene Dosisverteilung; das Dosismaximum liegt für gewöhnlich im Zielvolumen.

6.62 Die Zielvolumendosis (= Herddosis = Minimaldosis) ist exakt um die unregelmäßige Gestalt des Zielvolumens geformt.

Antworten zu Kapitel 7   Nuklearmedizin

Gerätekunde

7.1 Einheit: Becquerel (Bq) oder Vielfache dieser Einheit (kBq, MBq).

7.2 Zwischen der Energie des einfallenden Gammaquantes und Impulshöhe besteht ein *linearer* Zusammenhang.

7.3 Der Bohrlochmeßplatz ist zur Reduktion der Umgebungsstrahlung mit einer dickwandigen Bleiummantelung versehen.

7.4 Mit dem Szintillationsdetektor ist eine Anfertigung von Szintigrammen *nicht* möglich. Das Gerät dient zur Aktivitätsbestimmung; diese ist punktuell und im zeitlichen Verlauf möglich (zur Anfertigung von Zeit-Aktivitäts-Kurven).

7.5 Der Szintillationsdetektor beruht auf dem Prinzip der Sekundärelektronenvervielfachung: Ein einfallendes Lichtquant setzt an der Kathode ein Elektron frei, das zwischen den nachfolgenden Dynoden beschleunigt wird und weitere Elektronen loslöst. Zwischen der letzten Dynode und der Anode entsteht ein meßbarer Elektronenstrom.

7.6 Zur Erstellung von Funktionsszintigrammen sind folgende Komponenten notwendig: Gammakamera und Auswerterechner.

7.7 Der Rektilinearscanner hat im Vergleich zur Gammakamera den Nachteil einer beschränkten räumlichen und zeitlichen Auflösung.

7.8 Je höher die Energie der verwendeten Gammastrahlung, desto dicker müssen die Kollimatorsepten einer Gammakamera sein.

7.9 Die Überlagerung von Schnittbildern unterschiedlicher Untersuchungsverfahren wie z.B. CT, MR, SPECT, PET.

7.10 PET hat folgende Vorteile:
- Sie bietet hohe räumliche und zeitliche Auflösung.
- Biologisch wichtige Elemente (Kohlenstoff, Sauerstoff, Stickstoff) haben positronenemittierende Isotope.
- PET erlaubt eine absolute Quantifizierung biologischer Prozesse unter Angabe von Fluß- und Stoffwechselparametern.

Meßprinzipien und Meßgenauigkeit

7.11 Die Aufnahme von Radiojod in funktionstüchtiges Schilddrüsengewebe beruht auf dem Prinzip des aktiven Transportes.

7.12 Aufgrund empirischer Erfahrungen sollte die Zählrate der Probe um den Faktor 10 höher sein als der Null-Effekt.

Radiopharmazie und In-vitro-Diagnostik

7.13 Folgende chemische Reaktionen werden zur Markierung benutzt: Austauschmarkierung, Fremdmarkierung, chemische Synthese und Biosynthese.

7.14 Nur die Aktivitätsmessung liegt im alleinigen Verantwortungsbereich des Anwenders. Zur Überprüfung von chemischer Reinheit, Stabilität, Bestimmung von Partikelgröße und -zahl teilen sich Hersteller und Anwender in der Verantwortung.

7.15 Die Aktivitätsbemessung erfolgt bei Kindern nach Alter, Körpergewicht oder Körperoberfläche.

7.16 Die radioimmunologische Diagnostik ist selbstverständlich nicht mit einer Strahlenexposition für den Patienten verbunden, da Körperproben separat vom Patienten untersucht werden.

7.17 Schritte der radioimmunologischen Diagnostik: Inkubation von Testsubstanz und radioaktiv markiertem Antigen mit einem spezifischen Antikörper, Trennung von gebundener und freier Fraktion, Messung der Radioaktivität im Bohrloch oder im Probenwechsler.

Anwendungsbeispiele

7.18 Die Höhe der Anreicherung des Knochensuchers im Skelettszintigramm hängt von folgenden Faktoren ab: Regionale Durchblutung, Kapillarpermeabilität, Osteoidgehalt, Knochenoberfläche, Nierenfunktion.

7.19 Ossäre Metastasen sind im Skelettszintigramm deshalb früher als im konventionellen Röntgenbild nachweisbar, weil szintigraphisch nur der Knochenanbau, im Röntgenbild jedoch die Bilanz aus Knochenanbau und -abbau beschrieben wird.

7.20 **a)** Die Mehrphasen-Skelettszintigraphie erlaubt eine getrennte Beurteilung von Perfusion, Exsudation und Knochenstoffwechsel.

b) Durch die Mehrphasentechnik wird die Strahlenexposition nicht erhöht.

7.20 c)/d) Das Verfahren dient zur Dignitätsbeurteilung von Knochentumoren ohne dabei das Röntgenbild zu ersetzen.

e) Weiterhin macht die Skelettszintigraphie in Mehrphasentechnik Aussagen zur Florididät einer Osteomyelitis.

7.21 Die Knochen*mark*szintigraphie eignet sich zur Darstellung infiltrativer Prozesse im Knochenmarkraum.

7.22 Heute wird die Schilddrüsenszintigraphie regelhaft mit ^{99m}Tc oder – soweit verfügbar – mit ^{123}I durchgeführt. ^{131}I ist heute wegen der hohen Strahlenexposition aus der Diagnostik verbannt.

7.23 a)/b) Die Schilddrüsenszintigraphie macht topographische Aussagen über funktionstüchtiges Schilddrüsenparenchym ohne die sonographische Abklärung zu ersetzen.

c) Sie wird immer erst nach der Ultraschalluntersuchung durchgeführt.

d) Sie ist bei palpablen Knoten indiziert, jedoch auch bei auffälligen Ultraschallbefunden sowie bei Verdacht auf Autonomie, gekennzeichnet durch latente oder manifeste Hyperthyreose.

e) Eine Altersbeschränkung ergibt sich nicht.

7.24 a) Richtig.

b) Ein Perfusionsdefekt ist *sofort* nach Injektion der Partikel sichtbar.

c), d) und **e)** Richtig.

7.25 Der Vorteil der myokardialen SPECT mit 201-Thallium ist die Ausnutzung des physiologischen Prinzips von aktivem Transport durch die Natrium-Kalium-ATPase.
Die Vorteile der ^{99m}Tc-MIBI-SPECT sind bessere Bildqualität infolge höheren Photonenflusses und geringere Strahlenexposition (Äquivalentdosis: 3–4 mSv bei Technetium- versus 17 mSv bei Thallium).

7.26 a) und **b)** Richtig.

c) Bei Verwendung von Thallium ist für die Spätaufnahme unter Ruhebedingungen keine zweite Injektion erforderlich, dies trifft für ^{99m}Tc-MIBI zu.

d) Richtig.

e) Die Belastungsmyokardszintigraphie ersetzt *nicht* das Belastungs-EKG. Das szintigraphische Verfahren ist vor allem bei diskrepanten Befunden von Klinik und Belastungs-EKG indiziert.

7.27 Die vornehmliche Aussagekraft der Nierenfunktionsszintigraphie liegt in einer Angabe von seitengetrennten Funktionen, daher ist sie vor allem bei *einseitigen* Nierenerkrankungen indiziert.

7.28 Durchführung der Nierenfunktionsszintigraphie: Positionierung des Patienten vor der Gammakamera, Injektion des Radiopharmazeutikums, Durchführung einer Funktionsszintigraphie mit Abspeicherung der Daten, Abnahme zweier Blutproben (ca. 15 und 25 min p.i.), Auswertung der Untersuchung mittels Region-of-interest- (ROI-)Technik.

7.29 Die Hirnszintigraphie kann ausschließlich in SPECT-Technik durchgeführt werden. Stabile lipophile Tracer (z.B. ^{99m}Tc-HMPAO) erlauben eine zeitliche Trennung von Applikation und Akquisition. Dies macht z.B. bei Epilepsiepatienten eine iktale Injektion und eine interiktale Bildaufnahme möglich.

7.30 a), b) und **c)** Richtig.

d) Die Hirnszintigraphie macht funtionelle Aussagen; zur Darstellung der Morphologie hat sich am ZNS die Kernspintomographie bewährt.

e) Hirnszintigramme werden ausschließlich in SPECT-Technik durchgeführt.

7.31 Der typische Befund der Leberszintigraphie mit ^{99m}Tc-HIDA bei FNH ist Hochflußmuster in der Perfusionsphase und »Trapping« in der Spätphase. Dies ist die Folge von pathologischen Gefäßstrukturen und Gallengangkapillaren ohne Anschluß an das abführende System.

7.32 a) Richtig.

b) ^{99m}Tc-HIDA wird durch die Hepatozyten transportiert und *nicht* von den Kupffer-Sternzellen phagozytiert. Dies trifft für Kolloide zu.

c) Zur Blutpoolszintigraphie werden ^{99m}Tc-markierte autologe Erythrozyten verwendet.

d) Die Blutpoolszintigraphie dient zur Lokalisation von Blutungsquellen im *unteren* Gastrointestinaltrakt.

e) Ein kavernöses Leberhämangiom hebt sich durch eine *vermehrte* Aktivität vom Untergrund der Leber ab.

7.33 Indikationen zur MIBG-Szintigraphie: Artdiagnostische Klassifizierung von Nebennierentumoren, Nachweis und Lokalisation extraadrenaler Herde eines Phäochromozytoms, Nachweis und Lokalisation von Metastasen eines malignen Phäochromozytoms, Erfolgsbeurteilung einer MIBG-Therapie.

7.34 Die Nebennierenmarkszintigraphie wird vornehmlich mit ^{123}I-MIBG durchgeführt. Dieses Radionuklid emittiert reine Gammastrahlung und hat eine Halbwertszeit von nur 13 h gegenüber 8 Tagen für ^{131}I. ^{131}I-MIBG eignet sich zur Therapie.

7.35 Das physiologische Prinzip der ^{18}FDG-PET beruht auf einer Diffusion von Deoxyglukose in die Zelle. Während die Metabolite von Glukose die Zelle rasch verlassen, verbleibt die phosphorylierte Deoxyglukose über längere Zeit intrazellulär.

Damit ist die Höhe der Deoxyglukoseaufnahme ein Maß für den Glukosestoffwechsel.

7.36 a) Richtig.

b) Bei der Myokardischämie sind myokardialer Glukosetransport und Phosphorylierung normal, unter Umständen sogar erhöht.

c) Richtig.

d) Als »Mismatch« bezeichnet man ein reduziertes Perfusionsmuster im ^{99m}Tc-MIBI-SPECT bei normaler (oder sogar erhöhter) ^{18}FDG-Speicherung.

e) Vorrangige Indikation zur ^{18}FDG-PET am Herzen sind Patienten mit KHK und *reduzierter* Pumpfunktion vor Revaskularisation.

7.37 Vorteile des PET-Zentrums: Alle Möglichkeiten von PET zur wissenschaftlichen und klinischen Nutzung sind durch die Verfügbarkeit auch der extrem kurzlebigen Positronenstrahler (^{11}C, ^{13}N, ^{15}O) vorhanden. Nachteil des PET-Zentrums: Hoher personeller und investiver Aufwand (6–10 Millionen DM).

Nachteil des Satellitenkonzeptes: Derzeit steht nur der Positronenstrahler ^{18}F (HWZ: 110 min) zur Verfügung. Dies schränkt die wissenschaftliche Nutzung ein. Vorteile des Satellitenkonzeptes: Klinisch wichtige Fragestellungen aus Kardiologie, Onkologie und Neurologie können mit der ^{18}FDG-PET beantwortet werden. Das Investitionsvolumen ist deutlich geringer (2–3 Millionen DM für den PET-Scanner).

7.38 a) Ca. 0,5 mm.

b) Lokale Nebenwirkung der Schilddrüsentherapie mit ^{131}I: Wegen der kurzen Reichweite (s.o.) vernachlässigbar.

7.39 a), **b)** und **c)** Richtig.

d) Nur die Radiojodtherapie muß unter stationären Bedingungen erfolgen, der Test kann ambulant durchgeführt werden.

e) Für die Radiojodtherapie gutartiger Schilddrüsenerkrankungen richtig.

Antworten zu Kapitel 8 Strahlenschutz

Rechtliche Grundlagen

8.1 Vermeidung von Strahlenanwendungen. Jede Indikationsstellung für eine Röntgenuntersuchung oder Strahlentherapie muß auf dem Boden einer fachkompetenten Risikoanalyse und zum meßbaren Nutzen für den Patienten erfolgen.

8.2 Personal (Ärzte, Physiker, Pflegepersonal, MTRA's), Patienten und unbeteiligte Personen (Hilfskräfte, Sanitäter, Handwerker, Sekretärinnen etc.).

8.3 Die Röntgenverordnung regelt den Umgang mit Röntgeneinrichtungen und Störstrahlern. Die Strahlenschutzverordnung regelt den Umgang mit offenen und umschlossenen Radionukliden sowie die Errichtung und den Betrieb von Beschleunigeranlagen und Telegammageräten.

Organisatorische Maßnahmen

8.4 Bestimmung der Ortsdosisleistung und der Personendosis, Klassifizierung von Strahlenschutzbereichen sowie Überwachung der betreffenden Personen.

8.5 Die Dosisleistung an einem bestimmten Meßpunkt, z.B. am Schaltpult, im Flur, im Sekretariat etc.

8.6 Die Äquivalentdosis für Weichteilgewebe, gemessen an einer repräsentativen Stelle der Körperoberfläche außerhalb des Nutzstrahlenbündels (und ggf. unterhalb der Bleischürze).

8.7 Mit einem Filmdosimeter oder Stabdosimeter.

8.8 Es mißt Strahlungsenergie, Dosis und Einfallsrichtung der Strahlung. Filmdosimeter werden von einer nach Landesrecht zuständigen Behörde einmal monatlich ausgewertet.

8.9 Sperrbereich, Kontrollbereich, Überwachungsbereich (betrieblich und außerbetrieblich).

8.10 Während einer Strahlentherapie im Bestrahlungsraum.

8.11 Betrieblicher Überwachungsbereich: bei Daueraufenthalt 5–15 mSv während eines Kalenderjahres. Außerbetrieblicher Überwachungsbereich: bei Daueraufenthalt 1,5 bis 5 mSv pro Kalenderjahr.

8.12 Niemand, außer dem behandelten Patienten.

8.13 Im Kontrollbereich tätige Ärzte und MTRA's und die Patienten während der Behandlung; u.U. auch Schwestern, Auszubildende (MTRA-Schüler, Studenten) und Begleitpersonen der Patienten.

8.14 Ein Bereich, der sich dem Kontrollbereich oder betrieblichen Überwachungsbereich unmittelbar anschließt und in dem die dort tätigen Personen bei dauerndem Aufenthalt maximal 1,5–5 mSv Ganzkörperdosis pro Kalenderjahr ausgesetzt sind.

8.15 Personen, die sich in Ausübung ihres Berufs/ihrer Berufsausbildung regelmäßig im Kontrollbereich oder betrieblichen Überwachungsbereich aufhalten (beruflich strahlenexponierte Personen) sowie Personengruppen, die in Ausübung ihres Berufs gelegentlich mit ionisierender Strahlung in Berührung kommen (nicht beruflich strahlenexponierte Personen).

8.16 Kategorie A: 15 mSv Ganzkörperdosis und 150 mSv Teilkörperdosis pro Jahr werden möglicherweise überschritten. Kategorie B: 15 mSv Ganzkörperdosis und 150 mSv Teilkörperdosis pro Jahr werden voraussichtlich nicht überschritten.

8.17 Zur Kategorie A.

8.18 Schwangere dürfen nicht im Kontrollbereich arbeiten, aber u.U. im Überwachungsbereich. Auch Personen unter 18 Jahren dürfen nicht im Kontrollbereich arbeiten, außer wenn dies im Rahmen ihrer Ausbildung notwendig ist (MTRA-Schüler).

8.19 Beruflich exponierte Personen der Kategorie A.

8.20 Zu den beruflich nicht strahlenexponierten Personen.

Praktische Maßnahmen

8.21 Abstand halten! Abschirmung nutzen! Aufenthaltszeit begrenzen! Aufnahmeverbot von Radioaktivität (In einem »heißen Labor« darf nicht gegessen, getrunken, geraucht, geschminkt oder mit dem Mund pipettiert werden. Die Lagerung von Nahrungsmitteln, Getränken und Rauchwaren ist verboten).

8.22 Ein dünnes Stück Papier oder Luft reichen aus.

8.23 Abschirmung aus doppeltem Material: Material 1 mit niedriger Ordnungszahl gegen die Elektronen selbst. Material 2 mit hoher Ordnungszahl gegen sekundäre Röntgenbremsstrahlung.

8.24 Die Schichtdicke eines Materials (in Millimetern oder Zentimetern), die die Dosisleistung der Strahlung um die Hälfte herabsetzt.

8.25 Der Schwächungsgleichwert oder Bleigleichwert eines verwendeten Materials gibt die Schichtdicke in Blei an, die die Strahlung in gleicher Weise schwächen würde.

8.26 0,35 mm Bleigleichwert, im Operationssaal 0,25 mm zur Gewichtsersparnis.

8.27 Nuklearmediziner und Strahlentherapeuten tragen keine Bleischürze, da ihre Wirkung bei der dort verwendeten Strahlung praktisch bedeutungslos ist.

8.28 Schnelles Arbeiten ermöglicht eine kurze Aufenthaltszeit (Planung und Disziplin ist besser als Blei).

8.29 Natürlich nichts von alledem.

8.30 Sachkunde erwirbt man während des Medizinstudiums und während der Facharztweiterbildung; u.U. ist eine bestimmte Zahl von selbständig durchgeführten Untersuchungen/Behandlungen nachzuweisen. Für den Erwerb der Fachkunde ist zudem der erfolgreiche Besuch spezieller Strahlenschutzkurse erforderlich.

8.31 Für gewöhnlich Durchleuchtungsuntersuchungen, auch wenn sie durch den Erfahrenen ausgeführt werden. Denn während der Beurteilung einer Röntgenaufnahme ist Nachdenken gefahrenfrei für den Patienten, bei einem laufenden Durchleuchtungsvorgang aber nicht!

8.32 Röntgenuntersuchungen haben nach Möglichkeit zu unterbleiben. Frauen im gebärfähigen Alter müssen deshalb nach der Möglichkeit einer Schwangerschaft gefragt werden. Wenn auf Röntgenaufnahmen nicht verzichtet werden kann (weil alternative Untersuchungsverfahren, z.B. Ultraschall oder Kernspintomographie, nicht in Frage kommen), ist eine informierte Zustimmung (»informed consent«) von der Patientin einzuholen.

8.33 50 mSv.

8.34 Die Strahlenexposition kann durch geeignete Strahlenqualität (Filterung weicher Strahlenanteile, nach Möglichkeit Hartstrahltechnik), großen Fokus-Patienten-Abstand, angepaßte Feldgröße (strenge Einblendung), empfindliches Detektorsystem (Seltene-Erden-Folien bei Analogtechniken, digitale Aufnahmetechniken), Strahlenschutzzubehör (Gonadenschutz) und Minimierung der Durchleuchtungszeit deutlich reduziert werden.

8.35 Eliminierung weicher Strahlenanteile, die zur Bildqualität nichts beitragen.

8.36 Bei analogen Techniken ohne Verstärkerfolien.

8.37 Bester Gonadenschutz ist die Ausblendung aus dem Nutzstrahlenbündel. Eine Hodenkapsel schützt bei Männern vor Streustrahlung, und zwar sowohl bei der Röntgendiagnostik als auch während der Strahlentherapie.

Es ist nicht einfach, die Ovarien zu schonen, wegen der Lagevariabilität und weil ihre Abdeckung in der Röntgendiagnostik oft wichtige Bilddetails verdecken würde. Bei der Strahlentherapie von Tumorerkrankungen im kleinen Becken ist ein Ovarialschutz ebenfalls oft nicht durchführbar.

8.38 Strahlung, die außerhalb des Nutzstrahlenbündels das Schutzgehäuse durchdringt (in der Röntgendiagnostik das Röhrenschutzgehäuse, in der Strahlentherapie den Strahlerkopf des Bestrahlungsgeräts).

8.39 In der Röntgendiagnostik Bleischürze, Schilddrüsenabdeckungen (»Bleikragen«) und Bleiglasbrillen zum Schutz der Augenlinse; Bleihandschuhe und Kompressionswerkzeuge bei Durchleuchtungen.

8.40 Gegen Streustrahlung. Im primären Strahlengang darf sich der Untersucher nie aufhalten.

8.41 Korrekte Indikationsstellung: Nuklearmedizinische Untersuchungen haben zu unterbleiben, wenn die medizinische Frage auch durch Verfahren ohne Strahlung beantwortet werden kann.

8.42 Kurzlebige Gammastrahler vermindern die Strahlenexposition für den Patienten.

8.43 Schutz gegen stochastische Strahlenwirkungen im nicht behandelten Restvolumen des Patientenkörpers (Kanzerogenese, genetische Schäden). Im durchstrahlten Körpervolumen müssen deterministische Strahlenfolgen so gering wie möglich gehalten werden.

8.44 Für den Patienten: sorgfältige Bestrahlungsplanung, Wahl geeigneter Strahlenarten, komplexe Bestrahlungstechniken, individuelle Abdeckung von kritischen Organen, Gonadenschutz sowie die Wahl der geeigneten Einzeldosis, Fraktionierung und Gesamtdosis.

Für das Personal: Bei der perkutanen Strahlentherapie unterliegt das Personal keiner Strahlenexposition, auch nicht bei der Brachytherapie mit Afterloadingverfahren. Erfolgt in Einzelfällen die interstitielle oder intrakavitäre Applikation manuell, gelten die Grundregeln: Abstand halten, Abschirmung nutzen, Aufenthaltszeit begrenzen.

8.45 Hoden und Ovar sollten nicht im Strahlenfeld liegen. Sie werden entweder abgedeckt, aus dem Strahlenfeld herausverlagert oder (Hoden) mit einer Hodenkapsel aus mehreren Zentimetern Blei gegen Streustrahlung geschützt.

8.46 Die Leckstrahlung aus dem Strahlerkopf bei Telegammageräten. Die Durchlaßstrahlung aus dem Strahlerkopf von Linearbeschleunigern ist für das Personal nicht von Bedeutung, weil es sich während der Strahlzeit nicht im Sperrbereich aufhalten darf.

8.47 Zumindest 0,5 mm Bleigleichwert.

8.48 30 Jahre.

8.49 Kategorie B der beruflich strahlenexponierten Personen: Die Schwellendosis von 15 mSv Ganzkörperdosis bzw. 150 mSv Teilkörperdosis pro Kalenderjahr wird voraussichtlich nicht erreicht.

8.50 Es sind keine Bleischürzen vorgeschrieben: Bei den auftretenden Strahlenqualitäten sind sie nicht nur sinnlos, sondern sogar gefährlich: durch sekundär ausgelöste Streuvorgänge würden Bleischürzen die Strahlenexposition des Trägers eher noch erhöhen

Quellenverzeichnis

Aus folgenden Quellen wurden Abbildungen übernommen oder modifiziert:

Abdruck mit freundlicher Genehmigung der Firma BSD Medical Corporation, USA: Abb. 6.30, 6.31.

Abdruck mit freundlicher Genehmigung der Firma Buchler, Braunschweig: Abb. 6.22, 6.29.

Abdruck mit freundlicher Genehmigung der Firma Nucleotron International: Abb. 6.28.

Abdruck mit freundlicher Genehmigung der Firma Philips Medizin Systeme: Abb. 2.18, 5.11, 6.11.

Abdruck mit freundlicher Genehmigung der Firma Picker: Abb. 5.17.

Abdruck mit freundlicher Genehmigung der Firma Siemens: Abb. 5.3, 5.4, 5.5, 5.7, 5.9, 5.14, 5.23, 6.5, 6.8, 6.39. 7.7, 7.9, 7.11.

Abdruck mit freundlicher Genehmigung der Firma Toshiba: Abb. 5.20, 5.21.

Abdruck mit freundlicher Genehmigung von Herrn Prof. Dr. H.-B. Makoski, Duisburg: Abb. 6.15.

nach Baker, N.: Bone, Joint Radiology. In: Kassmer, E. G. (Hg.): Radiologic Imaging. Gower Medical Publishing, 1991: Abb. 5.45a.

nach Buckton, K. E., Evans, H. J.: World Health Organization, Geneva 1973: Abb. 3.6.

nach Büll, U., Hör, G.: Klinische Nuklearmedizin, 2. Auflage. VCH, Weinheim 1990: Abb. 7.5, 7.6.

nach Cohen, B. L.: Catalog of risks extended and updated. Health Phys. 61, 317–355, 1991: Tab. 4.4.

nach Cronkite, E. P., Fliedner, T. M.: The Radiation Syndromes. In: Hug, O., Zuppinger, A. (eds.): Handbuch der Medizinischen Radiologie, Bd. II Strahlenbiologie, S. 299. Springer, Berlin 1972: Abb. 4.3.

nach Emrich, D.: Nuklearmedizin. Funktionsdiagnostik und Therapie. Thieme, Stuttgart – New York 1979: Abb. 7.3.

nach Feine U., zum Winkel, K.: Nuklearmedizin. Szintigraphische Diagnostik. Thieme, Stuttgart – New York 1980: Abb. 2.5, 7.2.

nach Felix, R., Bamm, B.: Das Röntgenbild, 3. Auflage. Thieme, Stuttgart – New York 1988: Abb. 5.22a, 5.22b.

nach Frankenberg, D., Frankenberg-Schwager, M.: Strahleninduzierte DNA-Schäden. In: Bundesministerium für Umwelt, Naturschutz und Reaktorsicherheit (Hg.): Molekulare und zelluläre Prozesse bei der Entstehung stochastischer Strahlenwirkungen. Veröffentlichungen der Strahlenschutzkommission, Band 33, Gustav Fischer, Stuttgart – Jena – New York 1995: Abb. 3.3.

nach Fritz-Niggli, H.: Strahlengefährdung/Strahlenschutz. Ein Leitfaden für die Praxis, 3. Auflage. Huber, Bern – Stuttgart – Toronto 1991: Abb. 3.5, 3.7, 3.8, 3.18, 3.21, 4.9, Tab. 4.11.

nach Glasgow, G. P., Sampiere, V. A., Purdy, J. A.: External beam dosimetry and treatment planning. In: Perez, C. A., Brady, L.W. (eds.): Principle and Practice of Radiation Oncology. Lippincott, Philadelphia 1987: Abb. 6.42.

nach Gray, L. H. et al.: Concentration of oxygen dissolved in tissues at time of irridiation as factor in radiotherapy. Brit. J. Radiol. 26, 638, 1953: Abb. 3.16.

nach Hall, E. J.: Radiobiology for the Radiologist. Harper and Row, Philadelphia 1978: Abb. 3.2.

nach Herrmann, H. J.: Nuklearmedizin. Urban & Schwarzenberg, München – Wien – Baltimore, 1992: Abb. 7.1.

nach Herrmann, T.: Klinische Strahlenbiologie – kurz und bündig. Gustav Fischer, Stuttgart – Jena – New York 1990: Abb. 3.1, 3.13.

nach Hiroshima International Council for Medical Care of the Radiation-exposed (ed.): A-Bomb Radiation Effects Digest. Bunkodo Co., Tokyo 1993: Abb. 4.4, 4.5.

nach Horst, W., Conrad, B.: Radiotherapie des Krebses mit negativen Pi-Mesonen. Ein Bericht zum Züricher ETH-Isochroncyclotron. Fortschr. Röntgenstr. 105, 299–321, 1966: Abb. 3.15, 3.17.

nach Horst, W.: Radioonkologie und Nuklearmedizin II, Skriptum für das Praktikum. Universitätsklinik für Nuklearmedizin und Radiotherapie, Zürich 1977: Abb. 6.1.

nach Kalender, W. A. et al.: Spiral volumetric CT with single-breath-hold technique, continuous transport and continuous scanner rotation. Radiology 176, 181–183, 1990: Abb. 5.15.

nach Kern, G.: Gynäkologie, 4. Auflage. Thieme, Stuttgart – New York 1985: Abb. 5.104.

nach Krestel E. (Hg.): Bildgebende Systeme für die medizinische Diagnostik. Grundlagen und technische Lösungen, 2. Auflage. Siemens AG, Berlin – München 1988: Abb. 5.6.

nach Kursus Radiologie und Strahlenschutz, 3. Auflage. Heidelberger Taschenbücher, Springer, Berlin – Heidelberg – New York 1981: Abb. 5.49, 5.52.

nach Laubenberger, T.: Technik der medizinischen Radiologie, 5. Auflage. Deutscher Ärzteverlag, Köln 1990: Abb. 5.16.

nach Lissner J., Fink U.: Radiologie I, 4. Auflage. Enke, Stuttgart 1992: Abb. 2.17, 7.13.

nach Mitzel-Landbeck, L., Hagen U.: Strahlenwirkung auf Biomoleküle. Chemie in unserer Zeit 10, 71, 1976: Abb. 3.4.

nach Reiners, C.: Die Strahlenexposition in der nuklearmedizinischen Diagnostik. Risikovergleiche auf der Basis effektiver Dosen. Nukl. Med. 32, 47–51, 1993: Abb. 4.2.

aus Sauer, R.: Strahlentherapie und Onkologie für Technische Assistenten in der Medizin, 2. Auflage. Urban & Schwarzenberg, München – Wien – Baltimore, 1993: Abb. 2.16, 2.19, 2.21, 2.22, 3.9, 3.10, 3.12, 3.14, 3.20, 3.22, 3.24, 4.6, 4.8, 6.6, 6.7, 6.9, 6.10, 6.12, 6.13, 6.14, 6.16, 6.17, 6.18, 6.19, 6.20, 6.21, 6.23, 6.24, 6.25, 6.26, 6.27, 6.32, 6.33, 6.34, 6.35, 6.36, 6.37, 6.38, 6.40, 6.41, 6.43, 6.44, 6.45, 6.46, 6.47, 6.48, 6.49.

nach Sauer, R.: Strahlentherapie und Onkologie für Technische Assistenten in der Medizin, 2. Auflage. Urban & Schwarzenberg, München – Wien – Baltimore 1993: Abb. 2.1, 2.2, 2.3, 2.4, 2.9, 2.10, 2.12, 2.13, 2.14, 2.20, 4.1, 4.7, 6.2, 6.3, 6.4.

nach Schicha, H.: Kompendium der Nuklearmedizin. Schattauer, Stuttgart – New York 1991: Abb. 2.6, 2.7.

nach Schild, H. H.: MRI made easy. Schering AG, Berlin 1990: Abb. 5.24, 5.25, 5.26, 5.27, 5.28.

nach Schinz, G.: Radiologische Diagnostik in Klinik und Praxis, Band 4, 7. Auflage. Thieme, Stuttgart – New York 1989: Abb. 5.45b, 5.45c.

nach Siegenthaler, W.: Recommendations of the International Commission on Radiological Protection. ICRP Publication No. 60., Pergamon Press, Oxford – New York 1990: Tab. 4.3.

nach Sinclair, W. K.: Radiation survival in synchronous and asynchronous chinese hamster cells in vitro. In: Biophysical Aspects of Radiation Quality, Panel Report p. 39. IAEA, Vienna 1968: Abb. 3.11.

nach Squire, L. F., Novelline, R. A.: Radiologie, 4. Auflage. Schattauer, Stuttgart – New York 1993: Abb. 5.50, 5.58.

nach Tubiana, M., Dutreix, J., Wambersie, A.: Introduction to Radiobiology. Taylor & Francis, London – New York – Philadelphia 1990: Abb. 3.23.

nach Turner, J. E. et al.: The computation of pion depth-dose curves in water and comparison with experiment. Radiat. Res. 52, 229, 1972: Abb. 3.25.

nach Ward, J. F.: Progr. Nucl. Acid Res. 35, 95–125, 1988: Tab. 3.1.

nach White, D. C.: Atlas of Human Radiation Histopathology: Abb. 4.10.

nach Zonneveld, F. W.: Computertomographie. Philips Medical Systems, Eindhoven, Niederlande: Abb. 5.12, 5.13.

nach Zum Winkel, K.: Nuklearmedizin, 2. Auflage. Springer, Berlin – Heidelberg – New York 1990: Abb. 2.8, 7.4.

Umschlagabbildungen: Abdruck mit freundlicher Genehmigung von Prof. Dr. G. Kauffmann, Heidelberg, Prof. Dr. Dr. E. Moser, Freiburg, und der Firma Philips Medizin Systeme, Hamburg.

Glossar

Zusammenfassung wichtiger Begriffe in der Radiologie

Aerosol
Dispersion feinstverteilter fester oder flüssiger Teilchen in Gas; Anwendung wirkstoffhaltiger Aerosole zur Inhalationstherapie z.B. bei Erkrankungen der oberen Luftwege

Algorithmus
mathematische Methode zur Problemlösung; z.B. Umwandlung von Computertomographiedaten nach mathematischen Regeln per Computer zum Erhalt eines Bildes

Applikator
Vorrichtung zum Einbringen umschlossener radioaktiver Strahler in den Körper

Artefakt
Kunstprodukt, künstlich herbeigeführte Veränderung; z.B. Kratzer, Fingerabdrücke auf Röntgenaufnahmen; **Aufhärtungsartefakt:** in der Computertomographie Hyperdensität durch hypodenses umgebendes Gewebe (Fett, Luft); **Bewegungsartefakt:** durch Atmung oder Darmbewegung

Auflösungsvermögen
(optisch) kleinstmöglicher Abstand zweier noch getrennt abgebildeter und erkennbarer Punkte

Bolus
Bissen, zum Verschlucken vorbereitete Nahrungsportion im Mund; in der Radiologie besteht der Bolus

– für eine Ösophagus-Magen-Darm-Passage aus Bariumsulfat,

– bei Schnittbildverfahren (Computertomographie oder Magnetresonanztomographie) aus einer kurzzeitig (»als Bolus«) intravenös applizierten Kontrastmittelmenge

Boluskinetik
die Geschwindigkeit, mit der sich ein Kontrastmittelbolus nach intravenöser Injektion über eine Gefäßstrecke in ein bestimmtes Organgebiet, z.B. die Leber, bewegt; definiert durch Herzpumpleistung und Gefäßwiderstand

Boost
in der Strahlentherapie: umschriebene Dosiserhöhung (in einem Bereich mit besonderem Rückfallrisiko)

Clearance
Klärung, Reinigung; Entfernung einer bestimmten exogenen oder endogenen Substanz aus dem Blut bzw. Gewebe durch die spezifische Leistung eines Ausscheidungsorgans (Messung als »Klärwert« pro Zeiteinheit)

Diffusion
das auf gleichmäßige Verteilung in einem gegebenen Raum (Durchmischung) gerichtete Sichausbreiten von Molekülen, Ionen, Flüssigkeiten oder Gasen, z.B. zum Ausgleich von Konzentrationsunterschieden

Echogenität
in der Ultrasonographie gebräuchlicher Ausdruck für die Intensität des Bildaufbaus (geringe Echogenität: Flüssigkeiten, intensive Echogenität: solide Strukturen)

Enhancement
Steigerung, Verstärkung; in der Radiologie Dichteanstieg durch Kontrastmittelgabe (meist i.-v. Gabe in der CT und MRT). Bei einer Nierenzyste wird sich vor und nach Kontrastmittelgabe kein Dichteanstieg ergeben, wohl aber bei einem schwach durchbluteten Tumor.

Epidemiologie	Lehre von der Häufigkeit (Prävalenz, Inzidenz) und Verteilung von Krankheiten (in der Gesamtbevölkerung bzw. in bestimmten Bevölkerungsgruppen) sowie von deren Ursachen und Risikofaktoren, deren Verlauf und volkswirtschaftlichen Auswirkungen
Epitope	Oberflächenbereiche eines Antigenmoleküls, die seine Spezifität bestimmen; führen zur Bildung dazu passender spezifischer Antikörper
Extrapolation	näherungsweise Weiterführung von Funktionswerten aufgrund bereits bekannter Werte, z.B. Fortführung eines Kurvenverlaufs
Exzision	Herausschneiden eines Gewebe- oder Organteils mit einem scharfen Instrument
Exstirpation	Totalentfernung eines Organs auf operativem Wege
Füllungsdefekt	bei Kontrastmitteluntersuchungen durch Raumforderungen verursachte Kontrastmittelaussparung, z.B. durch Polyp, Tumor
Glättung	in der Nuklearmedizin: nachträgliche Bildbearbeitung mittels Computer zur Filterung von Untergrundaktivitäten
Hyper-/Hypodensität	hohe/niedrige Dichte; vor allem in der Computertomographie als Bezeichnung für Bezirke mit hoher/niedriger Absorption der Strahlung im Vergleich zum umgebenden Gewebe, ausgedrückt in Hounsfield-Einheiten (HE)
iatrogen	durch ärztliche Einwirkung (Diagnostik, Therapie) entstanden
Impuls	kurzdauernde Änderung einer Größe; z.B. ein Spannungs- oder Stromstoß oder ein Echoimpuls (Ultraschall)
Indikation	zwingender Grund zum Einsatz eines Heilverfahrens
Induration	Verhärtung
interkurrent	dazwischen auftretend, hinzukommend; z.B. nicht tumorbedingte Todesursache eines Krebspatienten
interstitiell	dazwischenliegend; im Zusammenhang mit der Brachytherapie: Applikation in das Gewebe
interventionelle Radiologie	(auch Interventionsradiologie) radiologisches Verfahren, bei dem ein operativer Eingriff mit Hilfe von Durchleuchtung, CT oder MRT gesteuert wird
Invagination	(Intussuszeption) Einstülpung eines Hohlorgans in sich oder in ein Nachbarorgan. Am Darm können z.B. proximale Darmschlingen in distale hineinrutschen (beim Kind spontan, beim Erwachsenen Ausdruck eines Tumors), typischerweise mit Darmobstruktion. Desinvagination z.B. mit Hilfe von interventioneller Radiologie
Invasion	Eindringen von Krankheitserregern oder Tumorzellen in Nachbargewebe oder -organe
Inzidenz	Zahl der *Neu*erkrankungen (einer bestimmten Krankheit) pro 100 000 Einwohner pro Jahr; altersspezifische Inzidenz: in einer bestimmten Altersklasse (vgl. Prävalenz)
Inzision	Einschnitt; Inzisionsbiopsie: scharfe Probeentnahme aus einem Tumor
Kohortenstudie	prospektiv geplante Studie bei einer Gruppe gleichartig erkrankter Patienten
Kompartiment	Abteil; relativ enger, weitgehend abgeschlossener Raum, z.B. Muskelbündel, Gefäßraum, Zellorganelle
Komplikation	Folgeerkrankung einer Primärerkrankung bzw. eines therapeutischen Eingriffs
Körperdosis	gemittelte Äquivalentdosis über ein kritisches Volumen des Körpers bzw. Ganzkörpers

Latenzzeit	Zeitabschnitt zwischen einem bestimmten Ereignis (Infektion, Exposition, Diagnosezeitpunkt) und dem Auftreten einer Reaktion (eines Symptoms, eines Tumors)
Letalität	Sterblichkeit der von einer bestimmten Krankheit Betroffenen, auch bei bestimmten Operationen (Operationsletalität); oftmals verwechselt mit → Mortalität
Medianwert	in der Mitte liegender Wert; werden z.B. die verschiedenen Lebenszeiten von 99 Menschen der Dauer nach geordnet, so ist die individuelle Lebenszeit des 50sten der Medianwert (vgl. Mittelwert)
Mittelwert	arithmetisches Mittel, z.B. durchschnittliche Lebenszeit von 99 Menschen; Extremwerte haben hier beträchtlichen Einfluß, im Gegensatz zum Medianwert
Morbidität	Häufigkeit des Auftretens einer Krankheit in einer Bevölkerung, lebenslang (im Gegensatz zu Inzidenz und Prävalenz meist nur *qualitativ* gebraucht)
Mortalität	Sterblichkeit der Gesamtbevölkerung oder einer bestimmten Bevölkerungsgruppe (z.B. Säuglinge): Zahl der im Kalenderjahr Gestorbenen pro 100 000 (Sterberate)
Nulleffekt	in der Nuklearmedizin »background«: der von einer nicht ausschaltbaren Strahlenquelle (z.B. kosmische Höhenstrahlung) herrührende Anteil einer Strahlungsmessung
Permeabilität	Durchlässigkeit eines porösen Gebildes (Membran) für andere Stoffe; abhängig von der Größe der Poren und der durchtretenden Teilchen
Pixel	in der Computertomographie: *zwei*dimensionales Bildelement, definiert durch die Positionen auf der X- und Y-Achse und einen dazugehörigen Grauwert, der der Schwächung der Strahlung im Körper entspricht
Prävalenz	*Gesamt*zahl der von einer bestimmten Krankheit Betroffenen pro 100 000 Einwohner zu einem bestimmten Zeitpunkt (vgl. Inzidenz)
Prognose	Krankheitsvorhersage, Heilungsaussicht
Rezidiv	(Tumor-)Rückfall: lokal, regionär oder systemisch
R-Klassifikation	Klassifikation des Resttumors nach einer Operation, einer Radiotherapie oder Chemotherapie: R_0 = kein Resttumor R_1 = histologischer Tumorrest (z.B. an den Schnitträndern/Resektionsflächen nach einer Operation) R_2 = makroskopischer Tumorrest (z.B. lokal nach einer Operation oder Fernmetastasen)
Sensibilität	Empfindlichkeit, z.B. eines Gewebes, für ionisierende Strahlung (Organsensibilität)
Sensitivität	Ansprechen (Empfindlichkeit) eines Testsystems/einer Untersuchungsmethode, ausgedrückt als Prozentsatz von richtig positiven Ergebnissen bei 100 gleichartigen Fällen (z.B. Häufigkeit der richtigen Diagnose mit Ultraschall beim Vorliegen von Lebermetastasen)
Signifikanz	»bedeutsame« Abweichung eines geprüften Wertes vom statistisch erwarteten Wert (wobei die Signifikanz um so deutlicher wird, je geringer die Zufallswahrscheinlichkeit ist)
Spezifität	Prozentsatz der richtig negativen Ergebnisse eines Testsystem/einer Untersuchungsmethode bei Normalbefunden
Signalintensität	Intensität, mit der in der Magnetresonanztomographie Gewebebezirke als Signal aufleuchten (z.B. Fettgewebe: hohe Signalintensität)

Spiegel	in der Radiodiagnostik: Luft-Flüssigkeits-Spiegel, der entsteht, wenn in Hohl-räumen (z.B. Magen oder Darm) Flüssigkeit mit Luft überschichtet ist. Auf-nahmen im Stehen – mit Strahlenrichtung parallel zur Spiegeloberfläche – zei-gen eine gerade Linie. Im CT sind Spiegel auch im Liegen nachweisbar.
Transparenz	Lichtdurchlässigkeit; bei Röntgenbildern Ausdruck für den Luftgehalt der Lunge (erhöhte Transparenz: z.B. bei lufthaltiger Emphysemblase, vermin-derte Transparenz = geringer Luftgehalt: z.B. bei Pneumonie)
Unverträglichkeit	in der Radiologie meist Kontrastmittelunverträglichkeit (allergische Reaktio-nen)
Validität	Gütekriterium für die Zuverlässigkeit eines Testsystems/einer Untersuchungs-methode zur Auffindung bestimmter Merkmale; wichtige Parameter sind → Sensitivität und → Spezifität
Verschattung	vermindert strahlendurchlässiger Bezirk des Röntgenbildes, der sich auf dem Filmpositiv dunkel (Schatten), auf dem Filmnegativ hell darstellt (z.B. pneu-monisches Infiltrat in der Lunge); Gegensatz: Aufhellung (z.B. Emphysemblase)
Voxel	in der Computertomographie: *drei*dimensionales Volumenelement (analog zum → Pixel), definiert wie Pixel und durch einen weiteren Parameter, der der Schichtposition im Körper entspricht

Register

Halbfette Ziffern zeigen die Hauptfundstelle

3. Welche Textstellen finden Sie schwer verständlich? (Bitte Seitenzahl und Stichwort angeben)

_____

_____

_____

4. Mit welchen Abbildungen oder Tabellen sind Sie nicht zufrieden und warum nicht?
   (Bitte Abb.-Nr./Tab.-Nr. angeben)

_____

_____

_____

5. Welche inhaltlichen Ergänzungen halten Sie für notwendig, was haben Sie vermißt?

_____

_____

_____

6. Haben Sie darüber hinaus Anregungen, Wünsche oder Verbesserungsvorschläge für die nächste
   Auflage dieses Lehrbuchs?

_____

_____

_____

7. Finden Sie ein anderes Lehrbuch der Radiologie besser als dieses?
   (Bitte Autor, Titel und kurze Begründung)

_____

_____

_____

8. Für welches Studienfach fehlt Ihrer Meinung nach zur Zeit ein gutes Lehrbuch?

_____

_____

_____

9. Wir bitten um einige Angaben zu Ihrer Person:

Alter: _____ m/w _____ Semester: _____ Studienort: _____

Anschrift (falls Sie an der Verlosung der Büchergutscheine teilnehmen wollen):

_____

_____

_____

Sehr geehrte Leserin, sehr geehrter Leser,

Ihr Urteil über unser **Lehrbuch Radiologie** (1. Auflage) ist uns sehr wichtig, denn eine solche Rückmeldung hilft uns, unsere Bücher weiter zu verbessern. Unser Ziel ist es, das »ideale Lehrbuch« zu entwickeln.
Es soll fachlich ausgereift sein, die Aneignung des Lehrstoffs soweit wie möglich erleichtern und nach Möglichkeit auch noch angenehm zu lesen sein. Bitte beantworten Sie uns deshalb die nachstehenden Fragen und senden Sie den Fragebogen an uns zurück:

Dr. med. Dorothea Hennessen
Urban & Schwarzenberg Verlag für Medizin GmbH
Postfach 20 19 30
80019 München

Unter den Einsendern verlosen wir jährlich zum 31. Dezember 20 Büchergutscheine im Wert von 50 DM.

Für Ihre Mitarbeit bedanken wir uns und wünschen Ihnen für Studium und Weiterbildung viel Erfolg.

(Dr. med. Dorothea Hennessen)

---

1. Bitte kreuzen Sie Ihr Urteil über das **Lehrbuch Radiologie** in der entsprechenden Spalte an:

	ent-täuschend	verbesse-rungsfähig	gut	sehr gelungen	ganz ausgezeichnet
a) Gesamteindruck des Lehrbuchs	[ ]	[ ]	[ ]	[ ]	[ ]
b) Didaktische Gliederung/ Aufbau des Lehrbuchs	[ ]	[ ]	[ ]	[ ]	[ ]
c) Textverständlichkeit	[ ]	[ ]	[ ]	[ ]	[ ]
d) Anzahl der Abbildungen	[ ]	[ ]	[ ]	[ ]	[ ]
e) Gestaltung der Abbildungen	[ ]	[ ]	[ ]	[ ]	[ ]
f) Gestaltung und Verständlichkeit der Tabellen	[ ]	[ ]	[ ]	[ ]	[ ]
g) Fragen- und Antwortteile	[ ]	[ ]	[ ]	[ ]	[ ]

Evtl. nähere Begründung zu den angekreuzten Beurteilungen:

_____

_____

_____

2. Sind Ihnen Druckfehler oder sachliche Unstimmigkeiten aufgefallen?
   (Bitte Seitenzahl und Stichwort angeben)

_____

_____

_____